写给中国人的国医三书

读得懂的实用中医学

秦伯未 著

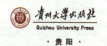

贵州大学出版社
Guizhou University Press

·贵阳·

编者的话

在中华文明的长河中，中医文化犹如一条蜿蜒千年的智慧之脉，将天人合一的哲学思考具象化于自然灵性的中草药与人体五行的微妙运转中，编织成独特的医学体系。提到中医，就不得不想到秦伯未先生，秦伯未作为20世纪中医教育的奠基人，其著作称得上"纸上诊室"。

一年前，我们整理出秦伯未先生的三部作品，编成了《写给中国人的中医三书》，成为许多读者了解中医文化的敲门砖。我们怀着敬畏的心，在此基础上又选编了另外三部，进一步帮助读者更深入透彻地探索中医文化，它们分别是《读得懂的实用中医学》《读得懂的医案讲习录》《读得懂的临证备要》，组成了这套《写给中国人的国医三书》，希望能将秦伯未中医系列图书传承与延续下去。

其中，《读得懂的实用中医学》梳理中医基础理论框架，开创性地将《内经》理论与临床实践结合，以"实用"为主旨，涵盖各种杂症，通过生理、病理、诊断、治法等几个方面详细展开；《读得懂的临证备要》则以病证为纲，整合秦伯未先生毕生诊疗心得，是一次传统经验与循证医学的对话；《读得懂的医案讲习录》精选秦伯未亲诊的百余例典型医案，通过原案重现、病理拆解、治法溯源、方药点睛等多维解析，收录几百条诊疗精要。

我们在整理时发现，秦伯未先生手稿中常出现"当参古图""宜观本草形色"等批语，这启示我们，研究中医不应仅限于文字，更需要建立视觉认知体系。所以，

在这套书中，我们将明代著名画家文俶的绘画作品《金石昆虫草木状》作为配图，在画师笔下，许多中草药得以极大还原与展现，例如黄芩根部断面密布的年轮状纹理等，另外，还有一些采药、烧制的图，则带我们了解熬制中药的繁琐奥妙。

为了使读者阅读到原汁原味的著作，本套书在编排中尽量保持了作品原貌，除对某些语句不甚符合现代语法规范之处、影响理解的部分进行了适当修改外，其余则不作修改。旧作中的部分病名、药名、计量单位等也均未改动。部分药品，如虎骨、犀角等，现已禁用，读者在阅读时，需加以鉴别。

特别需要说明的是，本书的出版目的是为爱好中医的读者提供参考。中医是一项博大精深的学问，需要广博的知识和长期的实践，初学者切忌教条迷信一本书或几本书，许多症状看似相似，病因却各不相同，不可在一知半解情况下，盲目开方，这与中医的精神是背道而驰的。

我们深知，这套书不是终点，而是起点。谨以这三部作品，致敬秦伯未先生"杏林春意暖"的赤子之心，更期待与读者共同开启漫长的中医文化探索之旅。

目录

第一章　生理学

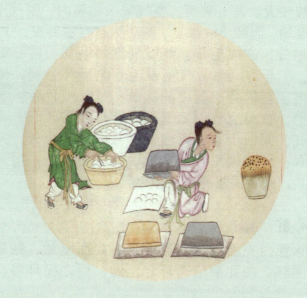

第一节 脏腑

肺脏

吾人营生活之最要者，为呼吸空气，其呼吸之机关，谓之呼吸器，即肺脏是也。肺叶右三左二，披离下垂，中拥心脏，充塞于胸腔，质松如海绵，为小细泡所集成。小泡称曰气泡，各连细管，众管凑合，逐渐增大，遂成气管支两条，合为一干，沿身体中线，名曰气管，至咽喉通鼻及口，左右两肺各成一囊，中有气管细支，分条繁密。然于胸腔剖开时，欲摘取之，则见其忽而退缩有似象皮袋，惟虽易收缩，而恒能充塞胸间者，以空气遍通于鼻、口、气管、支气管，压令气泡涨大故也。胸壁内有薄膜一层，强韧光泽，称曰肋膜，其裔片覆包肺表而肋膜与肺膜之间，不使外气稍入，故胸壁苟完。则气压在中而不由外，能令肺张大。若一破裂，空气阑入肋膜内，则气压于肺，内外维均，而肺质收缩矣，肺动脉起自右心室，分入两肺，枝枝相分，遂成毛管，缭绕气泡如纲罗，再汇集而成肺静脉，归至左心耳。气泡及毛管之壁薄且润，使血液易接空气，盖周身回流之静脉血，呈暗红色者，一经肺之气泡壁，收得空气中氧气，而自排放碳酸气，乃化暗红为鲜红，而回于心，再输氧气，以及于全身。夫一吸氧气纳入，一呼碳气吐出。于以换气转血，实司人身重要之机能。此我国修养家所以以调息为先也。

心脏

脉管内充血液，环流全身，周而复始，循序不紊，是曰循环。使此血液循环之机器，谓之循环器，心脏是也。心为圆锥形，筋肉性之空洞器官，偏斜于胸部之左，其大如拳。内面被以心内膜，外覆以心包络。心之基底，后上方与第四胸椎相对，心尖在第五、第六肋软骨间之前左方，前面丰隆，后面扁平，左缘钝，后缘锐。心之内部，分左右二腔，又由横中膈，再分上下二腔。此四腔名曰右心房、室，左心房、室。左房前其壁甚薄，附着左心耳，有四肺静脉开口于其间，左右二房各有一孔，谓之房室孔。盖左房由此以通左室，右房由此以通右室者也。心室在左右二房之下，各有二口。一为动脉口，交通大动脉干；一为房室口，连通前房。共有瓣膜，心室开张时，则受血液于前房。心室收缩时，驱出血液于大动脉干。左、右二心室颇强厚，左室尤过之。以右室仅输血液于肺脏，左室则输血液于全身，用力比右室较巨故耳。至血液循环之径路，则肺静脉血，入左前房，排二尖瓣流入左心室，此时左心室之筋肉收缩，乃排半月瓣出大动脉，分上行、下行二部，以达于毛细管者，物质交换之场所也，组织必要之营养分，于此颁给之；不用之废物，于此摄取之，清血变为污血，再由下行、上行大静脉以复归于右前房，排三尖瓣入右心室，此时右心室之筋肉收缩遂排半月瓣出肺动脉。如毛细管，又营交换作用，肺脏毛细管不用之废物于此排去之，必要之营养分于此摄去之，污血又变为清血，再出肺静脉，注于左前房，又排二尖瓣，而入左心室，循环不息，大造生人，其奇如此。且人之所以由感觉而生情志者，神主之。神生于肾中精气，上归于心，阴精内含，阳精外护，故能光明朗润，烛照万物，及有感触，发生七情，则喜、怒、忧、思、悲、惊、恐因之继起，以纷乱神明。神一失，虽躯壳犹存，直行尸耳，可不善养乎哉？

肾脏

取血液中之不用物而排泄之者，肾脏赖焉。肾在腹腔内，位于第一、第二腰椎之左右，为扁平蚕豆形，赤褐色。其内侧有凹坎，名曰肾门，与肾动脉、肾静脉及输尿管相通连。血液由心喷射，而通行大动脉者，有分脉由肾动脉而入左右肾，遍经于肾，然后由肾静脉而流注大静脉，仍归于心，血液之废质被肾滤去，故肾静脉之血，再为纯清。而肾所漏之废质曰尿，输尿管有二，细且长，左右各始于肾，沿脊柱两侧而下，终于膀胱。管壁为筋肉纤维所生，故能蠕动，使尿出于肾，以入膀胱。试从剖肾体，见官门有数窍，通于输尿管，若漏斗形。肾多内凹处，皆作圆锥形，杪各有数孔，尿已酿成，流出自孔，而蓄于肾窍，渐被输尿管导去。细察其形质，有多数细管，蟠结纡绕，各管根于小孔逐渐分支，其杪抵于近壁之处，皆成球形。此球形为薄膜所成，肾动脉之杪入焉，分为毛管，缭绕缠结复腠集为小静脉，以达球外。血液通球内，将无用之水，使滤出自毛管壁，先储于球，再注于肾细管，小静脉出于球，复分作毛管，缠绕肾细管，肾细管壁与毛管壁相依，能吸取血液之废质，而扫除之。故经行肾细管之盐水，渐收废质而成尿，以注肾窍。毛管之绕肾细管者，再汇集为小静脉，小静脉汇集为肾静脉，左右各出肾门。肾静脉所输之血液，以废质即被滤去，故清洁冠于全体。西医以肾属之泌尿器，而中医则为藏精处。所不知《内经》所云肾水藏也，聚（受）五脏六腑之精而藏之"。盖谓肾主分析循环血中之废物，滤出其水分，以输之膀胱为尿，存留其精气，以返之于心为血，此水精二字当作四布一例解，至此而转入肾，故又别其作用也，若下胞中则化精，故胞中亦号精室，读者其分别观之。

脾脏

食物始入于胃，不能即吸收于体内，必经消化而后可。脾乃消化器之一也，当右（左）季肋部，为椭圆或卵圆形，独一无对，成暗褐赤色，大小无定。外面为凸面，谓之横膈面，接于横膈膜之下面；内侧为凹面；中央部膨隆，其间为细长之沟，为血管神经出入于脾脏之路，谓之脾门。内侧面之脾门前部，谓之胃面，接于胃底之左后面；脾门之后部，谓之肾面，接于左肾；胃面与横膈面之移行缘，谓之前缘；肾面与横膈面之移行缘，谓之后缘；上极曰上端，下极曰下端。下端之内侧面，接于膵尾。膵即散膏，西医所称甜肉是，横于第一或第二腰椎之高处，为细长之三角菱柱状腺体，区别为膵头、膵体、膵尾三部。膵体之前面，被以腹膜，其面凹与胃之后壁相对，其后面平坦，接于体壁，而无腹膜被之。下面为细长之面，亦为腹膜所包被。膵尾为左端之细部分，向于左上方，而接于脾脏之门，其膵管始于膵尾。至于膵头，分为二条，一条细而在上，经输胆管之前方，达于十二指肠，穿通肠壁，开口于十二指肠乳头；其他一条为干之连续者，与输胆管同开口于十二指肠。夫脾胃为仓廪之官，其功用主中焦谷气之生化。而脾为胃行其津液，以奉心脏，实为血液生化之产生地。故论血液之循环，曰心生血者，言动脉中之血来自心也；曰肝藏血者，言静脉中之血返自肝也。而脾当血液循环圈之中心，故曰脾统血，关于心、肝二脏之功用其巨也。

肝脏

肝脏，赤褐色，前缘略锐，后缘钝圆，右端厚大，左端薄小。在横膈膜之下，充填于右季肋部。质虽坚韧，而易于破碎。为长方形，上凸下凹，上以提肝韧带连接于横膈膜下，由左右从沟及横沟，区分左、右、前、后四叶。右叶最为厚大，左叶扁小，被于胃之一部。前叶成四角形，后叶最小。右从沟之前部，即胆囊所在之地。左从沟之前部，受纳圆韧带而与静脉样韧带相通，横沟为左右纵沟之连合处，又称肝门。以其为肝动脉门脉及肝管之所出入也。肝为腺甚巨，含血兹多，故肝藏血。盖使血不经肝脏藏之，则回血管之收缩，与发血管之注射，其障碍于心脏之功用者甚巨，是血藏于肝。正所以调节之，使血流各安其道也。肝能制胆汁，入胃化谷，以故有木能疏土之说。且又能疏水，则以肝覆于胃之上，胃之下口弯曲处有一门，在幽门之上，号曰津门。有津门管，导胃中之水外出，入油膜中，下渗膀胱，至其所以能导水外出者。因肝连膈膜，而膈膜因人呼吸扇动，则肝之总提亦因之下上，抽出胃中之水，此肝之疏泄之义。亦即西医水由肝过之说也。

胃腑

胃者，脾之腑，主纳谷，所谓五谷之腑也。形似囊，横居于横膈膜下，足纳食料八九合（一合为一百五十克）。左丰右狭，其隅通小肠。食道所达，称曰贲门。小肠所开，称曰幽门。胃壁为筋肉纤维纵横织成，壁之内面，蔽以黏膜，用显微镜验之，见无数小孔开于膜面，是为胃腺之口。饮食入胃，胃腺即发胃液以糜化之。胃液为一种透明流质也。夫食料入口，以齿嚼，以津和，然后过食道而入胃。胃乃发泄胃液，复借筋肉收缩力，令与食料调匀，化蛋白质为浆汁，使易被胃壁毛管所吸收。若夫消化淀粉质与脂肪，则胃所不能。蛋白质或含于卵，或含于肉。食后一刻，幽门渐弛，胃送糜汁一分，注于小肠间时继发，阅二小时而功毕，五脏六腑于此禀气而吸收之。而五谷五味，亦各走其所喜之脏，化而为津液，分而为营卫。

气血转输，流行通利，如海之行云气于天下然，清升浊降，此其中枢也。

胆腑

胆者，肝之腑也。肝为腺甚巨，其中部具有胆囊，形如悬瓠，中储肝所生之胆汁。胆汁质透明，或显茶色，或显绿色，其味至苦。其管与膵管同开口于十二指肠之部，至其汁，每日约生三磅（一磅约为四百五十四克）。如肠内无消化之物，则贮之胆囊内，故《内经》即称"中精"。又称"藏而不泻"，命曰"奇恒之腑"焉。凡十一脏皆取决于胆。盖胆在身中，特色有二：一因其体之组织绝殊也，十一脏皆以肉体构造而成，胆独包皮以外者，止有一脑，贮藏浆汁，有特别之机能。所以脑汁丰足则智、缺乏则愚；胆汁丰足则勇，缺乏则怯。人之智愚由于脑，勇怯由于胆。胆之为用大矣，若此是又胆之一功用也。一则因其色味之独异也，十一脏肉体味皆肥甘，其色或白或赤二种而已。胆独不然，浓则黑色，淡则黄色。肉体中惟眼球瞳子与之同色，故眼以辨黑白，胆以觇勇怯，由其体可以觇其用也。至于味则超出储藏之外，而特苦，且至于苦不可耐。夫天下之物，味平淡者，性亦平淡；味猛烈者，性亦猛烈。以此类推功力绝大可以想见，若此又胆之一作用也。

小肠

心之腑为小肠，主受盛胃中所化水谷，为迂回蜿蜒之管，直径自一英寸（一英寸为二点五四厘米）至一英寸半，其长约二十英尺（一英尺为三十点四八厘米）。乳糜至此部，则黏液膜分泌液体，与胆汁、膵液等作用，合成消化淀粉、脂肪及蛋白质。小肠黏液膜中有无数簇起之物，曰绒毛，自其血管吸取食物之滋养分。此绒毛甚细，一平方寸（约为十一点一一平方厘米）中其数不上七千个，故黏液膜之状，恰如天鹅绒。然各绒毛不仅具毛管，且另具一种细管，杪端不结纲，称曰乳糜管。毛管及乳糜管之于滋液，仅间薄黏膜易于交流渗过，毛管之静脉与被胃之静脉吸收之物皆经门脉入肝脏，而后达于心。乳糜管集合而成总管一条，名曰胸管，沿脊柱之前上行，将至心际始通于静脉，而后循环于全身。夫小肠上承胃，下接大肠。其承胃处，有幽门一束；其接大肠处，有阑门一束，故人之食物至小肠而泌清别浊，为消化器中最重要分子。西医查察小肠壁，处处有半月式自闭瓣，使所入滋养料得以缓行，此又所以完其消化，使得竟泌，别清浊之用也。至小肠通体有油网包裹，谓之鸡冠油，名为气府，即气海，是气海位于大肠之前，膀胱之后，为油膜中一大夹室，元气之所在也。

大肠

　　小肠下口即大肠上口。大肠者，肺之府也，占全肠五分之一。以右肠骨窝为始，迂蜿曲折而终于肛门。分盲肠、结肠、直肠三部。直肠在大肠之始端，颇见膨隆，其下部复细小之空管。结肠中有上行结肠，与盲肠无特别之经界，起自右肠骨窝内，沿后腹壁。向上直行，至肝脏之下面，即向左弯曲而横行，是为横行结肠，即此横走于胃之下方。至季肋部，向下方曲折，是为下行结肠。直肠上接于下行结肠，沿尾骨之前面而达于肛门。大抵大肠之管壁，在直肠外面虽平滑，其他部分，俱从走之结肠韧带。肠管因之绞缩，成膨起不等之形。夫人生之生命力有三，曰呼吸力，曰消化力，曰排泄力。大肠在消化器之尾部，而又主排泄滓秽，此所以称为传导之府也。大小肠之会曰阑门，为泌清别浊之所。水入膀胱，滓秽入大肠，是大肠受小肠之化物，皆其不消化者也。然其不消化之物质中，尤有可消化者在，故天之构造大肠而位置上之部署一变，一自右腹引而上行；一至胃底引而横行；一自左腹引而下行，必一周小肠，吸收余沥，散尽水分，始由体中腺而下届广肠，以结成硬粪焉。若夫回肠，其形作皱襞状，与广肠之平滑迥异，此又所以缓其排泄。俾善司传导之职，曲尽变化之能耳。

膀胱

与肾脏同属泌尿器者为膀胱。膀胱者，肾之府也，在耻骨软骨结合缝之后上方，直肠之前面。为卵圆形，分顶、体、底、颈四部。顶则向于前上方，成狭小之带，达于脐，谓之中膀胱韧带，即胎儿尿管之痕迹也。体则圆形，为膀胱之中部，其两侧有韧带达于脐，谓之侧膀胱韧带，即胎儿脐动脉之痕迹也。底则在体之最下部，略为扁平体。颈则在底之前下部，狭小而行于尿道。中医或以为有上口无下口，或以为有下口无上口，诸家聚讼，莫衷一是。知膀胱与连网相接处，即是上口入水道。故秦越人曰：下焦当膀胱上口也，其下口曲而斜上，以入阴茎，斯则尿道精道，又同出一窍矣。夫肾为水脏，而以膀胱为之府，受容肾脏所分泌之尿，以待排泄。满则溢，虚则缩，以膀胱有一种弹力性也。盖尿道与膀胱连接处有括约筋，以锁闭尿道之口，必使膀胱中尿满，始弛缓而排泄之。是真如司水者之启闭时矣。吾人得随意排泄者，乃收缩腹筋，高其腹腔内压力，自外部压迫膀胱，使括约筋闭张故也。膀胱不仅为泌尿器，亦为津液之源，其受命门之火蒸动，则化水为气而上腾，此气游溢口舌脏腑之中，则为津液。出于口鼻，则凝为露珠。出于皮毛则发为汗。所谓气化则津液能出者此也。其由尿道而出者，壮者尿少，化气多而水质少也；老人尿多，化气少而水质多也。是尿多尿少，于此又可验气化多少之数矣。

心包络

五脏五腑之外，又有心包络三焦相合，遂成六脏六腑。心包络西医称为心囊。以其为被包于心脏之浆液膜，心外膜为其连续之部分，故心囊为浆液膜之外板，心外膜为其内板。内外二板间贮浆液二三瓦，谓之心囊液。心囊在肺静脉下空静脉之根部，在上空静脉开口部一指横径上方而翻，渐转变为包被心房之心外膜。于大动脉在上行大动脉与大动脉弓之交界部，于肺动脉在分左右肺动脉之部而翻转，包括大动脉、肺动脉，逐渐变为包被心室之心外膜，覆于心囊之动脉管。与心房之间有间隙，谓之心囊，横窦心囊前面之上部，合于胸腺及其遗残物，下部连于胸骨体，后面接于大动脉及食道，左右两侧合于心囊胸膜，下面紧系于横膈膜之中央部。心包之作用，在代心宣布，故有臣使之称。西医言人生感觉之灵以脑为主。中医以心为君主，包络为臣使。几为近人所否认，不知人之灵机在脑，而役使此灵机者在心，盖心主血脉，而脑需血甚多，设令心脏之功用一息。血流中断，恐脑犹是而智识运动，将全然消失而死矣。又设令人于智识运动消失时，而审其心脏尚微微跃动，则知血液循环犹未停顿，智识运动，或可徐以恢复，此为心能役使脑之灵机明证也。故以心为君主，包络为臣使者，血生于心脉主于心包络也。

三焦

三焦为人周身之油膜，内以包裹脏腑，外则达于皮里肉外，谓之腠理。其根出于肾中，两肾之间，有油膜一条贯于脊骨。名曰命门，是为焦原。从此发生板油，连胸前之膈，以上循胸中，入心包络。连肺系上咽，其外出为手背胸前之腠理，是为上焦。从板油连及鸡冠油，著于小肠，其外出为腰腹之腠理，是为中焦。从板油连及油网，后连大肠，前连膀胱，中为胞室，其外出为臂胫少腹之膜理，是为下焦。西医则从横膈分之为胸膜腹膜，乃就行迹上定之。中医非不从行迹，又从气化上论定之，故分之为上中下也。后世以心肺为上焦，脾肾为中焦，肝胃为下焦。则以脏腑之部位而分，非油网之三焦也。若其作用，可以无形之气化，有形之体象分叙之。无形之气化，即上焦如雾，中焦如沤，下焦如渎之谓。盖上焦主出阳气，温于皮肤分肉之间，若雾露之溉焉。中焦主变化水谷之味，其精微上注于肺，化而为血，行于经隧，以荣五脏周身。下焦主通利溲便，以时传下，出而不纳，开通秘塞也。有形之体象，即上焦若窍，中焦若编，下焦若渎之谓。窍者窍漏义，可以通达之物，必是胃之上腕，所谓上焦在胃之上口，主纳而不主是也。编者，编络之义，如有物编包之象，胃之外有脂，如网包罗在胃之上，以其腐化饮食，必是脾之大络，所谓主腐熟水谷是也。渎者沟渎之义，可以决渎，可以传导，乃是小肠之下曰阑门。泌别水谷，自此而分清浊之所，所谓在膀胱上口，主泻而不能藏是也。盖水谷之所入，自上而中，自中而下。至于糟粕转输，传导而下一无底滞如此。

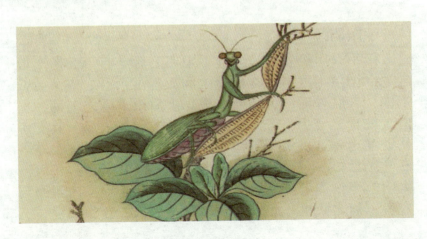

第二节 经络

手太阴经

人身之脉，经直而周于身者为经，横行左右环绕者为络。经有手足三阴三阳之分。肺手太阴之脉，起于中焦，下络大肠，还循胃口，上膈属肺。从肺系横出腋下，下循臑内，行少阴心主之前，下肘中，循臂内，上骨下廉，入寸口，上行循鱼际，出大指之端。其支者从腕后直出次指内，内廉出其端，夫肺脉起于中焦，不止一脉。始如散丝，上循胃口入肺，合总为一脉。出中府穴，上云门穴，走腋下，至肘中约横纹。为尺泽穴有动脉，至寸口，为诊脉之所。至鱼际脉则脉又散如丝，故不见，上鱼际，至大指内侧之少商穴。为金气所发泄也。观肺脉散而后合，至鱼际不散，凡各种之脉隐见皆如此。足见脉道非但是血管，或与血管会，或与气管会，或与脑筋交感，或与脏腑相连也。至全经之穴，计云门、中府、天府、侠白、尺泽、孔最、列缺、经渠、太渊、鱼际、少商等，凡十一穴。

手阳明经

接手太阴经者，为大肠手阳明之脉。起于大指次指之端，循指上廉出合谷两骨之间，上出两筋之中，循臂上廉，入肘外廉，上臑外前廉。上肩出髃骨之前廉，上出于柱骨之会上，下入缺盆络肺，下膈属大肠。其支者从缺盆上颈，贯颊入下齿中。还出挟口，交人中，左之右，右之左，上挟鼻孔。夫肺与大肠，皆主秋金。属商音。太阴起于少商者，商之阴也，大肠经起于食指内侧商阳穴者，商之阳也。此一脏一腑对举之穴，合谷在虎口，秋金白虎之口，手阳明与肺相合处，绕齿龈挟鼻为迎香穴。肺开窍于鼻，而肺之经脉终于夹鼻，足见相应之妙用焉。其全经之穴计商阳、二间、三间、合谷、阳溪、偏历、温溜、下廉、上廉、三里、曲池、肘髎、五里、臂臑、肩髃、巨骨、天鼎、扶突、禾髎、迎香等，凡二十穴。

足阳明经

接手阳明经者，为胃阳明之脉。起于鼻之頞中，旁纳太阳之脉，下循鼻外，入上齿中，还出挟口环唇，下交承浆，却循颐后，下廉出大迎。循颊车，上耳前，过客主人，循发际，至额颅。支者从大迎前，下人迎，循喉咙入缺盆，下膈属胃络脾。其直者从缺盆下乳内廉，下挟脐，入气冲中。其支者起于胃口，下循腹里。下至气冲中而合髀关，抵伏兔，下膝膑中，下循胫外廉，下足跗入中趾内趾。其支者下廉三寸（一寸约为三点三三厘米）而别，下入中指外间，其支者别跗上，入大趾间，出其端。夫胃脉上起承泣，在眼下，循面入上齿，出环唇，下至喉旁一寸五分，名人迎穴。又下横骨内为缺盆穴。缺盆骨下陷中为气户穴，肺气与胃脉相通之门户也。入属胃，又行脐旁二寸为天枢穴。膝外陷中，名犊鼻穴。膝下三寸为三里穴，皆胃其之大会。至足背为跗阳脉。入中趾，其支者入大趾、次趾之端，名厉兑穴。胃为后天，统主前面，卫任皆归属之，至全经之穴，计四白、承泣、巨髎、地仓、大迎、颊车、下关、头维、人迎、水突、气舍、缺盆、气户、库房、屋翳、膺窗、乳中、乳根、不容、承满、梁门、关门、大乙、滑肉门、天枢、外陵、大巨、水道、归来、气冲、髀关、伏兔、阴市、梁丘、犊鼻、三里、巨虚上廉、条口、巨虚下廉、丰隆、解溪、冲阳、陷谷、内庭、历兑等，凡四十五穴。

足太阴经

接足阳明经者，为脾足太阴之脉。起于大趾之端，循趾内侧白肉际，过核骨后上内踝前廉，上踝端内循胫骨后，交出厥阴之前，上膝股内前廉，入腹属脾络胃。上膈挟咽，连舌本，散舌下，其支者复从胃别上膈，注心中。夫脾经起大趾内隐白穴，循至踝上三寸名三阴交，以三阴之脉交会于此也。循膝内侧上股，入腹中属脾。又见于食窦穴，言胃中之食，由脾所化，此为化食之窍道也。从此又络胃上挟咽，连舌本，散舌下，足见为心之苗，又见脾经之根源矣。舌辨其味，脾即食其味，故脾经散于舌下焉。至全经之穴，计隐白、大都、太白、公孙、商丘、三阴交、漏谷、地机、阴陵泉、血海、期门、冲门、府舍、腹结、大横、腹哀、食窦、天溪、胸乡、周荣、大包等，凡二十一穴。

手少阴经

接足太阴经者，为心手少阴之脉。起于心中，出属心系，下膈络小肠。其支者从心系上挟咽，系目系，其直者复从心系，却上肺，下出腋下，下循臑内后廉，行太阴心主之后，下肘内，循臂内后廉，抵掌后锐骨之端，入掌内后廉，循小指之内，出其端。夫心脉出腋下极泉穴。抵掌后骨际神门穴，终于小指内侧少冲穴。此数穴者，皆经脉之枝叶也。心经之病，在外经而不在内脏，若内脏则不容受邪。所以针灸但取诸包络，包络代心司化也。至全经之穴，计极泉、少海、青灵、灵道、通里、阴郄、神门、少府、少冲等，凡九穴。

手太阳经

接手少阴经者，为小肠手太阳之脉。起于小指之端，循手外侧，上腕出踝中，直上循臂骨下廉，出肘内侧两筋之间，上循臑外后廉，出肩解，绕肩胛，交肩上。入缺盆络心，循咽下膈，抵胃属小肠。其支者从缺盆循颈上颊，至目锐眦，却入耳中。其支者别颊上抵鼻，至目内眦，斜络于颧。夫小肠之脉，上胃络心至颈，分上颐下行循耳下面颐，终于听宫，与足少阳相接壤，其下行者循颈肩至小指外侧少泽穴。此经与膀胱合气，故其司化与足太阳同。至全经之穴，计少泽、前谷、后溪、腕骨、阳谷、养老、支正、少海、肩贞、臑俞、天宗、秉风、曲垣、肩外俞、肩中俞、天窗、天容、观髎、听宫等，凡十九穴。

足太阳经

接手太阳经者，为膀胱足太阳之脉。起于目内眦，上额，交巅。其支者从巅至耳上角。其直者从巅入络脑，还出别下项，循肩髆内，挟脊抵腰中，入循膂，络肾，属膀胱。其支者从腰中，下挟脊，贯臀，入腘中。其支者从髆内左右别下贯胛，挟脊内，过髀枢，循髀外，从后廉下合腘中，以下贯踹内，出外踝之后，循京骨至小趾外侧。夫至阴穴在足小趾外侧，为阴之极地。太阳之阳，根于水阴之中，故其经起于至阴。睛明穴在眼之大角，而与阳明相交，故名。以见太阳之气，至头面极盛也。膀胱与胞相连，而胞膜着于腰下十九椎旁，故其穴名胞肓。肓之原根于肾系，上生肝系，在十三椎旁，因名肓门。有肓即有膏，膏生于脾，而内护心，外会于脊，与肓相交，在第四椎旁，因名膏肓，此太阳与心相会之穴也，魄户在三椎旁，肺藏魄而合大阳，故名魄户。观此经穴，而知气之相通矣。至全经之穴，计睛明、攒竹、曲差、五处、承光、通天、络郄、玉枕、天柱、大杼、风门、肺俞、厥阴俞、心俞、膈俞、肝俞、胆俞、脾俞、肾俞、三焦俞、大肠俞、小肠俞、膀胱俞、白环俞、上髎、次髎、中窌、下窌、会阳、附分、魄户、膏肓俞、神堂、谚语、膈关、魂门、阳纲、意舍、胃仓、肓门、志室、胞肓、秩边、扶承、浮郄、委阳、殷门、委中、合阳、承筋、飞扬、承山、昆仑、仆参、申脉、金门、京骨、束骨、通谷、至阴等，凡六十穴。

足少阴经

接足太阳经者，为肾足少阴之脉。起于小趾之下，斜走足心，出于然谷之下，循内踝之后，别入跟中，以上踹内，出腘内廉，上股内后廉，贯脊属肾络膀胱。其直者从肾上贯肝膈，入肺中，循喉咙，挟舌本。其支者从肺出络心，注胸中，夫足心涌泉穴，为肾脉极底，最忌疮漏泄气。然谷在内踝下前一寸，太溪在内踝后足跟骨上，此处有动脉，可以为诊。凡病且死，此脉不绝者尚可救治。阴谷在膝下曲膝之间，又上股入小腹，络膀胱，循脐旁一寸名肓俞，谓肓膜之要会在此也。入属肾，上络心，循喉咙，挟舌本，虽不列穴名，而肾经之主化，在络心循喉挟舌处尤多，舌下廉泉，为肾液所出，尤津道之要也。至全经之穴。计涌泉、然谷、太溪、大钟、水泉、照海、复溜、交信、筑宾、阴谷、横骨、大赫、气穴、四满、中注、肓俞、商曲、石关、阴都、通谷、幽门、步廊、神封、（灵）虚、神藏、或中、俞府等，凡二十七穴。

手厥阴经

接足少阴经者，为心包络，手厥阴之脉。起于胸中，出属心包络，下膈，历络三焦。其支者循胸出胁，下腋三寸，上抵腋下，下循臑内行太阴少阴之间，入肘中下臂，行两筋之间，入掌中，循中指出其端。其支者别掌中，循小指次指出其端，夫包络与三焦，只一油膜相连，故其脉至胸中而归并于心包，出乳后一寸，腋下三寸之间名天池穴。抵曲肘陷中，名曲泽穴，刺痧疫多取此出血，以泻心包之邪也。大陵在掌后两筋之间，又中指之末名中冲，妇孕则此穴脉动，足见心包血之旺也。至全经之穴，计天池、天泉、曲泽、郄门、间使、内关、大陵、劳宫、中冲等，凡九穴。

手少阳经

接手厥阴经者，为三焦手少阳之脉。起于小指次指之端，上出两指之间，循手表腕，出臂外两骨之间，上贯肘，循臑外上肩，而交出足少阳之后。入缺盆，布膻中，散络心包，下膈，循属三焦。其支者从膻中上出缺盆，上项系耳后，直上出耳上角。以屈下颊至顺。其支者从耳后入耳中，出耳前，过客主人前，交颊，至目锐眦。夫少阳第一穴名关冲，小指次指陷中名中渚，抵掌后高骨，凡三焦气旺者，此骨乃高起，上至肘外名清冷渊，以与手太阳经会而合于寒水之气也，上至肘外对腋为消泺穴，言其主相火也，支者绕耳前，为耳门穴，至眉尾空窍为丝竹空穴，具见肾开窍于耳。而三焦为肾系，故其经应之也。至全经之穴，计关冲、液门、中渚、阳池、外关、支沟、会宗、三阳络、四渎、天井、清冷渊、消泺、臑会、肩髎、天髎、天牖、翳风、瘈脉、颅息、角孙、耳门、禾髎、丝竹空等，凡二十三穴。

足少阳经

接手少阳经者，为胆足少阳之脉。起于目锐眦，上抵头角，下耳后，循颈行手少阳之前，至肩上，却交出手少阳之后，入缺盆。其支者从耳后入耳中，出走耳前，至目眦后，其支者别锐眦，下大迎，合于手少阳，抵于顺，下加颊车，下颈合缺盆，以下胸中，贯膈络肝属胆，循胁里，出气街，绕毛际,横人髀厌中。其直者从缺盆下腋，循胸过季胁，下合髀厌中，以下循髀阳，出膝外廉，下外辅骨之前，直下抵绝骨之端，下出外踝之前，循足跗上入小趾次趾之间。其支者，别跗上入大趾之间，循大趾歧骨内出其端，还贯爪甲，出三毛，夫足少阳起目锐眦，名瞳子髎穴。绕耳前陷中，名听会穴。绕耳后发际陷中，名风池穴，皆少阳风木所发泄处。下至肩上陷中，名肩井穴，循侧旁下至肝期门之下五分，名日月穴，胆脉实从肝胆出于此穴。然后上下行也，下行至股外，垂手中指尽处，名风市穴。膝下一寸为阳陵穴，循外踝，至小趾次趾之间窍阴穴而终。阳经根于阴穴，以见阴生于阳中也。至全经之穴，计瞳子髎、听会、客主人、颔厌、悬颅、悬厘、曲鬓、率谷、天冲、浮白、窍阴、完骨、本神、阳白、临泣、目窗、正营、承灵、脑空、风池、肩井、渊腋、辄筋、日月、京门、带脉、五枢、维道、章门、居髎、环跳、风市、中渎、阳关、阳陵泉、阳交、外丘、光明、阳辅、悬钟、丘墟、足临泣、地五会、侠溪、足窍阴等，凡四十五穴。

足厥阴经

接足少阳经者，为肝足厥阴之脉。起于大趾丛毛之际，上循足跗上廉，去内踝一寸，上踝八寸，交出太阴之后，上腘内廉，循股阴，入毛中，过阴器，抵小腹，挟胃属肝络胆，上贯膈，布胁肋，循喉咙之后，上入颃颡连目系，上出额，与督脉会于巅。其支者从目系下颊里，环唇内。其支者复从肝，别贯膈，上注肺。夫大敦在足大趾丛毛中，循足内侧，上至曲泉，在曲膝横纹尽处，诸筋会于膝之穴也，循股内抵阴器之横骨尽处名鼠鼷穴，绕阴器，故生毛，肝血所发泄也。抵少腹上肋曲肘尖处，为章门穴。再上为期门穴，乃肝之募，谓肝膜之所通也。从此入属肝脏。此为肝下行之脉，上贯膈，络胃，循喉咙连目系，则开窍于目也。阳经惟太阳最长，阴经为厥阴最长，乃气血之司领也。至全经之穴，计大敦、行间、太冲、中封、蠡沟、中都、膝关、曲泉、阴包、五里、阴廉、章门、期门等，凡一十三穴。

督脉

十二经之外，更有奇经。名曰奇者，以十二经皆有表里配合以为之偶，奇经独奇而无偶也。其行于前者为任脉，行于后者为督脉。督脉起于少腹，以下骨中央，女子入系廷孔。其孔，尿孔之端也。其络循阴器，合篡间，绕篡后，别绕臀，至少阴，与巨阳中络者合少阴，上股内后廉，贯脊属肾，与太阳起于目内眦，上额交巅，上入络脑，还出别下项，循肩膊内，挟脊抵腰中，入循膂络肾。其男子循茎下至篡，与女子等。夫督脉起于胞中，出会阴穴，至尾闾骨端，名长强穴，上至二十一椎名腰脊穴，是腰肾筋膜所连也。再上十四椎，当肾正中为命门穴，乃肾系贯脊之处，为督脉之主。盖督是肾气所司也，又上至第三椎为身柱穴，肺肾相交，为一身元气之宰，再上大椎，至发际一寸宛宛中为风府，发上二寸五分为脑户，即西医脑后叶之中缝也，至巅顶为百会穴，与肝脉交会于此，前行为囟门，为聪会穴，谓心神上照于髓，以发知觉，是神与髓会之所也。又至额上发际为神庭，亦是心神上出于此之义。下鼻准，至齿缝龈交穴而终。盖人身吸天阳入鼻，循脊下肾系，而入丹田，总归督脉所主，化气化精为生命之源，总督周身脏腑。故称督也。至全经之穴，计龈交、兑端、水沟、素髎、神庭、上星、聪会、前顶、百会、后顶、强间、脑户、风府、哑门、大椎、陶道、身柱、神道、灵台、至阳、筋缩、中枢、脊中、悬枢、命门、阳关、腰俞、长强等，凡二十八穴。

任脉

任脉起于中极之下，以毛际，循腹里，上关元，至咽喉，上颐循面入目。夫任脉起胞中，至两阴之间，名会阴穴。谓与督脉相会，而当两阴之间也。上至少腹聚毛之处名中极穴。又上至脐下三寸，为关元穴，男子藏精，女子[蓄]血。乃元阴元阳交关之所也，近世有谓任脉为输精管者以此。至脐上一寸为水分穴，当小肠下口，水谷至此，泌别清浊。脐上二寸为下脘穴，当胃下口，小肠之上口，水谷于是入焉。此见任脉连及肠胃，有营运内脏动作之机能也。出脐中上行至膻中穴。膻中是心包络生血而出，随任脉上下运行，故任脉之穴，兼具包络之名。从膻中上行为紫宫穴，紫宫者指心言也。任脉至此，正内合于心，故以心位名之。此见任脉分布于血管，为后天血脉之总司也。又上至唇下为承浆穴，与督脉交会而终。至全经之穴，计会阴、曲骨、中极、关元、石门、气海、阴交、神阙、水分、下脘、建里、中脘、上脘、巨阙、鸠尾、中庭、膻中、玉堂、紫宫、华盖、璇玑、天突、廉泉、承浆等，凡二十四穴。

冲脉

与任督二脉，皆起于胞中，而成一源三岐者冲脉是。冲脉者起于气街，并少阴之经，挟脐上行，至胸中而散。夫冲脉者大动脉也。大动脉干出自心脏左室，而曰起自胞中者。以冲脉有导血下行、导气上行二大作用。西医称出自心脏左室者，主血言也，中医称出自胞中者，主气言也，气血二者，冲实兼主之，故胞中一名气海，称为呼吸之门。人之呼气，由气海上胸膈入肺管而出于喉，其路径全循冲脉而上。凡是气逆，均责于冲，故仲景有降冲逆之法。胞中又名气海，胃中饮食之汁，奉心化血，下入胞中，即由冲脉导之使下，故《内经》有"女子二七而天癸至""太冲脉盛"之语。总之，胞中为先天肾气、后天胃血交会之所，冲脉导先天肾气而上行以交于胃，导后天阴血下行入胞中以交于肾，导气而上，导血而下，通于肾，丽于阳明，实为人身干脉也。

带脉

带脉者即西医所谓之腰动脉，起于季胁，围身一周，前垂至胞中，总束诸脉，使不妄行，如人之束带者。然其所从出，则贯肾系，是带常属肾，女子系胞，全赖带脉主之。盖以其根结于命门也。环腰贯脊，居身之中停，又当属之脾。故脾病则女子带下，以其属脾而又下垂于胞中，故随带而下也。此外若阳维起于诸阳之会，由外踝之金门穴而上行于卫分。阴维起于诸阴之交，由内踝之筑宾穴而上行于营分。阳跷为太阳之别，起于申脉穴，循外踝上行入风池。阴跷为少阴之别，起于照海穴，循内踝上行至咽喉。此四脉实与六阴六阳经脉相通，惟六阴六阳各行其分部，而统摄于大纲者，则赖此四脉。阳维统其表之水气，阴维统其里之谷气，阳跷统其背面之六阳，阴跷统其正面之六阴。故阳维阳跷，其始也，由太阳经而起，其卒也，阳跷上入风池。阳维与督脉会于风府哑门，是亦督脉之亚也。阴维阴跷，其始也，由少阴经而起，其卒也，阴跷上行至咽喉，贯冲脉，阴维上至天突廉泉，交任脉，是亦冲任之亚也，合督任冲带，名奇经八脉，一元之祖，大道之根也。

第三节 形体

骨骼

由骨生精，由精生髓，由髓而生骨，骨为全身之支柱，并保护柔软诸机关，外面为致密质，内部为海绵质。全身可分三部，一为头面之骨，分二十余片，除下颚骨外，余皆连接合为一骨，主护脑髓及其他柔软器官。曰头颅骨，即天灵盖，男子三叉缝，女子十字缝，位居至高，内含脑髓如盖，以统全体者也。曰囟骨，即头颅骨与额骨合缝处，婴儿其骨未合，时见软而跳动。曰额骨，在前发际下。曰鼻梁骨，即鼻孔之界。曰目眶骨，即目窠四围之骨，上曰眉棱骨，下曰颧骨，连于牙床。曰颧骨，当面之两旁，挟鼻之处。曰颏骨，即两牙车相交之骨。曰耳门骨，曲颊、颊车两骨之合钳也。曰上颊骨，即上颊之合钳，曲如环形，以纳下牙车骨尾之钩也。曰颊车骨，承载诸齿，尾形如钩，上控于曲颊之环。曰后枕骨，形状不一，有品字、山字、川字及圆尖、月芽、鸡子等形。二为胸背之骨，居于躯干之中央，以胸椎、胸骨、肋骨及肋软骨之连合而成。曰锁子骨，横卧于两肩前缺盆之外，其两端外接肩解。曰髑骭骨，乃胸胁众骨之统名。曰歧骨，即两桄骨端相接之处。曰蔽心骨，在胸下歧骨之间。曰凫骨，即胸骨下之边肋，上下两条。曰天柱骨，即颈骨，凡三节。曰脊骨，其形一条居中，上载两肩，内系脏腑，下尽尻骨之端，其两旁诸骨附接横叠而弯合于前，则为胸膛也。曰腰骨，在脊骨之下部，一身所恃以转移开阖者也。曰尾骶骨，即尻骨，上宽下窄，上承腰脊诸骨，两旁各有四孔，名曰八髎。三为四肢之骨。上肢下胫，身之管以趋翔也。曰髃骨，即肩胛骨臼端之上棱骨也。曰臑骨，即肩下肘上之骨。曰肘骨，上下支骨交接处也。曰臂骨，自肘至腕，有正辅二根，其在下而形体长大，连肘尖者为臂骨，其在上而形体短细者为辅骨，俱下接于腕骨焉。曰腕骨，乃五指之本节，大小八枚，凑以成掌。曰锤骨，即掌骨。曰竹节骨，即各指次节之名。曰胯骨，即臀骨，在肛门后向外上两旁张出，形如蝶翅。曰环跳骨，即臀骨外向之骨，其形似臼，以纳髀骨之上端如杵者也。曰髀骨，上端如杵，入于髀枢之臼，下端如锤，接于骺骨。曰膝盖骨，形圆而扁，覆于髀骺上下两骨之端。曰骺骨，即膝下踝上之小腿骨，凡两根，在前者名成骨，其形粗，在后者名辅骨，其形细。曰踝骨，骺骨之下，足跗之上，两旁突出之高骨也，在外者名外踝，在内者名内踝。曰跗骨，即足背，后曰跗，前曰蹠，其骨足趾本节之骨也。曰趾骨，足之趾也。曰跟骨，即足后跟骨，上承骺、辅二骨。共计全身骨骼，凡二百一十有三焉。

筋腱

人体因筋肉之组织，以成完全之形体，而主身体之运动，得分为四部。一为头部之筋肉。曰前头筋，前引帽状腱膜。曰后头筋，后牵帽状刀膜。曰前耳筋，牵引耳软骨于前方。曰耳上筋，上牵耳软骨。曰耳后筋，牵引耳软骨于后方。曰眼睑筋，锁闭眼睑，牵引内眦。曰口筋，牵引口角，上牵上唇，下掣下唇。曰鼻筋，下牵鼻翼，压鼻使缩小。曰咀嚼筋，牵引下颚。二为躯干部之筋肉。曰颈筋，伸张颈部之外皮，牵引胸廓舌骨及肋骨，以助呼吸，并使头盖屈于前方。曰胸筋，牵引上膊骨及肩胛骨，并牵引下肋软骨补助呼吸。曰腹筋，缩小腹壁，使腹腔窄狭，以减少容积。曰背筋，牵肩胛骨及上膊骨，昂举肩胛骨肋骨，牵下肋骨，屈伸脊柱与头盖，并旋回脊柱。

三为上肢部之筋肉。曰肩胛筋，牵举上膊，使能向内外旋转。曰上膊筋，使前膊屈曲与伸展。曰前膊筋，使前膊及手腕手指屈伸，并向内外旋转。曰手筋，使各指屈曲，并向内外转。四为下肢部之筋肉。曰髋骨筋，使大腿前屈并外转。曰大腿筋，使大腿内转，下腿屈伸并内转。曰下腿筋，使下腿屈伸，足之内外缘上举且旋转。曰足筋，使各趾屈伸，并内外旋转。夫人之一身，其分肉之间，有筋膜包裹之，故无往而不有筋膜之气所贯注。意之所到，气即至焉。气之所至，力即生焉。筋字从肉从力，其取义之审。格物之精，不可及矣。

皮肉

皮者所以包裹人之外部以幂之也，皮之内为肉。肉有二，一赤肉，一白肉，赤肉属血分，白肉属气分，皆脾之所司。盖肉为人身之阴质，脾主化水谷以生肌肉。肌即白肉，俗称肥肉。肉即赤肉，俗称瘦肉。脾主连网之上，脾气足则为生膏油，透出于外而生肥肉。脾血足则又从连网凝结而生瘦肉，亦由内生出于外，肥肉包瘦肉者，气包血也。然皮有疏密，肉有坚脆。欲验其肉之不坚者，惟腓肠之上。膝后曲处为腘，乃委中穴所在，其肉不坚而无分理者，其理必粗，粗理而皮不坚致，则一身之腠理必疏，则由皮肤测至肌肉，由肌肉测至皮肤也。西医论皮肤分内外二层，外皮主保护，不具血管，且无神经，故无感觉，虽伤不痛。内皮曰真皮，含血管及神经杪，具感觉器，凡气候寒暖，及物刚柔毛滑，触之皆能感觉，即中医皮有分部之说也。其论肉辨析肉丝，称为筋纤维，谓筋肉能收缩，即在于此，则所谓赤肉者是。至于皮肤之颜色，随人种而不同，即同一人种之人，亦有黑白之分者，其故乃因皮肤内有一种细微之色素，所含此种色素有多寡，人之面色遂有差也。

毛发

《内经》曰，人之有毫毛，尤地之有草荠，草荠有根，毫毛亦然。毫毛之下有一小核，在外皮微凹真皮上突之处，毛由核面抽出，其下新生细胞，时时不绝，与肤相同，拔出一毛，不伤其核，则可再生。然毛之生，核主之，核之生，又谁主之，则毛孔为肺之主司。肺主呼吸，人一呼一吸，其气由鼻出入，而不知毛孔中气，亦一出一入以应之，故云肺主皮毛。毛者血之余，实则血从气化而生也。发则肾主之，肾水所生真阳之气，由太阳经而达于外，以上于顶，则生头发，故云肾之荣发也，是毛发皆从气化而生，但毛生于气孔中，属肺金，发生于巅顶上，属肾水。盖太阳经及督脉经，一从背上头，一从脊贯头，二者皆属于肾，其气血均交于头生发，发所以为肾之荣也，由此推之。眉者，足太阳经气之所主，如睛明、攒竹二穴处，乃眉之所生也。髯、鬓、髭者，任、冲脉所主。任、冲隶于血海，血从气化，上颊绕唇也，男子则然，男以气为主也，女子则否，有余于血，不足于气，气从血化，血海之血，内行下达，每月一泻，其余不复上行也。若夫生于各部者，腋下毛美，由手阳明血气盛也。胫上毛美，由足太阳血气盛也。下毛美长至胸，由足阳明血气盛也。无不各有所主也。

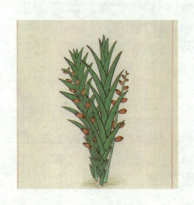

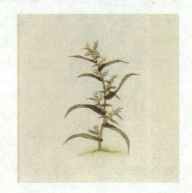

第四节 九窍

鼻

鼻嗅觉器也。人之生由脊骨而颅骨，由颅骨而上下颚骨，而头部之骨以成。鼻骨即上颚骨之突起者，外突而内凹，空灵之气所聚，乃后天呼吸之窍也。人之七窍，鼻形先见，及既生后，先天窍闭，后天窍开，而肺实司之。鼻根曰頞，阳明脉于此始，督脉于此终，为先后天交会之处。外窍为畜门，内窍为颃颡，颃颡即上颚，气从此分出于口为唾，分出于鼻为涕，所谓分气之所泄也，西医谓自脑来之嗅神经，其末端散布嗅觉部，此部在鼻中隔之上部，及上介甲、中介甲之一部，与呼吸部相异之点，最易区别者，莫如黏膜，呼吸部之黏膜，为重层之毡毛上皮。嗅觉部之黏膜，为单层之柱状上皮，含有黄色，此其显像差异也。又单层柱状上皮之间，分布嗅细胞，此细胞体有广滑之小杆，而露出于黏膜面云，中医则为气之呼吸司于肺，其用在窍。味之香臭归于胃，其用其穴，故迎香穴为阳明胃经之所注，人闻臭恶之气味，则胃拒不受，逆而作呕，可知气透于脑，味归于胃，故胃为之反也。至于风寒客于头脑则气不通，此属于呼吸部之阻碍，冷气停滞，搏于津液，浓涕结聚，则鼻不闻香臭，此属于嗅觉部之阻碍，盖亦纤悉靡遗也。

目

目为视觉器。于以彰往察来，阐幽显微辨黑白，识大小，故两目之旁，其穴曰睛明，凡五脏六腑之精，无不上注于目，而为之精，精之窠为眼，肾之精注瞳子，肝之精注黑眼，心之精注络，肺之精注白眼，脾之精注约束，约束者目之上下网也。包络之精注目系，是目之构造，无一非精气为之。故眼之首尾赤眦属心，满眼白睛属肺，乌睛圆大属肝，上下肉胞属脾，而中间黑睛一点如漆者属肾。至于瞳子黑眼法于阴，白眼赤脉法于阳，阴阳合于精明，则眼又合阴阳之气也。而其所以能视物者，西医归水晶体、虹彩眼球等之集合而成光学作用，恰如一照相器，水晶体即照相之镜头，虹彩即镜头中之收光圈，眼球之轮廓即照相箱，网膜即箱后承像之毛玻璃，健全之眼，外物光线均能集于网膜之上，故能明瞭。若水晶体太凸，物像不能达于网膜，而结于焦点，则为近视眼。或水晶体反凹，物像结焦点于网膜之后，则为远视眼。然一片空明，总由脏腑精气为之也。

耳

耳为听觉器。深处之穴曰耳鼓箱，有耳膜翳之气搏则动，下有细骨如干，传其动于穴底，耳膜有细络，如琴瑟之有弦，外音传入，无异于琴之稀密拉放焉，探其源则属肾精、心神，盖耳通于脑，凡一切音声，耳接收之，无不传达于脑，而脑辨之记之，然脑之髓，肾精所生也。又手少阳三焦之脉，绕耳后尖骨陷中，为翳风穴，再上为瘿脉穴，又绕耳前为耳门穴，至眉尾空窍为丝竹穴，可见肾开窍于耳。而肾将三焦，其经绕耳以应之也。且耳亦为心之窍，心气之所通，故手太阳小肠之经脉，至耳下曲颊之后名天容穴，至面鸠锐骨之端名颧髎穴，而终于听宫，以小肠与心相表里，亦绕耳以应之也。肾与心互为功用，即得阴血以和之，复得阳气以鼓之。而肺主周身之气，又贯于耳，即制其间，则耳窍司听之肌膜，接收音声，以传达于脑者，益为灵活，此耳之所以为听觉器也。

口舌

人在母腹中时，吸先天之气，食地之味，均从母体得之，以脐为转输耳，洎真元之气，充足于下，遂由下焦渐升，次中焦而中气盛，脾气欲行，至上焦而宗气盛，肺气欲宣，及肺气宣，是有呼吸力，于是开窍于鼻，及脾气行，是有消化力，于是开窍于口，鼻以通天气，口以进地味也，然口通胃脘，不以口为胃窍者，饮食入口，肠胃迭为虚实，能纳入能排出者，皆脾之消化力也。矧脾之与胃，以膜相连，其凝散膏半斤，即膵脏，膵脏及胆囊之脉管同开口于胃底十二指肠之部，输其精汁，以入胃化谷，一传谷化为浆液，而入小肠，再传谷变为糟粕，而入大肠，下即排出，上必纳入，是脾主消化。在内则开口于十二指肠，在外则开窍于口也，口之内为舌，舌属味觉器，以舌之乳头与胃神经而成，乳头为舌黏膜上隆起之末梢器，可以为肉眼认之，诸乳头内部所分布之味神经，即为贯通心之脉气之路线，要之舌尝五味，五味各走其脏，如酸走肝，苦走心，甘走脾，辛走肺，咸走肾，故由乳头味神经之感觉，抑亦各脏经脉互为联络，厥阴络于舌，少阴系于太阴，贯于舌，以为之引导也。

齿牙

齿者骨之余，骨之所终，髓之所养，肾实主之。儿生八月，板齿始生，女子七岁气盛而齿更，三七肾气平均而真牙生，丈夫八岁肾气盛而齿更，三八肾气平均而真牙生，皆视肾为主也。板齿即门齿也，居颚之前缘，各侧二枚，上下并列，总计八枚，齿根略似圆锥状，冠部如凿形，其缘利锐，适于齿切柔物，所谓牙者即犬齿也，在门齿两侧，上下颚外侧，每侧一枚，其根为圆锥形，冠部与之大略相似，为尖端利锐，故适于齿裂硬物。所谓真牙，即臼齿之最后者也。自犬齿而内总名臼齿，分列上下，每侧五枚，大小略异，前列之二枚，形小而根简单，名曰小臼齿，后列之三枚，形大而根分歧，名曰大臼齿，是等冠部，均如臼形，咀嚼之面颇广，且多凹凸，颇适于磨碎食物。齿之根曰龈，即牙床也，上龈乃足阳明经脉所贯络，止而不动，下龈嚼物动而不止，则手阳明经之所贯络也。若论齿之构造，则为石灰质，盖齿成于三种相异之物质，一珐琅质，二齿质，三白垩质，此三者皆含石灰质多而最坚也，更从此推测其为骨之余，更彰彰矣。

生殖器

生殖器之构造颇复杂，而中医绝少记述。其关于男子者，在体外者为阴茎，尿道口，睾丸，阴囊。在体内者为精囊，输尿管，输精管，尿道之半部及摄护腺。阴茎为具有圆筒状之二条海绵形，与一条膜管，而包以外皮。在十二三岁以前惟排尿作用而已，至十四五岁乃有精虫，遂现柔软弛缓之状。一次春情发动，即坚硬而向前突出，以行生殖机能，其尖端膨胀，不覆包皮之部分，称为龟头，其中央之尿道口，排精与排尿并行。在阴茎根盘上部，稍稍隆起，称为阴阜，实生阴毛。睾丸则包于阴茎下部所垂之阴囊中，为最紧要之部分，输精管为有无数精液之小管所合，而送于射精管，联合于摄护腺，最后经摄护腺送精液于尿道中。其于女子则不然，分内阴外阴为二，为司交接妊娠及分娩之机关。内阴部为膣，子宫，卵巢，喇叭管，韧带。外阴部为阴核，大阴唇，小阴唇。膣为交接之要具，在子宫之下部，系扁平之管，其长通常为三寸五分，以至五寸，成曲线形，而具坚牢浓厚橡皮性之膜，盖膣口开口于大阴唇后连接之上部。未婚之女，于此有处女膜被之。子宫在膣之上部，其形如倒悬之茄子，为受胎及发育卵子之所。卵巢与男子睾丸同为必要，左右各一，以造卵子，为月经时作用之所。喇叭管则为由卵巢送卵子于子宫之管。韧带者，覆子宫而有皱褶。阴核则如男子之龟头，同为色情与兴奋之根元。大阴唇在阴阜直下，为左右之二唇，其外被以阴毛，其内则分泌一种臭气之液。大阴唇上部稍觉丰隆之处为阴阜，至发育年龄，阜毛自然繁生。大阴唇下部相合之处为会阴膣口之上部，与阴核之间为前庭，其中有尿道口。小阴唇在大阴唇之内侧，为瓣状紫色之唇，亦分左右为二，其上端虽相结合，而上端则渐狭小，至大阴唇之内面与膣之间，即消减无迹，并能分泌一种黏液，以便交接焉。

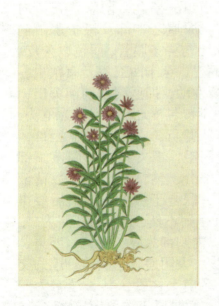

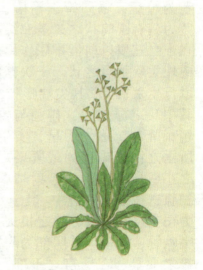

第二章 病理学

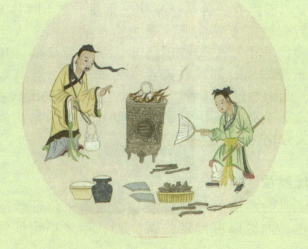

第一节 疾病概论

疾病与健康

疾病者，康之变也。凡人之生，必其身体之构造、成分、机能，概无障害，不起变化，自觉安适，始得谓之健康。反之而构造起形态变化，成分起化学变化，终至机能变化，其人自觉不快，甚或衰弱或死，则谓之疾病。由此以观则疾病与健康，似为相反，其实亦不尽然。以人之构造，成分，机能，在健康者，亦稍有变异但出于一定之界限，其疾病时所见之物体形状现象，较之健康时所见者，根本上初无其异，不过误其部位，差其时期，异其分量，及病者无论生存时日之多寡，其间各种机能，仍能继续保存，不过变常异于健者故也。若以疾病概别之，凡疾病能证明其组织脏器之病的变化者，为器质病，其不能证明器质之变化者，为官能病。凡胎儿在母腹中，以种种原因而丛生之疾病，及如各种畸形等，是为先天病；其由父母而得有一种易感某病之体质，产生时并无疾病，但以后一触即发某病者，是为遗传病；至于人生自家所得之病，非由于先天或遗传者，是为后天病。凡疾病之限定于身体之一部或数部者，为局所病，若其病不限定一处，而汛发于全体者，是为汛发病，但局所病之病灶，每蔓延于全体，且汛发病又多以局所病为始，故此二者实无大分别也。

证候及诊断

证候为疾病所现之证候。诊断者，借证候得确实之鉴定也，西医以可判定为某症者，谓之指定证候，得判定为非某症者，曰征非证候，今分之为二类：[一]自觉证候，病人自觉之，而医者所不知，如倦怠、厌重、紧张、疼痛等，皆由患者陈述之；二他觉证候，由医士诊察而知，病人所不能自觉者是也，有疾病而不发现证候者，谓之潜伏病，如病变轻微者，病机至缓者，可得代偿者，皆恒见之，不可断为无病也，参考证候而鉴定病性，医者必于此诊断之时，悉心静气，精探病原，可以决定，不可仅察患部为据也。诊断之法，分为四种，曰望、闻、问、切。望者察其色，闻者听其声，问者询其苦，切者按其脉也，均详诊断篇中，兹概从略。

愈后及经过

愈后者，预言疾病之经过及转归也，更分之为三种：若决定其为必治者，曰良预后；必死者，曰不良预后；其难决者，曰疑预后。预后之判决，极为困难，非学识经验兼备之医士，断难预定。因此判定预后之时，不特审查局所之病变，必当参考全体之状况而后可，疾病自始至终，又随时日之长短，而分急性与慢性。急性病者终于四周以内。慢性病者，及于四十日以上。其在急性、慢性之间者为亚急性病。其所以长短者，因关于病者之体质、职业、住居，以及病原之作用、病变之性质故也，经过者，谓自始至终之疾病状况也。因病原与病变有异，故经过之状况亦不一致，要之疾病之始发，专关于病原之作用。病之侵入身体急，则发病亦急，侵入缓则发病亦缓，而其经过之中间，有整然不乱者，有漫无定规者，通常之急性传染病，大都有整然之经过，故其经过可分为若干期，曰潜伏期者，自传染病起，经过若干不显有何症状之期也。自其发现普通之全身不爽时起，是曰前驱期，此期之后乃发生该病固有之症状，迨至此类固有症状消退，然复元尚须时日，是曰恢复期，至疾病之终，其消散亦有迟速，其他依病之经过。实际上特定各种之名称，一曰分利，谓病极重时突然消散；二曰散涣，谓病之由渐而消散；三曰再发，谓前症再发也；四曰发作，谓诸般证候时时剧作也；五曰弛张，谓症状时增时减也，其增重时曰张时，其减轻也曰弛时；六曰间歇，谓病之消退后，间歇若干定期而再发者，其无病之时，即曰间歇时，其再发之时，亦曰发作时。

转归

转归者，疾病之终结也。有全治、不治、死亡三种。

全治，证候消散，官能悉复其旧之谓也。但自病变治愈，以至健康，尚须时日，此即谓之恢复期。然其间必起三种之现象，一为衰弱，二为感觉锐敏，三为补给增进。因之呈贫血、羸瘦、发落、动作艰难、体温易变、睡眠易醒、食欲亢进、淫欲增盛等现象，故此时宜以静养为主，否则病必复发，往往加剧。全治必须去其病原、愈其病变，此二者，或由于自然，或由于医治。由于自然者，曰自然治。由于医治者，曰人工治。自然治者，不须医治，因自然良能而治愈也。人工治者，必经医治而后愈，依其自然良能，而去其太过，补其不及，使其迅速治愈也。

不治，疾病不能全治者，往往贻有患害，或由急性病转而为慢性病者，或发生合并症。大抵以体质衰弱、营养不良，及有遗传因素之人为多，惟今虽属于不治，日后似得全治，亦未可知也。

死亡，新陈代谢之机能已绝，脱离生活之谓也。研究此种学问，谓之死学。凡人虽早晚归于死，然不无研究之处。因机能停止而死亡者，曰自然死。因发病而死者，曰病死，可统称为死因。死之原因虽多，要不外心、肺、脑与血液之官能废绝而已。一曰心死，如由惊恐而猝死也。二曰脑死，如因脑出血，或脑贫血而死也。三曰肺死，如因慢性肺病之减少呼吸，急性肺病之窒息而死也。四曰血液死，如因急性贫血及慢性贫血而死也。死又有猝死、徐死之别。此猝、徐二种之死，可统称曰死状。猝死者，多因心、肺、脑起急剧之障碍而致。濒死之际，不感痛苦，即有亦甚轻微。患此者，以健康之人、婴儿、老者、男子为多，而每起于冬春之交，食后、厕中、夜间之时。徐死者，多见于久病之人，种种证候，一时并至，如兴奋不安、痛苦、呻吟、痉挛等剧烈之状态，是谓之死战，或濒死苦恼，但安静而发诸官能麻痹证候者，亦复不少，如斯之现象，称之曰死前征，死前之征候，诸机能麻痹之次序，随疾病之性质而异，其现象为神经机能衰惫，五官机能废绝，筋肉衰脱，颜貌憔悴，呼吸困难，心力衰弱，体温下降，终则呼吸废绝，心动停止而死。更有一时窒息，机能终止，与真死无异者，曰假死，此乃暂时，间亦有延至数时及数日者，是故假死与真死之鉴别，颇为重要，设或误会，必将可救之人，陷于真死，不免有解剖生人及活埋之虞，加之日后有裁判上之关系，何可忽诸。

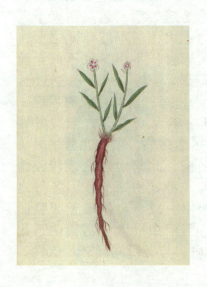 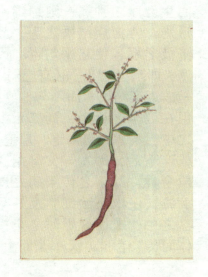

第二节 病原论

素因

病原者，妨害吾人正规健康之劲敌也。夫疾病莫不有原因，但原因未必皆足致疾。盖身体中自有具有维持健康调节之机能，假令外界之事物，一旦剧变，不克调节，必不免于疾病，惟是调节机之定限，又不能因人绝无差异，此病原所以有素因与诱因之辨也，素因即易罹疾病之体质，有先天、后天、通性之三区别。

先天素因。先天素因者，祖先父母，每以特异之性状，遗传于其子孙。故凡遗传病，常于精虫由妊妇之作用，构造于卵珠交合之际，遗传机已潜伏于胚胎，要不外构造变常，于是祖父子孙，累代递传，永无消灭之日，若更益以新病，必致血族中绝，或妊孕机生佳良之作用，或以健全之血族，得善良之精虫与卵珠，为适当之融合，而生健康之种属，则绵绵不绝之遗传病，遂得消灭于无形焉。考血族结婚之害，颇为重大，盖不能以此之强，济彼之弱，使之平均也。因其患害，不但易致不妊、流产，即产出之儿，必有虚弱、畸形、痴愚、聋哑等之缺陷。是故近亲结婚，而不与他族婚媾，必将斩其血族而后已。但在健全之近亲，尚属无大害。若父母受孕之际或妊娠之中，不幸而患梅毒、痘疮、热性诸病，值小儿分娩时，或产下后，即发与父母相同之病，此与上述之遗传，性质全异，故谓之传染病之遗传。考其由来，或因各种之病毒，侵入胚胎细胞及妊孕卵中，或自母体输于卵膜胎盘之中，或因妊娠时之交接，偕精虫同入子宫，达于儿体而传染者也。又小儿即生以后，与父母同起居、饮食、坐卧，而感相同之病原，且以模仿父母，受父母之教育，因而得相同之疾病及性质者，谓之假性遗传。

后天素因。后天素因者，外界之事物，防御失宜，则抵抗病原之力薄弱，因而易受诱因之感作。如营养不良，或嗜酒者，运动不足，或过度者，精神过劳，或气候、土地、住居、衣服不良者，病之恢复期，及治疗愈后者，皆易感病原。如不善预防，必造成素因。亦有初至一地易感之病，而土人则罹之较难，取吗啡、酒精、烟草、砒石，能习摺用其多量，亦不致中毒。流行病地之居民，病院之医士及看护者，对于通行之病，不易感染，此皆屡受相同之诱因，渐次感为习惯，而能减其感受性者也。

通性素因。凡人身体构造所通有之性质，男与女不无差异，不但机能与生活法不同，即疾病之关系亦微有异焉。且病之素因，与年龄之时期，亦甚有关系，是因其抵抗病原之力，随身体发育而异。故判断疾病之时，更须注意于体质。体质强壮者罹疾病难，体质虚弱者，对于诱因之抵抗力弱，罹疾病易，罹之易成慢性。独是体质非一成不变者，在少年期内，强壮者苟不知摄生，及其成长，终必薄弱者；果善摄生，及其成长，竟能强壮。但至发育完全之后，体质遂不易更变耳。

诱因

诱因乃外界之事物有害健康者。其原因有器械、理学、化学、寄生体之别。器械原因者，受打击、冲突、紧张、压迫等之损伤也。理学原因者，感光线、热冷、气压、电气之触迫也。化学原因者，害身体化学性之毒物。寄生体原因者，寄生人体内外吸气养分之活物也。

器械原因。皮下或黏膜下之组织，因受钝力之毁损、轻度之刺激、异物之侵入而来之创伤。身体中之诸组织，因被打扑之震荡、电震等之反撞、惊怖之失气、运动之变向，而受剧度之压迫，皆机械之原因也。

理学原因。光线之作用于动物，能催进新陈代谢，鼓励神经机能，又能促有机物分解，使空气荡涤清净，抑制微生物之发育。温热寒冷两者，治疗上所惯用。温热之作用，温暖身体，弛缓血管及组织，亢进营养机。在寒冷则反是。然过度均可致害，例如日射病、火伤、热射病，皆温热过度之死也。冻伤冻死、感冒，俱寒冷过度之刺激也。

化学原因。凡能害身体之化学性物质，皆谓之毒物，其作用曰中毒。或于接触时，直害局所，或吸入血中，贻害全身。其所以起中毒之理由，不外乎物质与身体之成分，引起化学分解及化合也。

寄生体原因。寄存人体之内外，吸取养分而生存之活物，谓之寄生体。其寄存于皮肤黏膜面者，谓之外寄生体。寄存于内部者，谓之内寄生体。大抵寄生体之传染于人体，以空气、饮食等为媒介。

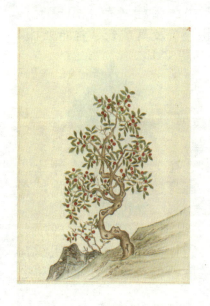
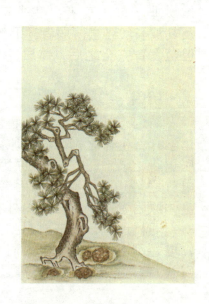

第三节 六淫七情论

六淫

中医以身体外之种种物质，为触发疾病之原因者，归重于风寒暑湿燥火。此六者本属天地之正气，因其能淫泆病人，故名六淫。亦以其为六气之失其正规现象，故又称邪气。兹以交错致病之理，分别详之。

风能致病之理。空气蒸热，或含多量之水蒸气，空气之体量因而变轻，此时气压力大减，人身外界之空气与体内之空气，其气压不相平均。体内之空气，欲向外膨胀，人当此时，身体感受不适。适反之大风一起，气压平均，即觉舒畅。此风之益处也。风中挟有寒气，或湿气，或燥气，或温热之气，人从口鼻与毛孔吸收入里，则发生风寒、风湿、风燥、风热等病。风之变化不常，全随冷热燥湿之变动，昔人谓风能燥湿，仅就片面而言。夫冷热燥湿能致病，而以风为之先导，则人不能片刻离空气，空气之流动为得令人不病，特其所以病者，实根于四气耳。

寒能致病之理。春温夏热秋凉冬寒，乃四时之正气，人受之而不病者，以人体之构造生成有调节机能也，调节机能之最要者为皮肤。皮肤感寒，本有抗拒之能力。其所以病者，由于非时之暴寒，与昼夜之温度陡然升降，须赖衣被保障，倘专恃皮肤抵抗，则开放之毛孔不具骤阖之灵机也。

暑能致病之理。六七月盛暑之时，人体本非必病。如遇阴寒，乃生灾害。于此可见避暑乘凉、形寒饮冷未必为防免暑病之良法。又观农人操作町畦，汗滴禾土，绝少伤暑、中暑、伏暑证候。只有腹中空虚，努力行远，缺少饮食，补助元气，最易中暑。其余病暑之人，俱以畏热避暑者为多。外则凉风，遏住暑汗，内则冰果，任意恣啖，虽属暑天，实即伤寒之类耳，故有阴暑之名。

湿致病之理。湿之成分，原属诸水，惟水之所在，有形有质。湿则有质无形，因从水质变为水蒸气，饱和在空气中也。其中于人，恒在汗液畅泄之后，不知不觉乘隙而入，不比伸手入水，即时感觉，或有湿气与水，相提并论，不知一属液体，一属气体，迥然不同。

燥能致病之理。燥与湿两相对待。湿是热气熏蒸而成，燥为凉气凝缩而致，医籍上因均谓燥在秋分后冬至前，夫秋分以前，尚是暑湿当令，忽转秋凉，立刻反应，皮肤毛孔感凉而收缩，汗液既不蒸发，淋巴管里多淋巴液，不从汗腺而出，亦已下降为尿，此盖从湿令已过之候，陡起之反应。故暑天天气亢旱，虽燥不病，冬天河冰地坼，寒极而燥，亦不病也。

火能致病之理。人身外界之火，以太阳为最烈，在太阳下用凸透镜将通过之光线收聚成焦点，即能燃物，因其巨大之热力，故能变换空气。春应温而热，秋应凉而热，冬应寒而热，酿成春温、秋温、冬温诸病，此总因之热，在六气中名之曰火。

六气之来，虽随时令变化，亦不能拘定时令，如夏日有伤风寒症，不可拘于夏令遂认为暑，应注意及之。

七情

内因之发生以七情为最。七情者，喜怒忧思惊恐悲，皆属精神之变动，变动之极，乃生内伤，其结果与气有连带之关系，兹亦分述如下。

喜之病理。喜之来也，如草木逢春，本不能病人，惟心中怀有特殊希望，与万难必得之恐怖，一旦遂其心意，或得之意外，则不免因而生惊，惊喜交集，遂成日夜不休之笑病。若寻常之喜，足以使人愉快，决不发病。

怒之病理。喜为和缓之气，怒则为刚暴之气。当其怒时，能尽量发泄而出，可以无病。若怀怒于中，怒气未消，勉强进食，则不免于病矣。因人怒时牵动胃气，纵然纳食入胃，胃气尚未平复，断难继续工作消化食物，多成停食与积聚等病，此发于情之正者也。又有根于素禀肝火旺盛，因火性上炎，气从而逆，遇事易怒，怒均失当，此不发于情而根于肝者也，根于情者，怒犹有理。根于肝者，怒多无理，其结果皆能致病。而在治疗上，则平肝较易，移易情志为难。

忧思之病理。忧与思各有个别的原因，而在事实上，每多相因而生。如人怀不可必得之情欲，于是乎忧，不可得而求所以必得，于是乎因忧而生思，怀有求必得之希望，本属于思，转一念又以为不可必得，于是又因思以生忧，转辗循环，纠结不解。忧则气沉而结，融成一片，呼吸因之而微，食量因之不振，当其深沉之时，直举视觉听觉一时俱失。

惊恐之病理。惊则气乱，恐则气下。惊由外界暴来之刺激，恐为内部常存之畏怖。然畏怖之因，亦多由外界之刺激。故畏怖之情状，多对外界之防备。是惊与恐有连带之关系焉。惟因惊成病，其来也猝，其发也暴，因恐成病，其蓄也久，其发也缓。

悲之病理。悲则气消，缓而轻，则食欲减少，渐见精神萎靡，形体消瘦，急而重，则恒至于自杀。夫七情发生，虽然原因个别，却有过去、现在、未来三境界。怒与惊为对于现在之感触。忧与思 [为] 对于将来之想望。究竟结果，殊无一定。惟有悲之一种，对于过去之失败，结果已定，故其极端，往往厌世。

喜乐惊恐，多能耗散正气，成为怔忡、失志、精伤、痿厥等不足之病。悲怒忧思，多能蕴结邪气，成为癫狂、噎膈、肿胀、疼痛等有余之疾。在治疗上，无论其有余不足，皆要属情志内伤，称为难治。

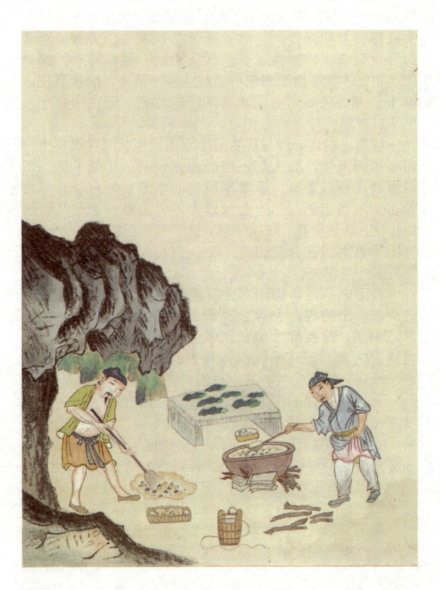

第四节 内经之脏腑病理

肝

肝气虚则恐，实则怒。有所堕坠，恶血留内，若有所大怒，气上而不下，积于胁则伤肝。

悲怒气逆则伤肝。

肝悲哀动中则伤魂，魂伤则狂妄不精。

诸风掉眩，皆属于肝。

诸暴强直，皆属于风。

心

心气虚则悲，实则笑不休。

心怵惕思虑则伤神，神伤则恐惧自失。

诸疮痛痒，皆属于心。

诸禁鼓栗，如丧神守，皆属于火。

诸逆冲上，皆属于火。

诸痿喘呕，皆属于火。

脾

脾气虚则四肢不用，五脏不安。

有所击仆，若醉入房，汗出当风，则伤脾。

脾愁忧而不解则伤意，意伤则悗乱。

饮食劳倦则伤脾。

诸湿肿满，皆属于脾。

诸胀腹大，皆属于热。

肺

肺气虚则鼻塞不利少气，实则喘呕，胸盈仰息。

形寒饮冷则伤肺。

肺喜乐无极则伤魄，魄伤则狂，狂者意不存人。

诸气膹郁皆属于肺。

诸病有声，按之如鼓，皆属于热。

肾

肾气虚则厥，实则胀。

有所用力举重，若入房过度，汗出浴水，则伤肾。

久坐湿地，强力入房，则伤肾。

诸寒收引，皆属于肾。

诸病水液澄澈清冷，皆属于寒。

肾盛怒而不止则伤志，志伤则善忘其前言，腰脊不可俯仰屈伸。

胃

水谷之海不足，则饥不受谷食，有余则腹满。

头痛耳鸣，九窍不利，胃肠之所生也。

诸躁狂越皆属于火。

胃为气逆，为哕，为恐。

胆

诸呕吐酸，暴注下迫，皆属于热。

胆气郁为怒。

小肠

寒气客于小肠，小肠不得成聚，故便泄腹痛矣。

诸转反戾，水液浑浊，皆属于热。

大小肠为泄。

大肠

诸病胕肿，疼酸惊骇，皆属于火。

三焦

诸热瞀瘛，皆属于火。
下焦溢为水肿。

膀胱

诸痉项强，皆属于湿。
膀胱不利为癃，不约为遗尿。
小便黄者，少腹中有热也。

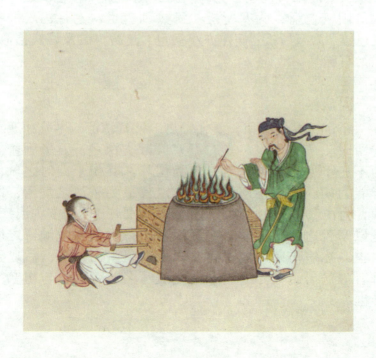

第五节 巢氏病源提要

时气候

时行病者是春时应暖而反寒，夏时应热而反冷，秋时应凉而反热，冬时应寒而反温。此非其时而有其气，是以一岁之中，病无长少，率相似者，此则时行之气也。从春分后其中暴大寒不冰雪，而人有壮热为病者，此则属春时阳气发于冬时，伏寒变为温病也。从春分以后至秋分节前，天有暴寒者，皆为时行寒疫也，一名时行伤寒。此是节候有寒伤于人，非触冒之过也。若三月、四月有暴寒，其时阳气尚弱，为寒所折，病热犹小轻也；五月、六月阳气已盛，为寒所折，病热则重也。七月、八月阳气已衰，为寒所折，病热亦小微也，其病与温及暑病相似，但治有殊耳。

温病候

经言，春气温和，夏气暑热，秋气清凉，冬气冰寒，此四时正气之序也。冬时严寒，万类深藏，君子固密，则不伤于寒。触冒之者，乃为伤耳。其伤于四时之气，皆能为病。而以伤寒为毒者，以其最为杀厉之气焉，即病者为伤寒，不即病者为寒毒藏于肌骨中，至春变为温病。是以辛苦之人，春夏必有温病者，皆由其冬时触冒之所致也。凡病伤寒而成温者，先夏至日者为病温，后夏至日者为病暑。其冬复有非节之暖，名为冬温，与伤寒大异也。

伤寒候

伤寒病者，起自风寒，入于腠理，与精气交争，荣卫否隔，周行不通，病一日至二日，气在孔窍皮肤之间，故病者头痛、恶寒、腰背强重，此邪气在表,洗浴发汗即愈。病三日以上，气浮在上部，胸心填塞，故头痛、胸中满闷，当吐之则愈。病五日以上，气深结在脏，故腹胀、身重、骨节烦疼，当下之则愈。

中风候

中风者，风气中于人也。风是四时之气，分布八方，主长养万物，从其乡来者人中少死病，不从乡来者人中多死病。其为病者藏于皮肤之间，内不得通，外不得泄。

其入经脉行于五脏者，各随脏腑而生病焉。

霍乱候

霍乱由人温凉不调，阴阳清浊二气，有相干乱之时。其乱在于肠胃之间者，因遇饮食而变，发则心腹绞痛。其有先心痛者则先吐，先腹痛者则先利，心腹并痛者，则吐利俱发。挟风而实者，身发热、头疼、体痛而复吐利，虚者但吐利、心腹刺痛而已。亦有饮酒食肉腥脍生冷过度，因居处不节，或露卧湿地，或当风取凉，而风冷之气，归于三焦，传于脾胃，脾胃得冷则不磨，不磨则水谷不消化，亦令清浊二气相干脾胃，虚弱则吐利水谷，不消则心腹胀满，皆成霍乱。霍乱有三名，一曰胃反，言其胃气虚逆，反吐饮食也；二曰霍乱，言其病挥霍之间便至缭乱也；三曰走哺，言其哺食变逆者也。

痎疟候

夫痎疟者，夏伤于暑也，其病秋则寒甚，冬则寒轻，春则恶风，夏则多汗。然均蓄作有时，以疟之始发，先起于毫末，伸欠乃作，寒栗鼓颔，腰脊痛。寒去则内外皆热，头痛而渴欲饮，此阴阳上下交争，虚实更作，阴阳相移也。阳并于阴则阴实阳虚，阳明虚则寒栗鼓颔，巨阳虚则腰背头项痛，三阳俱虚阴气胜，胜则骨寒而痛，寒生于内，故中外皆寒。阳盛则外热，阴盛则内热，内外皆热，则喘而渴欲饮，此得之夏伤于暑，热气盛藏之于皮肤之间，肠胃之外，此荣气之所舍，此令汗出空疏，腠理开，因得秋气，汗出遇风乃得之。及以浴，水气舍于皮肤之内，与卫气并居，卫气者昼日行阳，此气得阳而外出，得阴而内薄，是以日作，其间日而作者，谓其气之舍深，内薄于阴，阳气独发，阴邪内著,阴与阳争不得出，是以间日而作。

癫狂候

癫者卒发仆地，吐涎沫，口歪目急，手足缭戾，无所觉知，良久乃苏。狂者或言语倒错，或自高贤，或骂詈不避亲疏，亦有自定之时。皆由血气虚，受风邪所为。人禀阴阳之气而生，风邪入并于阴则为癫，入并于阳则为狂。阴之与阳，更有虚有实，随其虚时为邪所并则发，故发癫又发狂。又在胎之时其母卒大惊动，精气并居，亦令子发癫，此则小儿而发癫者，是非关长因血气虚损受风邪所为。又有五癫，一曰阳癫，二曰阴癫，三曰风癫，四曰湿癫，五曰劳癫，此盖随其感处之由立名。又有牛马猪鸡狗之癫，皆死。其癫发之时，声形状似牛马等，故以为名也。

黄病候

黄病者一身尽疼发热，面色洞黄，七八日后壮热，口里有血，当下之。发如豚肝状，其人少腹内急。若其热，眼睛涩疼，鼻骨疼，两膊及项强腰背急，即是患黄，多大便涩，但令得小便快，即不虑死。不用大便多，多即心腹胀不存，此由寒湿在表，则热蓄于脾胃，腠理不开，瘀热与宿谷相搏，烦郁不得消，则大小便不通，故身体面目皆变黄色。

痰饮候

痰饮者由气脉闭塞，津液不通，水饮气停在胸腑，结而成痰。又其人素盛今瘦，水走肠间，辘辘有声，谓之痰饮。其病也胸胁胀满，水谷不消，结在腹内两肋，水入肠胃，动作有声，体重多睡，短气好眠，胸背痛，甚则上气咳逆倚息短气不能卧，其形如肿是也。脉偏弦为痰，浮而滑为饮。

吐血候

夫吐血者，皆由大虚损及饮酒劳损所致也。但肺者五脏之盖也，心肝又俱主于血，上焦有邪则伤诸脏，脏伤血下入于胃，胃得血则闷满气逆，气逆故吐血也。但吐血有三种，一曰内衄，二曰肺疽，三曰伤胃。内衄者出血如鼻衄，但不从鼻孔出，是近心肺间，血出还流入胃内，或如豆汁，或如衄血，凝停胃表，因即满闷便吐，或去数升乃至一斛是也。肺疽者是饮酒之后，毒满便吐，吐已后有一合二合或半升一升是也。伤胃者是饮食大饱之后，胃内冷不能消化，则便烦闷强呕吐之，所食之物与气共上冲踧，因伤损胃口便吐，血色鲜正赤是也。凡吐血之后，体恒俺俺然，心里烦躁闷乱，纷纷颠倒不安。

上气候

夫百病皆生于气，故怒则气上，喜则气缓，悲则气消，恐则气下，寒则气收聚，热则腠理开而气泄，忧则气乱，劳则气耗，思则气结，九气不同。怒则气逆，甚则呕血及食而气逆上也。喜则气和，荣卫行通利，故气缓焉。悲则心系急，肺布叶举，使上焦不通，荣卫不散，热气在内，故气消也。恐则精郤，精郤则上焦闭，闭则气还，还则下焦胀，故气不行。寒则经络涘涩，故气收聚也。热则腠理开窍，荣卫通，故汗大泄也。忧则心无所寄，神无所归，虑无所定，故气乱矣。劳则喘且汗外内泄，故气耗矣。思则身心有所止，气留不行，故气结矣。

虚劳候

夫虚劳者，五劳、六极、七伤是也。五劳者，一曰志劳，二曰思劳，三曰心劳，四曰忧劳，五曰瘦劳。又，肺劳者短气而面肿，鼻不闻香臭。肝劳者，面目干黑，口苦，精神不守，恐畏不能独卧，目视不明。心劳者，忽忽喜忘，大便苦难，或时鸭溏，口内生疮。脾劳者，舌本苦直，不得咽唾。肾劳者，背难以俯仰，小便不利，色赤黄而有余沥，茎内痛，阴湿，囊生疮，小腹满急。

六极者，一曰气极，令人内虚，五脏不足，邪气多，正气少，不欲言。二曰血极，令人无颜色，眉发堕落，忽忽喜忘。三曰筋极，令人数转筋，十指爪甲皆痛苦，倦不能久立。四曰骨极，令人酸削，齿苦痛，手足烦疼，不可以立，不欲行动。五曰肌极，令人羸瘦无润泽，饮食不生肌肤。六曰精极，令人少气嗡嗡然，内虚五脏气不足，发毛落，悲伤喜忘。

七伤者，一曰阴寒，二曰阴痿，三曰里急，四曰精寒，五曰精少阴下湿，六曰精清，七曰小便苦数，临事不举。又，一曰大饱伤脾，脾伤善噫，欲卧面黄。二曰大怒气逆伤肝，肝伤少血目暗。三曰强力举重，久坐湿地伤肾，肾伤，少精，腰背痛，厥逆下冷。四曰形寒寒饮伤肺，肺伤少气咳嗽鼻鸣。五曰忧愁思虑伤心，心伤，苦惊，喜忘善怒。六曰风雨寒暑伤形，形伤发肤枯夭。七曰大恐惧，不节伤志，志伤，恍惚不乐。

男子平人脉大为劳，极虚亦为劳。男子劳之为病，其脉浮大手足烦，春夏剧，秋冬瘥，阴寒精自出。

癥瘕候

癥瘕者皆由寒温不调，饮食不化，与脏气相搏结所生也。其病不动者直名为癥，若病随有结癥而可推移者，名为癥瘕。瘕者假也，谓虚假可动也，候其人发语声嘶，中声浊而后语之，气拖舌语而不出，此人食结在腹病寒，口里常水出，四体辘辘，常如发疟，饮食不能，常自闷闷而痛，此食癥病也。诊其脉沉而中散者，寒食癥也，脉弦紧而细，癥也。

诸疝候

诸疝者阴气积于内，复者寒气所加，使荣卫不调，血气虚弱，故风冷入其腹内而成疝也。疝者痛也，或少腹痛，不得大小便，或手足厥冷绕膝痛，自汗出，或冷气逆上抢心腹，令心痛或里急而腹痛。此诸候非一，故云诸疝也。

水肿候

肾者主水，脾胃俱主土，土性克水，脾与胃合，相为表里，胃为水谷之海，今胃虚不能传化水气渗溢经络，浸渍腑脏，脾得水湿之气加之则病。脾病则不能治水，故水气独归于肾，三焦不泻，经脉闭塞，故水气溢于皮肤而令肿也，其状目窠上微肿，如新卧起之状，颈脉动时咳，股间冷，以手按肿处，随手而起，如物裹水之状，口苦舌干，不得正偃，偃则咳清水，不得卧，卧则惊，惊则咳甚，小便黄涩是也。水病有五不可治，第一唇黑伤肝，第二缺盆平伤心，第三脐出伤脾，第四足下平满伤肾，第五背平伤肺，凡此五伤不可治。

九虫候

九虫者，一曰伏虫，长四分；二曰蛔虫，长一尺；三曰白虫，长一寸；四曰肉虫，状如烂杏；五曰肺虫，状如蚕；六曰胃虫，状如虾蟆；七曰弱虫，状如瓜瓣；八曰赤虫，状如生肉；九曰蛲虫，至细微形如菜虫。

伏虫，群虫之主也。蛔虫贯心则杀人，白虫相生，子孙转多，其母转大，长至四五尺，亦能杀人。肉虫，令人烦满。肺虫令人咳嗽。胃虫，令人呕逆喜哕。弱虫又名膈虫，令人多唾。赤虫令人肠鸣。蛲虫居肛肠，多则为痔，极则为癞，因人疮处以生诸痈疽癣瘘痔龋虫，无所不为，人亦不必尽有，有亦不必尽多，或偏无者。此诸虫依肠胃之间，若腑脏气实则不为害，若虚则能侵蚀随其虫之动而能变成诸患也。

湿䘌候

湿病，由脾胃虚弱，为水湿所乘，腹内虫动侵蚀成䘌也，多因下利不止，或时病后，客热结腹内所为。其状，不能饮食，忽忽喜睡，绵绵微热，骨节沉重，齿无色，舌上尽白，细疮如粟，若上唇生疮，是虫食五脏，则心烦懊，若下唇生疮，是虫食下部，则肛门烂开，甚者腑脏皆被食，齿下上龈悉生疮，齿色紫黑，利血而湿，由水气也。脾与胃合，俱象土，胃为水谷之海，脾气磨而消之，水谷之精化为血气，以养腑脏。若脾胃和，则土气强盛，水湿不能侵之，脾胃虚弱则土气衰微，或受于冷，乍伤于热，使水谷不消化，糟粕不傺实，则成下利，翻为水湿所伤。若时病之后，肠胃虚热，皆令三尸九虫因虚动作，侵食五脏，上出唇口，下至肛门。胃虚气逆则变呕哕，虫食腑脏伤败利出瘀血。如此死者，因脾胃虚微，土气衰弱，为水湿所侵，虫动成，故名湿蜃也。

诸淋候

诸淋者，由肾虚而膀胱热故也。膀胱与肾为表里，俱主水，水入小肠，下于胞，行于阴，为溲便也。肾气通于阴，阴，津液下流之道也。若饮食不节，喜怒不时，虚实不调，则腑脏不和，致肾虚而膀胱热也。膀胱，津液之府，热则津液内溢而流于睾，水道不通，水不上不下，停积于胞，肾虚则小便数，膀胱热则水下涩，数而且涩，则淋沥不宣，故谓之为淋，其状，小便出少而数，小腹弦急，痛引于脐。

赤白痢候

凡痢皆由荣卫不足，肠胃虚弱，冷热之气，乘虚入客于肠间，肠虚则泄，故为痢也。然其痢而赤白者，是热乘于血，血渗肠内则赤也。冷气入肠，搏于肠间，津液凝滞则白也。冷热相交，故赤白相杂。重者，状如脓涕而血杂之，轻者，白脓上有赤脉薄血，状如鱼脂脑，世谓之鱼脑痢也。

小便候

小便利多者，由膀胱虚寒，胞滑故也。肾为脏，膀胱肾之腑也，共为表里，俱主水。肾气下通于阴，腑既虚寒，不能温其脏，故小便白而多，其至夜尿偏甚者，则内阴气生是也。小便不通，由膀胱与肾俱有热故也。肾主水，膀胱为津液之腑，此二经为表里。而水行于小肠，入胞者为小便，肾与膀胱既热，热入于胞，热气大盛，故结涩，令小便不通，小腹胀满气急，甚者，水气上逆，令心急腹满，乃至于死。

大便候

大便不通者，由三焦五脏不和，冷热之气不调，热气偏入肠胃，津液竭燥，故令糟粕痞结，壅塞不通也。大便失禁者，由大肠与肛门虚冷滑故也。肛门，大肠之候也，俱主行糟粕，既虚弱冷滑，气不能温制，故使大便失禁。

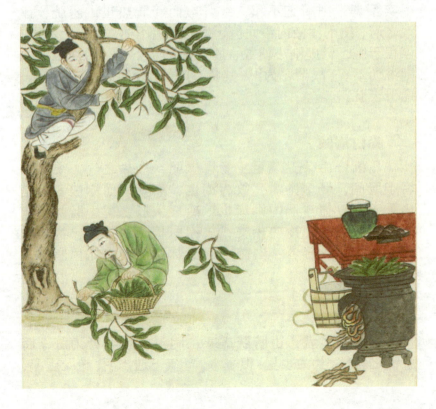

第六节 先哲之病理学说

徐大椿

七情所病，谓之内伤。六淫所侵，谓之外感。自《内经》、《难经》、唐宋众书，无不言之深切著明矣。二者之病，有病形同而病因异者，亦有病因同而病形异者，又有全乎外感、全乎内伤者，更有内伤兼外感、外感兼内伤者。则因与病又互相出入，参错杂乱，治品（法）迥殊。盖内伤由于神志，外感起于经络，轻重浅深，先后缓急，或分或合，一或有误为害匪轻。能熟于《内经》及仲景诸书，细心体认，则虽其病万殊，其中条理井然，毫无疑似，出入变化无有不效，否则彷徨疑虑，杂药乱投，全无法纪，屡试不验，更无把握，不咎己之审病不明，反咎药之治病不应，如此死者，医杀之耳。

天下有同此一病，而治此则效，治彼则不效，且不惟无效而反有大害者，何也，则以病同而人异也。夫七情六淫之感不殊，而受感之人各殊，或体气有强弱，质性有阴阳，生长有南北，性情有刚柔，筋骨有坚脆，肢体有劳逸，年力有老少，奉养有膏粱藜藿之殊，处境有忧劳和乐之别，更加天时有寒暖之不同，受病有深浅之各异，一概施治，则病情虽中，而于人之气体，迥乎相反，则利害亦相反矣。故医者必细审其人之种种不同，而后轻重缓急、大小先后之法，因之而定，《内经》言之极详，即针灸及外科之治法尽然。故凡治病者，皆当如是审察也。

凡人之所苦谓之病，所以致此病者谓之因，如同一身热也，有风，有寒，有痰，有食，有阴虚火升，有郁怒忧思，劳怯虫疰，此谓之因。知其因则不得专以寒凉治热病矣，盖热痛（同）而所以致热者不同，而药亦迥异。凡病之因不同，而治各别者尽然。则一病而治法多端矣，而病又非止一症，必有兼症焉，如身热而腹痛，则腹又为一症，而腹痛之因又复不同，有与身热相合者，有与身热各别者，如感寒而身热，其腹亦因寒而痛，此相合者也。如身热为寒，其腹痛又为伤食，则各别者也，又必审其食为何食，则以何药消之。其立方之法，仅必切中二者之病源而后定方，则一药而两病俱安矣。若不问其本病之何因，及兼病之何因，而徒曰某病以某方治之，其偶中者则投之或愈，再以治他人，则不但不愈，而反增病，必自疑曰，何以治彼效而治此不效，并前此之何以愈，亦不知之。则幸中者甚少，而误治者甚多，终身治病而终身不悟，将历症愈多而愈惑矣。

程钟龄

或问曰，医道至繁，何以得其要领，而执简以驭繁也。余曰，病不在人身之外，而在人身之中。子试静坐内观，从头面推想，自胸至足，从足跟推想，自背至头，从皮肉推思，内至筋骨脏腑，则全书之目录在其中矣。凡病之来，不过内伤外感，与不内外伤三者而已。内伤者，气病、血病、伤食，以及喜怒忧思悲恐惊是也。外感者，风寒暑湿燥火是也。不内外伤者，跌打伤损五绝之类是也。病有三因，不外此矣，至于变症百端，不过寒热虚实表里阴阳八字尽之，则变而不变矣。论治法，不过七方与十剂。七方者，大小缓急奇偶复。十剂者，宣通补泻轻重滑涩燥湿也。精乎此，则投治得宜矣。又外感之邪，自外而入，宜泻不宜补。内伤之邪，自内而出，宜补不宜泻。然而泻之中有补，补之中有泻，此皆治法之权衡也。又有似症，如火似水，水似火，金似木，木似金，虚似实，实似虚，不可以不辨，明乎此，则病无遁情矣。学者读书之余，闭目凝神，时刻将此数语，细加领会，自应一旦豁然，融会贯通，彻始彻终，了无疑义，以之司命，奚愧焉。

人身之病，不离乎内伤外感，而内伤外感中，只一十九字尽之矣。如风、寒、暑、湿、燥、火，外感也，喜、怒、忧、思、悲、恐、惊，与夫阳虚、阴虚、伤食，内伤也，总计之共一十九字，而千变万化之病，于以出焉，然病即变化，要不离乎一十九字。一十九字，总之一内伤外感而已。所为知其要者，一言而终，不知其要者，流散无穷，必须提纲挈领，然后施救有方也。

莫枚士

百病之因有八，一邪气，二水湿，三鬼神，四虫兽，五器物，六饮食，七药石，八人事。前五者在身外，后三者在身内。而八纲之中，各有数目，邪气之属，有风日雾瘴，有寒暑水湿之属。有露雨，有水鬼神之属。有冲击，有丧尸，有精魅，有祸祟虫兽之属。有咬螫，有影射，有遗毒，有触气器物之属。有金镞，有打压，有触伤，有汤火饮食之属。有禁忌，有过多，有五味所伤，有中毒药石之属。有服药过剂，有药误食毒鸦片，人事之属。有喜忧［欲］恚恐，有行立坐卧举重闪挫堕坠跌仆，总计其目二十有余。

陆九芝

人身之阴阳，得其平则不病，偏胜则病，故有阴虚之病，其甚者火且旺，有阳虚之病，其甚者水且泛，有阴盛之病，其甚者且格阳，有阳盛之病，其盛者且格阴。人之言曰，阴虚者补阴而阴不虚，阳虚者补阳而阳不虚，阴盛者补阳而阴不盛，阳盛者补阴而阳不盛。阴阳有对待之观，治阴阳者自当作平列之势。余则以为阴虚而致火旺，阳虚而致水泛，自应平列其治。独至阴盛阳盛两证，则其势有不能平列者，盖阴盛之病，阴不能自为病也。凡阴所见病之处，比其阳所不到之处，故阴盛无消阴之法，而但有补阳以破阴之法，补其阳始足以敌其阴也。若于阳盛之病，则有不能补阴以敌阳者矣，盖阳而伤阴，必先令阳退而阴乃保。凡在补阴之药，无不腻滞而满中，滋阴则不足，助阳则有余，故阳盛无补阴之法，而但有伐阳以保阴之法，伐其阳始足以存其阴也，于何微之，微之于仲景方而已。仲景之治阴盛也，有真武四逆之姜附焉，仲景之治阳盛也，有白虎承气膏黄焉。试观一百十三方，何绝无养阴以退阳者，乃即以仲景之不养阴而退阳，而别制仲景法外之剂，岂知仲景于少厥之阳盛，尚有承气白虎之法，而况其为阳明之阳盛乎。推原其故，则以世之目为阳盛者，乃阴盛而格阳，看似阳盛，实是阴盛。又其所谓补阴而阳不盛者，乃阴虚而阳亢，看似阳盛，实是阴虚。至以阴盛阴虚两证，皆目之为阳盛。而遇真是阳盛之病，遂皆作阴盛阳虚观，且置阴盛不言，而但作阴虚观矣。故欲明阳盛之治，必先将阴虚阳亢、阴盛格阳之近似乎阳盛者，别而出之，然后阳盛之真面目乃见。见得阳盛之真面目，而尚疑阳盛之亦可补阴，养阴之亦可退阳者，未之有也。阴阳偏胜，其治法之不同，有如此者。

再以阴虚阳亢、阴盛格阳两证观之。而歧之中又有歧焉，阳之亢，阳之格，从其外而观之，不知者方以为皆是阳病，知其者亦仅谓皆是阴病。然其病也，一由阴虚而来，一由阴盛而来，阴虽同而阴之虚盛则相反。故凡阴盛格阳之病，仍作阴虚阳亢治之，不补阳而反补阴，鲜不殁者。若更以阴气作阳盛，更以阴盛作阳盛，尚足与论阴阳哉。况复指阴作血，不证阴阳皆以气言。所以补阴之药大半皆补血之药。因更以补血之药，认作可以退阳之药。口中言阴，意中实是血也。医者言血病者，实是气也。如之何，如之何至于何等药是养阴，何等药可以退阳，何等病可讲养阴，何等病必先退阳者，则惟问仲景可耳。

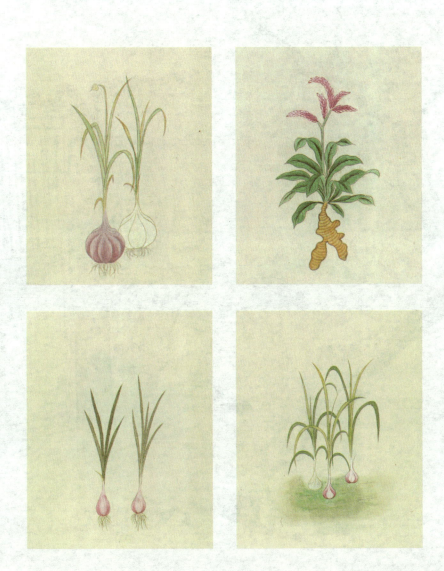

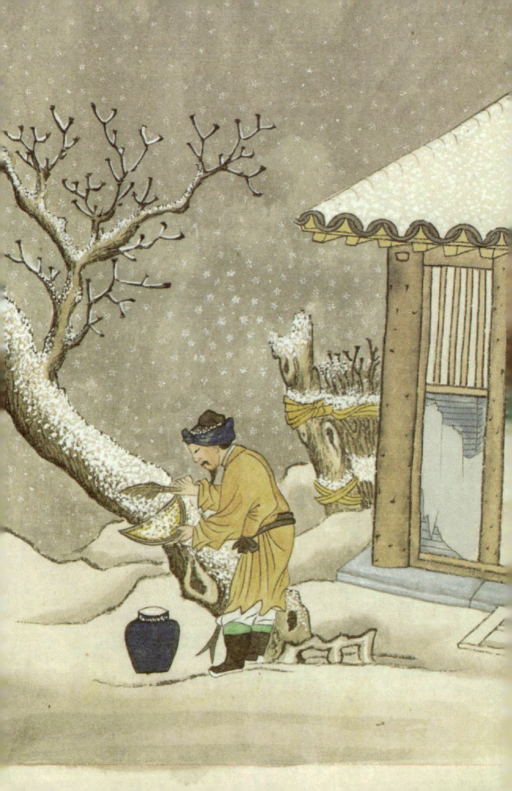

第三章 诊断学

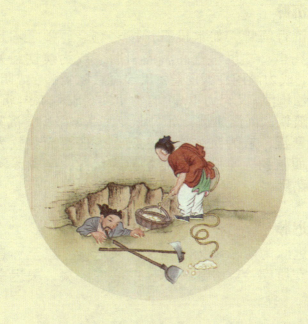

第一节 切诊

浮脉

脉者气血之先也，其变化之形，综得二十八种，今为之缕析而详辨焉。浮在皮毛，如水漂木，举之有余，按之不足，得之主病在表。寸浮伤风，左关浮风在中焦，右关浮风痰在膈，尺部浮风客下焦。又无力表虚，有力表实。浮紧伤寒，浮缓中风，浮数风热，浮迟风湿，浮芤失血，浮短气病，浮洪虚热，浮虚伤暑，浮涩伤血，浮濡气败，皆为浮之兼脉主病也。若浮而盛大为洪，浮而软大为虚，浮而柔细为涩，浮而弦芤为革，浮而无根为散，浮而中空为芤。疑似之间，相去千里，不可不细心体认也。

沉脉

沉行筋骨，如水投石，按之有余，举之不足，得之主病在里。寸沉短气而胸痛引胁，或为痰饮。关沉中寒痛结，或为满闷吞酸筋急。尺部沉腰膝背痛，或阴下湿痒，或淋浊痢泄。又无力里虚，有力里实。沉迟痼冷，沉数内热，沉滑痰饮，沉涩血结，沉弱虚衰，沉牢坚积，沉紧冷疼，沉缓寒湿，皆为沉之兼脉主病也。弱沉而细软为弱脉，若沉而弦劲为牢脉，沉而着骨为伏脉，刚柔浅深之间，当宜熟玩。

迟脉

迟脉为阴，象为不足，往来迟慢，三至一息，得之主病在脏寒冷。寸迟上寒，或心痛停凝。关迟中寒，或症瘕挛筋。尺迟火衰，小便不禁，或腰足疝痛牵阴。又有力积冷，无力虚寒。浮迟表冷，沉迟里寒，迟涩血少，迟缓湿寒，迟滑胀满，迟微难安，皆为迟之兼脉主病也。夫脉一息四至为和平，若一息三至，则迟而不及矣。阴性多滞，故阴寒之证，脉必见迟。迟而不流利则为涩脉，迟而有歇止则为结脉，迟而浮大且软，则为虚脉。至于缓脉，绝不相类。缓以脉形之宽缓得名，迟以至数之不及为义。故缓脉四至，宽缓和平，脉迟三至，迟滞不前，二者迥别也。

数脉

数脉属阳，象为太过，一息六至，往来越度，得之主病在腑燥热。寸数喘咳，或口疮肺痈。关数胃热。尺部数相火内动，或遗浊淋癃。又有力实火，无力虚火。浮数表热，沉数里热。右数火亢，左数阴戕。皆为数之兼脉主病也。夫一呼脉再动气行三寸，一吸脉再动气行三寸，呼吸定息，气行六寸。若一息六至，越常度矣。火性急速，故阳盛之证，脉来必数。数而弦急，则为紧脉。数而流利，则为滑脉。数而中止，则为促脉。数而过极，则为疾脉。数如豆粒，则为动脉。相类之间，非深思莫辨也。

滑脉

滑脉替替，往来流利，盘珠之形，荷露之义，得之主病多痰。寸滑咳嗽，或胸满吐逆。关滑胃热，或壅气伤食。尺滑病淋或痢积，男子尿血，女子经郁。又浮滑风痰，沉滑痰食，滑数痰火，滑短气壅，滑而浮大，阴茎尿痛，滑而浮散，中风瘫痪，滑而冲和则妊娠之兆，皆为滑之兼脉主病也。夫气血有余，故脉来流利如水，兼浮者毗于阴，世以或寒或热，古无定称，不知衡之以浮沉耳。

涩脉

涩脉蹇滞，如刀刮竹，迟细而短，三象俱足，得之主病血少精伤。寸涩心痛，或怔忡。关涩阴虚中热，右关上热，左关胁胀。尺涩遗淋或血痢，孕为胎病，无孕血竭。又涩而坚大，为实热。涩而虚软为虚火，皆为涩之兼脉主病是也。若极细极软，似有若无，为微脉。浮而且细且软，为濡脉。沉而且细且软为弱脉，三者皆指下模糊而不清，实有区别也。不问男女，凡尺中沉涩者必难于嗣，正血少精伤之证。如怀子而得涩脉，则血不足以养胎。无孕而得涩脉，将有阴衰髓竭之忧矣。

虚脉

虚合四形，浮大迟软，及乎寻按，几不可见，得之主病血虚或伤暑。左寸虚，惊悸怔忡。右寸虚，自汗气怯。左关虚，血不荣筋。右关虚，食不消化。左尺虚，腰膝痿痹。右尺虚，火衰沉寒。虚之为义，中空不足之象，专以软而无力得名，其异于散脉者。虚脉按之虽软，犹可见。散脉按之绝无，不可见。异于濡脉者，虚则迟大而无力，濡则细小而无力。异于芤脉者，虚则愈按而愈虚，芤则重按而仍见。

实脉

实脉有力，长大而坚，应指愊愊，三候皆然。得之主病血实热结。左寸实，舌强气涌。右寸实，呕逆咽疼。左关实，肝火胁痛。右关实，中满气疼。左尺实，便闭腹痛。右尺实，相火亢逆。实之为义，劲坚有余之象也。又实而紧寒积稽留，实而滑痰浊凝聚，皆实之兼脉主病也。夫实脉必有大而且长，更浮中沉三候皆有力，其异于紧脉者，紧脉但弦急如切绳而左右弹人手，实则且大且长，紧脉者热为寒束，故其象绷急而不宽舒，实脉者邪为火迫，故其象坚满而不和柔。

长脉

长脉迢迢，首尾俱端，直上直下，如循长竿。得之主病有余。左寸长，君火旺。右寸长，胸满逆。左关长，木实。右关长，土郁。左尺长，奔豚。右尺长，相火。长之为义，首尾端直也。凡实、牢、弦、紧四者，俱兼长脉。或以过于本位为长，不知寸而上过则为溢脉；寸而下过则为关脉；关而上过，即为寸脉；关而下过，即为尺脉；尺而上过，即为关脉；尺而下过，即为复覆脉。安得以过于本位言乎。

短脉

短脉涩小，首尾俱俯，中间突起，不能满部。得之主病不及。左寸短，心神不足。右寸短，肺虚头痛。左关短，肝气损伤。右关短，膈间窒塞。左尺短，少腹疼。右尺短，真火衰。短之为义，两端沉下而中间独浮也，或以为两端断绝，不知上不贯通，则为阳绝；下不贯通，则为阴绝，俱为必死之脉，安有断绝之理，特两端稍沉，而气自贯通也。

洪脉

洪脉极大，状如洪水，来盛去衰，滔滔满指。得之主病气壅火亢。左寸洪，心烦舌破。右寸洪，胸满气逆。左关洪，肝横逆。右关洪，脾胀热。左尺洪，水枯便难。右尺洪，龙火燔灼。洪之为义，喻其盛满之象也，大抵洪脉只是根脚阔大，却非坚硬，若使大而坚硬，则为实脉矣。

微脉

微脉极细，而又极软，似有若无，欲绝非绝。得之主病气血大衰。左寸微，惊怯。右寸微，气促。左关微，寒挛。右关微，胃冷。左尺微，髓竭精枯。右尺微，阳衰命绝。微之为义，软而无力，细而难见，轻取之如无，故主阳气衰，重按之欲绝，故主阴气竭，大抵久病得之，多不可救，以真气将次灭绝也，卒病得之，犹或可生，以邪气不至深重也。

细脉

细脉直软，累累萦萦，状如丝线，较显于微。得之主病诸虚劳损。左寸细，怔忡不寐。右寸细，呕吐气怯。左关细，肝阴枯竭。右关细，胃虚胀满。左尺细，泄痢遗精。右尺细，下脘冷惫。细之为义，小之甚也，微则模糊而难见，细则显明而易见。故细比于微，稍稍较大，然俱为阳气衰残之候耳。大抵细而血少气衰，有此证则顺，无此证则逆，故吐利失血得沉细者生，忧劳过度之人，脉亦多细，春夏之令，少壮之人，俱忌细脉，以其不与时合，不与形和也。

濡脉

濡脉细软，见于浮分，举之乃见，按之即空。得之主病髓竭阴伤。左寸濡，惊悸健忘。右寸濡，腠虚自汗。左关濡，血不营筋。右关濡，脾虚湿侵。左尺濡，精血枯损。右尺濡，命火衰微。濡之为义，软之类也，必在浮候，得见细软，若中候沉候，不可得而见也，夫濡脉之浮软，与虚脉相类，但虚脉形大，濡脉形小，濡脉之细小，与弱脉相类，但弱脉在沉分，濡脉在浮分。濡脉之无根，与散脉相类，但散脉从浮大而渐至于沉绝，濡脉从浮小而渐至于不见，从大而至无者，为全凶之象，从小而至无者，为吉凶相半之象，浮主气分，浮举之而可得，气犹未败，沉主血分，沉按之而全无，血已伤残，在久病老年之人见之，尚未见于必绝，脉证合也，若平人及少壮，并暴病之人见之，名为无根之脉，去死不远矣。

弱脉

弱脉细小，见于沉分，举之则无，按之乃得。得之主病真气衰竭。左寸弱，健忘。右寸弱，自汗气短。左关弱，挛急。右关弱，泄泻。左尺弱，水涸。右尺弱，阳陷。弱之为义，沉而细小之候也，脉弱以滑，是有胃气，脉弱以涩，是为久病，以弱堪重按，阴犹未绝，若兼涩象，气血交败，生理灭绝矣。

紧脉

紧脉有力，左右弹人，如绞转索，紧如切绳。得之主病寒邪及诸痛。左寸紧，心满急痛。右寸紧，伤寒喘嗽。左关紧，伤寒。右关紧，伤食。左尺紧，脐下痛。右尺紧，奔豚疝疾。紧者绷急而又绞转也，又浮紧伤寒，沉紧伤食，急而紧为遁尸，数而紧主鬼击，皆紧之兼脉主病也，凡中恶祟乘之脉，而得浮紧，乃邪方炽而脉无根，咳嗽虚损之脉而得沉紧，乃真已虚而邪仍固，咸在不治之例。

缓脉

缓脉四至，来往和匀，微风轻贴，杨柳初春。得之主胃和无病。视其兼见，方可断证，如浮缓伤风，沉缓寒湿，缓大风虚，缓细湿痹，缓涩脾薄，缓弱气虚。左寸涩缓，血虚。右寸浮缓，风邪。左关浮缓，肝风内鼓。右关沉缓，土弱湿侵。左尺缓涩，精宫不及。右尺缓细，真阳皆衰，极缓之兼脉主病也，缓之为义，宽舒和缓也，与紧脉正相反，不浮不沉，不大不小，不疾不徐，难以名状，所谓胃气脉也。

弦脉

脉如琴弦，轻虚而滑，端直以长，指下挺然，得之主病肝风痰饮及疟疾。左寸弦，心痛。右寸弦，胸痛。左关弦，痎疟症瘕。右关弦，胃寒膈痛。左尺弦，下焦停饮。右尺弦，足挛疝痛。弦之为义，挺直而带长也，又浮弦支饮，沉弦悬饮，弦数多热，弦迟多寒，弦大主虚，弦细拘急，阳弦头痛，阴弦腹痛，单弦饮癖，双弦阴痼，皆弦之兼脉主病也，大抵弦而软，其病轻，弦而硬，其病重，更当细察焉。

动脉

动脉有力，其形如豆，厥厥动摇，必兼滑数，得之主病痛惊。左寸动，惊悸。右寸动，自汗。左关动，惊悸拘挛。右关动，心脾疼痛。左尺动，亡精。右尺动，龙火迅奋。动之为义，动摇而急数也，两头俯下，中间突起，极与短脉相类，但短为阴，不数不硬不滑，动脉为阳，且数且硬且滑为别耳。

促脉

促脉急促，数时一止，如趋而蹶，进则必死，得之主病火亢或停物。左寸促，心火炎炎。右寸促，肺鸣咯咯。左关促，血滞。右关促，食滞。左尺促，遗精。右尺促，灼热。促之为义，急促阳盛也，脏腑乖违，则稽凝泣阻其运行之机，因而歇止者，起止为重，然促脉之促，得之于脏气乖违者十之六七，得之于真元衰惫者十之二三。或因气滞，或因血凝，或因痰停，或因食壅，或外因六气，或内伤七情，皆能阻遏其运行之机，故虽当往来急数之时，忽见一止耳。

结脉

结脉凝结缓时一止，徐行弗怠，颇得其旨。得之主病阴寒或凝积。左寸结，心痛。右寸结，气滞。左关结，疝瘕。右关结，痰滞。左尺结，痿躄。右尺结，阴寒。结之为义，迟滞阴盛也，热则流行，寒则停滞，少火衰弱，中气虚寒，失其乾健之运，则气血痰食互相纠缠，运行之机械不利，故脉应之而成结也。大抵结而有力者，方为积聚。结而无力，不过真气衰弱耳。

代脉

代脉禅代，止有常数，不能自还，良久复动。得之主病脏衰危恶，脾脏败坏，中寒不食，吐利腹痛，两动一止，三四日死，四动一止，六七日死。代之为义，四时禅代之状也，结促之止，止无常数，代脉之止，止有常数，结促之止，一止即来，代脉之止，良久方至。大要伤寒心悸，怀胎三月，或七情太过，跌打重伤，及风家痛家，俱皆不忌代脉，未可断其必死，盖无病而羸瘦脉代者危候，有病而气血乍损，止为病脉，惟此以暴病言，若久病得代脉，则难为力矣。

革脉

革脉弦急，浮取即得，按之乃坚，浑如鼓革，得之主病表寒或中虚。左寸革，心血虚痛。右寸革，肺虚气壅。左关革，疝瘕。右关革，脘痛。左尺革，精虚。右尺革，危殆。其在孕妇，半产漏下。革之为义，皮革之坚也。表邪有余，内则不足，恰如鼓皮之外急而中空，或以为即牢脉，不知革浮牢沉，革虚牢实，形证俱异也。

牢脉

牢脉沉分，大而弦实，浮中二候，了不可得。得之主病内有坚积。左寸牢，伏梁。右寸牢，息贲。左关牢，积血。右关牢，痞癖。左尺牢，奔豚。右尺牢，疝瘕。牢之为义，坚固牢实而深居也，夫似沉似伏，牢脉之位，实大弦长，牢脉之体，惟其沉分，故患属阴寒，亦惟弦实，故病多坚积，若失血亡精之人，则内虚而当得革脉，乃为正象，反得牢脉，脉证相反，可卜死期矣。

散脉

散脉浮乱，有表无里，中候渐空，按之则绝。得之主病本伤危殆。左寸散，怔忡不卧。右寸散，自汗。左关散，胀满蛊坏。右关散，溢饮。左尺散，水竭。右尺散，阳消。散之为义，散乱而自有渐无也。故浮候之大，中候之顿觉无力，至沉候之则杳不可得矣。大抵心脉浮大而散，肺脉短涩而散，皆平脉也。心脉软散为怔忡，肺脉软散为汗出，肝脉软散为溢饮，脾脉软散为胕肿，皆病脉也，若肾脉软散，诸病脉代散，皆死脉也。

芤脉

芤脉草名，绝类慈葱，浮沉俱有，中候独空。得之主病失血。左寸芤，丧血。右寸芤，阴亡。左关芤，肝血不藏。右关芤，脾血不摄。左尺芤，便红。右尺芤，精漏。芤之为义，旁实中空也，夫荣行脉中，脉以血为形，芤脉空中，正脱血之象也，惟必于大脱血后始见耳。

伏脉

伏脉隐伏，更下于沉，推筋着骨，始得其形。得之主病深入。左寸伏，血郁。右寸伏，气郁。左关伏，肝血在腹。右关伏，水谷寒凝。右尺伏，疝瘕。左尺伏，火衰。伏之为义，隐伏而不见也，凡阴证伤寒，先有伏阴在内，而外复感冒寒邪，阴气壮盛，阳气衰微，每四肢厥逆，六脉沉伏，则必俟阳回，脉自复出也。

疾脉

疾脉急疾，数之至极，七至八至，脉流搏疾。得之主病阳极阴绝。左寸疾，勿戢自焚。右寸疾，金被火乘。左关疾，肝阴绝。右关疾，脾阴消。左尺疾，涸辙难濡。右尺疾，赫曦过极。疾之为义，急速甚也，惟伤寒热极，方见此脉，非他疾所恒有，若痨瘵虚惫之人，亦或见之，则阴髓下竭，阳光上亢，可与之决死期矣，盖人之生死由乎气，气之聚散由乎血，凡残喘之尚延，只凭一线之气未绝，今一息八至，气已欲脱，安望有生哉。

怪脉

二十八脉之外有怪脉，怪脉者来不伦，夭亡之兆也。一曰釜沸，脉在皮肤，有出无入，如汤涌沸，息数俱无，乃三阳数极无阴之候，朝见夕死，夕见朝死。二曰鱼翔，脉在皮肤，头定尾摇，浮浮泛泛，三阴数极，乃亡阳之征，当以死断。三曰弹石，脉来促坚，辟辟凑指，四曰解索，脉如解绳，散散无序。五曰屋漏，脉在筋肉，如溜之下，良久一滴，溅起无力，主七八日死。六曰虾游，脉在皮肤，如虾游波，杳然不见，忽又来急。七曰雀啄，脉在筋肉，连连凑指，忽然顿无，如雀啄食。八曰偃刀，脉如循刃，无进无退，其数无准，四日难疗。九曰转豆，脉来如豆，周旋辗转，并无息数，死可立待。十曰麻促，脉如麻子，细微至甚，轻者三日死，重者一日死，凡此皆不可治之候也。

第二节 问诊

寒热

问法殊多，综之得九，先之以寒热，所以辨其在表在里也。伤于寒则病为热，故凡身热脉紧，头疼体痛，拘急无汗，而且得于暂者，必外感也，盖寒邪非素所有，而突然见此脉证，必有表证也。若无表证而身热不解，多属内伤，然必有内证相应。凡身热经旬或至月余不解，亦有仍属表证者，盖因初感寒邪，身热头痛，早用寒凉，以致邪不能散，或虽经解散，而药不及病，以致留蓄在经，其病必外证多而里证少，此非里也，仍当解散。凡内证发热者多属阴虚，或因积热必有内证相应，而其来也渐，盖阴虚者必伤精，伤精者必连脏，故其在上而连肺者，必为喘急咳嗽，在中而连脾者，或妨饮食，或生懊恼，或为燥烦焦渴，在下而连肾者，或精血遗淋，或二便失节，然必寒热往来，时作时止，或气怯声微，是皆阴虚证也。怒气七情，伤肝伤脏而为热者，总属真阴不足，所以邪火易炽，亦阴虚也。劳倦伤脾而发热者，以脾阴不足，故易于伤，伤则热生于肌肉之分，亦阴虚也，内伤积热者，在症瘕必有形证，在血气必有明征，或九窍热于上下，或脏腑热于三焦，若果因实热，凡火伤在形体而无涉于真元者，则其形气声色脉候，自然壮丽，无弗有可据而察者，此当以实火治之，凡寒证尤属显然，或外寒者阳亏于表，火内寒者，或衰于中，诸如前证，但热者多实，而虚热者最不可误，寒者多虚，而实寒者间亦有之，此寒热之不可不辨也。

汗

问汗者亦以察表里也，凡表邪盛者必无汗，有汗者邪随汗去，已无表邪，此理之自然。故有邪尽而汗者，身凉热退，此邪去也，有邪在经而汗在皮毛者，此非真汗也，有得汗后，邪虽稍减，而未得全尽者，犹有余邪，又不可因汗而必谓其无表邪也，须因脉证而详察之，凡温暑等证，有因邪而作汗者，有虽汗而邪未去者，皆表证也，总之表邪未除者，在外则连经，故头身或有疼痛，在内则连脏，故胸膈或生躁烦，在表在里，有证可凭，或紧或数，有脉可辨，须察其真假虚实，孰微孰甚而治，凡全非表证，则或有阳虚而汗者，须实其气。阴虚而汗者，须益其精。火盛而汗者，凉之自愈。过饮而汗者，清之可宁。此汗证之不可不辨也。

头身

问其头可察上下，问其身可察表里。头痛者邪居阳分，身痛者邪在诸经，前后左右，阴阳可辨。有热无热，内外可分。但属表邪，可散之而愈。凡火盛于内而为头痛者，必有内应之证，或在喉口，或在耳目，别无身热恶寒，在表等候者，此实盛于上，病在里也，察在何经，宜清宜降，高者抑之，此之谓也。若用轻扬散剂，则火必上升，而痛愈甚矣，阴虚过痛者，举发无时，是因酒色过度，或遇劳苦，或逢情欲，其发则甚，此为里证，或精或气，非补不可。头痛属里者，多因于火，此其常也，然亦有阴寒在上，阳虚不能上达而痛甚者，其证则恶寒呕恶，六脉沉微，或兼弦细，当温补之。凡云头风者，此世俗之混名，然必有所因，须求其本，辨而治之。眩晕或头重者，可因之以辨虚实，盖病中眩晕者，多因清阳不升，上虚而然。至于头重，尤属上虚，所谓上气不足，脑为不满，头为之苦倾也。凡身痛之甚者，亦当察其表里以分寒热。

若感寒作痛者，或上或下，原无定所，随散而愈，此表邪也。若有定处而别无表证，乃痛痹之属，邪气虽亦在经，当以里证视之，但有寒热之异耳。若因火盛者，或肌肤灼热，或红肿不消，或内生烦渴，必有热证相应，治宜以清以寒。若并无热候而疼痛不止，多属阴寒，以致血气凝滞而然，所谓痛者寒气多也，有寒故痛也，必温其经，使血气流通，其邪自去矣。若劳损病剧而忽加身痛之甚者，以阴虚之极，不能滋养筋骨而然，营气惫矣，无能为也。

二便

二便为一身之门户，无论内伤外感，皆当察此以辨其寒热虚实。盖前阴通膀胱之道，而其利与不利，热与不热，可察气化之强弱。凡患伤寒而小水利者，以太阳之气未剧，吉兆也。后阴开大肠之门，而其通与不通，结与不结，可察阳明之虚实。凡大便热结，而腹中坚满者，方属有余，通之可也。若新近得解而不甚干结，或旬日不解而全无胀意者，便非阳明实邪，所谓大便先硬后溏者不可攻，可见后溏者，虽有先硬，已非实热，矧夫纯溏而连日得后者，又可知也。若非真有坚燥痞满等证，则原非实邪，其不可攻明矣。凡小便但见其黄，便谓是火，而不知人逢劳倦小水即黄。焦思多虑，小水亦黄。泻痢无期，小水亦黄。酒色伤阴，小水亦黄。便非有或淋或痛热证相兼，不可因黄便谓之火，中气不足，溲便为之变，义可知也。若小水清利者，知里邪之未甚，而病亦不在气分，以津液由于气化，气病则小水不利也。大小皆为元气之关，必真见实邪，方可议通议下，否则最宜详察审慎，不可误攻，使非真实而妄逐之，导去元气，则邪之在表者，反乘虚而深陷，因内困者，必由泻而愈亏。所以凡病不足，慎勿强通，最喜者小便得气而自化，大便坚固者弥良，营卫既调，自将通达，即大肠秘结旬余，何虑之有，若滑泄不守，乃非虚弱者所宜当先为之防也。

饮食

问饮食者，一可察胃口之清浊，二可察脏腑之阴阳，病由外感而食不断者，知其邪未及脏，而恶食不恶食者可知。病因内伤而食饮变常者，辨其味有喜恶，而爱冷爱热者可知。素欲温热者可知阴脏之宜暖，素好寒冷者知阳脏之可清，或口腹之失节，以致误伤，而一时之权变，可因以辨。故饮食之性情，所当详察，而药饵之宜否，可因以推也。凡诸病得食稍安者，必是虚证，得食更甚者，或虚或实皆有之，当辨而治之。

胸

问胸者，辨其膻中之间有邪无邪，及宜补宜泻也。凡胸腹胀满，不可用补。不胀不满，不可用攻。此为大法。然痞与满不同，当分轻重。重者胀塞中满，此实邪也，不得不攻。轻者但不欲食，不知饥饱，似胀非胀，中空物无，乃痞气耳，非真满也，此或邪陷胸中者有之，或脾虚不运者有之，病者不知其辨，但见胃气不开，饮食不进，问之亦曰饱闷，而实非真有胀满，此在疑虚疑实之间，若不察其真确，未免补泻倒施，必多致误，为害不小。今人病虚证者，极多，非补不可，但用补之法，不宜造次，欲察其可补不可补之机，则全在先察胸腹之宽否何如，然后以渐而进，如未及病，再为放胆用之，庶无所碍，此补之大法也。虚证势在危急，补剂难容少缓，亦必先问其胸宽者乃可骤进，若元气真虚，而胸腹又胀，是必虚不受补之证，若强进补剂，非惟无益，适足偾事，此胸腹之不可不察也。

聋

耳久聋者乃一经之闭，无足为怪。惟因病而聋者，不可不辨。伤寒三日，少阳受之，故为耳聋，此以寒邪在经气闭而然，然未有不因气虚而然者，所谓精脱者耳聋。又耳聋无闻者，阳气虚也。盖属气虚者十九，气闭者十一耳。耳聋有轻重，轻者病轻，重者病重，若随时渐轻，可察其病之渐退，进则病亦进矣。若病至聋极，甚至绝然无闻者，此诚精脱之证，皆主不治。

渴

问渴与不渴，可以察里证之寒热，而虚实之辨亦从以见。凡内热之甚，则大渴，喜冷水不绝，腑坚便结，脉实气壮，此阳证也。口虽渴而喜热不喜冷者，此非火证，中寒可知，既非火证，何以作渴，水亏故耳，凡病人问其渴否，则曰口渴，问其欲饮汤水否，则曰不欲。盖其内无邪火，所以不欲饮汤水，真阴内亏，所以口无津液，此口干也，非口渴也。不可以干作渴治，凡阳邪虽盛，而阴邪又虚者，不可因其火盛喜冷，便云实热。盖其内水不足，欲得外水以济水涸精亏，真阴枯也。必兼脉证细察之，此而略差，死生立判。

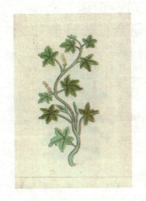 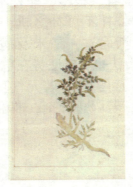 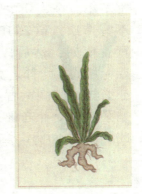

第三节 望诊

神气

《内经》曰："得神者昌，失神者亡。"神为死生之本，不可不察也。以脉言之，则脉贵中和。有力中不失和缓。柔软中不失有力。是谓脉中之神。若不及则微弱脱绝之无力也，若太过则弦强真藏之有力也，二者皆危候。以形证言之，则曰目光精彩，言语清亮，神思不乱，肌肉不削，气息如常，大小便不脱，若此虽其脉有可疑，尚无忧虑，以其形之神在也。若目暗睛迷，形羸色败，喘急异常，泄泻不已，或通身大肉已脱，或两手寻衣摸床，或无邪而言语失伦，或无病而虚中见鬼，或病胀满，而补泻皆不可施，或病寒热，而温凉皆不可用，或忽然暴病，即沉迷烦躁，昏不知人，或一时卒倒，即眼闭口开，手撒遗尿，若此者虽其脉无凶候，必死无疑，以形之神去也，再以治法言之，胃气竭者，药食入胃，不能施化，用寒不寒，用热不热，发其汗而表不应，行其滞而里不应，或虚不受补，实不可攻。有药食不能下，下咽即呕，若此者脏气元神尽矣，屏诸不治之例而已。

色

五色者气之华也。青色，见于太阴太阳，及鱼尾正面口角，如大青蓝叶怪恶之壮者，肝气绝主死。若如翠羽柏皮者，为肝邪，有风病、惊病、目病之属。红色见于口唇，及三阴三阳上下，如马肝之色，死血之状者，心气绝主死，若如橘红马尾色者，为心病，有怔忡，有惊悸，夜卧不宁。白色见于鼻准，及正面如枯骨及擦残汗粉者，为肺绝主死，若如腻粉梅花白绵者，为肺邪咳嗽之病。黄色见于鼻，干燥若土偶之形，为脾气绝主死，若如桂花杂以黑晕，为脾病，饮食不快，四肢倦怠是也。黑色见于耳，或轮廓内外，命如悬壁，若污水烟煤之状，为肾气绝主死，若如蜘蛛网眼鸟羽之泽者，为肾虚火邪乘水之病，大抵征其脉小色不夺者新病，脉不夺其色夺者久病，故暴病感客邪之症，不妨昏浊壅滞，病久气虚，只宜瘦削清癯，若病邪方锐，而清白少神，虚羸久困，而妩媚鲜泽，咸非正色，五色之中青黑黯惨，无论病之新旧，总属阳气不振，惟黄色见于面目，而不至索泽者，为向愈之候耳。

身

病人身轻，能自转侧者，易治。若身体沉重，不能转侧者，难治。盖阴证则身重，必足冷而倦卧，常好向壁卧，闭目不欲向明，懒见人，阴毒身如被杖之痛，身重如山，不能转倒。中湿风湿，皆主身重疼痛，不可转侧。要当辨之。阳证则身轻，手足和暖，开目欲见人，为可治。若头重视身，此天柱骨倒，元气败也。凡伤寒传变，循衣摸床，两手撮空，此神去而魂乱也。凡病人皮肤润泽者生，枯燥者死。经曰，脉浮而洪，身汗如油，喘而不休，形体不仁，乍静乍乱，此为命绝。

五官

五官为五脏精气之所聚，察之尤宜详审。凡目睛明能识见者可治，睛昏不识人，或反目上视，或瞪目直视，或目睛正圆，或戴眼反折，或眼胞陷下，皆不治。开目欲见人者阳证也，闭目不欲见人者阴证也。目中不了了，睛不和，热甚于内也。目疼痛者，属阳明之热。目赤者，属肝胆之火。目瞑者，必将衄血。白睛黄者，身将发黄。

凡病欲愈目皆黄，鼻准明，山根亮，以此为则可也。鼻则色青者腹中痛，若冷者死，微黑者水气，黄色者小便难，白色者为气虚，赤色者为肺热，鲜明者有留饮，鼻孔干燥者，必将衄血，鼻孔燥而黑如烟煤者，阳毒热深也，鼻孔冷滑而黑者，阴毒冷极也，鼻息鼾睡者，风温也，鼻塞浊涕者，风热也，鼻孔煽张者，为肺风，肺绝不治。耳则耳轮红润者生，或黄或白，或黑或青而枯燥者死，薄而白，薄而黑，皆为肾败。耳聋耳中疼皆可治，若耳聋舌卷唇青皆难治。至于口则凡口唇焦干为脾热，焦而红者吉，焦而黑者凶。唇口俱赤肿者热甚也，唇口俱青黑者冷极也。口苦者，胆热也。口中甜者，脾热也。口燥咽干者，肾热也。舌干口燥欲得饮水者，阳明之热也。口噤难言者，痉风也。上唇有疮为狐，虫食其脏。下唇有疮为惑，虫食其肛也。若唇青舌卷，唇吻反青，环口黧黑，口张气直，口如鱼口，口唇颤摇不止，气出不返，皆不治。

舌

脏腑有病，必见之于舌。舌以鲜红者吉，青为冷，青而紫为阴为寒，赤而紫者为阳为热，黑者亢之极为难治。凡舌上胎白而滑者，表有寒也，或丹田有热，胸中有寒也，胎黄而燥渴者，热盛也。胎黑而燥渴者，热甚而亢极也。若不燥渴，舌上黑胎而滑者，为寒为阴也。舌卷而焦，黑而燥者，阳毒热极也。舌青而胎滑者，阴毒冷极也。胎腻而厚者，湿邪混蒙也。又舌肿胀，舌上燥裂，舌生芒刺，皆热甚也。舌硬舌强，舌短缩，神气昏乱，语言不清者死。又阴阳易病，吐舌数寸者死。夫白胎见于太阳少阳外感为多，脾胃虚而湿滞，亦时见之。黄胎直至阳明热甚始有之。黑胎则表证所必无，与灰色胎同属寒邪直中阴经，或热传三阴久而发现，舌变虽繁，此其纲领也。

第四节 闻诊

虚实寒热

五脏者中之守也，各有正声，故听病人之呻吟于床第，可辨其虚实诸病也。大抵喘粗气热为有余，喘急气寒为不足，息高者心肺之邪有余，吸弱者肝肾之气不足，怒骂粗厉者，邪实内热也，怒骂微苦者，肝逆气虚也，鼻塞声重喷嚏，风寒未解也。言语轻迟气短，中气虚也。噫气者，脾内困也。嗳气者，胃中不宽也。嗳逆冷气者，胃之寒也。呕吐酸苦者，肝之火也。自言食者必虚也，喜言食者，胃有火也。干咳无痰者，胃中伏火也。痰作清白者，寒也。稠黄者，火也。谵语收财帛者，元气已竭也。狂言多与人者，邪方实也。气促喘息，不足以息者虚甚也。平人无寒热，短气不足以息者，多属痰火为实也。

杂证

脉之呻者痛也，言迟者舌謇也，声如从室中言者，中气之湿也。攒眉呻吟，苦头痛也。叫喊以手捂心下，中脘痛也。呻吟不能转身，腰痛也。摇头以手扪腮，齿痛也。呻吟不能起行，腰脚痛也。诊时吁气，属郁结也。坐而气促，痰火哮喘也。独言独语，无首无尾，思虑伤神也。鼻塞声重，伤风也。卒口噤，背反张，痉病也。心下汩汩有声，先渴后呕，停水也。喉中辘辘有声，痰也。肠若雷鸣，寒气挟湿也。若杂病发喘，痨瘵声哑，危病也。诸如此者，随证体察，神乎其技矣。

附 小儿虎口脉纹诊法

部位

幼科一道，自古为难，盖以小儿形质柔脆，易虚易实，调治少乖，则毫厘之失，遂致千里之谬，故初生小儿，气血未充，脉无定准，不可但以脉为主，须视虎口叉手处脉纹之形色，以决病之生死轻重。男先看左手，次指内侧。女先看右手，次指内侧。指之三节，初节曰风关，次节曰气失（关），三节曰命关。其纹色红黄相间，隐隐不见则为平安无病。

主病

纹色紫属内热，红属伤寒，黄为伤脾，黑为中恶，青主惊风，白主疳症。纹在风关，主病轻。气关，主病重。若过命关，主病危难治。又当视其纹形大小弯曲，紫主伤食内热，青主人惊及禽兽惊，赤主水火飞禽所惊，黄主雷惊，黑主阴痫。流珠形，主饮食所伤，内热欲吐，或肠鸣自利，烦躁啼哭。环珠形，主脾虚停食，胸膈胀满，烦渴发热。长珠形，主脾伤，饮食积滞，肚腹作痛，寒热不食。来蛇形，主脾胃湿热，中脘不利，干呕不食，此疳邪内作也。去蛇形，主脾虚食积，吐泻烦渴，气短喘急，不食困睡。弓反里形，主感冒寒邪，哽气出气，惊悸倦怠，四肢稍冷，小便赤色，咳嗽吐涎。弓反外形，主痰热，心神恍惚，夹惊夹食，风痫痰盛。枪形，主风热，生痰发搐。鱼骨形，主惊痰发热。水字形，主惊风食积，胸膈烦躁，顿闷少食，或夜啼痰盛，口噤搐搦。针形，主心肝热极生风，惊悸顿闷，困倦不食，痰盛搐搦。透关射指形，主惊风，痰热聚于胸膈。透关射甲形，主脾风，按流珠仅一点红色，环珠差大，长珠圆长，以上非谓圈子，总皆红脉贯之。来蛇即是长珠散，一头大，一头尖。去蛇亦如此分上下朝，故曰来去。角弓反张，向里为顺，向外为逆，枪形直上，鱼骨分开。水字即三脉并行。针形即过关一二粒米许。射甲命脉向外，透指命脉曲里。亦有不专执其形脉而投剂者，盖但有是症即服是药，亦多有效。

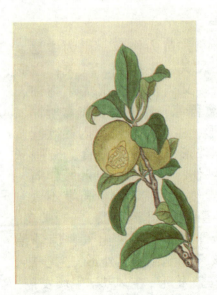
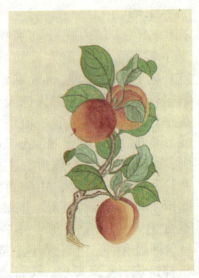

第四章　药物学

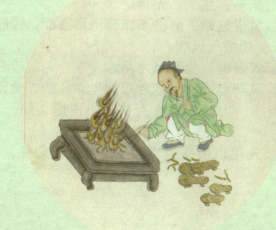

第一节 宣剂

一、草部

桔梗

〔性味〕味苦辛，性微温，有小毒。

〔主治〕清肺热以除痛痿，通鼻塞而利咽喉，排脓行血，下气消痰，定痢疾腹痛，止胸胁烦疼。

〔归经〕入肺、心二经，兼入胃经。为开发和解之品。

〔禁忌〕凡攻补下焦药中勿入，气逆上升，不得下降，及邪在下焦均忌。

〔炮制〕凡用须去头上坚硬二三分并去浮皮，泔浸微炒。

天麻

〔性味〕味辛，性平。无毒。

〔主治〕风虚眩晕，麻痹不仁，语言謇涩，腰膝软疼，杀精魅蛊毒，理惊气风痫。

〔归经〕入肝经。为祛风之品。

〔禁忌〕风药多燥，风能胜湿故也。凡病人觉津液少，口干舌燥咽干，大便涩及火炎头晕，血虚头痛，南方似中风证均忌。

〔炮制〕凡用以明亮坚实者佳，湿纸包煨热，切片酒浸一宿焙。

秦艽

〔性味〕味苦辛，性平。无毒。

〔主治〕祛风活络，养血舒筋，骨蒸黄疸，牙痛伤风。

〔归经〕入胃、大肠二经，兼入肝、胆二经。为泻散疏利之品。

〔禁忌〕下部虚寒人，及小便不禁者均忌。

〔炮制〕凡使以布拭去黄白毛，乃用还元汤浸一宿晒干用。

柴胡

〔性味〕味苦，性平，一云微寒。无毒。

〔主治〕主伤寒疟疾，寒热往来，呕吐胁痛，口苦耳聋，痰实结胸，饮食积聚，心中烦热，热入血室，目赤头痛，湿痹水胀，肝劳骨蒸，五疳羸热。

〔归经〕入肝、胆、心包、三焦四经。为表散之品。

〔禁忌〕凡虚人气升呕吐，阴虚火炽炎上，法所同忌。疟非少阳经者勿入。

〔炮制〕外感生用，有汗咳者蜜水炒，内伤升气酒炒，下降用梢。

前胡

〔性味〕味苦，一云甘辛，性微寒。无毒。

〔主治〕散结而消痰定喘，下气以消食安胎，辛解风寒，甘理胸腹，苦泄厥阴之热，寒散太阳之邪。

〔归经〕入肺、三焦二经，兼入脾、胃、大肠、肝、膀胱五经。为解散之品。

〔禁忌〕凡阴虚火炽，煎熬真阴，凝结为痰而嗽，真气虚而不归元以致胸胁逆满，头痛不因乎痰，而由阴血虚，内热心烦，外现寒热而非外感者，均忌。

防风

〔性味〕味甘辛，性微温。无毒。

〔主治〕大风恶风，风邪周痹，头面游风，眼赤多泪，经络留湿，脊痛项强。

〔归经〕入肝、大肠、三焦三经。为表发疏散之品。

〔禁忌〕似中风产后血虚发痉诸病，血虚痉急，头痛不因风寒，溏泄不因寒湿。二便秘涩，小儿脾虚发搐，慢惊慢脾风，气升作呕，火升发嗽，阴虚盗汗，阳虚自汗，均忌。

独活

〔性味〕味辛苦，性温。无毒。

〔主治〕风寒湿痹，筋骨挛疼，头旋掉眩，颈项难伸，风热齿痛称良，奔豚疝瘕并治。

〔归经〕入肾经。为搜风祛湿之品。

〔炮制〕凡使去皮或焙用，羌活同。

羌活

〔性味〕同独活。

〔主治〕与独活同。

〔归经〕入膀胱经，兼入肝、肾二经，又入小肠经。为发表搜风胜湿之品。

〔禁忌〕凡血虚发痉，血虚头痛，及遍身疼痛骨痛，因而带寒热者，俱属内证，均忌。

延胡索

〔性味〕味辛苦，性温。无毒。

〔主治〕破血下气，止腹疼心痛，调经利产。主血晕崩淋，除风痹，通小便。

〔归经〕入肝经，兼入肺、脾、肾、心包四经。为利气活血以止痛之品。

〔禁忌〕此药性温味辛，能走而不能守。故经事无期，及一切血热为病，凡崩中淋漓，皆应补气血，凉血清热则愈，此均忌。

〔炮制〕凡使取根如半夏内黄小而坚者良，酒拌行血，醋炒止血，生用破血，炒用调血。

贝母

〔性味〕味辛苦，性平。无毒。

〔主治〕消痰润肺，涤热清心。治喘咳红痰，解胸中郁结，乳难与风痉咸宜，疝瘕共喉痹兼要。

〔归经〕入心、肺二经。为散结泄热润肺清火之品。

〔禁忌〕寒湿痰食痰嗽，湿痰在胃，恶心欲吐，痰饮作寒热，脾胃湿痰作眩，及痰厥头痛，中恶呕吐，胃寒作泄。法宜辛温燥热药，如星、夏、苓、术之类者均忌。

〔炮制〕凡使擘去内米许大者心一颗拌糯米炒黄，去米用。

细辛

〔性味〕味辛，性温，无毒。

〔主治〕风寒湿痹，头痛鼻塞，下气破痰，头面游风，百节拘挛，齿痛目泪。

〔归经〕入肾、小肠二经。为散风泄热之品。

〔禁忌〕此风药也，升燥发散。凡内热及火升炎上，上盛下虚，气虚有汗，血虚头痛，阴虚咳嗽均忌。

〔炮制〕凡使切去头，须拣去双叶者不用。

茅根

〔性味〕味甘，性寒。无毒。

〔主治〕凉金定喘。治吐衄并血瘀，利水通淋，祛黄疸及痈瘫。茅针溃痈。茅花止血。

〔归经〕入心、脾、胃三经。为清火治血之品。

〔禁忌〕因寒发哕，中寒呕吐，湿痰停饮发热，均忌。

川芎

〔性味〕味辛，性温。无毒。

〔主治〕头痛面风，泪出多涕，寒痹筋挛，祛瘀生新，调经种子，长肉排脓。小者名抚芎，止利且开郁。

〔归经〕入肝经，兼入心包、胆二经。为补血润燥行气搜风之品。

〔禁忌〕虽为肝经药，若单服日久，则辛喜归肺，肺气偏胜，肝必受邪。

蛇床子

〔性味〕味辛苦，性温。无毒。

〔主治〕男子强阳事，妇人暖子宫。除风湿痹痒，擦疥癣多功。

〔归经〕入命门、三焦二经。为疏风祛湿之品。

〔炮制〕凡使百部浓汁浸一宿，晒干生地汁拌蒸半日，晒干用，浴汤生用。

藁本

〔性味〕味辛苦，性温。无毒。

〔主治〕风家巅顶作痛，女人阴肿疝疼，脊强而厥可疗，胃风泄泻亦治。

〔归经〕入膀胱经。为专祛风寒湿邪之品。

〔禁忌〕温病头痛，发热口渴，或骨疼，及春夏伤寒阳证头疼，产后血虚火炎头痛，均忌。

白芷

〔性味〕味甘，性温。无毒。

〔主治〕头风目泪，齿痛眉疼，肌肤瘙痒，呕吐不宁，女人赤白带下，疮家止痛排脓，阴肿消，血闭愈。

〔归经〕入肺、胃、大肠三经。为散风表汗除湿通窍之品。

〔禁忌〕呕吐因于火，漏下赤白，阴虚火炽，病由血热所致者，均忌。

木香

〔性味〕味辛苦，性温。无毒。

〔主治〕平肝降气，郁可开而胎可安，健胃宽中，食可消而痢可止，何患鬼邪虫毒，无忧冷气心疼。

〔归经〕入三焦经。为行气之品。

〔禁忌〕肺虚有热，元气虚脱，及阴虚内热，诸病有热，心痛属火。均忌。

高良姜

〔性味〕味辛，性大温。无毒。

〔主治〕温胃去噎，善医心腹之疼，下气除邪，能攻岚瘴之疟。

〔归经〕入脾、胃二经。为温中散寒之品。

〔禁忌〕胃火作呕，暑霍乱大热，主泻心虚作痛均忌。

〔炮制〕宜同东壁土炒过入药。

白豆蔻

〔性味〕味辛，性大温。无毒。

〔主治〕温中除吐逆，开胃消饮食，疟证宜投，目翳莫缺。

〔归经〕入肺经，兼入胃经。为行气之品。

〔禁忌〕凡呕吐反胃，不因于寒，及由阳虚者，与火升作呕，因热腹痛者，均忌。

砂仁

〔性味〕味辛，性温。无毒。

〔主治〕下气而止咳嗽奔豚，化食而理心疼呕吐，霍乱与泄痢均资，鬼疰，与安胎并效，复调中而快气，尤和胃而醒脾。

〔归经〕入肝、肾、脾、胃四经，兼入肺、大肠、心包三经。为行气调中之品。

〔禁忌〕本非肺经药，亦有咳逆用之者，通指寒邪郁肺致咳之病，若肺热咳逆，及一切病由于火炎暑热气虚湿热，均忌。

郁金

〔性味〕味辛苦，性寒。无毒。

〔主治〕血积气壅，生肌定痛，定癫狂，凉心热，疗男子尿血诸症，治妇人经脉逆行。

〔归经〕入心、肝二经，兼入胃经。为行气解郁、凉血破瘀之品。

〔禁忌〕凡病属真阴虚极，阴分火炎。迫血妄行，溢出上窍，而非气分拂逆，肝气不平，以伤肝吐血者，均忌。

香附

〔性味〕味甘，性微温。无毒。

〔主治〕开郁化气，发表消痰，腹痛胸热，胎产神良，疗痈疽疮疡，除痞满腹胀。

〔归经〕入肝经，兼入肺、三焦二经。为调气开郁之品。

〔禁忌〕月事先期血热也，法当凉血禁用此药，误犯则愈先期矣。

〔炮制〕生用上行胸膈，外达皮肤，熟用下走肝肾，外彻腰足，炒黑止血，童便浸炒，入血分而补虚，盐水浸炒，入血分而润燥，青盐炒补肾气，酒浸炒行经络，醋浸炒消积聚，姜汁炒化痰饮。

藿香

〔性味〕味辛，微温。无毒。

〔主治〕温中开胃，行气止呕，霍乱吐泻必需，心腹绞痛宜用。

〔归经〕入肺、脾二经，兼入胃经。为清上治中之品。

〔禁忌〕凡阴虚火旺，胃弱作呕，中焦火盛热极，温病热病，胃家邪实，作呕作胀，均忌。

兰草

〔性味〕味辛，性平。无毒。

〔主治〕蛊毒不祥，胸中痰癖，止渴利水，开胃解郁。

〔归经〕入肺、胃二经。为消痰除恶散郁结解结之品。

荆芥

〔性味〕味辛，性温。无毒。

〔主治〕瘰疬结聚，瘀血湿瘟，散风热，清头目，利咽喉，消疮毒，能发汗而愈痉，祛寒热于少阳。

〔归经〕入肝经，兼入胆、胃二经。为发表祛风理血之品。

〔禁忌〕凡表虚有汗，血虚寒热，阴虚火炎面赤，因而头痛者均忌。

〔炮制〕茎穗并用，或独用穗，以穗在巅，善升发也，治血须炒黑用。

薄荷

〔性味〕味辛苦，性温。无毒。

〔主治〕祛风热，通关节，清头目，定霍乱，消食下气，猫咬蛇伤，伤寒舌苔，和蜜擦之。

〔归经〕入心、肺二经。为解散风热之品。

〔禁忌〕凡虚人不宜多服，令人汗出不止。

紫苏

〔性味〕味辛，性温。无毒。

〔主治〕温中达表，解散风寒，更能下气安胎，子可消痰定喘，消饮食而辟口臭，祛邪毒而解恶气。

〔归经〕入心、肺、胃三经。为发表散寒之品。

〔禁忌〕凡阴虚因发寒热，或恶寒头痛者，宜敛宜补，不可用此，火升作呕者亦忌，惟可用子。

菊花

〔性味〕味苦甘，性平。无毒。

〔主治〕主胸中热，祛头面风，死肌湿痹，目泪头疼。

〔归经〕入心、肝、脾、肺、胆、胃、大肠、小肠八经。为祛风明目之品。

豨莶草

〔性味〕味苦辛，性生寒，炮温。无毒。

〔主治〕肢节不利，肌体不利，肌体麻痹，脚膝软痛缠绵风气。

〔归经〕入肝经，兼入肾经。为祛风除湿之品。

〔禁忌〕痹痛由脾肾两虚，阴血不足，不由风湿而得者忌服。以此为风药，凡风药皆能燥血也。

〔炮制〕凡使去粗皮，留枝叶花实，酒拌蒸晒九次，蜜丸甚益元气。若非九次，阴浊之气未尽，则不能透骨搜风而却病也。捣汁熬膏，或甘草、地黄煎膏，炼蜜收三味膏，酒服尤效。

款冬花

〔性味〕味辛甘，性温。无毒。

〔主治〕化痰则喘嗽无忧，清肺则痈痿有赖，喉痹亦治，惊痫能除。

〔归经〕入肺经。为润肺泄热止嗽之品。

〔炮制〕凡使去蕊壳，但取净花，甘草浸一宿，晒干入丸，微焙用。

常山

〔性味〕味辛苦，性寒。有毒。

〔主治〕疗痰饮有灵，截疟疾必效。

〔归经〕入肺、心、肝三经。为吐痰截疟行水之品。

〔禁忌〕凡真气虚者忌用。

〔炮制〕常山生用则吐，与甘草同用则不吐，若酒浸炒透用钱许，每见奇功，未必吐也，醋制亦可。

百部

〔性味〕味甘，性微寒。无毒。

〔主治〕肺寒咳嗽，传尸骨蒸，杀蛔寸白，除蝇虱蛲虫。

〔归经〕入肺经。为润肺杀虫之品。

〔禁忌〕百部味苦，脾虚胃弱人，宜兼保脾安胃药同用，庶不伤胃气，凡用酒浸一宿，焙。

威灵仙

〔性味〕味微辛咸，性温。无毒。

〔主治〕宣五脏而疗痛风，祛冷滞而行痰水，积聚症瘕可治，黄疸浮肿何虞。

〔归经〕入膀胱经。为行气祛风之品。

〔禁忌〕风药性升而燥，走而不守。凡病非风湿及阳盛火升，血虚有热，表虚有汗，疟疾口渴身热者均忌。

茜草

〔性味〕味酸咸，性寒。无毒。

〔主治〕行血止血，消瘀通经，风痹与黄疸咸宜，扑损偕痔瘘悉治。

〔归经〕入心、肝、肾、心包四经。为凉血行血之品。

〔禁忌〕病人虽见血证，若加泄泻饮食不进者忌。

紫草

〔性味〕味苦，性凉。无毒。

〔主治〕凉血和血，清解疮疡，宣发痘疹，通大小肠。治五疸以称善，利九窍而允脏。

〔归经〕入心、肝二经。为凉血止血之品。

〔禁忌〕紫草大苦大寒，虽治血热妄行神效，若脾胃俱虚，胃口薄弱，见食欲呕，及不时泄泻者，勿遂投之，当先理脾胃。

钩藤

〔性味〕味甘，性微寒。无毒。

〔主治〕舒筋除眩，下气宽中，小儿惊痫，客忤胎风，祛肝风而不燥，清新热为最平。

〔归经〕入肝、心包二经。为息风静火之品。

〔炮制〕钩藤久煎则无力，纯用钩取其力锐也。

二、木部

马勃

〔性味〕味辛苦，性平。无毒。

〔主治〕咳嗽喉痹，衄血失音莫缺，解热散血，涂传诸疮称良。

〔归经〕入肺经。为解热之品。

辛夷

〔性味〕味辛，性温。无毒。

〔主治〕辛温开窍，鼻塞与昏冒咸宜，清阳解肌，壮热与憎寒并选，亦愈头风，脑痛，并祛面黯目眩。

〔归经〕入肺、胃二经。为辛香走窜之品。

〔禁忌〕凡气虚人忌，偶感风寒鼻塞亦忌，头脑痛，属血虚火炽者，齿痛属胃火者忌。

檀香

〔性味〕味辛，性温。无毒。

〔主治〕辟鬼杀虫，开胃进食，疗噎膈之吐，止心腹之痛。

〔归经〕入肺、肾二经。兼入胃经为开发之品。

乌药

〔性味〕味辛，性温。无毒。

〔主治〕主膀胱冷气攻冲，疗胸腹积停为痛，天行疫瘴宜投。鬼犯虫伤莫废。

〔归经〕入胃、肾二经，兼入肺经。为顺气止痛之品。

〔禁忌〕辛温散气，病属虚气者忌，世多同香附治辅仁（妇人）一切气病，不知气有虚实，有寒热冷气暴气固宜，热气必有害，故妇人月事先期，小便短数及咳嗽内热，口渴舌苦不卧，一切阴虚内热之病均忌。

〔炮制〕凡使酒浸一宿用，亦有煅研者。

乳香

〔性味〕味苦辛，性微温。无毒。

〔主治〕定诸经之痛。解诸疮之毒，活血舒筋和中治痢，生肌调气，托里护心。

〔归经〕入心、脾二经，兼入肝经。为活血伸筋之品。

〔禁忌〕痈疽已溃不宜服，诸疮脓多时未宜遂用。

没药

〔性味〕味苦辛，性平。无毒。

〔主治〕宣血气之滞，医疮腐之疼，可攻目翳，堪坠胎儿。

〔归经〕入肝经。为散血消肿定痛生肌之品。

〔禁忌〕凡骨节痛，胸腹胁肋痛，非由血瘀而由血虚者，产后恶露去多，腹中虚痛者，痈疽已溃者，目赤翳非血热甚者，均忌。

龙脑香

〔性味〕味辛苦，性微寒。无毒。

〔主治〕开通关窍，驱逐鬼邪，善消风而化湿，使耳聪而目明，散郁火以治惊痫痰迷，施外科而愈三虫五痔。

〔归经〕入肝经，兼入心、脾二经。为散火通窍之品。

〔禁忌〕凡中风非由外来，风邪气血虚，小儿吐泻后称慢脾惊，亦虚寒，非若急惊实热均忌。目昏暗由肝肾虚，不宜入点药。

海桐皮

〔性味〕味苦辛，性平。无毒。

〔主治〕除风湿之害，理腰膝之疼，可除疥癣，亦治牙痛。

〔归经〕入脾、胃二经。为祛风逐湿之品。

〔禁忌〕腰疼非由风湿者忌。

〔炮制〕此出广南皮白坚韧，可作绳索，入水不烂。

皂荚

〔性味〕味辛咸，性温。无毒。

〔主治〕开窍通关，宣壅导滞，搜风逐痰，辟邪杀鬼，搐之治噤口中风，服之则除湿去垢，涂之而散肿消毒，焚之辟疫除瘟。

〔归经〕入肺、大肠二经。为通窍搜风之品。

〔禁忌〕似中风证，由阴虚煎熬成痰，热极生风，致猝然仆蹶，不可遂用稀涎散，耗其津液，致经络无以荣养，为拘挛偏废之病，孕妇亦忌。

〔炮制〕凡用皂荚有蜜炙、酥炙、绞汁、烧灰之异，各依方用。

西河柳

〔性味〕味甘咸，性温。无毒。

〔主治〕消痞解酒，解诸毒而发痧疹，利小便而疗诸风。

〔归经〕入心、肺、胃三经。为开发升散之品。

芜荑

〔性味〕味辛，性平。无毒。

〔主治〕除疳积之要品，杀诸虫之神剂，能燥湿而化食，治症痛与聚瘕。

〔归经〕入脾、胃二经。为散风除湿消积杀虫之品。

〔炮制〕凡使芜荑以气膻者良，乃山榆仁也。

五加皮

〔性味〕味辛苦，性温。无毒。

〔主治〕明目舒筋，益精缩便。风湿宜求，疝家必选。疗妇人之阴蚀，健小儿之难行。

〔归经〕入肝、肾二经。为祛风湿壮筋骨之品。

〔禁忌〕下部无寒湿邪而有火，及肝肾虚而有火均忌。

蔓荆子

〔性味〕味苦辛，性微寒。无毒。

〔主治〕头风连于眼目，搜散无余，湿痹甚而拘挛展舒有效。通利九窍，除去白虫。

〔归经〕入肝、膀胱二经，兼入胃经，为搜风凉血之品。

〔禁忌〕头目不因风邪而由血虚有火者忌之。胃虚人不可服，恐生痰疾。

〔炮制〕凡使去蒂子下白膜，酒浸一日蒸之，晒干用。

密蒙花

〔性味〕味甘，性平、微寒。无毒。

〔主治〕养荣和血，退翳开光，大人皆泪羞明，小儿痘疮攻眼。

〔归经〕入肝经。为平润之品。

川椒

〔性味〕味辛，性温。无毒。

〔主治〕温脾土，而击三焦之冷滞，补元阳，荡六腑之沉寒、饮癖气症和水肿，累建奇功，杀虫止呕及肠虚，恒收速效，通血脉则痿痹消除，行肢节则机关健运。

〔归经〕入脾、肾二经，兼入心包络经。为散寒逐湿补火之品。

〔禁忌〕肺胃素热，大肠积热，一切阴虚阳盛，火热上冲者均忌。

〔炮制〕凡使微炒使出汗，乘热入竹筒中，捣去里面黄壳取红用，未尽再捣用，花椒亦然。

椒目

〔性味〕味苦，性寒。无毒。

〔主治〕善消水肿，可塞耳聋。

〔归经〕入脾、膀胱二经。为利水之品。

三、谷部

谷芽

〔性味〕味甘，性温。无毒。

〔主治〕消食和中，下气除热。

〔归经〕入脾、胃二经。为健脾开胃和中消食之品。

酒

〔性味〕味苦甘辛，性热。有毒。

〔主治〕通血脉而破结厚肠胃而润肌，宣心气以忘忧，助胆经以发怒，善行药势，可御风寒。

〔归经〕入十二经。为开发宣通之品。

秫米

〔性味〕味甘，性微寒。无毒。

〔主治〕治肺疟利大肠，或阴盛阳虚夜不能寐，或食鹅鸭而成症，或下黄汁而妊娠。

〔归经〕入肺经。为宣畅之品。

〔禁忌〕能壅五脏气，动风，人不可多食，又黏滞易成黄积病，小儿不宜多食。

麦芽

〔性味〕味甘咸，性温。无毒。

〔主治〕熟腐五谷，消导而无停，运行三焦，宣通而不滞，疗腹鸣与痰饮，亦催生而堕胎。

〔归经〕入脾、胃二经。为健土化积之品。

〔禁忌〕能消米面诸果食积，无积滞脾胃者忌用。

神曲

〔性味〕味甘辛，性温。无毒。

〔主治〕健脾消谷，食停腹痛无虞。下气行痰，泄痢胃反有藉。

〔归经〕入脾、胃二经。为消导之品。

〔禁忌〕脾阴虚，胃火盛者，均忌。能落胎，孕妇少食。

红曲

〔性味〕味甘辛，性温。无毒。

〔主治〕入营而破血，燥胃而消食。赤白下痢，产后恶露亦治。

〔归经〕入脾、胃、大肠三经。为破血消食之品。

豆豉

〔性味〕味苦，性寒。无毒。

〔主治〕解肌发汗，头疼与寒热同除，下气清烦，满闷与温斑并妙，疫疬可用，痢疟宜之。

〔归经〕入肺经，兼入胃经。为解表除烦之品。

〔禁忌〕伤寒传入阴经与直中三阴者皆不宜用，热结胸中，烦闷不安，此欲成结胸，法当下，不宜再汗，均忌。

四、菜部

葱白

〔性味〕味辛，性平。无毒。

〔主治〕通中发汗。头疼风湿蠲除，利便开关，脚气奔豚解散，跌打金疮出血，砂糖研敷，气停虫积为殃，铅粉丸吞。专攻喉痹，亦可安胎。

〔归经〕入肺、肝、胃三经。为解散之品。

〔禁忌〕葱同蜜食杀人，同枣食令人痢，表虚易汗者勿食，病已得汗勿再进。

白芥子

〔性味〕味辛，性温。无毒。

〔主治〕解肌发汗，利气疏痰，温中而冷滞消，辟邪而祟魔遁，酒服则反胃易痊，醋涂则痈毒可散。

〔归经〕入肺经。为利气豁痰、发汗散寒、除肿止痛之品。

〔禁忌〕肺经有热，及阴虚火炎生痰者均忌。

莱菔子

〔性味〕味辛甘，性平。无毒。

〔主治〕下气定喘，消食除膨，生研堪吐风痰，醋调能消肿毒。

〔归经〕入肺、脾二经。为行气消痰之品。

〔禁忌〕虚弱人大忌。

生姜

〔性味〕味辛，性温。无毒。

〔主治〕生能发表，熟可温中，开胃有奇功，止呕为圣剂，气胀腹痛俱妙，痰凝血滞皆良，刮下姜皮，胀家必用。

〔归经〕入肺、心、脾、胃四经。为发散之品。

干姜

〔性味〕味辛，性大热。无毒。

〔主治〕破血消痰。腹痛胃翻可服，温中下气，症瘕积胀能除，开胃扶脾，消食去滞，生用则发汗有灵，炮黑则止血颇验，风湿之痹可逐肠癖下痢亦良。

〔归经〕入心、肺、脾、胃、肾、大肠六经。为除寒散结、回阳通脉之品。

〔禁忌〕生姜、炮姜、干姜禁忌略同。大约久服伤阴损目，误服亦然。凡阴虚内热，阴虚咳嗽吐血，表虚有热，汗出自汗盗汗，藏毒下血因热呕恶，火热胀痛，均忌。

五、果部

枇杷叶

〔性味〕味苦，性平。无毒。

〔主治〕走阳明则止呕下气，入太阴则定咳消痰。

〔归经〕入肺、胃二经。为下气之品。

〔炮制〕粗布拭去毛，甘草汤浸一遍，用棉再拭干，每一两以酥二钱半，涂上炙用，若治胃病姜汁涂炙，治肺病蜜水涂炙。

荔枝核

〔性味〕味甘，性温。无毒。

〔主治〕胃脘作痛，痘出不快，散滞气，避寒邪，妇人则血气刺痛以瘥，男子则卵肿癞疝以治。

〔归经〕入肝、肾二经。为散寒祛湿之品。

橄榄

〔性味〕味酸甘，性平。无毒。

〔主治〕清咽喉而止渴，厚肠胃而止泻，消酒称奇，解毒更异。

〔归经〕入肺、胃二经。为清解之品。

甜瓜蒂

〔性味〕味苦，性寒。有小毒。

〔主治〕理上脘之疴，或水停，或食积，祛胸中之邪，或痞鞭，或懊侬，水泛皮中，得吐而痊，湿家头痛，嗜鼻而愈。

〔归经〕入肺、胃、脾三经。为涌吐之品。

〔禁忌〕瓜蒂极苦而性上壅，能损胃伤血，耗气散神。凡胸中无寒，胃家无食，皮中无水，头面无湿，及胃虚气弱，诸亡血，诸产后，似中风倒仆，心虚有热，癫痫女劳谷疸，元气尪羸，脾虚浮肿，切勿轻用。

六、金石部

铜青

〔性味〕味酸，性平。无毒。

〔主治〕女科理血气之疼，眼科主风热之痛，内科吐风痰之聚，外科止金疮之血，杀虫有效，疳证亦宜。

〔归经〕入肝、胆二经。为专祛风痰之品。

〔禁忌〕凡目痛肤翳，不由风热外侵，而由肝虚血少者，忌用。

硼砂

〔性味〕味咸甘，性凉。无毒。

〔主治〕退障除昏开胬肉，消痰止嗽且生津，症瘕噎膈俱瘥，鲺家骨鲠咸宜。

〔归经〕入肺经。为生津祛痰泻热之品。

〔禁忌〕硼砂剋削为用，消散为能，宜攻有余，难施不足，此暂用之药，不可久服。

七、禽兽部

五灵脂

〔性味〕味甘，性温。无毒。

〔主治〕止血气之痛，行冷滞之瘀。

〔归经〕入肝经。为行血止痛之品。

〔禁忌〕血虚腹痛，血虚经闭，产妇去血过多发晕，心虚有火作痛，血虚无瘀滞者均忌。

〔炮制〕凡使研细，酒飞去沙石，晒干收用。

虎骨

〔性味〕味辛，性微热。无毒。

〔主治〕壮筋骨，而痿软可起，搜毒风，而挛痛堪除。虎肚主翻胃有功。虎爪主辟邪杀鬼。

〔归经〕入肾经，兼入肝经。为搜风健骨之品。

〔禁忌〕凡血不足以养筋，而筋骨疼痛者宜少用。

〔炮制〕凡使虎骨锤碎，去髓涂酥，或酒或醋，炙黄凡使虎睛取真者，以生羊血浸一宿，漉出微火焙干捣粉用。

麝脐香

〔性味〕味辛，性温。无毒。

〔主治〕开窍通经，穿经透骨，治惊痫而理客忤，杀虫蛊而祛风痰，辟邪杀鬼，催生堕胎，蚀溃疮之脓，消瓜果之积。

〔归经〕入脾经，通十二经。为开关利窍之品。

〔禁忌〕凡病之属于虚者，法当补益，概勿施用。

八、鳞虫部

穿山甲

〔性味〕味咸，性寒。有毒。

〔主治〕搜风逐痰，破血开气，疗蚁瘘绝灵，截疟疾至妙。治肿毒，未成即消，已成即溃，理痛痹，在上则升，在下则降。

〔归经〕入肝经，兼入大肠二经。为走窜之品。

〔禁忌〕痈疽已消禁服，痘疮元气不足不能起发亦忌。

〔炮制〕凡使，或炮，或烧，或酥炙，或童便炙，或油煎，或土炒，或蛤粉炒，各随本方。总未有生用者。

蛇蜕

〔性味〕味咸甘，性平。有小毒。

〔主治〕其性灵，能辟邪，故治鬼魅虫毒；其性窜而祛风，故治惊痫重舌。性能杀虫，故治疥癣恶疮、疔肿痔漏。惟善蜕，故治产难，目翳，皮肤疮疡。

〔归经〕入肝经。为走窜之品。

〔禁忌〕小儿惊痫疾非外邪客忤，而由心肝虚者不效。

白花蛇

〔性味〕味甘咸，性温。有毒。

〔主治〕主手足瘫痪，及肢节软疼，疗口眼歪斜，及筋脉挛急，厉风与破伤同宝，急惊与慢惊共诊。

〔归经〕入肺、肝二经。为祛风除湿之品。

〔禁忌〕头尾并骨俱有大毒，不可下咽，须尽去之。

〔炮制〕凡用春秋酒浸三宿，夏一宿，冬五宿，取出炭火焙干，如此三次，以砂瓶盛埋地中一宿，出火气，去皮骨，单取肉用。

乌鳢鱼骨

〔性味〕味咸，性微温。无毒。

〔主治〕止吐衄肠风，涩久虚泻痢。外科燥脓收水，眼科去翳清烦。

〔归经〕入肝、肾二经。为通经络祛寒湿之品。

〔禁忌〕其气味咸温，血病多热者勿用。

〔炮制〕凡使以鱼卤浸炙黄用。

露蜂房

〔性味〕味甘咸，性平。有毒。

〔主治〕拔疔疮附骨之根，止风虫牙齿之痛，起阴痿而止遗尿，洗乳痈而涂瘰疬。

〔归经〕入胃经。为祛风杀虫之品。

〔禁忌〕凡病属气血虚，无外邪者，与痈疽溃后元气乏绝者，均忌。

白僵蚕

〔性味〕味咸辛，性平。无毒。

〔主治〕治中风失音，祛皮肤风痒，化风痰，消瘰疬，拔疔毒，灭瘢痕，男子阴痒，女人惊淋，愈小儿惊痫夜啼，去人身之三虫黔。

〔归经〕入肺、肝、三焦经。为祛风化痰之品。

〔禁忌〕凡本经所治诸病，非由风寒外邪客入者，均忌。

蝎

〔性味〕味辛，性平。有毒。

〔主治〕善逐肝风深透筋骨，中风恒收，惊痫亦赖。

〔归经〕入肝经。为驱风逐邪之品。

〔禁忌〕似中风及小儿慢脾病属于虚者，均忌。

〔炮制〕凡使全用去足焙。或用尾，尾力尤紧，名蝎梢。

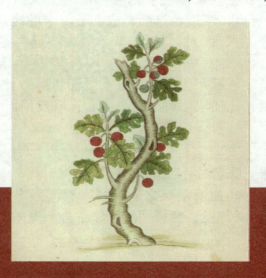

第二节 通剂

一、草部

木通

〔性味〕味辛，性平。无毒。

〔主治〕治五淋，宣九窍，杀三虫，利关节，通血脉，开关格。行经下乳，催生堕胎。治恶虫之滋生，除脾胃之寒热。

〔归经〕入心、肾、膀胱、小肠四经。为通利之品。

〔禁忌〕凡精滑不梦自遗，及阳虚气弱内无湿热者，均忌。妊娠尤忌。

白鲜皮

〔性味〕味苦咸，性寒。无毒。

〔主治〕主筋挛死肌，化湿热毒疮，风痹要药，利窍称良。治黄疸、咳逆、淋沥，愈女子阴中肿痛。

〔归经〕入脾、胃二经，兼膀胱、小肠二经。为祛风除湿之品。

〔禁忌〕下部寒虚之人，虽有湿证勿用。

〔炮制〕凡使取根黄白而心实者，取皮用。

泽兰

〔性味〕味苦甘，性微温。无毒。

〔主治〕和血有消痰之能，利水有消蛊之效。产后血凝腰痛，妇女称良，金疮痈肿疮脓，外科奏效。

〔归经〕入肝、脾二经。为行血消水之品。

〔炮制〕此能破血，通九积，须细锉，盛悬屋南畔角上，令干用。

香薷

〔性味〕味辛，微温。无毒。

〔主治〕主霍乱水肿，理暑气腹疼。性宣通而利湿散蒸热于皮肤。

〔归经〕入心、脾、胃三经。为清暑利湿之品。

〔炮制〕凡使去根用叶，勿令犯火，晒干用。

泽泻

〔性味〕味甘咸，性寒。无毒。

〔主治〕主水道不通，淋沥肿胀，能止泄精，善去痰饮，风寒湿痹可愈，消渴泻痢亦良。

〔归经〕入肾、膀胱二经。为渗湿利窍之品。

〔禁忌〕凡病人无湿无饮而阴虚，及肾气乏绝阳衰，精自流出，肾气不固，精滑目痛，虚寒作泄等候，均忌。

〔炮制〕凡使盐水拌，或酒浸晒干用。

菖蒲

〔性味〕味辛，性温。无毒。

〔主治〕宣五脏耳聪目明，通九窍心开智长。风寒湿痹宜求，咳逆上气莫缺。止小便利，理脓窠疮，能治疮痈，并温肠胃。

〔归经〕入心、脾二经。为开通之品。

〔炮制〕凡使采石上生根条嫩黄紧硬，一寸九节者，铜刀刮出黄黑皮硬节，同嫩蒸去桑枝剉用。若常用，但去毛微炒。

茵陈蒿

〔性味〕味苦，性平、微寒。无毒。

〔主治〕理黄疸而除湿热，佐五苓而利小肠。妇人之瘕疝可愈，狂热举瘴疟孔臧。

〔归经〕入膀胱经。为除湿祛疸之品。

〔禁忌〕蓄血发黄者忌用。

〔炮制〕凡使取叶有八角者去根，阴干，细锉，勿犯火。

益母草

〔性味〕味辛苦，性寒。无毒。

〔主治〕明血益精，行血除水。子名茺蔚，功用相当。

〔归经〕入肝、心包二经。为祛瘀生新之品。

〔禁忌〕血崩及瞳子散大均忌。惟热血欲贯瞳仁者，可与凉血药同用。

红花

〔性味〕味辛甘，性温。无毒。

〔主治〕产后血晕急需，胎死腹中必用。可消肿而止痛，亦活血而破瘀。

〔归经〕入肝经。为行血之品。

〔禁忌〕红花本行血药，血晕解，留滞行即止。过用能使血行不止而毙，世人所不知者。

大蓟

〔性味〕味苦，性寒。无毒。

〔主治〕崩中吐衄，瘀血痈毒。

〔归经〕入肝经。为凉血消肿之品。

〔禁忌〕其性下行，不利于胃弱泄泻及血虚极、脾胃弱，不思饮食之证。

地肤子

〔性味〕味苦，性寒。无毒。

〔主治〕利膀胱，散恶疮。皮肤风热，可作浴汤。

〔归经〕入肾、膀胱二经。为利水滋阴之品。

瞿麦

〔性味〕味苦辛，性寒。无毒。

〔主治〕利水破血，出刺堕胎，消肿决痈，明目去翳。降心火，利小肠。疏瘀结而治淋，逐膀胱之邪热。

〔归经〕入小肠、心二经。为利水破血之品。

〔禁忌〕瞿麦性猛利，善下逐。凡肾气虚，小肠无大热，胎前产后，一切虚人，患小水不利，及水肿蛊胀，脾虚者均忌。

〔炮制〕凡使只用蕊壳，不用茎叶。若同使即空心令人气噎，小便不禁也。用时以篁竹沥浸一伏时，晒干。

王不留行

〔性味〕味苦甘，性平。无毒。

〔主治〕行血通乳止衄，消疔祛风去痹，定痛利便。

〔归经〕入肝、肾二经。为行血之品。

〔禁忌〕孕妇勿用。

〔炮制〕凡使苗子皆可用。拌湿蒸半日，浆水浸一宿焙用。

车前子

〔性味〕味甘咸，性寒。无毒。

〔主治〕利水止泻，解热催生，益精明目，开窍通淋。用其根叶行血多灵。

〔归经〕入肾经，兼入肝、小肠二经。为行水泻热之品。

〔禁忌〕内伤劳倦，阳气下陷者忌，肾气虚脱者忌。与淡渗药同用。

〔炮制〕凡使洗去泥沙晒干，入汤剂炒用。入丸散酒浸一夜，蒸熟研烂作饼，晒干焙用。

刺蒺藜

〔性味〕味辛苦，性温。无毒。

〔主治〕散肝风，泻肺气，胜湿破血，催生堕胎。能愈乳难喉痹，何虑症瘕积聚。

〔归经〕入肝经。为疏散肝风之品。

〔炮制〕凡使春令刺尽，拣净砂土蒸半日晒干用。备要曰，不计丸散。并去刺用。

海金沙

〔性味〕味甘，性寒。无毒。

〔主治〕除湿热，消肿满，清血分，利水道，通五淋，疗茎痛。

〔归经〕入小肠、膀胱二经。为通利之品。

〔禁忌〕性淡渗而无补益。小便不利及诸淋由于肾虚，真阴不足者，均忌。

甘遂

〔性味〕味甘苦，性温。有毒。

〔主治〕逐留饮水胀，攻痞热疝瘕。治癫痫之疴，利水谷之道。

〔归经〕入肺、脾、肾三经。为行水之品。

〔禁忌〕元气虚人。除伤寒水结胸不得不用外，其余水肿蛊胀慎用之。

芫花

〔性味〕味苦，性温。有大毒。

〔主治〕主痰症饮癖，行蛊水胀。咳逆上气宜用，疝瘕痈肿亦良。

〔归经〕入肺、脾、肾三经。为行水之品。

〔炮制〕凡使取陈久者醋煮十数沸，去醋水浸一宿，晒干则毒减，醋炒者次之。

萆薢

〔性味〕味苦甘，性平。无毒。

〔主治〕风寒湿痹，腰膝作疼，即除膀胱宿水，又止失尿便频，疗热气与恶疮，治阴茎痛之遗浊。

〔归经〕入肝、胃、肾三经。为祛风湿理下焦之品。

〔禁忌〕下部无湿，肾虚腰痛，及阴虚火炽均忌。

土茯苓

〔性味〕味甘淡，性平。无毒。

〔主治〕利关节而疗筋骨拘挛，祛湿热以治杨梅疮毒。

〔归经〕入胃、大肠二经。为除湿清热之品。

防己

〔性味〕味辛甘，性寒。无毒。

〔主治〕祛下焦之湿，泻血分之热，理水肿脚气，通二便闭结。风寒湿痹宜需，膀胱火邪可泄。

〔归经〕入膀胱经。为祛风行水之品。

〔禁忌〕凡肾虚阴虚，自汗盗汗，口舌苦干，肾虚小水不利，及产前后血虚，虽有下焦湿热，均忌。

〔炮制〕凡使去皮锉，酒洗晒干用。

二、木部

猪苓

〔性味〕味甘苦，性平。无毒。

〔主治〕分消水肿，淡渗湿痰，泻痢、痃疟宜投，淋浊管痛莫缺。

〔归经〕入肾、膀胱二经。为行水之品。

〔炮制〕凡使去其行湿。生用更佳。

茯苓

〔性味〕味甘，性平。无毒。

〔主治〕利脾胃而利小便，水湿都消，止呕吐而定泄泻，气机咸利，下行伐肾，水泛之痰随降，中守镇心，忧惊之气难侵，保肺定咳嗽，安胎止消渴。茯神安神独掌。苓皮行水偏长。

〔归经〕入心、肺、脾、肾、胃五经。为补利兼优之品。

〔禁忌〕病人肾虚，小水自利，或不禁，或虚寒精清滑，均忌。

〔炮制〕入补药乳蒸晒焙用。入利水药生用。

琥珀

〔性味〕味甘，性平。无毒。

〔主治〕安神而鬼魅不侵，清肺而小便自利。新血止而瘀血消，翳障除而光明复。合金疮而生肌肉，通膀胱而治五淋。

〔归经〕入心、肝、小肠三经。为行水散瘀安神之品。

〔禁忌〕凡阴虚内热，火炎水涸，小便因少而不利者忌服。

〔炮制〕凡使用柏子仁末，入瓦锅内同煮半日捣末用。

三、果部

赤小豆

〔性味〕味辛，性平。无毒。

〔主治〕去虫利水。一味磨吞，散血排脓，研末醋敷，止渴行津液，清气涤烦蒸，通乳汁，下胞衣，产科须要，除痢疾，止呕吐，脾胃相宜。

〔归经〕入心经，兼入小肠经。为行水散血之品。

〔禁忌〕久服则降，令太过。津血渗泄，令人肌瘦身重。

大豆黄卷

〔性味〕味甘，性平。无毒。

〔主治〕祛胀满而破妇人之恶血，疗湿痹而愈筋牵与膝痛。

〔归经〕入胃经。为除陈去积之品。

薏苡仁

〔性味〕味甘淡，性微寒。无毒。

〔主治〕祛风湿，理脚气拘挛，保肺金，治痿痹咳嗽，泻痢莫废水胀宜施。

〔归经〕入肺、肝、脾、胃、大肠五经。除湿行水之品。

〔禁忌〕大便燥结，因寒转筋，及孕妇均忌。

四、虫部

䗪虫

〔性味〕味咸，性寒。有毒。

〔主治〕祛血积搜剔至周，主折伤补接称妙。煎含而木舌旋消，水服而乳浆立至。

〔归经〕入肝经。为软坚破结之品。
〔禁忌〕无瘀血停留者忌用。

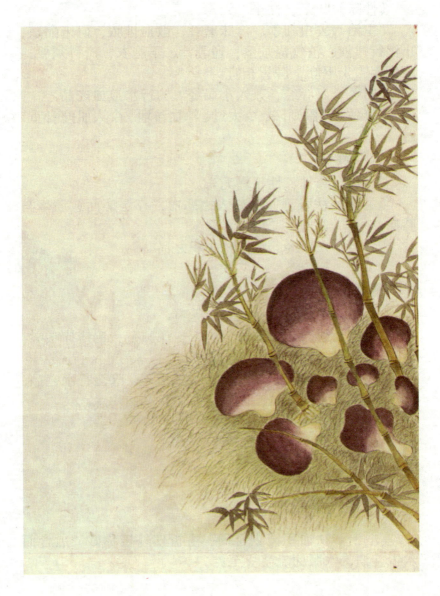

第三节 补剂

一、草部

人参

〔性味〕味甘微苦，性微寒。无毒。

〔主治〕补气安神，除邪益智，疗心腹虚痛，除胸胁逆满，止消渴，破坚积，气壮而胃自开，气和而食自化。

〔归经〕入肺经。通行十二经，为大益元气之品。

〔禁忌〕凡肺家有热诸症，及阴虚火动之候，与痘疹初发，身虽热而斑点未形，与伤寒始作，形未定而邪热炽，均忌。

甘草

〔性味〕味甘，性平。无毒。

〔主治〕补脾和中，润肺疗痿，止泻退热，坚筋长肌，解一切毒，和一切药。梢止茎中作痛，节医肿毒诸疮。

〔归经〕入肝、脾二经。通行十二经。为调和之品。

〔禁忌〕凡中满人呕家酒家，诸湿肿满，及胀满病均忌。

〔炮制〕生用补脾胃不足而泻心火，炙用补三焦元气而解表寒。炙法用长流水蘸湿炙之至熟，去赤皮，须选大而结者。

黄芪

〔性味〕味甘，性微温。无毒。

〔主治〕补气而实皮毛，敛汗托疮，解渴定喘，益胃气而祛肤热，止泻生肌，补虚治劳风癞急需，痘疡莫缺，疗五痔，散鼠瘘，小儿百病咸宜。久败疮疮尤要。

〔归经〕入肺、大肠二经。为实表助气泻火之品。

〔禁忌〕黄芪功能实表，有表邪者忌。又能助气，气实者忌。又能塞补不足，胸膈气闭闷，肠胃有积滞者忌。又能补阳，阳盛阴虚者忌。与夫上焦热盛，下焦虚寒，及病人多怒，肝气不和，并痘疮，血分热盛者，均忌。

沙参

〔性味〕味甘苦，性微寒。无毒。

〔主治〕寒热咳嗽，胸痹头痛，定心内惊烦，退皮间邪热。治火亢血结之恙，擅补中益肺之功。

〔归经〕入肺经，兼入脾、肾二经。为补阴泻火之品。

〔禁忌〕脏腑无实热，肺虚寒客作嗽者，均忌。

丹参

〔性味〕味苦，性微寒。无毒。

〔主治〕安神散结，益气养阴，祛瘀血，生新血，安生胎，落死胎，胎前产后，带下崩中，并破症而除瘕，亦止烦而愈满。

〔归经〕入心、肝、肾三经。为祛瘀生新之品。禁品，孕妇无故忌。

玉竹

〔性味〕味甘，性温。无毒。

〔主治〕润肺而止嗽痰，补脾而祛湿热，养肝而理眦伤泪出，益肾而去腰痛茎寒。治中风暴热，不能动摇，疗结肉跌筋，臻于和润。

〔归经〕入肺、脾、肝、肾四经。为益阴退热之品。

〔炮制〕竹刀刮去皮节洗净，蜜水浸泡一宿，蒸焙干用。

白术

〔性味〕味甘，性温。无毒。

〔主治〕健脾进食，消谷补中，化胃经痰水，理心下急满，利腰脐血结，祛周身湿痹。君枳实以消痞，佐黄芩以安胎。

〔归经〕入脾、胃二经。为安土除痹之品。

〔炮制〕糯米泔浸，脾病陈壁土炒，或蜜水乳汁润炒。

狗脊

〔性味〕味苦甘，性微温。无毒。

〔主治〕强筋最奇，壮骨独异，男子脚软疼，女人关节不利。

〔归经〕入肾经，兼入肝经。为补而能走之品。

〔禁忌〕肾虚有热，小水不利或短涩黄赤，口苦舌干均忌。

〔炮制〕凡使火燎去毛，细锉酒浸一夜，蒸半日晒干用。

远志

〔性味〕味甘，性温。无毒。

〔主治〕定心气，止惊益智，补肾气强智益精，治皮肤中热，令耳目聪明，疗咳逆而愈伤中，补不足以除邪气。

〔归经〕入心、肾二经。为水火并补之品。

〔禁忌〕凡心经有实火，为心家实热，应用黄连、生地者，禁与参、术等助阳气药同用。

〔炮制〕凡使去心，否则令人烦闷。甘草汤浸一夜，焙用。

巴戟天

〔性味〕味辛甘，性微温。无毒。

〔主治〕安五脏以益精，强筋骨而起阴，起五劳与七伤，能补中而益气。

〔归经〕入肾经。为强阴益精之品。

〔禁忌〕凡相火炽，思欲不得，便赤口苦，目昏目痛，烦躁口渴，大便燥急者忌。

〔炮制〕凡使杞子汤浸一宿，待软酒浸一伏时沥出，同菊花炒焦黄，去菊以布拭干用。

淫羊藿

〔性味〕味辛甘，性温。无毒。

〔主治〕强筋骨，起阳事衰，利小便，除茎中痛。补命门之真火，愈四肢之不仁。

〔归经〕入命门、肾，兼入肝经，通入大肠、三焦经。为助阳益精之品。

〔禁忌〕凡阴虚易举，梦遗不止，便赤口干，强阳不痿，均忌。

〔炮制〕凡使夹去叶花枝，每斤用羊脂四两，拌炒。

当归

〔性味〕味甘辛，性温。无毒。

〔主治〕祛瘀生新，舒筋润肠，温中止心腹之痛，营养疗肢节止疼，外科排脓止痛，女科沥血崩中。煮汁允良。种子宜用。

〔归经〕入心、肝、脾三经。为养血润燥之品。

〔禁忌〕此性辛温，终是行走至性，故致滑肠，又其气与胃气不相宜，故肠胃薄弱，泄泻溏薄，及一切脾胃病，恶食不思食，食不消，均忌。即在产后胎前，亦不得入。

石斛

〔性味〕味甘，性平。无毒。

〔主治〕清胃生肌，逐皮肤虚热，强肾益精，疗脚膝痹弱，厚肠止泻，安神定惊，益阴而愈伤中，清肺则能下气。

〔归经〕入胃、肾二经。为除热益阴之品。

〔炮制〕去根头，酒浸一宿，酥拌蒸半日，焙用。入补药乃效。

骨碎补

〔性味〕味苦，性温。无毒。

〔主治〕主骨碎折伤，耳响牙痛，肾虚泄泻，祛瘀生新。

〔归经〕入肾经。为补益之品。

〔禁忌〕不宜与风燥药同用。

〔炮制〕铜刀刮去黄毛，细切，蜜拌蒸一日，晒干用。若急用，不蒸只焙干，亦得也。

续断

〔性味〕味苦辛，性微温。无毒。

〔主治〕补劳伤，续筋骨，破瘀结，利关节，缩小便，止遗泄，痈毒宜收，胎产莫缺，通妇人之乳滞，散经络之伤寒。

〔归经〕入肝、肾二经。为专益筋骨之品。

〔禁忌〕禁与苦寒药治血病，及大辛热药用于胎前。

〔炮制〕取根横切，又去肉里硬筋，酒浸一伏时，焙用。备要曰，川产者良。状如鸡脚皮黄皱，节节断者真。

生地黄

〔性味〕味甘，性微寒。无毒。

〔主治〕凉血补阴，祛瘀生新，养筋骨，益气力，理胎产，主劳伤，通二便，治烦渴，心病而掌中热痛，脾病而痿蹙贪眠。熟则滋肾水封填骨髓，利血脉补益真阴。

〔归经〕入心、肝、肾三经。为清火凉血滋阴之品。

〔禁忌〕凡病人脾胃弱大便泄，产后不食或泻，及胸膈多痰，气道不利者均忌。

〔炮制〕生地凉血，胃气弱者恐妨食。熟地补血，痰饮多者腻膈。或生地酒炒则不妨胃，熟地姜汁则不腻膈。此真得用地黄之精微者也。

牛膝

〔性味〕味苦酸，性平。无毒。

〔主治〕壮筋骨，利腰膝，除寒湿，解拘挛，益精强阴，通经堕胎，理膀胱气化迟难，引诸药下行甚捷，热伤以愈，火烂能完。

〔归经〕入肝、肾二经。为走血能补之品。

〔禁忌〕误用必伤胎。经闭未久，疑似有妊娠者忌用。上焦药中勿用。血崩不止，亦忌。备要曰，性下行而滑窍，梦遗失经及脾虚下陷，因而腿膝肿痛者，禁用。

麦冬

〔性味〕味甘，性微寒。无毒。

〔主治〕退肺中伏火，止渴益精，清心气惊烦，定血疗咳，心腹结气，伤中伤饱，是之取尔，胃络脉绝，羸瘦短气，无不宜焉。

〔归经〕入心、肺二经，兼入胃经。为清润之品。

〔禁忌〕麦冬性寒，虽主脾胃，而虚寒泄泻，及痘疮虚寒作泄，产后虚寒作泄，均忌。入补药，酒浸擂之良。

沙苑蒺藜

〔性味〕味甘，一云微腥，性温。无毒。

〔主治〕补肾强阴，益精明目，泄精虚劳称要药，腰痛带下有奇功。

〔归经〕入肾经，兼入肝经。为平补之品。

〔禁忌〕沙蒺藜性能固精，命门火炽，阳道数举交媾精不易出者，均忌。

菟丝子

〔性味〕味辛甘，性温。无毒。

〔主治〕续绝伤，益气力，强阴茎，坚筋骨，尿有余沥，寒精自出，口苦燥渴，寒血为积。

〔归经〕入肝、肾二经，兼入脾经。为补助三阴之品。

〔禁忌〕肾家多火阳强不痿，及大便燥急者，均忌。

使君子

〔性味〕味甘，性温。无毒。

〔主治〕杀诸虫，治疳积为泻痢之所需，乃儿科之要药。

〔归经〕入脾、胃二经。为消积杀虫之品。

〔炮制〕勿用油黑者，亦可煨食，忌饮热茶，犯之作泻。

天冬

〔性味〕味苦甘，性平，一云寒。无毒。

〔主治〕定喘定嗽，肺痿肺痈，是润燥之力也。益精益髓，消血消痰，非补阴之力，善杀三虫。能通二便，治伏尸以奏效，祛风湿而有功。

〔归经〕入肺、肾二经。为除湿热润燥痰之品。

〔禁忌〕胃虚无热，及泻者，均忌。

〔炮制〕凡使酒蒸晒干，或烘干用。

何首乌

〔性味〕味苦涩，性微温。无毒。

〔主治〕补真阴而理虚劳，益精髓而能续嗣，强筋壮骨，黑发悦颜，消诸种痈疮，疗阴伤久虐，治崩中带下，调产后胎前。

〔归经〕入肝、肾二经。为益气祛风之品。

〔禁忌〕首乌为益血之品，忌与附桂等诸燥热药同用。

二、木部

侧柏叶

〔性味〕味苦涩，性微寒。无毒。

〔主治〕止吐衄痰红，定崩淋下血。历节风痛可愈，周身湿痹能安。止肠风，清血痢。捣用涂汤火之伤，炙用罨冻疮之痛。

〔归经〕入肝、肾二经。为益阴凉血之品。

〔炮制〕凡使柏叶或炒或生用。

柏子仁

〔性味〕味甘，性平。无毒。

〔主治〕安神定悸，壮水强阳，润血而容颜美少，补虚而耳目聪明。

〔归经〕入心经，兼入肝、肾二经。为滋肾之品。

〔禁忌〕肠滑作泻，膈间多痰，阳道数举，身家有热，暑湿作泻者，均忌。

〔炮制〕酒浸一宿，晒干炒研去油用。油透者，勿用。

血竭

〔性味〕味甘咸，性微温。有小毒。

〔主治〕走南方兼达东方，遂作阴经之主，和新血且推陈血，真为止痛之君。

〔归经〕入肝、心包二经。为和血之品。

〔禁忌〕凡血病无瘀积者忌。

〔炮制〕先研粉筛过，入丸散中。若同众药，则捣作尘飞。

桑寄生

〔性味〕味苦甘，性平。无毒。

〔主治〕和血脉，充肌肤，而齿发坚长，舒筋络，利关节，而痹痛捐除，安胎宜用，崩漏征医。

〔归经〕入肝、肾二经。为益血之品。

杜仲

〔性味〕味辛甘，性温。无毒。

〔主治〕强筋壮骨，益肾添精，腰膝之疼痛皆痊，遍体之机关总利。

〔归经〕入肾、肝二经。为助益腰膝之品。

〔禁忌〕肾虚火炽者忌。即用，当与知柏同用。

枣仁

〔性味〕味酸，性平。无毒。

〔主治〕酸收而心守其液，乃固表虚有汗，肝旺而气归其经，用疗彻夜无眠。

〔归经〕入心、脾、肝、胆四经。为宁心敛汗之品。

〔禁忌〕凡肝胆心脾又实邪热者，禁用。用以收敛故也。

山茱萸

〔性味〕味辛酸，性温。无毒。

〔主治〕补肾助阳事，腰膝之疴，不必虑也，闭精缩小便，遗泄之证，宁足患乎，月事多而可以止，耳鸣响而还其聪。

〔归经〕入肝、肾二经。为收涩补助之品。

〔禁忌〕命门火燥强阳不痿者，膀胱热结，小便不利者，均忌。阴虚血热，不宜用。即用，当与黄柏同用。

〔炮制〕酒润去核，取皮，暖火焙干用。核能滑精，不可服。

女贞子

〔性味〕味苦，性平。无毒。

〔主治〕补中黑须发，明目养精神，强腰膝以补风虚，益肝肾而安五脏。

〔归经〕入肾经。为除热益精之品。

〔禁忌〕此气味俱阴，老人当入保脾胃药，及椒红温暖之剂，不然，恐有腹痛作泄之患。

地骨皮

〔性味〕味苦甘，性寒。无毒。

〔主治〕治在表无定之风邪，主传尸有汗之骨蒸，降肝火而治消渴咳嗽，平肝热而疗胁痛头风。子名枸杞，性属微平，补肾而填精，止渴去烦，益肝以养阴，强筋明目。

〔归经〕入肝、肾二经，兼入肺经。为除热益精之品。

〔禁忌〕肠滑者忌枸杞子，中寒者忌地骨皮。

〔炮制〕凡使地骨皮东流水浸刷去土，捶去心，甘草汤浸一宿，焙干用，凡使枸杞拣净枝梗取鲜明者，酒浸一宿，捣烂入药。

三、谷部

小麦

〔性味〕味甘，性平。无毒。

〔主治〕虚汗盗汗无虞，劳热骨蒸可愈。

〔归经〕入心经。为滋养之品。

黑櫓豆

〔性味〕味甘，性平。无毒。

〔主治〕活血散风，除热解毒。能消水肿，可稀痘疮。生研则痈肿可涂，饮汁而痈毒可解。

〔归经〕入肾经。为助元之品。

白扁豆

〔性味〕味甘，性微温。无毒。

〔主治〕处脾胃而止吐泻，疗霍乱而清湿热。解诸毒大良，治带下颇验。

〔归经〕入脾经，兼入胃经。为专治中宫，除湿消暑之品。

〔禁忌〕伤寒寒热，外邪方炽者忌。

四、菜部

薯蓣

〔性味〕味甘，性温、平。无毒。

〔主治〕益气长肌，安神退热，补脾除泻痢，补肾止遗精。

〔归经〕入脾、肺二经，兼入心、肾二经。为补益之品。

〔禁忌〕不宜与面同食。

百合

〔性味〕味甘，性平。无毒。

〔主治〕保肺止咳，驱邪定惊，止涕泪多，利大小便。腹胀心痛可治，补中益气尤谐。

〔归经〕入肺、大肠二经，兼入心经。为清凉退热之品。

〔禁忌〕中寒者勿服。

五、果部

枣

〔性味〕味甘，性温、平。无毒。

〔主治〕调和脾胃，具生津止泻之功，润养肺经，操助脉强神之用，助诸经而和百药，调营卫而悦容颜。

〔归经〕入心、脾二经。为补中益气之品。

〔禁忌〕凡中气虚，气不归元者，忌与耗气药同用，胃虚有大呕吐，忌与温热香燥药同用，阴虚咳嗽生痰，忌与半夏、南星等同用。疟非寒甚者亦忌。

胡桃

〔性味〕味甘，性温、平。无毒。

〔主治〕佐补骨脂而治痿强阴，益胡粉而拔白变黑，久服润肠胃，恒用悦肌肤，通命门而理三焦，治腰脚与心腹痛。

〔归经〕入肺、肝、肾三经。为固补之品。

〔禁忌〕肺家有痰热，命门火炽，阴虚吐衄等均忌。

龙眼

〔性味〕味甘，性平。无毒。

〔主治〕补心虚而长智，悦胃气以培脾，除健忘与怔忡，能安神而熟睡。血不归脾莫缺，思虑过度者宜。

〔归经〕入心、脾二经。为资益之品。

〔禁忌〕甘能作胀，凡中满气膈之证，均忌。

莲藕

〔性味〕味甘，性温、平。无毒。

〔主治〕生用则涤热除烦，散瘀而还为新血。熟用则补中利胃，消食而变化精微。

〔归经〕入心、肝、脾、胃四经。为祛瘀生新之品。

莲子

〔性味〕味甘涩，性平涩。无毒。

〔主治〕心肾交而君相之火邪俱清，肠胃厚而泻痢之滑脱均收，频用能止精，多服令人喜，养神而气力长。治血而崩带瘳。

〔归经〕入心、肾、脾、胃四经。为资养后天元气之品。

〔炮制〕甘平无毒。于诸疾并无所连，第生者食之过多，微动冷气胀人。

莲须

〔性味〕味甘涩，性平。无毒。

〔主治〕清心而诸窍出血可止，固肾而丹田之精气无遗，须发变黑，泻痢能除。

〔归经〕入肾经，兼入心经。为固真涩精之品。

〔炮制〕凡使花开时，采取阴干。忌见火。

六、人部

人发

〔性味〕味苦，性温。无毒。

〔主治〕祛瘀血补真阴。父发与鸡子同煮，免婴儿惊悸。己发与川椒共煅，令本体乌头。吐血衄红取效，肠风崩带宜求。

〔归经〕入心、肝、肾三经。为益阴泄热之品。

〔禁忌〕发灰气味不佳。胃弱者勿服。

〔炮制〕以皂荚水洗净晒干，入罐固封煅存性。胎发尤良。

人乳

〔性味〕味甘咸，性平。无毒。

〔主治〕大补真阴，最清烦热，补虚劳，润噎膈，大方之玉液也，祛膜赤，止泪流，眼症止金浆也。

〔归经〕入心、脾、肝、肾四经，为补虚润泽之品。

〔禁忌〕性凉滋润燥渴。枯涸者宜之。若脏气虚寒，滑泄不禁，及胃弱不思食，脾虚不磨食，均忌。

秋石

〔性味〕味咸，性温。无毒。

〔主治〕觇性质之咸平，治虚劳之咳嗽，养丹田而安五脏，滋肾水而润三焦，去漏精白浊之虞，为降火滋阴之品。

〔归经〕入肺、肾二经。为滋阴降火之品。

〔禁忌〕若煎炼失道，多服误服反生燥渴之疾。

紫河车

〔性味〕味甘咸，性温。无毒。

〔主治〕补心除惊悸，滋肾理虚劳。

〔归经〕入肝、肾二经。为益血添精助气之品。

〔禁忌〕凡精虚阴涸，水不胜火，发为咳嗽，吐血骨蒸盗汗等症，此属阳盛阴虚，法当壮水之主，以镇阳光，不宜服此并补之剂，以耗将竭之阴，胃火齿痛亦忌。

七、禽兽部

乌骨鸡

〔性味〕味甘，性平。无毒。

〔主治〕益肝肾而治虚劳，愈消渴而疗噤痢，产中急取，崩带多求。肫皮去烦热，通二肠。屎白利小便，治鼓胀。

〔归经〕入肾、脾、胃、大肠、膀胱五经。为益阴止烦治水消胀之品。

鹿茸

〔性味〕味甘咸，性温。无毒。

〔主治〕健骨而生齿，强志而益气，去肢体酸疼，除腰脊软痛，虚劳圣剂，崩漏神丹。角则补肾生精髓，强骨壮腰膝，止崩中与吐衄，除腹痛而安胎。

〔归经〕入肾经，兼入心、肝、心包三经。为竣补下元真阳之品。

〔禁忌〕凡上焦有痰热，胃家有火，吐血属阴虚火旺者均忌。

羊肉

〔性味〕味苦甘，性大热。无毒。

〔主治〕补中益气，安心止惊，宣通风气，起发毒疮。角堪明目杀虫。肝能清眼去翳。肾可助阳。胲治翻胃。

〔归经〕入脾、肾二经。为助元阳益虚劳之品。

〔禁忌〕孕妇食之，令子多热骨蒸疟疾，热痢与痈肿疮疡，消渴吐血，嘈杂易饥，一切火证均忌。不可用铜器煮，令男子损子阳，女子暴下。物性之异如此，不可不知。

牛乳

〔性味〕味甘，性微寒。无毒。

〔主治〕润肠胃而解热毒。治噎膈而补虚劳。

〔归经〕入心、肺二经。为润泽生津之品。

阿胶

〔性味〕味甘，性平。无毒。

〔主治〕止血兮，兼能祛瘀。疏风也，又且补虚。西归金腑，化痰止咳除痈痿。东走肝垣，强筋养血理风淫。安胎始终并用，治痢新久皆宜。

〔归经〕入肺、肝、肾三经。为肾阴清热之品。

〔禁忌〕气味虽平和然性黏腻，胃弱作呕吐，脾虚食不消者，均忌。入调经丸中，宜入醋重汤顿化和药。

〔炮制〕凡用祛痰蛤粉炒，止血蒲黄炒，或面炒，或酒化，或水化，或童便和用，各从本方。

膃肭脐

〔性味〕味咸，性大热。无毒。

〔主治〕阴痿精寒，瞬息起经年之恙，鬼交尸疰，纤微消沉顿之疴。

〔归经〕入肾经。为专助元阳之品。

〔禁忌〕性热助元阳，凡阴虚火炽强阳不倒，或阳事易举，及骨蒸劳咳等证，均忌。

〔炮制〕凡用酒浸一日，纸里炙香剉捣，或于银器中以酒煎熟合药。

八、鳞虫部

龟甲

〔性味〕味甘咸，性平。无毒。

〔主治〕补肾退骨蒸，养心增智慧，固大肠而止泻痢，除崩漏而截痃疟，小儿囟门不合，臁疮朽臭难闻。治软弱之四肢，愈赤白之带下。

〔归经〕入肾经，兼入心、肝、脾三经。为益阴滋血之品。

〔禁忌〕妊娠及病人虚而无热者均忌。

〔炮制〕凡用锯去四边，或酥炙，或醋炙，或酒炙，或猪胆炙，俱可。凡使须研极细，不尔，留滞肠胃，能变癥瘕。鳖甲亦然。

鳖甲

〔性味〕味咸，性平。无毒。

〔主治〕解骨间蒸热，消心腹癥瘕，妇人漏下五色，小儿胁下坚疼，痞疾息肉何虞，阴蚀痔核宜用。

〔归经〕入肝经，兼入肺、脾二经。为益阴除热散结之品。

〔禁忌〕妊娠及阳虚胃弱，阴虚泄泻，产后泄泻，产后饮食不消，不思饮食，及呕恶等证，均忌。

〔炮制〕凡用须生取甲，剔去肉者为佳。

蜂蜜

〔性味〕味甘，性平。无毒。

〔主治〕和百药而解诸毒，安五脏而补诸虚，润大肠而悦颜色，调脾胃而除心烦。同姜汁行初成之痢，同薤白涂汤火之疮。

〔归经〕入心、脾二经。为和甘滑润之品。

〔禁忌〕蜜性甘滑。中满与泄泻者均忌。

桑螵蛸

〔性味〕味咸甘，性平。无毒。

〔主治〕起阳事而痿弱何忧，益精气而多男可冀。主伤中而五淋亦治，散瘕瘕而血闭兼通。

〔归经〕入肝、命门、膀胱三经。为固肾益精之品。

〔炮制〕凡使炙黄，或醋煮，或酒炒，或汤泡煨用。

雄原蚕蛾

〔性味〕味咸，性温。有小毒。

〔主治〕止血收遗泄，强阳益精气。

〔归经〕入肾经。为助阳之品。

〔禁忌〕少年阴虚由于失志者，及阴虚有火者均忌。

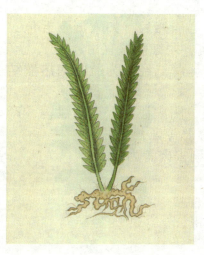
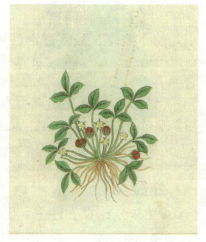

第四节 泻剂

一、草部

葶苈子

〔性味〕味辛苦，性大寒。无毒。

〔主治〕疏肺下气，喘逆安平，消痰利水，理胀通经。

〔归经〕入肺、大肠、膀胱三经。为下气行水之品。

〔禁忌〕肿满由脾虚不能制水，小便不通，由膀胱虚无气以化者，均忌。盖不利于脾胃虚弱、真阴不足之人也。

〔炮制〕凡使同糯米微焙，待米熟，去米捣用。

大黄

〔性味〕味大苦，性大寒。无毒。

〔主治〕瘀血积聚，留饮宿食，痰实结热，水肿痢疾，荡肠涤胃，推陈致新，腹痛里急，发热谵频。

〔归经〕入肝、脾、胃三经，兼入心包、大肠二经。为大泻血分实热，尽下有形积滞之品。

〔禁忌〕凡气分病，及胃寒血虚，妊娠产后，均忌。

〔炮制〕凡使有蒸，有生，有熟，不得一概用之。酒浸入脾经，酒洗入胃经，余经俱不用酒。

知母

〔性味〕味苦，性寒。无毒。

〔主治〕清肺热而消痰蠲嗽，泻肾火而利水滑肠。肢体浮肿为上剂，伤寒烦热号神良，补寒水于不充，益五脏之阴气。

〔归经〕入肺、肾二经。为泻火滋水之品。

〔禁忌〕阳痿，及易举易痿，泄泻，脾弱饮食不消化，胃虚不思食，肾虚溏泄，均忌。

〔炮制〕凡使欲引经上行，酒浸焙；欲下行，盐水润焙。

元参

〔性味〕味苦咸，性微寒。无毒。

〔主治〕补肾益精，退热明目，伤寒斑毒，劳证骨蒸，解烦渴，利咽喉，外科瘰疬痈疽，女科产乳余疾。

〔归经〕入肾经。为壮水制火之品。

〔禁忌〕凡血少目昏，停饮支满，血虚腹痛，脾虚泄泻，均忌。

〔炮制〕凡使蒸过晒干焙用。

白头翁

〔性味〕味辛苦，性寒。无毒。

〔主治〕苦坚肾，寒凉血，入阳明血分，治热痢时行，温疟寒热，瘰疬疝瘕，金疮秃疮，腹痛齿痛，并血痔而咸治，目明而疣消。

〔归经〕入胃、大肠二经。为泻热凉血之品。

〔禁忌〕滞下胃虚不思食，及完谷不化，泄泻由虚寒，寒热而不由湿毒者，均忌。

三七

〔性味〕味甘微苦，性温。无毒。

〔主治〕甘苦微温，散瘀定痛，愈血痢，止血崩，祛目赤，消痈肿，金疮杖疮称要药，吐血嗽血着奇功。

〔归经〕入肝、胃二经。为散瘀定痛之品。

黄连

〔性味〕味苦，性寒。无毒。

〔主治〕泻心除痞满，明目理疮疡，痢疾腹痛，心痛惊烦，杀虫安蛔，利水厚肠。

〔归经〕入心经，兼入肝、胆、脾、胃、大肠五经。为清火除湿之品。

〔禁忌〕血少气虚，致惊悸烦躁，小儿痘疮，阳虚作泄，行浆后泄泻，老人脾胃虚寒泻，阴虚人肾泻，真阴不足内热，均忌。

〔炮制〕黄连入心经，为治火之主药。治本脏火则生用，治肝胆实火，猪胆汁浸炒。治肝胆虚火，醋浸炒。治上焦火，酒炒。治中焦火，姜汁炒。治下焦火，盐水或朴硝炒。治气分湿热火，吴萸汤浸炒。治血分块中伏火，干漆水炒。治食积火，黄土炒。诸法不独为之引导，盖辛热制其苦寒，咸寒制其燥性，在用者详酌之。

胡黄连

〔性味〕味苦，性寒。无毒。

〔主治〕主虚家骨蒸久痢，医小儿疳积惊痫。

〔归经〕入肝、胃二经。为清湿除热之品。

〔禁忌〕凡阴血太虚，真精耗竭，胃气脾阴俱弱者，虽见如上证，亦忌。即用，亦须佐以健脾安胃药。

黄芩

〔性味〕味苦，性平。无毒。

〔主治〕中枯而大者，清肺部而止嗽化痰，并理目赤疔痈。坚实而细者，泻大肠而除湿治痢，兼可安胎利水，黄疸与血闭均宜，疳蚀暨火疡莫缺。

〔归经〕入心、肺、大肠、小肠四经，兼入胆经。为除湿清火之品。

〔禁忌〕过服损胃，血虚寒中者，忌用。

苦参

〔性味〕味苦，性寒。无毒。

〔主治〕除热祛湿，利水固齿，痛肿疮疡，肠澼下血。主心腹结气，亦明目止泪。

〔归经〕入肾经。为燥湿胜热之品。

〔禁忌〕久服损肾气。肝肾虚而无大热者忌。

〔炮制〕凡使糯米泔浸一夜，其腥秽气并浮在水面上，须重重淘过，即蒸半日晒，切用。

龙胆草

〔性味〕味苦涩，性大寒。无毒。

〔主治〕主肝胆热邪，清下焦湿火，肠中小蛊肿胀，婴儿客忤惊痫。

〔归经〕入肝、胆、胃三经。为涤火邪、除湿热之品。

〔禁忌〕胃虚血少，脾胃两虚作泻，病虚有热，均忌。

白薇

〔性味〕味苦咸，性平。无毒。

〔主治〕味苦咸而性寒，入阳明与冲任。中风而身热，胸满不知人，血厥与温疟热淋，寒热酸痛，妇人则伤中淋露，产虚烦呕，治无不宜，投之悉当。

〔归经〕入胃经。为清虚火除湿热之品。

〔禁忌〕凡汗多亡阳，或内虚不思食，食不消，及下后内虚，腹中觉冷，或因下太甚，泄泻不止，均忌。

〔炮制〕去须，糯米泔浸一宿，细剉，蒸拌日晒干用。

白前

〔性味〕味甘，性微温。无毒。

〔主治〕疗喉间喘呼欲绝，宽胸中气满难舒。能止嗽而下痰，亦泻肺而降气。

〔归经〕入肺经。为泻肺下气降痰之品。

〔炮制〕生甘草水浸一伏时，去头须，焙干用。

丹皮

〔性味〕味辛苦，性微寒。无毒。

〔主治〕通关腠血脉，消仆损血瘀。营热可清，客热得解。

〔归经〕入心、肝、肾、心包四经。为清伏火退血热之品。

〔禁忌〕牡丹皮本入血凉血之药，然能行血。凡女子血崩及经行过期不尽，均忌。与行血药同用。

姜黄

〔性味〕味辛苦，性热。无毒。

〔主治〕破血下气，散肿消痈，除风可也，气胀宜之。

〔归经〕入脾经，兼入肝经。为破血行气之品。

〔禁忌〕凡血虚臂痛，血虚腹痛，而非瘀血凝滞，气逆上壅作胀者，均忌。若误用则愈伤血分，令病转剧。

蓬莪术

〔性味〕味苦辛，性温。无毒。

〔主治〕积聚作痛，中恶鬼疰，妇人血气，丈夫奔豚。

〔归经〕入肝经。为行气破血清积之品。

〔禁忌〕凡气血两虚，脾胃素弱而无积滞者，均忌。

〔炮制〕于沙盆中醋[煮]令尽，火畔烘干，筛用。此物极坚，必于火灰中煨令透，乘热捣之，即碎如粉。

今人多以醋炒，或煮熟入药，取其引入血分也。

荆三棱

〔性味〕味苦，性平。无毒。

〔主治〕下血积有神，化坚癖为水。消肿止痛，通乳堕胎。

〔归经〕入肝经，兼入脾经。为散血行气消积之品。

〔禁忌〕三棱能泻真气，真气虚者忌。

海藻

〔性味〕味咸，性寒。无毒。

〔主治〕消瘰疬瘿瘤，癥瘕痈肿。

〔归经〕入胃经，通入十二经。为除热软坚润下之品。

〔禁忌〕脾家有湿热者忌。以白酒洗去咸味，焙干用。

昆布

〔性味〕味咸，性寒。无毒。

〔主治〕顽痰结气，积聚瘿瘤。

〔归经〕入胃经。为软坚润下、除热散结之品。

蒲公英

〔性味〕味甘，性平。无毒。

〔主治〕苦甘寒，化热毒，食毒解，肿核消。专去疔疮乳痈，亦为通淋妙品。

〔归经〕入肾经，兼入脾、胃二经。为解毒散结之品。

青蒿

〔性味〕味苦，性寒。无毒。

〔主治〕去骨间伏热，杀鬼疰传尸，虚烦盗汗，风毒热黄，久疟久痢，疥瘙疮疡。明目称要，清暑尤良。

〔归经〕入肝、胆二经。为除热补劳之品。

〔禁忌〕产后气虚，内寒作泻，及饮食停滞泄泻者，均忌。凡产后脾胃薄弱，忌与归地同用。

夏枯草

〔性味〕味苦辛，性寒。无毒。

〔主治〕瘰疬鼠瘘，目痛羞明。疗乳痈而消乳岩，清肝火而散结气。

〔归经〕入肝、胆二经。为散结解热之品。

刘寄奴

〔性味〕味苦，性温。无毒。

〔主治〕味苦性温，通经破血，能除癥瘕，亦止金疮。

〔归经〕入肝经。为破血止血之品。

〔禁忌〕病人气血虚，脾胃弱，易作泄者，勿用。

〔炮制〕凡使去叶用子良，以布拭去薄壳，酒蒸晒干用。

旋覆花

〔性味〕味咸，性温。无毒。

〔主治〕老痰坚硬，结气留饮，风气湿痹。利肠通脉，其甘也能补中，其降也除噫气。

〔归经〕入肺、大肠二经。为下气消痰之品。

〔禁忌〕病人涉虚者忌多服。冷利大肠，虚寒人，禁用。

青葙子

〔性味〕味苦，性微寒。无毒。

〔主治〕青盲内障，翳膜遮睛，赤肿眵烂，泪出羞明。

〔归经〕入肝经。为泻肝明目之品。

苎麻根

〔性味〕味苦，性寒。无毒。

〔主治〕利小便，疗淋血，止脱肛。痰哮宜求，安胎尤要。

〔归经〕入肝经。为解热除瘀之品。

〔禁忌〕病人胃弱泄泻，及诸病不由血热者，均忌。

牛蒡子

〔性味〕味苦，性平。无毒。

〔主治〕宣肺气，理痘疹，清咽喉，散痈肿。有泻热散结之能，疏腰膝凝滞之气。

〔归经〕入肺、胃二经。为散风除热解毒之品。

〔禁忌〕疮家气虚色白，大便泄泻者忌。痧疹不忌泄泻，故用之无妨。痈疽已溃，非便闭不宜服。以性冷滑利也。

大青叶

〔性味〕味苦微咸，性大寒。无毒。

〔主治〕质苦咸而大寒，解心胃之热毒，是以时疾热狂，阳毒发斑莫虑，亦治黄疸热痢，喉痹丹毒无虞。

〔归经〕入心、胃二经。为解散热毒之品。

〔禁忌〕此乃阴寒之物，止用以天行热病，不可施之虚寒脾弱之人。

青黛

〔性味〕味咸，性寒。无毒。

〔主治〕清肝火，解郁结。幼稚惊疳，大方吐血，伤寒发斑，下焦毒热。

〔归经〕入肝经。为除热解毒之品。

〔禁忌〕凡血症非血分实热，而由阴虚内热，阳无所附，火气因空上炎，发为唾咯吐血诸证，切不可用青黛等。盖血得寒则凝，凝则寒热交作，胸膈或痛，愈增其病矣。

萹蓄

〔性味〕味苦，性寒。无毒。

〔主治〕利水治癃淋，杀虫理疮疾，蛔咬腹痛可用，妇人阴蚀尤良。

〔归经〕入胃，膀胱二经。为泄热下行之品。

芦根

〔性味〕味甘，性平。口无毒。

〔主治〕噎膈胃反之司，消渴呕逆之疗。可清烦热，能利小肠。

〔归经〕入肺、脾、肾三经。为清热止呕之品。

〔禁忌〕因寒霍乱作胀，因寒呕吐，均忌。

紫菀

〔性味〕味苦辛，性平。无毒。

〔主治〕主痰喘上气，尸疰劳伤，咳吐脓血，通利水便。治胸中寒热之结气，去蛊毒痿躄以安脏。

〔归经〕入肺经，兼入胃经。为清金泄火之品。

〔禁忌〕肺病咳逆喘嗽，皆阴虚肺热也，忌独用多用。即用亦须与二冬、百部、桑皮等苦寒参用，方无害，以其性温也。

紫花地丁

〔性味〕味辛苦，性寒。无毒。

〔主治〕辛苦而寒，泻热解毒。发背与痈疽莫缺，疗疮并瘰疬咸宜。

〔归经〕入肝、脾二经。为除热解毒之品。

射干

〔性味〕味苦，性平。有毒。

〔主治〕清咳逆热气，治喉痹咽疼，血散肿消，镇肝明目。祛积痰而散结气，通经闭而利大肠。

〔归经〕入心、心包、三焦三经，兼入肺、肝、脾三经。为清火解毒、散血消痰之品。

〔禁忌〕性不益阴，凡脾胃弱，脏寒，气血虚，病无实热，均忌。

马兜铃

〔性味〕味苦，性寒。无毒。

〔主治〕清金有平咳之能，涤痰有定喘之效。

〔归经〕入肺经。为清热下气之品。

〔禁忌〕肺虚寒咳嗽，或寒痰作喘者，均忌。

〔炮制〕凡使取净子焙用。

天花粉

〔性味〕味苦，性寒。无毒。

〔主治〕止渴退烦热，消痰通月经，排脓散肿，利膈清心。实名栝蒌，主疗结胸。其子润肺，主化燥痰。

〔归经〕入肺经。为润肺降气之品。

〔禁忌〕脾胃虚寒作泄者忌。

山豆根

〔性味〕味苦，性寒。无毒。

〔主治〕主咽痛虫毒，消诸种疮疡，泻心火以保肺金，平喘满而清热咳，喉痛喉风治之愈，腹痛下痢服之良。

〔归经〕入心、肺、大肠三经，为清热解毒之品。

〔禁忌〕病人寒者勿服。

金银花

〔性味〕味甘，性寒，无毒。

〔主治〕解热消痈，止痢宽筐，养血治渴，补虚疗风，除热而肠澼血痢可疗，解毒则杨梅恶疮尤效。

〔归经〕入肺经，为散热解毒之品。

〔禁忌〕虚热作泄者忌用。

二、木部

降真香

〔性味〕味苦，性温。无毒。

〔主治〕行瘀滞之血如神，止金疮之血至验，理肝脉吐血胜似郁金。治刀伤出血，过于花蕊。

〔归经〕入肝经，通入十二经。为散邪之品。

阿魏

〔性味〕味辛，性平。无毒。

〔主治〕杀诸虫，破癥积，除邪气，化蛊毒。

〔归经〕入脾、胃二经。为消结杀蛊之品。

〔炮制〕凡使用钵研细热酒器上，过入药。

芦荟

〔性味〕味苦，性大寒。无毒。

〔主治〕主祛热明目，理幼稚惊风，养疗五疳，能杀三虫。

〔归经〕入肝、心包二经。为涤热杀虫之品。

黄柏

〔性味〕味苦，性寒。无毒。

〔主治〕泻相火而救水，利膀胱以燥湿，佐以苍术。理足膝之痹痛，渍以蜜水。漱口舌之生疮，清五脏之积热，黄疸热痢，肠风痔血可疗。治女子之诸疳，漏下赤白，阴伤湿疮亦愈。

〔归经〕入肾、膀胱二经。为除热益阴之品。

〔禁忌〕阴阳两虚，脾胃薄弱者，均忌。

〔炮制〕黄柏性寒而沉，生用则降实火，熟用则不伤胃，酒制则治上，蜜制则治中，盐制则治下。

厚朴

〔性味〕味苦辛，性温。无毒。

〔主治〕辛能散风邪，温可解寒气，下气消痰，去实满而宽膨，温胃和中，调胸腹而止痛，吐利交资，惊烦共主，疗气血之痹，去三虫之患。

〔归经〕入脾、胃二经。为下实散满之品。

〔炮制〕凡使去粗皮，姜汁炙或浸炒用。

苦楝子

〔性味〕味苦，性寒。有小毒。

〔主治〕杀三虫，利小便，愈疝气，疗疥疮。肝厥腹痛以疗，伤寒里热亦愈。

〔归经〕入肝、心包、小肠、膀胱四经，兼入肺、脾、胃三经。为泄热之品。

〔禁忌〕脾胃虚寒者忌用。

〔炮制〕凡使酒拌合透，蒸待皮软，去皮去核，取肉用，凡用肉不用核，用核不用肉，如用肉锤碎，浆水煮一伏时晒干。

槐花

〔性味〕味苦，性平。无毒。

〔主治〕止便血，除血痢，咸借清肠之力，疗五痔，明眼目，皆资涤热之功。子名槐角，用颇相同。兼行血以降气，亦催生而堕胎。枝主阴囊湿痒。叶医疥癣疔疮。

〔归经〕入肝、大肠二经。为凉血清热之品。

〔禁忌〕病人虚寒作泄，及阴虚血热而非实热者，均忌。

〔炮制〕凡使槐花须未开时采取，亦名槐米，陈久炒用。凡使槐实，去单子及五子者打碎，牛乳经一宿。蒸过用。

苏木

〔性味〕味甘咸，性平。无毒。

〔主治〕宣表里之风邪，除新旧之瘀血。宜产后之胀满，治痈肿与扑伤。

〔归经〕入肝、脾、肾三经，兼入心、胃二经。为散表行血之品。

〔禁忌〕产后恶露已尽，有血虚腹痛者，不宜用。

巴豆

〔性味〕味辛，性温。有毒。

〔主治〕荡五脏，涤六腑，几于涮肠刮胃，攻坚积，破痰癖。直可斩关夺门，气血与食，一攻而殆尽，痰虫及水，倾倒而无遗，胎儿立堕，疔毒旋抽。

〔归经〕入胃、大肠二经。为斩关夺门之品。

〔禁忌〕凡一概汤散丸剂，切勿轻投，即不得已急症，亦须炒熟，压令油极净。入分许即止，不得多用。

桑根白皮

〔性味〕味甘辛，性寒。无毒。

〔主治〕泻肺经之有余，止喘定嗽，疏小肠之闭滞，逐水宽膨，降气散瘀血，止渴消燥痰。

〔归经〕入肺经。为清金之品。

〔禁忌〕凡肺虚无火，因寒袭之而咳嗽者，勿用。

枳实

〔性味〕味苦，性寒。无毒。

〔主治〕破积，有雷厉风行之势，泻痰有冲墙倒壁之威，解伤寒结胸，除心下急痞。

〔归经〕入脾、胃二经。为破气行痰之品。

枳壳

〔性味〕味苦咸，性微寒。无毒。

〔主治〕破至高之气，除咳逆停痰，助传导之官，消水留胀满。

〔归经〕入肺、胃二经。为散结逐滞之品。

〔禁忌〕肺气虚弱，脾胃虚，中气不运，而痰壅气急，咳嗽不因风寒入肺，气壅，及咳嗽阴虚火炎，与一概胎前产后，均忌。

山栀子

〔性味〕味苦，性寒。无毒。

〔主治〕治胸中懊恼，而眠卧不宁，疏脐下血滞而小便不利，清太阴肺，轻飘而上达，泻三焦火，屈曲而下行，清胃脘则吐衄与崩淋俱效，祛心火则疮疡与面赤无虞。

〔归经〕入心、肺、胃三经。为泄火之品。

〔禁忌〕凡脾胃虚弱，血虚发热，心肺无邪热，小便闭，由膀胱气虚，均忌。

〔炮制〕治上中二焦，连壳用。治下焦，去壳洗去黄浆炒用。治血病炒黑用，祛心胸中热用仁，祛肌表间热用皮。

郁李仁

〔性味〕味苦辛酸，性平。无毒。

〔主治〕润达幽门，而关格有转输之妙，宣通火腑，而肿胀无壅遏之嗟。

〔归经〕入脾、大肠、小肠三经。为润燥泄气破血之品。

〔禁忌〕津液不足者忌。

大腹皮

〔性味〕味辛，性温。无毒。

〔主治〕开心腹之气，逐皮肤之水，和脾泄肺，通大小肠，肺气痞胀胥宜，痰膈瘴疟亦治。

〔归经〕入脾、胃二经。为下气行水之品。

〔禁忌〕病涉虚弱者忌。

〔炮制〕鸩鸟多集此树，宜以酒洗清，再大豆汁洗晒干用。

竹叶

〔性味〕味辛甘，性寒。无毒。

〔主治〕清心涤烦热，止嗽化痰涎，定小儿之惊痫，治吐血与呕哕。

〔归经〕入心、胃二经。为涤热之品。

〔禁忌〕竹茹，凡胃寒呕吐，感寒挟食作呕，忌用。竹沥，凡寒痰湿痰及饮食生痰，忌用。

天竺黄

〔性味〕味甘，性寒。无毒。

〔主治〕祛痰解风热，镇心安五脏，大人中风不语，小儿天吊惊痫。

〔归经〕入心经。为除热豁痰定惊之品。

雷丸

〔性味〕味苦咸，性微寒。无毒。

〔主治〕杀脏腑诸虫，除婴儿百病，毒气可逐，胃热亦清。

〔归经〕入胃、大肠二经。为消积杀虫之品。

〔炮制〕入药炮用。此竹之苓也，乃竹之余气所结，大小如粟，生土中而无苗叶，

三、谷部

绿豆

〔性味〕味甘，性寒。无毒。

〔主治〕解热毒而止渴，去肌风而润肤，利小便以治胀，厚肠胃以和脾。

〔归经〕入胃经，兼入心经。为清热解毒之品。

〔禁忌〕脾胃虚寒滑泄者忌。

四、菜部

冬瓜

〔性味〕味甘，性微寒。无毒。

〔主治〕寒泻热，甘益脾，利二便，治消渴。多食而水肿以消，用子则补肝明目。

〔归经〕入脾、胃、大肠、小肠四经。为除热益脾之品。

〔禁忌〕冬瓜性冷利，脏腑有热者宜之。体虚肾冷，

久病滑泄者忌。

五、果部

杏仁

〔性味〕味甘，性温。有小毒。

〔主治〕散上焦之风，除心下之热，利胸中气逆而喘嗽，润大肠气闭而难通。解锡毒有效，消狗肉如神，时行头痛，行痰解肌。

〔归经〕入肺、大肠二经。为泻肺解寒、润燥下气之品。

〔禁忌〕凡阴虚咳嗽、肺家有虚热之痰者，均忌。双仁者不可用。

桃仁

〔性味〕味苦甘，性平。无毒。

〔主治〕破诸经之血瘀，润大肠之血燥。肌有血凝，而燥痒堪除。热入血室，而谵言可止。可除厥癥瘕，何虞乎邪气。

〔归经〕入肝、心包二经。为破血润燥之品。

〔禁忌〕桃仁散而不收，泻而勿补，过用或不当，能使血下不止，损伤真阴。故凡经闭由于血枯，产后腹痛，由于血虚，大便闭涩，由于津液不足者，均忌。

山楂

〔性味〕味甘酸，性温。无毒。

〔主治〕消肉食之积，行乳食之停，疝气为殃，茴香助之取效。儿枕作痛，砂糖调服成功。发小儿痘疹，理下血肠风。

〔归经〕入脾经。为破气消积、散瘀化痰之品。

〔禁忌〕脾虚不运，及胃家无食积，均忌。如脾胃虚，兼有积滞，当与补药同施，亦不宜过用。

青皮

〔性味〕味苦、辛，性寒。无毒。

〔主治〕破滞气愈攻愈效，削坚积愈下愈良。引诸药至厥阴之分，下饮食入太阴之仓。郁积与发汗咸治，疝痛与乳肿宜投。其核也主膀胱疝气，其叶也治乳痈肺痈。

〔归经〕入肝、胆二经。为猛锐之品。

〔禁忌〕削坚破滞，性最酷烈，误服立损真气，必与参、术、芍药等补脾药同行，必不可单行。肝脾气虚者，均忌。

槟榔

〔性味〕味辛涩，性温。无毒。

〔主治〕降至高之气，似石投水，疏厚重之急，如骥追风。疟疾与痰癖皆收，脚气与杀虫并选。消谷可也，伏尸宜之。

〔归经〕入胃、大肠二经。为沉重下坠之品。

〔禁忌〕凡气虚，脾胃虚，阴阳两虚，中气不足者，均忌。

六、石部

海浮石

〔性味〕味甘咸，性平。无毒。

〔主治〕清金降火，止浊治淋。积块老痰逢便化，瘿瘤结核遇旋消。

〔归经〕入肺经。为消痰软坚之品。

食盐

〔性味〕味甘辛咸，性平。无毒。

〔主治〕擦牙而止痛，洗目而祛风。二便闭结，纳导随通。心腹烦疼，服吐即愈，治疝与辟邪有益，痰停与霍乱无妨，软坚而结核积聚以除，清火则伤肠胃结热可治。

〔归经〕入肾经，兼入心、肺、胃三经。为除热润下之品。

七、人部

人中黄

〔性味〕味甘，性寒。无毒。

〔主治〕甘寒以入胃经，泻热而清痰火。治阳毒发狂之证，挽痘疮黑陷之虞。

〔归经〕入胃经。为大解热毒之品。

〔禁忌〕伤寒瘟疫非阳明实热，痘疮非大热郁滞，因而紫黑干陷倒靥者，均忌。以苦寒之极也。

八、禽兽部

夜明砂

〔性味〕味辛，性寒。无毒。

〔主治〕质秉辛寒，肝经血分，活血消积。目盲障翳称良，疟魃惊疳，干血气痛亦治。

〔归经〕入肝经。为散血明目之品。

〔炮制〕凡使淘去灰土恶臭，取细砂晒干焙用。

犀角

〔性味〕味苦酸咸，性寒。无毒。

〔主治〕解烦热而心宁，惊悸狂邪都扫，散风毒而肝清，目昏痰壅皆消，血衄崩淋，投之辄止。痈疽发背，用以消除解毒，高于甘草，祛邪过于牛黄，迷惑与魇寐不侵，蛊疰共鬼邪却退。

〔归经〕入心、肝二经，兼入胃经。为彻上彻下，散邪清热、凉血解毒之品。

〔禁忌〕治消胎气，孕妇忌服，痘疮气虚无大热，伤寒阴证发躁，脉沉细，足冷，渴而饮不多，且复吐出者，均忌。

羚羊角

〔性味〕味苦咸，性寒。无毒。

〔主治〕直达东方理热毒，而昏冒无虞。专趋血海散瘀结，而真阴有赖。清心明目，辟邪定惊，肠风痢血宜加用，瘰疬痈疽不可无。

〔归经〕入心、肝、肺三经。为散邪清热之品。

〔禁忌〕心肝二经，虚而有热者均忌。若虚而无热忌用。

熊胆

〔性味〕味苦，性寒。无毒。

〔主治〕杀虫治五疳，止痢除黄疸，去目障至效，涂痔漏如神。

〔归经〕入心、胃、心包三经，兼入肝、脾、大肠三经。为除热祛邪之品。

〔禁忌〕小儿不因疳证而目生障翳，及痘后蒙蔽者，均忌。

刺猬皮

〔性味〕味苦，性平。有小毒。

〔主治〕性苦平，治胃逆，消五痔，愈肠风，阴蚀共阴肿之痾，酒煮与末敷胥当。

〔归经〕入胃经。为凉血之品。

〔炮制〕煅黑存性，一云细剉炒黑用。

九、鳞虫部

龙齿

〔性味〕味涩，性寒。无毒。

〔主治〕性凉味涩，镇心安魂、大人之痫癫无虞，小儿之五惊咸愈。

〔归经〕入心、肝二经。为镇心安魂、除烦清热之品。

〔禁忌〕龙齿禁忌约与龙骨相似。

珍珠

〔性味〕味甘咸，性寒。无毒。

〔主治〕安魂定悸，止渴除蒸，收口生肌，点睛退翳，能坠痰而拔毒，治惊热与痘疔。

〔归经〕入心、肝二经。为泄热定惊之品。

〔禁忌〕凡并不由火热者忌。

海蛤粉

〔性味〕味咸，性寒。无毒。

〔主治〕味咸性寒，化痰定喘，治心痛而愈疝气，利小便而止遗精，积块与肿核齐消，白浊与带下并治。

〔归经〕入心、肺二经。为软坚润下之品。

〔禁忌〕虽善消痰积血块，然脾胃虚寒，宜少用。

瓦楞子

〔性味〕味咸，性平。无毒。

〔主治〕消老痰至效，破癥癖殊灵。

〔归经〕入肝经，兼入肺、脾二经。为软坚散结之品。

〔炮制〕取陈久者，火煅赤，米醋淬三度，出火毒，研粉。

水蛭

〔性味〕味苦咸，性平。有毒。

〔主治〕恶血积聚，闭结坚牢，炒末调吞多效，赤白丹肿，痈毒初生，竹筒含咂有功。

〔归经〕入肺、膀胱二经。为破血泄结之品。

五谷虫

〔性味〕味苦咸，性寒。无毒。

〔主治〕治小儿疳疮积，疗时病谵妄语。

〔归经〕入脾、胃二经。为祛热疗疳之品。

〔炮制〕凡使漂极净，晒干或炒，或煅为末用。

虻虫

〔性味〕味苦，性微寒。有毒。

〔主治〕攻血遍行经络，堕胎只在须臾。祛寒热与癥瘕，通血脉及九窍。

〔归经〕入肝经，兼入三焦经。为破血泄结之品。

蟾蜍

〔性味〕味辛，性寒。微毒。

〔主治〕发时疮之毒，理疳积之疴，消猘犬之毒，枯肠痔之根。

〔归经〕入胃经。为杀虫拔毒之品。

〔炮制〕凡使蟾酥，用人乳化开。切不可入人目，若误入，赤肿欲盲，急以紫草汁洗点即消。

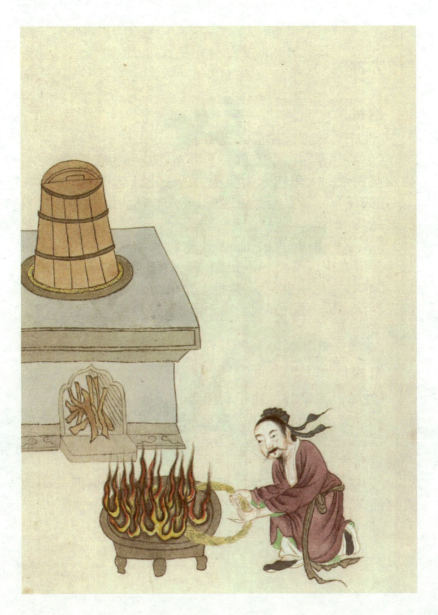

第五节 轻剂

一、草部

麻黄

〔性味〕味苦，性温。无毒。

〔主治〕专司冬令寒邪，头痛身热脊强，祛营中寒气，破癥坚积聚，太阳伤寒为要药，发表出汗有殊功。

〔归经〕入肺、膀胱二经，兼入心、大肠二经。为发汗之品。

〔禁忌〕诸虚有汗，肺虚痰嗽，气虚发喘，阴虚火炎眩晕，南方中风瘫痪，平日阳虚、腠理不密之人，均忌。

〔炮制〕凡用发汗，取茎，去根结，煮十余沸，竹片掠去浮沫，或用醋汤略泡，或干晒，亦用蜜炒。若止汗，用根节。

葛根

〔性味〕味辛甘，性平。无毒。

〔主治〕主消渴大热，呕吐头痛。生用能堕胎，蒸熟化酒毒。止血痢，散郁火，起阴气，散诸痹，鼓胃气以上行，开腠理而发汗。

〔归经〕入胃、膀胱二经，兼入脾经。为解肌升阳散火之品。

〔禁忌〕多用反伤胃气，升散太过也。

升麻

〔性味〕味甘苦，性平。无毒。

〔主治〕解百毒，杀精鬼，辟疫瘴，止喉痛、头痛、齿痛，口疮斑疹，散阳明风邪，升胃中清气，蛊毒能吐，腹痛亦除。

〔归经〕入脾、胃二经。为升阳散毒之品。

〔禁忌〕凡吐衄咳多痰，阴虚火动，肾经不足，及气逆呕吐，惊悸怔忡，癫狂等证，若误用，多致危殆。

木贼草

〔性味〕味甘微苦，性温。无毒。

〔主治〕迎风流泪，翳膜遮睛。去节著发散之功，中空有升散之效。

〔归经〕入肝、胆二经。为退翳发汗之品。

〔禁忌〕目疾由于怒气及暑热伤血、暴赤肿痛者，均忌。

灯心草

〔性味〕味甘，性寒。无毒。

〔主治〕清心必用，利水偏宜。烧灰吹喉痹，涂乳治夜啼。

〔归经〕入心、肺、小肠三经。为清热行水之品。

〔禁忌〕性专通利，虚脱人不宜用。

连翘

〔性味〕味苦、辛，性寒。无毒。

〔主治〕除心经客热，散诸经血结。通经利水，固肌热之所需，消肿排脓，为疮家之要药。

〔归经〕入胆、大肠、三焦三经，兼入心、心包二经。为散结清火之品。

〔禁忌〕此清而无补之药也。痈疽已溃，及火热由于虚，

与脾胃薄弱作泄者，均忌

谷精草

〔性味〕味辛甘，性微温。无毒。

〔主治〕头风翳膜遮睛，喉痹牙痛疥痒。

〔归经〕入肝经，兼入胃经。为清热明目之品。

二、土部

百草霜

〔性味〕味辛，性温。无毒。

〔主治〕清咽治痢，解热定血，阳毒发狂之症，愈口舌白秃诸疮。

〔归经〕入肝、脾、胃三经。为救标之药。

〔禁忌〕虽能止血，无益肠胃。救标则可，治本则非。忌多服。

〔炮制〕此乃灶额及烟炉中墨烟也，其质轻细，故曰霜。若深村久灶额上墨，尤佳。止血为最要之药。研细用。

墨

〔性味〕味辛，性温。无毒。

〔主治〕止血以苦酒送下，消痈用猪胆调涂，磨浓点入目之飞丝，和酒治胞胎之不下。

〔归经〕入心、肝二经。为清凉之品。

三、虫部

蝉蜕

〔性味〕味咸甘，性寒。无毒。

〔主治〕快痘疹之毒，宣皮肤之风，小儿惊痫夜啼，目疾昏花障翳。

〔归经〕入肝经。为驱风散热之品。

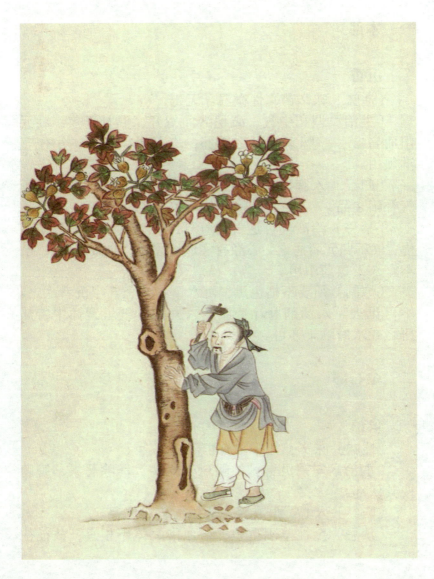

第六节 重剂

一、木部

沉香

〔性味〕味辛苦，性微温。无毒。

〔主治〕调和中气，破积滞而胃开，温补下焦，壮元阳而肾暖，疗脾家痰涎之逆邪，大肠虚闭宜投，小便气淋须用。

〔归经〕入脾、胃、肾三经，兼入心、肝二经。为下气补阳之品。

〔禁忌〕治冷气、逆气、气郁结，殊为要药。然中气虚，气不归元者忌之。心经有实邪者忌之，非命门真火衰，不宜入下焦药中用。

〔炮制〕须要不枯色黑，沉水下者为上。半沉者次之。不可见火。入汤剂磨汁冲服，入丸散，纸里置怀中待燥研之或水磨晒干亦可。

二、金石部

金箔

〔性味〕味辛，性平。有毒。

〔主治〕安镇灵台，神魂免于飘荡，辟除恶祟，脏腑搜其伏邪。

〔归经〕入心、肝二经。为镇心安神之品。

〔禁忌〕金性坚刚重坠，与血肉之体不相宜，故往往服之致死。凡病只因心气虚，以致神魂不定，并无惊邪外入者，当以补心安神为急，而非金箔所能定矣。盖惟有外邪侵犯者，乃可借为镇心安神之用也。

自然铜

〔性味〕味辛，性平。有毒。

〔主治〕续筋接骨，折伤复旧，消瘀破滞，疼痛消除。

〔归经〕入肝经。为散瘀破积之品。

〔禁忌〕凡使中病即已，切不可过服，以其有火金之毒，走散太甚。

〔炮制〕凡使火煅醋淬七次，研细水飞用。

青铅

〔性味〕味甘，性寒。有毒。

〔主治〕甘寒属肾，解毒坠痰，安神明目，杀虫乌须。

〔归经〕入肝经，兼入肾经。为坠痰解毒之品。

黄丹

〔性味〕味辛，性微寒。无毒。

〔主治〕止痛生肌，宜于外传，镇心安魂，可作丸吞。下痰杀虫，截疟止痢，平吐逆而疗反胃，治癫疾以愈惊痫。

〔归经〕入肝、脾二经。为清积解毒之品。

密陀僧

〔性味〕味辛，性平。有小毒。

〔主治〕镇心主，灭瘢点，五痔金疮同偕重，疟家痢证共寻求。

〔归经〕入肝经。为镇怯之品。

〔禁忌〕密陀僧大都可外敷不可内服。此药无真者销银炉底，乃铅铜之气所结，能烂一切物，故不宜轻用。

朱砂

〔性味〕味甘，性微寒。无毒。

〔主治〕镇心而定癫狂，辟邪而杀鬼祟，解胎热痘毒，疗目痛牙疼，养精神而通神明，治五脏兼能化汞。

〔归经〕入心经。为安神定魄之品。

〔禁忌〕朱砂但宜生使，火炼则有毒，若饵服，常杀人。

雄黄

〔性味〕味辛苦，性温。微毒。

〔主治〕杨梅疔毒，疥癣痔疡，血瘀风淫，鬼魔尸疰，化涎痰之实，涂蛇虺之伤。

〔归经〕入肝、胃二经。为解毒杀虫之品。

〔禁忌〕雄黄性热有毒，外用易见长，内服难免害。凡服之中病即止，无过剂也。

石膏

〔性味〕味甘辛，性寒。无毒。

〔主治〕营卫伤于风寒，青龙收佐使之勋。相传因于火热，白虎定为君之剂，头痛齿痛肌肤热，入胃而搜逐，消渴阳狂逆气起，入肺以驱除，口干舌焦是之取尔，中暑自汗，又何患焉。

〔归经〕入胃经，兼入肺、三焦二经。为泻热解肌之品。

阳起石

〔性味〕味辛咸，性寒。无毒。

〔主治〕固精而壮元阳，益气而止崩带，回子宫之虚冷，消结气与癥瘕。

〔归经〕入命门。为温补之品。

〔禁忌〕凡阴虚火旺及阳痿属于失志，以致火气闭密，不得发越而然，与崩漏由于火盛，而非虚寒者均忌。

〔炮制〕凡使火煅醋淬七次，研细水飞用。

磁石

〔性味〕味辛咸，性寒。无毒。

〔主治〕治肾虚之恐怯，镇心脏之怔忡，疗肢节中痛，则风湿以除，清大热烦满，而耳聋亦治。

〔归经〕入肝、胃二经。为冲和之品。

〔禁忌〕凡石药皆有毒，独磁石冲和，无悍猛之气，又能补肾益精，然体重，渍酒优于丸散。

〔炮制〕凡使火煅醋淬，研末水飞，或醋煮三日夜用。

青礞石

〔性味〕味甘咸，性平。无毒。

〔主治〕化顽痰癖结行食积停留，色青因以平肝，体重则能下气。

〔归经〕入肝经。为治惊消痰之品。

〔禁忌〕凡积滞癥结，脾胃壮实者可用，虚弱者忌，小儿惊痰食积实热，初发者可用，虚寒久病者忌。

〔炮制〕须坚细青黑，打开中有白星点者，无星点者不入药，煅后则星点如麸金，制法：礞石四两打碎，入硝石四两拌匀，放大坩锅内，炭火十五斤，簇定煅至硝尽，其石色如金为度，取出研末水飞去硝毒，晒干用。

代赭石

〔性味〕味苦甘，性寒。无毒。

〔主治〕健脾养血，治五脏血脉中热，镇气定逆，疗小肠疝气内痛，老人肾虚痰喘，哮呷具平，妇科经病带多，胎产亦治。

〔归经〕入肝、心包二经。为镇虚逆养阴血之品。

〔禁忌〕下部虚寒，及阳虚阴痿者，均忌之。

〔炮制〕凡使火煅赤，醋淬三次或五七次，研细水飞用。

三、土部

伏龙肝

〔性味〕味辛咸，性温。无毒。

〔主治〕女人崩中带下，丈夫尿血遗精，催生下胎，脐疮丹毒，咳逆反胃治之效，燥湿消肿投之宜。

〔归经〕入肝经。为调中止血、燥湿消肿之品。

〔禁忌〕阴虚吐血者忌用，以其中有火气，痈肿盛者忌独用。

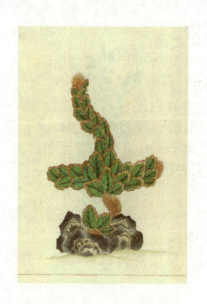
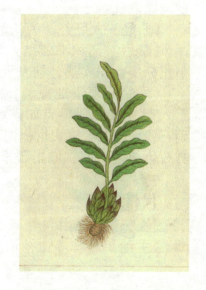

第七节 滑剂

一、草部

冬葵子

〔性味〕味甘，性寒。无毒。

〔主治〕能催生通乳，疏便闭诸淋，脏腑之寒热可解，营卫与关格胥通。

〔归经〕入大肠、小肠二经。为润燥利窍之品。

肉苁蓉

〔性味〕味甘酸咸，性温。无毒。

〔主治〕益精壮阳事，补肾润大肠，男子血沥遗精，女子阴疼带下，益腰膝而愈冷痛，起劳伤而除癥瘕。

〔归经〕入心包、命门二经。为滋肾益精滑肠之品。

〔禁忌〕凡泄泻，肾中有热，强阳易举而不固者，均忌。

〔炮制〕凡命名清酒浸一宿，刷去沙土浮甲，劈破中心，去白膜一重，有此能隔人心，前气不散令人上气，蒸半日，酥炙。

锁阳

〔性味〕味甘，性温。无毒。

〔主治〕强阳补精，润肠壮骨，

〔归经〕入肾经。为大补元阳之品。

蒲黄

〔性味〕味甘辛,性平。无毒。

〔主治〕熟用止血,生用行血,通经脉利小便,祛心腹膀胱之热,疗伤疮扑疬之疬。

〔归经〕入肝、心包二经。为凉血活血、散结除热之品。

〔禁忌〕一切劳伤,发热阴虚内热,无瘀血者,均忌。

二、谷部

胡麻

〔性味〕味甘,性平。无毒。

〔主治〕养血润肠,燥结焦烦诚易退,补中益气,风淫瘫痪岂难除,坚筋骨,明耳目,轻身不老,长肌肤,填髓脑,辟谷延年。

〔归经〕入脾经,兼入肝、肺、肾三经。为补益滋润之品。

麻油

〔性味〕味甘,微寒。无毒。

〔主治〕熟者利大肠,下胞衣。生者磨疮肿,生秃发。

〔归经〕入大肠经。为滋润之品。

大麻仁

〔性味〕味甘,性平。无毒。

〔主治〕润五脏,通大肠,宣风利关节,催生疗产难。

〔归经〕入脾、胃、大肠三经。为滑利之品。

三、果部

榧子

〔性味〕味甘涩，性平。无毒。

〔主治〕杀百种之虫，疗五般之痔，消谷食而治咳，助筋骨而壮阳。

〔归经〕入肺经。为涤除肠胃邪恶之品。

四、石部

滑石

〔性味〕味甘，性寒。无毒。

〔主治〕利小便，行积滞，宣九窍之闭，通六腑之结，身热可治，乳难亦宜。

〔归经〕入膀胱经，兼入心、胃、大肠、小肠四经。为通利下窍之品。

〔禁忌〕凡阴精不足，内热以致小水短少赤涩，或不利及口渴身热由于阴虚火炽水涸者，均忌。脾胃俱虚者，虽不作泄，亦忌。

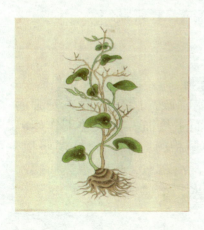
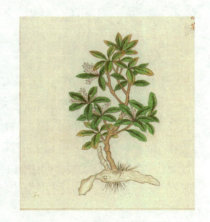

第八节 涩剂

一、草部

地榆

〔性味〕味苦甘酸，性微寒。无毒。

〔主治〕止血利肠风，除带下五漏，祛恶肉，疗金疮，止吐衄而愈崩中，入下焦而清血热。

〔归经〕入肝、肾、大肠三经，兼入胃经。为专理下焦血证湿热之品。

〔禁忌〕性寒下行，脾胃虚寒作泄，白痢久而胃弱，胎产虚寒泄泻，血崩脾虚作泄，均忌。

白及

〔性味〕味苦辛，性微寒。无毒。

〔主治〕肺伤吐血，痈肿排脓。

〔归经〕入肺经。为补肺逐瘀生新之品。

〔禁忌〕凡痈疽已溃。不宜同苦寒药服。

芍药

〔性味〕味苦酸，性平。无毒。

〔主治〕白芍敛肺而主胀逆喘咳，腠理不固。安脾而主中满腹痛，泻痢不和。治肝而主热血，目疾胁下作疼。气本苦平，功昭泄降，能治血痹坚积，腹痛胁痛，疝瘕坚积，服之瘥。经闭肠风，痈肿目赤，治之愈，何虞寒热疝瘕。赤芍专行恶血，兼利小肠泻肝火，治血痹。

〔归经〕入脾、肺、肝三经。为收敛之品。

〔禁忌〕白芍酸寒，凡中寒腹疼，中寒作泄，腹中冷痛，肠胃中觉冷等证，均忌。赤芍破血，凡一切血虚病，及泄泻产后，恶露已行，少腹痛已止，痈疽已溃，均忌。

五味子

〔性味〕味皮甘酸，核辛苦，都具咸味，性温。无毒。

〔主治〕滋肾精不足之水，强阴涩精，除热解渴，收肺金耗散之气，疗咳敛喘止汗固肠。

〔归经〕入肺、肾二经。为收敛滋润之品。

〔禁忌〕嗽初起脉数，有实火，及肝家有动气，肺气有实热，痧疹初发，及一切停饮，均忌。

〔炮制〕凡使以北产紫黑者良，入滋补药蜜浸蒸，入劳嗽药生用，具锤碎核。南产色红而枯，惟风寒在肺者宜之。

覆盆子

〔性味〕味甘酸，性微温。无毒。

〔主治〕补虚续绝伤，强阴美颜色。男子有固精之妙，妇人著多孕之功。

〔归经〕入肝、肾二经。为补涩之品。

〔炮制〕凡使淘去黄叶皮蒂，酒蒸晒干用。

二、木部

椿樗白皮

〔性味〕香者名椿，臭者名樗。味苦，性寒。无毒。

〔主治〕涩血，止泻痢，杀虫，收产肠，祛肺胃之陈痰，治湿热之为病。

〔归经〕入胃、大肠二经。为固肠润燥湿之品。

〔禁忌〕凡脾胃虚寒者，崩带属肾家真阴虚者忌。以其徒燥也。滞下积渍未尽者亦忌。不入汤煎。

〔炮制〕凡使二皮，以东引者良。去粗皮，或醋炙，蜜炙用。

秦皮

〔性味〕味苦、涩，性寒。无毒。

〔主治〕苦寒色青，能治风湿泻热而疗目疾。洗服咸宜。性涩而止崩带，下痢亦治。

〔归经〕入肝、胆二经，兼入肾经。为收敛之品。

诃黎勒

〔性味〕味苦、酸、涩，性温。无毒。

〔主治〕固肠而泄痢咸安，敛肺而喘嗽俱止，利咽喉而通津液，下食积而除胀满。

〔归经〕入肺、大肠二经。为收敛之品。

〔禁忌〕凡气虚嗽痢初起者，均忌。

〔炮制〕凡使以六棱黑色肉厚者良。良酒浸蒸去核，取肉用。

棕榈皮

〔性味〕味苦、涩，性平。无毒。

〔主治〕吐血，鼻红衄，肠毒病，十全奇效，崩中，带下，赤白痢，一切神功。

〔归经〕入肝、脾二经。为止血之品。

〔禁忌〕凡血证初起及瘀血未尽者，均忌。

金樱子

〔性味〕味酸，性平。无毒。

〔主治〕扃钥元精，合闭蛰封藏之本，牢栓仓廪，赞传道变化之权。

〔归经〕入肾经，兼入膀胱、大肠二经。为固精秘气之品。

〔禁忌〕泄泻由火热暴注者，小便不禁及精气滑脱，由阴虚火炽而得者，均忌。

〔炮制〕凡使去核毛刺用。

三、谷部

醋

〔性味〕味酸，性温。无毒。

〔主治〕烧红碳而闻气。产妇房中常起死，涂痈疽而外治，疮科方内屡回生，消心腹之痛，癥积尽破，杀鱼肉之毒，日用恒宜。

〔归经〕入肝经。为收敛气血之品。

罂粟壳

〔性味〕味酸、涩，性微寒。无毒。

〔主治〕止泻痢而收脱肛，涩精气而固遗泄，劫虚劳之嗽。摄小便之多。

〔归经〕入肾经。为敛肺涩肠固肾之品。

四、果部

乌梅

〔性味〕味酸，性平。无毒。

〔主治〕定喘定渴，止血止利，清音祛痰涎，安蛔理烦热，蚀恶肉而至速，消酒毒以清神。

〔归经〕入肺、脾二经。为敛肺涩肠涌痰消肿之品。

〔禁忌〕凡风寒初起，疟痢未久者，均忌。

木瓜

〔性味〕味酸、涩，性温。无毒。

〔主治〕筋急者得之即舒，筋缓者遇之即利，湿痹可以兼攻，脚气惟兹最要。

〔归经〕入脾、胃、肺、肝四经。为利筋骨调荣卫之品。

〔禁忌〕下部腰膝无力，由精血虚，真阴不足，及伤食脾胃未虚，积滞多者，均忌。勿犯铁器。

芡实

〔性味〕味甘，性平。无毒。

〔主治〕补肾固精，而遗浊有赖，益脾养气，而泄泻无虞，益耳目聪明，愈腰脊酸痛。

〔归经〕入脾、胃二经，兼入心、肾二经。为固本益精之品。

〔禁忌〕生食动气冷气，小儿不宜多食，以难化也。

五、石部

赤石脂

〔性味〕味甘、酸、辛，性大热。无毒。

〔主治〕主生长肌肉，可理痈疡。疗崩漏脱肛，能除肠澼。

〔归经〕入心、肾、大肠三经。为固敛之品。

〔禁忌〕凡火热暴注者，不宜用。滞下全是湿热，于法当利。自非的受寒邪，下利白积者，不宜用。崩中法当补阴清热，不可全仗收涩。带下本属湿热积滞，法当祛暑除积。止涩非宜。

禹余粮

〔性味〕味甘，性平。无毒。

〔主治〕甘寒重涩，固下最良。入手足阳明之血分，治咳逆寒热与烦满。血闭癥瘕可用，催生下痢亦宜。

〔归经〕入胃、大肠二经。为固下之品。

明矾

〔性味〕味酸，性寒。无毒。

〔主治〕消痰止痢，涤热祛风，收脱肛阴挺，理疥癣湿淫，疗阴蚀而愈恶疮，止目痛而坚骨齿。

〔归经〕入脾经。为燥湿坠痰之品。

六、鳞虫部

龙骨

〔性味〕味甘，性平。无毒。

〔主治〕滑精而遗泄能收，固肠而崩淋可止，缩小便而止自汗，生肌肉而收脱肛，癥瘕除，坚积散，鬼疰精物与老魅而咸驱，热气惊痫，治小儿而允当。

〔归经〕入肝、胆、肾三经，兼入心、大肠二经。为固敛浮越正气之品。

〔炮制〕酒浸一宿，焙干研粉，水飞三次用。如急用，以酒煮焙干。

牡蛎

〔性味〕味咸，性微寒。无毒。

〔主治〕消胸中烦满，化痰凝之瘰疬，固精［止］滑二便，止汗免崩淋，治虚劳烦热，愈妇人带下，伤寒而寒热宜求，温疟而惊恚莫缺。

〔归经〕入肝、胆、肾三经。为软肌利水固肠之品。

〔禁忌〕凡病虚而有寒者忌。肾虚而无火，寒精自出者，亦忌。

五倍子

〔性味〕味酸、咸，性平。无毒。

〔主治〕敛肺化痰，故止嗽有效。散热生津，故止渴相宜。上下之血皆止，阴阳之汗咸疗。泻痢久而能断，肿毒发而能消。口疮，须臾可食。洗脱肛，顷刻能收。染须发之白，治目烂之疴。

〔归经〕入肺经。为收敛之品。

〔禁忌〕凡嗽由外感，泻非虚脱者，忌。

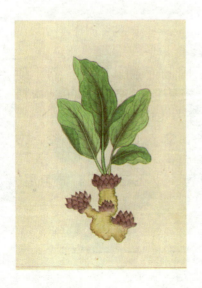
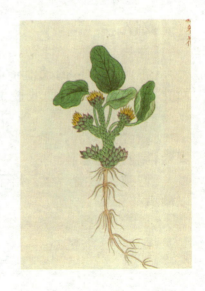

第九节 燥剂

一、草部

苍术

〔性味〕味苦，性温。无毒。

〔主治〕燥湿消痰，汗发解郁，除山峦瘴气，弭灾诊恶疾。

〔归经〕入脾、肺、胃、大肠、小肠五经。祛风除湿、升阳散郁之品。

〔禁忌〕二术凡病属阴虚血少，精不足，内热骨蒸，口干唇燥，咳嗽吐痰，吐血鼻血，齿血咽塞，便秘滞下，及肝肾有动气者，均忌。

仙茅

〔性味〕味辛，性温。有小毒。

〔主治〕助阳填骨髓，心腹寒痛，开胃消宿食，强记通神。

〔归经〕入命门经，兼入肝、心包二经。为补火之品。

〔炮制〕清水洗，竹刀刮去皮，切豆许大，糯米泔浸去赤汁，酒拌蒸半日暴干。勿犯铁。

草豆蔻

〔性味〕味辛，性温。无毒。

〔主治〕散寒止心腹之痛，下气驱逆满之痾，开胃而理霍乱吐泻，攻坚而破噎膈癥瘕。

〔归经〕入脾、胃二经。为驱寒除湿、消痰截疟之品。

〔禁忌〕凡疟不由于瘴，心胃痛由火而不由寒，泻痢胀满或小水不利，由暑热湿热者，均忌。

〔炮制〕闽产名草豆蔻，如龙眼而微长，皮黄白，薄而棱峭，仁如缩砂，辛香气和。滇广所产名草果，如诃子，皮黑厚而棱密子粗而辛臭。虽是一物，微有不同。忌犯铁。

肉豆蔻

〔性味〕味辛，性温。无毒。

〔主治〕温中消食，止泻止痢，心疼腹痛，辟鬼杀虫，能逐冷而祛痰，治小儿之吐逆。

〔归经〕入脾、胃二经，兼入大肠经。为消食止泻之品。

〔禁忌〕大肠素有火热，及中暑泄暴注，肠风下血，胃火齿痛，及湿热积滞方盛，滞下初起，均忌。

〔炮制〕以糯米粉熟汤搜裹，塘火中煨熟去粉用。忌犯铁。

益智仁

〔性味〕味辛，性温。无毒。

〔主治〕温中进食，补肾扶脾，摄涎唾，缩小便，安心神，止遗浊。

〔归经〕入脾经，兼入心、肾二经。为行阳退阴之品。

〔禁忌〕凡证属燥热，病人有火者，不宜用。故呕吐由热不由寒，凡逆由怒而不由虚，小便余沥，由水涸精亏内热，而不由肾气虚寒，泄泻由湿火暴注，而不由气虚肠滑，均忌。

补骨脂

〔性味〕味辛，性温。无毒。

〔主治〕兴阳事，止肾泄，固精气，止腰疼，肺寒咳嗽无虞，肾虚气喘宜用。

〔归经〕入脾、命门、心包三经。为壮火益土之品。

〔禁忌〕凡病阴虚火动，阳道妄举，梦遗尿血，小便短涩，目赤口苦舌干，大便燥结，内热作渴，火升易饥嘈杂，湿热成痿，以致骨乏无力者，均忌。

〔炮制〕此性燥毒，须酒浸一宿，再以东流水浸三日夜，蒸半日晒干，胡桃肉同炒用。

葫芦巴

〔性味〕味苦，性温。无毒。

〔主治〕元脏虚寒，膀胱疝气，丹田可暖，脚肿亦祛。

〔归经〕入命门经。为壮元阳、除寒湿之品。

〔炮制〕出岭南番舶者良，一云是番莱菔子。酒浸或蒸，或炒。

附子

〔性味〕味辛、甘，性大热。有毒。

〔主治〕补元阳，益气力，堕胎孕，坚筋骨，心腹冷疼，寒湿痿躄，足膝瘫软，坚瘕癥癖，伤寒戴阳，风寒咳逆，行十二经，痼冷尤益。

〔归经〕入命门、三焦二经，兼入脾、胃、膀胱三经。为回阳退阴之品。

〔禁忌〕一切阳证火证，阴虚内热，血液衰少证，均忌。

川乌

〔性味〕味辛，性热。有毒。

〔主治〕大燥祛风，功同附子，而稍缓。附子性重峻，回阳逐寒，川乌性轻疏，温脾逐风。寒疾宜附子，风疾宜川乌。

〔归经〕入脾、命门二经。为助阳退阴之品。

草乌头

〔性味〕味辛，性热。有毒。

〔主治〕辛苦大热，开透顽痰，治恶疮，破积聚，降气平咳逆之上，搜风祛寒湿之痹。

〔归经〕入脾经。为搜风胜湿、祛痰攻毒之品。

白附子

〔性味〕味辛，性温。有毒。

〔主治〕中风失音，消痰祛湿，面上百病咸宜，冷气诸风尤急。

〔归经〕入胃经。为祛风燥湿、豁痰之品。

〔禁忌〕似中风证，虽痰壅忌用。

天南星

〔性味〕味苦、辛，性温。有毒。

〔主治〕风痰麻痹堪医，破血行胎可虑，惊痫风眩，下气胜湿投之当，寒热结气，伏梁积聚无不宜。

〔归经〕入肺经。为祛风湿豁顽痰之品。

〔禁忌〕阴虚燥痰忌用。半夏治湿痰多，南星治风痰多。

〔炮制〕凡使以矾汤或皂角水浸三日夜曝用，或酒浸一宿蒸，竹刀切开，至不麻乃止。造胆星腊月研取末，纳黄牛胆中风干。年久者更佳。

半夏

〔性味〕味辛，性平。有毒。

〔主治〕消痰燥湿，开胃健脾，咳逆呕吐，头眩昏迷，痰厥头痛，心下满坚，消痛可也，堕胎有焉，伤寒寒热，痰疟不眠，下气称要，止汗宜先。

〔归经〕入脾、胃、胆三经，兼入心、肺、大肠三经。为除湿化痰、开郁发表之品。

〔禁忌〕一切血证及阴虚血少，津液不足之病。均忌。

二、木部

桂

〔性味〕味辛、甘，性大热。有小毒。

〔主治〕益火消阴，救元阳之涸冷，温中降气，扶脾胃之虚寒，坚筋骨，强阳道，乃助火之动，定惊痫，通血脉，属平肝之绩，下焦腹痛，非此不除，奔豚疝瘕，用之即愈，宣通百药，善堕胞胎。

〔归经〕入肾、肝、命门三经。为下行温补之品。

桂心

〔性味〕味苦、辛，性热。无毒。

〔主治〕理心腹之恙，三虫九痛皆瘥，补气脉之虚，五劳七伤多验，宣气血而无壅，利关节而有灵，托痈疽痘毒，能引血成脓。

〔归经〕入心、心包二经。为补阳活血之品。

桂枝

〔性味〕味辛、甘，性温。无毒。

〔主治〕无汗能发，有汗能止，理心腹中之痛，散皮肤之风，横行而为手臂之引经，直行而为奔豚之向导。

〔归经〕入肺、膀胱二经。为上行发表之品。

丁香

〔性味〕味辛，性热。无毒。

〔主治〕温脾胃而呕呃可疗，理壅滞而胀满宜疗，齿除疳，痘发白灰，痃癖奔豚，腹痛口臭。

〔归经〕入肺、脾、胃三经。为暖补之品。

〔禁忌〕凡病非属虚寒，一切有火热证者，忌。

胡椒

〔性味〕味辛，性大温。无毒。

〔主治〕下气温中，消风祛痰，食积与快膈称良，腹痛与胃寒共治。

〔归经〕入胃、大肠二经。为除寒快膈之品。

〔禁忌〕凡血分有热，阴虚发热，咳逆吐血，咽干口渴，热气暴冲，目昏口臭，齿浮鼻衄，脏风脏毒，痔漏泄澼等证，如误服，即令诸病即时加剧，均忌。

吴茱萸

〔性味〕味辛，性热。有小毒。

〔主治〕燥肠胃而止久滑之泻，散阴寒而攻心腹之疼，祛冷胀为独得，疏肝气有偏长，疝痛脚气相宜，开郁杀虫至效。

〔归经〕入肝肾经，兼入脾、胃二经。为下气开郁、除风寒湿之品。

〔禁忌〕一切阴虚之证，及五脏六腑有热无寒之人，均忌。

三、石部

炉甘石

〔性味〕味甘，性温。无毒。

〔主治〕散风热而肿消，祛痰热而翳退。

〔归经〕入胃经。为明目之品。

硫黄

〔性味〕味酸，性大热。有毒。

〔主治〕壮阳坚筋骨，阴气全消，杀虫燥寒湿，疮疥尽扫，老年风秘，君半夏，而立通。泄痢虚寒，佐蜡矾而速止。艾汤投一切阴毒回春，温酒送三丸。沉寒再造。

〔归经〕入命门、心包二经。为补阳之品。

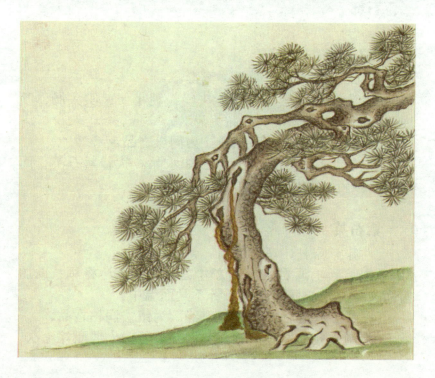

第十节 湿剂

一、谷部

饴糖

〔性味〕味甘，性微温。无毒。

〔主治〕止嗽化痰，《千金方》每嘉神效。脾虚腹痛，建中汤累奏奇功。瘀血熬焦和酒服，肠鸣须用水煎尝。

〔归经〕入肺、脾二经。为滋润之品。

二、石部

白石英

〔性味〕味甘，性微温。无毒。

〔主治〕甘辛微温，润能去燥，利小便，实大肠，咳逆而胸膈久寒，肺痿而吐脓为患。

〔归经〕入肺、大肠二经。为润燥之品。

〔炮制〕凡使白石英，取白如水晶。状若紫石英，而差大六棱者，煅用。

紫石英

〔性味〕味甘、辛，性温。无毒。

〔主治〕上通君主，镇方寸之靡宁。下达将军，助胎宫而又孕，治心腹之咳逆，补不足而温中。

〔归经〕入心、肝、心包三经。为镇怯润枯之品。

〔炮制〕凡使取色淡紫、莹澈五棱者，火煅醋淬七次，水飞晒干用。

朴硝

〔性味〕味咸、辛、苦，性寒。无毒。

〔主治〕破血攻痰，消食解热。法制玄明粉，功缓力稍轻，明目清燥，推陈致新，除寒热邪气之侵，逐六腑积聚之癥。

〔归经〕入胃、大肠、三焦三经。为下泄除热、润燥软坚之品。

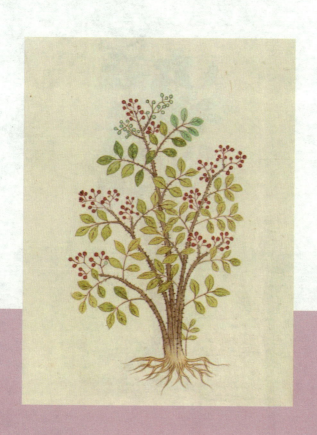

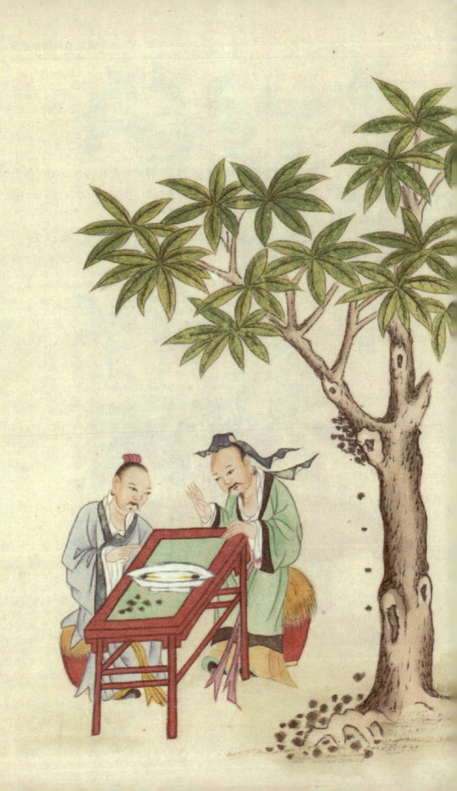

第五章 治疗学

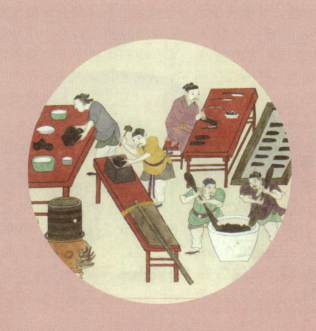

第一节 一般治疗

熨法

《内经》曰："形乐志苦，病生于筋，治之以熨引。"又曰："寒痹之为病也，留而不去，时痛而（面）皮不仁。"以"药熨之，用醇酒二十升，蜀椒一（四）升，［姜一升］桂心一斤，凡四种皆㕮（哎）咀渍酒中，用棉絮一斤，细白布四丈，并纳酒中，置酒马矢煴中，盖封涂，勿使泄"。又曰："治厥者必先熨，调和其经，掌与腋，肘与脚，项与脊以调之，火气已通，血脉乃行。"

《中藏经》曰："宜蒸熨而不蒸熨，则令人冷气潜伏，渐成痹厥。"不当蒸熨而不蒸熨，则使阳气偏行，阴气内聚。又扁鹊治疗虢太子尸厥，为五分之熨，见于《史记》本传。其他《千金》及《翼方》《外台》载熨癥诸方。《圣济》用葱白熨脐下，又用黑豆熨前后心，或炒盐醋灰，《赤水玄珠》为熨脐方。又有熨白虎历节方。盖温散凝寒，通畅血气，是熨法之所主。故古昔每以代灸。凡拘急挛缩，痛痹不仁，系血气之凝结者，一切用之。若风火暑热痹络，则熨之且加甚焉。

灌法

灌水之法，其来尚矣，今每见热病用井水雪水灌入口内，旋得大汗而愈，此中病理，有酷暑雷雨之应，所谓热者寒之是已。其于载籍《仓公传》，《伤寒论》皆及之。《玉函经》曰：过经成坏病，针药所不能制，与水灌枯槁，阳气微散，身寒温衣覆汗出，表里通利，其病即除。华佗疗妇人寒热注病，用冷水灌之。《千金》《外台》治石发有冷水洗浴之法，南史载徐嗣伯用灌水治房伯玉病，张戴人浴痘儿，出于《儒门事亲》。他如衄血不止，用新水随左右洗足，及冷水噀面，冷水浸纸贴头上。金疮血出不止，冷水浸之即止，共见《本草纲目》中。

渍法

《［内］经》曰：“行水渍之，注谓汤浸渍也。”又曰：“其有邪者，渍形以为汗。”又曰“脾风可浴”。《金匮》附方有矾石汤浸脚之法。巢氏《病源》有邪气在表，洗浴发汗即愈之文。《外台》引文仲将脚方，水煮杉木浸将脚去肿满大验。

《本草衍义》曰：“热汤助阳气行经络。患风冷气痹之人，多以汤渫脚至膝上，厚覆使汗出周身，然亦别有药［亦］终假阳气而行耳。四时暴泄利，四肢冷，脐腹疼，深坐汤中，浸至腹上，频频坐之。”又曰：“生阳佐药，无速于此。”朱慎人治风疾，掘坑令坐坑内，以热汤淋之，良久以单盖之，汗出而愈。《圣惠方》有淋溻疮上之法。《博爱心鉴》有治痘疮顶陷，有水杨汤诸如是类，不暇缕指。今人不知其有助阳气、行经络之效，妄禁水洗，陋矣。

酒醴

醪醴见于《素问》，然上古所作不能知其法。《扁鹊传》曰，“其在肠胃，酒醴之所及也”。仲景之方八味丸、土瓜根散、赤丸、天雄散四方各以酒服之，下瘀血汤一方以酒煮之。麻黄醇酒汤以美清酒五升煮之，芎归胶艾汤、炙甘草汤、当归四逆加吴茱萸生姜汤、鳖甲煎丸，清酒与水合煮之。其他苦酒汤，黄芪芍药桂枝苦酒汤之苦酒，瓜蒌薤白白酒汤，瓜蒌薤白半夏汤之白酒，皆用酒醴以治者也。

又《肘后》《千金》《外台》诸书并载酒醴之方，

取其宣通血脉，开发壅滞，盖以酒性慓悍能行药势也。凡急患长恙，血虚气滞，久寒痼冷，偏枯不遂，拘挛痹厥之类，宜常服之。按所谓醇酒者，汉书师古注，醇酒不浇谓厚酒也，清酒者，周礼酒正辨三酒之物，一事酒，二昔酒，三清酒。郑注清酒，今之冬酿夏成者，盖谓无灰好酒也。昔酒者，陶宏景曰：醋亦谓之醯，以有苦味，俗呼苦酒。白酒者始见于《内经》，以白酒和桂，且饮美酒。仲景所用未详其制，《千金方》白酒作白戴浆，或作戴烧酒，《外台》亦同，今从之，用酢者盖取豁胃利气，其造法见《本草蒙筌》，大抵仲景之方，出于诸家，故曰苦酒，曰白酒，因古人所传，异其称谓耳。今市上多药酒出售，犹存古制，惟伏热阴虚火炎者，服之每见变征，不可不慎。

麻醉

麻醉古称蒙汗，见《本草纲目》《七修类稿》等，其义未审，意者蒙汗隐语，以其害人，不直指其名也，莨菪、阿片、曼陀罗花、番木鳖之类，皆令人麻醉，收敛血脉，夺其神机，故心神错乱，瞳孔豁大，烦渴引饮，不知人事，若多服则死，宜斟酌作剂，而割肉刮骨则不可欠此焉。《后汉书·华佗传》云："疾发结于内，针药所不能及者，令先以酒服麻沸散，既[醉]无所觉，因刳破腹背，抽割积聚，若在肠胃，则断截清洗，除去疾秽，既而缝合，传以神膏。"四五日创愈。《齐东野语》云："草乌末同一草食之即死，三日后亦活[也]。"《桂海虞衡志》云："曼陀罗花盗采花为末，置人饮食中，即皆醉也。"梅元实《药性会元》云：同陀罗花、川乌、草乌合末，即蒙汗药。本草茉莉根以酒磨一寸，服则昏迷，一日仍醒，二寸二日，三寸三日。

纪晓岚云，闽女饮茉莉佯死，与私夫共逃，此茉莉亦可以醉人。张介石《资蒙医经》云，蒙汗一名铁布衫，少服止痛，多服则蒙汗。其方闹羊花、川乌、瓦龙子、自然铜、乳、没、熊胆、朱砂、麝香，凡九味。为绝细末，作一服，用热酒调服，乘饮一醉，不片时，浑身麻痹。陈士铎《石室秘录》碎治法门云："先用忘形酒使其人饮醉，忽忽不知人事，任人劈破绝不知痒痛，取出虫物，然后以神膏异药缝其破处，后以膏药贴敷一昼夜即全好。徐以解生汤药饮之，梦初觉而前症顿失矣。"此皆华佗遗法，可以备参考者也。

起疱

疾之在脏腑经络者，服药可以驱之，其在皮肤筋骨之间，或提而出之，或攻而散之，则起泡之法著焉，《外台》治疗肿方，斑蝥二枚捻破，以针划疮上作米字封之，其根即出。又治干癣积年生痂，搔之黄水出，每逢阴雨即痒。用斑蝥半两微炒为末，蜜调敷之。《圣济大风》面上有紫癜瘤未消，用干斑蝥末以生油调敷，约半日，癜瘤胀起，以软帛拭去药，以棘针挑破，令水出干，不得剥其疮皮，及不可以药近口眼，《永类钤方》治癣痒，用斑蝥七个，醋浸露一夜搽之，又谓之天灸。王执中《资生经》，旱莲草搗烂，男左女右，置寸口上，以古文钱压定，帛系住，良久起小疱。谓之天灸，其疟即止。

《医说》云："石龙芮俗名猫迹草，叶毛而尖，取叶揉臂上成疱，谓之天灸，治久疟不愈。"《本草纲目》毛茛草条云："山人截疟采叶按贴寸口，一夜作疱如火燎，故呼为天灸自灸。"凡此皆于治疗上增不少捷径，昔今弃而不用，惟遇咽喉重症，尚有用起疱法者，古法渐亡，为之扼腕。

灌肠

灌肠即仲景导屎法也，凡肠内闭塞污物不下者，宜导而出之，蜜煎导土瓜根、猪胆汁，皆能润窍滋燥，从其便而用之可也，《肘后方》治大便不通，采土瓜根捣汁，用筒吹入肛门内，北齐道兴治疾方，用猪胆汁导以苇管，《圣济》以土瓜根捣汁少许水解之，竹筒倾内，下部即通。《十便良方》疗大便秘塞不通，用猪胆以筒灌三合许，令深入即出矣，不尽须臾更灌。《医学正传》：小儿大便不通，"含香油以小竹筒［一个］挤入肛门，以油吹入［肛内］，过半时许，……下黑粪"。袁枚云："倭人病不饮药，有老倭人能医者，熬药一桶，令病者覆身卧，以竹筒插入谷道中，将药水趁热灌入，用大气力吹之，少顷腹中汩汩有声，拔出竹筒，一泻而愈矣。"体虚不耐攻下者，此法实最稳善，今则惟西医善用之，而中医此法，无形消灭矣。

导尿

导尿，拯急之法也，《千金方》："凡尿［不］在胞中，为胞屈僻，津液不通，以葱叶尖头纳阴茎孔中，深三寸，微用口吹之，胞胀津液大通即愈。"《外台》引救急方，主小便不通，其方取印形盐七颗，捣筛作末，用青葱叶尖盛盐末，开便孔，纳叶小头于中吹之，令盐末入孔即通。《卫生宝鉴》："一妓［病］转脬，小便不通，腹胀如鼓，数月垂死，一医用猪脬吹胀，以翎管安上，揉入阴孔，捻脬气吹入，即大尿而愈。"今西医有用银丝通尿管者，胚胎于此。

敷法

敷法昉见于《内经》，其言曰："有热则筋弛纵缓不胜收故僻，治之以马膏，膏其急者，以白酒和桂，以涂其缓者。"又曰："发于腋下赤坚者，名曰米疽，治之以砭石。欲细而长，疏砭之，涂以豕膏，六日已。"仲景方中有温粉，有摩散，《外台》载涂脐下通溲便之方，《幼幼新书》涂五心治少小客忤，《圣惠方》涂手心以缓筋急，阎孝忠方涂足心能引上病而下之，又治口疮，又治赤眼，治鼻衄，唐宋以降外传药方，亦复不鲜，或传治局部或移彼于此，伯未尝治一妇虚火牙痛，服药不效，用肉桂熟地同捣贴涌泉穴而愈，实可佐内服之不及也。

嚏法

嗗鼻取嚏，以发泄郁邪，开达壅塞，其法创见于《内经》，啰以草刺鼻嚏嚏而已是也。《金匮》头中寒湿，纳药鼻中，《千金翼》及《外台》删繁方嗗鼻并同瓜蒂。《圣惠》治头痛吹鼻散，用瓜蒂、麝香等五味，先含水满口后嗗药半字深入鼻中，又中风牙紧不能下药即鼻中灌之，又治眼睛如针刺疼痛，《圣济》以治小儿天钓，《幼幼新书》治小儿急慢惊风，《易简方》卒中口噤，用细辛、皂角各少许，或只用半夏为末，以芦管入鼻中，俟喷嚏，其人少苏，《兰室秘藏》以治内外障眼，张从正曰，如引涎辘辘，嚏气追泪，凡上行者皆吐法也，瞿玉华曰其升之举之提之，皆吐之意也，近日盛行于市者，若卧龙丹是。

嗅法

药气借火气从鼻孔中而直达肺腑，通经贯络，透彻周身，卒病沉疴，从症用之，以助服药之所不逮，是嗅法之用也，嗅法亦称熏烟法，但用于上部最为有效。《千金》疗咳熏法，细熟艾薄布纸上，广四寸，后以硫黄末薄布艾上，务令调匀，以获一枚，如纸长卷之作十枚，先以火纸缠下去，获其烟从口中出，口吸取烟咽之取吐止。《外台》引《古今录验》疗咳饮烟法，钟乳、白石英、人参、丹参、雄黄、乌羊、肾脂、净纸，右（前）八味各捣筛为末，以水银投药里细研，使入诸药，羊脂熬取置纸中，令匀平，约厚一分，散药周边，剪纸一张作三分，二法皆以口吸其气，犹今吃烟草也。《御药院方》龙香散治偏正头痛，用地龙、乳香细末渗纸上，作纸捻子烧，令闻烟气。《澹寮方》徐介风熏头风方，于上方加指甲，每用一捻，向香炉内慢火烧之。却以纸卷筒如牛角状，尖留一孔，以鼻承之，熏时须噙温水令满口，此法通用之，《产经》治盘肠产用熏法，《外科正宗》治结毒烂坏用祁阳炭、面粉、银朱为熏法。

《本草纲目》治中风、痰厥、气厥、中恶、喉痹、一切疾病咽喉不通、牙关紧闭，用巴豆熏法，其法烂巴豆绵包压取油作捻点灯，吹灭熏鼻中，或用热烟刺入喉内，即时出涎或出恶血便苏，但此等法有流弊，宜慎施之。

筒针

《内经》曰："徒㽷先取环谷下三寸，以铍针针之，已刺而筒之，而纳之，入而覆之以尽，其㽷必坚，来缓则烦悗，来急则安静，间日［一］刺之，㽷尽乃止。"又曰"病水肿不能通关节者，取以大针"，《肘后方》："皮肤水腹内未又者，服诸发汗药得汗便瘥。然慎［护］风寒为急，若唯腹大下去便针脐下二寸，入数分，令水出孔合，须腹减乃止。"筒针之法，其来盖远，但施于水肿腹胀，实则不得已之策，可或一为之，屡试则大命纵殒矣，《千金》云："凡水病忌腹上出水，出水者一月死，大忌之。"

《圣济》引徒郁子云："华佗云水病未遇良医，第一不得针灸，言气在膜外，已化为水，水出即引出腹中气，水尽则死。"《医说》引《医馀》云："病水人水在膜外，切不可针，针透膜，初时稍愈，再来即不可治。"《神效名方》（《普济方》）云："大忌脚膝上针刺出水，取一时之效，后必死矣。"盖此症欲用针刺，必须斟肿之虚实，水气之差别，胃气之存亡，否则决不可妄刺。西医一概施之，戕命不少，可以为鉴。

角法

刺破患处，纳絮火于竹筒中，急点着针口，则火气能吸血，候血止，放筒去，此为角法。凡瘀血凝聚，焮肿疼痛，发见于皮表者，视其所在角之，则瘀血去而疾患除矣。其法始出于《肘后方》，《外台》有角疗骨蒸法。又引《古今录验》，蝎螫人以角疗之。又疗金疮得风，身体痉强，口噤不能语，瓠芦烧麻烛熏之，《证类本草》引《兵部手集方》治发背头未成疮，及诸热肿痛，以青竹筒角之，《苏沈良方》载久嗽火角法，《瑞竹堂经验方》吸筒，《济急仙方》竹筒吸毒，《外科正宗》煮拔筒方，并于角法同。

按：角法义未详。意者角咮也。咮形似针。《诗经》曰：谁谓雀无角。盖古谓咮为角，以针刺人体，犹雀之啄物而吮吸也。

蜞针

宋侠《经心录》收蜞针法，侠，唐人，则蜞针之法亦古矣。陈藏器曰，水蛭本攻外患，赤白游疹，及痈肿毒。取十余枚令搗病处，取皮皱肉白，无不瘥也。冬日无蛭虫，地中掘取，暖水养之令动。先洗人皮，盐以竹筒，盛蛭唼之，须臾便咬血满自脱，更用饥者。《外科精要》载洪丞相蜞针法，凡痈疽觉见稍大，便以井边净泥敷疮顶上，看其疮上，有一点先干处，即是正顶，先以大笔管一筒，安于正顶上，却用大马蜞一条安其中，频以冷水灌之，马蜞当吮其正穴，脓血出，毒散即效。如毒大蜞小，须三四条方见功，腹旁黄者力大，君吮着正穴，蜞必死矣，其疮即愈。若血不止，以藕节上泥止之，白茅花亦妙。夫疡科用蜞针吸毒脓恶血，可省刀针之苦。洵善法之不可废者，今亦失传矣。

针灸

　　血脉之浮见于肌肤者为络，潜行于内里者为经，缠绕九窍，绸缪百骸，环会周旋，靡所不至。《内经》曰经络之相贯，如环无端，此之谓也。夫血流动灌溉荣养人身，故一处郁塞，则百体失养，方此之时，非放发之何以得通，《内经》所谓"菀陈则除之"，所谓经有留血，血有余则泻其盛经，出其血，又谓视其血络出其血，无令恶血得入于经，以成其病，又谓久痹不去身者，视其血络，尽出其血，又谓泻其血络，血尽不殆矣。《扁鹊传》扁鹊治虢太子，使子阳厉针砥石，以取三阳五会，取者谓刺络除去其瘀滞也，要之针法占治疗上重要位置，非读《内经》《甲乙经》等，明经络腧穴，临症施治，焉能收水到渠成之妙哉，今有专科，从略。

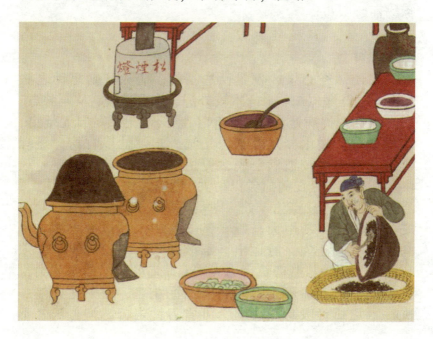

第二节 汤液治疗

汗法

今之治病，除针灸外，多取汤液，而汤液之治不外汗和下消吐清温补八法，兹以《心悟》所论，校正于下，苟能熟此，可以统治百病矣，汗者散也，《内经》云："邪在皮毛者，汗而发之。"又云："体若燔炭，汗出而散是也，然有当汗不汗误人者，有不当汗而汗误人者，有当汗不可汗而妄汗之误人者，有当汗不可汗而又不可不汗，汗之不得其道以误人者，有当汗而汗之不中其经，不辨其药，知发而不知敛以误人者，是不可以不审也。"

何则，风寒初客于人也，头痛发热而恶寒，鼻塞声重而体痛，此皮毛受病，法当汗之，若失时不汗，或汗不如法，以至腠理闭塞，荣卫不通，病邪深入，流传经络有之，此当汗不汗之过也，亦有头痛发热与伤寒同，而其人倦怠无力，鼻不塞，声不重，脉来虚弱，此内伤元气不足之症，又有劳心好色，真阴亏损，内热晡热，脉细数而无力者，又有伤食病，胸膈满闷，吞酸嗳腐，日晡潮热，气口脉紧者，又有寒痰厥逆，湿淫脚气，内痈外痈，瘀血凝结，以及风温湿温，中暑自汗诸症，皆有寒热，与外感风寒似同而实异，若误汗之，变症百出矣，所谓不当汗而汗者此也，若夫症在外感，应汗之例而其人脐之左右上下，或有动气，则不可以汗。经云，动气在右，不可发汗。汗则衄而渴，心烦饮水即吐。动气在左，不可发汗，汗则头眩，汗不止，筋惕肉瞤。动气在上，不可发汗，汗则气上冲，正在心中。动气在下，不可发汗，汗则无汗，心大烦，骨节疼，目运食入则吐，舌不得前，又脉沉咽燥，病已入里，汗止则津液越出，大便难而谵语。

又少阴证，但厥无汗，而强发之，则动血未知从何道出，或从耳目，或从口鼻出者，此为下厥上竭，为难治。又少阴中寒，不可发汗，汗则厥逆蜷卧，不能自温也。又寸脉弱者，不可发汗，汗则亡阳，尺脉弱者，不可发汗，汗则亡阴也。又诸亡血家不可汗，汗则直视，额上陷。淋家不可汗，汗则便血。疮家不可汗，汗则痉。又伤寒病在少阳，不可汗，汗则谵妄。又坏病虚人，及女人经水适来者，皆不可汗，若妄汗之，变症百出矣。所谓当汗不可汗，而妄汗误人者此也。

夫病不可汗，而又不可以不汗，则将听之乎，是有道也。《伤寒赋》云："动气理中去白术，是即于理中汤去术而加汗药，保元气而除病气也。又热邪入里，而表未解，仲景有麻黄石膏之例，有葛根黄连黄芩之例，是清凉解表法也。又太阳证，脉沉细，少阴证，反发热者，有麻黄附子细辛之例，是温中解表法也。又少阳中风，用柴胡汤加桂枝，是和解中兼表法也。又阳虚者，东垣用补中汤加表药。阴虚者，丹溪用芎归汤加表药。其法精且密矣。"

总而言之，凡一切阳虚者，皆宜补中发汗。一切阴虚者，皆宜养阴发汗。寒挟热者，皆宜清凉发汗。挟寒者，皆宜温经发汗。伤食者，则宜消导发汗。感重而体实者，汗止宜重，麻黄汤，感轻而体虚者，汗止宜轻，香苏散。又东南之地，不比西北，隆冬开花，少霜雪，人禀常弱，腠理空疏，凡用汗药，只须对症，不比过重。

予尝治伤寒初起，专用香苏散，加荆、防、川芎、秦艽、蔓荆等药，一剂愈，甚则两服，无有不安。而麻黄峻剂，数十年来，不上两余，可见地土不同，用药迥别，其有阴虚、阳虚、挟寒、挟热、兼食而为病者，即按前法治之，但师古人用药之意，而未尝尽泥其方，随时随症，酌量处治，往往有验，此皆已试之成法，而与斯世共白之，所以拯灾解患者，莫切乎此，此汗之之道也。

且三阳之病，浅深不同，治有次第，假如症在太阳，而发散阳明，已隔一层。病在太阳阳明，而和解少阳，则引贼入门矣。假如病在二经，而专治一经，或兼治三经，则邪过经矣。况太阳无汗，麻黄为最。太阳有汗，桂枝可先。葛根专主阳明，柴胡专主少阳，皆的当不易之药。至于九味羌活，乃两感热证，三阳三阴并治之法。初非为太阳一经设也。又柴葛解肌汤，乃治春温夏热之证，自里达表。其症不恶寒，而口渴。若新感风寒，恶寒而口不渴者，非所宜也。又伤风自汗，用桂枝汤。伤暑自汗则不可用。若误用之，热邪愈盛而病必增剧。若于暑证而妄行发散，复伤津液，名曰重喝，多致不救。古人设为白术防风例以治风，设益元散、香薷饮以治暑，俾不犯三阳禁忌者，良有以也。

又人知发汗退热之法，而不知敛汗退热之法。汗不出则散之，汗出多则敛之，敛也者非五味酸枣之味，其谓致病。有因出汗有由，治得其宜，汗自敛耳。譬如风伤卫，自汗出者，以桂枝汤和荣卫，祛风邪而汗自止。若热邪传里，令人汗出者，乃热气熏蒸如釜中吹煮，水气旁流，非虚也，急用白虎汤清之，若邪已结聚，不大便者，则用承气汤下之，热气退而汗自收矣，此与伤暑自汗略同，但暑伤气为虚邪，只有清补并行之一法，寒伤形为实邪，则清热之外更有攻下止汗止法也，复有发汗太过，遂至汗出亡阳，身瞤动欲擗地者，宜用真武汤，此救逆之良药，于中寒冷汗自出者，同类并称，又与热证汗出者，大相径庭矣，其他少阳证头微汗或盗汗者，小柴胡汤，水气证头汗出者，小半夏加茯苓汤，至于虚人自汗盗汗等症，则归脾、补中、八珍、十全按发而用之，委曲寻绎，各尽其妙，而后即安，所谓汗止必中其经，必得其药，知发而知敛者此也，夫百病其于风寒，风寒必先客表，汗得其法何病不除，汗发一瘥，天柱随之矣。

和法

伤寒在表者可汗，在里者可下，其在半表半里者惟有和之一法焉，柴胡汤加减是也已，然有当和不和误人者，有不当和而和以误人者，有当和而和不知寒热之多寡、禀质之虚实、脏腑之燥湿邪气之兼并以误人者，是不可以不辨也。

夫病当耳聋胁痛，寒热往来之际，应用柴胡汤和解之，而或以麻黄桂枝发表误矣，或以大黄芒硝攻里，则尤误矣，又或因其胸满胁痛而吐之，则亦误矣。故病在少阳有三禁焉，汗吐下是也。且非惟汗吐下有所当禁，即舍此三法而妄用他药，均为无益而反有害。古人有言，少阳胆为清净之府，无出入之路，只有和解一法。柴胡一方，最为切当，何其所见明确，而立法精微，亦至此乎，此所谓当和而和者也。

然亦有不当和而和者，如病邪在表，未入少阳，误用柴胡，谓之引贼入门，轻则为疟，重则传入心包，渐变神昏不语之证候。亦有邪已入里，燥渴谵语，诸症丛集，而医者仅以柴胡汤治之，则病不解，至于外伤劳倦、内伤饮食、气虚、血虚、痈肿淤血诸证，皆令寒热往来，似疟非疟，均非柴胡汤所能去者，若不辨明证候，切实用药，而借此平稳之法，巧而藏拙，误人非浅，所谓不当和而和者此也。

然亦有当和而和，而不知寒热多寡者，何也？夫伤寒之在表为寒，在里为热，在半表半里则为寒热交界之所，然有偏于表者则寒多，偏于里者则热多，而用药须与之相称，庶阴阳和平而邪气顿解，否则寒多而益其寒热多而助其热，药既不平，病益增剧，此非不和也，和之而不得寒热多寡之宜者也。

然亦有当和而和，而不知禀质之虚实者，何也？夫客邪在表，譬如贼甫入门，岂敢就登堂而入吾室，比窥其堂奥空虚，乃乘隙而进，是以小柴胡用人参者，所以补正气使正气旺而邪无所容，自然得汗而解，盖尤是门而入，复尤是门而出也，亦有表邪失汗，腠理致密，贼无出路，由此而传入少阳，热气渐盛，此不关本气之虚，故有不用人参而和解自愈者，是知病有虚实，法在变通，不可误也。

然又有当和而和，而不知脏腑之燥湿者，何也？如病在少阳而口不渴，大便如常，是津液未伤，清润之药，不宜太过，而半夏生姜皆可用也，若口大渴，大便渐结，是邪气将入于阴，津液渐少，则辛热之药可除。而花粉、瓜蒌有必用矣。所谓脏腑有燥湿之不同者，此也。

然又有当和而和，而不知邪之兼并者，何也？假如邪在少阳而太阳阳明症未罢，是少阳兼表邪也，小柴胡中须兼表药，仲景有柴胡加桂枝之例矣，如邪在少阳而兼里热，则便秘、谵语、燥渴之症生，小柴胡中须兼里药，仲景有柴胡加芒硝之例矣，又三阳合病，合目则汗，面垢谵语遗尿者，用白虎汤和解之，盖三阳合病，必连胃腑，故以辛凉之药，内清本腑，外彻肌肤，令三经之邪，一同解散，是亦专以清剂为和矣，所谓邪有兼并者，此也。

由是推之，有清而和者，有温而和者，有消而和者，有补而和者，又燥而和者，有润而和者，有兼表而和者，有兼攻而和者，和之义则一，而和之法变化无穷焉，知斯意者，则温热之治，瘟疫之方，实行咳疟，皆从此推广之，不难应手而愈矣。

下法

下者攻也，攻其邪也，病在表则汗之，在半表半里则和之，在里则下之而已。然有当下不下误人者，有不当下而下误人者，有当下不可下而妄下之误人者，有当下不可下而又不可以不下，下之不得其法以误人者，有当下而下之不知深浅，不分便尿与蓄血，不论汤丸以误人者，又杂症中不别寒热、积滞、痰水、虫血、痈脓以误人者，是不可以不察也。

何谓当下不下？仲景云，少阴病，得之二三日，口燥咽干者，急下之。少阴病六七日，腹满不大便者，急下之，下利脉滑数，不欲食，按之心下硬者，有宿食也，急下之。阳明病，谵语不能食，胃中有燥屎也，可下之，阳明病，发热汗多者，急下之。少阴病，下利清水，色纯青，心下必痛口干燥者，急下之。伤寒六七日，目中不了了，睛不和，无表证，大便难者，急下之。此皆在当下之例。若失时不下，则津液枯竭，身如槁木，势难挽回矣。

然又有不当下而下者，何也？如伤寒表证未罢，病在阳也，下之则成结胸，病邪难以入里，而散漫于三阴经络之间，尚未结实，若遽下之，亦成痞气，况有阴结之症，大便反硬，得温则行，如开水解冻之象，又杂症中，有高年血燥不行者，有新产血枯不行者，有病后亡津液者，有亡血者，有病就不更衣腹满所苦，别无他症者，若误下之，变症蜂起，所谓不当下而下者，此也。

然又有当下不可下者，何也？病有热邪传里，已成可下之症，而其人脐之上下或有动气，则不可以下。经云，动气在右，不可下之，下之则津液内竭，咽燥鼻干，头眩心悸也。动气在左，不可下，下之则腹内拘急，食不下，动气更剧，虽有身热，卧则欲蜷，动气在上，不可下，下之则掌握烦热，身浮汗泄，欲得水自灌。动气在上，不可下，下之则腹满头眩，食则清谷心下痞也。又咽中闭塞者，不可下，下之则下轻上重，水浆不入，蜷卧身疼，下利日数十行，又脉微弱者，不可下，脉浮大按之无力者，不可下，脉迟者不可下，喘而胸满者不可下，欲吐欲呕者不可下，病人阳气素微者不可下，下之则厄，病人平素胃弱，不能食者不可下，病中能食，胃无燥粪也，不可下，小便清者不可下，病人腹满食减，复如故者，不可下，若误下之，变症百出矣。所谓当下不可下而妄下误人者，此也。

然有当下不可下而又不得不下者，何也？夫以羸弱之人，虚细之脉，一旦而热邪乘之是为正虚邪盛，最难措手，古人有清法焉，有润法焉，有导法焉，有少少微和之法焉，有先补后攻，有先攻后补之法焉，有攻补并行之法焉，不可不讲也。如三黄解毒清之也，麻仁梨汁润之也，蜜煎猪胆汁土瓜根捣之也，凉膈散、大柴胡少少和之也，更有脉虚弱不能胜任者，则先补之而后攻之，或暂攻之而随补之，或以人参汤送下三黄枳术丸，又或以人参瓜蒌枳实攻补并行，而不相悖，盖峻剂一投，即以参术归芍，维持调护于其中，俾邪气潜消，而正气安固，不愧为王者之师矣。又有杂症中大便不通，其用药之法可相参者，如老人、久病人、新产妇人每多大便秘结之症，丹溪用四物汤，东垣用通幽汤，予尝合而酌之，而加以苁蓉、枸杞、柏子仁、芝麻、松子仁、人乳、梨汁、蜂蜜之类，随手取效。又常于四物加升麻及前滋润药，治老人血枯至旬数而不能便者，往往有验，此皆委曲流通之法，若果人虚，虽传经热邪，不妨借用宁得猛然一往，败坏真元，至成洞泄，虽曰天命，岂非人事哉，所谓下之贵得其法者，此也。

然又有当下而下，而不知浅深，不分便尿与蓄血，不论汤丸以误人者，何也？如仲景大承气汤，比痞满燥实兼全者乃可用之，若只痞满而不燥实者，仲景只用泻心汤，痞满兼燥而未实者，仲景只用小承气汤，除去芒硝，恐伤下焦阴血也，燥实在下，而痞满轻者，仲景只用调胃承气汤，除去枳朴，恐伤上焦阳气也，又有太阳伤风证，误下而传太阴，以致腹痛者则用桂枝汤加芍药，大实痛者桂枝汤加大黄，是解表之后兼攻里也。又有邪从少阳来，寒热未除，则用大柴胡汤，是和解之中兼攻里也，又结胸证，项背强，从胸至腹硬满而痛，手不可近者，仲景用大陷胸丸，若不按不痛者，只用小陷胸汤，若寒食结胸，用三白散热药攻之，又水结胸头出汗者只用小半夏加茯苓汤，水停胁下，痛不可忍者，则用十枣汤，凡结胸阴阳二证，服药罔效，活人俱用枳实理中丸，应手而愈，又《河间三书》云，郁热蓄甚，神昏厥逆，脉反滞涩，有微细欲绝之象，世俗未明造化之理，投以温药则不可救，或者妄行攻下，至残阴暴绝，势大可危。不下亦危，宜用清隔散合解毒汤，养阴退阳，积热借以宣散，则心胸和畅，而脉渐以生，此皆用药浅深之次第也，又如太阳证未罢，口渴，小便短涩，大便如常，此为热塞不通之证，之用五苓散，又热传于经，热结膀胱，其人如狂，少腹硬满而痛，小便自利者，此为蓄血下焦，宜抵当丸，若蓄血轻微，但少腹急结，不至硬满者，则用桃核承气汤或用生地四物汤，加酒洗大黄各半下之，尤为稳当，盖尿涩症大便如常，燥粪症小便不利，蓄血证小便自利，大便黑色也，此便尿蓄血所由分也，血结膀胱，病热最急，则用抵当汤，稍轻者抵当丸，结胸恶症悉具，则用大陷胸汤，稍轻者小陷胸丸，其他荡涤肠胃，推陈致新之法，则皆用汤，古人有言，凡用下药攻邪气，汤剂胜丸散，诚以热淫于内，用汤液荡涤除之为清净尔，此汤丸之别也。

　　然又有杂症中，不别寒热、积滞、痰水、虫血、痈脓，以误人者，何也？东垣治伤食证，腹痛便闭拒按者，因于冷食，用睃痛丸，因于热食，用三黄枳术丸，若冷热互伤，则以二丸酌其所食之多寡而互用之，应手取效。又实热老痰，滚痰丸，水肿实证，神佐丸，虫积，剪红丸，血积花蕊丹，失笑丸，肠痈牡丹皮散，随症立方，各有攸宜，此杂症攻下之良法也，近世庸医家不讲于法，每视下药畏途，病者亦视下药为砒鸩，至令热症垂危，袖手旁观，委之天数，大可悲耳，若张子和《儒门事亲》三法，即以下法为补，谓下去其邪，而正气自复，谷肉果菜，无往而非补养之物，虽其说未合时宜，而于治病攻邪之法，正未可缺。

消法

消者，去其壅也，脏腑经络肌肉之间，本无此物而忽有之，必为消散乃得其平。《［内］经》云："坚者消之是也已。然有当消不消误人者，有不当消而消误人者，有当消而消之不得其法误人者，有消之而不明其部分以误人者，有消之而不辨夫积聚之原，有气血、积食、停痰、蓄水、痈肿、虫蛊、劳瘵，与夫痃癖、癥瘕、七疝、胞痹、肠覃、石瘕，以及前后二阴诸疾以误人者，是不可以不审也。"

凡人起居有常，饮食有节，和平恬淡，气血周流，谷神充畅，病安从来，惟夫一有不慎，则六淫外侵，七情内动，饮食停滞，邪日留止，则诸症生焉，法当及时消导，俾其速散，气行则愈耳。倘迁延日久，积气盘踞坚牢，日渐强大，由于拔不能之势，虽有智者亦难为力，此当消不消之过也。

然亦有不当消而消者，何也？假如气虚中满，名之曰鼓，腹皮膨急，中空无物，取其形如鼓之状，而因以名之，此为败症，必须填实，庶乎可消，与虫证之为虫为血内实而有物者，大相径庭，又如脾虚水肿，土衰不能制水也，非补土不可，真阳太亏，火衰不能生土者，非温暖命门不可，又有脾虚食不消者，气虚不能运化而生痰者，肾虚水泛而为痰者，血枯而经水断绝者，非皆消导所可行，而或妄用之，误人多矣，所谓不当消而消者，此也。

然又有当消而消之不得其法者，何也？夫积聚癥瘕之症，有初、中、末之三法焉，当其邪气初客，所积未坚，则先消之而后和之，及其所积日久，气郁渐深，湿热相生，块因渐大，法当从中治，当祛湿热之邪，削之软之，以底于平，但邪气久客，正气必虚，虚以补泻叠相为用，如薛立斋用归脾汤，送下芦荟丸，余亦尝用五味异功散，佐以和中丸，皆攻补并行中治之道也。若夫块消及半，不使攻击，但补其气，调其血导达其经脉，俾营卫流通，而块自消矣，凡攻病之药，皆亏气血，不可过也，此消之之法也。

然又有消之而不明部分者，何也？心肝脾肺肾，分布五方，胃、大肠、小肠、膀胱、三焦、胆与膻中，皆附立有所常所，而皮毛、肌肉、筋骨各有浅深，凡用汤药膏散，必须按其部分，而君臣佐使驾驭有方，使不得移，则病处当之，不知诛伐无过矣，此医门第一义也，而于消法为尤要，不明乎此，而妄行克削，则病未消而元气以消，其害可胜言哉，况乎积聚之原有气血、食滞、停痰、蓄水、痈脓、虫蛊、劳瘵与夫痃癖、癥瘕、七疝、胞痹、肠覃、石瘕，以及前后二阴诸疾，各各不同，若不明辨，为害非轻。予因约略而指数之，夫积者成于五脏，推之不移者也，聚者成于六腑，推之则移者也。其忽聚忽散者，气也，痛有定处而不散者，血也。得食则痛，嗳腐吞酸者，食积也，腹有块按之而软者，痰也，先足肿后及腹者，水也，先腹满后及四肢者，胀也，痛引两胁咳而吐涎者，停饮也，咳而胸痛，吐脓腥臭者，肺痈也，当胃而痛，呕而吐脓者，胃脘痈也，当脐而痛，小便如淋，转则作水声者，肠痈也，憎寒壮热饮食如常，身有痛偏着一处也者，外痈也，病人嗜甘食甜，或异物饥时则痛，唇之上下有白斑点者，虫也。虫有九，湿热所生而为虫为鳖则血之所成也，胡以知为蛇鳖，腹中如有物，动而痛不可忍，吃血故也。又岭南之地，以虫害人，施于饮食，他方之蛊，多因近池饮冷，阴受蛇虺之毒也。病人咳嗽红痰，抑抑不乐，畏见人，喉痒而咳剧者，劳瘵生虫也。疢如弓弦，筋病也，癖则隐癖，附骨之病也。癥则有块可癥，积之类也，瘕者，或有或无，痞气之类也。少腹如汤沃，小便涩者，胞痹也，痛引睾丸疝也。女人经水自行，而腹块见大，如怀子者，肠覃也，经水不行，而腹块渐大，并非妊者，石瘕也，有妊无妊可于脉之滑涩辨之也。至于湿热下坠，则为阴菌、阴蚀、阴挺下脱、阴茎肿烂之类，而虚火内烁庚金，则为痔漏，为悬痈，为脏毒。种种见症，不一而足，务在明辨证候，按法而消之。

吐法

吐者，清上焦也，胸次之间，咽喉之地，或有痰食痈脓，法当吐之，《内经》曰，其高者因而越之是矣，然有当吐不吐误人者，有不当吐以吐而误人者，有当吐不可吐而妄吐之以误人者，亦有当吐不可吐而又不可以不吐，吐之不得其法以误人者，是不可不辨也。即如缠喉、锁喉诸症，皆风痰、郁火郁塞其间，不急吐之则胀闭难忍矣。又或食停胸膈，消化不及，无由转输，胀满疼痛者，必须吐之，否则胸高满闷，变症莫测矣。又有停痰蓄饮，阻塞清道，日久生变，或妨碍饮食，或头眩心悸，或吞酸嗳腐，手足麻痹，种种不齐，宜用吐法。导祛其痰，诸症如失。又有胃脘痛吐，呕脓血者，《［内］经》云"呕家有脓不须治，呕脓尽自愈。凡此皆当吐而吐者也"。

然亦有不当吐而吐者，何也？如少阳中风，胸满而烦，此邪气而非有物，不可吐，吐则惊悸也。又少阴病始得之手足厥冷，饮食入口则吐，此膈上有寒饮，不可不吐。病在太阳不可吐，吐之则不能食，反生内烦，虽曰吐中有散，然邪气不除，已为小逆也，此不当吐而吐者也。

然又当吐不可吐者，何也？盖凡病用吐，必察其病之虚实，因人取吐，先查其人之性情，不可误也。夫病在上焦可吐之症，而其人病势危笃，或老弱气衰者，或体质素虚，脉息微弱者，妇人新产者，自吐不止者，诸亡血者，有动气者，四肢厥冷冷汗自出者，皆不可吐，吐之则为逆候，此因其虚而禁吐也。若夫病久之人素积已深，一行吐法，心火自降，相火必强，设犯房劳，转生虚证，反难救药，更须戒怒凝神，调息静养，越三旬而出户，方为合法。若其人性情刚暴好怒喜淫，不守禁忌，将何恃以无恐，此又因性情而禁吐也，所谓当吐不可吐者，此也。

然有不可吐，然又不得不吐者，何也？病人脉滑大，胸膈停痰，胃脘积食，非吐不除，食用瓜蒂散与橘红淡盐汤。痰以二陈汤，用指探喉中而出之，体质极虚者或以此桔梗汤代之，斯为稳当，而与更有法焉。

予尝治寒痰闭塞、厥逆昏沉者，用半夏、橘红各八钱，浓煎半杯，和姜汁成一杯，频频灌之。痰随药出则拭之，随灌随吐，随吐随灌，少顷痰开药下，其人即苏，如此则甚众。又当治风邪中脏，将脱之症，其人张口痰鸣，声如曳锯，溲便自遗者，更难任吐，而稀痰皂角等药既不可用，亦不暇用，因以大剂参附姜夏，浓煎灌之，药随痰出则拭之，随灌随吐，随吐随灌，久之药力下咽，胸膈流通，参附大进，立至数两，其人渐苏，一月之间，参药数斤，遂至平复，如此者又众，又尝治风痰热闭之症，以牛黄丸灌如前法，颈疽内攻药不得，入者，以苏合香丸灌入前法，风热不语者，以解语丹灌如前法，中火不醒者，以消盒丸灌如前法，中恶不醒者，亦前项橘半姜汁灌入前法，魇梦不醒者，以连须葱白煎酒灌如前法，自嗌不醒者，以肉桂三钱煎水灌如前法，喉痹喉风，以杜牛膝捣汁雄黄丸等灌如前法，俱获全安，如此者又众，更有牙关紧闭，闭塞不通者，以嚏鼻散，吹鼻取嚏，嚏出牙开，或痰或吐食，随吐而出，其人遂苏，如此者尤众。盖因症用药，随药取吐，不吐之吐，其意更深，此皆古人之成法，而予称为变通者也。昔仲景治胸痛不能食，按之反有涎吐，下利日数十行，吐之利则止，是以吐痰止利也。丹溪治妊妇转脬，小便不通。用补中益气汤，随服而探吐之，往往有验，是以吐法通小便也。华佗一醋蒜吐蛇，河间以狗油雄黄同瓜蒂以吐虫而通膈，丹溪又以薤汁祛瘀血，以治前症，由是观之，症在危疑之际，恒以通剂，近其神化莫测之用，况于显然易见者乎，此吐法之宜讲也。

清法

清者，清其热也，脏腑有热则清之，《[内]经》云"热者寒之是已。然有当清不清误人者，有不当清而清误人者，有当清而清之，不分内伤外感以误人者，有当清而清之，不量其人，不量其症以误人者，是不可不察也"。

夫六淫之邪，除中寒寒湿外，皆不免于病热，热气熏蒸，或见于口舌唇齿之间，或见于口渴便尿之际，灼知其热而不清，则斑黄狂乱，厥逆吐衄，诸症丛生，不一而足，此当清不清之误也。

然又有不当清而清者，何也？有如劳力辛苦之人，中气大虚，发热倦怠，心烦尿赤，名曰虚火，盖春生之令不行，无阳以护其荣卫，与外感热证相隔霄壤，又有阴虚劳瘵之症，日晡潮热，与夫产后血虚，发热烦燥，症象白虎者难救。更有命门火衰，浮阳上泛，有似于火者，又有阴盛格阳假热之证，其人面赤狂躁，欲坐卧泥水之中，数日不大便，或舌黑而润，或脉反洪大，峥峥然鼓击于指下，按之豁然而空者，或口渴欲得冷饮而不能下，或因下元虚冷，频饮热汤以自救，世俗不识误投凉药，下咽即危矣，此不当清而清之误也。

然又有清之而不分内伤外感者，何也？盖风寒闭火，则散而清之，《[内]经》云，火郁发之是也。暑热伤气，则补而清之，东垣清暑益气汤是也。湿热之火，则或散或渗或下而清之，开鬼门，洁净府，除陈莝是也。燥热之火，则润而清之，通大便是也。伤食积热，则消而清之，食去火自平矣。惟夫伤寒传入胃腑，热势如蒸，自汗口渴，饮冷而能消水者，非借白虎汤之类，鲜克有济也。更有阳盛拒阴之证，清药不入，到口随吐，则以姜汁些少为引，或姜制黄连，反佐以取之，所谓寒因热用是也，此外感实火之清法也。若夫七情气结，喜怒忧思悲恐惊，互相感触，火从内发，丹溪治以越鞠丸，开六郁也。立其主以逍遥散，调肝气也，意以一方，治木（本）郁而诸郁皆解也，然怒则气上，喜则气缓，悲则气消，恐则气下，惊则气乱，思则气结，逍遥一方，以之治气，上气结者，故为相宜，而于气缓气消气下之证，犹恐未合，盖气虚者必补其气，血虚者必滋其血，气旺血冲而七情之火，悠焉以平，至若真阴不足而火上炎者，壮水之主以镇阳光，真阳不足而火上炎者，引火归原以导龙入海，此内伤虚火之治法也。或者曰，病因于火而以热药治之，何也？不知外感之火邪火也，人火也有形之火后天之火也，得水而灭，故可以水折。内伤之火，虚火也，龙雷之火也无形之火先天之火也，也得水而炎，不可以水折，譬如龙得水而愈奋飞，雷因雨而益震动，阴濛沉晦之气，光炎烛天，必俟云收日出，而龙雷各归其宅，是以虚火可补而不可泻也，其有专用参芪而不用八味者，因其穴宅无寒也，其有专用六味而不用桂附者，因其穴宅无水也，补则同而引之则实不同耳，盖外感之火，以清（凉）为清，内伤之火，以补为清也。

然又有清之不量其人者，何也？夫以壮实之人，而患实热之病，清之稍重尚为无碍，若本体素虚，脏腑本寒，食饮素少，肠胃虚滑，或产后病后，房事之后，即有热证，亦宜少少用之，宁可不足，不使有余，或余热未清，以轻药代之，庶几病去人安，倘清剂过多，则疗热未已而寒生矣，此清之贵量其人也。

然又有清之不量其症者，何也？夫以大热之证而清剂太微，则病不除，微热之证，而清剂太过，则寒证即至，但不及犹可再清，太过则将变法矣，且凡病清之而不去者，犹有法焉，壮水是也。王太仆云大热而甚寒之不寒，是无水也，当滋其肾，肾水者，天真之水也，取我天真之水，以制外邪，何邪不服，何热不出，而又何必沾沾于寒凉，以滋罪戾乎。由是观之，外感之火尚当滋水以制之，而内伤者更可知也，大抵清火之药，不可久恃，必归本于滋阴、涤阴之法，又不能开胃扶脾，以恢复元气，则参苓芪术亦当酌量而用，非曰清后必补，但元气无亏者可以不补，元气有亏，必须补之，俟其饮食渐进，精神爽慧，然后止药可也，以清之贵量其症也。

总而言之，有外感之火，又内伤之火，外感为实，内伤为虚，来路不通，治法迥别，宁曰热者寒之，遂足以毕医家之能事也乎。

温法

温者，温其中也，脏受寒侵，必须温剂，《［内］经》云："寒者热之是已。然有当温不温误人者，即有不当温而温误人者，有当温而温之不得其法以误人者，有当温而温之不量其人，不量其症，与其时以误人者，是不可不审也。"

天地杀厉之气，莫甚于伤寒，其自表而入者，初时即行温散，则病自除，若不由表入而直中阴经者，名曰中寒，其症恶寒厥逆，口鼻气冷，或冷汗自出，呕吐泻利，或腹中急痛，厥逆无脉，下利清谷，种种寒症并见，法当温之，又或寒湿浸淫，四肢拘急，发为痛痹，亦宜温散，此当温而温者也。

然又有不当温而温者，何也？如伤寒邪热传里，口燥咽干，便闭谵语，以及斑黄狂乱，衄血便血诸症，其不可温故无论矣。若乃病热已深，厥逆渐进，舌则干枯，反不知渴，又或挟热下利，神昏气高，或脉来涩滞，反不应指，色似烟熏，形如槁木，近之无声，望之似脱，甚之血液衰耗，筋脉拘挛，但唇口齿舌干燥，而不可解者，此为真热假寒之候，世俗未明亢害承制之理，误投热剂，下咽即败矣。更有郁热内蓄，身反恶寒，湿热胀满，皮肤反冷，中暑烦心，脉虚自汗，燥气焚金，痿软无力者，皆不可温。又有阴虚脉细数，阳乘而吐血者，亦不可温，温之则逆候，此所谓不当用温而温者也。

然又有当温而温之不得其法者，何也？假如冬令伤寒，则温而散之，冬令伤风，则温而解之，寒痰壅闭，则温而开之，冷食所伤，则温而消之，至若中寒暴痛，大便反硬，温药不止者，则以热剂下之。时当暑月，而纳凉饮冷，暑受寒侵者，亦当温之。体虚挟寒者，温而补之，寒客中焦，理中汤温之，寒客下焦，四逆汤温之，又有阴盛格阳于外，温药不效者，则以白通汤加人尿猪胆汁反佐治以取之，经云热因寒用是也。复有真虚挟寒，命门火衰者，必须补其真阳，太仆有言，大寒而甚，热之不热，是无火也，当补其心，此心指命门而言，《仙经》所谓七节之旁，中有小心是也，书曰益心之阳，寒亦通行，滋肾之阴热之犹可也，然而有温热之温，温存之温，参附归术，和平之性，温存之温也，春日煦煦是也，附子姜桂，辛辣之性温热之温也，夏日烈烈是也，和煦之日人人可近，燥烈之日，非积雪凝寒，开冰解冻，不可近也。更有表里皆寒之症，始用温药里寒顿除，表邪未散，复传经络，以致始为寒中，而后传变为热中者，容或有之，藉非斟酌时宜，对症投剂，是先以温药救之者，继以温药贼之矣，亦有三阴直中，初无表邪，而温剂太过，遂令寒退热生，初终异辙，是不可以不谨，所谓温之贵得其法者此也。

然又有温之不量其人者，何也？夫以气虚无火之人，阳气素虚微，一旦客寒乘之，则温剂宜重，且多服亦可无伤。若其人平素火旺不喜辛温，或会有阴虚失血之症，不能用温者，即中新寒，温药不宜太过，病退即止，不必尽剂，斯为克当其人矣。若论其症，寒之中者，微热不除，寒之轻者，过热则亢，且温之与补有兼者，有不必相兼者，虚而且寒，则兼用之，若寒而不虚，即专以温药主之，丹溪云："客寒暴痛兼有积食者，可用桂附，不可，遽用人参，"盖温即是补，予遵其法，先用姜桂温之，审其果虚，然后以参术补之，是以屡用屡验无有差忒，此温之贵量其症也，若论其时，盛夏之月，温剂宜轻，时值隆冬，温剂宜重，然亦有时当盛暑，而得虚寒急重之症，会用参附煎膏而则愈者，此舍时从症法也，譬如霜降以后，禁用白虎，然亦有阳明证，熏热自汗，谵语烦躁，口渴饮冷者，虽当雨雪飘摇之际，亦会用白虎治之而安全，但不宜太过耳，此温之贵量其时，而清剂可类推已。

补法

补者，补其虚也，《［内］经》曰"不能治其虚，安问者余"，又曰"邪之所，凑其气必虚"，又曰"精气夺则虚"，又曰"虚者补之"，补之为义大矣哉。然有当补不补误人者，有不当补而补误人者，亦有当补而不分气血，不辨寒热，不识开合，不知缓急，不分五脏，不明根本，不深求调摄之方以误人者，是不可不讲也。

何谓当补不补，夫虚者损之，渐损者虚之，积也。初时不觉，久则病成。假如阳虚不补则气日消，因（阴）虚不补则血日耗，消且耗焉，则天真荣卫之气断绝，而虚损成矣，虽欲补之，将何及矣。又有大虚之证，内食（实）不足，外似有余，脉浮大而涩，面赤火炎，身浮头眩，烦躁不宁，此为汗出晕脱之机，更有精神浮散，彻夜不寐者，其祸尤速，法当养荣归脾辈，加敛药以收摄原神，俾浮散之气，退藏于密，庶几可救。复有阴虚火亢，气逆上冲不得眠者，法当滋水以制之，切忌苦寒泻火之药，反伤真气，若误清之，去生远矣，古人有言"至虚有盛候"，反泻含冤者此也，此当补不补之误也。

然亦有不当补而补者，何也？病有脉实症实，不能任补者，故无论矣，即其人本体素虚，而客邪初至，病势方张，若骤补之，未免闭门留寇。更有大实之症，积热在中，脉反细涩，神昏体倦，甚至憎寒振栗，欲着覆衣，酷肖虚寒之象，而其人必有唇焦口燥，便秘溺赤诸症，于真虚者相隔天渊，倘不明辨精切，误投补剂，陋矣。古人有言，大实有羸状，误补益疾者此也，此不当补而补之之误也。

然亦有当补之而补之不分气血、不辨寒热者，何也？《医学心悟》引《内经》曰："气主煦之，血主濡之。"气用四君子汤，凡一切补气药，皆从此出也。血用四物汤，凡一切补血药，皆从此出也。然而少火者主气之原，丹田者出气之海，补气而不补火者，非也，不思少火主气，而壮火即食气，譬如伤暑之人，四肢无力，湿热成痿，不能举动者，火伤气也，人知补火可以益气，而不知清火亦可以益气，补则同而寒热不同也。又如血热之症，宜补血行血以清之，血寒之证，宜温经养血以和之，立齐治法，血热而吐者谓之阳乘阴，热迫血而妄行也，治用四生丸、六味汤，血寒而吐者，谓之阴乘阳，如天寒地冻，水凝成冰也，治用理中汤加当归，医家常需识此，勿令误也。更有去血过多，成升斗者，无分寒热，皆当补益，所谓血脱者益其气，乃阳生阴长之至理，盖有形之血，不能速生，无形之气，所当急固，以无形生有形，先天造化本如是耳，此气血寒热之分也。

然又有补之而不识开合、不知缓急者，何也？天地之理，有合必有开，而用药之机，有补必有泻，如补中汤用参芪，必用陈皮以开之，六味汤用熟地，即用泽泻以导之，古人用药，补正必兼泻邪，邪去则补自得力，又况虚中挟邪，正当开其一面戢我人民，攻彼贼盗，或纵或擒，有收有放，庶几贼退民安，而国本坚固，更须酌其邪正之强弱，而用药多寡得宜方为合法，是以古方中有补散并行者，参苏饮、益气汤是也，有消补并行者，枳术丸、理中丸是也，有攻补并行者，泻心汤、硝石丸是也，有温补并行者，治中汤、参附汤是也，有清补并行者，参连饮、人参白虎汤是也，更有当峻补者，有当缓补者，有当平补者，如极虚之人，垂危之病，非大剂汤液不能挽回。

予尝用参附煎膏日服数两，而救阳微将脱之证，又常（尝）用参麦煎膏，敷（服）至数两，而救津液将枯之证，亦有无力服参，而以芪术代之者，随时处治，往往有功，至于病邪未尽，元气虽虚，不任重补，则从容和缓以补之，相其机宜，循序渐进，脉症相安，渐为减药，骨肉果菜食养尽之，以底于平康。其有体质素虚，别无大寒大热之证，欲服丸散以保真元者，则用平和之药，调理气血，不敢妄使僻偏之方，久而争胜，反有伤也，此开合缓急之意也。

然又有补之而不分五脏者，何也？夫五脏有正补之法，有相生而补之之法。《难经》曰："损其肺者，益其气；损其心者，和其荣卫；损其脾者，调其饮食，适其寒温；损其肝者，缓其中；损其肾者，益其精。"此正补也。又如肺虚者补脾，土生金也，脾虚者补命门，火生土也，心虚者补肝，木生火也，肝虚者补肾，水生木也，肾虚者补肺，金生水也，此相生而补之也，而予更有根本之说焉，胚胎始兆，形骸未成，先生两肾，肾者，先天之根本也，囡地一声，一事未知，先求乳食，是脾者后天之根本也，然而先天之中，有水有火，水曰真阴，火曰真阳，名之曰真，则非气非血，而为气血之母，生身生命全赖乎此。周子曰，无极之真，二五之精，妙合而凝，凝而不动，感而遂通，随吾神以［为］往来者，此也。古人深知此理，用六味滋水，八味补火，十补斑龙，水火兼济，法非不善也。然而以假补真，必其真者未曾尽丧，庶几有效，若先天祖气荡然无存，虽有灵芝亦难续命，而况庶草乎，至于后天根本，尤当培养，不可忽视。《［内］经》曰："安谷则昌，绝谷则危。"又云："粥浆入胃，则虚者活。"古人诊脉，必曰胃气，制方则补中，又曰归脾健脾者，良有以也。夫饮食入胃，分布五脏，灌溉周身，如兵家之粮饷，民间之烟火，一有不继，兵民离散矣。然而因饿致病者故多，而因伤致病者亦复不少，过食肥甘则痰吐，过食醇酿则饮积，瓜果乳酥，湿从内发，发为肿满泻利，五味偏啖，久而增气，皆令夭殃，可不慎哉，是知脾肾两脏，皆为根本，不可偏废。古人或谓补脾不如补肾者，以命门之火，可生脾土也，或谓补肾不如补脾者，以饮食之精，自能注于肾也，须知脾弱而肾不虚者，则补脾为急，肾弱而脾不虚者，则补肾为先，若脾肾两虚，则并补之，药既补矣，更加摄养有方，斯为善道。

第六章 处方学

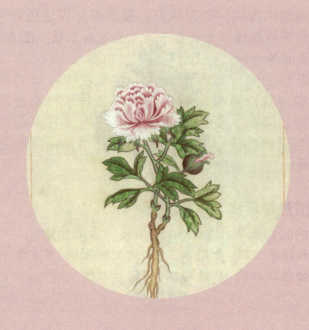

第一节 组织法

一、外感时症（凡五十七法）

辛温解表法

治春温初起，风寒寒疫，及阴暑秋凉等证。

软防风一钱五分　苦桔梗八分　苦杏仁三钱　广陈皮一钱
淡豆豉三钱　　　葱白五寸

是法也，以防风、桔梗祛其在表之邪，杏子（仁）、陈皮开其上中之气分，淡豆豉、葱白即葱豉汤用代麻黄，通治伤寒于表。表邪得解，即有伏气，亦冀其随解耳。

凉解里热法

治温热内炽，外无风寒，及暑温冬温之证。

鲜芦根五钱　　大豆卷三钱　　天花粉三钱　　生石膏四钱
生甘草六分

温热之邪，初入于胃者，宜此法也。胃为阳土，得凉则安。故以芦根为君，佐豆卷之甘平，花粉之甘凉，并能清胃除热，更佐石膏，凉而不苦，甘草泻而能和。景岳名玉泉饮，以其治阳明胃热有功，凡寒凉之药，每多败胃，惟此法则不然。

清热解毒法

治温毒深入阳明，劫伤津液，舌绛齿燥。

西洋参三钱　麦门冬三钱　细生地三钱　黑玄参一钱五分
金银花二钱　开连翘二钱　绿豆二钱

此治法温热成毒，毒即火邪也。温热即化为火，火未有不伤津液者，故用银翘、绿豆以清其火而解其毒，洋参、麦冬以保其津，玄参、细生地以保其液也。

祛热宁风法

治温热不解，液劫动风，手足瘈疭。

开麦冬五钱　　细生地四钱　　甘菊花二钱　　羚羊角三钱
钩藤五钱

凡温热之病，动肝风者，惟此法最宜。首用麦冬、细生地清其热，以滋津液，菊花、羚角定其风，而宁抽搐，佐钩藤者，取其舒筋之用也。

祛热宣窍法

治温热、湿温、冬温之邪，窜入心包，神昏谵语，或不语，舌苔焦黑，或笑或痉。

开连翘三钱　　犀角三分　　川贝母三钱　　鲜石菖蒲一钱
牛黄至宝丹一粒

是法治邪入心包之证也。连翘苦寒，泻心经之火邪，犀角咸寒，亦能泻心经之火邪。凡邪入心包者，非特一火，且有痰随火升，蒙其清窍。故用川贝母清心化痰，石菖蒲入心开窍，更佐牛黄至宝之大力，以期救急扶危于俄顷耳。

辛凉解表法

治风温初起，风热新感，冬温袭肺咳嗽。

薄荷一钱　　蝉衣一钱　　前胡一钱五分　　淡豆豉四钱
瓜蒌壳二钱　　牛蒡一钱五分

此法取乎辛凉，以治风温初起，无论有无伏气，皆可施用。薄荷、蝉蜕轻透其表，前胡、淡豉宣解其风。

叶香岩云："温邪上受，首先犯肺。"，故用蒌壳、牛蒡开其肺气，气分舒畅，则新邪伏气均透达矣。

清凉透邪法

治温病无汗，温疟渴饮，冬温之邪内陷。

鲜芦根五生（钱）　　　生石膏六钱　　开连翘三钱
淡竹叶一钱五分　　淡豆豉三钱　　　绿豆衣三钱

此治温病无汗之主方。凡清凉之剂，凉而不透者居多，惟此法凉而且透。芦根中空透药也，石膏气轻透药也，连翘之性升浮，竹叶生于枝上，淡豆豉之宣解，绿豆衣之轻清，皆透药也。伏邪得透，汗出微微，温热自然达解耳。

清热保津法

治温热有汗，风热化火，热病伤津，温疟舌苔变黑。

开连翘三钱　　花粉二钱　　鲜石斛三钱　　鲜地黄四钱
麦冬四钱　　　参叶八分

此温热有汗之主方。汗多者，因于里热熏蒸，研其伤津损液，故用连翘、花粉清其上中之热，鲜斛、鲜地保其中下之阴，麦冬退热除烦，参叶生津降火。

清凉荡热法

治三焦温热，脉洪大而数，热渴谵妄。

连翘四钱　　西洋参二钱　　生石膏五钱　　甘草八分
知母二钱，盐水炒　　　　细生地五钱　　粳米一撮

是法也，以仲圣白虎汤为主，治其三焦之温热也。连翘、洋参清上焦之热以保津，膏甘、粳米清中焦之热以养胃，知母、细生地泻下焦之热以养阴。

润下救津法

治热在胃府，脉来沉实有力，壮热口渴，舌苔黄燥。

生大黄四钱　　元明粉二钱　　甘草粉八分　　玄参三钱

麦冬四钱　　　细生地五钱

阳明实热之证，当用大小承气急下，以存津液，但受温热之病，弱体居多。故以仲景调胃承气为隐，且芒硝改为元明粉，取其性稍缓耳。合用鞠通增液汤方，更含存阴养液之意。

清凉透斑法

治阳明温毒发斑。

生石膏五钱　　甘草五分　　　银花三钱　　开连翘三钱

鲜芦根四钱　　豆卷水发，三钱　　　　鲜荷钱一枚

凡温热发斑者，治宜清胃解毒为主。膏甘清胃，银翘解毒，更以芦根、豆卷透发阳明之热，荷钱者，即初发之小荷叶也，亦取其轻升透发之意。热势一透，则斑自得化矣。

解肌散表法

治风邪伤卫，头痛畏风，发热有汗。

嫩桂枝一钱　　白芍药二钱　　粉甘草一钱　　生姜五分

大枣三核（钱）

此仲景之桂枝汤，治风伤卫之证也。桂枝走太阳之表，专祛卫分之风，白芍和阴护营，甘草调中解热，枣甘能和，又以行脾之津液，而调和营卫者也。

微辛轻解法

治冒风之证，头微痛，鼻塞咳嗽。

白苏梗一钱五分　　薄荷叶一钱　　牛蒡子一钱五分

苦桔梗八分　　　瓜蒌壳二钱　　广橘红一钱

凡新感之邪，惟冒风为轻，只可以微辛轻剂治之。夫风冒于皮毛，皮毛为肺之合，故用紫苏、薄荷以宣其肺，皆用梗而不用叶，取其微辛力薄也。佐牛蒡子辛凉，桔梗之辛平，以解太阴之表，及蒌壳之轻松，橘红之轻透，以畅肺经之气，气分一舒，冒风自解。

顺气搜风法

治风邪中经，左右不遂，筋骨不用。

乌药一钱　　橘皮一钱五分　天麻一钱　　紫苏一钱五分
甘菊花一钱　参条二钱　　　炙甘草五分　木瓜一钱
桑枝三钱

此师古人顺风匀气散之法也，以治风邪中经之病。叶香岩云："经属气，所以进乌药、陈皮以顺其气，天麻、苏、菊以搜其风。"《[内]经》云："邪之所凑，其气必虚。"故佐参草辅其正气，更佐木瓜利其筋骨，桑枝遂其左右之用也。

活血祛风法

治风邪中络，口眼歪斜，肌肤不仁。

炒当归二钱　　　　川芎一钱五分　炒白芍一钱五分
西秦艽一钱五分　桑叶三钱　　　　橘络二钱
鸡血藤胶一钱

此治风邪中络之法也。络属血，故用鸡[血]藤、川芎以活其血，即古人所谓治风须养血。血行风自灭也。营虚则不仁，故用当归、白芍施益营血，而治不仁也。秦艽，散药中之补品，能活血营筋，桑叶乃箕星之精，能滋血祛风，二者为风中于络之要剂。更佐橘络以达其络，络舒血活，则风邪自解，而歪邪自愈矣。

宣窍导痰法

治风邪中腑中脏，及疟发昏倒等症。

远志一钱　　　石菖蒲五分　　　天竺黄二钱　　　杏仁三钱
瓜蒌实三钱　　炒僵蚕三钱　　　皂角炭五分

风邪中于脏腑者，宜施此法，其中乎经，可以顺气搜风，其中乎络，可以活血祛风。今中脏腑，无风药可以施之，可见中脏之神昏不语，唇缓涎流。中腑之昏不识人，便尿阻隔等证，确宜宣窍导痰。方中天竺、远、菖宣其窍，而解其语，杏仁、蒌实导其痰，且润其肠，僵蚕化中风之痰，皂角通上下之窍，此一法而二用也。

两解太阳法

治风湿之证，头痛身重，骨节烦疼，小便欠利。

羌活一钱五分　　软防风一钱五分　　泽泻三钱
桂枝一钱五分　　生米仁四钱　　　　茯苓三钱

斯法也，乃两解太阳风湿之证，风邪无形而居外，所以用桂枝、羌、防解其太阳之表，俾风从汗而出；湿邪有形而居内，所以用苓、泽、米仁渗其膀胱之里。俾湿从尿而出。更以桔梗通天气于地道，能宣上，复能下行，可使风湿之邪分表里而解也。

培中泻木法

治寒湿，腹痛水泻及风痢。

土炒白术二钱　土炒白芍一钱　广皮一钱　　软防风一钱
茯苓三钱　　　甘草五分　　　炮姜炭八分　吴萸八分
新荷叶一钱

术防陈芍四味，即刘草窗痛泻要方，用之为君，以其泻木而益土也。佐苓甘培中有力，姜炭暖土多功，更佐吴萸疏其木而止其痛，荷叶升其清而助其脾。

补火生土法

治飧泻洞泄，命门无火，久泻虚痢。

淡附片八分　　肉桂六分　　菟丝子一钱　　补骨脂一钱

吴萸八分　　　益智仁一钱　剪芡实二钱　　莲子肉十粒

下焦无火不能熏蒸腐化，泄泻完谷，故以桂附辛甘大热补命中之火，以生脾土，菟丝、补骨脂温补其下，吴萸、智仁暖其中。中下得其温暖，则火土自得相生，而完谷自能消化。更佐以芡实、莲子补其脾，且固其肾。盖火土生，脾肾固，而飧泻洞泄无不向愈矣。

暖培卑监法

治脾土虚寒泄泻，及冷痢，水谷痢。

米炒西潞党三钱　　　白茯苓三钱　　土炒于潜术二钱

水炒西粉草五分　　　炮姜炭八分　　土炒苍术六分

益智仁一钱　　　　　煨葛根五分　　粳米四钱

土不及曰卑监，法用四君合理中，暖培其脾土也。脾喜燥，故佐以苍术，喜温佐以益智，喜升佐以葛根，喜甘佐以粳米。

补中收脱法

治泻痢不已，气虚下陷，谷道不合，肛门下脱。

东洋参三钱　　　　炒黄芪二钱　　　土炒于术一钱

炙甘草五分　　　　炙罂粟壳一钱　　土炒白芍一钱

诃黎勒一钱五分　　石榴皮一钱

此治泻痢日久，气虚脱肛之法也。以参芪术草之甘温，补中州以提其陷，罂芍诃梨之酸涩止泻痢，且敛其肛。用榴皮为引者，亦取其酸以收脱，涩以住痢也。

通利州都法

治火泻，湿泻，湿热痢疾。

茯苓三钱　　泽泻三钱　　土炒苍术八分　　车前二钱
通草一钱　　滑石三钱　　桔梗一钱

斯仿舒驰远先生加减五苓之意。州都者，膀胱之官也，首用茯苓甘淡平和而通州都为君，泽泻咸寒下达而走膀胱为臣，佐苍术之苦温，以化其湿，车前通滑之甘淡，以渗其湿，使桔梗之开提，能通天气于地道也。

清凉涤暑法

治暑温，暑热，暑泻，秋暑。

滑石三钱　　甘草八分　　连翘三钱　　西瓜翠衣一片
扁豆三钱　　通草一钱　　茯苓三钱　　青蒿一钱五分

滑石、甘草即河间之天水散，以涤其暑热也。恐其力之不及，故加蒿扁瓜衣以清暑。又恐其干乎心，更佐以连翘以清心。暑不离乎湿，兼用通苓，意在渗湿耳。

化痰顺气法

治痰气闭塞，痰疟痰泻。

白茯苓四钱　　制半夏二钱　陈皮一钱五分　粉甘草八分
煨广木香五分　姜厚朴二钱　生姜三片

法中苓夏陈甘，即《局方》二陈汤，化痰之妥方也。加木香、厚朴以行其气，气得流行，则顺而不滞。故古人谓化痰须顺气，气行痰自消，且木香、厚朴均能治泻，以此法治其痰泻，不亦宜乎？

楂曲平胃法

治因食作泻，兼之食疟。

炒楂肉三钱　　炒六曲三钱　　炒苍术一钱　　制厚朴一钱
广陈皮一钱　　粉甘草八分　　腔胫二枚

法内苍、陈、朴、草，系《局方》之平胃散，为消导之要剂，佐山楂健脾磨积，神曲消食住泻，脘胫乃鸡之脾也，不但能消水谷，而且能治泻利。食泻投之，必然中鹄。

清痢荡积法

治热痢夹食，脉滑数，烦渴尿赤。

煨木香六分	吴萸、炒黄连各六分	酒浸生军三钱
炒枳壳一钱五分	炒条芩一钱	粉甘草五分
炒白芍一钱五分	煅葛根五分	鲜荷叶三钱

此法首用香、连治痢为主，加军枳以荡其积，芩芍以清其血，甘草解毒，荷葛升提，施于实热之痢，每多奏效耳。

温化湿邪法

治寒湿酿痢，胸痞尿白。

藿香一钱五分	蔻壳一钱五分	炒神曲二钱	制厚朴一钱
陈皮一钱五分	炒苍术八分	生姜三片	

凡湿在表宜宣散，在里宜渗利。今在气分，宜温药以化之。藿香、蔻壳宣上中之邪滞，神曲、厚朴化脾胃之积湿，陈皮理其气分，苍术化其湿邪，更佐生姜温暖其中，中焦通畅无滞，滞下愈矣。

调中开噤法

治下痢不食或呕不能食，噤口痢证。

炒潞参三钱	姜汁炒黄连五分	制半夏一钱五分
藿香一钱	石莲肉三钱	陈仓米三钱

痢成噤口，脾胃俱惫矣。故用潞党补其中州，黄连清其余痢，半夏和中止呕，藿香醒胃苏脾，石莲肉开其噤，

陈仓米养其胃。倘绝不欲食者，除去黄连可也。

调中畅气法

治中虚气滞，休息痢疾，并治脾亏泄泻。

炒潞参三钱　炒白术二钱　　　炒黄芪二钱　炙甘草四分

广陈皮一钱　洗腹皮一钱五分　煨木香三分　鲜荷叶三钱

参芪术草调补中州，陈腹木香宣畅气分，加荷叶助脾胃，而升阳气也。

祛暑解毒法

治暑热烦热赤肿，身如针刺。

茯苓三钱　　　制半夏一钱五分　滑石三钱　　甘草五分

参叶六分　　　黄连八分　　　　银花三钱　　连翘三钱

绿豆衣三钱

凡暑热成毒者，此法最宜。苓夏偕甘即海藏消暑方也，滑石偕甘即河间清暑方也。更佐参叶以却暑，黄连以清心，银连绿豆以解毒也。

增损胃苓法

治暑湿内袭，腹痛水泄，小便热赤。

炒苍术一钱　　　制川朴一钱　　广皮一钱五分

结猪苓一钱五分　茯苓三钱　　　泽泻一钱五分

飞滑石三钱　　　藿香一钱五分

苍朴陈皮以化湿，即平胃散损甘草也。二苓泽泻以利湿，即五苓散去桂术也。增滑石清暑渗湿，增藿香止泻和中。凡因暑湿而致泻者，是法最为合拍耳。

清暑开痰法

治中暑神昏不语，身热汗微，气喘等症。

黄连一钱　香薷一钱　　扁豆衣三钱　　厚朴一钱
杏仁二钱　陈皮一钱五分　制半夏一钱五分　益元散三钱
荷叶梗一尺

连薷扁朴清热祛暑，杏仁陈夏顺气开痰，益元散清暑宁心，荷叶梗透邪宣窍。

祛暑调元法

治暑热盛极，元气受伤。

生石膏四钱　　滑石三钱　　甘草六分　　　制半夏一钱
西洋参二钱　　粳米五钱　　麦门冬二钱　　茯苓三钱

石膏、滑石祛暑泻火为君，茯苓、半夏消暑调中为臣。暑热刑金，故以麦冬洋参保肺为佐，暑热伤气，故以甘草、粳米调元为使。

清离定巽法

治昏倒抽搐，热极生风之证。

连翘三钱　竹叶一钱五分　细生地四钱　玄参三钱
菊花一钱　冬桑叶三钱　　钩藤四钱　　木瓜一钱

此法治极热生风之证，故用连翘、竹叶以清其热。热甚必伤阴，故用细地、玄参以保其阴。菊花、桑叶平其木而定肝风，钩藤、木瓜舒其筋而宁抽搐。大易以离为火，以巽为风，今曰清离定巽，即清火发热。

清宣金脏法

牛蒡子一钱五分　川贝母二钱　　马兜铃一钱
苦杏仁二钱　　　瓜蒌壳三钱　　苦桔梗八分
桑叶三钱　　　　炙枇杷叶三钱

夏日炎暑，火旺克金，宜乎清暑宣气，保其金脏。法中蒡贝兜铃清其肺热，杏蒌桔梗宣其肺气。夫人身之气，肝从左升，肺从右降。故佐桑叶以平其肝，弗令左升太过，杷叶以降其肺，俾其右降，自然升降如常，则咳逆自安豫矣。

治乱保安法

广藿香一钱五分　广木香五分　茯苓三钱　　台乌药一钱
制半夏一钱　　　茅苍术八分　阳春砂八分　伏龙肝三钱

　　邪扰中州，挥霍之乱，宜此法也。首用藿香、乌木行气以治其乱，夏苓苍术祛暑湿以保其中。佐砂仁和其脾，伏龙肝安其胃，此犹兵法剿抚兼施之意也。

挽正回阳法

　　治中寒腹痛，吐泻肢冷，或昏不知人，脉微欲绝。

东洋参三钱　　茯苓三钱　　　炒白术一钱　炙甘草五分
安桂八分　　　淡附片八分　　炮姜炭六分　吴萸八分

　　是法即陶节庵回阳救急汤，除陈夏五味也。盖以参苓术草挽其正，炮姜桂附回其阳，更佐吴茱萸破中下之阴寒。阴寒一破，有若拨开云雾而见天日夜。

芳香化浊法

　　治五月霉湿，并治秽浊之邪。

藿香叶一钱　　　大腹毛一钱　　　制厚朴八分
佩兰叶一钱　　　广皮一钱五分　　制半夏一钱五分
鲜荷叶三钱

　　此法因秽浊霉湿而立也。君藿兰之芳香以化其浊，臣陈夏之温燥以化其湿。佐腹皮宽其胸腹，厚朴畅其脾胃，上中气机一得宽畅，则湿浊不克凝留。使荷叶之升清，清升则浊自降。

金水相生法

治痄夏眩晕，神倦呵欠，烦汗及久咳，肺肾并亏。

东洋参三钱　　麦冬三钱　　五味子三分　　知母一钱五分
玄参一钱五分　炙甘草五分

法内人参补肺，麦冬清肺，五味敛肺，《千金》生脉饮也，主治热伤元气，气短倦怠，口渴汗多等证。今以此方治痄夏，真为合拍。加色白之知母，以清其肺，色黑之玄参，以滋其肾，兼滋其肺，更以甘草协和诸药。俾有金能生水，水能润金之妙也。

二活同祛法

治表里受湿，寒热身疼，腰痛等症。

川羌活一钱五分　　细辛五分　　　　茅术一钱五分
独活一钱五分　　　防风一钱五分　　甘草五分
生姜三片

两感表里之湿证，此法堪施。其中羌活、防风散太阳之表湿，独活、细辛搜少阴之里湿，苍术燥湿气，生姜消水气。盖恐诸药辛温苦燥。故佐甘草以缓之。

清营捍疟法

治暑疟恶寒壮热，口渴引饮。

连翘一钱五分　　竹叶一钱五分　　扁豆衣二钱
青蒿一钱五分　　木贼一钱　　　　炒黄芩一钱
青皮一钱五分　　西瓜翠衣一片

此治暑疟之法也。夫暑气内舍于营，故君翘竹清心，却其上焦之热。臣以扁衣解暑，青蒿祛疟。佐以木贼发汗于外，黄芩清热于内。古云疟不离乎少阳。故使以青皮引诸药达少阳之经，瓜翠引伏暑透肌肤之表。

辛散太阳法

治风疟寒少热多，头疼自汗，兼治伤寒伤湿。

桂枝一钱　防风一钱五分　前胡一钱五分　羌活一钱五分
甘草五分　豆豉三钱　　　生姜二片　　　红枣三枚

风疟有风在表，宜辛散之。方中用桂羌防草，即成方桂枝羌活汤，本治风疟之剂也。内加前胡散太阳，复泄厥阴，淡豆豉解肌表，且祛疟疾，更加攘外之姜，安内之枣，表里俱安，何疟之有哉？

宣透膜原法

治湿疟寒甚热微，身痛有汗，肢重脘愸。

川朴一钱　槟榔一钱五分　煨草果仁八分　　炒黄芩一钱
甘草五分　藿香叶一钱　　姜半夏一钱五分　生姜三片

此师又可达原饮之法也。方中去知母之苦寒，及白芍之酸敛，仍用朴槟草果达其膜原，祛其盘踞之邪。黄芪（芩）清燥热之余，甘草尽和中之用。拟加藿夏畅气调脾，生姜破阴化湿，湿秽乘入膜原而作疟者，此法必奏效耳。

和解兼攻法

治寒热疟疾，兼之里积。

柴胡一钱五分　甘草六分　　　熟军二钱　　炒黄芩一钱
枳壳一钱五分　元明粉二钱　　姜半夏一钱五分

柴、苓（芩）夏草以和解，元明、军、枳以攻里，此仿长沙大柴胡之法也。

甘寒生津法

治疸疟独热无寒，手足热而欲呕。

大生地五钱　麦冬三钱　　煨石膏四钱　　竹叶一钱五分
连翘三钱　　北沙参三钱　蔗汁、梨浆各一盏疟疟一证，嘉言主以甘寒生津可愈。故首用生地、麦冬甘寒滋溺，以生津液。此证不离心肺胃三经，故以翘、竹清心，沙参清肺，膏、蔗清胃，梨汁生津。

宣阳透伏法

此牝疟寒甚热微，或独寒热。

淡干姜一钱　　淡附片一钱　　　川朴一钱　　炒苍术一钱
草果仁一钱　　蜀漆一钱五分　　白豆蔻三颗

干姜宣其阳气，附子制其阴胜，厚朴开其滞气，苍术化其阴湿，草果治独胜之寒，蜀漆遂盘结之疟。佐以豆蔻，不惟透伏有功，抑散寒化湿，施于牝疟，岂不宜乎？

驱邪辟祟法

治鬼疟寒热日作，多生恐怖，脉来乍大乍小。

煅龙骨三钱　雄黄染茯苓三钱　炒茅术一钱　广木香一钱
柏子仁三钱　石菖蒲五分　　　桃叶七片

龙骨阳物也，可以镇惊，可以驱祟，用之以治鬼疟最宜。茯苓宁心，以雄黄染之，以驱鬼魅。苍术、木香皆能杀一切之鬼也。柏子辟邪，菖蒲宣窍，桃叶发汗开其鬼门。俾潜匿之邪尽从毛窍而出也。

营卫双调法

治洒寒烘热，脉濡且弱，虚疟、劳疟并宜。

嫩桂枝一钱　　　炙芪皮二钱　　土炒归身一钱五分
土炒白芍一钱　　西潞参三钱　　炙甘草五分
红枣二个　　　　生姜二片

胃者卫之源，脾者营之本。今脾胃累虚而作寒热者，宜以营卫双调。故用桂、芪护卫，归、芍养营，此从源立方，勿见寒热便投和解。又加参、草补益胃脾，姜、枣调和营卫。

双甲搜邪法

治三日疟，久延不愈。

醋炙穿山甲一钱　　炙鳖甲一钱五分　　木贼草一钱

嫩桂枝一钱　　　　制首乌三钱　　　　鹿角霜二钱

东洋参二钱　　　　土炒归身二钱

疟邪深窜而成三疟者，须此法也。穿山甲善窜之物，主搜深踞之疟。鳖甲蠕动之物，最搜阴络之邪。木贼中空而轻，桂枝气薄而升，合而用之，不惟能发深入于阴分之邪，而且能还于阳分之表。以何首乌养气阴也。鹿霜助其阳也，人参益其气也，当归补其血液，阴阳气血并复，则疟邪自无容身之地矣。

清宣温化法

治秋时晚发之伏暑，并治湿温初起法。

连翘三钱　　杏仁三钱　　瓜蒌壳二钱　　陈皮一钱五分

茯苓三钱　　制半夏一钱　甘草五分　　　佩兰一钱

荷叶二钱

连翘寒而不滞，取其清宣；杏仁温而不燥，取其温化。蒌壳宣气于上，陈皮化气于中，上中气分得其宣化，则新凉伏气皆不能留。茯苓、夏草消伏气于内，佩兰、荷叶解新邪于外也。

宣疏表湿法

治冒湿证，首如裹，遍体不舒，四肢懈怠。

炒苍术一钱　　防风一钱五分　秦艽一钱五分　藿香一钱

陈皮一钱五分　砂壳八分　　　甘草五分　　　生姜三片

此治冒湿之法也。君以苍、术、防、秦宣疏肌表之湿，被湿所冒，则气机遂滞，故臣以藿、陈、砂壳通畅不舒之气。湿药颇燥，佐以甘草润之，湿体本寒，使以生姜温之。

辛热燥湿法

治寒湿之病，头有汗而身无汗，遍身拘急而痛。

炒苍术一钱二分　　防风一钱五分　　甘草八分

羌活一钱五分　　　独活一钱五分　　白芷一钱二分

草蔻仁七分　　　　干姜六分

法中苍防甘草，即海藏神术散也。用于外感寒湿之证，最为中的。更加二活白芷透湿于表，草蔻干姜燥湿于里，诸药皆温燥辛散。倘阴虚火旺之体勿可浪投。

苦温平燥法

治燥气侵表，头微痛，畏寒无汗，鼻塞咳嗽。

光杏仁三钱　　　　橘皮一钱五分　　苏叶一钱

荆芥穗一钱五分　　炙桂枝一钱　　　白芍一钱

老前胡一钱五分　　桔梗一钱五分

凡感燥之胜气者，宜苦温为主，故以橘杏苏荆以解之，加白芍之酸，桂枝之辛，是遵圣训，燥淫所胜，平以苦温，佐以酸辛是也。秋燥之证，每多咳嗽，故佐前桔，以宣其肺，肺得宣畅，则燥气自然解耳。

松柏通幽法

治燥气结盘于里，腹胀便闭。

松子仁四钱　火麻仁三钱　瓜蒌壳三钱　柏子仁三钱

冬葵子三钱　苦桔梗一钱　薤白头八分　酒洗大腹毛三钱

白蜜一匙

此仿古人五仁丸之法也。松柏葵麻皆滑利之品，润肠之功非小，较硝黄之推荡尤稳耳。丹溪治肠痹每每开提上窍，故以桔梗蒌薤开其上，复润其下。更加大腹宽其肠，白蜜润其燥，幽门得宽润，何虑其不通哉？

加味二陈法

治痰多作嗽，口不作渴。

茯苓三钱　广皮一钱　制夏二钱　甘草五钱（分）

米仁三钱　杏仁三钱　生姜二片　饴糖一匙

陈苓夏草即二陈汤也。王讱菴曰，半夏辛温，体滑性燥，行水利痰为君。痰因气滞，气顺则痰降，痰由湿生，湿去则痰消，故以陈皮、茯苓为臣。中不和则痰涎聚，又以甘草和中补土为佐也。拟加米仁助茯苓以渗湿，杏仁助陈皮以利气，生姜助半夏以消痰，饴糖助甘草以和中。凡有因痰致嗽者，宜施此法。

温润辛金法

治无痰干咳，喉痒胁疼。

炙紫菀一钱　百部一钱　松子仁三钱　款冬一钱五分

甜杏仁三钱　炙广皮一钱　冰糖五钱

法中紫菀温而且润，能畅上焦之肺。百部亦温润之性，暴咳久咳咸宜。更加松子润肺燥，杏仁利肺气，款冬与冰糖本治干咳之单方，陈皮用蜜炙去其性以理肺，肺得温润则咳逆自然渐止。

甘热祛寒法

治寒邪直中三阴之证。

炙草二钱　干姜一钱　附片一钱　吴萸一钱

此节仲景四逆汤，拟加吴萸之大热，祛厥阴之寒邪，以之治寒中三阴，最为中的。寒淫于内，治以干热，故以姜附大热之剂，伸发阳气，表散寒邪。甘草亦散寒补中之品，又以缓姜附之上潜也。

二、内伤杂症（凡十六法）

养血柔肝法

治血虚肝阳上升。

归身一钱五分	白芍一钱五分	稽豆衣一钱五分
甘菊花一钱五分	沙苑子三钱	女贞子二钱五分
胡麻三钱	茯神三钱	嫩钩藤三钱

肝藏血虚，不能濡养乎上，乃有头晕眼花等症，法用归芍稽豆沙苑以养血，甘菊钩藤以息内风，胡麻女贞以滋燥，肝血充而阳自潜也。

理气畅中法

治肝气横逆，腹胀脘痛。

白蒺藜三钱	金铃子一钱五分	延胡索一钱
陈皮一钱五分	赤茯苓三钱	枳壳一钱五分
郁金一钱五分	瓦楞子三钱	制香附一钱五分
砂仁壳八分	佛手一钱五分	越鞠丸一钱五分

肝为将军之官，其气善于横逆，横逆则肝叶胀硬，阻塞痞痛，故法中诸药，均采疏利气分之品，使气利则胀除也。然肝气一逆，往往使食不消，痰不化，火不达，湿不运，故加越鞠丸之芎苍附枳曲以统治之。

理气温通法

治中下虚寒，浊气不化，致生胀满。

肉桂心三分	炒白芍一钱五分	炙甘草五分
紫苏梗一钱五分	茯苓三钱	陈皮一钱五分
半夏一钱五分	香附一钱五分	乌药一钱五分
生姜三钱		

桂心温肾，以助下焦之气化；生姜温脾，以助中宫

之健运；苏梗散寒入营，乌药祛寒入气。凡中下二焦虚寒，浊气不化，致生胀满等症者，此法可通治之。

甘咸养阴法

治阴虚内热，潮热咳血等症。

干生地三钱　　　龟板三钱　　　阿胶三钱
旱莲草一钱五分　女贞子一钱五分　丹皮二钱五分
淡菜二钱

法中干地甘寒，龟板咸寒，皆养阴之要药。阿胶甘平，淡菜咸温，并治血之佳珍。旱莲草甘寒汁黑属肾，女贞甘凉隆冬不凋，咸能补益肾阴，佐以丹皮之苦，清血分之伏火，火得平静，则潮热咳血均愈矣。

清金宁络法

治燥热伤津，咳嗽咯红。

麦冬三钱　　　桑叶一钱五分　生地三钱
元参二钱五分　玉竹二钱　　　北沙参一钱五分
旱莲［草］一钱五分　枇杷叶三钱

方中麦冬、玉竹清其燥，沙参、玄参润其肺，生地、旱莲［草］宁其血络，佐以桑叶平肝，杷叶降肺，配合完密，诸病自却。

培土生金法

治久咳肺虚

党参一钱五分　怀山药二钱　　茯神三钱　炙甘草五分
甜杏仁三钱　　川贝母一钱五分　蛤壳三钱　女贞子三钱
谷芽三钱　　　橘白络一钱五分

肺热可清，津枯可滋，其久咳肺虚，痰多白沫者，既不能清滋，又不能温补，则惟有治脾一法。方用参药茯草以补土而建中气为君，杏贝女贞以养肺而清虚火为臣。降以蛤壳，和以谷芽。凡虚劳积久，以脾胃为重，故见纳呆泄泻等症，均属非宜。此法盖独得其秘。

补气升阳法

治中气不足，倦怠食减，及脱肛不收等症。

炒潞党三钱　　炙贡芪二钱　炒于（白）术二钱　炙甘草五分

陈皮一钱五分　酒归身二钱　升麻五分　　　柴胡五分

生姜一钱　　　红枣三钱

此东垣补中益气汤也。参芪术草以补其气，陈皮以行其滞，当归以活其血，血气流行，自然倦怠除而饮食香。更以升柴之升提，姜枣之调和，则脱肛亦收，乃治中气下陷之妙法也。

导腹通幽法

治大肠液燥，大便艰难。

制首乌三钱　当归一钱五分　瓜蒌仁三钱　大麻仁三钱

郁李仁三钱　光杏仁三钱　　松子仁三钱　芝麻三钱

白蜜三钱

首乌、当归为养血要药，所以治大肠干燥之本。五仁麻蜜均滋润之妙品，所以之（治）大便艰难之标。凡体虚之人，不耐攻伐，此法如水涨舟浮，最为确当。

健运分消法

治脾虚作胀。

白术三钱　　　连皮苓三钱　　生、熟苡仁各三钱

陈皮一钱五分　厚朴八分　　　大腹皮三钱

范志曲三钱　　鸡金炭一钱五分　泽泻三钱

冬瓜皮二钱　　　葫芦瓢三钱

脾虚积湿，势必作胀，此法健以白术，运以陈皮，分消以苓、朴、泽、曲、鸡、葫、二皮。有形之湿滞除，无形之中气立。

消积杀虫法

治一切虫积。

白术三钱　　　肉桂三分　　　　乌梅五分

黄连三分　　　使君肉一钱五分　鹤虱一钱五分

花椒五分　　　白雷丸一钱五分　陈皮一钱五分

砂仁八分

虫之为物，得辛则伏，得苦则静，得酸则安。故用椒桂之辛，黄连之苦，乌梅之酸，三味鼎峙，更以使君、鹤虱、雷丸杀虫之品，乘其败而穷逐之。继以白术、砂仁、陈皮和中之品，镇于中而安抚之，治标本兼而有焉。

重坠镇逆法

治呃逆气上等症。

代赭石一钱五分　旋覆花一钱五分　竹茹一钱五分

刀豆子三钱　　　柿蒂二个　　　　陈皮二钱

象贝三钱　　　　光杏仁三钱

本旋覆代赭汤意，以旋赭降气，刀蒂止呃，佐茹、陈、贝、杏之清肃顺。凡呃逆之属肺胃不和者，此方主之。

育阴固摄法

治遗精虚证。

熟地三钱　　　山药三钱　　泽泻三钱　　山萸一钱五分

丹皮一钱五分　茯神三钱　　芡实三钱　　龙骨三钱

牡蛎三钱　　　金樱子二钱五分　　　　白莲须八分

精藏于肾，肾虚不纳，故以六味丸补其肾，所谓育阴也。芡樱龙牡莲须均属收涩之性，用以敛其关，所谓固摄者也。

泻火固阴法

治肝火鸱张，扰乱梦遗。

龙胆草八分　　　　山栀一钱五分　　　白芍一钱五分
黄芩一钱五分　　　生地三钱　　　　　木通一钱五分
生草八分

此龙胆泻肝法，为治肝火之妙方。龙胆直泻相火，木通引火下行，栀芩清血热，地芍滋肾阴。火静则水宁，水宁则精固，不治其遗，其遗自止。与上方一补一泻，各极妙用。

清利湿热法

治淋浊。

萆薢一钱五分　　　梗通草一钱五分　　滑石三钱
瞿麦穗一钱五分　　萹蓄一钱五分　　　车前子三钱
生草梢八分　　　　海金沙三钱　　　　通天草一钱五分
赤苓二钱

淋浊之病，责诸膀胱不洁，故方中重用通利小便清化湿热之味。《内经》所谓洁净府者是也。

清化祛瘀法

治血淋。

生地三钱　　　木通一钱五分　草薢一钱五分　黄柏三钱
小蓟一钱五分　瞿麦一钱五分　蒲黄一钱五分　琥珀三分
桃仁一钱五分　赤芍一钱五分　车前一钱五分　藕汁一杯
血淋由湿热挟瘀血停滞太阳之腑，方用木通、萆薢、黄柏、瞿麦、车前以清化通利，小蓟、蒲黄、桃仁、琥珀、赤芍以破瘀消滞，生地、藕汁清热凉血，乃不易之法也。

疏肝理气法

治肝气郁结疝气等症。

柴胡八分	赤苓三钱	赤芍一钱五分
青皮一钱五分	橘核一钱五分	荔枝核三钱
路路通二钱五分	延胡一钱	金铃子一钱五分
泽泻三钱		

疝气之成，原因虽多，而鲜有不涉肝经者。柴胡、青皮为疏肝上品，橘核、荔核为治疝上品，延胡、金铃为止痛上品。再和以泽泻、赤苓之利溲，遂成疝气方之正鹄。

三、妇女杂症（凡九法）

理气祛瘀法

治经行腹痛及一切气滞血分不和等。

苏梗一钱五分	京赤芍一钱五分	金铃子一钱五分
延胡一钱	青皮一钱五分	杜红花八分
香附一钱五分	乌药一钱	两头尖三钱
绛通草八分	佛手一钱五分	月季花三朵

气血为帅，气滞则血滞。故此法专重理气，苏梗、青皮、乌药、佛手、金铃子、延胡索等是。佐以和血，红花、赤芍、两头尖、月季花等是。气利则血活，血活则腹痛自除。所谓调经以理气为先，又曰通则不痛也。

和荣调经法

治血热经事先期等症。

当归一钱五分　　紫丹参一钱五分　　制香附一钱五分
陈皮一钱五分　　丹皮二钱　　　　　白薇一钱五分
佩兰一钱五分　　佛手一钱五分　　　季花三朵
藕节二枚

血得热而行，得寒则洹，故月经先期，多属于热，法中用当归、丹参以祛瘀，丹皮、白薇、藕节以凉血。更佐香附、陈皮、佩兰、佛手以微疏其气。一病之来，三面俱顾，投之乌有不愈者哉？

养血清热法

治月经淋漓不止。

炒条芩一钱五分　　炒黑芥一钱五分　　当归身一钱五分
炒白芍一钱五分　　生地炭三钱　　　　阿胶一钱五分
小胡麻三钱　　　　侧柏炭一钱五分　　白薇一钱五分
乌贼骨一钱五分　　丹皮一钱五分　　　陈棕炭一钱五分
藕节二枚

方中用生地、白薇、丹皮、条芩以清血热，侧柏棕炭以止流血，溢淋漓不已，其血必伤，复用归芍阿麻以养之。乌贼骨止血之功独著，用以佐诸药之不及。凡血虚有热，经行淋漓，此法俱可师也。

固摄冲任法

治气虚崩漏不止。

党参一钱五分　　黄芪一钱五分　　茯神三钱
冬术一钱五分　　炙甘草五分　　　陈皮一钱五分
归身一钱五分　　杜仲一钱五分　　续断一钱五分
阿胶一钱五分

血脱益气，古有明训。血崩不止者，急宜大剂参芪归芍气血双补，庶乎可救。方中参芪补气药也，归胶养血药也，茯神冬术炙草以补中，脾统血也。杜仲、续断以补肾，精生气也。更以陈皮微利其气分，其旺而血止，血充而病除。盖不易之法也。

和营温经法

治冲任有寒，经事愆期等症。

当归一钱五分　赤芍一钱五分　川芎八分　艾绒一钱五分
炙草五分　　　丹参一钱五分　桂枝六分　半夏一钱五分
吴萸四分　　　炮姜五分

冲任受寒，则血行阻滞，是血滞为标而受寒为本。是法以桂枝、炮姜、吴萸、艾绒以散其寒邪之内停，治其本也。当归、丹参、赤芍、川芎以祛其瘀血之内结，治其标也。标本兼顾，病自却矣。

清热通经法

治妇女倒经等症。

石斛三钱　　　　天花粉三钱　　　益母草一钱五分
桃仁三钱　　　　牛膝一钱五分　　黑山栀二钱
丹参一钱五分　　红花八分　　　　丹皮一钱五分
香附一钱五分　　绛通草八分

经事不至，反而上溢，总属血热妄行所致。故用石斛、花粉以清其热，益母、丹参以通其经。因其势之上逆，佐桃仁、红花以抑之，并加绛通、牛膝以下引之，使血止而经通，经通而营不受损。

化湿固带法

治腰酸、纳少、白带等症。

白术一钱五分　　白芍一钱五分　　茯苓三钱
炙甘草五分　　　陈皮一钱五分　　苡仁三钱
谷芽三钱　　　　佩兰一钱五分　　桑寄生三钱

乌贼骨一钱五分　　草薢一钱五分　　　威喜丸一钱五分

脾运不健，湿浊斯停，带脉不固，白带斯下。此法用苓术以培补，苡薢以分利，更参乌贼、威喜以止涩，乃根本治疗也。

理气调中法

治妊娠恶阻。

香附一钱五分　　　砂仁壳八分　　　陈皮一钱五分

白蒺藜三钱　　　　茯苓三钱　　　　半夏一钱五分

枳壳一钱五分　　　谷芽三钱　　　　佩兰一钱五分

竹茹一钱五分　　　佛手八分

妊娠恶阻，不宜过用破降，此方俱选轻灵之品，微利其气即所以和胃，微化其湿即所以和脾，勿以平淡目之。

养血胞胎法

治妊娠期中保其健康。

当归身一钱五分　　大白芍一钱五分　　阿胶一钱五分

生地炭三钱　　　　茯苓三钱　　　　　白术三钱

条芩一钱五分　　　杜仲一钱五分　　　续断一钱五分

桑寄生一钱五分

胎赖血养，故保胎以养血为主。胎因热动，故安胎以清热为要。法中归芍胶寄以养血，条芩、生地以清热，更用苓术补脾，杜续补肾，以脾为后天，肾为先天，息息与胎元有关也。保胎之法尽矣。

四、疮疡杂症凡十法

清疏消解法

治痈疽初起寒热，及一切痈疽之在上部者。

荆芥一钱五分　　防风一钱五分　薄荷八分　　牛蒡二钱
生草节八分　　　桔梗八分　　　银花三钱　　连翘三钱
象贝三钱　　　　僵蚕二钱　　　万灵丹一粒
京赤芍一钱五分

风寒壅遏，营卫不从，则愤嗔而起疡，此《内经》之明训也。本法全择疏散之品，风寒能解，气血自无停滞之患矣。其用万灵丹者，以其为消解气血留滞之神丹，所以消解已有之郁结也。

疏散消解法

治痈疽肿痛有寒热者。

荆芥一钱五分　　　防风一钱　　　　当归尾一钱五分
赤芍一钱五分　　　生甘草八分　　　连翘三钱
大贝三钱　　　　　山甲片一钱五分　皂角针一钱五分
乳没各五分　　　　梅花点舌丹一丸

此法用荆防祛风，归芍泻瘀，连草清热，甲角溃坚，乳没止痛，梅花点舌丹以取汗消毒。凡痈疽寒热，将成未成，均可师法。

和营消解法

治痈疽肿痛。

归尾一钱五分　　　赤芍一钱五分　　生草八分
大贝三钱　　　　　僵蚕三钱　　　　桃仁一钱五分
甲片一钱五分　　　皂角针一钱五分　橘络八分
醒消丸一钱五分

痈疽治法，不外消散，消散治法，不外和荣，故用一派祛瘀调气之药。醒消丸为乳香、没药、麝香、雄精所制成，其破除气血留结之力，可谓药专而猛，肿痛阳症，率宜采用。

化痰消解法

治一切气滞痰凝瘰疬等症。

当归一钱五分　赤芍一钱五分　柴胡八分　香附一钱五分
桔梗八分　　　大贝母三钱　　僵蚕三钱　橘红八分
海藻一钱五分　昆布一钱五分　荸荠三个　海蜇皮一两

肝胆之气，最易郁结，气结则痰浊不化，从致凝聚，故瘰疬之症，往往生于颈腋少阳之络。法用芍归以和血，香橘以理气，海藻昆布消痰软坚，大贝僵蚕祛风化痰，而妙在柴胡一味，不特疏少阳之郁，且为诸药作向导也。

托里透脓法

治痈疽难成脓者。

黄芪一钱五分　　防风一钱五分　　当归一钱五分
赤芍一钱五分　　大贝二钱　　　　僵蚕三钱
角针一钱五分　　甲片一钱五分

痈疽不能消散，势必酿脓破溃。其难于成脓者，多属气虚无力外托，故用黄芪之固气，防风之外透，加入祛瘀理气之内，复用角针甲片以引药致病所而出之。

清解托毒法

治暑疮热疖等症。

薄荷八分　牛蒡二钱　　　丹参一钱五分　生草节八分
银花三钱　连翘三钱　　　大贝母三钱　　花粉三钱
僵蚕三钱　赤芍一钱五分　桔梗八分　　　竹叶一钱五分

热伤营分，留而为疮疖，宜以清解和荣为治。本方除丹参、赤芍外，皆清热之品，重其本也。

培补托毒法

治疮形平陷，久溃不收，气血大虚之证。

党参一钱五分　　　黄芪一钱五分　　　白术一钱五分
炙甘草六分　　　　茯苓三钱　　　　　陈皮一钱五分
当归一钱五分　　　丹参一钱五分　　　泽泻三钱
鹿角霜一钱五分　　红枣三枚　　　　　炮姜五分
桂枝八分

此阳和汤加减也。阳和汤治阴疽白陷，如有日光普照，阴霾尽消。今加参芪等以助气，归丹等以活血，对于气血虚寒者用之，自有得心应手之妙。

清化消解法

治疗毒。

菊花一钱五分　地丁草二钱　生甘草八分　　连翘三钱
黄芩一钱五分　黄连三分　　竹叶一钱五分

此治疗毒之法也。疗疮俱属热毒之为患，故以清解为主。君以菊花、地丁，臣以连翘、黄连，佐以生草、竹叶、黄芩。热清而毒解必矣。

引火下趋法

治火盛口疮等症。

生地三钱　　　木通一钱五分　生甘草八分　　　川黄连三分
银花三钱　　　连翘三钱　　　　黄芩一钱五分　灯心二扎
淡竹叶一钱五分

此本导赤散法，复加银翘连芩之清热，使火盛内炎者，得以清降下行，全从小便而去。故曰下趋也。

和荣祛瘀法

治跌打损伤，瘀血停留等症。

全当归一钱五分　京赤芍一钱五分　丹参一钱五分
川芎八分　　　　红花八分　　　　桃仁一钱五分
生三七一钱五分　落得打一钱五分　自然铜一钱五分

橘络一钱五分　　　丝瓜络三钱

跌打损伤，瘀血停留，先当搜逐瘀血，此法用大队血分之药，从而祛之。复佐以活络之品，自然通畅流动矣。伤科专家恒谓伤科处方不外三法，初期曰当归尾京赤芍，中期曰全当归京赤芍，末期曰当归身大白芍。可悟其立机。

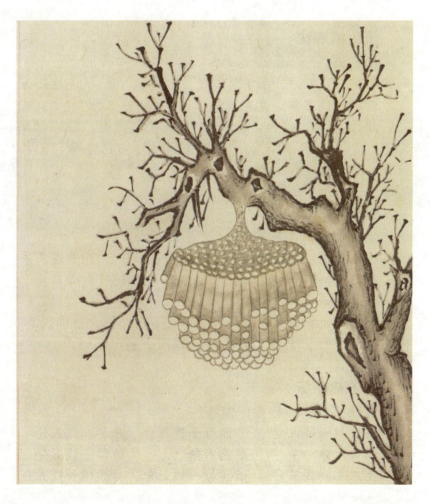

第二节 立案法

内伤

①心营与肾水交亏，肝气挟肝阳上逆，胸中气塞，口内常干，手震舌掉，心烦不寐。即有寐时，神魂游荡，自觉身非己有，甚至便溏纳少，脾胃易衰，脉形细小无神，而有歇止之象，逐证施治，似乎应接不暇。因思精神魂魄必令各安其所，庶得生机勃勃，否则悠悠忽忽，恐难卜其上吉。拟许学士珍珠母丸法。

石决明 人参 归身 犀角 龙齿 茯神 生地 麦冬 枣仁 炙草 怀药 沉香 另先服珠粉

再诊 脉之歇止向和，便之溏泄不作，气塞稍平，手震亦定，但寤多寐少，内藏之魂魄未安，胸痞脘闷，上壅之浊痰未降，容将通阳镇逆法，参入前方，冀相与有成耳。

珍珠母丸 去柏子仁 当归 加旋覆花 代赭石 陈皮 冬术 炙草 白芍 麦冬 甘澜水煎竹沥冲服。

三诊 夜半得寐，心肾已交，肺魄肝魂自能各安其脏，无如心易烦动，神反疲乏，气犹短促，胸还痞闷，脉仍细小，两足不安，脉虚证虚，是谓重虚，而兼有湿痰从之为患。夫痰即有形之火，火即无形之痰也。法当固本为主，消痰佐之。

人参固本丸 加龟甲 茯神 枣仁 白芍 怀术 陈皮 旋覆花 柏子仁去油 冬术 另珠粉 竹油 鸡子黄和服

四诊 风火痰三者之有余，留滞肝经，以致卧血归肝，魂不能与之俱归。筋惕肉瞤而醒。前次气短等证，莫不因此。而又起于有年，病后气血两亏，何堪磨耐。所治之方，不出许学士法加减，现在脉息细小带弦，虽为止歇之形，尚有不静之意，究属难免风波，未可以能食为足恃也。

石决明（盐水炒）麦冬 犀角 柏子仁 龙齿 枣仁（盐水炒）归身 熟地（滑石粉拌炒）羚羊角 冬术 白芍 陈皮 人参 茯神 银花 薄荷 另金箔 竹沥 珍珠粉 姜汁冲服

五诊 前夜熟睡，昨又变成少寐。寐之时适在子时以后，肝胆两经尚有余邪可知。更兼痰火阻气，时逆时平，其气逆时，必面赤心悸，甚则肉瞤筋惕，烦热不安，脉亦随之变异。所谓心火一动相火随之是也。调治之外，必须静养。俾心火凝然不动，方可渐入坦途。

人参 丹参 麦冬 元参 旋覆花 冬术 橘红 小麦 枣仁（川连汁拌炒）茯神 川贝 炙草 枇杷叶 竹茹 珠粉

六诊 所患小恙无一不除。盖以清之，化之，补之，养之，无微不至，而得此小效耳。所嫌者寐非其时，寤非其时，心阳太热，神气外驰，是卫气独行于阳，阳跷脉满，满则不入于阴，阴分之虚明矣。将滋阴之品，参入前方，未识能弋获否。

前方加入大生地 陈胆星 另珍珠丸 朱砂安神丸

先生之病素禀湿热，又挟阴虚之病也。湿者何地之气也，热者何天之气也。天地郁蒸，湿热生焉。湿热禀于先天者，与元气混为一家，较之内伤外感之湿热，属在后天者，岂可同日语哉？设使薄滋味，远房帷，不过生疡出血而已，乃从事膏粱，更多嗜欲。斯湿热外增，阴精内耗，脏腑营卫但有春夏之发，而无秋冬之藏，无怪乎风火相煽，而耳为之苦鸣也。当斯时也，静以养之，犹可相安无事，何又喜功生事，火上添油，致陡然头晕面赤，其一派炎炎之势。盖无非肝经之火，督脉之阳，上冒而为患。近闻用引火归原之法，以为甘温能除大热。嗟乎未闻道也。夫甘温除大热者，良以下极阴寒，真阳上越，引其火归其原，则坎离交媾，太极自安。若阴虚湿热蒸动于上者，投以清滋尚难对待，况敢以火济火，明犯一误再误之戒乎？逮后清已有法，滋亦频投，饮食能增，身体能胖，而坐立独不能久者，明是外盛中空，下虚上实。用药殊难，尝见东垣之清燥汤，丹溪之虎潜丸，润燥兼施，刚柔并进。张氏每赞此两方谓必互用，始克有济。何故而不宗此耶？然犹有进于此者，治病必资药力，而所以载行药力者，胃气也。胃中湿热熏蒸，致吐血痰嗽鼻塞噫气，二便失调，所谓九窍不和，都属胃病也。然则欲安内脏，先清外腑，又为第一要著矣。至秋末冬初病甚者，十月坤卦纯阴，天已静矣。而湿热反动，肾欲藏矣。而湿热乃露，能勿令病之加剧乎？附方谨复。

青盐 甘草 荸荠 海蜇 草薢 饴糖 刺猬皮 霞天菊 十大功

②昼为阳，阳旺应不恶寒；夜为阴，阴旺应不发热。兹乃日见恶寒，夜间发热，何以阴阳相反若是耶？此无他。阳虚则恶寒于日，阴虚则发热于夜。阴阳之正气既虚，所有疟后余邪，无处不可为患，足为之浮，腹为之满，尿为之短，一饮一食，脾为之不运，生饮生痰。肺为之咳嗽，脉从内变而为细弦。夫形瘦色黄舌白，阳分比阴分更亏，极易致喘。

桂枝加厚朴杏仁汤加附子 干姜 冬术 半夏 橘红

③脾为阴土，胃为阳土。阳土病则见呕恶，阴土病则见泄泻。二者互相为患，此平则彼发，令人应接不暇。现在呕止而泄，似脾病而胃不病，不知脾胃属土，木必乘之，不乘胃土而呕，必乘脾土而泄。治病必求其本，本在木，当先平木，必使阳土阴土皆不受所乘，方为正治。

理中汤 乌梅丸 吴仙散加白芍

④三焦相火挟肝阳而上升，每日侵晨则气自脐左而上冲，心胸痞塞，自觉胸中热，舌尖辣，面色红，过午则气渐下降。至夜则安，而火降则下或遗泄，此皆无形之火为患也。推其原始，由乎饮虚，今则相火妄行，蒸炼胃液成痰。所以吐痰黏腻灰黑，而咽噎胃管之间，常觉不流利也。法当清相火，导虚阳，而下归窟宅。更佐以化痰镇逆，病来已久，难期速效。

　　黄柏（盐水炒）桂心　砂仁　蛤壳　甘草　知母（盐水炒）川连（盐水炒）茯苓　元精石

　　长流水煎。

⑤凡脏邪惟虚则受之，而实则不受，惟实者能传，而虚则不传。仲景云：肝病实脾，治肝邪之盛也。《内经》云：肝病缓中，治肝体之虚也。此证肝气有余肝血不足，法宜两顾为得。

　　归身　白芍　沙苑　杞子　冬术　茯神　青皮　陈皮　金铃子砂仁

⑥有时惊悸，有时肌肉顽木，或一日溏泻数次，或数日一大便而坚干。惟小便常红，此心气郁结，脾气失运。失运则生湿，郁结则聚火，火则伤津，湿则阻气，而气机不利矣。拟荆公妙香散加味，以补益心脾。

　　山药　洋参　黄芪　茯神　赤苓　桔梗　炙草　远志　麝香　朱砂　木香　川连　麦冬

　　上药为末用藿香、陈皮汤泛丸。

⑦血不养心，则心悸少寐；胃有寒饮，则呕吐清水。虚火烁金则咽痛，肝木乘中则腹胀，此时调剂最难熨贴。盖补养心血之药，多嫌其滞，清降虚火之药，又恐其滋，欲除胃寒，虑其温燥劫液，欲平肝木，恐其克伐耗气。

今仿胡洽居士法，专治其胃，以胃为气血之乡，土为万物之母，一举而善备焉，请试服之。

党参 冬术 茯苓 半夏 枣仁 扁豆 陈皮 山药 秫米

⑧久病之躯，去冬常患火升，交春木旺，肝胆阳升无制，倏忽寒热，头面红肿及四肢焮热痒痛。殆即所谓游火游风之类欤。匝月以来，肿势已灭，四五日前偶然裸体伤风，遂增咳嗽、音哑、痰多、口干、舌白，续发寒热，胃气从此不醒，元气愈觉难支，风火交煽，痰浊复甚，阴津消涸，阳不潜藏，此时清火养阴。计非不善，特恐滋则碍脾，化痰扶正，势所必需，又恐燥则伤液。立法但取其轻灵，用药先求其无过。

北沙参 知母 鲜生地 蛤壳 海浮石 蝉衣 豆卷 青果海蜇 地粟 百合

另珠粉（朝晨用燕窝汤送下）

⑨竟日悲思，半载纳减，询非恼怒感触所致，在病人亦不知悲从何来。一若放声号泣，乃能爽快，睡醒之际特甚，余如默坐亦然。韩昌黎云："凡人之歌也有思，哭也有怀，出于口而为声者，其皆有不平者乎？"夫悲哀属肺，寝则气窒，醒则流通，想其乍醒之际，应通而犹窒焉。是以特甚，揆之脉象，右寸细数而小滑，挟火伏痰由诸，或更有所惊恐，惊则气结，结则成痹，痹则升降失常，出纳呆钝，胃气所以日馁耳，拟以开结通痹为先，毋先急于补也。

旋覆花 元参 炒竹茹 瓜蒌皮 薤白头 紫菀 橘络 安息香 生铁落

⑩真阳以肾为宅，以阴为妃，肾虚为阴衰，则阳无偶而荡矣，由是上炎，则头耳口鼻为病，下走则膀胱二

阴受伤。自春及秋，屡用滋养清利之剂。欲以养阴而适以伤阳，不能治下而反以戕中。《内经》所谓热病未已，寒病复起者是也。鄙意拟以肾气丸，直走少阴，据其窟宅而招之，同气相应，同气相求之道也。所虑者病深气极，药不能制病，而反为病所用，则有增剧耳。

肾气丸

⑪真阳气弱，不荣于筋则阴缩，不固于里则精出，不卫于表则汗泄。此三者每相因而见，其病在三阴之极，非后世方法可治。古方八味丸专服，久当有验也。

八味丸

中风

①怒则气上，痰即随之，陡然语言謇涩，口角流涎，月余不愈，所谓中痰中气也。然痰气为标，阳虚为本，所以脉息迟弦，小水甚多，肢麻无力。法宜扶阳为主，运中化痰佐之。

六君子汤 加川附 白芍 麦冬 竹油 蝎尾

②体肥多湿，性躁多火。十年前小产血崩，血去则阴亏而火亢，肝风暗动，筋络失养，已非一日。去秋伏暑后，变三疟，疟久营卫偏虚，遂致风痰扰络。右半肢体麻痹，而为偏废之象。调理渐愈，今但左足麻辣麻热痛，痛自足大趾而起，显系肝经血虚失养。据云腿膝常冷，足骱常热。此非足跗有火而腿膝有寒也，想由湿火乘虚下注，故痛处厥热，而膝腿气血不足则觉寒耳。至于左胫外廉皮肉之内，结核如棉子，发作则痛甚，此属筋腱，是风痰瘀血交凝入络而成，与右足之热痛麻辣不同。今且先治其右足。

生地 阿胶 五加皮 归身 木瓜 天麻 冬术 独活 丝瓜

络 牛膝 茯苓 萆薢

③内风本皆阳气之化，然非有余也，乃二气不主交合之故。今形寒趺冷，似宜补阳为是，但景岳云：阳失阴而离者，非补阴无以摄既散之元气，此证有升无降。舌绛牵掣，瘖不出声，足蹩不堪行动，当与河间肝肾气厥同例，参用丹溪虎潜法。

熟地 黄肉 牛膝 锁阳 虎骨 龟甲

④方书每以左痛属血虚，右患属气，据述频年以来，齿痛舌赤，布有精浊，纳谷如昔。猝然右偏肢痿，舌强口歪语謇，脉浮数动。此乃肝肾两虚，水不涵木，肝风暴动，神必昏迷。河间所谓肝肾气厥，舌瘖不语，足痱无力之症，但肾属坎水，真阳内藏，宜温以摄纳，而肝藏相火内寄，又宜凉以清之。温肾之方，参入凉肝，是为复方之用。

地黄饮子去桂附，加天冬、阿胶。

痿痹

①膝骨日大，上下渐形细小，是鹤膝风证，乃风寒湿三气合而为病，痹之最重者也。三气既痹，又挟肺金之痰以痹肘。所谓肺有邪，其气留于两胁，肘之痹偏于左属阴，阴血久亏，无怪乎腰脊突出，接踵而来。至于咳嗽，鼻流清涕，小水色黄，肌肉暗削，行步无力，脉形细小，左关度见弦数，是日久正虚，风寒湿三气渐化阳之象。拟用痹门粗羊角散加减。

粗羊角 归身 白芍 杏仁 羌活 知母 桂枝 薏米 秦艽 茯苓 竹沥 桑枝 制蚕

②人年四十，阴气自半，从古至今如是，惟尊体独异者。盖以湿热素多，阳事早痿耳。近又患臂痛之症，

此非医术所载之夜卧臂在被外招风而痛，乃因久卧竹榻，寒凉之气渐入筋骨，较之被外感寒偶伤经络者更进一层，所以阳气不宣，屈伸不利，痛无虚日，喜热恶寒。仲景云一臂不举为痹，载在中风门中，实非真中而为类中之机，岂容忽视。现在治法首重补阳，兼养阴血，寓之以祛寒，加之以化痰，再通其经络，而一方中之制度，自有君臣佐使焉。

熟地　当归　白芍　虎掌　阿胶　半夏　橘红　枳壳　沉香　党参　於术　茯苓　熟附　炙草　风化硝　桂枝　羌活　绵芪　姜黄　海桐皮

共为末，用竹沥、姜汁和蜜水泛丸。

③先天不足，骨髓空虚，常以后天滋补，栽培脾胃，脾胃得补。湿热壅滞，形体骤然充壮，而舌本牵强，两足痿软，不能行走，上盛下虚，病属痿躄。经云湿热不攘，大筋软短，小筋弛长，软短为拘，弛长为痿是也。今拟法补先天之精气，强筋壮骨，以治其下。扶后天之脾胃，运化湿热，以治其中。然必耐心久服，确守弗解，应克获效。倘朝秦而暮楚，恐难许收功也。

熟地（附子汁煎炒）　茯苓　牛膝（盐水炒）　桑枝　虎胫骨川断（酒炒）　巴戟（盐水炒）　黄柏（盐汁炒）　苍术　草薢（盐汁炒）　竹沥　姜汁

独活　当归　红花　陈酒糟　猪后脚骨　葱白头

煎汤，日洗一次

④伏热留于肺胃，胃热则消谷易饥，肺热则躄痿难行。热气熏于胸中，故内热不已，延今半载，节届春分，天气暴热，病加不寐，据述先前舌苔黄黑，今则舌心干红，其阴更伤。仿仲景意用甘寒法。

生地　知母　茯神　枣仁　麦冬　滑石　夜合花　沙参　百合

⑤冷雨淋背于先，竭力鼓棹于后，劳碌入房，挟杂于中，病起身热咳嗽。至今四十余日，痰气腥臭，饮食能进，卧床不起，形肉消脱，是肺先受邪，而复伤其阴也。《[内]经》云："阴虚者阳必凑之，肺热叶焦，则生痿躄。"又云："一损损于肺，皮聚毛落，至骨痿不能起床者死。"合经旨而互参之，分明棘手重证矣。

沙参 紫菀 茯苓 地骨皮 川贝 玉竹 薏仁

另八仙长寿丸

再诊 肺为水源，百脉朝宗于肺，犹众水朝宗于海也。肺热叶焦，则津液不能灌输于经脉，而为痿躄，卧床不能行动，形肉消削，咳嗽痰臭，舌红无苔，脉细而数。是皆津液消耗，燥火内灼之象。考经论治痿，独取阳明者，以阳明主润宗筋，胃为气血之源耳。今拟生胃津以供于肺，仿西昌喻氏意。

沙参 阿胶 杏仁 甘草 元参 火麻仁 天冬 麦冬 玉竹 茯苓 桑叶 枇杷叶

神志

①骤尔触惊，神出于舍，舍空痰入，神不得归，是以有恍惚昏乱等症。治当逐痰以安神脏。

半夏 胆星 钩藤 竹茹 茯苓 橘红 黑栀 枳实

②骤惊恐惧，手足逆冷，少腹气冲即厥，阳缩汗出，下阳素亏，收摄失司。宜乎助阳以镇纳，第消渴心悸，忽然腹中空洞，此风消肝厥现象，非桂附刚剂所宜。

炒黑杞子 舶茴香 当归 紫石英 细辛 桂枝

③上年夏季，痰火迷心，神呆语乱，治之而愈，至今复发。脉浮小弱，舌心红而苔薄白，语言错乱，哭笑不常，凭脉而论，似属心风，是由风入心经蕴热蒸痰所致，

用本事独活汤法。

独活 防风 黄芩 山栀 元参 石菖蒲 胆星 茯苓 橘红 甘草 竹叶 鲜生地

④情志郁勃，心肝受病，神思不安，时狂时静，时疑时怯，心邪传肺则心悸不寐而咳嗽，肝邪传胆则目定而振栗，其实皆郁火为患也。拟清心安神壮胆为主，平肝和脾佐之。

川连 茯神 菖蒲 龙骨 远志 北沙参 枣仁 胆星 川贝 铁落 石决明 猪胆

⑤寡居十载，愁悌（悒）苦心，牙龈出血，有时若痫，其病已久。兹一月前，猝遭惊恐，遂神糊语乱，口吐紫血，腹胀不食，两脉模糊，难以捉摸。此乃惊动肝阳，神魂扰乱，血随气逆。是即薄厥之属。今两足常冷，阳升于上，急以介类潜阳，重以镇怯，冀其厥止再商。

川连（吴萸炒） 牡蛎 阿胶 茯神 枣仁 石决明 羚羊角 龙骨 茜草炭 紫石英 代赭石 白芍 金箔

痰饮

①秋冬咳嗽，春暖自安。是肾气收纳失司，阳不潜藏，致水液变化，痰沫随气射肺扰喉，喘咳不能卧息，入夜更重，清晨稍安。盖痰饮乃水寒阴浊之邪，夜为阴时，阳不用事，故重也。仲景云："饮病当以温药和之。"《金匮》饮门短气逆息一条，分外饮治脾，内饮治肾，二脏阴阳含蓄，自然潜藏固摄。当以肾气丸方，减牛膝、肉桂，加骨脂以敛精气。若以他药发越阳气，恐有暴厥之虑矣。

肾气丸减牛膝 肉桂 加补骨脂

②肝风与痰饮相搏，内壅脏腑，外闭窍隧，以致不

寐不饥，肢体麻痹。迄今经年，脉弱色悴，不攻则病不除，攻之则正益虚，最为棘手。

钩藤　菖蒲　刺蒺藜　远志　竹沥　郁金　胆星　天竺黄
另指迷茯苓丸临卧服

③肝阳因劳而化风，脾阴因滞而生痰，风痰相搏，上攻旁溢，是以昏晕体痛等症见也。兹口腻不食，右关微滑，当先和养胃气，蠲除痰饮，俟胃健能食，然后培养阴气，未为晚也。

半夏　秫米　麦冬　橘红　茯苓

④胸中之元阳不足，膻中之火不宣，痰饮伏于心下，胸前如盘大一块，常觉板冷，背亦恶寒。三四年来每甲子后则气喘，阳气当至不至，痰饮阻遏其胸中，阳微阴胜故也。天明则阳气张，故喘平，至咳嗽心悸易于惊恐，皆阴邪窃踞胸中之病。其常若伤风之状者，卫外之阳亦虚也。图治之法，当祛寒饮而逐阴邪，尤必斡旋其阳气。俾如离照当空，而后阴邪尽扫。用仲景甘苓桂术法，先通胸中之阳再议。

茯苓（细辛泡汤伴漫焙）桂木（枝）　冬术（熟附煎汁拌炒）陈皮　半夏　紫石英　炮姜（五味子同焙）补骨脂（盐水炒焦）党参（姜汁炒）甘草（麻黄泡汤拌浸焙）胡桃肉蛳螺壳

⑤咳嗽口不渴，当脐痛，而脉细，头常眩晕。此乃手足太阴二经有寒饮，积滞阻遏清阳之气，不能通达。故一月之中，必发寒热数次，乃郁极则欲达也。病将四月，元气渐虚，寒饮仍郁而不化，先以小青龙汤蠲除寒饮，宣通阳气再议。

麻黄　桂枝　白芍　细辛　干姜　半夏　五味子　甘草

⑥脉沉取之数，其阴内亏，其热在里，病延日久，劳损之证候见。咳唾白痰，脘腹时痛，痛则气满，得矢气则稍宽，病由肝郁而成。据云咳已三年，初无身热，是其根又有痰饮也。经训，治病必求于根。兹从痰饮气郁之例治之。

半夏　茯苓　桂（枝）木　丹皮　白芍　香附　沉香　神曲归身　甘草　冬术　陈皮　金橘饼

⑦痰饮咳嗽已久，其源实由于脾肾两亏。柯氏云：脾肾为生痰之原，肺为贮痰之器也。近增气急，不得右卧，右卧则咳剧，肺亦伤矣。肛门漏疡，迩来粪后有血，脾肾亏矣。幸胃纳尚可，议从肺脾肾三经通治。然年已六旬，宜自知爱养为要，否则虑延损证。

熟地（砂仁炒）　五味子　炮姜　半夏　陈皮　茯苓　阿胶（蒲黄炒）　　款冬花　冬术　归身　川贝

⑧鼻血，遗精，肺肾俱病，寒热盗汗，营卫并伤，必须大补为是。无如脉息细弦，舌苔满布，二便失调，饮食不舒。脾家又有湿痰为患，先宜化湿健脾再商榷补剂。

积砂二陈汤加乌梅　生姜

咳喘

①稚龄形瘦色黄，痰多食少，昼日微咳，夜寐则喉中嗖吼有声，病已半载，而性畏服药。此脾虚而湿热蒸痰以阻于肺也。商用药枣法。

人参　苍术　茯苓　川朴　榧子　炙草　陈皮（盐水炒）　川贝　冬术　宋制半夏

上药各研末，和一处，再研听用。好大枣一百枚，去核，将上药末纳入枣中，以绵扎好。每枣一枚，大约纳入药末二分为准。再用甜葶苈河水煮，俟枣软热，不可大烂，将枣取出晒干。每饥时将枣细嚼咽下一枚，一日可用五六枚。余下枣汤，去葶苈再煎浓，至一茶杯，分三次先温服，俟枣干然后食枣。

②年过花甲，肾气必亏，即使善于调摄，亦不过少病耳。及至既病，则各随其见证，而施治焉。今咳嗽气升，食少倦怠，证形在于肺脾，自宜从肺脾求治。然气之所以升者，即肾水虚而不能藏纳肺气也。食荤油则大便溏者，即肾阳衰而不能蒸运脾土也。然则补肾尤为吃紧，虽不治脾肺，而脾肺得荫矣。

党参 五味 山药 紫石英 补骨脂 萸肉 胡桃肉 茯苓

③肾司纳气，而开窍于二阴，此病每因劳碌之余，必先频转矢气，而后气升上逆，短促如喘，饮食二便如常，其病在少阴之枢，宜补而纳之。

六味地黄丸合生脉散 加青铅

④喘哮气急，原由寒入肺俞，痰凝胃络而起，久发不已，肺虚必及于肾，胃虚必累于脾。脾为生痰之源，肺为贮痰之器，痰恋不化，气机阻滞，一触风寒，喘即举发。治之法，在上治肺胃，在下治脾肾。发时治上，平时治下，此一定章程。若欲除根，必须频年累月服药不断，倘一曝十寒，终无济于事也。

发时服方 款冬花 桑白皮 紫菀 苏子 沉香 茯苓 杏仁 橘红 制半夏 黄芩

平时服方 五味子 紫石英（煅）陈皮 半夏 茯苓 薏仁 蛤壳 胡桃肉 杜仲 熟地

⑤心咳之状，咳则心痛，喉中介介如梗状，甚则咽肿喉痹。盖因风温袭肺，引动心包之火上逆。故治法仍

以宣散肺经风邪，参入宁心缓火之品。仲景方法略示其端，但语焉未详，后人不能细审耳。

前胡 杏仁 象贝母 桔梗 射干 麦冬 远志（甘草汤制）沙参 地小麦

煎汤代水

⑥脉虚软而似数，内伤虚弱奚疑。夫邪之所凑，其气必虚。虚除受邪，其病则实。咳嗽虽由外感，而实则因于气虚，以为风寒固不可，以为虚损亦未必可。玉竹饮子主之。

玉竹 杏仁 苏子 桑白皮 款冬花 象贝 橘红 沙参（元米炒）旋覆花 枇杷叶

⑦咳嗽止而失血音哑，津液枯槁，劳损成矣。脉形细弱，精气两亏。《内经》于针药所不及者，调以甘药。《金匮》遵之，而用黄芪建中汤，急建其中气，俾得饮食增而津液旺。冀其精血渐充，复其真阴之不足。盖舍此别无良法也。

黄芪（秋石水炒）白芍（桂炒去桂）北沙参 甘草（生炙）玉竹 麦冬 川贝 茯苓 橘饼

⑧交冬咳嗽，素惯者也。今春未罢，延及夏间，当春已见跗肿，入夏更增腹满，口燥舌剥，火升气逆。右脉濡数，左脉浮弦，风邪湿热，由上而及下，由下而及中，即经所云久咳不已，三焦受之，三焦咳状，咳而腹满是也。际此天之热气下行，小便更短，足部尚冷。其中宫本有痞象，亦从而和之为患，用药大为棘手。姑拟质重开下法，佐以和胃泄肝之品。

猪苓 鸡金 白术 石膏 寒水石 雪羹 肉桂 枇杷叶

⑨咳嗽食后则减,此中气虚馁所致。治宜培中下气法。

人参 半夏 秔米 南枣 麦冬 炙草 枇杷叶

⑩脉细数促,是肝肾精血内耗,咳久必吐,呕清涎浊沫,此冲脉气逆,自下及上,气不收纳,喘而汗出,根本先拟,药难奏功。医若见血为热,见咳治肺,是速其凶矣。

人参(秋石制)熟地 五味子 紫衣胡桃

⑪咽痛声哑,有肺损肺闭之分。所谓金破不鸣,金实亦不鸣也。此证从外感风热而来,当作闭治,温补非宜,所虑者,邪不外达而内并耳。

阿胶 杏仁 桔梗 贝母 牛蒡 元参 甘草 粳米 马兜铃

⑫久咳喘不得卧,颧赤足冷,胸满上气,饥不能食,此肺实于上,肾虚于下,脾困于中之候也。然而实不可攻,姑治其虚,中不可燥,姑温其下,且肾为胃关,火为土母,或有小补,未可知也。

金匮肾气丸 旋覆代赭汤送下

失血

①饮食入胃,游溢精气,上输于脾,脾气散精,上归于肺,通调水道,下输膀胱,水精四步(布),五经并行,合于四时,五脏阴阳揆度以为常也。此乃饮归于肺,失其通调之用,饮食之饮变而为痰饮之饮,痰饮之贮于肺也,已非一日。今当火令,又值天符相火加临,两火相烁,金病更甚于前。然则痰之或带血,或兼臭,鼻之或干无涕,口之或苦且燥,小水之不多,大便之血沫,何一非痰火为患乎。

旋覆花 桑皮 川贝 橘红 浮石 炙草 沙参 茯苓 麦冬

竹叶 丝瓜络

再诊 接阅手书，知咳血、梦遗、畏火三者更甚于前，因思天符之火，行于夏令，可谓火之淫矣。即使肺经无病者，亦必暗受其伤，而况痰火久踞。肺经久伤，再受此外来之火，而欲其清肃下降也难矣。肺不下降，则不能生肾水，肾水不生，则相火上扰，此咳逆梦遗之所由来也。至于畏火一条，《内经》载在阳明脉解篇中，是肝火乘胃之故。法宜泻肝清火，不但咳血、梦遗、畏火等症之急者可以速平，而且所患二便不通亦可从此而愈。悬系而拟之，未识效否。

鲜生地 蛤壳 青黛 桑皮 龙胆草 川贝 地骨皮 黑栀 竹叶 大黄（盐水炒）

三诊 阳明中土，万物所归，现在肝经湿热之邪，大半归于阳明，以著顺乘之意而逆克于肺者，犹未尽平。所以睡醒之余，每吐青黄绿痰，或带血点，其色非紫即红，右胁隐隐作痛，脉形滑数，独见肺胃两部，宜从此立方。

小生地 桑皮 羚羊角 阿胶 冬瓜子 薏米 蛤壳 川贝 杏仁 忍冬藤 青黛 功劳露 芦根 丝瓜络

四诊 痰即有形之火，火即无形之痰。痰色渐和，血点渐少，知痰火暗消，大可望其病愈，不料悲伤于内，暑加于外，内外交迫，肺金又伤，伤则未尽之痰火攻逆经络。右边隐隐作痛，旁及左胁，上及于肩，似乎病逝有加无已。细思此病，暑从外来，悲自内生，七情外感，萃于一身，不得不用分头而治之法，庶一举而两得焉。

桑皮 骨皮 知母 川贝 阿胶 枳壳 金针叶 姜黄 绿豆衣藕汁 佛手

②咳嗽而见臭痰血络，或夜不得眠，或卧难著枕，大便干结，白苔满布，时轻时重，已病半年有余。所谓热在上焦者，因咳为肺痿是也。左寸脉数而小，正合脉

数虚者为肺痿之训，而右关一部，不惟数疾，而且独大，独弦，独滑。阳明胃经必有湿生痰，痰生热，熏蒸于肺，母病及子，不独肺金自病。此所进之药，所以始效而终不效也。夫肺病属虚，胃病属实，一身而兼此虚实两途之病，苟非按部就班，循循调治，必无向愈之期。

紫菀 麦冬 桑皮 地骨皮 阿胶 薏仁 忍冬藤 川贝 蛤壳 橘红 茯苓 炙草

③久咳失血，精气互伤，连进滋培，颇获小效。但血去过多，骤难充复。从来血证肺肾两虚者，宜冬不宜夏。盖酷暑炎热，有水涸金消之虑耳。今虽炎暑未临，而已交仲夏，宜与生精益气，大滋金水之虚，兼扶胃气，则金有所恃。且精气生成于水谷，又久病以胃气为要也。

洋参 麦冬 五味 熟地 生地 党参 黄芪 山药 炙草 陈皮 茯神 扁豆

④始由寒饮咳嗽，继而化火动血，一二年来血证屡止屡发，而咳嗽不已。脉弦形瘦，饮邪未去，阴血已亏，安静则咳甚，劳动则气升。盖静则属阴，饮邪由阴生也，动则属阳，气升由火动也。阴虚痰饮四字显然。拟金水六君同都气丸法。补肾之阴以纳气，化胃之痰以蠲饮，饮去则咳自减，气纳则火不升也

生地（浮海石拌）半夏（青盐制）麦冬（元米炒）五味子（炒）诃子 紫石英 丹皮炭 牛膝（盐水炒）怀山药（炒）蛤壳（打）茯苓 青铅 枇杷叶（蜜炙）

⑤去秋咳嗽微带血，已经调治而痊。交春吐血甚多，咳嗽至今不止，更兼寒热，朝轻暮重，饮食少纳，头汗不休，真阴大亏，虚阳上亢，肺金受烁，脾胃伤戕，津液日耗，元气日损。脉沉细涩，口腻而干，虚极成劳，难为力矣。

姑拟生脉六君子汤，保肺清金，调元益气，扶过夏令再议。

洋参 沙参 五味子 扁豆 制半夏 茯神 陈皮 炙甘草

另枇杷叶露野蔷薇露冲服

⑥内则阴虚有火，外则寒邪深袭，失血咳嗽。又兼三疟，病已数月，疟来心口酸痛，胸腹空豁难通。《内经》云：阳维为病苦寒热，阴维为病苦心痛。此阴阳因为之偏虚也。拟黄芪建中法和中脏之阴阳，而调营卫。复合生脉保肺之阴。复脉保肾之阴，通盘打算，头头是道矣。

归身 炭炙 甘草 大生地（砂仁炒） 五味子 鳖甲 黄芪 青蒿 沙参 白芍（桂枝拌炒） 阿胶 麦冬 煨生姜 红枣

⑦凡有瘀血之人，其阴已伤，其气必逆。兹吐血紫黑无多，而胸中满闷，瘀犹未尽也。兼舌绛无苔，此阴之亏也。呕吐不已，则气之逆也。且头重足冷，有下虚上脱之虑。恶寒谵语，为阳弱气馁之征。此证补之不投，攻之不可，殊属棘手。

人参 茯苓 三七 吴萸 乌梅 牡蛎 川连 郁金

⑧葛可久论吐血治法，每于血止瘀消之后，用独参汤，以益心定志。兹以阴药参之。虑其上升而助肺热也。

人参 沙参 生地 阿胶 牛膝 茯苓

虚损

①历春夏秋三季，血证屡发，诊脉虚弱，形容消瘦，年方十七，精未充而早泄，阴失守而火升，异日难名之疾，恐犯褚氏之戒。治当滋水降火，须自保养为要。

生地 阿胶（蒲黄炒） 麦冬 丹皮（炒） 山药（炒） 茯神 洋参 扁豆（炒） 茜草根 莲肉 茅根 鲜藕

②左寸、关搏指，心肝之阳亢；右脉小紧，脾胃之虚寒。是以腹中常痛，而大便不实也。病延四月，身虽微热，是属虚阳外越。近增口舌碎痛，亦属虚火上炎，津液消灼，劳损可疑。今商治法，当以温中为主，稍佐清上。俾土厚则火敛，金旺则水生。古人有是论，幸勿为世俗拘也。

党参 白术 茯苓 甘草 炮姜 五味子 麦冬 灯心

③阳维为病，苦寒热；阴维为病，苦心痛。阳维维于阳，阳气弱则腹痛而便溏；阴维维于阴，营阴虚则心痛而舌红也。脉微形瘦，阴阳并损，损及奇经，当以甘温。

黄芪 桂枝 当归 炙甘草 白芍 川贝 陈皮 砂仁 鹿角霜

再诊 但寒不热，便溏脉细，肢体面目俱浮。悉属阳虚见象，惟舌红无苔，此属阴阳之候。但口不干渴，乃君火之色外露，治当引火归元。

桂附八味丸 加鹿角霜、党参、冬术。

④络脉空隙，气必游行作痛，最虑春末夏初，地中阳气上升，血随气溢，趁此绸缪，当填精益髓。盖阴虚咳嗽是他脏累及于肺。若治以清凉，不独病不去，而胃伤食减，立成虚损，难为力矣。

熟地 金樱子 膏鹿角霜 五味子 湘莲子 萸肉 山药 茯苓 海参（漂净熬膏）

上为细末即以二膏捣丸

⑤失血久咳，阴分必虚，虚则不耐热，蒸食西瓜而稍退。脉数左弦，唇干苔白，色滞尿黄，加以咽痛。久则不愈，想是水不涵木，阴火上冲，胃气不清也。势欲成劳，早为静养，以冀气不加喘，脉不加促，庶几可图。

生地 白芍 茯苓 泽泻 丹皮 粉花 甘草 猪膏 枇杷叶露 青蒿露

再诊 痰浊虽少，咳逆仍然。阴分之火上冲于肺，肺属金，金受火刑，水之生源绝矣。能不虑其脉促气喘乎，知命者自能静以养之。

八仙长寿丸 加玄参 阿胶 陈皮 甘草 枇杷叶露

消证

①经云：二阳之病发心脾，不得隐曲。女子不月，其传为风消。风消者，火盛而生风，渴饮而消水也。先辈谓三消为火疾，久而不已，必发痈疽。余屡用凉血清火之药，职此故也。自六七月间足跗生疽之后，所患消证又稍加重。其阴愈伤，其火愈炽。今胸中如燔，牙痛齿落，阳明之火为剧。考阳明之气血两燔者，叶氏每用玉女煎，姑仿之。

鲜生地 石膏 知母 元参 牛膝 川连 大生地 天冬 麦冬 茯苓 甘草 枇杷叶

②一水不能胜五火，火气燔灼而成三消，上渴中饥下则溲多，形体消削，身常畏热，稚龄犯此，先天不足故也。

生地 北沙参 花粉 石膏 甘草 麦冬 五味子 牡蛎 知母 川连 茯苓

③乍纳又饥，消烁迅速，如火之燎于原，遇物即为灰烬。病此半月，肌肉尽削。询系失意事多，焦劳苦思，内火日炽，胃液日干。脏阴既损，而充斥之威愈难扑灭耳，姑拟玉女煎加味。

大生地 麦冬 元参 阿胶 知母 石膏 炒白芍 女贞子 甘草 旱莲草

再诊 两进甘凉救液，大势仅减二三，渴饮反甚，溲浑而浊，上中之消又到肾消矣。三焦兼涉，津液必至告竭，证情极险，再拟从治之法，宗河间甘露法，必得十减七八分乃幸。

熟地 石膏 肉桂 生地 麦冬 炙草 白芍 人参 卤水 炒黄柏

三诊 从治之法，始也依然。药三进而纳日退矣。小水浑浊转清，舌苔光红赤淡，拟宗前方，小其制，仍与上中下三焦并治。

熟地 乌梅 炙草 川连 川椒 生地 肉桂 人参 麦冬

四诊 连进固本从治之法，并参苦辛酸安胃，尤推应手。今胃纳安常，诸恙皆平，而津液受伤已极。善后之法，自当立中育阴，以冀其复。

人参 熟地 天冬 洋参 北沙参 知母 麦冬 石斛 炙草

诸郁

①中年脘闷，多嗳多咳，此气郁不解也。纳谷已减，未可破泄耗气，宜从胸痹例，微通上焦之阳。

薤白 瓜蒌 半夏 桂枝 茯苓 姜汁

②郁气凝聚喉间，吞下不出，梅核气之渐也。

半夏 厚朴 茯苓 苏梗 旋覆花 橘红 枇杷叶 姜汁

③寒热无期，中脘少腹遂痛，此肝脏之郁也。郁极则为寒热，头不痛非外感也。加味逍遥散主之。

加味逍遥散

④血虚而有瘀，气虚而有滞。血虚则心跳，血瘀则少腹结块，且多淋带。气虚故无力，气滞故胸胀满也。补而化之，调而理之。

党参 川芎 茯神 陈皮 川断 归身 香附 白芍 木香 砂仁 玫瑰花

呃逆

①恼怒伤肝，木火犯胃入膈，支撑胸背，呕吐血块痰涎，不纳不便，舌白苔腻，胃为水谷之海，多气多血之府，性喜通降，所畏倒逆。经此气火冲激，湿浊乘机错乱，倘肆其猖狂，厥势立至。若再侮脾土，胀满必增，左脉弦硬，右脉细软，谷不沾唇者已五日，胃气惫矣，而呕尚甚，中无砥柱，何恃而不恐。诸先生所进苦寒沉降，盖欲止其呕而顺其气，诚是理也。然《内经》云："百病皆以胃气为本，苦寒性味又属伐胃，胃不能安，药力何藉，拙拟苦寒以制肝之逆，苦辛以通胃之阳，而必参以奠安中气，庶几倒逆之势得缓，幸勿拘于见血畏温之议。"

人参　吴萸　旋覆花　川楝子　川椒　法半夏　茯苓　川连

另肉桂四分，酒炒　龙胆草三分　二味同研，饭丸，煎药送下。

②《内经》云："三阳结，谓之隔，三阴结，谓之水。"此证反胃而兼浮肿，是三阴三阳俱结也。阴阳俱结，治法极难。前方用荜茇牛乳饮调服沉香、血珀末，拨动其阴阳俱结之气，幸反胃之势已平，是其三阳之结已解。今腹满虽宽，而腿足之肿仍若，是三阴之结，犹未解也。盖太阴无阳明之阳，少阴无太阳之阳，厥阴无少阳之阳，则阴独盛于内，而阳气不通，阴气凝涩，膀胱不化而水成焉。其脉沉细，盖重阴之象也。凡补脾崇土，温润通肠，如理中肾气丸之属，固亦合法。然不若周慎斋和中丸之制为尤妙，以其用干姜能回阳明之阳于脾，肉桂回太阳之阳于肾，吴萸回少阳之阳于肝，则三阳气胜而三阴之结解，水自从膀胱出矣。

周慎斋和中丸

③据述病由丧子，悲伤气逆，发厥而起。今诊左脉沉数不利，是肝气郁而不舒，肝血少而不濡也。右关及寸

部按之滑搏，滑搏为痰火，肺胃之气失降，而肝木之气上逆，将所进水谷之津液，蒸酿为痰，阻塞气道，故咽嗌胸膈之间，若有痰膜，而纳谷有时呕噎也。夫五志过极，多从火化，哭泣无泪，目涩昏花，皆属阳亢而阴不上承之象。而今最重要之证，乃胸膈咽嗌阻塞，系膈气根萌，而处治最要之法，顺气降火为先，稍参化痰，复入清金，金清自能平木也。

苏子 茯苓 半夏 枳实 杏仁 川贝 沙参 海蜇 竹茹 荸荠

④吐血后，呃逆作止不停，迄今一月。舌苔白腻，右脉沉滑，左脉细弱。其呃之气，自少腹上冲，乃瘀血挟痰浊阻于肺胃之络，而下焦相火随冲脉上逆，鼓动其痰，则呃作矣。病情并见，安可模糊。若捕风捉影，无惑乎其效不见也。今酌一方，当必有济，幸勿躁急为要。

半夏 茯苓 陈皮 当归 郁金 丁香 柄槟水 红花子 柿蒂 藕汁 姜汁

另东垣滋肾丸，陈皮生姜汤送下

⑤向患偏枯于左，左属血，血主濡之。此偏枯者，既无血以濡经络，且无气以调营卫。营卫就枯，久病成膈。然一饮一食，所吐之中，更有浊痰紫血。此所谓病偏枯者，原从血痹而来，初非实在枯槁也，勉拟方。

每日服人乳两三次 间日服鹅血一二次

暑病

①素有痰饮咳嗽，今夏五月，曾经吐血，是肺受热迫也。兹者六七日来，伏暑先蕴于内，凉风复袭于外，病起先寒栗，而后大热，热势有起伏，表之汗不畅，清之热不退，所以然者，为痰饮阻于胸中，肺胃失其宣达故也。夫舌色底绛，而望之黏腻，独舌心之苔白厚如豆

大者一瓣，此即伏暑挟痰饮之证，而况气急痰嘶乎。据云廿六日便泄数次，至今大便不通。按腹板室，却不硬痛，小水先前红浊，今则但赤不浑。此乃湿热痰浊聚于胸中，因肺金失降不能下达膀胱，故湿痰不从下注，而反上逆，为痰气喘嗳之证也。病机在是，病之凶险亦在是。当从此理会，涤痰泄热，降气清肺，乃方中必需之事。但清肃上焦，尤为要务耳。

葶苈子 枳实 郁金 杏仁 羚羊角 川贝 胆星 连翘 赤苓 竹沥 姜汁 枇杷叶 滚痰丸

②暑乃郁蒸之热，湿为濡滞之邪。暑雨地湿，湿淫热郁。惟气虚者受其邪，亦惟素有湿热者感其气。如体肥多湿之人，暑即寓于湿之内，劳心气虚之人，热即伏于气中，于是气机不达，三焦不宣，身热不扬，小水不利，头额独热，心胸痞闷，舌苔白腻，底绛尖红，种种皆湿遏热伏之类邪。系微蕴于中，不能外达，拟以栀豉上下宣泄之，鸡苏表里分消之，二陈从中以和之，方向宣窍以达之。冀其三焦宣畅，未识能奏微功否。

六一散 黑栀 薄荷 豆豉 半夏 陈皮 石菖蒲 赤苓 郁金 蔻仁 通草 竹茹 荷梗

③年过花甲，病逾旬日，远途归家，舟舆跋涉，病中劳顿，雪上加霜，欲询病原，无从细究。刻诊脉象沉糊，神识蒙昧，舌强色白，中心焦燥，身热不扬，手足寒冷，气短作呃，便泄溏臭。凭理而论，是属伏邪挟积，正虚邪陷之象，深恐有厥脱之虞。勉酌一方，还祈明正。

人参 大黄 附子 柴胡 半夏 茯苓 陈皮 黄芩 丁香 当归 枳实 柿蒂 泽泻 竹茹

④伏暑为病，湿热居多，阴虚之体，邪不易达，此

其常也。然就阴虚而论，大有轻重之分。须知此证虚亦不甚，邪亦不多，即据耳鸣眩悸，苔浊胸痞，微寒微热，脉形弦数，立方未便着手大补，亦不可重剂攻邪。但得脉情无变，可保勿虞，慎勿徒自惊惶，反增他变。

洋参 茯神（辰砂拌） 甘菊 蔻仁 陈皮 青蒿 钩藤 刺蒺藜 半夏 秫米 豆卷 竹茹

⑤余邪余积，虽留恋而未清，元气元阴，已损耗而欲竭，暂停口苦之药，且投醒胃之方，化滞生津。忌夫重浊，变汤蒸露，法取其轻清，效东垣而化裁，希弋获以图幸。

清暑益气汤加荷叶、稻叶蒸露，一日饮温四五小杯。

湿病

①形凛汗渍，脉濡神糊，舌如伏粉，沉睡痰迷。素系嗜酒之体，湿痰弥漫，蒙遏清阳，扰乱神明所致。非陷也，亦非闭也。慎勿开泄，拟达原饮意。

制厚朴 煨草果 枳实 炒陈皮 茅术 白芷 法半夏 山慈菇

再诊 汗渍已收，神志转清，药后呕痰盈碗，呕出渐醒，脉犹濡细，舌苔白腻，弥漫之势虽除，尚宜燥湿祛痰，从太阴阳明主治。

茅术 煨草果 制半夏 椒目 厚朴 青皮 白术 通草 陈皮 白芥子

②脐中时有湿液腥臭，按脉素大，此少阴有湿热也。六味能除肾间湿热，宜加减用之。

六味丸去山药 加黄柏 草薢 女贞子 车前子

疫邪

①壮热神糊，陡然而发，脉数大而混糊无序。舌垢腻而层叠厚布，矢气频转，小溲自遗，脘腹痞硬，气粗痰鸣。

既非寻常六气所感，亦非真中类中之证。观其溅溅自汗，汗热而不粘指，转侧自如，四体无强直之态，舌能伸缩，断非中风，设使外感，何至一发便剧，而安能自汗。倘守伤寒先表后里，不下嫌迟之例，是坐待其毙矣。亦曾读吴又可先里后表，急下存阴之论否。盖是证也，一见蓝斑则胃已烂，而包络已陷，迅速异常。盍早议下，尚可侥幸，诸同学以为然否。

厚朴　大黄　黄芩　枳实　槟榔　草果　知母　陈皮

再诊　神志得清，表热自汗，腹犹拒按，矢气尚频，便下黏腻极秽者未畅，小水点滴如油，脉数略有次序，舌苔层布垢浊，胃中秽浊蒸蕴之势，尚形燔灼，必须再下。俟里滞渐楚，然后退就于表。吴又可治疫之论，阐发前人所未备，甚至有三四下而后退走表分者，若作寻常发热论治，岂不谬乎？

大黄　枳实　银花　知母　细川连　丹皮　滑石　元明粉　厚朴

三诊　大腹通畅，悉是如酱如饴极秽之物，腹已软而神已爽。表热壮而汗发艰，舌苔半化，脉数较缓，渴喜热饮，小水稍多。此际腑中之蒸变乍平，病已退出表分，当从表分疏通，先里后表之论，信不诬也。

柴胡　枳实　通草　紫厚朴　连翘　橘皮　赤苓　大腹皮　藿香

四诊　表热随汗就和，舌苔又化一层，脉转细矣。神亦倦矣。病去正虚之际，当主以和养中气，佐轻泄以涤余热，守糜粥以俟胃醒，慎勿以虚而早投补剂，补之则反复立至也。

桑叶　石斛　扁豆　神曲　丹皮　豆卷　甘草　橘白　薏仁　半夏曲

疟疾

①间疟止后复发，发不归期，或二三日，或七八日，发则寒战热甚，两三月如此。从无汗泄，脉沉而细，形瘦

骨立，胃纳式微。证由久疟伤阴，阴损不复，其为劳疟显然。现届夏令，已得可汗之时，且服存阴泄邪，以冀汗泄于表，阴复于里，转准疟期，庶有畔岸可依，拟少阳少阴并治。

柴胡 大生地 地骨皮 黄芩 鳖甲 青蒿 归须 细辛 丹皮

②伏邪挟积，阻塞中宫，疟发日轻日重，重则神糊烦躁，起卧如狂，此乃食积蒸痰，邪热化火，痰火上蒙，怕其风动痉厥，脉沉实而舌苔黄，邪积聚于阳明。法当通下，仿大柴胡例。

柴胡 黄芩 川朴 枳实 瓜蒌仁 半夏 大黄

再诊 昨日疟来，手足寒冷，即时腹中气胀，上塞咽喉，几乎发厥，但不昏狂耳，此乃少阳疟邪，挟内伏之痰浊，上走心包为昏狂，下乘脾土为腹胀。前日之昏狂，病机偏在阳明。故法从下夺，今腹胀，舌白，脉细，病机偏在太阴，法当辛温通阳，转运中枢为要矣。随机应变，急者为先，莫谓用寒用热之不侔也。

干姜（炒黄）陈皮 茯苓 草果 熟附 川朴 蔻仁 槟榔 丁香 通草

③陈无择云：疟家日久，必有黄痰宿水聚于胸腹膈膜之中，须得脾土旺，而后宿水自行，元气复，而后湿痰自化。余见人久疟有泄水数次而愈者，即宿水自行之效也。

六君子汤加炮姜 木香 神曲 砂仁

④三疟久延，营卫两伤，复因产后，下焦八脉空虚，今病将九月，而疟仍未止，腹中结块偏左，此疟邪留于血络，聚于肝膜，是属疟母，淹缠不止，虑成疟劳，夏至在迩，乃阴阳剥复之际，瘦人久病最怕阴伤，趁此图维，迎机导窾，和阳以生阴，从产后立法，稍佐搜络，以杜

疟邪之根。

制首乌 枳子 地骨皮 白芍（桂枝炒） 冬术 川芎 青皮 香附 乌梅

另鳖甲煎丸

再诊 疟久结癖，夏至前投和阳生阴，通调营卫，参入搜络方法，节后三疟仍来，但热势稍减，痞块略小。然口渴心悸，营阴大亏，情怀郁勃，多致化火伤阴，木曰曲直，曲直作酸，疟来多沃酸水。盖肝木郁热，挟胃中之宿饮上泛使然。夫养营阴须求甘润，理肝郁必用苦辛，久疟堪截，癖块宜消。惟是体虚胃弱，诸宜加谨为上。

党参 鳖甲（醋炒） 当归 茯神 枣仁 香附 川连（吴萸炒） 冬术 陈皮 牡蛎 三棱（醋炒）

另用川贝、半夏、知母研末，姜汁、醋各半泛丸，每服三钱开水送下。

⑤疟发而上下血溢，责之中虚而邪又扰之也。血去既多，疟邪尚炽，中原之扰，犹未已也。谁能必其血之不复来耶？谨按古法，中虚血脱之证，从无独任血药之理，而疟病经久，亦必固其中气。兹拟理中一法，止血在是，止疟亦在是。惟高明裁之。

人参 白术 炮姜 炙草

黄疸

①疸证多种，黑者属肾，肾气过损者，曰女劳黑疸。今肌肤、舌质尽黑，手指映日俱黯，强壮之年，肾阳早已不举，体虽丰腴，腰软不耐久坐，脉弱神疲，纳减足冷，显属肾脏伤残太甚。尚谓北路风霜所致乎？昔有人患此，遍处医治，皆曰风毒，后遇顾西畴道破证名，宗湿热流入肾精主治。试以此证较之，证虽同而虚实又异矣。现居深冬，姑先治本，需春暖阳和，再商他法。

制附子 炒枸杞 炒黄柏 菟丝子 茯苓 牡蛎 茵陈 杜仲 熟地

又血余猪油（熬至发枯，取油，盛贮。一切食物中可以用油者具之）

再诊 前方已服二十余剂，肌肤之黑半化，其势渐转阴黄，形神大振，胃纳加餐，且可耐劳理事矣。春令虽交，和暖未回，再拟补养脾肾，耐性摄养为属。

人参 沙苑 山药 杜仲 熟地 茯苓 白术 茵陈 杞子 续断 菟丝 泽泻

三诊 肤色花斑，证转阴黄，较之黑疸浅一层矣。培植脾肾之药，已进四十余剂，形神色脉俱属平善。节令将交惊蛰，春暖之气已和，治当开泄腠理，以涤肤斑。《内经》云："必先岁气，毋（无）伐天和。"《易》曰："待时而动，何不利之有？"拟宗仲圣茵陈四逆法加减，三剂即停，接服丸药可耳。黑色退尽之时，当在夏初。

制附子 白术 赤小豆 麻黄 炒黄柏 连皮苓

②面目身体悉黄，而中无痞闷，小便自利，此仲景所谓虚黄也，即以仲景法治之。

桂枝 黄芪 白芍 茯苓 生姜 大枣

③湿停热聚，上逆则咽嗌不利，外见则身目为黄，上注则尿赤而痛。

茵陈 厚朴 豆豉 木通 猪苓 橘红 茯苓 黑栀

④两目及身体皆黄，小便自利而清，此属脾胃虚，非湿热也，名曰虚黄。

黄芪 白芍 地肤子 茯苓

酒浸服

⑤面黄无力能食，气急脱力，伤脾之证也。用张三丰伐木丸加味。

皂矾（泥土包固置糠火中煨一日夜，取出候冷，矾色已红，去泥土净）川朴 茅术（米泔浸切炒）制半夏 陈皮（盐水炒）茯苓

炙甘草共研细末，用大枣肉煎烂为丸，每服二钱，开水送下，饮酒者酒下。

痹气

①胸痛彻背，是名胸痹，痹者胸阳不旷，痰浊有余也。此病不惟痰浊，且有瘀血交阻膈间，所以得食梗痛，口燥不欲饮，便坚且黑，脉形细涩，昨日紫血从上吐出，究非顺境，必得下行为妥。

全瓜蒌 薤白 旋覆花 桃仁 红花 瓦楞子 元明粉 合二陈汤

②胸背为阳之分，痹着不通，当通其阳。盖阳不外行而郁于中，则内反热而外反寒，通阳必以辛温，而辛温又碍于藏气，拟辛润通肺以代之。

紫菀三两

煎汤服。

诸痛

①肝胃气痛，久则气血瘀凝，曾经吐血，是阳明胃络之血，因郁热蒸迫而上也。血止之后，痛势仍作，每发作于午后，诊脉小紧数，舌红无苔，乃血去阴伤，而气分之郁热仍阻于肝胃之络，而不能透达，宜理气疏郁，取辛通而不耗液者为当。

川楝子 延胡 郁金 香附 茯苓 陈皮 旋覆花 山栀（姜汁炒）白螺蛳壳 左金丸

②心痛有九，痰食气居其三。三者交阻于胃，时痛时止，或重或轻，中脘拒按，饮食失常，痞闷难开，大便不通，病之常也。即有厥证，总不能离乎痛极之时。兹乃反是，其厥也，不发于痛极之时，而每于小便之余，陡然而作，作则手足牵动，头项强直，口目歪斜，似有厥而不返之形，及其返也，时有短长，如是者三矣。此名痫厥，良以精夺于前，痛伤于后，龙雷之火，挟痰涎乘势上升，一身而兼痛厥两病，右脉不畅，左脉太弦。盖弦则木乘土位而痛，又挟阴火上冲而厥，必当平木为主，兼理中下次之。盖恐厥之愈发愈勤，痛之不肯全平耳。

川椒 乌梅 青盐 龙齿 楂炭 神曲 莱菔子 延胡 川楝子 青皮 橘叶 竹沥

③病分气血，不病于气，即病于血，然气血亦有同病者，即如此病胃脘，当心而痛，起于受饥，得食则缓，岂非气分病乎？如独气分为病，理其气，即可向安，而此痛虽得食而缓，午后则剧，黄昏则甚。属在阳中之阴，阴中之阴之候，其为血病无疑。况但头汗出，便下紫色，脉形弦细而数，更属血病见证。但此血又非气虚不能摄血之血，乃痛后所瘀者，瘀则宜消，虚则宜补，消补兼施，庶几各得其所。

治中汤合失笑散
另红花、元明粉为末和匀，每痛时服。

④当脐胀痛，按之则轻，得食则减，脉形细小而数，舌上之苔，左黄右剥，其质深红，中虚伏热使然。

治中汤加川连 雪羹

⑤少腹久痛未瘥，手足挛急而疼，舌苔灰浊，面色不华，脉象弦急，此寒湿与痰内壅于肝经，而外攻于经

络是也。现在四肢厥冷，宜以当归四逆汤加减。

当归（小茴香炒）　白芍（肉桂炒）　木通　半夏　苡仁　防风　茯苓　橘红

疝气

①寒湿伏于厥阴，久则化热，两胯凹筋藏，左睾丸偏坠，发作则身有寒热，而囊皮肿胀出水，此为湿疝也。屡发不已，防有囊痈之变。

川楝子（巴豆同炒，焦去豆）　茴香（盐水炒）　吴萸　黄柏　楂炭　黑栀　橘核　萆薢　荔珠核

又疝气方　川楝子（巴豆同炒，焦去豆）　小茴香（盐水炒）　青皮（炒）　木香（晒不见火）　当归（酒炒）　全虫（酒洗，炙）　昆布（漂淡炒）　楂炭

共研末，用韭汁、葱头汁、丝瓜络泛丸，每日服一钱。

②子和论七疝，都隶于肝，近因远行劳倦，奔走伤筋，元气下陷，其疝益大。盖筋者肝之合也，睾丸者筋之所聚也。大凡治疝不越辛温苦泄，然劳碌气陷者，苦泄则气益陷，当先举其陷下之气，稍佐辛温，是亦标本兼治之法。

补中益气汤加茯苓　茴香　延胡　全蝎　木香

又丸方　党参　白术　茯苓　吴萸　乌药　川楝　木香　茴香　当归　苁蓉　枸杞

肿胀

①旬日内遍体俱肿，肤色鲜明，始也。原有身热，不慎风而即止，亦无汗泄，诊脉浮紧，气喘促，小便闭，舌白，不思饮，证系水湿之邪借风气而鼓行经随，是以最捷。倘喘甚气塞，亦属至危之道，治当以开鬼门、洁净府为要著。

麻黄 杏仁 赤苓 苏子 桂木 薏仁 紫菀 椒目 浮萍 大腹皮

外用麻黄、紫苏、羌活、浮萍、生姜、防风各五钱，闭户煎汤，遍体揩熨，不可冒风。

②右关独大而搏指，知病在中焦，饮食不化，痞闷时痛，积年不愈，喉间自觉热气上冲，口干作苦，舌苔白燥，此脾家积热郁湿，当以泻黄法治之。

茅术 葛根 茯苓 石膏 藿香 木香

③胁下素有痞气，时时冲逆。今见中满，气攻作痛，吞酸呕吐，能俯而不能仰，此厥阴郁滞之气，侵入太阴之分，得之多怒，且善郁也。病久气弱，不任攻达，而病气久郁，亦难补养为掣肘耳。姑以平调肝胃之剂和之，痛定食进，方许万全。

半夏 广皮 川楝子 橘核 茯苓 青皮 炙甘草 木瓜

④营血本亏，肝火本旺，责在先天，乃后天脾气不健，肝木乘之，所进饮食，生痰生湿，贮之于胃，尚可从呕而出，相安无事。迟之又久，渗入膜外，气道不清，胀乃作焉。脾为生痰之源，肺为贮痰之器。若非运化中宫，兼透膜外，则病势有加无已，成为鼓病，亦属易易。夫脾统血，肝藏血，病久血更衰少，不得不佐以和养，古人治燥湿互用，正为此等证设也。

归芍六君子汤去参草 加白芥子 莱菔子 车前子 川朴苏子 腹皮 竹沥 雪羹

⑤大腹主脾，腹大而脐突，属脾无疑。然胀无虚日，痛又间作，舌苔薄白，脉息沉弦，见于经期落后之体，显系血虚，不能敛气，气郁于中，寒加于外，而脾经之湿，因而不消。

逍遥散合鸡金散 加香附

⑥单腹胀，脾气固虚，久则肾气亦虚，大便溏者气更散而不收矣，所用之药，比之寻常温补脾肾者，更当进一层，然用之已晚惜乎。

附桂理中汤 加肉果 当归 牡蛎 木瓜 茯苓 生脉散

⑦诸腹胀大，皆属于热，诸湿肿满，皆属于脾。脾经湿热交阻于中，先满后见肿胀，肤热微汗，口渴面红，理之不易。

防己 茯苓 石膏 腹皮 陈皮

再诊 湿热满三焦，前多肿胀之患，如邪势偏于下焦，小便必少，前人之质重开下者，原为此等证而设。然此病已久，尚盛于中上二焦，故以中上二焦法施之，诸恙不减，或者病重药轻之故，将前方制大其剂。

竹叶 石膏 鲜生地 麦冬 知母 半夏 五皮饮

⑧咳而腹满，《[内]经》所谓三焦咳也。苔黄干苦，卧难着枕，肢冷阳缩，股痛囊肿，便溏尿短，种种见证，都属风邪湿热，满布三焦，无路可出，是实证也。未可与虚满者同日而语。

桑皮 骨皮 苓皮 姜皮 大腹皮 姜皮 防己 杏仁 苏子葶苈子 车前子

痕癖

①脉来细而附骨者，积也。已经半载，不过气行作响而已，而其偏于胁下者，牢不可破，是寒食挟痰，阻结于气分也。此等见证，每为胀病之根。

理中汤 加神曲 茯苓 半夏 陈皮 麦芽 旋覆花 枳壳归身

②前年秋季，患伏暑，淹缠百日而愈，病中即结癥积，居于左胁之下。入春以来，每至下午必微热，清晨必吐痰，食面必溏泻。此必当时热邪未尽，早进油腻面食，与痰气互相结聚于肝胃之络，当渐消之，否则或胀或鼓，均可虑也。

柴胡（盐水炒）青皮（巴豆同炒，黄去豆）三棱（醋炒）雄黄　大黄（皂荚子同炒，黄去子）莪术（醋炒）

上药为末，神曲糊丸，每服一钱，橘红汤下。午后服六君子丸。

③少腹两旁结块，渐大渐长，静则夹脐而居，动则上攻至脘，旁及两胁，八九年来如是。据云当年停经半载，皆疑为孕，及产多是污秽臭水，嗣后遂结此块，想系水寒气血瘀聚而成，当溯其源而缓图之。

甘遂（面裹煨）香附（盐水炒）三棱（醋炒）莪术（醋炒）桃仁（炒）肉桂　五灵脂（醋炒）地鳖虫（酒浸）川楝子（巴豆七粒同炒，去豆）

共研末，炼蜜为丸，每服十丸，一日三服。

④久患休息下痢，或作或辍，四月下旬痢止数日，忽然气攻胸脘板痛，上下不通，几乎发厥。及至大便稍通，板痛递减，匝月以来，大便仅通三次，今又不通十余日矣。而其脘中之板痛者，结而成块，偏于右部，是脾之积也，脉极细而沉紧，面色晦滞，阳气郁伏，浊阴凝聚，当与温通。

附子　干姜　川朴　陈皮　茯苓　香附　延胡　大腹皮

另东垣五积丸　沉香化气丸

⑤脉右关滑动，舌苔黄白而腻，是痰积在中焦也。左关弦搏，肝木气旺，故左胁斜至脐下有梗一条，按之觉硬，乃肝气入络所致。尺寸脉俱微缓，泄痢一载，气血

两亏，补之无益，攻之不可，而病根终莫能拔。病根者何？痰积湿热肝气也。夫湿热痰积，须借元气以运之外出，洁古所谓养正积自除，脾胃健则湿热自化，原指久病而言，此病不为不久，攻消克伐，何敢妄施。兹择性味不猛而能通能化者用之。

人参　茯苓　于术　青陈皮　炙草　泽泻　枳壳　神曲　茅术当归（土炒）　白芍（吴萸煎汁炒）　黄芪　防风根

又丸方　制半夏六分（一分木香煎汁拌炒，一分白芥子煎汁拌炒，一分乌药煎汁拌炒，一分金铃子煎汁拌炒，一分猪苓煎汁拌炒，一分醋拌炒），炒毕去诸药，仅以半夏为末，入雄精研末，麝香、独头蒜打烂，用醋打和为丸，每晨服一钱五分，开水送下。

⑥心之积名曰伏梁，得之忧思而气结也。居于心下胃脘之间，其形竖直而长，痛发则呕吐酸水，兼挟痰饮，肝气为患也。开发心阳以化浊阴之凝结，兼平肝气而化胃中之痰饮。

桂枝　半夏　川连（吴萸炒）　茯苓　陈皮　蔻仁　郁金　延胡　川楝子　石菖蒲　瓦楞子

⑦少腹块磊上攻及脘，其力猛而痛势剧，转瞬之间，腹中鸣响，则块磊一阵向下及平，证名奔豚者，因其性情踪迹行止类似江豚耳。然考其证有三，犯肺之奔豚属心火，犯心之奔豚属肾寒，脐下悸欲作奔豚者，属水邪。今系肾水寒邪所发，体属阳亏所致。拟以真武汤，参奔豚汤意。

茯苓　川芎　小茴　归尾　附子　白芍　半夏　橘核　李根皮

诸窍

①郁怒伤阴，木火上乘窍络，耳生息肉，名曰耳菌，最属淹缠，久久不已，防有血出翻化之变。

生地 丹皮 北沙参 元参 远志 钩藤 羚羊角 石决明 蒺藜 滁菊

另用藜芦 腰黄 硇砂 三味皆少许，为细末，点入耳中，立效

②肾虚齿痛，入暮则发，非风非火，清散无益。

加减八味丸

每服三钱，盐花汤下

③肺之络会于耳中，肺受风火，久而不清，窍与络俱为之闭，所以鼻塞不闻香臭，耳聋耳鸣不闻音声也。兹当清通肺气。

苍耳子 薄荷 桔梗 连翘 辛夷 黄芩 山栀 杏仁 甘草 木通

④少阴肾水不足，阳明胃火有余，牙宣出血，晡时微寒壮热，而其脉极细，此素体之阴亏也。当凭证论治，用景岳玉女煎。

生地 知母 牛膝 川连 石膏 麦冬 薄荷 芦根

脚气

①暑雨潮湿，湿从下受，入于经络，两足腿股酸楚，不能屈伸，起卧转侧，均觉艰难，此属脚气。适值经行之际，少腹窒塞，小便涩痛，湿热自气伤营。故舌苔白而底绛，脉形濡，身微寒热，虑其有气逆冲胸之变，拟东垣防己饮加减。

防己 薏仁 草薢 秦艽 独活 桑寄生 牛膝 木通 防风 归尾 延胡 威灵仙 泽兰 丝瓜络

②厥阴之邪逆攻阳明，始为肿痛，继而腹疼胸满呕吐，此属脚气冲心，非小恙也。拟《外台》法治之。

犀角 槟榔 茯苓 积实 杏仁 橘红 半夏 木通 木瓜

遗精

①遗精无梦，小劳即发，饥不能食，食多即胀，面白唇热，小便黄赤，此脾家湿热流入肾中为遗滑，不当徒用补涩之药，恐积热日增，致滋他族。

萆薢 砂仁 茯苓 牡蛎 白术 黄柏 炙草 山药 生地 猪苓

②病由丧子，悲愤抑郁，肝火偏胜，小水淋浊，渐至遗精，一载有余，日无虚度。今年新正，加以左少腹睾丸气上攻胸，心神狂乱，龈血目青，皆肝火亢盛莫制也。经云肾主闭藏，肝司疏泄，二脏皆有相火，而其系上属于心，心为君火，君不制相，相火妄动，虽不交合，精亦暗流而走泄矣。治法当制肝之亢，益肾之虚，宗越人东实西虚泻南补北例。

川连 黑栀 延胡 赤苓 沙参 川楝 鲜地 知母 黄柏 龟甲 芡实

另当归龙荟丸开水送下

又丸方 川连（盐水炒） 苦参（烘） 白术（米泔浸晒） 牡蛎（煅）共研末，用雄猪肚（一个），将药末纳入肚中，以线扎好，以水酒各半煮烂，将酒药末共打，如嫌烂，加建莲粉拌干作丸，每朝服三钱。

③左尺极细，寸关微而似数，右三部俱弦滑，下有遗精暗疾，肛门痒而水出，上则头眩耳鸣，舌苔粉白，以脉合证，肾阴下亏，而湿热相火下淫上混，清窍为之蒙闭，法当补肾之阴，以清相火，清金和胃，分利膀胱，以化湿热。

大生地（蛤粉炒）　龟甲　牡蛎　怀山药　麦冬　萆薢　泽泻　赤苓　丹皮　知母　半夏　黄柏

又丸方　大生地（砂仁陈酒拌蒸）　冬术（土炒）　黄连（盐水炒）　苦参　天麻　山药皮（盐水炒）　牡蛎　麦冬（元米炒）　龟甲（酥炙）　川芎　半夏　芡实　萆薢（盐水炒）　泽泻（盐水炒）　赤苓　黄柏（盐水炒）　知母（盐水炒）

上药为末，用建莲粉、神曲煮糊捣丸

④肾者主蛰，封藏之本，精之处也。精之所以能安其处者，全在肾气充足，封藏乃不失其职。虚者反是，增出胫酸、体倦、口苦、耳鸣、便坚等症，亦势所不然。然左尺之脉浮而不静，固由肾气下虚，而关部独弦独大独数，舌苔黄燥，厥阴肝脏又有湿热助其相火，火动乎中，必摇其精，所谓肝主疏泄也。虚则补之，未始不美，而实则泻之，亦此证最要之义。

天冬　生地　党参　黄柏　炙草　砂仁　龙胆草　山栀　柴胡

小便

①阴虚之体，心火下郁于小肠，传入膀胱之府，尿中带血，时作时止，左脉沉数，小水不利。

生地　木通　甘草　竹叶　火府丹　大补阴丸

②烦劳四十余天，心阳自亢，肾水暗伤，阳坠入阴，故溲数便血，不觉管窒痛痹，实与淋证不同。其中虽不无湿热，而寝食安然，不必渗泄利湿，宜宁心阳，益肾阴，宣通肾气以和之。

熟地炭　人参　霍石斛　丹皮　泽泻　茯苓　远志　柏子仁　湖莲肉

③肾虚精关不固，湿热混于坎宫，精从尿后而出，左脉虚细，右脉洪大，阴亏而相火胜也。补肾阴，化湿热，

用凉八味法。

凉八味汤加萆薢 另威喜丸淡盐汤送下

再诊 精浊稍止，而两足重坠无力，咳嗽胸痛，金水两亏，湿热不化，拟清暑益气以化湿热，兼固肾阴。

洋参 黄芪 茯苓 五味 神曲 麦冬 苍术 白术 陈皮 前胡 通草

另知柏八味丸

三诊 精浊已止，腿足重坠无力，舌苔白而恶心，坎宫之湿热虽清，胃家之湿热犹恋，拟和中化湿法。

豆卷 半夏 茯苓 陈皮 麦冬 沙参 扁豆

另资生丸

四诊 肾虚胃湿，胸闷恶心，口沃清水。凡大便时则精窍自渗如腻浊，拟渗胃湿，固肾精。

熟地 五味 苍术 白茯苓 沙苑 炮姜 黄柏 建莲

另威喜丸

④《［内］经》曰："胞移热于膀胱则癃溺血。"又曰："水液浑浊皆属于热"。又曰："小肠有热者其人必痔。"具此三病于一身，若不以凉血之品，急清其热，迁延日久，必有性命之忧。

导赤散合火府丹 加灯心

又丸方 固本丸合大补阴丸 猪脊髓丸加萆薢

⑤膏淋血淋同病，未有不因乎虚，亦未有不因乎热者，热如化尽，则膏淋之物必且下而不痛，始可独责乎虚。

大补阴丸 加瓜蒌 瞿麦 牛膝 血余

⑥肾开窍于二阴，前有淋浊之新恙，后有肠红之旧疾，皆由于阴虚而有湿热也。寓育阴于利水清热之中，猪苓汤合加味槐花散主之。

茯苓　猪苓　阿胶　生地　槐米　枳壳　六一散　血余炭　侧柏炭

泄泻

①恼怒伤中，湿热乘之，脾气不运，水谷并趋大肠而为泄，腹中微疼，脉窒不和，治在中焦。

藿梗　川朴　神曲　泽泻　茯苓　陈皮　扁豆　木瓜

②下利转泻，肾病传脾，脾因虚而受邪，温化为宜。

理中汤合四逆散　加陈皮　防风　伏龙肝

③发热之余，腹痛便溏，表邪下陷也。

小柴胡汤　加白芍　木香　茯苓　泽泻

痢疾

①腹痛下痢，昼夜无度，汗冷肢冷，脉细舌白。暑湿热挟滞互结，病经五日不减，嗜酒中虚之体，邪不能化热外达，而见多汗伤阳，多痢伤阴之险。凡里急后重腹痛者，治法宜通，口燥烦躁溲秘者，又当清渗，此证中阳先妥，不能托化，邪滞未动，虚波已至，诚属棘手。姑拟温清并进，宗泻心汤意，参以疏邪化滞。若正气保和之类，何足恃耶。

制附子　厚朴　桂木　藿梗　建曲　赤苓　木香　姜渣　酒炒黄连

②暑湿热病下痢，始系赤白垢腻，昼夜数十余次，旬日后痢虽减，而纯下血矣。伤及肝肾，病情最深，非易治者，姑先清热存阴，宗厥阴下痢之条，拟白头翁汤合黄连阿胶汤意。

白头翁　秦皮　丹皮　黄连　地榆炭　白芍　荷蒂　炒黄柏

阿胶（蛤粉拌炒）

③从来肺有积热者，大肠必燥，以相为表里故也。三五年来，屡发喉证，肺热可知。今秋龈重出血，多服凉药及西瓜等物，遂患下痢赤白，常有干粪夹杂其中，延及百日。近见坚栗而痢反更甚，此必有故。夫脾受瓜果之寒湿，既下流于大肠而为痢，则大肠之燥当除，今独不然，竟若燥与湿各树旗帜，相为犄角之势。岂非以脾属中土而主湿，大肠属燥金而主津，津亏则燥益坚，脾虚即湿愈甚耶。昔秦氏论痢有湿火伤气、燥火伤血之分，此则湿燥两伤，拟撰一方，润燥兼行，气血兼理，或通或塞，均非所宜。

全瓜蒌　当归　木香　川连（酒炒）　甘草　升麻　藕　陈火腿足骨（炙灰）

④《脉经》云：代则气衰，细则气少。多指阳气而言，今下痢而得是脉，脾肾之阳微特著，况形衰畏冷，而小便清长乎。惟下痢赤者属血分，腹中痛者为有积，立方当从此设想。盖寻其罅而通之补之，亦治病之巧机也。

附子　枳实

理中汤送下驻车丸。

⑤便痢白腻，如水晶鱼脑色，小便不利，少腹偏右板窒。诸医以为肠痈，固亦近是。然考肠痈为病，有寒有热，《金匮》并出二方，如大黄牡丹汤、薏仁附子败酱散，概可见矣。此证责属寒积，试观脉弦紧而不数，面色青而不渴，是其征也。鄙意宜用温通，备候商订。

肉桂五苓散　加砂仁　楂肉

⑥阳枢之疟邪转入阴枢为痢，痢色红而后重，气堕

肚门觉热湿下焦，广肠有热也。白头翁法甚当。然今疟止又来，仍从阴枢达出阳枢，立法佐以和中，使以泄热。

四逆散 异功散 黄芩汤 加生熟谷芽

大便

①大小便易位而出，名曰交肠，骤然气乱于中，多属暴病，此症乃久病，良由瘀血内阻，新血不生，肠胃之气，无所附而失治。故所食之水谷，悉从前阴而出，所谓幽门者不司泌别清浊，而辟为坦途。比之交肠证，有似是而实非者，此时论治，主以化瘀润肠，必大肠之故道复通。乃可拨乱者而返之正。

旋覆花 新绛 葱管 归须 首乌 柏子仁 荠菜花

另旧纱帽一只炙灰，每服一钱五分，酒下。

②脾约者，津液约束不行，不饥不大便，备尝诸药，中气大困。仿古人以食治之法。

黑芝麻 杜苏子

二味浓煎汁如饴，服三五日即服人乳一杯，炖温入姜汁二匙。

③痔血虽自大肠来，亦属脾虚湿热，至于大疟。古云：邪伏三阴。薛立斋云："三阴者脾也。上年疟止，直至今夜复作，未免又有暑邪内伏。近日痔血相兼为患。拟用清暑益气汤加味，内化热湿，外解新邪。总以益气扶中为主，俾中枢一运，自然内外分消矣。"

党参 炙草 黄芪 苍术 冬术 当归 麦冬 五味 青皮 陈皮 神曲 黄柏 葛根 升麻 泽泻 防风 蜀漆 赤苓 煨姜 大枣

再诊 素有便血之证，而患大疟日久。凡患大疟，其始必有寒邪，邪入三阴，大疟成焉。若阴虚之人，寒久必化为热，热陷三阴，便血作焉，而三阳之寒仍在也。

温三阳之阳，以少阳为始，清三阴之热，以少阴为主。然血既由大肠而出，又当兼清大肠，方用棉子肉内具生气，温少阳之阳也，鲜首乌性兼润血，清少阴之热也，柿饼灰性凉而涩，清大肠之血也，标本并治，虽不中不远矣。

棉子肉（炒黑）柿饼灰

二味研末用，鲜首乌捣自然汁，取汁去渣，以汁调。神曲煮烂，将上药末捣丸，每服三钱，枣汤下。

④脾虚不能摄血，便后见红，脾虚不能化湿，腹胀足肿，病根日久，肾阴亦伤，肾司二便，故小便不利，是皆脾肾二经之病也。法以温摄双调。

熟地 炮姜 茯苓 泽泻 陈皮 车前子 川朴 茅术 五味丹皮 山药 阿胶

⑤肠胃有湿热，湿郁生痰，热郁生火，大便下血，晨起吐痰，热处湿中，湿在上而热在下，治上宜化痰理湿，治下宜清热退火。用二陈合三黄为法。

半夏 陈皮 茯苓 川连 杏仁 胡黄连 地榆皮 侧柏叶百草霜

⑥肠痔脱肛便血，其根已久，有时举发，而脉象细数，营阴大伤，面黄少神，脾气大困，兼之腹中鸣响，脾阳且不运矣。一切苦寒止血之药，非惟少效，抑恐碍脾，拟东垣黑地黄丸法。

熟地（砂仁拌，炒炭）炮姜 黄芪（炙）茅术（水泔浸炒）五味（炒）党参 荷叶蒂

虫病

①阅病原是属虫病无疑，虫由脾土不运，湿热蒸化而生，其发于月底之夜，乃由脾胃虚寒，寒暑阴，故夜

发也。寒久生热，土虚木强，其发移于月初，必呕吐胸热，乳下跳动，虫随酸苦痰涎而出，多寡不一，时或见于大便，腹中微痛，虽渴甚不能咽水，水下复呕，呕尽乃平。至中旬则康泰无恙矣。所以然者，月初虫头向上，且病久多呕，胃阴亏而虚火上炎，故胸中觉热也。虚里跳动，中气虚也。中气者，乃胸中大气，脾胃冲和之气皆归所统。今中气虚甚，故跳跃也。病延一载，虫属盘踞，未易一扫而除。图治之法，和中调脾，以杜生虫之源，生津平肝，以治胸热口渴，化湿热，降逆气，以治呕吐，久服勿懈，自可见功。欲速求效，恐不能耳。

川楝子 芜荑 党参（元米炒） 白术 使君子肉 半夏 陈皮 青皮 白芍 茯苓 焦六曲 干姜 榧子 蔻仁

②喜食生米，积聚生虫，腹痛面黄，口流涎沫，虫之见证无疑，先拟健脾化虫。

茅术（米泔水浸） 青皮 鹤虱 榧子（炒打） 芜荑 槟榔 陈米（炒黄）

③阳络屡伤，阴气素虚，更有湿热郁于营分，日久生虫，扰乱于上中下三焦，以致咳嗽喉痹，恶闻食臭，起卧不安，肛部不舒，舌质深红，其苔黄浊，即仲景所谓狐惑病是也。久研不愈，即入劳怯之途。

川连 犀角 乌梅 人中白 百部 丹皮 甘草

④人之涎下者，何气使然？曰胃中有热则虫动，虫动则胃缓，胃缓则廉泉开，故涎下。

黄连丸合乌梅丸

外疡

①恼怒抑郁，内火自生，火能燥痰，则热结痰凝，

火性上炎，则痰随之上窜，结核成串于左项，安保右项之不发。壮年朴实之体，而得斯疾，谅亦偏于性情之固执也。倘能暂抛诵读，专以舒闷畅怀为事，则疬痰之消，犹可计日而待。盖不若自戕本元者之水亏火旺而燥痰成串也。设听其在络内，四窜久延，必至于溃，则终身之累矣，后悔莫及。聊赠数言，然乎？否乎？

旋覆花 橘络 白芥子 杏仁 苏子 海藻 昆布 丹皮 竹茹 香附

再诊 通络化痰理气开郁之方，已投七服，左项痰核软而可推，余络为窜，脉仍弦数，大便五日不行，内火犹炽，再拟化痰通络之法。

海藻 鳖甲 黑栀 昆布 丹皮 旋覆花 蒌皮 炙甲片 白芥子 竹沥

②多年湿毒，左足前臁腐烂，今则膝骨臀股上及缺盆疼痛而木肿，此湿得热而蔓延，循经窜络，病在阳明，名湿毒流注，口苦带腻，脉缓而小，湿胜于热，热伏湿中，仿防己饮法。

防己 苍术 黄柏 南星 木通 威灵仙 防风 归身 独活 红花 萆薢 羚羊角 滑石

③寒痰凝阻，颊车不利，高而肿硬，色白不红。此属阴寒骨槽，与色红身热者不同。

熟地 麻黄 桂枝 防风 制蚕 白芥子 当归 秦艽

④湿久蕴于下焦，气血凝滞而结，疡生于合纂之旁，滋蔓肛臀之际，初起数日即溃，火甚可知，溃后烂孔极深。迄今四五十日，新肉虽生而嫩，肛臀余肿仍僵，久卧床褥，脾胃之转输自钝，刻当痛楚，形容之色泽尤枯，调治方法自宜补益。高明见解，大略相同愚意，虚处固虚，

而实处仍实。拟用煎丸二方，各走一经，虚实兼顾。

六君子汤法去半夏 茯苓 加黄芪 归身 白芍 谷芽

又丸方 川连（酒炒） 胡连（酒炒） 苦参（炒） 黄柏 当归 乳香 没药 白芷 犀牛［角］ 血珀 白矾 刺猬皮 象牙屑 海螵蛸

共为末用，黄蜡烊化作丸，每朝服五分。

⑤湿热结疝初起，肾囊红肿渐止，气上攻胁，胁肋肿痛，已及半月，防成胁痛。病在肝络，肝性上升，甚则恐致气升发厥，非轻证也。

川楝子 延胡 青皮 香附 楂炭 枳壳 旋覆花 桃仁 赤苓 新绛 葱管

⑥木郁不达，乳房结核坚硬，胸胁气撑，腰脊疼痛，气血两亏，郁结不解，论其内证即属郁劳，论其外证便是乳岩，皆为难治。

党参 香附 川贝 当归 白芍 青皮 橘核 狗脊 杜仲 砂仁

⑦痰疬二载，自颈延胁，或已溃，或未溃，或溃而不敛，或他处续生，累累然如贯珠，如磊石，溃后色黑而脓稀，外软而内坚，诊脉部甚虚，饮食尚可，细询病由气郁而起，郁则肝、胆、三焦之火循经上走于络，结成疬核，小则为疬，大则为痰，收功非易，必放开胸襟，旷观物理乃佳。

夏枯草 昆布 山慈菇 远志（甘草汤煎） 元参 川贝母 当归身 天葵草 香附 功劳叶

⑧先天元气不足，胎中伏毒，因虚串络，颈项结核，或已溃，或未溃，或溃而不敛，兼以耳聋鼻塞，脑门遇阴雨则胀痛，咳呛牙关不利，皆阴虚阳亢，毒邪上蒙清窍之见端也。若徒治其虚，伏毒何能宣化。拟养阴化毒。

北沙参　花粉　当归　海螵蛸　仙遗粮　川贝　防风　银花稽豆衣　珠粉　血珀　西黄

妇女

①目之乌珠属肝，瞳神属肾，病因经行后，腰痛口干，乌珠起白翳，怕日羞明，瞳神散大，此肝肾之阴不足，而相火上炎也。补阴之药极是，再稍参清泄相火之品。

女贞子　旱莲草　生地　杞子（黄柏煎汁炒）　潼沙苑　谷精草　丹皮　元参　桑椹子　黑芝麻

另磁朱丸

再诊　血虚则木旺，木旺则脾衰，脾衰则痰湿不化，肝旺则气火易升，是以腹中时痛，脐右有块，目中干涩，口常甜腻，舌苔白而经水不调也。治法不宜制肝，制则耗其气，但当养阴以和肝，不可燥湿，则劫其阴。只宜和脾以运气，此仲景治肝补脾之要法也。

党参　当归　白芍　茯苓　冬术　半夏　陈皮　丹皮　香附　橘叶

三诊　《脉经》按虚微，是为元气之虚，重按细数，是属营阴之损，左尺细弱，肾水亏也。历诊病情，每遇经来其热辄甚，舌上即布白苔。良以胃中湿浊，因里热熏蒸而上泛也。少腹有块攻痛，聚散无常，是名为瘕，瘕属无形之气，隶乎肝肾为多。揆其致病之由，因目疾过服苦寒，戕伐生生之气，胃受寒则阳气郁而生湿，肝受寒则阴气凝而结瘕。阳气郁于胸中，故内热，阴气凝于下焦，故腹痛。经事过则血去而阴虚，故其热甚，甚则蒸湿上泛，故舌苔浊厚也。刻下将交夏令，火旺水衰，火旺则元气耗而不支，水衰则营阴涸而失守。惟恐增剧耳。图治之法，补脾胃以振元气，培肝肾以养营阴，是治其本也。稍佐辛温宣通下焦阴气，是兼治其瘕痛之标也。

党参　黄芪　冬术　茯苓　炙草　归身（酒炒）　萸肉（酒炒）首乌　木香　白芍（吴萸煎汁炒）　马料豆　生熟谷芽

②血虚木横，两胁气撑胀痛，腹中有块，心荡而寒热，病根日久，损及奇经。云：冲脉为病，逆气里急；任脉为病，男疝女瘕；阳维为病，苦寒热；阴维为病，苦心痛。合而参之，谓非奇经之病乎，调之不易。

党参　黄芪　当归　白芍　沙苑　茯神　杞子　香附　陈皮　白薇　紫石英

③忧愁抑郁，耗损心脾之营，而肝木借逆，胸中气塞，内热夜甚，经事两月不来，脉沉而数，热伏营血之中。拟用柴胡四物汤，和营血以舒木郁。

党参　冬术　生地　当归　白芍　香附　青蒿　白薇　生熟谷芽

④经后少腹痛连腰股，肛门气坠，大便不通，小便赤涩。拟泻肝经之郁热，通络脉之凝涩。

金铃子　延胡　郁李仁　归尾　黑栀　柴胡　龙胆草　大黄（酒炒）　旋覆花　新绛　青葱管

⑤病起当年产后，虽经调理而痊，究竟营虚未复，是以至今不育，且经事乖而且多，亦营虚而气不固摄之故。自上年九秋又感寒邪，入于肺为咳嗽，痰中带血。此谓上实下虚，血随气逆，蔓延旬日，加以内热，渐成劳损。姑仿仲景法扶正化邪，以为下虚上实之法。

生地　党参　炙草　当归　豆卷　前胡　茯苓　怀药　麦冬　阿胶　川贝　杏仁　桂枝　枇杷叶

⑥咳嗽发热日久，前投补益脾胃之药六七剂，食谷加增，起居略健，但热势每交寅卯而盛，乃少阳旺时也。少阳属胆，与肝相表里，肝胆有郁热，戕伐生生之气，肺金失其清肃，脾胃失其转输，相火日益炽，阴津日益涸，燎原之势，不至涸极不止也。其脉弦数者，肝旺郁热之

候也。刻下处交夏令，趁其胃旺加餐，拟进酸苦法，益阴和阳，清彻肝胆之郁热。考古方柴前连梅煎颇有深意，录出备正。

柴胡（猪胆汁浸炒）　川连（盐水炒）　白芍　前胡　麦冬乌梅　党参　秋石　炙草　薤白

⑦经行后奔走急路，冷粥疗饥，少腹疼痛连腰胁，兼及前阴，此肝肾受伤，又被寒侵而热郁也。经云：远行则阳气内伐，热舍于肾，冷粥入胃，则热郁不得伸，故痛也。遵寒热错杂例，兼腹痛治法。

川连（酒炒）　炮姜　桂枝　白芍（吴萸煎汁炒）　全当归木通　香附　楂炭　黑栀　旋覆花　新绛

⑧《内经》有石瘕石水之证，多属阳气不布，水道阻塞之证。少腹有块坚硬者，为石瘕，水气上攻而腹满者，为石水。此证初起小便不利，今反小便不禁，而腹渐胀满，是石水之象。考古石水治法，不越通阳利水，浅则治膀胱，深则治肾，久则治脾。兹拟一方备采。

四苓散　去猪苓　加大腹皮　陈皮　桑白皮　川朴　乌药桂枝　鸡内金

另朝服肾气丸。

⑨体气素虚，频年屡患咳嗽，今春产后悲伤，咳嗽复作，背寒内热，气逆痰多，脉虚数大，便溏。延今百日，病成蓐劳。产后血舍空虚，八脉之气先伤于下，加以悲哀伤肺，咳嗽剧发，霆动冲脉之气上逆。经云：冲脉为病，逆气里急，阳维为病，苦寒热。频进疏风清热，脾胃再伤，以致腹痛便溏，食减无味。斯皆见咳治咳之弊。越人谓：上损及脾，下损及胃，俱属难治。姑拟通补奇经，镇摄冲脉，复入扶脾理肺，未能免俗，聊复尔尔。

熟地（砂仁炒炭） 当归（小茴香拌炒） 白芍（桂枝拌炒） 紫石英 牛膝（盐水炒） 茯苓 川贝

⑩前年小产，恶露数日即止。因而腹痛结块，心神妄乱，言语如癫。此所谓血风病也。胞络下连血海，上系心胞，血凝动火，火炽生风，故见诸证，诊脉弦搏，肝阳有上亢之象。防加吐血，治法当以化瘀为先，稍佐清火可也。

丹参 延胡 五灵脂 川连 川贝 赤苓 蒲黄 黑栀 茺蔚子 香附

另回生丹

⑪乳房属胃，乳汁血之所化，无孩子而乳房膨胀，亦下乳汁，此非血之有余，乃不循其道，以下归冲脉而为月水，反随肝气上入乳房，变为乳汁，事出反常，非细故矣。夫血犹水也，气犹风也。血随气行，如水为风激而作波澜也。然则顺其气，清其火，息其风，而使之下行，如风回波转可也。正何必参堵截之法，涩其源而止其流哉。噫可为知者道，难与俗人言也。

元精石 赤石脂 紫石英 寒水石 牡蛎 大生地 白芍 归身 茯神 乌药 麦芽 郁李仁

⑫痛经数年，不得孕育，经水三日前必腹痛，腹中有块凝滞，状似癥瘕伏梁之类。纳减运迟，形瘦神羸，调经诸法，医者岂曰无之。数载之中，服药无间，何以漠然不应？询知闺阁之时无是病，既嫁之后有是疾，痛之来源，良有以也。是证考古却无，曾见于《济阴纲目》中，姑勿道其名目。宗其意而立方，不必于平时服，俟其痛而进之，经至即止，下期再服。

荆三棱 莪术 延胡 香附 制军 归身 丹皮 川芎 桃仁

枳实

再诊 前方于第二期经前三剂，经来紫黑，下有似胎非胎一块，弥月不复痛而经至矣。盖是证亦系凝结于胞中者，今既下矣，复可虑乎？

白芍 石斛 川芎 醋炒柴胡 橘白 白术 归身 丹皮 谷芽

⑬经停三月，骤然奔冲，阅五月而又若漏卮，询系暴崩属虚，虚阳无附，额汗头震，闻声惊惕，多语神烦，脉微虚软，势将二气脱离，其危至速。拟回阳摄阴法，急安其气血。

附子 鹿角霜 杞炭 熟地 五味子 白芍 人参 龟甲 茯苓 山药

再诊 脱象既除，经漏较稀，脉犹濡细，神思尚怯，气血乍得依附，再宗暴崩属虚之例，拟温补法。

人参 熟地 杞子 鹿角胶 杜仲 巴戟 白芍 归身 阿胶 天冬

⑭上腊严寒生产，受寒必甚，当时瘀露未畅，脐下阵痛，迄今五月未止。阅所服药，皆宗产后宜温之例，固属近是，惜夫考经穴经隧耳。譬诸锁则买矣。何以不付以匙，买者不知，卖者当知，病者不知，医者当知，致使远途跋涉，幸遇善与人配匙者。

肉桂、细辛
同研末，饭丸，匀五服，每晨一服。

小儿

①幼稚伏邪挟积，阻滞肠胃，蒸痰化热，肺气窒痹，是以先泻而后咳，更继之以发热也。今者便泄已止，而气急痰嘶，肺气阻痹尤甚。法当先治其肺，盖恐肺胀则生惊发搐，其变端莫测耳。

葶苈子 莱菔子 六一散 枇杷叶

再诊 痰嘶气逆，平其大半，热势起伏，退而复作，时下多疟，须防转疟。

白萝卜汁（一杯）鲜荷叶汁（半杯）

二味煎浓去上沫，加入冰糖三钱、烊化姜汁一滴，冲服

②先痢而后疟，已经两载，面黄内热，腹满足肿，脾气大虚，舌红形瘦，阴液大伤，童劳证也。

党参 茯苓 白术 陈皮 黄芪 泽泻 川连 神曲 防风根

再诊 疟痢三年，脾胃元气大伤，脉数舌红，腹满足肿，小溲短少，前投升阳益胃，热势略减，今拟补益脾阴，兼以化浊。然童稚阴亏，病延日久，夏令防其增剧。

党参 怀药 冬术 麦冬 五味 白芍 陈皮 茯苓 砂仁 鸡金

③先天不足，三阴亏损，筋络空虚，两足蜷挛，身热骨瘦，童劳痼疾，难治。

生地 当归 牛膝 川断 狗脊 苡米 鳖甲 羚羊角 桑枝

④断乳太早，元气薄弱，咳嗽发热，已逾四月，形瘦骨立，疳劳重证，唇红而善食，肠胃有疳虫也。

川贝 杏仁 茯苓 百部 川连 党参 地骨皮 陈皮 芜荑 款冬花 桑白皮

⑤马脾风极重，险危生倏忽，姑与牛黄夺命散。

大黄 槟榔 黑牵牛

共研末，分二服，白萝卜汁调服。

⑥音哑喘咳，疾声嗄咯，风痰袭肺，肺胀夹惊险候。

麻黄 杏仁 射干 桔梗 枳壳 菖蒲 前胡 百前 紫菀 桑皮 白萝卜汁

冲服

⑦痧后挟积，移热于大肠，腹中热痛，每交寅卯二时痛甚，拟开肺金之郁，仿丹溪论参越桃意。

良姜 桔梗 川连 通草 滑石 黑栀 楂炭 砂仁 焦曲

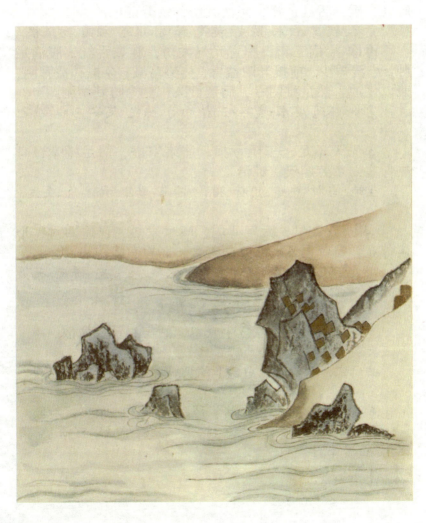

第七章 内科学

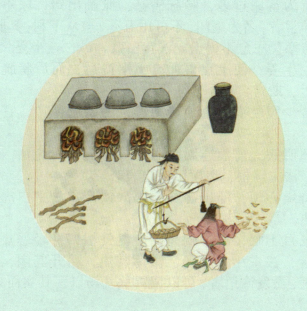

第一节 六淫病

伤寒

伤寒者，感受寒邪而病发也。其证治传变，仲景言之最精。大纲分太阳、阳明、少阳、太阴、少阴、厥阴六者。兹概举如下。

太阳病，头项强痛，腰背骨节疼痛，恶寒发热，时有微汗者，为风伤卫，法主桂枝汤，以祛卫分之风。

壮热无汗者，为寒伤营，法主麻黄汤，以发营分之寒。

头身疼痛，发热恶寒，不汗出而烦躁者，为风寒两伤营卫，法主大青龙汤，营卫互治，风寒并祛。

太阳邪传膀胱，口渴而小便不利，法主五苓散，以祛腑邪。

有为蓄尿过多，膀胱满甚，胀翻出窍，尿不得出，窒胀异常者，名为癃闭，不可用五苓。愈从下利，其胀愈加，而窍愈塞，尿愈不得出。法宜白蔻、砂仁、半夏、肉桂、桔梗、生姜。使上焦得通，中枢得运，而后膀胱之气方能转运，斯窍自顺，而尿得出。

若少腹硬满，小便自利者，为膀胱蓄血，宜桃核承气汤。

阳明病，前额连眼眶胀痛，鼻筑气而流清，发热不恶寒，法主葛根，以解阳明之表。

口燥心烦，汗出恶热，渴欲饮冷，法主白虎汤，以撤其热。

张目不眠，声音响亮，口臭气粗，身轻恶热，而大便闭者，法主小承气汤，微荡其热，略开其闭，加之胃实腹满，微发谵语者，可以调胃承气汤以荡其实而去其满。

更加舌苔干燥，喷热如火，痞满实燥坚，与夫狂谵无伦者，法主大承气汤。急祛其阳，以救其阴。

少阳头痛在侧，耳聋喜呕，不欲食，胸胁满，往来寒热，法主柴胡汤，以解少阳之表。口苦，咽干，目眩，法主黄芩汤，以泻少阳里热。

太阴腹满而吐，食不下，时复自痛自利，不渴，手足自温，法主理中汤加砂仁、半夏。

若胸膈不开，饮食无味，而兼咳嗽者，乃留饮为患，法宜理脾涤饮。若由胃而下走肠间，沥沥有声，微痛作泄者，名曰水饮。若由胃而上走胸膈，咳逆倚息短气，不得卧者，名曰支饮。若由胃而旁流入胁，咳引刺痛者，名曰悬饮。若由胃而溢出四肢，痹软酸痛者，名曰溢饮。又有着痹、行痹二证，与溢饮相似而证不同，乃为火旺阴亏，热结经隧，赤热肿痛，手不可近，法宜清热润燥。

若身目为黄，而小便不利，不恶寒者为阳黄，法宜茵陈五苓散。

若腹痛厥逆，身重嗜卧而发黄者为阴黄，法宜茵陈附子汤。

少阴真阳素旺者，外邪传入，则必挟火而动，心烦不眠，嘴肤燥燥，神气衰减，小便短而咽中干，法主黄连阿胶汤，分解其热，润泽其枯。

真阳素虚者，外邪则必挟水而动，阳热变为阴寒，目瞑倦卧，声低息短，少气懒言，身重恶寒，四肢逆冷，腹痛作泄，法主温经散邪，回阳止泄。

厥阴有纯阳无阴之证，有纯阴无阳之证，有阴阳错杂之证。张目不眠，声音响亮，口臭气粗，身轻恶热，热深厥深，上攻而为喉痹，下攻而便脓血，此纯阳无阴之证也，法主破阳行阴，以通其厥。

四肢逆冷，爪足青黑，腹痛拘急，下利清谷，呕吐酸苦，冷厥关元，此纯阴无阳之证也，法主祛阴止泄，以回其阳。

腹中急痛,吐利厥逆,心中烦躁,频索冷饮,饮而即吐,频渴转增,腹痛加剧,此阴阳错杂之证也,法主寒热互投,以祛错杂之邪。

凡病不外乎六经,以六经之法,按而治之,无不立应。一经见证,即用一经之法。经证腑证兼见,即当表里两解。若太阳与阳明两经表证同见,即用桂枝、葛根以合解两经之邪。兼少阳,更加柴胡。兼口渴而小便不利,即以三阳表药,加入五苓散之中。兼口苦咽干目眩,更加黄芩。兼口燥心烦渴欲饮冷,当合用白虎汤于其间,并三阳表里而俱解之。若三阳表证,与三阴里寒同见,谓之两感。即当用解表于温经之内。若里重于表者,俱当温里,不可兼表。无论传经合病并病,阴阳两感,治法总不外乎此。

〔**桂枝汤**〕

治太阳风伤卫。

桂枝一钱五分　去皮芍药一钱五分　甘草一钱,炙　生姜一钱五分　大枣四枚,去核

〔**麻黄汤**〕

治太阳寒伤营证。

麻黄四钱,去节　桂枝二钱,去皮　甘草一钱,炙　杏仁十二枚,泡去皮尖

〔**大青龙汤**〕

治风寒两伤太阳。

麻黄去节,六两　桂枝、甘草炙,各二两　杏仁去皮尖,四十个　石膏如鸡子大一块,碎　生姜三两　大枣十二枚,擘

〔**五苓散**〕

治太阳蓄水证。

茯苓三钱　猪苓、泽泻各八分　桂枝一钱　白术一钱五分

〔**桃核承气汤**〕

治太阳蓄血证。

桃仁十个　大黄二钱五分　芒硝一钱五分　甘草一钱　桂枝五分

〔**葛根汤**〕

治阳表证。

葛根四钱　麻黄三钱　生姜三钱　甘草二钱　桂枝二钱　大枣四枚　白芍二钱

〔**白虎汤**〕

治阳明里证。

石膏八钱，碎绵裹　知母三钱，炙　甘草一钱　粳米四钱

〔**麻仁丸**〕

此润肠之主方，治脾约大便难。

麻仁另研、芍药、枳实炒、厚朴各五钱　杏仁五两半，研作脂　大黄一斤，蒸焙

〔**调胃承气汤**〕

治阳明实证之和剂。

大黄四钱，清酒润　炙甘草一钱　芒硝三钱

〔**小承气汤**〕

治阳明实证之轻剂。

大黄四钱　厚朴、枳实各三钱

〔**大承气汤**〕

治阳明实证之重剂。

大黄二钱，酒润　厚朴四钱　枳实、芒硝各二钱

〔**小柴胡汤**〕

治少阳在经之邪。

柴胡四钱　人参、黄芩、炙甘草、生姜各二钱半　半夏二钱　大枣两枚

〔**黄芩汤**〕

治少阳、在腑之邪。

黄芩三钱　甘草炙、白芍各二钱　大枣二枚

〔**大柴胡汤**〕

治少阳、阳明合病。

柴胡四钱　半夏二钱　黄芩、白芍、枳实各钱半　生姜二

钱半　大枣二枚　大黄五分

〔**理中丸汤**〕

治太阴病。

人参、白术、甘草、干姜各三两

〔**茵陈五苓散**〕

治阳黄。

茵陈、白术、茯苓各一钱五分　猪苓、泽泻各七分　桂枝五分

〔**茵陈术附汤**〕

治阴黄。

茵陈一钱　白术二钱　附子五分　干姜五分　甘草炙，一钱　桂枝三分，去皮

〔**四逆汤**〕

治少阴寒证。

甘草四钱，炙　干姜三钱　附子二钱，生用

〔**黄连阿胶汤**〕

治少阴热证。

黄连四两　黄芩一两　芍药二两　阿胶三两　鸡子黄两枚

〔**四逆散**〕

治厥阴热证。

甘草炙　枳实破水渍，炙　柴胡　芍药

〔**乌梅丸**〕

治厥阴寒热错杂之证。

乌梅丸十三枚　细辛六钱　干姜一钱　当归四钱　黄连一两六钱　附子六钱，泡　蜀椒四钱，炒　桂枝、人参、黄柏各六钱

温病

温为春气，其病温者，因时令温暖，腠理开泄，或引动伏邪，或乍感异气，当春而发，为春温。其因冬月

伤寒，至春变为温病者，伏邪所发，非寒毒藏于肌肤，亦非伤寒过经不解之谓，乃由冬藏不密，肾阴素亏，虚阳为寒令所遏，仍蹈入阴中，至春则里气大泄，木火内燃，始见必壮热烦冤，口干舌燥，故其发热而渴，不恶寒，脉数盛，右倍于左，大异伤寒浮紧之脉，此热邪自内达外，最忌发汗，宜辛凉以解表热，葱白香豉汤，苦寒以泄里热，黄芩汤，里气一通，自然作汗。

若舌干便秘，或胁热下利，咽痛，心烦，此伏邪自内发，无表证也，其不由伤寒伏邪，病从口鼻吸入而病温者，异气所感，邪由上受，首先犯肺，逆传心包，或留三焦。夫肺主气，温邪伤肺，胸满气窒者，宜辛凉轻剂，杏仁、桔梗、瓜蒌、橘皮、枳壳、连翘。挟风，加薄荷、牛蒡；挟湿，加芦根、滑石。或透湿于热外，或渗湿于热下，俾风湿不与热相搏，则不贻风温湿温之患，如辛凉散风，甘淡祛湿，热劳不解，则入心营而血液受劫，咽燥舌黑，烦渴不寐，或见斑疹者，宜清解营热，兼透斑。斑出热不解者，胃津亡也，主以甘寒。若邪入心包，神昏谵语，目瞑而内闭者，宜芳香逐秽，宣神明之窍，祛热痰之结，盖热气蒸灼，弥漫无形，若药味重浊，直走肠胃，全与病隔矣。若气病不传血分，而邪留三焦，宜分消其上下之势，因其仍在气分，犹可冀其战汗解，或转疟也。

若三焦不得从外解，必致里结肠胃，宜用下法。若脘闷胸痛，若腹胀满或痛，邪已入里，必验其舌，或灰黄，或老黄，或中有断纹，皆当下之。

其病温复感风者，为风温，必阳脉浮滑，阴脉濡弱。风属阳，温化热，两阳熏灼，先伤上焦。上焦近肺，肺气即阻，致头胀脘痞，身热汗出。宜微苦以清降，微辛以宣通，忌温散劫津。若风温误汗，身灼热者，脉阴阳俱浮，自汗身重，多眠鼻鼾，语言难出，危症也。急用蔗浆、麦冬、白芍、生地、炙草、玉竹、阿胶之属。误下误火亦危。

其病温而湿胜者，为湿温，身热，头重，胸满，呕恶，足胫冷。苍术白虎汤或滑石、芦根、苡米、茯苓、半夏。

其冬行春令，袭温气而成病者，为冬瘟。盖本燥秋之余气，故发热咳嗽，喉肿咽干，痰结，甚则见血。其脉虚缓，或虚大无力。

亦有先病冬温，更加暴寒，寒郁热邪，则壮热头痛，自汗喘咳，阳旦汤加桔梗、茯苓。切忌风药升举其邪，致咳愈剧，热愈甚，遂变风温，灼热以死。亦忌辛散，致咽喉不利，痰唾脓血，加减葱白香豉汤调之。若兼风寒外袭，葱豉汤加羌活、紫苏。寒邪盛，汗不出而烦扰者，葱豉汤，加少许麻黄、石膏。

若冬温误汗，致发斑毒者。升麻葛根汤加犀角、元参。如昏愦谵妄者，大便泻，手足冷，不治。

其病温更遇时毒者，为温毒。脉浮沉俱盛，烦闷呕咳，甚则狂言下利而发斑。凡烦闷燥热，起卧不安，皆发斑候也。热毒内攻，陷入营分，乃发斑毒，黄连解毒汤。斑不透者，犀角大青汤。凡红赤为胃热，人参化斑汤。紫为胃伤，犀角地黄汤。黑为胃烂，不治。鲜红起发者吉，紫色成片者重。黑色者凶，青色者不治。由失表者求之汗，由失下者取乎攻。火盛清之，毒盛化之，营气不足，助其虚而和之托之。其轻者则有疹痧，细碎如粟，主治不外肺胃二经，宜辛凉，或甘寒淡渗等法，皆温证中所宜细审者。

〔**葱豉汤**〕

凉解表热。

葱白一握　豆豉一升

〔**苍术白虎汤**〕

即白虎汤加苍术。

〔**阳旦汤**〕

即麻黄汤加黄芩。

〔**升麻葛根汤**〕

升麻二钱　葛根三钱　芍药二钱　甘草二钱

〔**黄连解毒汤**〕

泻血分热毒。

黄连　黄芩　黄柏　山栀

〔**犀角大青汤**〕

大青　犀角　栀子　香豉

〔**人参化斑汤**〕

即白虎汤加人参

〔**犀角地黄汤**〕

犀角　生地　赤芍　丹皮

中风

中风者，真中风也，有中腑、中脏、中血脉之殊。

中腑者，中在表也，外有六经之形证，与伤寒六经传变之症无异也。中太阳，用桂枝汤。中阳明，葛根汤加桂枝。中少阳，小柴胡汤加桂枝。其法悉俱伤寒门。

中脏者，中在里也。其人眩仆冒昏，不省人事，或痰声如曳锯，宜分脏腑寒热而治之。假如其人素挟虚寒，或暴中新寒，则风水相遭，寒冰彻骨，而风为寒风矣。假如其人素有积热，或郁火暴发，则风乘火势，火借风威，而风为热风矣。凡热风多见闭证，其症牙关紧急，两手握固，法当疏风开窍。先用嚏鼻散吹之，次用牛黄丸灌之。若大便结闭，腹满胀闷，火势极盛者，以三化汤攻之。凡寒风多见脱证，其症手撒脾绝，眼合肝绝，口张心绝，声如鼾肺绝，遗尿肾绝。更有两目直视，摇头上窜，发直如妆，汗出如珠，皆脱绝之症。法当温补元气，急用大剂附子理中汤灌之。若痰涎壅盛，以三生饮加人参灌之。

间亦有寒痰壅塞，介乎闭脱之间，不便骤补者，用半夏、橘红各一两，浓煎至一盏，以生姜自然汁对冲，频频灌之。其人即苏，然后按其虚而调之。

然予自揣生平，用附子理中治愈者甚多。其用牛黄丸治愈者，亦恒有之。惟三化汤一方，并未举用。此必天时地土人事之不同，然寒热之剂，屹然并立，古方俱在，法不可泯，故两存之，以备参酌。

中血脉者，中在经络之中也。其症口眼㖞斜，半身不遂是也，大秦艽汤主之。偏在左，倍用四物汤，偏在右，佐以四君子汤，左右俱病，佐以八珍汤，并虎骨胶丸。此治真中之大法也。

至于口噤角弓反张，痉病也。但口噤而兼反张者，是已成痉也，小续命汤。口噤而不反张者，是未成痉也，大秦艽汤。

不语有心、脾、肾三经之异。又有风寒客于会厌，卒然无音者。大法若因痰迷心窍，当清心火，牛黄丸，神仙解语丹。若因风痰聚于脾经，当导痰涎，二陈汤加竹沥、姜汁，并用解语丹。若因肾经虚火上炎，当壮水之主，六味汤加远志、石斛、菖蒲。若因肾经虚寒厥逆，当益火之源，刘河间地黄饮子，或用虎骨胶丸加鹿茸。若风寒客于会厌，声音不扬者，用甘橘汤加疏散药。

遗尿谓之肾绝，多难救。然反目遗尿者为肾绝。若不反目，但遗尿者，多属气虚，重用参、芪等药，补之即愈。

〔嚏鼻散〕

治一切中证，不省人事。用此吹鼻中，有嚏者生，无嚏者难治。

细辛去叶　皂角去皮弦，各二两　半夏生用，五钱

〔牛黄丸〕

治中风，痰火闭结，或瘛疭瘫痪，语言謇涩，恍惚眩晕，精神昏愦，不省人事，或喘嗽痰壅烦心等症。

牛黄六钱、麝香、龙脑以上三味另研　羚羊角　当归酒洗、防风、黄芩、柴胡、白术、麦冬、白芍各七钱五分　桔梗、

白茯苓、杏仁去皮尖、川芎、大豆黄卷、阿胶各八钱五分　蒲黄、人参去芦、神曲各一两二钱五分　雄黄另研, 四钱　甘草二两五钱　白蔹、肉桂去皮、干姜各三钱七分　犀角锉一两　干山药三两五钱　大枣五十枚, 蒸烂去皮　金箔六百五十片, 内存二百片为衣

〔三化汤〕

治中风入脏, 热势极盛, 闭结不通, 便尿阻隔不行, 乃风火相搏, 而为热风, 本方主之。设内有寒气, 大便反硬, 名曰阴结。阴结者, 得和气暖日, 寒冰自化, 不可误用攻药, 误即不能复救, 慎之, 慎之。

厚朴姜汁炒、大黄酒浸、枳实面炒、羌活各一钱五分

〔三生饮〕

治风寒中脏, 六脉沉细, 痰壅喉响, 不省人事, 乃寒痰厥逆之候。

生南星、生乌头去皮尖、生附子各一钱五分　生姜五片　生木香五分

〔**大秦艽汤**〕

治风中经络, 口眼歪斜, 半身不遂, 或语言謇涩。乃血弱不能养于筋。宜用养血疏风之剂。

秦艽一钱五分　甘草炙、川芎、当归、芍药、生地、熟地自制、茯苓、羌活、独活、白术、防风、白芷、黄芩酒炒、细辛各八分

〔**神仙解语丹**〕

白附子炮、石菖蒲去毛、远志去心, 甘草水泡、天麻、全蝎去尾, 甘草水洗、羌活、南星牛胆制, 多次更佳, 各一两　木香五钱　陈皮、茯苓、半夏姜汁炒、炙草各一钱五分

〔**二陈汤**〕

陈皮、茯苓、半夏姜汁炒、炙甘草各一钱五分

〔**地黄饮子**〕

熟地九蒸, 晒, 二钱　巴戟去心、山萸肉去核、肉苁蓉酒浸, 焙、石斛、附子炮、五味杵炒、白茯苓各一钱　石菖蒲去毛、桂心、

麦冬去心、远志去心，甘草水泡，炒，各五分

热证

夏至前发为温证，夏至后发为热证。二证有因冬时伏寒，有因当时乍感，其冬月伤寒，至春夏变为温热者。邪有浅深，则发有迟速，皆自内达外，无表证。

温病以黄芩汤为主方，因春温之发，当少阳司令也。

热病以白虎汤为主方，因夏热之发，当阳明司令也，且热甚于温，必以白虎汤重为肃清。以其时方炎暑，其症不恶寒，反恶热，自汗而渴，脉洪大，故以石膏之辛寒，清胃腑蓄蕴之热，以知母之苦寒，净少阳伏邪之源，以甘草、粳米之甘平，保肺胃之气，而热可除也。

若舌上苔滑者，尚有表邪，栀子豉汤主之。若渴欲饮水，口干舌燥者，热在里，必耗津，人参白虎汤主之。如恶热烦渴腹满，舌黄燥或干黑者宜下，凉膈散、承气汤。热兼暑湿者，凉膈散合天水散。小便不利者，竹叶石膏汤。宜与温病参合斟酌治之也。

〔**栀子豉汤**〕

除胸中虚烦。

栀子　豆豉

〔**凉膈散**〕

泻膈上实热。

连翘四两　大黄酒浸、芒硝、甘草各二两　栀子炒、黄芩炒、薄荷各二两

〔**天水散**〕

清暑利湿。

滑石六两　甘草一两

〔**竹叶石膏汤**〕

治肺胃有热，呕渴少气。

竹叶二把　石膏一斤　人参三两　甘草炙，二两　麦冬一

升 半夏 粳米各半升

伤暑

古称静而得之为中暑，动而得之为中热。暑阴而热阳也。不思暑字，以日为首，正言热气之袭人耳，夏日烈烈，为太阳之亢气，人触之则生暑病。

至于静而得之者，乃纳凉于深堂水阁，大扇风车，嗜食瓜果，致生寒疾。或头痛身痛，发热恶寒者，外感于寒也。或呕吐腹痛，四肢厥冷者，直中于寒也。与暑证有何干涉？

大抵暑证辨法，以自汗口渴，烦心尿赤，身热脉虚为的。然有伤暑、中暑、闭暑之不同。伤暑者，感之轻者也，其症烦热口渴，益元散主之。中暑者，感之重者也，其症汗大泄，昏闷不醒，或烦心喘喝妄言也，昏闷之际，以消暑散灌之立醒。既醒，则验其暑气之轻重而清之。轻者益元气，重者白虎汤。闭暑者，内伏暑气，而外为风寒闭之也。其头痛身痛，发热恶寒者，风寒也。口渴心烦者，暑也，四味香薷饮，加荆芥、秦艽主之。

又有暑天受湿，呕吐泻利，发为霍乱，此停食、伏饮所致，宜分寒热治之。热者口必渴，黄连香薷饮主之。寒者口不渴，藿香正气散主之。更有干霍乱症，欲吐不得吐，欲泻不得泻，搅肠大痛，变在须臾，古方以烧盐和阴阳水引而吐之，或以陈皮同煎吐之，或用多年陈香圆煎更佳，俗名搅肠痧、乌痧胀，皆此之类。此系恶气闭塞经隧，气滞血凝，脾土壅满，不能传输，失天地运行之常，则胀闭而危矣，是以治法宜速，切戒饮粥汤，食诸物，入口即败，慎之，慎之。

〔四味香薷饮〕

治风寒闭暑之证，头痛发热，烦心口渴，或呕吐泄泻，发为霍乱，或两足转筋。

香薷、扁豆、厚朴姜汁炒，各一钱五分 甘草炙，五分

〔**藿香正气散**〕

治暑月贪凉饮冷，发为霍乱，腹痛吐泻，憎寒壮热。

藿香、砂仁、厚朴、茯苓、紫苏、陈皮各二钱 白术土炒、半夏、桔梗、白芷各八分 甘草炙，五分

〔**清暑益气汤**〕

预服此药以防暑风。

黄芪一钱五分 白术一钱 人参、当归、陈皮、麦冬去心、炙甘草各五分 扁豆二钱 茯苓七分 升麻、柴胡、北五味各三分 神曲四分 黄柏、泽泻各三分

湿证

湿为阴邪，重乃浊有质，不比暑热弥漫无形。其自外受者，雾露泥水，由地气之上蒸，经所谓地之湿气，感则害人皮肉筋脉也。

自内生者，水谷生冷，由脾阳之不运，经所谓诸湿肿满，皆属于脾也。

湿蒸于上，则头胀如蒙，经所谓因于湿，首如裹也。湿感于下，则跗肿攻注，经所谓伤于湿者，下先受之也。在经络，则痹痪重着，《〔内〕经》所谓湿热不攘，大筋软短，小筋弛长，软短为拘，弛长为痿也。在脏腑，则呕恶肿胀，小水赤涩，经所谓湿胜则濡泻也。又或在肌表，则恶寒自汗。在肉分，则麻木浮肿，其身重如山，不利转侧，腰膝肿，筋骨痛，小溲秘，大便溏。又有湿兼风者，有湿兼寒者，有湿兼暑者，有中湿而口歪舌强，昏不知人。

类中风者，在表在上宜微汗，在里在下宜渗泄。中虚宜实脾。挟风而外感者，宜解肌。挟寒而在半表半里者，宜温散。挟暑热而滞于三焦者，宜清利分消。其湿热蒸痰，

内闭昏厥者，宜宣窍遂曳，此治湿之要也。

故湿阻上焦者，头胀脘闷，不饥尿涩，宜开肺气，通膀胱、桔梗、通草、滑石、半夏、瓜蒌、厚朴、杏仁、蔻仁、薏米、茯苓、香豉、淡竹叶等。

湿滞中焦者，肠胃属腑，湿久生热，传送即钝，大便不爽，宜主温通，佐淡渗，如枳壳、砂仁壳、橘白、草果、藿香、半夏曲、大腹皮、猪苓、泽泻之类。

湿痰阻窍者，湿郁蒸痰，身呆语謇，宜主开郁，佐辛香、郁金、石菖蒲、厚朴、半夏、佩兰、金银花、茯神、瓜蒌、枳壳之类。

神昏内闭，邪入心胞，宜芳香宣窍，佩兰、银花露、犀角、连翘心等送至宝丹。

湿留关节，体酸骨痛，不利屈伸，独活寄生汤。风湿一身尽痛，除湿羌活汤。湿热脉滑数，尿赤涩，引饮自汗，宜主清火，佐分利，清热渗湿汤。寒湿脉不滑数，尿清便利，身痛无汗，关节不利，牵制作痛，宜温利，七味渗湿汤。

〔至宝丹〕

治心脏神昏，从里透表之方。

犀角、玳瑁、琥珀、朱砂、雄黄各一两　牛黄五钱　麝香、冰片各一钱　安息香一两　金、银箔各五十片

〔独活寄生汤〕

独活、桑寄生、秦艽、防风、细辛、川芎酒洗、当归酒洗、白芍酒炒、熟地、桂心、茯苓、杜仲姜汁炒、牛膝、人参、甘草等分

〔除湿羌活汤〕

羌活　藁本　升麻　柴胡　防风　苍术

〔清热渗湿汤〕

黄柏　黄连　甘草　茯苓　泽泻　苍术　白术

〔七味渗湿汤〕

苍术　白术　茯苓　炮姜　丁香　橘红　炙甘草

燥证

燥为阳明秋金之化，金燥则水竭，而灌溉不周。兼以风生燥，原病式所谓诸涩枯涸，干劲皴揭，皆属于燥也。燥有外因，有内因。

因乎外者，天气肃而燥胜，或风热致伤气分，则津液不腾，宜甘润以滋肺胃，佐以气味辛通。

因乎内者，精血夺而燥生，或服饵偏助阳火，则化源日涸，宜柔腻以养肾肝，尤资血肉填补。

叶氏以上燥治气，下燥治血，二语括之，最为简当。今析言之，燥在上，必乘肺，为燥嗽，俞氏清燥救肺汤加减。

燥在中，必伤脾胃之阴，为热壅食不下，《金匮》麦门冬汤。

燥在下，必乘大肠，为大便燥结，其气秘浊阴不降者。东垣通幽汤。此燥在脏腑者也。

若燥在血脉，多见风证，宜滋燥养营汤治外，大补地黄汤治内。

诸痿由于肺热，热亢则液耗，百骸无所荣养，故手足痿弱，不能自收持，反似痹湿之证，养阴药中加黄柏以坚之，切忌用风药。

凡诸燥证，多火灼真阴，血液衰少。故其脉皆细微而涩也。

〔**清燥救肺汤**〕

滋燥清火。

桑叶三钱　石膏二钱五分　阿胶八分　人参七分　麦冬一钱二分　黑芝麻、甘草各一钱　枇杷叶一片

〔**麦门冬汤**〕

麦冬　半夏　人参　甘草　粳米　大枣

〔**通幽汤**〕

生地、熟地各五分　桃仁研、红花、当归身、甘草炙、升麻各一钱

〔**滋燥养营汤**〕

当归　生地　熟地　白芍　甘草　黄芩　秦艽　防风

疫疠

天行之气，从经络入，其头痛发热，宜微散，香苏散散之。

病气传染，从口鼻入，其症呕秽胸满，宜解秽，神术散和之。

若两路之邪，归并于里，腹胀满闷，谵语发狂，唇焦口渴者，治疫清凉散清之。便闭不通者，加大黄下之。其清凉散内，人中黄一味，乃退热之要药，解秽之灵丹。

复有虚人患疫，或病久变虚，或妄治变虚者，须用人参、白术、当归等药，加入清凉药内，以扶助正气。如或病气渐重，正气大虚，更宜补益正气为主。

夫发散、解秽、清中、攻下四法外，而以补法驾驭其间，此收效万全之策也。予尝用麦冬、生地各一两，加入人参二三钱，以救津液。又尝用人参汤送下加味枳术丸，以治虚人郁热便闭之症。病气退而元气安，遂恃为囊中活法，谨告同志，各自存神。

又有头面肿大，名曰大头温病者，颈项粗肿，名曰虾蟆温者，古方普济消毒饮并主之。但头肿之极，须用针砭，若医者不究其理，患者畏而不行，多致溃裂腐烂而难救。若颈肿之极，须用橘红淡盐汤吐祛其痰，再用前方倍甘橘主之，须宜早治，不可忽也。

〔**香苏散**〕

紫苏茎、叶各二钱　陈皮一钱　甘草五分

〔**治疫清凉散**〕

秦艽、赤芍、知母、贝母、连翘各一钱　荷叶七分　丹参五钱　柴胡一钱五分　人中黄二钱

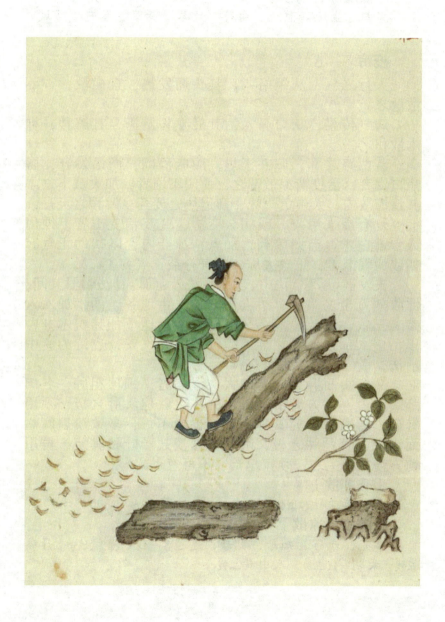

第二节 杂病

类中风

类中风者，谓火中，虚中，寒中，湿中，暑中，气中，食中，恶中也，共八种，与真中相类而实不同也。然类中有与真中相兼者，须细察其形症而辨之。凡真中之症，必连经络，多见歪斜偏废之候，与类中之专气致病者，自是不同。然而风乘火势，邪乘虚入，寒风相搏，暑风相炫，饮食招风。种种辨症，所在多有，务在详辨精细。果其为真中风，则用前祛风法。果其为类中风，则照本门施治。果其为真中、类中相兼也，则以两门医法合治之，斯无弊耳。

兹举类中诸症，详列于下。

一曰火中。火之自来者，名曰贼，实火也。火之自内出者，名曰子，虚火也。中火之症，良由将息失宜，心火暴甚，肾水虚衰，不能制之，故卒然昏倒，不可作实火论。假如怒动肝火，逍遥散。心火郁结，牛黄清心丸。肺火壅遏，贝母瓜蒌散。思虑伤脾，加味归脾汤。肾水枯涸，虚火上炎者，六味地黄汤。若肾经阳虚，火不归原者，八味地黄汤，刘河间地黄饮子并主之，此治火中之法也。或问火中而用桂附者，何也？答曰，肾阳飞越，则丹田虚冷，其痰涎上壅者，水不归原也，面赤烦躁者，火不归原也，惟桂附八味能引火归原，火归水中，则水能生木，木不生风，而风自息矣。

二曰虚中。凡人体质虚弱，过于作劳，伤损元气，以致痰壅气浮，卒然昏倒，宜用六君子汤主之。中风下陷者，补中益气汤主之。

三曰湿中。湿中者，即痰中也。凡人嗜食肥甘或醇酒乳酪，则湿从内受，或山岚瘴气，久雨阴晦，或远行涉水，坐卧湿地，则湿从外受。湿生痰，痰生热，热生风，故卒然昏倒无知也。苍白二陈汤主之。

四曰寒中。凡人暴中于寒，卒然口鼻气冷，手足厥冷，或腹痛，下利清谷，或身体强硬，口噤不语，四肢战摇，此寒邪直中于里也，宜用姜附汤，或附子理中汤加桂主之。

五曰暑中。凡人务农于赤日，行旅于长途，暑气迫逼，卒然昏倒，自汗面垢，昏不知人，急用千金消暑丸灌之，其人立苏，此药有回生之力，一切暑药皆不及此，村落中各宜预备。灌醒后，以益元散清之，或以四味香薷饮，去厚朴加丹参、茯苓、黄连治之。虚者加人参，余详论伤暑门。

六曰气中。七情气结，或怒动肝气，以致气逆痰壅，牙关紧急，极与中风相似，但中风身热，中气身凉，中风脉浮，中气脉沉。且病有根由，必须细究。宜用木香调气散主之。

七曰食中。醉饱过度，或著恼怒，以致饮食填塞胸中，胃气不行，卒然昏倒。宜用橘红二两、生姜一两、炒盐一撮，煎汤灌而吐之，此用神术散和之。其最甚者，胸高满闷，闭而不通，或牙关紧急，厥晕不醒，但心口温者，即以独行丸攻之，药即下咽，其人或吐或泻，自应渐难。若泻不止者，以冷粥汤饮之，即止。

八曰恶中。登冢入庙，冷屋栖迟，以致邪气相侵，卒然错落妄语，或头面青暗，昏不知人。急用葱姜汤灌之，次以神术散调之，苏和丸亦佳。

〔**加味逍遥散**〕

治肝经郁火，胸肋胀痛，或作寒热，甚至肝木生风，眩晕振摇，或咬牙发痉，一目斜视，一手一足搐搦。

柴胡、甘草、茯苓、白术、当归、白芍、丹皮、黑山

栀各一钱　薄荷五分

〔**贝母瓜蒌散**〕

贝母二钱　瓜蒌仁一钱五分　胆南星五分　黄芩、橘红、黄连炒各一钱　甘草、黑山栀各五分

〔**加味归脾汤**〕

黄芪一钱五分　人参、白术、茯神、当归、枣仁炒，各一钱　远志去心，泡　甘草炙，各七分　丹皮，黑山栀各八分　龙眼肉五枚

〔**六味地黄汤**〕

滋水制火，则无上盛下虚之患。

大熟地四钱　山萸肉去核、山药各二钱　丹皮、茯苓、泽泻各一钱五分

〔**六君子汤**〕

理脾祛痰。

人参、茯苓、白术陈土炒、陈皮去白、炙甘草、半夏汤泡七次，各一钱　生姜五分　大枣二枚

〔**补中益气汤**〕

中气下陷，宜服此以升举之。

黄芪一钱五分　白术陈土炒、人参、当归、甘草炙，各一钱　柴胡　升麻各三分　陈皮五分　生姜一片　大枣二枚

〔**苍白二陈汤**〕

即二陈汤入苍术、白术各一钱。

〔**木香调气散**〕

平肝气和胃气。

白蔻仁去壳，研、檀香、木香各一两　丁香三钱　香附五两　藿香四两　炙甘草、砂仁、陈皮各二两

〔**神术散**〕

此药能治行不正之气，发热头痛，伤食停饮，胸满腹痛，呕吐泻痢，并能解秽驱邪，除山岚瘴气、鬼虐尸注、中食中恶诸症，其效至速。

苍术_{陈土炒}、陈皮、厚朴_{姜汁炒}，各二斤　甘草_{炙，十二两}
藿香_{八两}　砂仁_{四两}

〔**独行丸**〕

治中食胸高满闷，吐法不效，须用此药攻之。若昏晕不醒，四肢僵硬，但心头温者，抉齿灌之。

大黄_{酒炒}、巴豆_{去壳去油}、干姜_{各一钱}

〔**苏合丸**〕

治痨瘵骨蒸，疰忤心痛，霍乱吐利，时气鬼魅，瘴疟疫疠，瘀血月闭，疮癣疔肿，惊痫中风，中气痰厥，昏迷等症。

白术、青木香、犀角、香附_{炒去毛}、朱砂_{水飞}、诃黎勒_{煨，取皮}、檀香、安息香_{酒熬膏}、沉香、麝香、丁香、荜茇_{各二钱}
龙脑、熏陆香_{别研}、苏合香_{各二两}

虚痨

帝曰，阴虚生内热奈何？岐伯曰，有所劳倦，形气衰少，谷气不盛，上焦不行，下脘不通，胃气热，热气熏脑中，故内热，此言气虚之候也。东垣宗其说，发补中益气之论，卓立千古。朱丹溪从而广之，亦为阳常有余，阴常不足。人之劳心好色，内损肾元者，多属真阴亏损，宜用六味汤。加知母、黄柏补其阴，而火自降。此又以血虚为言也。后人论补气者，则宗东垣。论补血者，则宗丹溪。且曰水为天一之元，土为万物之母，其说至为有理。然而阳虚易补，阴虚难疗。治虚损者，当就其阴血未枯之时早补之。患虚损者，当就其真阴未槁之时而重养之。亦庶乎其可矣。

凡虚劳之证，多见吐血痰涌发热，梦遗经闭，以及肺痿肺疽，咽痛音哑，侧卧传尸，鬼注诸疾，今照葛仙翁十药神书例。增损方法，胪列于下，甲字号方，止咳嗽为主。予见虚损之成，多由于吐血。吐血之因，多由于咳嗽。咳嗽之原，多起于风寒。仲景云，嗽而喘息有音者，甚则吐血者。用麻黄汤。东垣师其意，改用麻黄人参芍药汤。可见咳嗽吐红之症，多有因于外感者，不可不察也。

予治外感咳嗽，用止嗽散，加荆、防、苏梗以散之。散后肺虚，即用五味异功散，补脾土以生肺金。虚中挟邪，则用团鱼丸解之。虚损渐成，咳嗽不止，乃用紫菀散、月华丸、清而补之。此治虚咳之要诀也。乙字号方，止吐血为主。

凡血证，有阳乘阴者，有阴乘阳者。假如数脉内热，口舌干燥，或平素血虚火旺，加以醇酒炙煿之物，此乃热气腾沸，迫血妄行，名曰阳乘阴，法当清降，四生丸等主之。吐止后，则用六味地黄丸补之。

又如脉息沉迟，口舌清润，平素体质虚寒，或兼受风冷之气，此谓天寒地冻，水凝成冰，名曰阴乘阳，法当温散，理中汤主之。

凡治血证，不论阴阳，俱以照顾脾胃为收功良策，诚以脾胃者吉凶之关也。书云，自上损下者，一损损于肺，二损损于心，三损损于脾，过于脾则不可治。自下损上者，一损损于肾，二损损于肝，三损损于胃，过于胃则不可治。所谓过于脾胃者，吐泻是也。古人有言，不问阴阳与冷热，先将脾胃与安和。丹溪云："凡血证须用四君子之类以收功，其言深有至理。然而补脾养胃，不专在药，而在饮食之得宜。"《难经》曰："损其脾者，调其饮食，适于寒温。"诚以饮食之补，远胜于药耳，世之损者，亦可恍然悟矣。

丙字号方，治大吐血成升斗者，先用花蕊散止之，随用独参汤补之。所谓血脱益气，阳生阴长之理。贫者以归脾汤代之。

丁字号方，治咳嗽吐红，渐成骨蒸痨热之症。如人胃强气盛，大便结，脉有力，此阳盛生热，法当清凉，清骨散主之。

若胃虚脾弱，大便溏，脉细虚，此阴虚发热，法当养阴，逍遥散、四物汤主之。

若气血两虚而发热者，八珍汤补之。若元气大虚，变症百出，难以名状，不问其脉，不论其病，但用人参养荣汤，诸症自退。经云，甘温能除大热。如或误用寒凉，反伐生气，多至不救。

戊字号方，治肺痿肺痈，久咳不止，时吐白沫如米粥者，名曰肺痿，此火盛金伤，肺热而化金也，保和汤主之。咳嗽吐脓血，咳引胸中痛，此肺内生毒也，名曰肺痈，加味桔梗汤主之。

己字号方，治咽痛喑哑喉疮，夫劳病至此，乃真阴枯涸，虚阳上泛之危症，多属难起，宜用六味丸滋肾水，而以治标之法佐之可也。

庚字号方，治男子梦遗精滑，其梦而遗者，相火之强也。不梦而遗者，心肾之衰也，宜分别之。

辛字号方，治女人经水不调，并治室女经闭成损。按女人经水不调，乃气血不和，其病尤浅。室女经闭，则水源断绝，其病至深。夫所谓天癸者，癸生于子，天一所生之本也。所谓月经者，经常也，反常则灾病至矣。室女乃血气完足之人，尤不宜闭，闭则鬓发焦，咳嗽发热，诸病蜂起，势难为也。

壬字号方，治传尸劳瘵，驱邪杀虫。劳证之有虫，如树之有蠹，去其蠹而后培其根，则树木生长。劳证不驱虫而徒恃补药养，未见其受益者。古法俱在，不可废也。

癸字号方，补五脏虚损。凡病邪之所凑，其气必虚，况由虚致病者乎，则补法为最要。《难经》云："损其肺者益其气，损其心者调其荣卫，损其脾者调其饮食，适其寒温，损其肝者缓其中，损其肾者益其精。"按法治之。

〔团鱼丸〕

治久咳不止，恐成痨瘵。

贝母去心、知母、前胡、柴胡、杏仁去皮尖及双仁者，各四钱　大团鱼一个重十二两以上者，去肠

〔海藏紫菀散〕

润肺止嗽，并治肺痿。

人参五分、紫菀、知母蒸、贝母去心、桔梗、茯苓、真阿胶蛤粉炒成珠，各一钱　五味子、甘草炙，各三分

〔月华丸〕

滋阴降火，消痰祛痰，止嗽定喘，保肺平肝，消风热，杀尸虫，此阴虚发咳之圣药也。

麦冬去心蒸、天冬去心蒸、生地酒洗、熟地九蒸晒、山药乳蒸、百部蒸、沙参蒸、川贝母去心蒸、真阿胶各一两　茯苓乳蒸、獭肝、广三七各五钱　白菊花二两　桑叶

〔四生丸〕

治阳盛阴虚，热迫血而妄行，以致吐血咯血衄血，法当清降。

生地黄、生荷叶、生侧柏叶、生艾叶各等分

〔花蕊石散〕

能化瘀血为水，而不动脏腑，真神药也。

花蕊石一斤　明硫黄四两

〔生地黄汤〕

生地三钱、牛膝、丹皮、黑山栀各一钱　丹参、元参、麦冬、白芍各一钱五分　郁金、广三七、荷叶各等分

〔四君子汤〕

人参、白术、茯苓、炙甘草各一钱　大枣二枚　生姜一片

〔独参汤〕

人参一两，去芦

〔归脾汤〕

白术、人参、当归、枣仁炒、白芍各二钱　黄芪一钱五分

远志去心泡，七分　甘草炙，五分　龙眼肉五枚

〔**清骨散**〕

柴胡、白芍各一钱　秦艽七分　甘草五分　丹皮、地骨皮、青蒿、鳖甲各一钱二分　知母、黄芩、胡黄连各四分

〔**四物汤**〕

治一切失血体弱或血虚发热，或痈疽溃后，及妇人月经不调，崩中漏下，胎前腹痛下血，产后血块不散。

大熟地自制、当归、白芍各一钱五分　川芎五分

〔**八珍汤**〕

治气血虚，发热潮热。

人参、白术、茯苓、甘草炙、熟地、当归、白芍各一钱　川芎五分　大枣两枚

〔**人参养荣汤**〕

白芍炒，二钱　人参、黄芪蜜炙、当归、白术、熟地各一钱五分　甘草炙、茯苓、远志去心泡，各七分　北五味、桂心、陈皮各四分　姜一片　枣二枚

〔**保和汤**〕

治肺痿。

知母蒸，五分　贝母二钱　天冬去心、麦冬去心，各一钱　苡仁五钱　北五味十粒　甘草、桔梗、马兜铃、百合、阿胶蛤粉炒成珠，各八分　薄荷二分

〔**加味桔梗汤**〕

治肺痈。

桔梗去芦、白及、橘红、甜葶苈微炒，各八分　甘草节、贝母各一钱五分　苡仁、金银花各五钱

〔**百药煎散**〕

治咽痛。

百药煎五钱　硼砂一钱五分　甘草二钱

〔**通音煎**〕

治音疮。

白蜜一斤　川贝母一两，去心为末　款冬花二两，去梗为末
胡桃肉十二两，去衣研烂

〔柳华散〕

治喉疮并口舌生疮，咽喉胀痛诸症。

真青黛、蒲黄炒、黄柏炒、人中白各一两　冰片三分　硼
砂五钱

〔秘精丸〕

有相火必生湿热，则水不清，不清则不固，故本方
以理脾导湿为先，湿祛水清而精自止矣，治浊之法亦然。

白术、山药、茯苓、茯神、莲子肉去心蒸，各二两　芡实
四两　莲花须、牡蛎各一两五钱　黄柏五钱　车前子三两

〔十补丸〕

气浮能摄精，时下体虚者众，服此累效。

黄芪、白术各二两　茯苓、山药各一两五钱　人参一两
大熟地三两　当归、白芍各一两　山萸肉、杜仲、续断各二两
枣仁二两　远志一两　北五味、龙骨、牡蛎各七钱五分

〔泽兰汤〕

通经通血脉，治闭经。

泽兰二钱　柏子仁、当归、白芍、熟地、牛膝、茺蔚子
各一钱五分

〔益母胜金丹〕

熟地、当归各四两　白芍酒炒，三两　川芎一两五钱　牛膝
二两　白术　香附酒醋姜汤盐水各炒一次、丹参、茺蔚子各四两

〔驱虫丸〕

明雄黄一两　芜荑、雷丸、鬼箭羽各五钱　獭肝一具　丹
参一两五钱　麝香一分五厘

〔补天大造丸〕

补五脏虚损。

人参二两　黄芪蜜炙、白术陈土蒸，各三两　当归酒蒸、枣
仁去壳炒、远志去心，甘草水泡，炒、白芍酒炒、山药乳蒸、茯

苓乳蒸，各一两五钱　枸杞子酒蒸、大熟地九蒸晒，各四两　河车一具，甘草水洗　鹿角一斤，熬膏　龟甲八两，与鹿角同熬膏

咳嗽

咳嗽证，虚劳门已言之，而未详及外感诸病，因故再言之。肺体属金，譬若钟然，钟非叩不鸣。风寒暑湿燥火，六淫之邪，自外袭之则鸣。劳欲情志饮食炙煿之火，自内攻之则亦鸣。医者不去其鸣钟之具，而日磨剉其钟，将钟损声嘶，而鸣之者如故也，钟能其保乎，吾愿治咳者，作如是观。

夫治风寒初起，头痛鼻塞，发热恶寒而咳嗽者，用止嗽散，加荆芥、防风、苏叶、生姜以散邪，即散而咳不止，专用本方，调和肺气，或兼用人参胡桃汤以润之。

若汗多食少，此脾虚也。用五味异功散加桔梗补脾土以生肺金。

若中寒入里而咳者，但温其中而咳自止。

若暑气伤肺，口渴烦心尿赤者，其症最重，用止嗽散加黄连、黄芩、花粉以直折其火。

若湿气生痰，痰涎稠黏者，用止嗽散，加半夏、茯苓、桑白皮、生姜、大枣以祛其湿。

若燥气焚金，干咳无痰者，用止嗽散，加瓜蒌、贝母、知母、柏子仁以润燥。此外感之治法也。

然外感之邪，初病在肺，肺咳不已，则移于五脏，脏咳不已，则移于六腑，须按《内经》十二经见症，而加减如法，则治无不瘥。

《[内]经》云"咳而喘息有音，甚则唾血者"，属肺脏。此即风寒咳血也，止嗽散加荆芥、紫苏、芍药、丹参。

咳而两胁痛，不能转侧，属肝脏，前方加柴胡、枳壳、赤芍。

咳而喉中如梗状，甚则咽肿喉痹，属心脏，前方倍桔梗，加蒡子。

咳而右胁痛，阴引肩背，甚则不可以动，动则咳剧，属脾脏，前方加葛根、秦艽、郁金。

咳而腰背痛，甚则咳涎者，属肾脏，前方加附子。

咳而呕苦水者，属胆脏，前方加黄芩、半夏、生姜。

咳而失气者，属小肠腑，前方加芍药。

咳而呕，呕甚则长虫出，属胃腑，前方去甘草，加乌梅、川椒、干姜，有热佐之以黄连。

咳而遗矢，属大肠腑，前方加白术、赤石脂。

咳而遗尿，属膀胱腑，前方加茯苓、半夏。

久咳不止，三焦受之，其症腹满不食，令人多涕唾，面目浮肿气逆，以止嗽散，和五味异功散并用，投之对症，其效如神。

又以内伤论，前症若七情气结，郁火上冲者，用止嗽散，加香附、贝母、柴胡、黑山栀。

若肾经阴虚，水衰不能制火，内热，脉细数者，宜朝用地黄丸滋肾水，午用止嗽散，去荆芥，加知母、贝母，以开水郁，仍佐以葳蕤胡桃汤。

若客邪混合，肺经生虚热者，更佐以团鱼丸。若病热深沉，变为虚损，或尸虫入肺，喉痒而咳者，更佐以月华丸。

若内伤饮食，口干痞闷，五更咳甚者，乃食积之火，至此时流入肺经，用止嗽散加连翘、山楂、麦芽、莱菔子。

若脾气虚弱，饮食不思，此气弱也，用五味异功散加桔梗。此内伤之治法也。

凡治咳嗽，贵在初起得法为善。《[内]经》云："微寒微咳，咳嗽之因属风寒者，十居其九。"故初治必须发散，而又不可以过散。不散则邪不去，过散则肺气必虚，皆令缠绵难愈。薛立斋云，肺有火则风邪易入，治宜解表，兼清肺火。肺气虚则腠理不固，治宜解表，兼补肺气。又云，肺属金，生于己土，久咳不已，必须补脾土以生肺金，此诚格致之言也。然清火之药，不宜久服，无论脉之洪大滑数，数剂后，即宜舍去，但用六味丸，频频服之，而兼以白蜜胡桃润之，其咳自住。

若脾肺气虚，则用五味异功散、六君子等药。补土生肺，反掌收功，为至捷也。

治咳者，宜细加详审。患咳者宜戒口慎风，毋令久咳不除，变为肺痿肺疽、虚损劳瘵之候。慎之，戒之。

〔**止嗽散**〕

治诸般咳嗽。

桔梗炒、荆芥、紫菀蒸、百部蒸、白前蒸，各二斤　甘草炒，十二两　陈皮水洗去白，一斤

〔**人参胡桃汤**〕

止咳定喘。

人参五分　胡桃肉三钱，连衣研　生姜三斤

喘

《［内］经》云："诸病喘满，皆属于热。"盖寒则息微而气缓，热则息粗而气急也，由是观之，喘之属火无疑矣。然而外感寒邪，以及脾肾虚寒，皆能令喘，未便概以火断也。假如风寒外感而喘者，散之。直中于寒而喘者，温之。热邪传里便闭而喘者，攻之。暑热伤气而喘者，清而补之。湿痰壅遏而喘者，消之。燥火入肺而喘者，润之。此外感之治法也，各宜分治。

若夫七情气结，郁火上冲者，疏而达之，加味逍遥散。肾水虚而火上炎者，壮水制之，知柏八味丸。肾经真阳不足，而火上泛者，引火归根，桂附八味丸。若因脾虚不能润肺而喘者，五味异功散，加桔梗，补土生金。此内伤之治法也。

夫外感之喘，多出于肺。内伤之喘，未有不由于肾者。《[内]经》云，诸痿喘呕皆属于下。定喘之法，当于肾经责其真水真火之不足而主之。如或脾气大虚，则以人参白术为主，参术补脾土以生肺金，生金则能生水，乃隔二、隔三之治也。

更有哮证与喘相似，呀呷不已。喘息有音，此表寒束其内热，致成斯疾，加味甘橘汤主之，止嗽散亦佳。古今治喘症，方论甚繁，大意总不出此。

〔**知柏八味丸**〕

即六味丸加知母、黄柏。

〔**加味甘橘汤**〕

治喘定哮。

甘草五分　桔梗、川贝母、百部、白前、橘红、茯苓、旋覆花各一钱五分

吐血

暴吐血，以祛瘀为主，而兼之降火。久吐血，以养阴为主，而兼之理脾。古方四生丸，十灰散，花蕊石散，祛瘀降火之法也。古方六味汤，四物汤，四君子汤，养阴补脾之法也。

然血证有外感内伤之不同，假如咳而喘息有音，甚则吐血者，此风寒也，加味香苏散散之。务农赤日，行旅长途，口渴自汗而吐血者，此伤暑也，益元散清之。夏令火炎，更兼秋燥，发为干咳，脉数大而吐血者，此燥火焚金也，三黄解毒汤降之。此外感之治法也。

又如阴虚吐血者，初用四生丸、十灰散以化之，兼用生地黄汤以清之，吐止则用地黄丸补之。阳虚大吐，血成升斗者，初用花蕊石散以化之，随用独参汤以补之，继则用四君八珍等以调之。脏冷吐血，如天寒地冻，水凝成冰也，用理中汤以温之。其或七情气结，怒动肝火者，

则用加味逍遥散以疏达之。伤力吐血者，则用泽兰汤行之。治法也，夫血以下行为顺，上行为逆。暴吐之时，气血未衰，饮食如常，大便结实，法当导之下行。病势即久，气血衰微，饮食渐减，大便不实，法当养阴兼补脾气。大凡吐血咯血，须用四君子之类以收功，盖阴血生于阳气，脾土旺则能生血耳。治者念之。

〔**十灰散**〕

祛瘀生新，止血之利剂。

大蓟　小蓟　茅根　茜根　老丝瓜　山栀　蒲黄　荷叶　大黄　乱发

痹

痹者痛也，风寒湿三气杂至，合而为痹也。其风气胜者，为行痹，游走不定也。寒气胜者，为痛痹，筋骨挛痛也。湿气胜者，为着痹，浮肿坠也。然即曰胜，则受病有偏重矣。治行痹者，散风为主，而以除寒祛湿佐之，大抵参以补血之剂，所谓治风先治血，血行风自灭也。

治痛痹者，散寒为主，而以疏风燥湿佐之，大抵参以补火之剂，所谓热则流通，寒则滞塞，通则不痛，痛则不通也。

治着痹者，燥湿为主，而以祛寒散风佐之，大抵参以补脾之剂，盖土旺则能生湿而气足，自无顽麻也。通用蠲痹汤加减主之，痛甚者佐以松枝酒。

复有患痹日久，腿足枯细，膝头肿大，名曰鹤膝风，此三阴本亏，寒邪袭于经络，遂成斯证。宜服虎骨胶丸，外贴普救万全膏，则渐次可愈，失之则不治，则成痼疾而成废人矣。

〔**蠲痹汤**〕

通治风寒湿三气合而成痹。

羌活、独活各一钱　桂心五分　秦艽一钱　当归三钱　川

芎七分　甘草炙五分　海风藤二钱　桑枝三钱　乳香透明者、木香各八分

〔**松枝酒**〕

治白虎历节风，走注疼痛，或如虫行，诸般风气。

松节、桑枝、桑寄生、钩藤、续断、天麻、金毛狗骨、虎骨、秦艽、青木香、海风藤、菊花、五加皮各一两　当归二两

〔**虎骨膏丸**〕

治鹤膝风，并治瘫痪诸症。

虎骨二斤，锉碎，流净，用嫩桑枝、金毛狗脊背去毛，白菊花去蒂，各十两，秦艽二两，煎水熬虎骨成胶，收起如蜜样，和药为丸，如不足量加炼蜜　大熟地四两　当归三两　牛膝、山药、茯苓、杜仲、枸杞、续断、桑寄生各二两　熟附子七钱　厚肉桂去皮不见火，五钱　丹皮、泽泻各八钱　人参二两，贫者以黄芪四两代之

〔**普救万全膏**〕

治一切风气，走注疼痛，以及白虎历节风，鹤膝风，寒湿流注，痈疽发背，疔疮瘰疬，跌打损伤，腹中食积痞块，多年疟母，顽痰瘀血停蓄，腹痛泄利，小儿疳积，女人癥瘕诸症，并贴患处。咳嗽疟疾，贴背脊心第七椎。予制此膏普送，取效甚速。倘贴后起泡出水，此病气本深，尽为药力拔出，吉兆也。不必疑惧。

藿香、白芷、当归尾、贝母、大风子、木香、白蔹、乌药、生地、莱菔子、丁香、白及、僵蚕、细辛、蓖麻子、檀香、秦艽、蜂房、防风、五加皮、苦参、肉桂、蝉蜕、陈皮、白鲜皮、羌活、桂枝、全蝎、赤芍、高良姜、元参、南星、鳖甲、荆芥、两头尖、独活、苏木、枳壳、连翘、威灵仙、桃仁、牛膝、红花、续断、花百椒头、杏仁、苍术、艾绒、藁本、骨碎补、川芎、黄芩、麻黄、甘草、黑山栀、川乌、牙皂、半夏、草乌、紫荆皮、青风藤各一两五钱　大

黄三两　蜈蚣三十五条　蛇蜕五条　桂枝、桃枝、柳枝、桑枝、楝枝、榆枝、楮枝各三十五寸　男人血余三两以上俱浸油内　真麻油十五斤　松香一百斤，棕皮滤净　百草霜十斤，细研筛过

痿

痿，大证也，诸痿生于肺热。《［内］经》云："五脏因肺热叶焦，发为痿躄。"肺气热，则皮毛先痿而为肺鸣。心气热，则脉痿经疭，不任地。肝气热则筋痿，口苦而经挛。脾气热则肉痿，肌肤不仁。肾气热则骨痿，腰脊不举。

丹溪治泻南方、补北方法。泻南方则肺金不受刑，补北方则心火自下降。俾西方清肃之令下行，庶肺气转清，筋脉骨肉之间，湿热渐消而痿可愈也。然经云，治痿独取阳明。何也？盖阳明为脏腑之海，主润宗筋，宗筋主束骨而利机关也，阳明虚则宗筋疭，带脉不引，故足痿不用也，由前论之，则曰五脏有热，由后论之。则曰阳明之虚，二说似异而实同。盖阳明胃属湿土，土虚而感燥热之化，则母病传子。肺金受伤，而痿证作矣，是以治痿独取阳明也，取阳明者所以祛其燥。 泻南补北者，所以清其热。治痿之法，不外补中祛燥、养阴清热而已矣。

〔**五痿汤**〕

治五脏痿。

人参、白术、茯苓各一钱　甘草炙，四分　当归一钱五分苡仁三钱　麦冬二钱　黄柏炒褐色、知母各五分

〔**虎潜丸**〕

龟甲四两　杜仲、熟地各三两　黄柏炒褐色、知母各五钱牛膝、白芍药、虎骨酒炙酥、酒当归各三钱　陈皮四钱　干姜二钱

脚气

脚气者，脚下肿痛，即痹证之类也。因其痛专在脚，

故以脚气名之。其肿者名湿脚气，不肿者名干脚气。湿脚气，水气胜也，槟榔散主之。干脚气，风气胜也，四物汤加牛膝木瓜主之。

　　槟榔、牛膝、防已、独活、秦艽各一钱　青木香、天麻、赤芍各八分　桑枝二钱　当归五分

疠风

　　疠风即癞也，早见于《内经》，俗称大麻风。乃湿热在内，而为风鼓之，则肌肉生虫，白屑重叠，瘙痒顽麻，甚则眉毛脱落，鼻柱崩坏，事不可为矣。治法清湿热，祛风邪。以苦参汤、地黄酒，并主之。外以当归膏涂之，往往取效。未可据视为废疾而忽之也。

　　〔苦参汤〕

　　苦参一钱五分　生地二钱　黄柏五分　当归、秦艽、牛蒡子、赤芍、白蒺藜、丹皮、丹参、银花、贝母各一钱

　　〔地黄酒〕

　　生地二两　黄柏、苦参、丹参、萆薢、菊花、银花、丹皮、赤芍、当归、枸杞子、蔓荆子、赤茯苓各一两　秦艽、独活、威灵仙各五钱　桑枝一两五钱　乌梢蛇去头尾一具

　　〔加味当归膏〕

　　治一切疮疹，并痈肿，收口皆效。

　　当归、生地各一两　紫草、木鳖子去壳、麻黄、大风子肉去壳研、防风、黄柏、元参各五钱　麻油八两　黄蜡二两

噎膈

　　古方治噎膈，多以止吐之剂通用。不思吐湿证也宜燥，噎膈燥证也宜润。《[内]经》云，三阳结胃之膈结，结热也热甚则物干。凡噎膈证，不出胃脘干槁四字。槁在上脘者，水饮可行，食物难入。槁在下脘者，食虽可入，久而复出。夫胃即槁矣，而复以燥药投之，不愈益其燥

乎，是以大小半夏二汤，在噎膈门为禁剂。予尝用启膈散开关，更佐以四君子汤调理脾胃。挟郁者，则用逍遥散主之。虽然，药逍遥而人不逍遥，亦无益也。张鸡峰云："此证乃神思间病，法当内观静养。斯言深中病情。然其间有挟虫、挟血、挟痰与食而为患者，皆当按法兼治，不可忽也。"

〔启膈散〕

通噎膈，开关之剂，屡效。

沙参三钱　丹参三钱　茯苓一钱　川贝母去心，一钱五分郁金五分　砂仁壳四分　荷叶蒂二个　杵头糠五分

〔调中散〕

通噎膈，开关，和胃。

北沙参三两　荷叶去筋净，一两　广陈皮浸去白，一两　茯苓一两　川贝母去心糯米拌炒，一两　丹参三两　陈仓米炒熟，三两　五谷虫酒炒焦黄，一两

〔河间雄黄散〕

雄黄、瓜蒂、赤小豆各一钱

痢疾

古人治痢，多用坠下之品，如槟榔、枳实、厚朴、大黄之属，所谓通因通用。法非不善矣，然而效者半，不效者半，其不效者，每至缠绵难愈，或呕逆不食而成败症者，比比皆是。予为此症，按细揣摩不能置，忽见烛光，遂恍然有得，因思火性炎上者也，何以降下于肠间而为痢，良由积热在中，或为外感风寒所闭，或为饮食生冷所遏，以致火气不得舒伸，逼迫于下，里急而后重也。医者不察，更用槟榔等药下坠之，则降者愈甚矣。

予因制治痢散以治痢证。初起之时，方用葛根为君，鼓舞胃气上行也。陈茶、苦参为臣，清湿热也。麦芽、山楂为佐，削宿食也。赤芍药、广陈皮为使，所谓行血

则便脓自愈，调气则后重自除也。制药普送，效者极多。

惟于腹中胀痛，不可手按者，此有宿食，更佐以朴黄丸下之。若日久脾虚，食少痢多者，五味异功散，加白芍、黄连、木香清而补之。气虚下陷者，补中益气汤升提之。若邪热秽气塞于胃脘，呕逆不食者，开噤散启之。若久痢变为虚寒，四肢厥冷，脉微细，饮食不消者，附子理中汤加桂温之。夫久痢必伤肾，不为温暖元阳，误事者众矣，可不谨欤？

〔**治痢散**〕

专治痢疾初起之时，不论赤白皆效。

葛根、苦参炒、陈皮、陈松萝茶各一斤　赤芍酒炒、麦芽炒、山楂炒，各十二两

〔**朴黄丸**〕

治痢疾初起，腹中实痛，不得手按，此宿食也，宜下之。

陈皮、厚朴姜汁炒，各十二两　大黄一斤四两，酒蒸　广木香四两

〔**开噤散**〕

治呕逆食不入。书云，食不得入，是有火也。故用黄连。痢而不食，则气益虚，故加人参。虚人久痢，用此法。

人参、川黄连姜水炒，各五分　石菖蒲七分，不见铁　丹参三钱　石莲子去壳，即建莲中有黑壳者　茯苓　陈皮　陈米一撮　冬瓜仁去壳，一钱五分　荷叶蒂二个

泄泻

书云，湿多成五泻。泻之属湿也明矣。然有湿热，有湿寒，有食积，有脾虚，有肾虚，皆能致泻，宜分而治之。

假如口渴尿赤，下泻肠垢，湿热也。尿清口和，下泻清谷，湿寒也。胸满痞闷，嗳腐吞酸，泻下臭秽，食积也。食少便频，面色㿠白，脾虚也。五更天明，依时作泻，肾虚也。

治泻，神术散主之。寒热积食，随症加药。脾虚者，香砂六君子汤。肾虚者，加减七神丸。凡治泻，须利小便。然有积食未消者，正不宜利小便，必俟食积既消，然后利之。斯为合法。

〔**加味七神丸**〕

止肾泻如神。

肉豆蔻面裹煨、吴茱萸去梗，汤泡七次、广木香各一两　补骨脂盐酒炒，二两　白术陈土炒，四两　茯苓蒸，二两　车前子去壳蒸，二两

疟疾

疟者，暴疟之状，因形而得名也。经曰，阴阳相搏而疟作矣。阴搏阳而为寒，阳搏阴而热，如二人交争，此胜则彼负，彼胜则此负，阴阳互相胜负，故寒热并作也。善治疟者，调其阴阳，平其争胜，察其相兼之症，而用药得宜，应手可愈。大法疟证初起，香苏散散之，随用加减小柴胡汤和之。二三发后，止疟丹截之。久疟脾虚，六君子汤加柴胡补之。中气下陷，补中益气汤举之，元气即回，疟疾自止。书云："一日一发者其病浅，两日一发者其病深，三日一发者其病尤深。然而寒热往来，总在少阳，久而不愈，总不离乎脾胃，盖胃虚亦恶寒，脾虚亦发热也。疏理少阳，扶助脾胃，治疟无余蕴矣。"

〔**加减小柴胡汤**〕

治疟证之通剂，须按加减法主之。

柴胡、秦艽、赤芍各一钱　甘草五分　陈皮一钱五分　生姜一片　桑枝二钱

〔**止疟丹**〕

治疟证二三发后，以此止之，应手取效。

常山火酒炒、草果仁去壳、半夏曲姜汁炒、香附米酒炒、青皮去穰醋炒，各四两

水肿

水肿证,有表里、寒热、肾胃之分。大抵四肢肿,腹不肿。腹亦肿者,里也,烦渴口燥,尿赤便闭,饮食喜凉,此属阳水,热也。不烦渴,大便自调,饮食喜热,此属阴水,寒也。

先喘而后肿者,肾经聚水也。先肿而后喘,或但肿而不喘者,胃经蓄水也。《[内]经》云,胃之关也。关闭则水积,然胃病而关亦自闭矣。治胃者,五皮饮加减主之。治肾者,肾气丸加减主之。或问,书云,先喘后肿,其病在肺,何也?答曰,喘虽肺病,其本在肾。经云,诸痿喘呕,皆属于下,是也。若外感致喘,或专属肺经受邪。内伤致喘,未有不由于肾者。治者详之。

〔五皮散〕

治胃经聚水。乃通用之剂,华佗《中藏经》之方也,累用累验。

大腹皮黑豆汁洗、茯苓皮、陈皮、桑白皮各一钱五分　生姜皮八分

〔金匮肾气丸〕

治肾经聚水,小便不利,腹胀肢肿,或痰喘气急,渐成水蛊,其效如神。然肾经聚水,亦有阴阳之分,不可不辨也。经云,阴无阳无以生,阳无阴无以化。经又云,膀胱者州都之官,津液藏焉,气化则能出矣。假如肾经阳虚,阴无以生,真火不能制水者,宜用此丸。假如肾经阴虚,阳无以化,真阴不能化气者,宜用本方去附桂主之。东垣云,土在雨中化为泥,阴水之象也。河间云,夏热之甚,庶土蒸溽,阳水之象也。知斯意者,可以治水也。

大熟地八两　山药四两　山萸肉、丹皮、泽泻、车前子、牛膝各二两　茯苓六两　肉桂一两　附子一两,虚寒者倍之

鼓胀

或问方书有鼓胀、蛊胀之别，何也？答曰，鼓者，中空无物，有似于蛊者，中实有物，非虫即血也。中空无物，填实则消。经所谓热因寒用是也。中实有物，消之则平，经所谓坚者削之是已。然胀满有寒热、虚实、浅深、部位不同，若不细辨，何由取效？

假如尿清便溏，脉细无力，色㿠白，气短促，喜饮热汤，舌燥，多属于寒。又如腹胀按不痛，或时胀时减者为虚。按之愈痛，腹胀不减者为实。凡胀满饮食如常者，其病浅。饮食减少者，其病深。且胀有部分，纵是通腹胀满，亦必有胀甚之部，与病先起处，即可知属脏腑，而用药必以之为主。东垣治胀满总不外枳术、补中二方，出入加减，寒热攻补，随症施治。予因制和中丸，普送效者甚多，有力者当修合以济贫乏。又气虚中满，宜用白术丸，而以六君子汤佐之。中空无物，不用枳实，恐伤气也。

〔**枳术丸**〕

除胀消食。

枳实一两，麸炒　白术二两，陈土炒

〔**和中丸**〕

白术陈土炒，四两　扁豆炒，三两　茯苓一两五钱　枳实麸炒，二两　陈皮三两　神曲炒黑、麦芽炒、山楂炒、香附姜汁炒，各二两　砂仁一两五钱　半夏姜汁炒，一两　丹参二两，酒炙　五谷虫三两，酒炒焦黄色　荷叶一枚

〔**白术丸**〕

治气虚中满。

白术、白茯苓、陈皮各二两　砂仁、神曲各一两五钱　五谷虫四两

〔**三黄枳术丸**〕

治熟食所伤，肚腹胀痛，并湿热胀满，大便闭结者。

黄芩一两，酒炒　黄连四钱，酒炒　大黄七钱五分，酒蒸　神

曲炒、枳实麸炒、白术陈土炒、陈皮各五钱

积聚

积者，推之不移，成于五脏，多属血病。聚者，推之则移，成于六腑，多属气病。治积聚者，当按初、中、末之三法焉。邪气初客，积聚未坚，宜直消之而后和之。若积聚日久，邪盛正虚，法从中治，须以补泻相兼为用。若块消及半，便从末治，即住攻击之药，但和中养胃导达经脉。俾荣卫流通，而块自消矣。更有虚人患积者，必先补其虚，理其脾，增其饮食，然后用药攻其积，斯为善治，此先补后攻之法也。初治，太无神功散主之；中治，和中丸主之；末治，理中汤主之。予尝以此三法，互相为用，往往有功。

〔**太无神功散**〕

治痞积，不拘气血饮食、虫积痰水，皆效。

地扁蓄、瞿麦穗、大麦芽各五钱　神曲二钱五分　沉香、木香各一钱五分　甘草炙，五钱　大黄酒蒸，二两

〔**奔豚丸**〕

川楝子煨去肉，一两　茯苓、橘子［核］盐水炒，各一两五钱　肉桂三钱　附子炮、吴茱萸汤泡七次，各五钱　荔枝子煨，八钱　小茴香、木香各七钱

疝气

疝者，少腹痛引睾丸也。经云，任脉为病，男子外结七疝，女子带下瘕聚。七疝者，一曰冲疝，气上冲心，二便不通也。二曰狐疝，卧则入腹，立则出腹也。三曰㿉疝，阴囊肿大，如升如斗也。四曰厥疝，肝气上逆也。五曰瘕疝，腹有癥瘕，痛而热，时下白浊也。六曰溃疝，内里浓血也。七曰溃癃疝，内里脓血，小便不通也。愚按厥疝即冲疝，溃癃疝即溃疝。其名有七，其实五者而已。

疝之根起于各脏，而归并总在厥阴。以肝主筋，又主痛也。治疝之法非一，而分别不外气血。气则逆走不定，血则凝聚不散也。橘核丸加减主之。

〔**橘核丸**〕

通治七疝。

橘核二两，盐酒炒　小茴香、川楝子煨去肉、桃仁去皮尖及双仁者，炒、香附醋炒、山楂子炒，各一两　广木香、红花各五钱　神曲三两

痰饮

凡病未有发热不生痰者，是痰与热乃杂病兼见之症，似无容专立法门矣。然亦有杂病轻而痰饮重，则专以痰饮为主治。书有五痰之名，以五脏分主之也，五饮之名，随症见也，其实犹未确当。大抵痰以燥湿为分，饮以表里为别。

湿痰滑而易出，多生于脾，脾实则消之，二陈汤，甚则滚痰丸。脾虚则补之，六君子汤，兼寒兼热，随症加药。燥痰涩而难出，多生于肺，肺燥则润之，贝母瓜蒌散。肺受火刑，不能下降，以致真水上泛，则滋其阴，六味丸。饮有在表者，干燥发热而咳，面目四肢浮肿，香苏五皮散。饮有在里者，或停心下，或伏两肢，咳则相引而痛，或走肠间，辘辘有声，用小半夏加茯苓汤，随其部位而分治之，此治痰饮之大法也。书云，治痰先理脾，以痰属湿，脾土旺则能胜湿耳，治痰如此，饮亦宜然。然脾经痰饮，当健脾以祛其湿。若肾虚水泛，为痰为饮者，必滋其肾，肾水不足，则用六君，若命门真火衰微，寒痰上泛者，则用八味肾气丸，补火生土，开胃家之关，导泉水下流，而痰饮自消矣。

〔**二陈汤**〕

治胃中寒湿痰浊之主方，然只能治实痰之标，不能

治虚痰之本。吐血、消渴、妊娠忌用。

半夏、茯苓、陈皮去白，各一钱　甘草炙，五分　生姜二片　大枣二枚

〔**滚痰饮**〕

治实热老痰，变生怪症。

大黄蒸片刻、黄芩炒，各四钱　青礞石硝煅金色、沉香细剉，各三钱

〔**贝母瓜蒌散**〕

贝母一钱五分　瓜蒌一钱　花粉、茯苓、橘红、桔梗各八分

〔**十味肾气丸**〕

即八味加车前、牛膝。

吐呕哕

呕者，声与物俱出。吐者，有物无声。哕者，有声无物，世俗谓之干呕。东垣以此三者，皆因脾胃虚弱，或寒气所客，或饮食所伤，以致气逆而食不得下也，香砂二陈汤主之。然呕吐多有属火者，经云，食不得入，是有火也。食入反出，是有寒也。若拒格饮食，点滴不入者，必用姜水炒黄连以开之，累用累效。至于食入反出，固为有寒，若大便闭结，须加血药以润之，润之不去，宜蜜煎导而通之，盖下窍开，上窍即入也。其有因脾胃虚弱而吐者，补中为主，八味丸。复有呃逆之症，气自脐下直冲上，多因痰饮所致，或气郁所发，扁鹊丁香散主之。若火气上冲，橘皮竹茹汤主之。至于大病中见呃逆者，是谓土败木贼为胃绝，多难治也。

〔**橘皮竹茹汤**〕

陈皮去白，二钱　竹茹一团　半夏、人参、甘草各一钱

三消

经云，渴而多饮为上消，消谷善饥为中消，口渴小

便如膏者为下消。三消之证，皆燥热积聚也。大法，治上消者，宜润其肺，兼清其胃，二冬汤主之。治中消者，宜清其胃，兼滋其肾，生地八物汤主之。治下消者，宜滋其肾，兼补其肺，地黄汤、生脉散并主之。夫上消清胃者，使胃火不得伤肺也。中消滋肾者，使相火不得攻胃也。下消清肺者，滋本源以主水也。三消之治，不必专执本经，而滋其化源，则病易瘥矣。

书又云，饮一溲一，或饮一溲二，病势危急。仲景用八味丸主之，所以安固肾气也，而河间则用黄芪汤和平之剂，大抵肺肾虚而不寒者，宜用此法。又按仲景少阴篇云肾经虚，必频饮热汤以自救，乃同气相求之理。今肾经虚寒，则引水自灌，虚寒不能约制，故小便频数，似此不必与消证同论，宜用理中汤，加益智仁主之。然予尝见伤暑发喘之症，小便极多，不啻饮一溲二者，用六味加知柏而效。可见此证，又由肾经阴虚而得。治宜通变，正当临证制宜，未可一途而取也。

〔**二冬汤**〕

治上消。

天冬二钱，去心　麦冬三钱，去心　花粉一钱　黄芩一钱　知母一钱　甘草五分　人参五分　荷叶一钱

〔**生地八物汤**〕

治中消。

生地三钱　山药一钱五分　知母一钱五分　麦冬三钱　黄芩一钱　黄连一钱　黄柏一钱　丹皮一钱五分　荷叶二钱

〔**生脉散**〕

麦冬二钱　人参一钱　北五味十五粒

〔**黄芪汤**〕

治肺肾两虚，饮少溲多。

黄芪三钱　五味子一钱　人参、麦冬、枸杞子、大熟地各一钱五分

小便不通

小便不通，谓之癃闭。癃闭与淋证不同，淋则便数而茎痛，癃闭则小便点滴而难通。东垣云，渴而小便不通者，热在上焦气分也，宜用四苓散，加山栀、黄芩等药以分利之。若大便亦闭，加大黄、元明粉之类。不渴而小便不利者，热在下焦血分也，宜用滋阴化痰之法，若滋肾丸之类是已。大法无阳则阴无以生，无阴则阳无以化。下元真阴不足，则阳气不化，必滋其阴。若下元真阳不足，则阴气不生，不必补其阳。譬如水肿鼓胀，小便不通者，服金匮肾气丸。而小便自行，阴得阳以生也，复有用桂附服之而亦效者，阳得阴而化也，此阴阳气化之精义也。更有小便不通，因而吐食者，名曰关格。《[内]经》云，关则不得小便，格则吐逆。关格者，不得尽其命矣，宜用假苏散治之。又丹溪治孕妇转脬，小便不通者，用补中益气汤，随服而探吐之，往往有效，譬如滴水之器，上窍闭则下窍不通，必上窍开，然后下窍之水出焉。丹溪初试此法以为偶中，后来屡验，遂恃为救急良法。每见今人治转脬证，投补中益气，而不为探吐，且曰古法不效，有是理乎。予尝用茯苓升麻汤，治此有验。盖用升麻以举其胎气，用茯苓以利小便，用归芎以活其胎，用苎根理胞系之缭乱。此升剂为通之法也，附录于此，以俟明哲。

〔四苓散〕
即五苓散去桂枝。

〔滋肾丸〕
黄柏炒褐色、知母蒸，各二两　肉桂去皮，一钱

〔茯苓升麻汤〕
茯苓赤白各五钱　升麻一钱五分　当归二钱　川芎一钱　苎根三钱

大便不通

经曰，北方黑色，入通于肾，开窍于二阴，是知肾主二便。肾经津液干枯，则大便闭结矣。然有实闭、虚闭、热闭、冷闭之不同。如阳明胃实，燥渴谵语，不大便者实闭也，小承气汤下之。若老弱人精血不足，新产妇人气血干枯，以致肠胃不润，此虚闭也，四物汤加松子仁、柏子仁、肉苁蓉、枸杞、人乳之类以润之，或以蜜煎导而通之。若气血两虚，则用八珍汤。热闭者口燥唇焦，舌苔黄，小便赤，喜冷恶热，此名阳结，宜用清药及攻下之法，三黄枳术丸主之。冷闭者，唇淡，口和，舌苔白，小便清，喜冷恶热，此名阴结，宜用温药，而兼润燥之法，理中汤加归芍主之。凡虚人不大便，未可勉强通之，大便虽闭，腹无所苦，但与润剂，积久自行不比伤寒邪热，消烁津液，有不容刻缓之势也。

予尝治老人虚闭，数至圊而不能便者，用四物汤及滋润药加升麻，屡试验，此亦救急之良法也。大小肠交，阴阳拂逆也，大便前出，小便后出，名曰交肠，五苓散主之。复有老人阴血干枯，大肠结燥，便尿俱自前出，此非交肠，乃血液枯涸之征，气血衰败之候也，多服大剂八珍汤或可稍延岁月耳。

遗尿有二证，一因脾胃虚弱，仓廪不固，肠滑而遗者。一因火性急速，逼迫而遗者，宜分别治之。脾虚，理中汤。火盛，芍药甘草汤加黄连。

脱肛亦有二证，一因气虚下陷而脱者，补中益气汤。一因脾胃有火，肿胀下脱者，四物汤，升麻、黄芩、荷叶之属。

小便不禁

《［内］经》云："膀胱不利为癃，不约为遗溺。"所以不约者，其因有三，一曰肝热，肝气热则阴挺失职。

书云：肝主疏泄是已，加味逍遥散主之。二曰气虚，中气虚则不能统摄，以致遗尿，十补汤主之，大抵老幼多见此证，悉属脬气不固，老人挟寒者多，婴儿挟热者众，挟寒者用本方，挟热者六味地黄丸。三曰肾败，狂言反目，溲便自遗者，此肾绝也。伤寒日久见之，多难救。中症见之，随用大剂附子理中汤，频灌间有得生者。盖暴脱者，可以暴复。若病势日深，则不可为也。然中症亦有阴虚而遗尿者，不宜偏用热药。治者详之。

便血

便血证，有肠风，有脏毒，有寒，有热。病人脏腑有热，风邪乘之，则下鲜血，此名肠风，清魂散主之。若肠胃不清，下如鱼肠，或如豆汁，此名脏毒，芍药汤主之。凡下血证，脉数有力，唇焦口燥，喜冷畏热，是为有火，宜用前方加黄芩、丹皮、生地之属。若脉细无力，唇淡口和，喜热畏寒，或四肢厥冷，是为有寒，宜用温药止之，理中加归芍主之。若便久不止，气血大虚，宜用归脾、十全辈统血归经，血本属阴，生于阳气，治者宜滋其化源。

〔**清魂散**〕

荆芥三钱　当归五钱

尿血

心主血，心气热则遗热于膀胱，阴血妄行而尿出焉。又肝主疏泄，肝火盛，亦令尿血，清心，阿胶散主之；平肝，加味逍遥散主之。若久病气血俱虚而见此证，八珍汤主之。凡治尿血，不可轻用止涩药，恐瘀于阴茎，痛楚难当也。

〔**阿胶散**〕

阿胶水化开冲服，一钱　丹皮、生地各二钱　黑山栀、丹参、血余即乱发灰存性　麦冬、当归各八分

遗精

梦而遗者，谓之遗精。不梦而遗者，谓之精滑。大抵有梦者，由于相火之强。不梦者，由于心肾之虚。然今人体薄，火旺者，十中之一，虚弱者，十中之九。

予因以二丸分主之，一曰清心丸，泻火止遗之法也；一曰十补丸，大补气血，俾气旺则能摄精也。其有因诵读劳心而得者，更宜补益，不可轻用凉药。复有因于湿热者，湿热伤肾，则水不清，法当导湿为先，湿去水清，而精自固矣，秘精丸主之。

〔清心丸〕

清心火，泻相火，安神定志，止梦泄。

生地四两，酒洗　丹参二两　黄柏五钱　牡蛎、山药、枣仁炒、茯苓、茯神、麦冬各一两五钱　北五味、车前子、远志各一两

〔十补丸〕

大熟地四两　当归二两　白芍二两　黄芪四两　人参二两　白术四两　茯苓二两　山药三两　枣仁二两　远志二两　山萸肉三两　杜仲三两　续断二两　北五味一两　龙骨一两　牡蛎一两

黄疸

黄疸者，目珠黄，渐及皮肤，皆见黄色也，此湿热壅遏所致，如盦曲相似，湿蒸热郁而黄色成矣。然湿热之黄，黄如橘子、柏皮，因火气而光彩，此名阳黄。又有寒湿之黄，黄如熏黄色，暗而不明，或手足厥冷，脉沉细，此名阴黄。阳黄者，栀子柏皮汤。若便闭不通，宜用茵陈大黄汤。阴黄者，茵陈五苓散，如不应，用茵陈姜附汤。其间有伤食者，名曰谷疸。伤酒者，名曰酒疸。出汗染衣，名曰黄汗，皆黄之类也。

谷疸，胸膈满闷，嗳腐吞酸，以加味枳术汤，加茵

陈治之，应手辄效。酒疸，更加葛根。黄汗，用栀子柏皮汤，加白术。其间有女劳黄及阴疸之类，宜用姜附汤，加参术补之。复有久病之人，及老年人，脾胃亏损，面目发黄，其色黑暗不明，此脏腑之真气泄露于外，多为难治，宜用六君子汤主之。

〔**加味枳术汤**〕

白术二钱　枳实、陈皮、麦芽、山楂、茯苓、神曲、连翘各一钱　茵陈、荷叶各一钱五分　泽泻五分

不能食

有风寒食不消者，病气退而自食进。有积滞食不消者，祛其积而食自消，古方神术散、保和汤、枳术丸，皆消积进食之法也。然有脾气虚弱，不能化者。有命门火衰，不能生脾土而食不消者。东垣云，胃中元气盛，则能食而不伤，过时而不饥。脾胃俱旺，则能食而肥；脾胃俱衰，则不能食而瘦。坤土虚弱，不能消食者，岂可更行剋伐，宜用六君子、补中益气汤补之。徐学士云，不能食者，未可专责之脾，肾经元阳不足，不能熏蒸腐化，譬如釜中水谷，底下无火，其何能熟。火为土母，虚则补其母，庶元气蒸腾，饮食增益，八味丸主之。世俗每见不能食症，辄用枳朴黄连，实者当之尤可，虚人得之，祸不旋踵矣。大凡不能食，而吞酸嗳腐，胸膈满闷，未必尽属积食也，多有脾虚、肾弱而致此者，治者详之。

不得卧

有胃不和卧不安者，胃中胀闷疼痛，此食积也，保和汤主之。有心血空虚，卧不安者，皆由思虑太过，神不藏也，归脾汤主之。有风寒邪热传心，或暑热乘心，以致躁扰不安者，清之而神自定。有寒气在内，而神不安者，温之而神自藏。有惊恐不安卧者，其人梦中惊跳怵惕是

也，安神定志丸主之。有湿痰壅遏，神不安者，其症呕恶，气闷，胸膈不利，用二陈汤导去其痰，其卧立至。更有被褥冷暖太过，天时寒热不均，皆令不得安卧，非关于病，医家慎勿误治也。

〔安神定志丸〕

茯苓、茯神、人参、远志各一两　　石菖蒲、龙齿各五钱

自汗盗汗

自汗证，有风伤卫自汗出者，有热邪传里自汗出者，有中暑自汗出者，有中寒冷汗自出者，治法俱见本门。然风火暑热证，自汗太多，尤恐亡阳，尚当照顾元气。矧在虚寒者乎，是以人参芪术，为敛汗之圣药，挟寒者则以附子佐之，轻剂不应，则当重剂以投之，设仍不应。则以龙骨、牡蛎、北五味等收涩之品，补助而行，或以人参养荣汤，相兼而用，盖补可去弱，涩可固脱，自然之理也。

其盗汗证，伤寒邪客少阳则有之，外此悉属阴虚。古方当归六黄汤，药味过凉，不宜于阴虚之人，阴已虚而更伤其阳，能无损乎？宜用八珍汤，加黄芪、麦冬、五味主之。方有黄芪，以气旺则能生阴也。

〔当归六黄汤〕

当归、黄芪、黄芩、黄柏、黄连、甘草各等分

癫狂痫

《〔内〕经》云："重阴为癫，重阳为狂。"而痫症，则痰涎聚于经络也。癫者，痴呆之状，或笑或泣，如醉如梦，言语无序，秽洁不知，此志愿太高而不遂所欲者多得之，安神定志丸主之。狂者，发作刚暴，骂詈不避亲疏，甚则登高而歌，弃衣而走，逾垣上屋，此痰火结聚所致，或伤寒阳明邪热所发痰火，生铁落饮、滚痰丸，并治之。

伤寒邪热，大承气汤下之。痫者，忽然发作，眩仆倒地，不省高下，甚则瘛疭抽搐，目斜口歪，痰涎直流，叫喊作畜声，医家听其五声，分为五脏，如犬吠者，肺也，羊嘶者，肝也，马鸣者，心也，牛吼者，脾也，猪叫者，肾也。虽有五脏之殊，而痰涎则一，定痫丸主之，即愈之后，则用河车丸以断其根。以上三证，皆频治取验者也，若妄意求奇，失之远矣。

〔**生铁落饮**〕

天冬去心、麦冬去心、贝母各三钱　胆南星、橘红、远志肉、石菖蒲、连翘、茯苓、茯神各一钱　元参、钩藤、丹参各一钱五分　辰砂三分　生铁落五钱

〔**定痫丸**〕

男妇小儿痫证，并皆治之，凡癫狂证，亦有服此药而愈者。

明天麻一两　川贝母一两　胆南星九制者，五钱　半夏姜汁炒，一两　陈皮洗去白，七钱　茯苓去木蒸，一两　丹参二两　麦冬去心，二两　石菖蒲石杵碎取粉，五钱　远志去心，甘草水泡，七钱　全蝎去尾，甘草水洗，五钱　僵蚕甘草水洗去嘴炒，五钱　真琥珀五钱，腐煮，灯草研　辰砂细研，水飞，三钱

〔**河车丸**〕

紫河车一具　茯苓、茯神、远志各一两　人参五钱　丹参七钱

惊悸恐

惊者，惊骇也；悸者，心动也；恐者，畏惧也。此三者皆发于心，而肝肾因之。方书分为三门，似可不必。经云，东方青色，入通乎肝，其病发惊骇，惊虽属肝，然心有主持则不惊矣，心惊然后胆怯，乃一定之理。

心气热，朱砂安神丸主之。心气虚，安神定志丸主之。悸为心动，谓之怔忡，心筑筑而跳，摇摇而动也，

皆由心虚挟痰所致，定志丸加半夏、橘红主之。恐为肾志，亦多由心虚而得。《［内］经》云："心怵惕思虑则伤神，神伤则恐惧自失。"十全大补汤主之。若肾经真阳不足以致恐者，更佐以八味丸，加鹿茸、人参之类。予尝治惊悸恐惧之证，有用大补数十剂，或百余剂而后愈者。毋谓七情之病，而忽视之也。

〔**朱砂安神丸**〕

黄连酒炒，一钱五分　朱砂水飞，一钱　甘草五分　生地黄酒洗，五钱　当归酒拌，二钱

眩晕

眩，谓眼黑，晕者头旋也，俗称头旋眼花是也。其中有肝火内动者，经云，诸风掉眩，皆属肝木，是也，逍遥散主之。有湿痰壅遏者，书云，头旋眼花，非天麻、半夏不除是也，半夏白术天麻汤主之。有气虚挟痰者，书曰，清阳不升，浊阴不降，则上重下轻也，六君子汤主之。亦有肾水不足，虚火上炎者，六味汤。亦有命门火衰，真阳上泛者，八味汤。此治眩晕之大法也。

予尝治大虚之人，眩晕自汗，气短脉微，其间有用参数斤而愈者，有用参十数斤而愈者，有用附子二三斤者，有用芪术熬膏近半石者，其所用方，总不离十全、八味、六君子等。惟时破格投剂，见者皆惊，坚守不移，闻者尽骇，及至事定功成，甫知非此不可，想因天时薄弱，人禀渐虚，至于如此，摄于生者可不知所慎欤。

〔**半夏白术天麻汤**〕

半夏一钱五分　天麻、茯苓、橘红各一钱　白术三钱　甘草五分　生姜一片　大枣二枚

头痛

头为诸阳之会，清阳不升，则邪气乘之，致令头痛。

然有内伤外感之异，外感风寒者宜散之。热邪传入胃腑，热气上攻者宜清之。直中证，寒气上逼者，宜温之。治法相见伤寒门，兹不赘。然除正风寒外，复有偏头风，雷头风，客寒犯脑，胃火上冲，痰厥头痛，大头天行，破脑伤风，眉棱骨痛，眼眶痛等症。更有真头痛，朝不保暮，势更危急，皆宜细辨。偏头风者，半边头痛，有风热，有血虚。风热者，筋脉抽搐，或闭塞，常流浊涕，清空膏主之。血虚者，昼轻夜重，痛连眼角，逍遥散主之。雷头风者，头痛而起核块，或头中雷鸣，多属痰火，清震汤主之。客寒犯脑者，脑痛连齿，手足厥冷，口鼻气冷。羌活附子汤主之。胃火上冲者，脉洪大，口渴饮冷，头筋扛起者，加味升麻汤主之。痰厥头痛者，胸膈多痰，动则眩晕，半夏白术天麻汤主之。肾厥头痛者，头重足浮，腰膝酸软，《[内]经》所谓下虚上实是也，肾气衰则下虚，浮火上泛，故上实也。然肾经有真水虚者，脉必数而无力，有真火虚者，脉必大而无力。水虚六味丸，火虚八味丸。

　　大头天行者，头肿者甚如斗，时疫之证也，轻者名发颐，肿在耳前后，皆火郁也，普济消毒饮主之，更加针砭以佐之。破脑伤风者，风从破处而入，其证多发抽搐，防风散主之。眉棱骨痛或眼眶痛，俱属肝经，见光则痛者，属血虚，逍遥散。痛不可开者，属风热，清空膏。真头痛者，多属阳衰。头统诸阳，而脑为髓海，不任受邪。若阳气大虚，脑受邪侵，则发为头痛，手足青至节，势难为矣，速用补中益气汤，加蔓荆子、川芎、附子，并八味丸。间有得生者，不可忽也。

〔清空膏〕

羌活、防风各六钱　柴胡五分　黄芩半生半炒，一钱五分
川芎四分　甘草炙，一钱　薄荷三分　黄连酒炒，六分

〔加味附子（升麻）汤〕

升麻一钱　苍术一钱　荷叶一个，全用　甘草炙、陈皮各八

分　蔓荆子、荆芥各一钱五分　薄荷五分

〔**羌活附子散**〕

羌活一钱　附子、干姜各五分　炙甘草八分

〔**加味升麻汤**〕

升麻、葛根、赤芍、甘草各一钱　石膏二钱　薄荷三分
灯心二十节

〔**半夏白术天麻汤**〕

半夏一钱五分　白术、天麻、陈皮、茯苓各一钱　甘草炙，
五分　生姜二片　大枣三个　蔓荆子一钱

〔**普济消毒饮**〕

治大头证，肿甚者宜砭之。

甘草、桔梗、黄芩酒炒、黄连酒炒，各一钱　马勃、元参、
橘红、柴胡各五钱　薄荷六分　升麻二分　连翘、牛蒡子炒，各
八分

〔**防风散**〕

治破脑伤风。

防风、生南星炮，各等分

心痛

当胸之下岐骨陷处属心之部位，其发痛者，则曰心痛。
然心不受邪，受邪则为真心痛，且暮不保矣。凡有痛者，
胞络受病也。胞络者，心主之宫城也。寇凌宫禁，势已可危，
而况犯主乎，故治之宜亟亟也。心痛九种，一曰气，二曰血，
三曰热，四曰寒，五曰饮，六曰食，七曰虚，八曰虫，
九曰疰，宜分而治之。

气痛者，气壅攻刺而痛，游走不定也，沉香降气散主
之。血痛者，痛有定处不移，转侧若刀锥不利，手拈散主之。
热痛者，舌燥唇焦，尿赤便闭，喜冷畏热，其痛或作或止，
脉洪大有力，清中汤主之。寒痛者，其痛暴发，手足厥冷，
口鼻气冷，喜热畏寒，其痛绵绵不休，脉沉细无力，姜

附汤加肉桂主之。饮痛者，水饮停积也，干呕吐涎，或咳，或噎，甚则摇之作水声，脉弦滑，小半夏加茯苓汤主之。食痛者，伤于饮食，心胸胀闷，手不可按，或吞酸嗳腐，脉紧滑，保和汤主之。虚痛者，心悸怔忡，以手按之则痛止，归脾汤主之。虫痛者，面白唇红，或唇之上下有白斑点，或口吐白沫，饥时更甚，化虫丸主之。疰痛者，触冒邪祟，卒而心痛，面目青暗，或昏愦谵语，脉来乍大乍小，或两手如出两人，神术散、葱白酒、生姜汤并主之。此治心痛之大法也。

或问久痛无寒，暴痛无火，然乎否乎？答曰，此说亦宜斟酌。如人素有积热，或受暑湿之热，或热食所伤而发，则暴痛亦属火矣，岂宜热药疗之。如人本体虚寒，经年累月，频发无休，是久痛亦属寒亦矣，岂宜寒药疗之。且凡病始受热中，未传寒中者，比比皆是，必须临证审确，逐一明辨，斯无误也。又或谓诸病为实，痛无补法，亦非也。如人果属实痛则不可补，若属虚痛，必须补之。虚而且寒，则宜温补并行。若寒而不虚，则专以温补主之。丹溪云，温即是补。若虚而兼火，则补剂中须加凉药，此治痛之良法，治者宜详审，至于《内经》论痛，寒证居十九，热证仅十一，则以寒滞热散故也。

〔**沉香降气散**〕

治气滞心痛。

沉香三钱，细锉　砂仁七钱　甘草炙，五分　香附子盐水炒，五两　延胡索一两，酒炒　川楝子煨，去肉净，一两

〔**手拈散**〕

治血积心痛。

延胡索醋炒、香附酒炒、五灵脂去土醋炒、没药箸上炙干，等分

〔**清中汤**〕

治热厥心痛。

香附、陈皮各一钱五分　黑山栀、金铃子、延胡索各八分
甘草炙，五分　川黄连姜汁炒，一钱

〔**姜附汤**〕

治寒厥心痛。

高良姜酒炒、香附醋炒，等分

〔**保和汤**〕

治伤食心痛。

麦芽、山楂、莱菔子、厚朴、香附各一钱　甘草、连翘
各五分　陈皮一钱五分

〔**归脾汤**〕

治气血虚弱，以致心痛。

黄芪一钱五分　白术、人参、茯神、枣仁、当归各一钱
远志七分　木香、甘草炙，各五分　龙眼肉五枚

〔**化虫丸**〕

治虫齿心痛。

芜荑去梗、白雷丸各五钱　槟榔一钱五分　雄黄一钱五分
木香、白术、陈皮各三钱　神曲四钱，炒

胸痛

胸者肺之分野，然少阳胆经受病，亦令胸痛，此邪
气初转入里，而未深入于里，故胸痛也。古方用柴胡汤
加枳壳治之，如未应，本方加小陷胸汤一服，其效如神。
又风寒在肺，胸满痛气喘，宜用甘橘汤，加理气散风之剂。
又饮食填塞者，宜用吐法。其肺痈、肺痿二证，详见虚劳，
兹不赘。

胁痛

伤寒胁痛，属少阳经受邪，用小柴胡汤。杂症胁痛，
左为肝气不和，用柴胡疏肝散，七情郁结，用逍遥散。
若兼肝火、饮食积、瘀血，随症加药。右为肝移邪于肺，

用推气散。凡治实证胁痛，左用枳壳，右用郁金，皆为的剂。然亦有虚寒作痛，得温则散，按之则止者，又宜温补，不可拘执也。

〔**柴胡疏肝散**〕

治左胁痛。

柴胡、陈皮各一钱二分　川芎、赤芍、枳壳麸炒、香附醋炒，各一钱　甘草炙，五分

〔**雄黄（推气）散**〕

治右胁痛。

枳壳一钱　郁金一钱　桂心、甘草炙，各五分　桔梗、陈皮各八分　姜二片　枣二枚

〔**瓜蒌散**〕

治肝气燥急而胁痛，或发水泡。

大瓜蒌一枚，连皮捣烂　粉甘草二钱　红花七分

胃脘痛

胃脘痛，治法与心痛相仿。但停食一症，其胀痛连胸者吐之，胀痛连腹者下之。其积食之轻者，则用神术散消之。又有胃脘痛证，呕而吐脓血者，不得妄治。书云，呕家有脓，不须治，呕脓尽自愈。

腹痛

腹中痛，其寒热，食积，气血，虫蛊，辨法亦与心痛相符，惟有肝木乘脾、搅肠痧、腹内痈，兹三证有不同耳。经云，诸痛皆属于肝，肝木乘脾则腹痛，仲景以芍药甘草汤主之，甘草味甘，甘者己也，芍药味酸，酸者甲也，甲已化土，则肝木平而腹痛止矣。伤寒证中，有由少阳传入太阴而腹痛者，柴胡汤加芍药。有因误下传入太阴而腹痛者，桂枝汤加芍药，即同此意。寻常腹痛，全在寒热食积，分别详明为主。

　　凡腹痛，乍作乍止，脉洪有力，热也，以芍药甘草汤加黄连清之。若嗳腐吞酸，饱闷膨胀，腹中有一条扛起者，是食积也，保和丸消之，消之而痛不止，便闭不行，腹痛拒按者，三黄枳术丸下之。设或下后仍痛，以手按其腹，若更痛者，积未尽也，仍用平药再消之。若按之痛止者，积已去而中气虚也，五味异功散补之。若消导攻下之后，渐变寒中，遂至恶冷喜热，须易温中之剂，此火痛兼食之治法也。

　　若腹痛绵绵不减，脉迟无力者，寒也，香砂理中汤温之。若兼饱闷胀痛，是有食积，不便骤补，香砂二陈汤加姜、桂、芽、厚朴而消之。消之而痛不止，大便反闭，名曰阴结，以木香丸药下之，下后仍以温剂和之，此寒痛兼食之治法也。若因浊气壅塞，走注疼痛，木香调气散散之。若因瘀血积聚，呆痛不移，泽兰汤行之。虫齿而痛，唇有斑点，饥时更甚，化虫丸消之。伤暑霍乱，四味香薷饮解之。

　　更有干霍乱证，欲吐不得吐，欲泻不得泻，变在须臾，俗名搅肠痧是也。更有遍体紫黑者，名曰乌痧胀，急用烧盐，和阴阳水吐之，或用四陈汤服之，外或武侯平安散，点左右大眼角，其人即苏。其腹内痛一证，当脐肿痛，转侧作水声，小便如淋，千金牡丹皮散化之。

　　古方治腹痛证，多以寒者为虚，热者为实，未尽然也。盖寒证亦有实痛者，热证亦有虚痛者。如寒痛兼食则为实矣，挟热久痢则为虚矣。凡看证之法，寒热虚实，互相辨明，斯无误也。

〔**芍药甘草汤**〕

　　止腹痛如神。

白芍药酒炒，三钱　　甘草炙，一钱五分

〔**三黄枳术丸**〕

　　消热食积滞，腹痛拒按，便闭尿赤，名曰阳结，宜用本方。若冷食所伤，宜用木香丸。若冷热互伤，须酌其所食冷热之多寡而并用之，此东垣法也。

黄芩一两　黄连五钱　大黄七钱五分　神曲、白术、枳实、陈皮各五钱　荷叶一枚

〔香砂二陈汤〕

即二陈汤加木香、砂仁。

〔木香丸〕

治寒积冷食，腹痛拒按，或大便闭结，谓之冷闭，名曰阴结，本方攻之。

木香、丁香各一钱五分　干姜三钱　麦芽炒，五钱　陈皮三钱　巴豆三十粒，去壳炒黑

〔诸葛武侯平安散〕

朱砂二钱　麝香、冰片各五厘　明雄黄、硼砂各五分　白硝二分

〔四陈汤〕

陈皮去白、陈香丸去穰、陈枳壳去穰，麸炒、陈茶叶等分

〔千金牡丹皮散〕

治腹内痈。

牡丹皮三钱　苡仁五钱　桃仁十粒　瓜蒌仁去壳，去油净，二钱

少腹痛

书云大腹属太阴，当脐属少阴，少腹属厥阴。少腹痛甚，此热邪也，宜下之。若热结在里，蓄血下焦，亦宜下之。若直中厥阴，少腹冷痛，则为寒邪，宜温之，治法已详本门。

寻常少腹痛，多属疝瘕奔豚之类。书云，男子外结疝瘕，女子带下瘕聚。古人更有痃癖癥瘕之名，皆一类也。痃如弓弦，筋扛起也。癖者隐僻，沉附着骨也。癥则有块可征，尤积也，多属于血。瘕者假也，忽聚而忽散，气为之也。奔豚者，如江豚之上窜，冷气上冲也。其癥瘕之气，聚于小肠，则曰小肠气。聚于膀胱，则曰膀胱

气也。小肠气，失气则快。膀胱气，少腹热，若沃以汤，涩于小便也。凡治少腹痛当用坠降之药，其行气皆当用核，乃能宣达病所以取效也，橘核丸、奔豚丸并主之。

〔**橘核丸**〕

通治癥瘕疝癖，小肠膀胱等气。

橘核盐酒炒，二两　川楝子煅，去肉、山楂子炒、香附姜汁浸炒，各一两五钱　荔枝核煨研、小茴香微炒，各一两　神曲四两

身痛

身体痛，因伤外感均有之。如身痛而拘急者，外感风寒也。身痛如受杖者，中寒也。身痛而重坠者，湿也。劳力辛苦之人，一身酸软无力而痛者，虚也。治法，风则散之，香苏散。寒则温之，理中汤。湿则燥之，苍白二陈汤。虚则补之，补中益气汤。大抵身痛多属于寒，盖热主流通，寒主闭塞也。无论风湿与虚，挟寒者多，挟热者少，治者审之。

〔**苍术（白）二陈汤**〕

即二陈汤加苍白术

肩背痛

肩背痛，古方主以茯苓丸，谓痰饮为患也。而亦有不尽然者，凡背痛，多属于风。胸痛多属于气，气滞兼痰凝，脏腑之病也，背为诸俞之所伏，凡风邪袭人，必从俞入，经络之病也。间有胸痛连背者，气闭其经也。亦有背痛连胸者，风鼓其气也。治胸痛者理痰气，治背痛者祛风邪，此一定之理。

理痰气，宜用木香调气散，并前丸。祛风邪，宜用秦艽天麻汤，挟寒者加附桂，挟虚者以补中益气加秦艽、天麻主之。如或风邪痰气，互相鼓煽，痰饮随风走入经络，而肩臂肿痛，则前丸二方酌量合用，治无不效矣。

〔**茯苓丸**〕

茯苓、半夏各二两，姜汁炒　风化硝、枳壳麸炒，各三钱

〔**秦艽天麻汤**〕

秦艽一钱五分　　天麻、羌活、陈皮、当归、川芎各一钱
炙甘草五分　生姜三片　桑枝三钱，酒炒

腰痛

腰痛，有寒，有热，有湿，有瘀血，有气滞，有痰饮，皆标也，肾虚其本也。腰痛拘急，牵引腿足，脉浮弦者，风也。腰冷如冰，喜得热手熨，脉沉迟或紧者，寒也，并用独活汤主之。腰痛如坐水中，身体沉重，腰间如带重物，脉濡细者，湿也，苍白二陈汤主之。若腰重疼痛，腰间发热，痿软无力，脉弦数者，湿热也，恐成痿证，前方加黄柏主之。若因闪挫跌扑，瘀积于内，转侧若刀锥刺，大便黑色，脉涩或芤者，瘀血也，泽兰汤主之。走注刺痛，忽聚忽散，脉弦急者，气滞也，橘核丸主之。腰间肿，按之濡软，不痛，脉滑者，痰也，二陈汤加白术、萆薢、白芥子、竹沥、姜汁主之。腰痛似脱，重按稍止，脉细弱无力者，虚也，六君子汤加杜仲、断续主之。若兼阴冷，更佐以八味丸。

大抵腰痛，悉数肾虚，即挟邪气，必须祛邪。如外邪，则惟补肾而已。然肾虚之中，又须分辨寒热二证。如脉虚软无力，尿便清溏，腰间冷痛，此为阳虚，须补命门之火，则用八味丸。若脉滑数无力，便结尿赤，虚火时炎，此肾气热，髓减骨枯，恐成骨痿，斯为阴虚，须补先天之水，则用六味丸，合补阴丸之类，不可误用热药，以灼其阴。

〔**独活汤**〕

治肾虚，兼受风寒湿气。

独活、桑寄生、防风、秦艽、威灵仙、牛膝、茯苓各一钱　桂心五分　细辛、甘草炙，各三分　当归、金毛狗脊各二钱　生姜二片

〔**泽兰汤**〕

治闪挫跌扑瘀血内蓄，转侧若刀锥之刺。

泽兰三钱　丹皮、牛膝各二钱　桃仁十粒，去皮尖研　红花五分　当归五钱　广三七一钱　赤芍药一钱五分

〔**补阴丸**〕

治肾虚气热，腰软无力，恐成骨痿。

熟地三两　丹皮、天冬、当归、枸杞子、牛膝、山药、女贞子、茯苓、龟甲、杜仲、断续各一两二钱　人参、黄柏各五钱

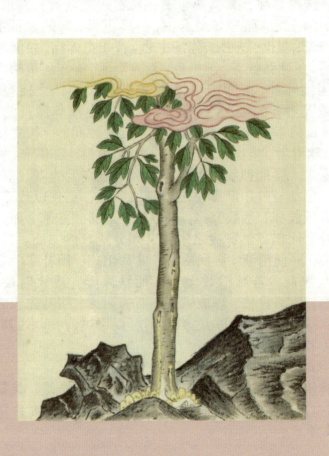

第八章　妇科学

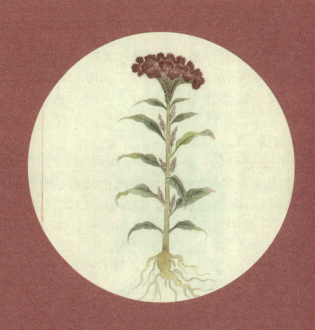

第一节 经带

月经不调

经，常也，一月一行，循乎常道，以象月盈则亏也。经不行，则反常，而灾难至矣。方书以趱前为热，退后为寒，其理近似。然亦不可尽拘也。假如脏腑空虚，经水淋漓不断，频频数见，岂可便断为热？又如内热血枯，经脉迟滞不来，岂可便断为寒？必须察其兼证，如果脉数内敛，唇焦口燥，畏热喜冷，斯为有热。如果脉迟腹冷，舌淡口和，喜热畏寒，斯为有寒。阳脏阴脏，于斯而别。再问其经来，血色多鲜者，血有余也；血少色淡者，血不足也。将行而腹痛拒按者，气滞血凝也；既行而腹痛，喜手按者，气虚血少也。予以益母胜金丹及四物汤加减主之，应手取效。

〔益母胜金丹〕

大熟地砂仁酒拌，九蒸九晒、当归酒蒸，各四两　白芍酒炒，三两　川芎酒蒸，一两五钱　丹参蒸，三两　茺蔚子酒蒸，四两香附四两，醋　酒　姜汁　盐水各一两　白术四两，陈土炒　益母草八两

〔四物汤〕

调经养血之要药。如血热者，加丹参、丹皮、益母草；血寒者，加桂心、牛膝；经行而腹痛拒按者，加延胡、香附、木香；经既行而腹痛拒按者，加人参、白术；血少色淡者，亦并如此。若腹中素有痞，饮食满闷者，本方内除熟地，专用三物加丹参、陈皮、香附之属。

熟地　川芎　当归　白芍

经早

先期至者主血热，加味四物汤，添鲜藕、红枣。立斋分肝经血燥，脾经郁滞，肝经怒火，血分有热，劳役动火。景岳分血赤浓紫。脉洪多火而经早者，微火阴虚；内热动血者，脉证无火，心脾不摄。经亦早者数项，若一月二三至者，乃气血败乱，当调其寒热虚实，不得以经早血热概之。大约血热者，腹多不痛，其来必多，固经丸加生地黄、芍药。

〔固经丸〕

黄柏、白芍各三两　黄芩二两　炙龟甲四两　椿根皮、香附各半两

经迟

后期者主血虚，加味八珍汤。立斋分脾经血虚，肝经血少，气血俱弱。景岳分血淡不鲜。脉微迟无火数例，亦有阴火内烁血本热，而仍后期者，乃水亏血少。过期作痛者，气血两虚，肥人过期色淡为痰。大约血虚者，腹多空痛，脉大无力或濡细，八珍汤加香附。

〔加味八珍汤〕

柴胡、黄芪各五分　香附、丹皮各八分　人参、云苓、白术、甘草、当归、川芎、地黄、芍药各八分

〔八物汤〕

地黄、当归、川芎、芍药、延胡、苦楝各一钱　木香、槟榔各五分

经乱

迟早无定，乍前乍后，多因心肺虚损，滋血汤。或因受惊气乱经亦乱者，或气盛于血不受孕者。景岳分三阴亏，兼阳虚者，忧思损心脾者，食少脾不健运者。脾虚不摄，

为淋漓者，肝虚不藏，多警惕者，情志不遂，肝脾气结，经期乱者，宜别之。

〔**滋血汤**〕

人参、黄芪、茯苓、山药各一钱　川芎、芍药、地黄各八分

经痛

有经前身痛拘急者，散其风；有经前腹痛畏冷者，温其寒；气滞者行其滞；血瘀者，逐其瘀；气血瘀者，理其络；癥瘕痞胀者，调其气血；虚寒急痛者，温其里；痛在经后者，补其虚；一切心腹攻筑，胁肋刺痛，月水失调者，和其肝；经滞腹痛，痛不可忍者，导其壅。《金匮》云：妇人腹中痛，当归芍药汤主之。此补中泻木。又云：妇人腹痛，小建中汤主之。此亦补脾伐肝之意。

〔**当归芍药汤**〕

当归、白芍、川芎、茯苓、泽泻各一钱

〔**小建中汤**〕

温中散寒，补脾伐肝。

芍药六两　桂枝、生姜各三两　甘草二两　枣十二枚　饴糖一升

经色

凡经以色红为正，其紫者风也，四物汤加荆防、白芷；黑者热甚也，四物汤加芩、连；紫黑兼腹痛者，气血并也，四乌汤加蓬术、川连；不痛者，但加川连；淡白者，虚而兼带也，芎归汤加参、芪、术、芍；或如米泔水，或如屋漏水，或带黄混浊模糊者，湿痰也，六君汤加苍术、香附；如豆汁者，热也，四物汤加丹参、丹皮；成块成片者，血随气凝，或风乘之也，通瘀煎。

〔**四乌汤**〕

乌药　香附　甘草　川芎　当归　地黄　芍药

〔**芎归汤**〕

川芎　当归

〔**六君子汤**〕

即四君子［汤］加陈皮、半夏。

〔**通瘀煎**〕

当归尾、大黄各三钱　白术、木通各一钱　红花五分　桃仁泥三十粒

倒经

经期气逆，直犯清道，而为吐衄，宜折其逆势而调之，用山栀、丹皮、生地、丹参、白芍、苏子、郁金、童便。风用四物汤，和韭汁、童便服。因怒火伤肝致逆者，龙胆、丹皮、青皮、黄芩、白芍、山栀。因心气不足，衄血面黄者，茯苓补心汤。又有三月一行为居经，俗名按季，或由脉微，气血俱虚，或由寸口脉微而涩，少阴脉微而迟，或由阳脉浮大，阴脉反弱。又一岁一行者为避年，此因禀受不齐，勿与经闭同治。

〔**茯苓补心汤**〕

茯苓六钱　桂枝三钱　甘草二钱　紫石英一两　麦冬、人参各五钱　大枣四枚　赤小豆一合

室女经闭

妇人经闭，其治较易；室女经闭，其治较难。妇人胎产乳子之后，气血空虚，经水一时不至，俟其气血渐回，而经脉自通矣。室女乃浑全之人，气血正旺，不应阻塞，其闭也，若非血海干枯，则经脉逆转。血海枯则内热咳嗽，鬓发焦而成怯证，经脉逆转，则失其顺行之常，而为吐为衄。夫血以下行而顺，上行为逆，速宜调其经脉。

俾月水流通，庶几可救。予以益母圣金丹加牛膝主之。若其人肝经怒火炽盛者，则颈生瘰疬，或左胁刺痛，更佐以加味逍遥散及消瘰丸。若其人脾气虚弱，不能消化饮食，血无从生，更佐以五味异功散。若其人精神倦怠，晡热内热，此气血两虚，无经可行，更佐以八珍汤，此治室女闭经之良法。倘妄行霸道，破血通经，其不偾事者几稀矣。

〔消瘰丸〕

此方治瘰疬奇效。

玄参蒸、煅牡蛎、蒸贝母各四两

〔五味异功散〕

即四君子汤加陈皮。

暴崩下血

《〔内〕经》云：“阴虚阳搏谓之崩。”此言热迫血而妄行也。又曰：“阳络伤则血外溢，阴络伤则血内溢。”外溢者，从上出；内溢者，从下流也。病人过于作劳，喜怒不时，则络脉伤损而血妄行矣。前证若因热迫血而妄行者，用加味四物汤；若因络脉伤损者，用八珍汤；若于血凝积，佐以独圣丸；若因肝经火旺不能藏血者，加味逍遥丸／散；若因脾气虚不能统血者，四君子汤加归、芍主之；若因思虑伤脾，不能摄血归经者，归脾汤；若气血两亏，血崩不止，更用十全大补汤。丹溪云：“凡血证须用四君子之类以收功。”若大吐大下，毋以脉论，当急用独参汤救之；若潮热咳嗽，脉数，乃元气虚弱，假热之象，尤当用参术调补脾土；若服参术不相安者，即专以和平饮食调理之。此等证候，无不由脾气先损，故脉息虚浮而大，须令脾胃健旺，后天根本坚固，乃为可治。设或过用寒凉复伤胃气，反不能摄血归经，是速其危也。

〔**独圣丸**〕

治瘀血凝积，瘀血不去，则新血不得归经，此独圣丸主之。虚人以补药相间而用。

五灵脂去土炒烟尽为末，醋丸绿豆大，每服一二钱，淡醋水下，清酒亦得。

带下

带下，系湿热浊气流注于带脉，连绵而下，故名带下。妇女多有之，赤带属热，因血虚而多火。白带属湿，因气血而多痰。亦有五色兼下者，多六淫七情所伤，滑泄不止，则腰痛膝酸，宜调脾肾，或用升提，或用摄固。又当分白带、白浊、白淫三项。白带者，流出黏稠清冷，此出于胞宫，精之余也。白浊者，胃中浊气，渗自膀胱，水之浊也。白淫者，尿后滑精流出无多，此房后男精不能摄也。景岳云：带证之因有六，一心旌摇，心火不静，而带下者，清心莲子饮（当先清火）；一（如）无邪火，但心虚带下者，秘元煎〔人参丸〕；一欲事过度，滑泄不固者，固经丸（秘元煎固精丸）；一人事不畅，精道逆，而为带浊者，威喜丸（初宜威喜丸，入宜固阴煎）；一湿热下流，而为带浊，脉必滑〔数烦渴多〕热，保阴煎〔加味逍遥散〕；一元气虚，而带下者，寿脾煎〔七福饮十全大补汤〕。凡带下，肥人多湿痰，越鞠丸加滑石、海石、蛤粉、茯苓、半夏、椿皮；瘦人多热痰，大补丸加滑石、败龟甲、椿皮。

〔**清心莲子饮**〕

清心火。

莲子二钱　人参、茯苓、黄芪各一钱　黄芩、麦冬、车前、地骨皮、甘草各七分

〔**秘元煎**〕

摄精。

远志、山药、芡实、枣仁、金樱子各二钱　　白术、茯苓各一钱半　炙甘草、人参各一钱　五味子十四粒

〔**固精丸**〕

镇固。

牡蛎　菟丝子　韭子　龙骨　五味子　桑螵蛸　白石脂　茯苓

〔**威喜丸**〕

祛湿浊。

茯苓　猪苓　黄蜡

〔**保阴煎**〕

生地、熟地、白芍各二钱　　山药、续断、黄芩、黄柏各一钱半　生甘草一钱

〔**寿脾煎**〕

温脾。

人参　白术　当归　甘草　山药　枣仁　炮姜　远志　莲子

〔**越鞠丸**〕

香附　苍术　川芎　神曲　栀子

〔**大补丸**〕

黄柏盐酒炒，研

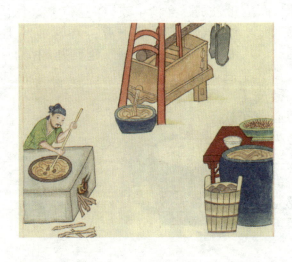

第二节 胎产病

恶阻

妊娠之际，经脉不行，浊气上干清道，以致中脘停痰，眩晕呕吐，胸膈满闷，名曰恶阻。法当理脾化痰，升清降浊，以安胃气，用二陈汤加枳壳主之。若脾虚者，用六君子汤，加苏梗、枳壳、砂仁、香附主之。其半夏虽为妊中禁药，然痰气阻塞中脘，阴阳拂逆，非此不治。以姜汤泡七次，炒透用之，即无碍也。若与参术同行，尤为稳当。凡安胎气，止呕定眩，须用白术为君，而以半夏、茯苓、陈皮、砂仁佐之，往往有效。夫人参恶阻，似属寻常，然呕吐太多，恐伤胎气。

〔二陈汤〕

陈皮一钱　半夏二钱　甘草五分　茯苓一钱

〔六君子汤〕

即四君子汤加半夏、陈皮。

胎动不安

妊娠胎动不安，多因起居不慎，或饮食触犯禁忌，或风寒搏其冲任之脉，或跌扑伤损，或怒动肝火，或脾气虚弱，宜各推气因而治之。大法若因母病而胎动，但治其病而胎自安；若因胎动而致病，但安其胎儿母病自愈。再诊其色，若面赤舌青，则子难保；若面青舌赤，吐沫，母亦难全。妊娠中切宜谨戒。

〔安胎饮〕

当归、川芎、白芍药酒炒、大熟地九制、茯苓、阿胶各一钱　甘草炙、艾叶各三钱　白术二钱

〔佛手散〕

当归五钱　川芎二钱五分

胎漏

女人之血，无孕时则为经血，有孕时则聚之以养胎，蓄之为乳汁。若经水忽下，名曰漏胎，血沥尽则胎不保矣。治法若因风热动血者，用四物汤，送下防风黄芩丸；若因血虚用本方，加茯神、阿胶、艾叶；若因怒动肝火，用加味逍遥散；若去血太多，用八珍汤；如不应，用补中益气汤。凡脾虚下陷，不能摄血归经者，皆宜补中益气；假如气血俱盛而见血者，乃小儿饮少也，不必服药。

〔防风黄芩丸〕

细实条芩炒焦、防风各等分

子悬

子悬者，胎上逼也。胎气上逆，紧塞于胸次之间，名曰子悬。其证由于恚怒伤肝者居多，亦有不慎起居者，亦有脾气郁结者，宜用紫苏饮加减主之。更有气逆之甚，因而厥晕，名曰子眩，并用前药主之。然子眩有由脾虚挟痰者，宜用六君子汤；若顽痰闭塞，而脾气不虚者，二陈汤加竹沥、姜汁。虚实之间，所当深辨也。

〔紫苏饮〕

当归、川芎、紫苏各一钱　甘草炙、人参、白芍药酒炒，各五分　大腹皮黑豆煎水洗，八分　生姜一片　葱白一寸

胎不长

妊娠胎不长者，多因产母宿有疾，或不慎起居，不善调摄，以致脾胃亏损，气血衰弱，而胎不长也。法当祛其宿疾，补其脾胃，培其气血。更加调摄得宜，而胎

自长矣。补脾胃，五味异功散主之；培气血，八珍汤主之；祛宿疾，随证治之。

半产

半产者，小产也。或至三五月而胎堕，或未足月而欲生，均谓之小产。小产重于大产。盖大产如瓜熟蒂落，小产如生断其根蒂，岂不重哉？其将产未产之时，当以安胎为急，安胎饮主之；既产而腹痛拒按者，此瘀血也，法当祛瘀生新，当归泽兰汤主之；若小产后血不止，或烦渴面赤，脉虚微者，此气血大虚也，八珍汤加炮姜以补之；若腹痛呕泻，此脾胃虚也，香砂六君子汤加姜桂以温之。其在产母，更宜慎风寒，节饮食，多服补药，以坚固气血，毋使轻车熟路，每一受孕，即至期损动，而养育艰难也。戒之、慎之。

〔**当归泽兰汤**〕

当归、泽兰、白芍酒炒、川芎、大熟地九制，各一钱五分 延胡索酒炒、红花、香附、丹皮各五分 桃仁去皮尖及双仁者炒研，七粒

子烦

妊娠子烦者，烦心闷乱也。书（《医学心悟》）云："孕四月，受少阴君火（水）以养精；六月少阳相火以养气。"子烦之证，大率由此。窃谓妇人有孕，则君相二火，皆翕聚为养胎，不独四六两月而已。治法火盛内热而烦者，淡竹叶汤；若气滞痰凝而闷乱者，二陈汤加白术、黄芩、苏梗、枳壳；若脾胃虚弱，呕恶食少而烦者，用六君子汤。子烦之候，不善调摄，则胎动不安矣。

〔**淡竹叶汤**〕

淡竹叶七片 黄芩、知母、麦冬各一钱 茯苓二钱

子痫

妊娠中血虚受风，以致口噤，腰背反张，名曰子痫。其证最暴，且急审其果挟风邪，则用羚羊角散定之。若兼动怒肝火，佐以逍遥散加人参；若兼胎气上逆，佐以紫苏饮；若兼脾虚挟痰，佐以六君子汤；若因中寒而发者，宜用理中汤加防风、钩藤，此证必须速愈为善；若频发无休，非惟胎妊骤下，将见气血随胎涣散，母命亦难保全。大抵此证胎气未动，以补气养血定风为主。胎气既下，则以大补气血为主，此一定之理，予屡治屡验矣。

〔**羚羊角散**〕

羚羊角锉、独活、当归各一钱　川芎、茯神、防风、甘草炙，各一分　钩藤三钱　人参八分　桑寄生二钱　生姜五分　大枣二枚

子鸣

妊娠腹内自鸣，系小儿在腹内哭声也，谓之子鸣，又谓之腹内钟鸣。古方用鼠穴中土二钱，加麝香少许，清酒调下。或用黄连浓精呷之。但黄连性寒，麝香开窍，不宜轻用。此证乃脐上疙瘩，儿含口中，因孕妇登高举臂，脱出儿口，以此作声。令孕妇曲腰就地，如拾物，一二刻间，疙瘩仍入儿口，其鸣即止，可服四物汤加白术、茯苓一二剂，安固胎气。

子瘖

妊娠至八九月间，忽然不语，谓之子瘖。但当饮食调养，不须服药，昔黄帝问于岐伯曰："人有重身，九月而瘖，何也？"岐伯对曰："胞胎系于肾，肾脉贯系舌本，故不能言。十月分娩后，自为之言矣。"愚按：肾脉贯系舌本，因胎气壅闭，肾脉阻塞，致不能言，自应调摄

以需之，不必惊畏，或用四物汤加茯苓、远志数剂亦可。倘妄为投药，恐反误事。

鬼胎

凡人脏腑安和，气血充实，精神健旺，荣卫条畅，则妖魅之气，安得而乘之。惟夫体质虚衰，精神惑乱，以致邪气交侵，经闭腹大，如怀子之状。其面色青黄不泽，脉涩细或乍大乍小，两手如出两人，或寒热往来，此乃肝脾膹郁之气，非胎也，宜用雄黄丸攻之。而以各经见证之药，辅佐以六君子汤，此证乃元气不足，病气有余。或经事愆期，失于调补所致，不可浪行攻击，而忘根本，则鬼胎行而元气无伤矣。复有梦与鬼交者，亦由气血空虚，神志惑乱，宜用安神定志丸主之。

〔**雄黄丸**〕

明雄黄、鬼臼去毛、丹砂细研水飞，各五钱　延胡索七钱　麝香一钱　川芎七钱　半夏一两，姜汁炒

〔**安神定志丸**〕

茯苓、茯神、人参、远志各一两　石菖蒲、龙齿各五钱

热病胎损

妊娠热病不解，以致胎损腹中，不能出者，须验产母，母面赤舌青者，其子已损；若面青舌赤，母亦难全。古方通用黑神散下之。然药性燥烈，不宜于热病，应用平胃散，加朴硝五钱下之，为稳当也。

〔**黑神散**〕

隆冬寒月，及体气虚寒者须此。

桂心、当归、芍药、甘草炙、干姜炒、生地黄各一两　黑豆炒，去皮，二两　附子炒，去皮脐，五钱

〔**平胃散**〕

苍术泔浸，二钱　厚朴姜汁炒、陈皮、甘草各一钱

妊娠小便不通

妊娠小便不通，乃小肠有热，古方用四物汤加黄芩、泽泻主之。然孕妇胞胎坠下，多致压胞，胞系缭乱，则小便点滴不通，名曰转胞。其祸最速，法当升举其胎。俾胎不下坠，则小便通矣。丹溪用补中益气，随服而探吐之，往往有验。予用茯苓升麻汤，亦多获效，皆升举之意也。然则仲景治转胞，用桂附八味汤，何也？予曰：此下焦虚寒，胎气阴冷，无阳则阴不化，寒水断流，得桂附温暖命门，则阳气宣通，寒水解冻，而小便行矣。况方内复有茯苓、泽泻为之疏决乎。然亦有阳亢阴消，孤阳无阴，不能化气者，必须补其真阴，古方用滋肾丸，予尝用六味加车前、牛膝，往往收功。斯二者，一阴一阳，一水一火，如冰炭相反，最宜深究。大抵右尺偏旺，左尺偏弱，脉细数而无力者，真水虚也；左尺偏旺，右尺偏弱，脉虚大而无力者，真火虚也。火虚者，腹中阴冷，喜热胃寒，小便滴沥而清白；水虚者，腹中烦热，喜冷畏热，小便滴出如黄柏。脉证自是不同，安危在于反掌，辨之不可不早也。复有于分娩之时，稳婆不谨，偏损尿胞，以致小便滴沥淋漓，不知约束，因思在外肌肉，尚可补完，腹中之肉，独不可补乎。遂用大剂八珍汤，加紫河车三钱，而以猪胞中汤，煎药饮之。如此数服即愈，但须早治，不可轻忽。

〔滋肾丸〕

黄柏、知母各二两　　肉桂一钱

胎水肿漏

妊娠胎水肿漏，名曰子肿，又名子气。其证多属胞胎壅遏，水饮不及通流，或脾虚不能制水，以致停蓄。大法胎水壅遏，用五皮饮，加白术、茯苓主之；脾虚不能制水，用六君子汤主之；凡腰以上肿，宜发汗，加秦艽、荆芥、防风；腰以下肿者，宜利小便，加车前、泽泻、防己。胎水通行，生息顺易，宜先时治之，不可俟其既产而自消也。

〔**五皮饮**〕

脾虚肤肿。

陈皮　茯苓皮　姜皮　桑白皮　大腹皮

乳泣

妊娠乳自出，名曰乳泣，生子多不育。然予以为气血虚弱，不能统摄，用八珍汤，频频补之，其子遂育。夫医理有培补之功，赞化之能，岂可执常说而自画欤？

〔**八珍汤**〕

当归　生地　白芍　川芎　人参　白术　甘草　茯苓

胞衣不下

胞衣不下，或因气力疲惫，不能努力，宜于剪脐时用物系定，再用归芎汤一服即下，或血入衣中，胀大而不能下，以致心腹胀痛，喘急，速用清酒下失笑散丸三钱。俾血散胀消，其衣自下，如不应，更佐以花蕊石散，或牛膝散亦可。

〔**失笑丸**〕

治瘀血胀胞，并治儿枕痛神效。

五灵脂去土炒、蒲黄炒，等分

〔**花蕊石散**〕

治产后败血不尽，血迷血晕，胎衣不下，胀急不省人事。

花蕊石一斤　上色硫黄四两

〔**牛膝散**〕

治胎衣不下，腹中胀急，此药腐化而下。

牛膝、川芎、蒲黄微炒、丹皮各二两　当归一两五钱　桂心四钱

产后血晕

产后血晕，宜烧漆器，熏醋炭以开其窍。若瘀血上攻，胸腹胀痛拒按者，宜用归芎汤下失笑丸；若去血过多，心慌自汗，用清魂散，虚甚者更加附子；若脾胃虚弱，痰厥头眩而呕恶者，用六君子汤。大抵产后眩晕，多属气虚，察其外证，面白眼合，口张手撒，皆为气虚欲脱之象。若兼口鼻气冷，手足厥冷，此为真虚挟寒，速宜温补，每用人参两余，而以姜附佐之，庶得回春，不可忽也。

〔**清魂散**〕

泽泻、人参各二钱半　川芎八分　荆芥穗醋炒，二钱　甘草一钱　童便一杯

产后不语

不语之证，有心病不能上通者，有脾病不能运动舌本者，有肾病不能上交于心者，虽致病之因不同，而受病之处，总不出此三经耳。产后不语，多由心肾不交，气血虚弱，纵有微邪，亦皆由元气不足所致，古方七珍散主之。若兼思虑伤脾，倦怠少食，更佐以归脾汤；若兼气血两虚，内热晡热，更佐以八珍汤；若兼脾虚生痰，食少呕恶，更佐以六君子汤；若兼肾气虚寒，厥冷痹痛，更佐以地黄饮子；若兼水虚火炎，内热面赤，更佐以六味地黄汤，如此调治，自应渐愈，倘妄行祛风攻痰，失之远矣。

〔**七珍散**〕

人参、石菖蒲、生地黄、川芎各一两　防风、辰砂另研水飞，各五钱　细辛二钱

〔**地黄饮子**〕

治心肾不交，舌瘖足痹。

地黄三两　巴戟酒浸　山茱萸、肉苁蓉、金石斛、附子炮、茯苓、菖蒲、远志、肉桂、麦冬各一两　五味子五钱

产后发热

产后若无风寒，而忽发热者，血虚也，宜用四物汤补阴血，加以黑干姜之苦温从治，收其浮散，使归依于阴，则热即退矣。如未应，更加童子小便为引，自无不效。然产后多有脾虚，伤食而发热者，误作血虚，即不验矣。法当调其饮食，理其脾胃，宜用五味异功散，加神曲、麦芽。大凡风寒发热，昼夜不退，血虚与伤食，则日晡发热，清晨即退，是以二证相似也。然伤食之证，必吞酸嗳腐，胸膈满闷，显然可辨。若血虚证，则无此等证候。然产后复有气血大虚，恶寒发热，烦躁作渴。乃阳随阴散之危证，宜用十全大补汤。如不应，更加附子，若呕吐泻利，食少腹痛，脉沉细或浮大无力，更佐以理中汤。此皆虚寒假热之候。设误认为火而清之，祸如反掌。

产后癫狂

产后癫狂，及狂言谵语，如见鬼神。其间有败血上冲者，有血虚神不守舍者，大抵败血上冲，则胸腹胀痛，恶露不行，宜用泽兰汤并失笑丸。若血虚神不守舍，则心慌自汗，胸腹无苦，宜用安神定志丸，倍人参加归芎主之，归脾汤亦得。此证多由心脾气血不足，神思不宁所致，非补养元气不可。倘视为实证而攻之，祸不旋踵。

〔泽兰汤〕

泽兰、生地酒洗、当归、赤芍各一钱五分　甘草炙，五分生姜一钱　大枣四枚　桂心三分

产后心神惊悸

产后心神惊悸，或目睛不转，语言健忘，皆由心血空虚所致。夫人之所主者心，心之所主者血，心血一虚，神气不守，惊悸所由来也。法当补养气血为主。

产后汗多变痉

产后汗出不止者，皆由阳气顿虚，腠理不密，而津液妄泄也。急用十全大补汤止之。如不应，用参附、芪附、术附等汤。若病势危急，则以参芪术三汤合饮之。如或汗多亡阳，遂变为痉，其症口噤咬牙、角弓反张，尤为气血大虚之恶候，更当速服前药，庶可救燎。或问无汗为刚痉，有汗为柔痉，古人治以小续命汤者，何也？答曰：此外感发痉也。病属外感，则当祛邪为急。若产后汗多发痉，此内伤元气，气血大亏，筋无所养，虚极生风，非十全大补加附子安能敛汗液，定搐搦，而救此垂危之证乎。且伤寒汗下过多，溃疡脓血大泄，亦多发痉，并宜补养气血为主，则产后之治法，更无疑矣。甚矣察证宜明，而投剂贵审也。

〔十全大补汤〕

即八珍汤加黄芪、肉桂。

产后身痛

产后遍身疼痛，良由生产时百节开张，血脉空虚，不能荣养，或败血乘虚而注于经络，皆令作痛。大法若遍身疼痛，手按更痛者，是瘀血凝滞也，用四物汤加黑姜、桃仁、红花、泽兰补而化之。若按之而痛稍止，此血虚也，用四物汤加黑姜、人参、白术补而养之。其或由兼风寒者，则发热恶寒，头痛鼻塞，口出火气，斯为外感，宜用古拜散加当归、川芎、秦艽、黑姜以散之。散后痛未除，恐血虚也，宜用八珍汤以补之，此治身痛之大法也。

〔古拜散〕

治产后受风，筋脉引急，或发搐搦，或昏愦不省人事，或发热恶寒，头痛身痛。

荆芥穗

产后腰痛

腰以下皆肾所主，因产时劳伤肾气，以致风冷客之，则腰痛。凡腰痛上连脊背，下连腿膝者，风也。若独自腰痛者，虚也，风用独活寄生汤，虚用八珍汤加杜仲、续断、肉桂之属。若产后恶露不尽，流注腿股，痛如锥刺，手不可按，速用桃仁汤消化之，免作痈肿。凡病虚则补之，实则泻之，虚中有实，实中有虚，补泻之间，更宜斟酌焉。

〔**独活寄生汤**〕

羌独活、防风、当归、川芎、细辛、桂心、人参、半夏、菖蒲、茯神、远志、白薇各五钱　甘草炙，二钱半

〔**桃仁汤**〕

桃仁十粒，炒研　当归三钱　牛膝二钱　泽兰三钱　苏木一钱

恶露不绝

产后恶露不绝，大抵因产时劳伤经脉所致也。其证若肝气不和，不能藏血者，宜用逍遥散。若脾气虚弱不能统血者，宜用归脾汤。若气血两虚，经络亏损者，宜用八珍汤。若瘀血停积，阻碍新血，不得归经者，其证腹痛拒按，宜用归芎汤，送下失笑丸，先祛其瘀，而后补其新，则血归经矣。

〔**归芎汤**〕

当归、川芎各等分

产后心腹诸痛

产后心腹诸痛，若非风冷客之，饮食停之，则为瘀血凝积。然产后中气虚寒，多致暴痛，宜各审其因而药之。大法风寒者口鼻气冷，停食者吞酸满闷，俱用二香散主之。瘀血者转侧若刀锥之刺，手不可按，痛不可移，失笑丸主之。中气虚寒者，腹中冷痛，按之稍止，热物熨之稍

松，理中汤加桂心主之。若小腹痛，气自脐下逆冲而上。忽聚忽散者，此瘕气也，橘核丸主之。若小腹痛处有块，不可手按，此瘀血壅滞，名曰枕痛，并用失笑丸，瘀血行而痛止矣。

〔**二香散**〕

散寒消食。

砂仁、木香、黑姜、陈皮、炙甘草各一两　香附三两，姜汁炒

〔**橘核丸**〕

橘核、川楝子、海藻、海带、昆布、桃仁各二两　桂心、厚朴、枳实、延胡、木通、木香各五钱

蓐劳

产后气血空虚，真元未复，有所作劳，则寒热食少，头目四肢胀痛，名曰蓐劳，最难调治。大法阳虚则恶寒，阴盛则发热；清气不升则头痛，血气不充则四肢痛，宜用大剂八珍汤以补之。若脾虚食少，即用六君子加炮姜以温补之，诸症自退。凡产后调治之法，或补养气血，或温补脾土，虽有他症，从本治之。此一定之法也。

喘促

新产后，喉中气急喘促，因荣血暴竭，卫气无依，名曰孤阳，最为难治，宜用六味汤加人参以益其阴。若脾肺两虚，阳气不足，宜用四君子汤加黑姜、当归以益其阳。若自汗厥冷，更加附子。若兼外感，即于四君子方内加荆芥、陈皮、炮姜、川芎、当归以散之。若瘀血入肺，口鼻起黑气及鼻衄者，此肺胃将绝之候，急服二味参苏饮，间有得生者。

〔二味参苏饮〕

人参一两　苏木三钱，杵细

第三节 乳疾

乳汁多少

乳汁为气血所化，而源出于胃，实水谷精华也。惟冲脉隶属于胃，故升而为乳，降而为经。新产三日后，发寒热，名蒸乳，宜逍遥散，祛术。少妇初产，乳胀不得通畅，宜清利，连翘金贝煎。若产后乳少，由气血不足，宜滋补，异功散加归、芍、枸子、熟地、蒌仁，仍以羹臞引之。产后乳自出，属胃气虚，宜固补，七福饮加黄芪、五味子以摄之。乳多胀痛而溢者，以温帛熨而散之。有气血颇壮，乳汁不即下者，通草猪蹄汤，或迷（秘）传涌泉散行之。痰气闭阻经络，乳汁不下，肥人为多，神效瓜蒌散，疏降之，或以丝瓜络、莲子烧存性，酒下三钱，盖被取汗即通。其气血虚亏，乳汁不下，玉露散，或八珍汤加黄芪、麦冬调补之。因肺胃虚寒，乳汁不下，千斤钟乳汤温养之。

〔连翘金贝汤〕

金银花、土贝母、蒲公英、花粉、夏枯草各三钱　红藤七钱　连翘五钱

〔七福饮〕

人参、地黄各三钱　当归、枣仁各二钱　白术钱半　炙甘草、远志各五分

〔涌泉散〕

王不留行　白丁香　漏芦　花粉　僵蚕　山甲片

〔瓜蒌散〕

瓜蒌一个　生甘草、当归各五钱　乳香、没药各一钱

〔玉露散〕

人参、茯苓、川芎、白芷、当归、白芍、桔梗各一钱
甘草五分

〔钟乳汤〕

石钟乳四钱　甘草、漏芦各二钱　通草、栝楼根各半两

内外吹乳

小儿吮乳，鼻风吹入，令乳房壅结肿痛，名外吹，
不急治，多成乳痈，内服瓜蒌散。外以南星末敷之，甚则
连翘金贝煎。孕妇胎热，寒热肿乳，名内吹，用橘叶散治之。
新产儿，未能吮乳，余乳停蓄，滋胀发热，内渴肿硬结痛，
名妒乳，宜挤去宿乳，或吮通之，以贝母、瓜蒌、甘草节、
木通煎服，倘儿或不育，产母蒸乳，寒热胀痛，宜断乳法，
以炒麦芽一两，煎服，消之。

〔橘叶散〕

柴胡、黄芩、青皮、陈皮、川芎、山栀、连翘、石膏
各一钱　橘叶二十张

乳痈

妇女胆胃二经热毒，壅遏气血，乳肿燉痛，名乳痈。
初起寒热肿痛，肉色燉赤，宜凉血疏邪，四物汤加柴胡、
山栀、丹皮、贝母、瓜蒌、甘草。乳房结核，肿痛色赤，
宜疏肝清胃，内服牛蒡子汤，外用活鲫鱼，连头骨捣烂，
以香腊糟一团研匀敷上，即消。气血凝滞，结核不散，
连翘饮子。肝失条畅，乳痈结核，寒热肿溃，清肝解郁汤。
心脾郁伤，乳痈，发热结核，腐溃，归脾汤，芪、术、草，
生用。乳疬肿痛，用大贝母、白芷、乳香、没药、当归
身，每服四钱，白酒下。乳疬溃烂，用两头尖、雄鼠粪、
土楝子（经霜者佳）、露蜂房各三钱，俱煅存性，研末，
分三服，酒下，间两日一服，痛止脓敛。如脓成不溃，

或脓水清稀，用托里透脓散，溃久不敛，用桑根、木芝、或茵，烧灰，和梅片末掺之，即愈。

〔牛蒡子汤〕

陈皮 牛蒡 山栀 银花 甘草 瓜蒌 黄芩 花粉 连翘 角刺 柴胡 青皮

〔连翘饮子〕

连翘、川芎、瓜蒌、角刺、橘叶、青皮、甘草节、桃仁各一钱

〔清肝解郁汤〕

当归 川芎 生地 白芍 陈皮 半夏 甘草 茯苓 青皮 贝母 苏梗 桔梗 山栀 远志 木通 香附 姜

〔托里消毒散〕

人参、黄芪、白术、茯苓、当归、白芍各一钱　银花、白芷各七分

乳岩

乳内结小核一粒如豆，不红不肿，内热倦怠，月事不调，名乳岩。急早调治，若年久渐大，肿坚如石，时作抽痛，数年溃腐，如巉岩深洞，血水淋沥者不治。溃后大如覆碗，不痛而养（痒）极者，内生蛆虫也。症因忧思郁结，亏损肝脾气血而成。初起小核，用生蟹壳爪数十枚，砂锅内，焙研末，酒下。再用归、陈、枳、贝、翘、蒌、白芷、甘草节煎服。数十剂勿间，可消。若未消，内服益气养荣汤，外以木香饼熨之，阴虚晡热，加味逍遥散，去焦术，加熟地。寒热抽痛，归脾汤。元气削弱，大剂人参煎服，可消。若用攻坚解毒，必致溃败不救。凡溃后最忌乳没等药。

〔益气养营汤〕

人参、茯苓、陈皮、贝母、黄芪、熟地、白芍、当归、川芎、香附各一钱　甘草、桔梗各五分　生白术二钱

乳悬

产后两乳伸长，细如鸡肠，垂过小腹，痛难刻忍，名乳悬，此怪症也。偶亦有之，急用芎、归各一斤，切片，只取四两，水煎服。令产妇伏桌上，下置火炉，将余片芎、归，入炉漫烧，以口鼻及乳吸烟令上。如药尽未收，如前法煎服熏吸，便可缩上。否则用蓖麻子三粒，研涂发顶心，少顷便去之。即收。

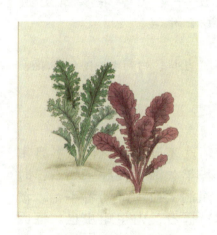
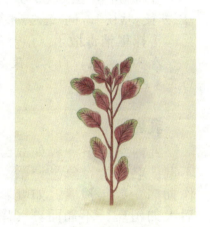
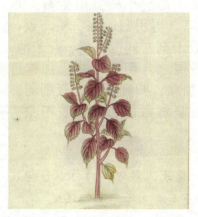
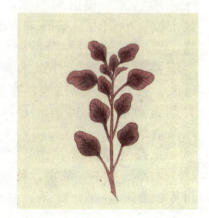

第四节 前阴病

阴肿

肝脉抵少腹，环阴器。督脉起少腹，以下骨中央，女子入系廷孔，循阴器。凡妇科前阴诸症，不外肝督二经主病。阴肿而玉门愀肿，并两拘俱痛，憎寒发热，小水涩少，肝经湿热也。龙胆泻肝汤，渗而清之。阴肿急痛，寒热往来，肝火血虚也，加味逍遥散，凉而调之。热客于阴经，焮发肿痛，小水淋沥，积热闭结也，玄参、荆芥、藁本、甘草梢加入大分清饮，宣以泻之。阴肿下坠，气血虚陷也，补中益气汤，举而补之。但肿痛者，加味四物汤，凉而和之。肿痛而玉门不闭者，挟虚也，逍遥散，或十全大补汤，和而补之。湿痒出水，兼痛者，忧思过也。归脾汤加丹芍柴栀，调畅之。腐溃者，内服逍遥散，外以黄柏面、海螵蛸末掺之。如因产伤阴户而肿者，不必治肿，但调气，肿自退。产后受风而肿者，芎归汤加羌、防、荆芥等，煎汤洗之。阴肿如石，痛不可忍，二便不利，用枳实、陈皮各四两，炒香研末，乘热以绢包从上身熨至下部，并阴肿处，频频熨之，冷则互换，气行自愈。又阴肿以海螵蛸散外敷。

〔**大分清饮**〕

茯苓、猪苓、泽泻、木通、山栀、枳壳、车前子各一钱

〔**海螵蛸散**〕

治阴肿、阴痒及下疳皆效。

海螵蛸、人中白各等分

阴痒

阴中痒，多由肝经湿热，化䘌虫，微则痒，甚则痛，

或脓水淋沥，治宜清肝火，加味逍遥散，龙胆泻肝汤。如小腹胀痛，晡发寒热者，加味小柴胡汤。怒伤肝脾，胸闷，阴痒者，加味归脾汤。瘦人阴虚燥痒者，六味丸三钱合滋肾丸一钱。外用蛇床子、川椒煎汤熏洗，日三次。痒甚必有虫，以甘蔗渣烧灰，入冰片擦之。或以猪肝煮肉，纳阴中，引虫出。一妇患此，诸药不效，因食黍穄米饭粥而愈。

阴冷

妇人阴冷，由风冷客于子脏，宜五加皮酒。其肥盛而阴冷者，多湿痰下流，二术二陈汤加羌活、防风。立斋谓：阴冷属肝经湿热，外乘风冷。若小便涩滞，小腹痞痛，宜龙胆泻肝汤，内伤寒热，经候不调，宜加味逍遥散。寒热体倦，饮食少思，加味四君子汤。郁怒发热，少寐懒食，加味归脾汤。下元虚冷，腹痛便溏，八味丸。阴冷用温中坐药，蛇床子研末，百分少许，和匀如枣大，绵裹纳阴中，自热。或以蛇床子五钱，吴茱萸三钱加麝少许，为末蜜丸，以绵裹纳之。

〔**五加皮酒**〕

五加皮、干姜、丹参、蛇床子、熟地、杜仲各三两　　杞子一两　　钟乳粉四两

〔**二术二陈汤**〕

即二陈汤加苍白术。

阴挺

妇人阴中挺出数寸，如茵如芝，因损伤胞络，或临产用力所致，以升补元气为主，补中益气汤。若肝经湿热，小水涩滞，龙胆泻肝汤。阴虚滑脱，秘元煎。肝脾气郁，归脾汤服药不效，用一捻金丸，妇人瘕聚，阴中突出如茄子，与男疝同，亦名癫疝，卧则上升，立则下坠，多

因气虚，劳力举重，宜大补元煎。

〔一捻金丸〕

延胡、川楝肉、全蝎、茴香各等分

〔大补元煎〕

人参 熟地 山药 杞子 萸肉 当归 炙草 杜仲

阴蚀

阴中生疮如小蛆，名曰䘌。痛痒如虫行，脓水淋沥，乃七情郁火，伤损肝脾，致湿热下注。其外症突出蛇头，或如鸡冠，肿痛湿痒，溃烂出水。其内症口干内热，经候不调，饮食无味，体倦发热，胸膈不利，小腹痞胀，赤白带下。其治法肿痛者，加味四物汤；湿痒者，加味归脾汤；淋涩者，龙胆泻肝汤；溃腐者，加味逍遥散；肿闷脱坠者，补中益气汤加山栀、丹皮，佐以外治法。《肘后方》：杏仁、雄黄、白矾各五钱，麝香二分，为末传入。

阴脱

此证由忧思太过，致阴户开而不闭，痒痛水出，宜逍遥散，或归脾汤加柴胡、栀子、白芍、丹皮服之。有产后得者，宜补中益气汤加五味子、白芍服之。外俱用荆芥、枳壳、诃子、文蛤之属，煎汤熏洗。

阴吹

《金匮》云："胃气下泄，阴吹而正喧，此谷气之实也，膏发煎主〔导〕之。"盖因谷气既不能上升清道，复不能循经下走后阴，阴阳怪僻所致。亦有因产后食葱而致者，甚者簌簌有声，如后阴之矢气状，宜补中益气加五味。

〔膏发煎〕

使病从小便出。

猪膏半斤 乱发鸡子大，三枚

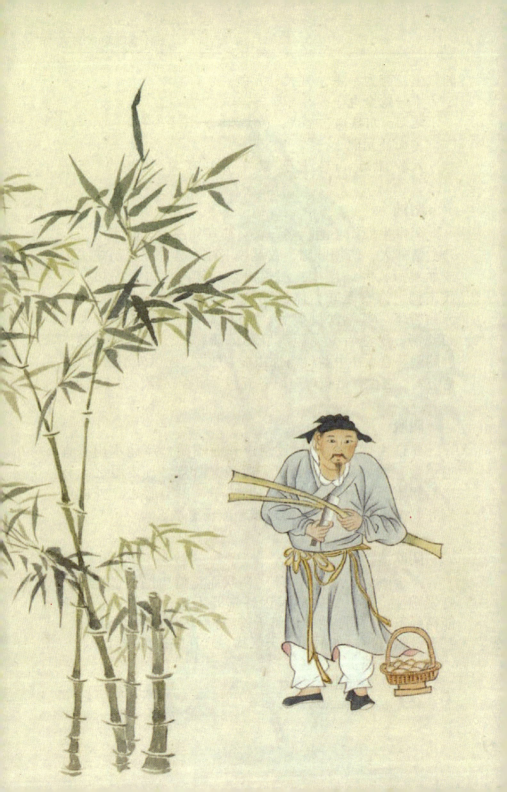

第九章　幼科学

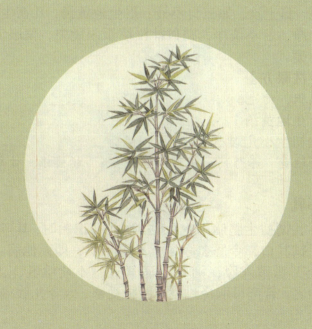

第一节 初生

不啼

儿生落地，啼声即发，形生命立矣。有不啼者，俗云草迷，多因临产时有生育艰难，以致儿生气闭不通也。急以葱鞭其背，使气通则啼。又有时值天寒之际，儿气为寒所偪，亦不能啼，宜用熏脐带法，急为挽回，庶气通而啼声出也。若气绝无声，面青甲黑，是形虽存而命已不立，安望其生。

眼不开

小儿初生眼不开者，因孕妇饮食不节，恣情厚味，热毒熏蒸，以致热蕴于内也。治法当以熊胆少许，蒸水洗眼上，一日七次，如三日不开，用生地黄汤。凡初生小儿，须洗令净，若不洗净，则秽汁浸渍于眼眦中，使眼赤烂，至长不瘥。

〔**洗眼方**〕

熊胆、黄连各少许

〔**生地黄汤**〕

治初生小儿眼不开。

干地黄　赤芍药　川芎　当归去芦　栝楼根　甘草

不乳

不乳谓初生胞胎不吮乳也。婴儿初出胎时，其声未发，急以手拭其口，令恶血净尽，不得下咽，即无他病。若拭口不全，恶秽入腹，则令腹满气短，不能吮乳，当用一捻金治之。若产母取冷过度，胎中受寒，致令儿腹痛多啼，面色青白，宜用茯苓丸治之。若四肢厥逆，理中汤治之。

〔**茯苓丸**〕

赤茯苓、川黄连去须、枳壳炒，各等分

吐不止

儿自胞胎即脱以后，有因便秘，腹中秽恶不净，令儿腹满，其吐不止者，木瓜丸主之。若生育时触冒寒邪，入里犯胃，则曲腰而啼，吐沫不止，香苏饮温散之。又有胎热受热，面黄赤，手足温，口吐黄涎酸黏者，二陈汤加黄连主之。若胎前受寒，面青白，四肢冷，口吐清稀白沫者，理中汤主之

〔**木瓜丸**〕

木瓜、麝香、腻粉、木香、槟榔各等分

〔**香苏饮**〕

藿香 苏叶 厚朴姜炒 陈皮 枳壳麸炒 茯苓 木香煨 炙甘草

〔**黄连二陈汤**〕

半夏姜制 陈皮 茯苓 生甘草 黄连姜炒

不小便

小儿初生不尿者，多因在胎时，母恣食，嗽热毒之气，流入胎中，儿饮其血，是以生而脐腹肿胀。如觉脐四旁有青黑色，及口撮，即不可救也。如未有青黑色，不饮乳者，宜服导赤散；热盛者，八正散主之。外用豆豉膏贴脐上，则小便自通矣。

〔**导赤散**〕

生地黄 木通 生甘草 淡竹叶

〔**八正散**〕

萹蓄 瞿麦 滑石飞 木通 赤苓 车前子 生大黄 生栀子

〔**豆豉膏**〕

淡豆豉一勺 田螺十九个 葱一大束

不大便

小儿初生之日或次日即大便者，俗云脐下屎。此肠胃通和，幽门润泽也。若至二三日不大便者，名曰锁肚，乃胎中受辛热之毒，气滞不通也。其儿必面赤腹胀，不乳多啼，宜先用朱蜜法治之。设若不应，用一捻金量儿与之，继令妇人以温水漱口哑儿前后手心足心并脐下共七处，以皮见红赤色为度。仍以轻粉半钱、蜜少许温水化开，时时少许服之，以通为止。如更不通，即使肛门内合，当以物透而通之。金簪为上，玉簪次之，须刺入二寸许，以苏合香丸纳入孔中，粪出为快。若肚腹膨胀不能乳食，作呻吟声，至于一七，则难望其生矣。

〔苏合香丸〕

苏合香五钱，入安息香内　安息香一两，另为末，用无灰酒半斤熬膏　丁香、青木香、白檀香、沉香、荜茇、香附子、诃子煨，去肉、乌犀镑、砂各一两，水飞　熏陆香、片脑各五钱，研　麝香七钱半

垂痈

一名悬痈。凡喉里上腭肿起，如芦箨盛水状者即是。芦箨，芦笋也。此乃胎毒上攻，可以绵缠长针，留刃处如粟米许大以刺决之，令气泄，去青黄赤血汁。若一日未消，来日又刺之。不过三刺，自消尽。余小小未消，三次亦止。刺后再以盐汤洗拭，急用如圣散，或一字散掺刷。

〔如圣散〕

铅霜、真牛黄、元精石、朱砂水飞曝干，各等分

〔一字散〕

朱砂、硼砂各半钱　龙脑、朴硝各一字（一字约为壹点五克）

重舌

重舌者，近舌根处，形如舌而短，故名。此因受胎

时受热太盛，致发于上焦，急以鸡内金为末干掺口内，并用地黄膏掺之，内服清热饮。

〔**地黄膏**〕

郁金皂荚水煮干，切焙、豆粉各半两　甘草一份，炙　马牙硝研，一钱

〔**清热饮**〕

黄连生　生地　木通　甘草生　连翘去心　莲子

重龈重腭

两证皆因小儿在胎有热，蓄于胃中，故牙根上腭，重如水泡，名曰重龈重腭，治法用针刺破，以盐汤拭净，外敷一字散，内服清胃散，其肿自消。

〔**清胃散**〕

生地　丹皮　黄连　当归　升麻　石膏煅

噤风

又名噤口，如果失治，多致不救。其候舌上生疮如粟米状，吮乳不得，啼声渐小，因胎热所致也。法当清热疏利，以龙胆汤主之。若肚腹胀硬，二便不通者，紫霜丸主之。又有一种口吐白沫，牙关紧急者，此胎热内结，复为风邪外袭，当以秘方擦牙散先擦其牙关，次服辰砂全蝎散。中病即止，不可过服。证退当调和脾胃，以匀气散主之。如口噤不开，服诸药不效者，擦牙散用指蘸生姜汁，于大牙根上擦之，立开。

〔**龙胆汤**〕

柴胡　黄芩　生甘草　钩藤钩　赤芍　大黄纸裹煨　龙胆草　蜣蜋去翅足　桔梗　赤茯苓

〔**秘方擦牙散**〕

生南星三钱，去皮脐　龙脑少许

〔全蝎散〕

治初生儿口噤

辰砂飞，半钱　全蝎头尾全去毒，二十枚，炙　硼砂、龙胆、麝香合一字

鹅口

鹅口者，白屑生满口舌，如鹅之口，故名。由在胎中，受母饮食热毒之气，蕴于心脾二经，故生后遂发于口舌之间。治法以清热泻脾散主之，外用新棉花蘸水拭口，搽保命散，日敷二三次，白退自安。倘治之稍迟，必口舌糜烂，吮乳不得，则难痊矣。一法，用新棉花缠指头蘸井水揩拭之，睡时，黄丹煅出火气，掺于舌上。不效，则煮栗荴汁令浓，以棉缠指头拭之。春夏无栗荴，煮栗木皮，如用井水法，亦得。或用牙硝，细研，舌上掺之，日三五度，或用桑白皮汁和胡粉传之。

〔保命散〕

治婴儿初生七日内，胎毒舌上有白屑如米，连舌下有膜如石榴子大，令儿声不发。

白矾烧灰、朱砂水飞，各二钱半　马牙硝半两

〔清热泻脾散〕

山栀炒　石膏煅　黄连姜炒　生地　黄芩　赤苓

撮口

婴儿胎气挟热，亦因母有邪热传染，或生下洗浴当风，襁褓失度，致令婴儿啼声不出，乳哺艰难，名曰撮口不开病。七日之内尤甚。舌强唇青，面色黄赤，乃心脾之热，受自胎中而然也。其证为危候，急当随证治之。如气高痰盛者，辰砂僵蚕汤主之。二便秘结者，紫霜丸主之，身热多惊者，龙胆汤主之。手足抽搐者，撮风散主之。若更口吐白沫，四肢厥冷，虽有神丹，终属无济。

〔**辰砂僵蚕散**〕

辰砂五分，水飞　僵蚕一钱，选直身者去丝嘴炒　蛇蜕皮一钱，炒　麝香五分

〔**撮风散**〕

治小儿撮口。

赤脚蜈蚣半条，炙　钩藤二钱半　朱砂、真僵蚕焙、全蝎梢各一钱　麝香一字

脐风

脐者，小儿之根蒂也，名曰神阙，穴近三阴，喜温恶凉，喜干恶湿。如断脐依法，脐风何自而起。惟不知慎重，以致水湿风冷之气，入于脐中，儿必腹胀脐肿，日夜啼叫，此脐风之将作也。须急用祛风散治之。若寒邪深入，已成脐风者，又当视其所兼之形证治之。如肚腹胀硬，大便不通者，风兼实也，黑白散主之；面青肢冷，二便不实者，风兼虚也，理中汤主之；痰涎壅盛，气高喘急者，风兼痰也，辰砂僵蚕散主之；身体壮热，面赤口干者，风兼热也，龙胆汤主之；面青呕吐，曲腰多啼者，风兼寒也，益脾散主之；撮口唇青，抽搐不止者，风兼惊也，撮风散主之。若脐边青黑，口噤不开者，是为内抽，不治，脐风见于一腊者，亦不治。以腊者，七日也。儿生七日，血脉未凝，病已中脏，治之无益。

〔**驱风散**〕

苏叶　防风　陈皮　厚朴姜炒　枳壳麸炒　木香煨　僵蚕炒　钩藤钩　生甘草

〔**黑白散**〕

治脐风气实者，及急惊壮热发搐。

黑牵牛半生半炒、白牵牛半生半炒、大黄生用、陈皮去白、槟榔各半钱　甘草炙，三钱　元明粉二钱

〔益脾散〕

白茯苓、人参、草果煨、木香湿纸裹煨、甘草、陈皮、
厚朴姜制、紫苏子炒，各等分

脐湿

儿生洗浴，不可久在水中，任意洗涤。既包裹毕，
宜时当留意，勿令尿湿浸脐。如不知慎，遂致肚脐浸渍
不干，此即所谓脐湿也，须以渗脐散敷之。若婴儿脐中
肿湿，经久不瘥，至百日即危。

〔渗脐散〕

枯矾、龙骨煅，各二钱　麝香少许

———

脐疮

此因浴儿水入脐中，或尿湿褟袍，致脐中受湿，肿
烂成疮。或一日解脱，为风邪所袭，入于经络，则成风痫。
若脐肿不干，久则发搐。凡燉赤成疮者，须以金黄散敷之，
庶寒湿之气，不至内攻。

〔金黄散〕

川黄连二钱半　胡粉、龙骨煅，各一钱

脐突

初生之儿，热在胸腹，频频呻吟，睡卧不宁，努张其气，
冲入其间，故脐忽肿赤，虚大光浮，此由胎中母多惊悸，
或恣食热毒之物所致。对证与药，其热自散，脐即归本，
若以药传之，恐反为害。

胎惊

小儿壮热吐呃，心神不宁，手足抽掣，身体强直，眼
目反张，乃胎惊风证也。盖妊妇调摄乖常，饮酒嗜恣，

恣怒惊扑，母有所触，胎必感之。或外挟风邪，有伤于胎，故儿生下即病。其候，月内壮热，翻眼握拳，噤口咬牙，身腰强直，涎潮呕吐，抽掣惊啼，腮缩囟开，或两颊绛赤，或面青眼合。其有搭眼噤口之类，亦此一种之所发也。视其眉间气色，赤而鲜碧者可治，若黯黑者不治。虎口指纹曲入里者可治，反出外者不治。先宜解散风邪，利惊化痰调气，及贴囟法。甚者以朱银丸利之。大抵小儿脏腑脆弱，不可辄用银粉镇坠之剂。如遇此候，急取猪乳，细研牛黄、麝香各少许，调抹入口中，仍服导赤散，即愈。月里生惊，急取猪乳，细研辰砂、牛黄各少许，调抹口中，神效。乳母则服防风通圣散三剂，其惊自消。或用辰砂，以新汲水浓磨汁，涂五心上，治惊抽似中风欲死者，良效。或用全蝎，头尾全者，用生薄荷叶包，外以麻线缠扎，火上汁燥为末，别研生朱麝香少许，煎麦门冬汤调下。

〔**朱银丸**〕

治小儿胎风壮热，痰盛翻眼，口噤，取下胎中蕴受之毒，亦治惊积，但量与之。

水银一钱蒸，枣研如泥　　白附子一钱半　　全蝎、南星、朱砂各一钱　　天浆子、芦香、牛黄各半两　　铅霜半钱，和水银煅研　龙脑一字　　麝香少许　　真僵蚕炒，七个

胎痫

一名天钓，此因产前腹中被惊，或母食酸碱过多，或为七情所汩，致伤胎气。儿生百日内有者是也。邪热痰涎，壅塞胸中，不得宣通，惊悸壮热，眼目上翻，手足瘛疭，爪甲青色，证似惊风，但目多仰视，较惊风稍异耳。痰盛兼搐者，九龙控涎散主之。惊盛兼风者，牛黄散主之。搐盛多热者，钩藤饮主之。爪甲皆青者，苏合香丸主之。

〔**九龙控涎丹**〕

赤脚蜈蚣一条，酒涂炙干　　滴乳香、天竺黄各二钱，同研匀

腊茶、雄黄、炙甘草各二钱　荆芥穗炒、白矾枯各一钱　绿豆百粒，半生半熟

〔**牛黄散**〕

牛黄一钱，细研　朱砂一钱，水飞细研　麝香五分　天竺黄二钱　蝎梢一钱　钩藤钩二钱

〔**钩藤饮**〕

人参　全蝎去毒　羚羊角　天麻　炙甘草　钩藤钩

内钓

此因肝脏素病，外受寒冷，其候粪青潮搐者，作汁（止）有时也。伛偻腹痛者，曲腰而痛也。口吐涎沫，证虽与惊痫相类，但目有红丝血点。瘛疭甚者，钩藤饮主之，急啼腹痛者，木香丸主之，若肢冷甲青，唇口黑者，养脏散主之。然内钓至此，乃中寒阴盛不治之证。用此救治，庶或保全。

〔**木香丸**〕

没药、煨木香、茴香妙、钩藤钩、全蝎、乳香各等分

〔**养脏散**〕

当归、沉香、煨木香、肉桂、川芎各半两　丁香二钱

胎风

小儿初生，其身如有汤火泼伤者，此皆乳母过食膏粱所致也。其母宜服清胃散及逍遥散以清其血。儿亦饮数滴可也。有身无皮肤，而不嫩赤者，皆由产母脾气不足也，用粳米粉传之。嫩赤发热者，皆由产母胃中火盛也，用石膏传之。如脑额生疮者，湿热下流，攻击肾水也，难治。如脚上有疮者，阴虚火盛也，此不满五岁而毙。如未满月而撮口握拳，腰软如随者，此肝肾中邪胜正弱所致也，三日内必不治。如男指向里，女指向外，尚可治。眉红亦不可治，可治者，用全蝎散、钩藤散等类治之。

若因大病亏损胃气，而诸脏虚弱所致者，用补中益气汤、地黄丸。若面唇赤色，正属肾水不足，肝经阴虚火动，而内生风热耳，当滋水以制阳光。其身软者，由秉气不足，肌肉未坚也，当参无软而施治之。

胎热

儿在胎中，母多惊悸，或因食热毒之物，降生之后，旬日之间，儿多虚痰，气急喘满，眼闭目赤，目胞浮肿，神困呵欠，呢呢作声，遍体壮热，小便赤色，大便不通，时时惊烦。此因胎中受热，或误服温剂，致令热蓄于内，熏蒸胎气，故有此证。若经久不治，则鹅口、重舌、木舌、赤紫、丹瘤，自此而生。宜先以木通散，煎与母服，使入于乳，令儿饮之，通心气，解烦热。然后以四圣散，温洗两目。目开进地黄膏，亦令母服。凡有胎疾，不可求速效，当先令乳母服药，使药过乳，渐次解之，百无一失。若即以凉药攻之，必生他病。乳母仍忌辛辣酒面，庶易得安，不致反覆。

〔**木通散**〕

主小儿上膈热，小腑闭，诸疮丹毒，母子同服。

木通、地萹蓄各半两　大黄、甘草、赤茯苓各三钱　瞿麦、滑石、山栀子、车前子、黄芩各二钱半

〔**四圣散**〕

主芽儿胎受热毒，生下两目不开。

灯心、黄连、秦皮、木贼、枣子各半两

〔**地黄膏**〕

治胎热。

上栀仁、绿豆粉各一两半

胎寒

婴儿初生百日内，觉口冷腹痛，身起寒粟，时发战粟，

曲足握拳，昼夜啼哭不已，或口合不开，名曰胎寒。其证在胎时，母因腹痛而致产。《［内］经》云："胎寒多腹痛。亦有产妇喜啖甘肥生冷时果，或胎前外感风寒暑湿，治以凉药，内伤胎气，则生后昏昏多睡，间或呃乳泻白，若不早治，必成慢惊慢脾。"又有手足稍冷，唇面微青，额上汗出，不顾乳食，至夜多啼，颇似前证，但无口寒战，名曰脏寒。其疾夜重日轻，腹痛肠鸣，泄泻清水，间有不泻者。此证亦在百日内有之，皆因临产在地稍久，冷气侵逼，或以凉水参汤洗儿，或断脐带短，而又结缚不紧，为寒所伤如此，宜白豆蔻散主之。外用熨脐法，其效甚速。

〔**白豆蔻散**〕

白豆蔻、砂仁、青皮醋炒、陈皮、炙甘草、香附米制、蓬莪术各等分

胎肥胎怯

胎肥者，生下肌肉厚，遍身血红色，满月以后，渐渐羸瘦，目白，睛粉红色，五心烦热，大便难，时时生涎，浴体法主之。胎怯者，生下面无精光，肌肉薄，大便白水，身无血色，时时哽气，多哕，目无精采，亦宜以浴体法主之。

〔**浴体方**〕

天麻二钱　蝎尾去毒、朱砂各五份（钱）　乌蛇肉酒浸，焙干为末、白矾各三钱　麝香一字　青黛三钱

胎黄

小儿生下，遍体面目皆黄，状如金色，身上壮热，大便不通，小便如栀汁，乳食不思，啼哭不止，此胎黄之候。皆因乳母受湿热而传于胎也。凡有此证，母子皆宜服地黄汤及地黄饮子。有生下百日，及半周，不因病后身微黄者，胃热也。若自生而身黄者，胎疸也，犀角散主之。若淡黄兼白者，胃怯也，白术散主之。

〔**地黄汤**〕

生地黄、赤芍药、天花粉、赤茯苓去皮、川芎、当归去芦、猪苓、泽泻、甘草、茵陈各等分

〔**地黄饮子**〕

治小儿生下满身面目皆黄，状如金色，或面赤身热，眼闭不开，满身生疮。

生地黄、赤芍药各二钱　羌活去芦、当归去芦、甘草各一钱

〔**犀角散**〕

治小儿胎黄，一身尽黄。

犀角、茵陈、栝楼根、升麻煨、甘草、龙胆草、生地黄、寒水石煅，等分

胎赤

此因孕妇过食辛热之物，以致毒热凝结，蕴于胎中，遂令小儿生下，头面肢体，赤若丹涂，故名胎赤，当以清热解毒汤主之。热盛便秘者，化毒汤主之，或先用牛黄散托里，续用蓝叶散涂外，乳母服清凉饮子三大剂。

〔**清热解毒汤**〕

生地　黄连　金银花　薄荷叶　连翘去心　赤芍　木通　甘草生

〔**化毒方**〕

犀角、黄连、桔梗、玄参、薄荷叶、甘草生、大黄生，各一两　青黛五钱

呃乳

小儿呃乳，证非一端，有宿乳停痰，胃寒胃热之分，不可一例而治。如面色多赤，二便微秘，手足指热，此为热呃也，宜和中清热饮主之。面色青白，粪青多沫，手足指冷，此因寒而呃也，宜温中止吐汤主之。口热唇干，夜卧不宁，手足心热，此为伤乳而呃也，宜平胃散主之。胸膈膨胀，呕吐痰涎，此因停痰而呃也，宜枳桔二陈汤主

之。若吃乳过多，满而自溢者，不须服药，惟节乳则呃自止矣。

〔和中清热饮〕

黄连姜炒　半夏姜制　陈皮　茯苓　藿香　砂仁

〔温中止吐汤〕

白豆蔻研　茯苓　半夏姜制　生姜

〔平胃散〕

苍术炒　陈皮　厚朴姜炒　甘草炙　麦芽炒　砂仁研

〔枳桔二陈汤〕

枳壳麸炒　桔梗　陈皮　半夏姜制　茯苓　甘草制

夜啼

小儿初生夜啼，其因有二，一曰脾寒，一曰心热，皆受自胎中，观其形色，便知病情矣。如面色青白，手腹俱冷，不欲吮乳，曲腰不伸者，脾寒也，钩藤饮主之。面赤唇红，身腹俱热，小便不利，烦躁多啼者，心热也，导赤散主之。若非以上形证，但夜啼者，用蝉花散最当。

〔钩藤饮〕

川芎　白当归　茯神　白芍炒　茯苓　甘草　木香煨　钩藤钩

〔导赤散〕

生地黄　木通　生甘草　竹叶

〔蝉花散〕

蝉蜕不拘多少，用下半截

赤游风

小儿赤游风证，多由胎中热毒而成，或生后过于温暖，热毒蒸发于外，以致皮肤赤热而肿，色若涂丹，游走不定，行于遍身，故曰赤游风。多发于头面四肢之间，若内归心腹则死。治法当服犀角解毒饮，如不愈，继以蓝叶散，外用砭法刺出毒血。毒甚者，敷以神功散，在百日内者，小儿忌砭血，以其肌肉难任也，须用猪肉贴法，或以赤小豆末，鸡子清调涂之，甚效。

〔犀角解毒饮〕

牛蒡子炒　犀角　荆芥穗　防风　连翘去心　金银花　赤芍药　生甘草　川黄连　生地黄

〔蓝叶散〕

蓝叶五钱　黄芩、犀角屑、川大黄剉，微炒、柴胡、栀子生，各二钱　川升麻一钱　石膏一钱　生甘草一钱

〔神功散〕

黄柏炒、草乌生，等分

初生无皮

婴儿生下无皮，其证有二，或因父母素有杨梅结毒，传染胞中，故生下后，或上半身赤烂，或下半身赤烂，甚至色带紫黑，又有因月份未足，生育太早，遍体浸渍，红嫩而光。二证俱属恶候。遗毒者，内服换肌消毒散，外用鹅黄散敷之。胎元不足者，内服当归饮，外用稻米粉扑之。若能毒解形完，其皮自渐渐完生，而体亦坚实。

〔换肌消毒散〕

当归　生地黄　赤芍药　川芎　皂刺　土茯苓　金银花　连翘去心　生甘草　白芷　苦参　白鲜皮　防风

〔当归饮〕

何首乌制　白鲜皮　白蒺藜　甘草　当归　生地黄　白芍药　人参　黄芪　川芎

〔鹅黄散〕

黄柏生、石膏煅，各等分

第二节 杂病

天痘

痘疮由于胎毒，亦每因时令不正之气，及相传染而发，小儿所不能避者也。今牛痘盛行，此病渐减，爰仅择起发、灌浆、收靥、落痂四者略述之。痘疮起发，但以出匀为期，不可拘定日数。疮出以渐，其发亦以渐，谓之适中。若已齐发，便皮肉虚肿，此表气虚，毒气奔溃而出，表虚不能收敛，必生痒塌，或成溃烂。宜急救表，十宣散，调活血散服之。若出已尽，当起不起，或起不透，此里气虚，毒气留伏，壅遏而不出，必增烦躁，腹满喘促，或后为壅毒，急宜救里。十全大补汤，合匀气散服之。凡痘疮出欲尽，发欲透，至于养脓，便要成脓。饱满者，脓已成也。浑浊者，脓之形也。黄白者，脓之色也。若当作脓之时，犹是空壳，气载毒行，血不附气，毒者血也。血既不至，则毒犹伏于血中而不出，四物汤合紫草饮加蝉蜕主之。如已成水，清淡灰白，不能做脓，此气血俱虚，所有之水乃初时一点血气，解而为水，非自内潮起之水，十全大补汤主之。此二证者，为痒塌，为壅毒，不可不知。痘疮成脓之后，鲜明肥泽，饱满坚实，以手拭之，疮头微焦硬着者，此欲靥也。大小先后以渐收靥，不失太急，不失太缓为正。已靥者，痂壳周圆，无有凹凸，洁净而无淫湿破渐者为正。大抵收靥不可拘以日数。痘疮本稀，元气实者，自然易出易靥。若疮本稠密，元气虚者，难出难靥，只须先后有次，疾徐得中，饮食如常，便无他证。如收太急者，毒邪未尽，煎熬津液，以致速枯，非正收也。必为目病为壅毒，为诸怪疾，甚则夭亡，微则残废。宜微利以彻其毒，五七日痂不焦。是内热蒸于外，不得焦痂也，宜宣风散导之，用生犀磨汁解之，必著痂矣。疮痂落后，其面瘢或赤或黑者，用四白灭瘢散，临睡时以清蜜水，调搽面上，至晓以水涤去之，自然白莹脱去。更宜爱护，不得早见风日。经年不灭，如疮瘢突起成凸者，此热毒未尽，解毒汤主之。外更用蚬子内水摩之，如陷下成凹者，人参白术散加黄芪主之。

〔**十宣散**〕

一名十奇散，又名托里十补散。

黄芪、人参、当归各二钱　厚朴姜制、桔梗各一钱　桂心三分　川芎、防风、甘草、白芷各一钱

〔**活血散**〕

治痘色淡白。

当归、赤芍药酒炒、紫草、川芎、红花各五钱　血竭一钱　木香二钱

〔**匀气散**〕

白术、白茯苓、青皮、白芷、陈皮、乌药、人参各五钱　甘草炙，二分半　木香一分半

〔**紫草饮**〕

紫草、芍药、麻黄、当归、甘草各等分

〔**宣风散**〕

槟榔二个　陈皮、甘草各半两　牵牛四两，半生半熟

〔**解毒汤**〕

金银花五两　甘草一两　木通、防风、荆芥、连翘、牛蒡子各三钱

水痘

小儿痘疮，有正痘与水痘之不同，其疮不薄，如赤根白头，渐渐赤肿，而有脓差迟者，谓之正痘。此里证发于脏也。其疮皮薄，如水泡，破即易干，渐次白色或淡红，

泠泠有水浆者，谓之水痘。此证发于脏也，亦与疹子同，又轻于疹。发热二三日而出，出而即消，易出易靥，不宜早温，但用轻剂解之，麦汤散主之。若心闷烦躁，发热，及大小便涩，口舌生疮者，通关散主之。若水痘夹黑水流出，或手足冷者，前胡、甘草、生地、玄参、连翘、茯苓、木通、蝉蜕、麦门冬、川芎、陈皮、当归、生姜，水煎服。

〔**麦汤散**〕

治水痘。

地骨皮、滑石、甘草各半钱　甜葶苈、麻黄、大黄、知母、羌活、人参各一钱

痧疹

痧疹形如痧，痘疹形如豆，皆象其形而名之也。痧痘俱胎毒，而痘出五脏，脏属阴，阴主闭藏，其毒深而难散。痧出六腑，腑属阳，阳主发散，其毒浅而易散。脏阴多虚寒，故痘可温补，腑阳多实热，故痧宜清宣。然痧虽属腑，而其热毒之气，上蒸于肺，肺主皮毛，实受其毒。是以发热之初，虽似伤寒，而肺家见证独多，咳嗽喷嚏，鼻流清涕，眼胞肿在，眼泪汪溢，面肿腮赤是也。身体微汗，潮润，则出最轻，若气喘鼻干，作呕惊狂者最重。初见如疥如米尖，再后成片。红色者轻，紫色者险，黑色者逆，不可视为泛常，不可用药失序，又不可过为攻表，攻表太过，则胃气受伤，毒气不能达，反令停毒攻肺。务宜辨寒热虚实，察浅深而治之。治之之法，惟在宣发其毒以尽出之外。虽红肿之甚，状如漆疮，亦不足虑，以其既发于外，即可免内攻，不若痘家之必顾其收结业。此证若调治得法，十可十全，而调治失宜，则杀人亦如反掌。大抵初发热时，必当发表，宣毒发表汤主之。见形即宜清凉，一二日内解毒快斑汤主之。红肿太盛甚，

化毒清表汤主之，其用药最忌酸敛温补燥热。古云：痧要清凉，痘要温。清凉者，清肺热也；温者，温补生浆也。一种初起，眼白赤色声哑唇肿作渴，腰疼腹胀，人事不清，口鼻出血，烦乱狂叫不安，此系闭塞不出，名曰闭证，最为难治。宜犀角解毒丸，服药后若能出现者，或可得生。鼻内流血者毒重，口内出血者毒尤重。初起手足心如火热非常者毒亦重。若初时失于清解，以致毒蕴于胃，口鼻出气腥臭，则生牙疳，清胃败毒汤主之。身热不退，余毒流入大肠，则成痢证，清热导滞汤主之，或过于发散，后来元气虚弱，骨瘦不堪，则成疳疾，调元汤主之，种种坏证，不可不慎。

〔**宣毒发表汤**〕

治痧初发热，欲出未出。

升麻、白粉葛各八分　防风去芦、桔梗各五分　荆芥、薄荷、甘草各三分　牛蒡子炒香，研碎、连翘去心蒂，研碎、前胡、枳壳炒、木通、淡竹叶各六分

〔**解毒快斑汤**〕

痧麻已见形一二日内。

连翘七分　牛蒡子炒研，六分　荆芥七分　防风六分　蝉蜕五个　山楂肉二钱　归尾六分　生地二钱　桔梗八分　黄芩酒炒，八分　川芎五分　干葛八分　紫草八分

〔**化毒清表汤**〕

痧麻已出而红肿太甚。

牛蒡、连翘、天花粉、地骨皮、黄连、黄芩、山栀炒、知母、干葛、玄参各八分　桔梗、前胡、木通各五分　甘草、薄荷、防风各三分

〔**犀角解毒丸**〕

生犀角一两　归尾八钱　连翘心一两　赤芍六钱　牛蒡子三两　生地黄二两　牡丹皮一两　紫草一两　甘草梢一两　川贝母去心，一两　花粉一两　薄荷一两　黄连三钱

〔**清胃败毒汤**〕

毒气流注而成痢者用之。

黄连、条芩、白芍、炒枳壳、山楂肉各一钱　厚朴去皮，姜汁炒、青皮、槟榔各六分　当归、甘草、牛蒡子、连翘各五分

〔**调元健脾保肺汤**〕

白茯苓　人参　黄芪　牡丹皮　陈皮　沙参　白芍酒炒　甘草　当归　百合　薏苡仁　麦门冬

急惊风

急惊之候，身热面赤，搐搦上视，牙关紧硬，口鼻中气热。痰涎潮壅，忽然而发，发过容色如故。有偶因惊吓而发者，有不因惊吓而发者，然多是身先有热而后发惊搐，未有身凉而发者也。此阳证也。盖热盛生痰，痰盛生惊生风，宜用凉剂，以除其热而化其痰，则惊风自除矣，宜清热镇惊汤。切不可用辛燥等祛风药，反助心火而为害也。当其搐搦大作时，但可扶持，不可把捉，恐风痰流入经络，或至手足拘挛也。又不可惊慌失措，辄用艾火灸之，灯火烧之。此阳证大不宜于火攻。曾见有用火攻而坏事者矣。急惊有八候，不可不知。搐搦掣颤反引窜视是也。搐者，两手伸缩，搦者十指开合，掣者势如相扑，颤者头偏不正，反者身仰向后，引者臂若开弓，窜者目直似怒，视者睛露不活也。又有一证，欲出痘疹，先身热惊跳，或发搐搦者，此似惊风而非惊风也。最宜辨认，当服发散药，切不可误作惊风治之。

〔**清热镇惊汤**〕

连翘去心蒂，研碎、柴胡、地骨皮、龙胆草、钩藤钩、黄连、山栀仁炒黑、片芩酒炒、麦门冬去心、木通、赤茯苓去皮、车前子、陈枳实各四分　甘草、薄荷各二分　滑石末八分　灯心一团　淡竹叶三片

慢惊风

慢惊之候，多因吐泻，或因久泻，或因久疟而得之。身冷，或白或黄，不慎搐搦，且微微上视，口鼻中气寒，大小便清白，昏睡露睛，筋脉拘挛，俗谓之天吊风。盖由脾土极虚，中气不足，故寒痰壅盛，而风动筋急也。此阴证也，亦危证也。急宜温中补脾，则风痰自退。盖治本即所以治标，初不必治风治惊，彼用蜈蚣、全蝎、辰砂、牛黄等药皆误也。又有所谓慢脾风者，即慢惊失治而甚者耳，其实难大分别，亦不必别立法治。

〔温中补脾汤〕

白术用里白无油者，去芦去皮炒，一钱二分　制半夏七分　黄芪蜜炙、人参各八分　白茯苓、白豆蔻仁研、干姜炒、砂仁研，各五分　官桂、陈皮、甘草炙、白芍酒炒，各四分

疳

小儿脏腑娇嫩，饱则易伤乳，乳食不调，甘肥无节，则积滞而成疳。是积者疳之本，疳者积滞标也。盖积郁既久，则生热，热蒸既久，则生虫，有热有虫而疳成矣。热盛虫盛，而诸恶证生焉。善治者当其有积时，即用药以消除之，则热自退，而虫不生。此能治其本者也。及其既成，用莪术、三棱、槟榔、厚朴等药以消积，川黄连、胡黄连等以清热，使君子、芜荑、川楝、芦荟等以杀虫。此治本而兼治其标者也。循此法而早治之。未有不得痊安。但恐治之既晚，而胸陷腹满，骨露齿张，肌硬目闭等证交作，则元气已脱。虽卢扁复生，难为力矣。然消积清热杀虫，此古人治疳要法，必用此先除其病，然后可以加补养。近世治疳者，杂用参术诃蔻等剂者，非盖疳积之源，虽由脾胃虚弱。然当其有积有疳时，而投以补剂，适足以增其积滞，益其郁热。是助病而非除病也。其有疳泻已久，脾胃极虚，而不可单攻者，当兼用六神散与

肥儿丸相间服之，此攻补兼施活法也。

〔六神散〕

人参　白术炒　茯苓　甘草炙　山药炒　白扁豆姜水浸，去壳炒　生姜二片　大枣一枚

〔肥儿丸〕

三棱、莪术、青皮俱醋炒、神曲炒、川黄连、胡黄连、使君子去壳，浸透去皮，各一两　芦荟　坚槟榔　香附子炒　陈皮去白　麦芽炒

虚羸

母气不足，则羸瘦肉极。大抵小儿羸瘦，不生肌肤，皆为脾胃不和，不能饮食，故血气衰弱，不能荣于肌肤也。挟热者即温壮身热，肌肉微黄；挟冷者即时时下痢，唇口青白。又小儿经诸大病，或惊痫，或伤寒，或温壮而服药，或吐利发汗，病瘥之后，气血尚虚，脾胃犹弱，不能传化谷气，以荣身体，故虚羸也。冷者，木香丸主之；热者，胡黄连丸主之。伤寒后虚羸者，竹叶汤主之，常服四君子汤、异功散、参苓白术散及橘连丸、肥儿丸等。

〔木香丸〕

黄连净，三钱　木香、紫厚朴姜制、夜明砂隔纸炒，各二钱　诃子肉炒，一钱

〔胡黄连丸〕

胡黄连半两　没药、木香各二钱半

癖疾

小儿身瘦肌热，面黄腹大，或吐泻，腹有青筋，两胁结硬，如碗之状，名乳痛癖，俗呼奶癖是也。乳痛得之绵帛太厚，乳食伤多，太热则病生肌表，太饱则必伤于肠胃。生于肌表者，赤眼，丹瘤，疥癣，痈疖，眉炼赤白，口疮，牙疳宣烂，及寒热往来，此乳母抱，不下

怀，积热熏蒸之故。两手脉浮而数也。伤于肠胃者，吐泻，惊疳，哽气，腹胀，肌瘦面黄，肚大筋青，喜食泥土，揉鼻窍，头发作穗，乳瓣不化，此皆太饱而致然也。久而不愈，则成乳痈，两手脉沉而紧，此其辨也。以上诸证，皆乳母怀抱，奉养过度之罪，丁香化癖散主之。

〔化癖丸〕

主癖结气块在胁之间，日久不化，乍寒乍热，脏腑不调，米谷不消，哽气喘促，胸腹满闷。

南木香、陈皮去白、莪术炮剉、三棱炮剉、青皮用巴豆九粒去皮膜心，微炒热去巴豆、枳壳去瓤麸炒、槟榔各半两　白术、丁香各二钱　细辛烧存性，四钱

龟胸

肺热胀满，攻于胸膈，即成龟胸，又乳母多食五辛，亦成。乳母乳儿，常捏去宿乳，夏常洗乳净，捏去热者。若令儿饮热乳，损伤肺气，胸高胀满，令儿高胸如龟，乃名龟胸。盖风痰停饮，聚积心胸，再感风热，肺为诸脏华盖，居于膈上，水其泛溢，则肺为之浮。日久凝而为痰，停滞心胸，兼以风热内发，其外证唇红面赤，咳嗽喘促，致胸骨高如覆掌。治法，宽肺化痰利膈，以除肺经痰饮，先用五苓散，和宽气饮，入姜汁葱汤调服。若投药愈而复作传变，目睛直视，痰涎上涌，兼以发搐，则难治矣。要之龟胸龟背，多因小儿元气未充，腠理不密，风邪所乘，或痰饮郁结，风热交攻而致。治当调补气血为主，而以清热消痰佐之。若因乳母膏粱厚味者，当以清胃散治其母，子亦服少许。

〔宽气饮〕

杏仁去皮尖炒　桑白皮炒　橘红　苏子炒　枳实麸炒　枇杷叶蜜炙　麦门冬去心　生甘草　苦葶苈

龟背

坐儿稍早，为客风吹脊，风气达髓，使背高如龟，虽有药方，多成痼疾，以灸法为要。一说，婴儿生后一百八十日髋骨始成，方能独坐，若强令儿坐之太早，即客风寒吹着儿背及脊至骨，传入于髓，使背高如龟之状，以松蕊丹疗之。

〔**松蕊丹**〕

治龟背病。

松花洗，焙干、枳壳去瓤麸炒、独活、防风去芦，各一两川大黄炮、前胡、麻黄去节根、桂心各半两

遗尿

《［素问玄机］原病式》云："遗尿不禁为冷。"《内经》云："不约为遗溺。"《仁斋［直指附遗方论］》曰："小便者，津液之余也。"肾主水，膀胱为津液之腑，肾与膀胱俱虚，而冷气乘之，故不能拘制其水。出而不禁，谓之遗尿，睡里自出，谓之尿床，此皆肾与膀胱俱虚，而挟冷所致也，以鸡肠散主之。亦有热客于肾部，干于足厥阴之经，挺孔郁结极盛，而气血不能宣通，则痿痹而神无所用。故液渗入膀胱，而旋尿遗矢，不能收禁也。薛氏用六味地黄丸，脾肺气虚者，用补中益气汤加补骨脂、山茱萸。曾氏谓：乃心甚传送失度，小肠膀胱关键不能约束，有睡梦而遗者，皆是下元虚冷所致，亦因禀受阳气不足。

〔**鸡肠散**〕

鸡肠一具，男用雌鸡，女用雄鸡，烧存性　牡蛎、茯苓、桑螵蛸炒，各五钱　桂皮去粗皮、龙骨各二钱半

五迟

五迟者，小儿之步行生齿等，不能如其期也。行迟者，儿自变蒸，至能言语，随日数，血脉骨饰备，髋骨成，即能行。骨是髓养，禀生气血不足者，髓不充强，故骨不成，数岁不能行，麝茸丹主之。或用补肾地黄丸，加鹿茸、五加皮、麝香，则髓生而骨强，自然行矣。齿迟者，因小儿禀受肾气不足，不能上营，而髓虚不能充于骨，又安能及齿，故齿久不生也，芎黄散主之。发迟者，因小儿禀性，少阴之血气不足，即发疏薄不生。亦有因头而秃落不生者，皆由伤损其血，血气损少，不能荣于发也。小儿五迟之证，多因父母气血虚弱，先天有亏，致儿生下筋骨软弱，行步艰难，齿不速长，坐不能隐（稳），要皆肾气不足之故。先用加味地黄丸滋养其血，再以补中益气汤调养其气。又足少阴为肾之经，其华在发，若少阴之血气不足，即不能上荣于发，菖胜丹主之。又有惊邪乘人心气，至四五岁，尚不能言者，菖蒲丸主之。

〔**麝茸丹**〕

治数岁不能行。

麝香别研　鹿茸酥炙黄　生干地黄　虎胫骨酥涂，炙黄
当归洗，焙干　黄芪锉

〔**芎黄散**〕

治小儿齿不生。

川大黄、生地黄各半两　山药、当归、甘草炙，各一分

〔**菖胜丹**〕

治发不生。

当归洗，焙干、生干地黄、芍药各一两　菖胜子二两　胡粉三钱

〔**菖蒲丸**〕

人参、石菖蒲、麦门冬去心、远志去心、川芎、当归酒浸、乳香、朱砂水飞，各一钱

〔**加味地黄丸**〕

治小儿肾气不足五迟。

熟地黄一两　山萸肉一两　怀山药炒、茯苓各一钱　泽泻、牡丹皮各五钱　鹿茸三钱，炙　五加皮、麝香各五分

五软

五软者，头软、项软、手脚软、肌肉软、口软是也。无故不举头，肾疳之病，项脉软而难收，治虽暂瘥，他年必再发。手软则手垂，四肢无力，亦懒抬眉，若得声圆，还进饮食，乃慢脾风候也，尚堪医治。肌肉软则肉少皮宽，是虽吃食，不长肌肉，莫教泻利频并，却难治疗。脚软者，五岁儿不能行，虚羸脚软细小，不妨荣卫，但服参芪等药，长大自然肌肉充满。口软则虚舌出口，阳盛更须提防，必须治膈，却无妨。唇青气喘，则难调治，宜扶元散统治之。一说，头软者，脏腑骨脉皆虚，诸阳之气不足也，乃天柱骨弱。肾主骨，足少阴太阳经虚也。手足软者，脾主四肢，乃中州之气不足，不能营养四肢，故肉少皮宽，饮食不为肌肤也。口软者，口为脾之窍，上下龈属手足阳明，阳明主胃，脾胃气虚，舌不能藏而常舒出也。夫心主血，肝主筋，脾主肉，肺主气，肾主骨，此五者，皆因禀五脏之气，虚弱不能滋养充达，故骨脉不强，肢体痿弱。

〔**扶元散**〕

人参　白术土炒　茯苓　熟地黄　茯神　黄芪蜜炙　山药炒　炙甘草　当归　白芍药　川芎　石菖蒲

五硬

五硬者，仰头取气，难以动摇，气壅作痛，连于胸膈，脚手心仰而硬，此阳气不营于四末也。《〔内〕经》曰："脾主四肢。"又曰："脾主诸阴。"手足冷而硬者，

独阴无阳也，故难治。若肚筋青急者，肝乘脾也。急用六君子汤加炮姜、肉桂、柴胡、升麻以复其真气。若系风邪，当参惊风治之。此证从肝脾二脏受患，当补脾平肝，仍参急慢惊风门治之。《百问（证治准绳）》云："如审系风证，依中风治之，必有回生之理。小续命汤加减。"

〔小续命汤〕

麻黄去节、人参、黄芩、川芎、芍药、甘草炙、杏仁去皮尖炒、汉防己、官桂去皮，各半两　防风七钱半　附子炮，去皮脐，七钱半

附　种牛痘法

概说

天花亦名痘疮，此为急性之传染疾患。自古以来，即有此证，流行最广，传延最速，不限区域，不分人类，殆人人具有此病性之素因，故无有一人能获免者。然罹发一次之后，即具有免疫质，可免再发之虞。此证触发之后，始见恶寒头疼，旋见体温上升，且达四十度以上之高热，呕恶谵语，三四日后，先发红斑，既成丘疹，渐为脓疱，于第九日中体温再升。此次之热，为完全化脓之期，颜面肿胀甚盛，咽喉嘶哑，咽下困难。病者在此期中，死者颇多，至十二日或十三日之后，体温始降，脓疱干燥，结痂而愈。愈后留有疤结之痕，且为终身之憾矣。自牛痘术发明之后，预防有策，从此无辜之婴孩，沾惠良不浅鲜焉。

施术

种痘施术之时，医生当坐于室中明亮处，使受痘之小儿，露出上膊，以酒精棉花细细洗拭上膊外侧，至无

垢而止。再用无菌棉布抹干，乃取已消毒之牛痘刀，并痘苗，置于盘中，移放右侧，嗣以左手执小儿上膊，使紧张其皮肤，以右手拇中指三指，执定痘刀，如执铅笔状，以小指环抵于上膊面。刀与皮肤作四十五度角，轻轻浅切，切线不可过长，约有一分许，深达皮肤黏膜层，以红润为度，不可使甚出血，如流血过多，痘浆必被冲去，失其效力，切宜戒之，连切五处。或一手单种，或二手并种，均无不可。每处相离，须在一寸以上。其开切之式，有单线者，十字纹者，星状式者之别。而对于将来之发痘力，则单线为弱，十字纹次之，星状最强。单线切开状，宜于人种苗，用牛痘苗，则宜十字形或星状形也。

器械

器械中之最要者，为痘刀与痘盘。痘刀之式甚多，迄今之最通用者，为柳叶刀，状如柳叶而小，采浆种痘均可用之，消毒亦便，又有矛刀，头似矛而薄小，柄用铁制，长而重，用之切种，不必甚加力。以其重而切开皮肤时，不必加力，皮肤即开。亦不至过深，运用便利，消毒亦易。此外尚有束针刀者，以数针聚作一束，藏之管中。一端有弹机，压之则针锋出露，不见针形，小儿可免危惧之心。惟以消毒不便，易传染病毒，致有痘疱溃烂之虞。且痘刀每易生锈，故每用后，宜以酒精棉拭净血痕，涂油而藏之。痘盘则以厚玻璃片为之，一面有凹窝，用以盛痘浆用也。

痘苗

有人化痘苗，天然牛痘苗二种。人化痘苗者，系以患痘儿之浆制成者，用此种痘浆最易梅毒、丹毒、结核等之传染病，故其为用，不若天然牛痘之为优。惟天然牛痘，须用新鲜者，倘存贮已久，则将失其效力。我国官家，无制造痘苗发卖专所。今所用者，惟仰他国之制造品，且远僻内地，不能遍及，故不得不兼用人化痘苗，以辅不及。惟采苗时，尤宜十分注意，慎重选择，以免遗患。故小儿必择六月以上，体质健全，营养佳良者，及无梅毒，无腺病，无结核，无皮肤病，及未染天痘等之小儿，父母健全。初次种痘，发痘在二颗以上者为度，其痘疱成熟之后，带有真珠色泽，不过大，不破溃，无血液移暗赤色者为佳。若色泽不润，发痘一颗者，不可采用。纯牛痘苗，系采之于牛身，其牛痘苗系永远传种于犊身，并不移植于人体，故其效力伟大。其采制之时，又最慎重，严密消毒，一无遗患。荷兰国自古即有制而出售者，近日本梅野氏所制之痘苗，其效力亦能永种不灭云。

消毒

种痘时小儿之膊，医师之手，接种之器械，均须清洁以消毒之，否则种后，传染病即由此引入。故消毒法，实为预防后患之要务。消毒水，用五千倍之升汞或二十倍至五十倍之石炭酸水，洗涤手掌，再用酒精棉花，抹拭手指。种痘之刀，一人用过之后，至第二人，亦必加以消毒，至要至要。

时令

种痘之时，四季俱可，惟酷暑严寒时，宜避之。因此时痘疱易于发育，痘浆易于分解，或不发育，继起险证。最为适宜者，为春秋二季，惟天花流行之时，不论冬夏，不问年龄，凡生后未经种者，或种痘已过三四年者，悉宜种之。

年龄

小儿初种痘，以生后六月至十月为最佳，因此时体质最健，抗力最强，知识浅薄，不感苦楚故也。六月以下之儿，种亦无妨，惟切线宜短，颗数应少耳。初种之后，至七岁时，再为种之，有定十三岁、二十岁、三十岁，各种一次者，迄今尚无定论。

感应

凡种痘善感应者，种后第一二日，施术部微现外伤之反应，针痕周围见淡红小斑，稍肿起，未几消灭。有时无之，至第三日，针痕部发轻炎，生小红点，稍隆起。但经过慢者，至第四五日始见之。至第四日，起赤色小结节，稍硬固，且隆起，即谓蕾疹。至第五日，结节尖端生小水疱，周围渐肿起，围以红晕。至第六日，水疱增大，变脓疱状，中央凹陷，周围隆起，泡中浆液稀薄，透明，稍带蓝色，红晕亦增大。至第七日，痘疱已成熟，诸证益加烈。此成痘疱之形状，随种法而异。刺肿，则大圆形；单线切，则椭圆形；十字切，则花瓣形。既成熟之痘疱，以显微镜检之，则见痘疱内表皮之黏液层，作多数小疱，内含浆液，宛如蜂巢，互相分隔。故采痘浆，须将各小疱个个切开，此时痘浆透明弱黄，放蛋白石光。检以显微镜则见赤血球、白血球、纤维素之凝固物外，更含各种有机小体。至第八日，痘疱发育至极，疱液充实，变成真正脓疱，大如豌豆，因皮肤紧张，带真珠光，中心现褐色，周围益肿胀，稍感疼痛。红晕著大，色红如火，或发高热，或发清（低）热，或全无热，或倦怠厌食，或见颜面苍白，或觉腋下疼痛，腋窝腺肿起，知觉过敏，小儿颇不安。有时漏少量之蛋白尿。至第九日，红晕益大，色泽较著，脓疱亦增其容积，有时破开。至第十日，痘浆酿脓，作白浊色黄色脓液，痘疱发育达极度。中央稍凸起，其形扁圆。有热者，渐退热。至第十一日，痘疱形状，不复变化，自此始收靥。自中心向周围渐干燥，变褐色，红晕亦退。至第十二日，炎证稍散，结褐黑色坚实痂皮。因皮肤紧胀，不能剥落。至第二十一日，始剥痂，遗瘢痕，即痘疱是。圆形或椭圆形，其初赤色平滑，久之，则白色凹陷，底面网状不整，终身鲜明，不生毛发，有时略能消失。如再三种痘，其经过轻则速，六七日遂化脓，而只生结节，或形成水疱，不甚化脓，五六日即成熟，至七日已结痂者尤多。

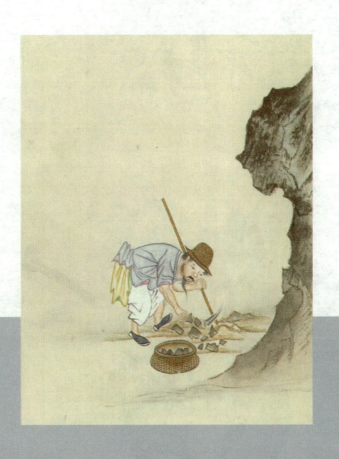

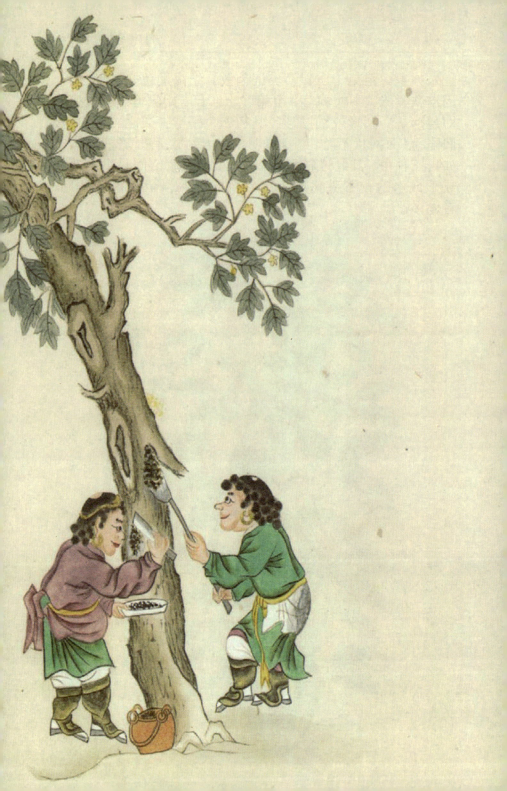

第十章　外科学

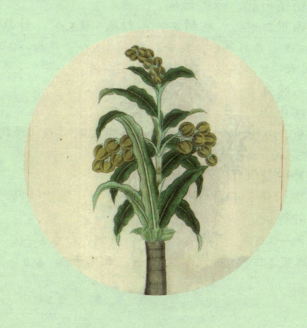

第一节 外疡

鬓疽

鬓疽，属肝胆二经怒火，或肾水不能生木，或风热凝结而成。凡发热作渴者，用柴胡清肝汤。肿焮痛甚者，用仙方活命饮。脓溃用参、芪、芎、归、白芷、银花之类托之。或水不能生木者，用六味丸。气虚者，用补中益气汤，皆当滋其化源为善。

〔**柴胡清肝汤**〕

柴胡、生地各一钱五分　当归　赤芍一钱五分　川芎一钱　连翘二钱　牛蒡一钱五分　黄芩一钱　山栀、天花粉、甘草节、防风各一钱

〔**仙方活命饮**〕

肿伤疡再起，赤肿焮痛。

穿山甲三大片　皂刺五分　归尾一钱五分　甘草节一钱　金银花三钱　赤芍药炒、乳香、没药各五分　花粉一钱　防风七分　贝母一钱　陈皮一钱五分　白芷一钱

〔**六味丸**〕

生津止渴。

茯苓、山药、丹皮各四两　山萸肉五两，去核　泽泻三两，蒸　熟地八两，捣膏酒煮

〔**补中益气汤**〕

气虚劳倦，口干发热，头痛恶寒，脉洪大无力，及下陷足肿等证。

黄芪一钱五分　甘草炙、人参、当归、白术各一钱　升麻、柴胡、陈皮各三分　加或　麦门冬、五味子炒，各五分

大头瘟

大头瘟，因少阳之火，上至高顶，故通首俱肿，其形如疔毒之走黄，不日肿，但无顶象，红肿中自有水疱耳。肿至半头者治，若一头红肿则险甚矣。宜用黄连、犀角、石膏等味，或普济消毒饮加减治之。

〔**普济消毒饮**〕

黄芩、黄连各二钱　人参二钱　陈皮去白、玄参、甘草、柴胡、桔梗各一钱五分　连翘、马勃、牛蒡、板蓝根、升麻、僵蚕各五分

〔**玉枕疽**〕

玉枕疽，太阳膀胱湿热凝滞而成。红肿有脓者生，紫黑阴陷者死。神授卫生汤，托里消毒散，透脓散，量时用之。

〔**透脓散**〕

治痈疽内脓已成。

黄芪四钱　穿山甲一钱　川芎三钱　当归二钱　皂角刺一钱五分

〔**托里消毒散**〕

补虚托毒令其速溃。

人参、川芎、白芍、黄芪、当归、茯苓、金银花各一钱　白芷、甘草、皂角针、桔梗各五分

〔**神授卫生汤**〕

治痈疽初起，能宣热散风，行瘀活血，解毒散肿，疏通脏腑。

羌活八分　防风、白芷、穿山甲、沉香、红花、连翘、决明各六分　银花、皂角刺、归尾、甘草节、花粉各一钱　乳香五分　大黄二钱，酒拌炒

耳后发

耳后发，属于手少阳三焦、足少阳胆经。色红者怒

火所致，色白者痰气所生。有头高肿易治，无脓软陷者不治。仙方活命饮主之。

夹车毒

夹车毒，是足阳明胃经穴也，因穴定名，兼手少阳三焦地位，是怒火积热所致，犀角升阳散火汤主之。凡牙边出臭水者不治。

〔犀牛角升麻汤〕

初起清解。

犀角二钱五分　升麻一钱五分　黄芩八分　白附子八分，面里煨热　生甘草五分　白芷八分　川芎八分　羌活一钱二分　防风八分

〔升阳散火汤〕

过服寒药，以致肌冷凝结，坚硬难消难溃者。

川芎六分　蔓荆子、白芍、防风、羌活、甘草半生半炙、人参各一钱　柴胡、香附各一钱五分　葛根一钱　升麻一钱　僵蚕一钱五分

耳根痈

耳根痈，是手太阳小肠经，连及足阳明胃经风热所致。与夹车毒相似，但非齿痛，不可不辨。宜仙方活命饮。

发颐

发颐，因伤寒用药发散未尽，转化为热，以致项之前后，或单或双，结肿疼痛。初起表散，后宜托里。表散用荆防败毒散，托里用托里消毒。

〔荆防败毒散〕

寒热头疼，腮项俱肿。

荆芥、防风、羌活、独活、前胡、柴胡、桔梗、川芎、枳壳、茯苓各一钱　人参、甘草各五分

颧骨疽

颧骨疽，上焦阳明郁火所致。《灵枢经》云，心病者颧面赤。又云，肾病者颧骨面黑，然则赤者。与黄连安神丸降心火，补心丸养心血。黑色者，以地黄丸滋肾水。不可执于阳明郁火也。

〔**黄连安神丸**〕

黄连净酒炒，一钱五分　朱砂细研水飞、生地黄、当归头各一钱　甘草炙，五分

〔**补心丸**〕

川芎、全当归酒洗、生地黄各一两五钱　人参、甘草各一两　远志去心，二两五钱　酸枣仁炒、柏子仁去油，各三两　金箔二十片　麝香一钱　琥珀三钱　茯神去皮木，七钱　朱砂另研、牛胆南星各五钱　石菖蒲六钱

破腮毒

破腮毒，属阳明胃经之火。此处难敛，必说明方可针之，否则以不敛归咎。然越三载亦可愈，宜柴胡葛根汤。

〔**柴胡葛根汤**〕

柴胡、葛根、石膏、花粉、黄芩各一钱　甘草五分　牛蒡、连翘、桔梗、升麻三分

脑疽

脑疽，属太阳膀胱经。初起肿赤痛甚，烦渴饮冷，脉洪数有力，湿热上涌也。满肿，肿微痛，渴不饮冷，阴虚火炽也。口舌干燥，小便频数，或淋漓作痛，肾水亏损也。若色暗不溃，溃而不敛，乃阴精消涸，名曰脑烁，不治。初起宜表散，万灵丹。不溃宜内托，神功散。溃后酌用十全汤或养营汤。

〔**保安万灵丹**〕

大加表散。

苍术八两　全蝎、石斛、明天麻、当归、甘草炙、川芎、羌活、荆芥、草乌汤泡去皮、何首乌各一两　明雄黄六钱

〔**神功内托散**〕

发背脑疽，不作腐溃，脉细身凉者宜。

当归、白术、黄芪、人参各一钱五分　白芍、茯苓、陈皮、附子各一钱　木香、甘草炙，各五分　川芎一钱　山甲炒，八分

〔**十全大补汤**〕

溃后作痛，元气虚也。

人参、白术、茯苓、川芎、当归、白芍、熟地、黄芪、肉桂各一钱　甘草炙，五分

〔**人参养荣汤**〕

发热恶寒，不能收敛。

白芍一钱五分　陈皮、黄芪、桂心、当归、白术、甘草各一钱　熟地、五味子、茯苓各八分　远志五分

瘰疬

瘰疬之症，多生于耳前后项腋间，肝胆部分，不问大小，其脉左关弦紧，右尺洪数者，乃肾水不能生肝木，以致胆火燥而筋挛，止宜补形气，调经脉，滋肾水，其疮自消散。使不从本而治，妄用伐肝之剂则误矣。盖伐肝则脾土泻而损五脏之原，可不慎哉。如缠颈至胸溃烂，精神怯薄者不治。防风解毒汤，连翘消毒饮，小柴胡汤，逍遥散，滋荣散坚汤，益气养荣汤等并主之。

〔**防风解毒汤**〕

风毒瘰疬，手足少阳部分，耳项结肿，或外寒内热，痰凝气滞者。

防风、荆芥、桔梗、牛蒡子、连翘、甘草、石膏、薄荷、枳壳、川芎、苍术、知母各一钱

〔**连翘消毒饮**〕

热毒瘰疬，湿痰作痛，不能转侧者。

连翘、陈皮、桔梗、玄参、黄芩、赤芍、当归、山栀、葛根、射干、花粉、红花各一钱　甘草五分

〔**小柴胡汤**〕

寒热兼瘰疬。

柴胡八分　半夏一钱　人参一钱　甘草五分　黄芩一钱
生姜二片　大枣三枚

〔**逍遥散**〕

散郁调经，潮热恶寒。

当归、白芍、茯苓、白术、香附各一钱　黄芩五分　陈皮一钱　薄荷五分　甘草六分　生〔柴〕胡八分

〔**滋荣散坚汤**〕

忧伤潮热，瘰疬坚硬肿痛未溃者。

川芎、当归、白芍、熟地、陈皮、茯苓、桔梗、白术、香附各一钱　甘草、海蛤粉、贝母、人参、昆布各五分　升麻、红花各三分

〔**益气养荣汤**〕

治七情抑郁，劳伤气血，颈项筋缩，结成瘰疬如贯珠，谓之筋疬。

人参、茯苓、陈皮、贝母、香附、川芎、黄芪、熟地、白芍各一钱　甘草、桔梗各五分　白术二钱

〔**八珍汤**〕

气血俱虚。

人参、白术、茯苓、川芎、当归、白芍、熟地黄各一钱
甘草炙，五分

〔**归脾汤**〕

滋养心脾。

白术土炒、茯神、黄芪、枣仁炒、龙眼肉各一钱　木香、人参、甘草炙，各五分　当归一钱，酒洗　远志五分，去心

猛疽

痈发嗌中，名曰猛疽，又曰喉痈。属任脉及手少阴、手少阳积热忧愤所致。宜清热攻毒，清咽利膈汤或黄连解毒汤均可用。

天疱疮

天疱疮，形如水疱，皮薄而泽，乃太阴、阳明风热所致，故见于皮毛肌肉之间。宜清火凉血，用解毒泻心汤。热解则愈，此症不独颈项有之。

〔**解毒泻心汤**〕

心经火旺，酷暑时临，天疱发及遍身者。

黄连、防风、荆芥、山栀、黄芩、牛蒡子、滑石、玄参、知母、石膏各二钱　甘草、木通各五分

肩疽

肩系手足三阳交会之所，此处发疽，由风热蕴结，或负重伤损而然，内疏黄连汤主之。

〔**内疏黄连汤**〕

木香、黄连、山栀、当归、黄芩、白芍、薄荷、槟榔、桔梗、连翘各一钱　甘草五分　大黄二钱

发背

发背，属膀胱、督脉，其名虽多，要惟阴阳二字尽之。其形焮赤高肿，发热疼痛，饮食颇进，脉洪数而有力者，为痈，热毒之证也，属阳易治。若漫肿微痛，色暗作渴，烦闷便秘，饮食少思，脉洪数无力，或微细者，阴虚之证也，属阴难治。其或脓出反痛，脓水臭败，烦躁时嗽，腹痛渴甚，饮食不进，泻利无度，小便如淋，此恶证也，皆不可治。凡属阳证，而神气清爽，饮食如常者，不可骤补，若外

似有余，内实不足，脉微细而无痰嗽之疾，初起即当用
参芪以峻补之，否则恐难结局也。方用琥珀蜡矾丸及回
阳三建汤等。

〔琥珀蜡矾丸〕

护膜护心，恐其攻毒。

白矾一两二钱　黄蜡一两　雄黄一钱二分　琥珀一钱，另研
极细　朱砂一钱二分　蜂蜜二钱

〔回阳三建汤〕

阴疽危证。

附子、人参、黄芪、当归、枸杞、陈皮、山萸肉各一钱
木香、甘草、紫草、厚朴、苍术、红花、独活各五分

肾俞发

肾俞发，生于足太阳膀胱十四椎肾俞穴也，穴在两
腰陷肉之间。由房劳太过，伤肾水而发。红活高肿，作
脓者生。紫黑干枯，不作脓者，为真阴内败，不治。又
咳嗽呕哕，腰间似折，不能俯仰者，亦不治。

〔金匮肾气丸〕

腰肾溃疡。

熟地四钱　山萸肉、怀山药各二两　茯苓、丹皮、泽泻
各一两五钱　附子泡、肉桂各五钱

乳痈乳岩

乳房属阳明胃经，乳头属厥阴肝经。男子房劳恚怒，
伤于肝肾。妇人胎产忧郁，损于肝脾。凡乳房肿痛，色
紫或渐肿色白，虽有阴阳之别，然或散或溃，总属胆胃
气血壅滞，名曰乳痈，易治，宜荆防牛蒡汤、橘叶瓜蒌散、
复元通气散、回乳四物汤、疏肝流风饮等选用。若内结
小核，积日渐大，或巉岩崩破，如石榴，或内溃深洞，
血水滴沥，此属肝脾郁怒，气血亏损，名曰乳岩，难治。

如初起知觉，即益气养荣，服大补之剂，犹可消散，若行气补血则速成，至大如鸡卵，或溃时出水，或出血，虽仙手无能为矣，人参解郁汤、清肝解郁汤选用之。

〔**荆防牛蒡汤**〕

外吹，寒热肿痛。

荆芥、防风、牛蒡子炒研、金银花、陈皮、花粉、黄芩、蒲公英、连翘去心、皂刺各一钱　香附子、甘草生，各五分

〔**橘叶瓜蒌散**〕

寒热退，仍肿。

橘叶二十个　瓜蒌半个或一个　川芎、黄芩、橘（栀）子生研、连翘去心、石膏煅、柴胡、陈皮、青皮、甘草生，各五分

〔**复元通气散**〕

毒气滞塞不通。

青皮、陈皮各四两　瓜蒌仁、穿山甲各二两　金银花、连翘各一两　甘草二两，半生半炙

〔**回乳四物汤**〕

产妇无儿吃乳，致乳汁肿胀坚痛。

川芎、当归、白芍、生地各二钱　麦芽二两，炒为粗末

〔**疏肝流风饮**〕

乳痈乳癖，由乎肝郁不舒。

当归二钱　白芍一钱五分　柴胡五分　黄芩一钱五分　郁金一钱　丹皮二钱　山栀一钱五分　夏枯草四钱　薄荷一钱

〔**人参解郁汤**〕

郁火成核。

人参、茯苓、白术各一钱　甘草五分，炙　川芎、当归、白芍、生地、陈皮、土贝各一钱　柴胡、丹皮各一钱

〔**清肝解郁汤**〕

乳结肿硬，不疼，不痒，此忧郁气滞。

陈皮、白芍、川芎、当归、生地、半夏、香附各八分　青皮、远志、茯神、贝母、苏叶、桔梗各六分　甘草、山栀、木通各四分

腹痈

腹痈，生于皮里膜外，起于膏粱、七情、火郁、脾虚气滞而成。其患漫肿坚硬，肉色不变，脓未成也。肿软或色赤，脓以成也。未成，用行经活血之药。已成，速针之。宜参苓白术散，扶脾胃壮元气为主。若脓多而不针，腹皮厚而膜脆，易致内溃，为患不小。

〔**参苓白术散**〕

泻久脾虚，饮食少进。

人参、茯苓、白术土炒、陈皮、山药、甘草灸，各一斤 扁豆炒，十二两 莲肉炒、砂仁、苡仁炒、桔梗各半斤

腋痈

腋痈，生肩下隙，属手少阴心经、手厥阴心包络风热所致。亦有怒气伤肝，火郁而成。其见证坚硬如石，积久溃而出水，难以收功。宜柴胡清肝汤。

胁痈

胁痈，因心肝火盛，虚中有热而发。属手厥阴心包络、足厥阴肝经。以柴胡清肝汤为主。胁肋发疽，属足厥阴肝经、足少阳胆经之积热。治略同。

臂痈

肘之内生痈，属三阴经，乃心、肺、包络郁火，宜荆防败毒散，引经用黄连、升麻、柴胡。肘之外生痈，乃胃、大小肠积毒，引经用藁本、升麻、柴胡。若漫肿白色无头，服败毒药不效者，十全大补汤加桂枝、桔梗。

手发背

手发背痈疽，是三阳经风热郁滞而成。手心红肿，

名穿掌。若偏于掌边者，名穿边，此手厥阴心包络积热所致。俱宜羌活散及内疏黄连汤。

羌活、当归各二钱　独活、乌药、威灵仙各一钱五分　升麻、前胡、荆芥、桔梗各一钱　生〔甘〕草五分　肉桂三分

鹅掌风

鹅掌风，由足阳明胃经血热受寒，以致紫斑白点，久则枯厚破裂。又或时疮余毒未尽之故。祛风地黄丸主之。

〔**祛风地黄丸**〕

生地、熟地各四两　白蒺藜、川牛膝酒洗，各三两　知母、黄柏、枸杞子各二两　菟丝子酒制、独活各一两

紫白癜风

紫白癜风，紫因血滞，总由风湿凝滞毛孔，气血不行而致，遍体皆然，不独一手一指也，胡麻丸主之。

〔**胡麻丸**〕

大胡麻四两　防风、威灵仙、石菖蒲、苦参各二两　白附子、独活各一两　甘草五钱（分）

罗疔

罗疔，生于螺纹内。蛇头疔，起于指端。由手之三阴、三阳积毒攻注而然。如大指少商穴，是手太阴肺经。中指中冲穴，是手厥阴心包络。小指内侧少冲穴，是手少阴心经。食指商阳穴，是手阳明大肠经。无名指关冲穴，是手少阳三焦。小指外侧少泽穴，是手太阳小肠经。诸筋之邪火注于指头，则成罗蛇疔矣。初起麻木不仁，或寒冷如冰，肿胀至于手丫手背，彻心大痛，日夜无寐，此时罗内安然，穿溃反在手丫左右，渐溃至原所，若有调理，约百日腐烂出骨而愈。若初起不冷者，从肿胀痛极，不致脱骨，轻于前证矣。急用仙方活命饮、蟾酥丸辈。

臀痈

臀，太阳膀胱部分也，居小腹之后，道远位僻，气血罕到。湿热凝滞者，患必红肿，自当活血散瘀，清利湿热，活血散瘀汤主之。然过于寒凉克伐，致令软馅无脓，根散不痛，烦躁谵语，痰喘气粗，恍惚不宁，反为不治，黄芪内托散主之。若属阴分而白肿无头者，毋伤脾胃，毋损气血，但当固本为主。

〔活血散瘀汤〕

川芎、当归、防风、赤芍、苏木、连翘、天花粉、皂角针、红花、黄芩、枳壳各一钱　大黄二钱

〔黄芪内托散〕

黄芪、当归、川芎、金银花、皂角针、穿山甲、甘草各一钱

脏毒

脏毒，属大肠，由醇酒厚味，勤劳辛苦，蕴毒流注肛门而成。发于外者，多实热，脉数有力，肛门突肿，大便秘结，小水不利，以通为主，属阳易治。发于内者，属阴虚湿，内脏结肿刺痛，小便淋沥，大便虚秘，寒热咳嗽，脉数虚细，以滋阴为主。属阴难治，候脓出则安。又有蕴毒注结肛门，内蚀串烂，污水流通，不食作渴者死。黄连除湿汤、凉血地黄汤、内托黄芪散、内沃消雪汤等，斟酌证情用之。

〔黄连除湿汤〕

脏毒初起，湿热流注肛门，结肿疼痛，小水不利，大便秘结，身热口干，脉数有力，或里急后重。

黄连、黄芩、川芎、当归、防风、苍术、厚朴、枳壳、连翘各一钱　甘草五分　大黄、朴硝各一钱

〔凉血地黄汤〕

脏毒已成未成，或肿或不肿，肛门疼痛，大便坠重，

或泄或秘，时常便血，头晕眼花，腰膝无力。

川芎、当归、白芍、生地、白术、茯苓各一钱　黄连、地榆、人参、山栀、花粉、甘草各五分

〔**内托黄芪散**〕

脏毒已成，红色光亮，已欲作脓者。

川芎、当归、陈皮、白术、黄芪、白芍、穿山甲、皂角针各一钱　槟榔三分

〔**内沃消雪汤**〕

治痈疽发背，内痈脏毒初起，坚硬疼痛者。

青皮、陈皮、乳香、没药、连翘、黄芪、当归、甘草节、白芷、射干、天花粉、穿山甲、贝母、白芍、金银花、皂角刺各八分　木香四分　大黄二钱

肛痈

肛痈，即脏毒之类，其成患之由，大略相同。但肛痈生于肛侧，或在上后在下，结肿如栗，破必成漏，酒伤戒酒。患此症者，慎起居，远嗜欲，节饮食，其漏自痊。若虚劳吐血，久嗽痰火，必致通肠，大便时其屎夹入，其痛异常，则名偷屎疽，势必沥尽气血而亡，非药能疗。参观脏毒施治可也。若脱肛属大肠气血虚而兼湿热，肺与大肠相表里。肺实热则秘结，肺虚则脱出。又肾主大便，故肾虚者多患此症。气虚者，补中益气汤为主，或加芩、连，或加桂、附。肾虚者，六味丸，虚寒者，八味丸，各因证而治之。

痔漏

痔漏，属肝脾肾三经。故阴精亏损者多成漏证，若由大肠二经风热者，热退自愈。不守禁忌者，亦成漏证。痔分内外，生于肛内者为雌痔，无形血出。生于肛外者为雄痔，有形出血。大约大便作痛者，润燥除湿。肛门

坠痛者，泻火除湿。小便涩滞者，清肝导湿。其成漏者，养元气、补阴精为主。防风秦艽汤、三黄二地汤、脏连丸、胡连追毒丸、黄连闭管丸，皆其要方也。

〔**防风秦艽汤**〕

痔疮不论新久，肛门便血，坠重作痛。

防风、秦艽、当归、川芎、生地、白芍、赤茯苓、连翘各一钱　槟榔、甘草、栀子、地榆、枳壳、槐角、白芷、苍术各六分

〔**三黄二地汤**〕

肠风诸痔，便血不止，及面色萎黄，四肢无力。

生地、熟地各二钱五分　苍术、厚朴、陈皮、黄连、黄柏、黄芩、归身、白术、人参各一钱　甘草、防风、泽泻、地榆各六分　乌梅一个

〔**脏连丸**〕

治痔无论新久，但举发便血作痛，肛门坠重。

黄连八两，研净末　公猪大肠肥者一段一二寸，水洗净

〔**胡连追毒丸**〕

治痔不拘远年近日，有漏通肠污从孔出者，先用此丸追尽毒脓，服后丸药，自然取效。

胡黄连一两，切片，姜汁拌炒　刺猬皮二两，炙，切片，再炒黄研末　麝香二分

〔**黄连闭管丸**〕

胡黄连净末，一两　穿山甲香油内炸黄、石决明煅、桂花微炒，各五钱

悬痈

悬痈生于阴囊之后，谷道之前，若悬物然，故名，是足三阴亏损之证。此处肉里如缕，易溃难合。九龙丹、滋阴八物汤主之。

〔九龙丹〕

木香　乳香　没药　儿茶　血竭　巴豆不去油

〔滋阴八物汤〕

当归、生地黄、白芍药酒炒、川芎、丹皮、花粉各一钱

泽泻五分　甘草节一钱

囊痈

囊痈，属肝肾二经阴虚湿热下注。丹溪云，但以湿热，入肝施治，佐以补阴，虽脱可治，故宜消补兼施。若专攻其疮，阴道愈虚，必生他患矣。宜清肝渗湿汤，或滋阴内托散。

〔清肝渗湿汤〕

黄芩、栀子、当归、生地、白芍药酒炒　川芎、柴胡、花粉、龙胆草酒炒，各一钱　生草、泽泻、木通各五分

〔滋阴内托散〕

当归、熟地、白芍药酒炒、川芎各一钱五分　穿山甲炙、泽泻、皂刺各五分　黄芪一钱五分

阴疮

妇人阴疮，因七情郁火，伤损肝脾，湿热下注，宜逍遥散、龙胆泻肝汤等。亦有宜补益者，补中、归脾等酌用之。

膝疡

膝之肿痛非一端，如两膝疼痛，寒热间作，股渐小而膝独大者，名鹤膝风，此足三阴阳虚，风邪乘虚而入，故有此亏损之证。初起宜独活寄生汤，后服大防风汤，温暖经络。

若一膝引痛，微红而软，名膝游风。膝之两旁肿痛，名膝眼毒。膝盖上白肿而痛者，属阴分，为膝疽。红肿

而痛者，属阳分，亦名膝痈。膝之下面弯曲处，名委中毒。大约活命饮加牛膝为主。

〔**独活寄生汤**〕

肝肾虚弱，风热内攻，足胫缓纵，膝痹挛重。

独活二钱　茯苓、川芎、当归、防风、白芍、细辛、人参、桂心、杜仲、牛膝、秦艽、熟地、桑寄生各一钱　甘草五分

大股疽

大股之内，阴囊之侧，在左为便毒，在右为鱼口。在夹缝之中，形长而肿者，为横痃，属厥阴肝经，因欲心不遂，或强固其精，以致败精瘀血，凝聚而成。治当散滞行瘀，如红花散瘀汤之类是也。

生于股之正面，伏兔穴处，属阳明胃经。股之内侧，名阴疽，属足之三阴。股之外侧，名咬骨疽，属足之三阳。股之下面，左为上马痈，右为下马痈，属足少阴肾经，足太阳膀胱经。寒热疼痛漫肿无头，俱宜早治。如活命饮加牛膝、木瓜、防己之类。若红活高肿者易治。腿脚沉重者，虎潜丸。焮肿疼痛者，当归拈痛汤。

〔**红花散瘀汤**〕

瘀精浊血凝结，小水涩滞者。

当归尾、皂角针、红花、苏木、僵蚕、连翘、石决明、穿山甲、乳香、土贝母各一钱　大黄三分　牵牛二钱

〔**虎潜丸**〕

腿脚沉重，行步艰难。

黄柏、知母、熟地各三两　龟甲四两，炙　白芍、当归、牛膝各一两　虎胫骨、锁阳、陈皮各一两五钱　干姜五钱

〔**当归拈痛汤**〕

腿游风形如堆云，焮肿疼痛。

当归、羌活、茵陈蒿、苍术、防风各一钱　苦参、白术、升麻各七分　葛根、泽泻、人参、知母、黄芩、甘草各五分

黄柏三分

小股疽

小股生疮，外臁属足三阳，内臁足三阴。或因饮食起居，亏损肝肾，或因湿热下注，瘀血凝滞，或因磕损搔痒，脓水淋漓，则为股蛀，此湿热为患，足小肚生疽，红肿坚硬，名黄鳅痈，一名腓踹发，此足少阴肾经肾水不足，积热所致。或祛湿热，或补肾，各因证施治。参观大股疽及膝痈可也。

足疡

足疡，属三阴经，精血亏损，或三阳经，湿热下注。若赤色作痛，而脓清者，元气虚而湿毒壅盛也，先服活命饮，次服补中益气汤、六味丸以补精血。色暗不痛者，肾气败而虚火盛者也，用十全大补汤、加减八味丸，壮脾胃，滋化源，多有得生者。若专攻其疮，复伤元气，必致不起。

疔疮

疔疮之发，或中饮食之毒，或感不正之气，或因蛇虫死畜之秽，多生于头面四肢，或如小疮，或如水疱，或疼痛，或寒热，或麻木，或呕吐恶心，或肢体拘急，或走黄毒气攻心。并宜清热解毒之剂，如黄连解毒汤、五味消毒散、犀角地黄汤、蟾酥丸、琥珀蜡矾丸等。若生两足者，多有红丝至脐，生两手者，多有红丝至心，生唇面口内者，多有红丝入喉。皆急用针挑破其丝，使出恶血，以泄其毒。

〔**黄连解毒汤**〕

治疗疔毒入心，内热口干，烦闷恍惚，脉实者。

黄连、黄芩、黄柏、山栀、连翘、甘草、牛蒡子各等分

〔五味消毒散〕

金银花三钱　野菊花、蒲公英、紫花地丁、紫背天葵子各一钱二分

〔犀角地黄汤〕

乌犀角、生地、丹皮、白芍各等分

〔蟾酥丸〕

治疗疮麻木，或呕吐昏愦等证。

蟾酥二钱，酒化　轻粉五分　枯矾一钱　寒水石一钱，煅　铜绿一钱　乳香一钱　没药一钱　胆矾一钱　麝香一钱　雄黄二钱　蜗牛二十一个　朱砂三钱

流注

流注，或饮食伤脾，或房劳阴虚，或腠理不密，外邪客之，暴怒伤肝，郁结伤脾，或湿痰流注，或跌扑血滞，产后恶露，皆阴气虚而血注凝也。其形漫肿无头，皮色不变，毋论穴道，随处可生。治宜祛散寒邪，接补元气，若不补气血，节饮食，慎起居，戒七情，而专用寒凉克伐，其不死者幸矣。木香流气饮、通经导滞汤、散血葛根汤、阳和汤、附子八物汤、调中大成汤等并主之。

〔木香流气饮〕

湿痰流注。

川芎、当归、紫苏、桔梗、青皮、陈皮、乌药、黄芪、枳实、茯苓、防风、半夏、白芍各一钱　甘草节、大腹皮、木香、槟榔、泽泻、枳壳各五分　牛膝一钱

〔通经导滞汤〕

产后瘀血，流注经络，结成肿块疼痛者。

香附、赤芍、川芎、当归、熟地、陈皮、紫苏、牡丹皮、红花、牛膝、枳壳各一钱　甘草节、独活各五分

〔散血葛根汤〕

跌扑损伤，瘀血凝滞，结成流注，身发寒热者。

干葛、半夏、川芎、防风、羌活、升麻、桔梗各八分　白芷、甘草、细辛、苏叶、香附、红花各六分

〔阳和汤〕

一切阴疽。

肉桂一钱　鹿角胶三钱　白芥子二钱　熟地一两　麻黄五分　炮姜五分　生甘草一钱

〔附子八物汤〕

房欲后受寒结肿，或遍身腿脚疼痛，不能步履。

川芎、白芍、熟地、人参、白术、茯苓、当归、附子各一钱　肉桂五分　木香、甘草各三分

〔调中大成汤〕

流注溃后，脓水清稀，饮食减少，不能生肌收敛。

白术、茯苓、归身、白芍、陈皮、山药、黄芪、砂仁、远志、甘草各五分　附子、肉桂各八分

附骨疽

附骨疽，即俗称贴骨疽也。凡疽毒结余骨际者，皆谓之贴骨痛。然惟两股肉厚处，乃多此证。盖此症之证，有劳伤筋骨者，有嗜酒房劳者，有忧思郁怒者，有风邪寒热所侵者，其端甚微，而后三阴三阳，无不连及，至全腿俱溃，诚危证也，急予五积散及大防风汤。若溃后脉和，虽困弱之甚，只以大补气血为主，皆可保全。若溃见恶证不治，始终不宜用凉药，当用温暖大补之剂，可以收功。

〔五积散〕

寒湿客于经络，腰脚酸痛，发热恶寒头痛。

苍术二钱　陈皮、桔梗、川芎、当归、白芍各一钱　麻黄、枳壳、桂心、干姜、厚朴各六分　白芷、半夏、甘草、茯苓各四分

〔大防风汤〕

或肿痛，或肿而不痛，宜先疗寒邪。

人参二钱　防风、白术、附子、当归、白芍、川芎、杜仲、黄芪、羌活、牛膝、甘草、熟地各一钱

第二节 内痈

肺痈

肺痈,其候恶风咳嗽,鼻塞项强,胸胁胀满,咽燥作渴,呼吸不利,甚则四肢微肿,咳唾脓血,其气腥臭,入水则沉,胸中隐隐微痛,右寸脉滑数而实者,肺痈也,其所吐只是涎沫,或脓血,未成宜射干麻黄汤,欲成宜千金苇茎汤,已成宜桔梗白散,溃后宜紫菀茸汤,日久虚羸宜清金宁肺丸,若其脉虽数而虚,则为肺痿,治宜栀子仁汤,涤痰汤,降火涤痰。

〔射干麻黄汤〕

风郁于表,肺痈未成。

射干三钱　麻黄、生姜各四钱　细辛、紫菀、冬花各三钱　大枣七枚　五味子、半夏各三钱

〔千金苇茎汤〕

咳有微热,烦闷,胸中甲错,脓欲成者。

苇茎一两　薏苡仁炒、瓜瓣即冬瓜仁,各三钱　桃仁二钱,去皮尖炒研

〔外台桔梗白散〕

吐脓腥臭,咳而胸满。

苦桔梗、贝母各三分　巴豆一份,去皮熬,研如脂

〔宁肺桔梗汤〕

溃后胸膈胁肋隐痛不止,口燥咽干,烦闷多渴,自汗盗汗,眠卧不得,咳吐稠痰腥臭,此系痈脓不尽,而兼里虚。

苦桔梗、贝母去心、当归、瓜蒌仁研、生黄芪、枳壳麸炒、甘草节、桑白皮炒、防己、百合去心、薏苡炒,各八分　五味子、

地骨皮、生知母、杏仁炒，研、苦葶苈各五分

〔紫菀茸汤〕

痈脓已溃，喘满腥臭，浊痰俱退，惟咳嗽咽干，咯吐痰血，胁肋微痛，不能久卧者，此属肺痈溃处未敛，宜清补之。

紫菀茸、犀角末、甘草炙、人参各五分　霜桑叶、款冬花、百合去心、杏仁炒研、阿胶便润炒用，便燥生用、贝母去心、半夏炙，如渴甚去此味加石膏、蒲黄生，各七分

〔清金宁肺丸〕

咳嗽日久，浓痰不尽，身热虚羸，渐成劳瘵者。

陈皮、茯苓、桔梗、贝母、人参、黄芩各五钱　麦冬、地骨皮、银柴胡、川芎、白芍、胡黄连各六钱　五味子、天冬、生地酒浸捣膏、熟地捣膏、归身、白术各一两、甘草三钱

〔栀子仁汤〕

肺痿发热，潮热，或发狂乱，烦躁，面赤咽痛者。

栀子仁、赤芍药、大青叶、知母各七分　黄芩、石膏、杏仁、升麻各一钱五分　柴胡六分　甘草五分　淡豆豉百粒

〔涤痰汤〕

治心火克肺金，久而不愈，转为肺痿，咽嗌嘶哑，胸膈痞闷，呕吐痰涎，喘急难卧者，并服之。

陈皮、半夏、茯苓、甘草、麦冬、胆星、枳实、黄连、人参、桔梗各五分　竹茹一钱

胃脘痈

《圣济总录》云，胃脘痈，由寒气隔阳，胃口热聚，寒热不调，故血肉腐坏，以气逆于胃，故胃脉沉细，以阳气不得上升（下通），故人迎热甚，令人寒热如疟，身皮甲错，或咳嗽，或呕脓吐血，若脉洪数，脓成也，急排之。脉迟紧，瘀血也，急下之。否则其毒内攻，腐烂肠胃矣。凡胃痈，饮食颇进者可治，排宜赤豆薏仁汤，

下宜牡丹皮汤。

〔**赤豆薏仁汤**〕

赤小豆、薏仁、防己、甘草各等分

肠痈

肠痈为病，小腹重强，按之则痛，小便如淋，时时出汗，复恶寒，身皮甲错，皮急如鼓状，甚者腹胀大，转侧有水声，或绕脐生疮，或脓从脐出，或从大便下。《内经》云："肠痈〔为病〕不可惊，惊则肠断而死。患是者，坐卧转侧，皆宜徐缓，静养调理，方可保全。方用大黄汤、活血散瘀汤、薏苡汤、丹皮汤、牡丹皮散等。

〔**大黄汤**〕

治肠痈，小腹坚硬如掌而热，按之则痛，肉色如故，或焮赤微脐，小便频数，汗出憎寒，脉紧实而有力，日浅未成脓者。

大黄炒、硝朴各一钱　牡丹皮、白芥子、桃仁去皮尖，各二钱

〔**活血散瘀汤**〕

产后恶露不尽，或经后瘀血作痛，或暴急奔走，或受重大扑击，气血流注，肠胃作痛，渐成内痈，及腹痛，大便燥者并宜。

川芎、归尾、赤芍、苏木、牡丹皮、枳壳、瓜蒌仁去壳、桃仁去心尖，各一钱　槟榔六分　大黄酒炒，二钱

〔**薏苡汤**〕

脉见洪数，肚脐高突，腹痛胀满，不食，动转侧身，则有水声，便淋刺痛者，痈脓已成。

薏苡仁、瓜蒌仁各三钱　牡丹皮、桃仁各二钱

〔**丹皮汤**〕

腹濡而痛，少腹急胀，时时下脓。

丹皮、瓜蒌仁各一钱　桃仁、朴硝各三钱　大黄五钱

〔**牡丹皮散**〕

肠痈腹濡而痛，以手重按则止，或时时下脓。

人参、牡丹皮、白芍、茯苓、黄芪、薏苡仁、桃仁、白芷、当归、川芎各一钱　甘草、官桂各五分　木香三分

肝痈

朱丹溪曰，肝痈始发，期门穴必隐痛，微肿，令人两脚胀满，胁痛，侧卧则惊，便尿艰难，由愤郁气逆而成。复元通气散、逍遥散、柴胡清肝汤酌用之。

心痈

王肯堂曰，心痈始发，巨阙穴必隐痛微肿，令人寒热，身痛，头面色赤，口渴，随饮随干，由心火炽盛，更兼酷饮嗜热而成，治以凉血饮，及升麻葛根汤。

〔**凉血饮**〕

生地、麦门冬、连翘、天花粉、木通、赤芍、荆芥、车前子、瞿麦、白芷、甘草、薄荷、山栀各等分

〔**升麻葛根汤**〕

治酒毒为病者。

升麻、柴胡、黄芩、白芍、葛根、山栀各一钱　黄连、木通、甘草各五分

脾痈

王肯堂曰，脾痈始发，章门穴必隐痛，微肿。由过食生冷，兼湿热，或瘀血郁滞脾经而成，令人腹胀，咽干燥，小水短涩也，宜大黄汤，赤豆薏苡汤。

肾痈

王肯堂曰，肾痈，京门穴必隐痛微肿，令人寒热往

来，面白不渴，小腹及肋下膜胀塞满，由肾经不足之人，房劳太过，身形受寒，邪气自外乘之而成，五积散主之。

附 外科证治大纲

虚实纲

齐氏曰，疮疽之证，有脏腑、气血、上下、正邪、虚实不同也，不可不辨。如肿起坚硬浓稠者，疮疽之实也。肿下软漫脓稀者，疮疽之虚也。大便硬，小便涩，饮食如故，肠漏膨胀，胸膈痞闷，肢节疼痛，口苦咽干，烦躁作渴。身热脉大，精神闷塞者，悉脏腑之实也。泻利肠鸣，饮食不入，呕吐无时，手足厥冷，脉弱皮寒，小便自利，或小便短少，大便滑利，声音不振，精神困倦，悉脏腑之虚也。

凡疮疽肿起色赤，寒热疼痛，皮肤壮热，脓水稠黏，头目昏重者，气血之实也。凡脓水清稀，疮口不合，聚肿不赤，不甚热痛，肌寒肉冷，自汗色暗者，气血之虚也。头痛鼻塞，目赤心惊，咽喉不利，口舌生疮，烦渴饮冷，睡语呀呀者，上实也。精滑不禁，大便自利，腰脚沉重，睡卧不宁者，下虚也。肿焮尤甚，痛不可近，寒热往来，大便秘涩，小便如淋，心神烦闷，恍惚不宁者，邪气之实也。肩背不便，四肢沉重，目视不正，睛不了了，食不知味，音嘶色败，四肢浮肿，多日不溃者，正气之虚也。

又曰，邪气胜则实，正气夺则虚。又曰，诸痛为实，诸痒为虚也。又曰，诊其脉洪大而数者，实也，细微而软者，虚也。虚则补之，和其气以托里也，实则泻之，疏利而导其滞也。《内经》曰，血实则决之，气虚则掣引之。又曰，形伤痛，气伤肿，先肿而后痛者，形气伤也。

先痛而后肿者，气伤形也。

立斋云，肿痛赤燥，发热饮冷，便秘作渴，脉洪数而实，即在严寒之令，必用苦寒之剂，泻其阳，以救其阴。若脉细皮寒，泻利肠鸣，饮食不进，呕吐逆冷，是曰五虚，即在盛暑，必用辛热之剂，散其阴，以回其阳。《内经》云："用寒远寒，用热远热，有假者反之，虽违其时，必从其证。"此之谓也。

善恶纲

痈疽证，有五善七恶，不可不辨。凡饮食如常，动息自宁，一善也。便利调匀，或微见干涩，二善也。脓溃肿消，水浆不臭，内外相应，三善也。神采精明，语声清亮，肌肉好恶分明，四善也。体气和平，病药相应，五善也。七恶者，烦躁时嗽，腹痛渴甚，眼角向鼻，泻痢无度，小便如淋，一恶也。气息绵绵，脉病相反，脓血即泄，肿焮尤甚，脓色臭败，痛不可近，二恶也。目视不正，黑睛紧小，白睛青赤，瞳子上视，晴明内陷，三恶也。喘粗气短，恍惚嗜卧，面青唇黑，便污未溃，肉黑而陷，四恶也。肩背不便，四肢沉重，以溃青色，筋腐骨黑，五恶也。不能下食，服药而呕，食不知味，发呃呕吐，气噎痞塞，身冷自汗，耳聋惊悸，语言颠倒，六恶也。声嘶色败，唇鼻青赤，面目四肢浮肿，七恶者也。

五善者，病在腑，在腑者轻。七恶者，病在脏，在脏者危也。大抵发背，脑疽，脱疽，肿痛色赤者，乃水衰火旺之色，多可治。若黑若紫，则火极似水之象，乃其肾水已竭，精气枯涸也，决不治。又骨髓不枯，脏腑不败者可治。若老弱患此，疮头不起，或肿硬色紫，坚如牛领之皮，脉更涩，此精气已绝矣，不可治。或不待溃而死，有溃后气血不能培养者亦死。

兼合症

疮疡发热烦躁，或出血过多，或溃脓大泄，或汗多亡阳，或下多亡阴，以致阴血耗散，阳无所依，浮散于肌表之间，而非火也。若发热无寐，血虚也。兼汗不止，气虚也。发热烦躁，肉瞤筋惕，气血虚也。大渴面赤，脉洪大而浮，阴虚发热也。肢体微热，烦躁面赤，脉沉而微，阴盛发燥也。

李东垣云："昼发热而夜安静，是阳气自旺于阳分也。昼安静而夜发热，是阳气下陷于阴中也。如昼夜俱发热者，重阳无阴也，当峻补其阴。"

王太仆云，如大寒而甚热，是无火也，当治其心。如大热而甚，寒之不寒，是无水也，热动复止，倏忽往来，时动时止，是无水也，当助其肾。故心盛则生热，肾盛则生寒。肾虚则寒动于中，心虚则热收于内。又热不胜寒，是无火也。寒不胜热，是无水也。夫寒之不寒，责其无水。热之不热，责其无火。热之不久，责心之虚。寒之不久，责肾之弱。治者当深味之。

疮疡作渴，若焮痛发热，便利调和者，上焦热也。肿痛发热，大便秘涩者，内脏热也。焮肿痛甚者，热毒蕴结也。漫肿微痛者，气血虚壅也。或因胃火消烁而津液短少者，或因胃气虚而不能生津液者，或因胃气伤而内亡津液者，或因胃水干涸口干舌燥者，或先口干作渴，小便频数而后患疽，或疽愈后作渴饮水，或舌黄干硬，小便数而生疽者尤恶也，苟能逆知其因，预滋化源，可免是患。

薛立斋曰，喜热恶寒而呕者，宜温养胃气。脉细肠鸣，腹痛滑泄而呕者，宜托里温中。喜寒恶热而呕者，宜降火。脉实便秘而呕者，宜泻火。若不详究其源，而妄用攻毒之药，则重者不能溃，溃者不能敛。虽丹溪云，肿疡时呕，当作毒气攻心治之。溃疡呕，当作阴痛补之，殊不知此大概言之耳。况今之热毒内攻而呕者，十之一二，脾胃虚寒或痰气而呕者，十居八九。大抵热毒内攻而呕者，必喜凉而脉数。脾气虚寒或痰气而呕者，必喜温而脉弱，故不可不辨明也。又曰，凡痈疽肿赤痛甚，烦躁脉实而呕者有余，当下之。若肿硬不溃，脉弱而呕者，乃阳气虚弱，当补之。若呕吐少食者，乃胃气虚寒，当温补脾胃。若痛伤胃气，或感寒邪秽气而呕者，虽在肿疡，当助胃壮气，若用攻伐，多至变症不治。

东垣云，疮疡热毒深固，呕哕心逆，发热而烦，脉沉而实，肿硬木闷，大便秘结，此毒害在脏腑，宜疏通之，故曰疏通其内，以绝其源。又曰，疮疡及诸面赤，虽有伏火，不得妄攻其里，若阳气拂郁，邪气在经，宜发表以去之，故曰火郁则发之。疮疡大便秘结，虚实当分。作渴饮冷，其脉洪大而有力者，属实火。口干饮汤，其脉浮大而无力者，属气虚。若肠胃气虚血燥而不通者，宜滋润之。若疮证属阳，或因入房伤肾而不通者，宜用辛温之药以回阳，多有得生者。若饮食虽多，大便不通，而肚腹不胀者，此内火消烁，切不可通之。若肚腹痞胀，而直肠干涸不通者，宜用猪胆汁导之。若误行疏利，复伤元气，则不能收敛。经曰，肾开窍于二阴，藏精于肾，津液润则大便如常。若溃疡有此，因气血亏损，肠胃干涸，当大补为善，设若不审虚实，而一余疏利者，鲜有不误。若老弱或产后而便难者，皆气血虚也，猪胆汁最效。甚者多用，更以养气血药助之，万不可妄行攻伐。

疮疡大便泄泻，或因寒凉克伐，脾气亏损，或因脾气虚弱，食不克化，或因脾虚下陷，不能升举，或因命门火衰，不能生土，或因肾经虚弱，不能禁止，或因脾肾虚寒，不能司职。张仲景云，下利肠鸣，当温之。脉迟紧，痛未止，当温之。大孔痛当温之，心痛当救里。精要云，痈疽呕泻，肾脉虚者不治，此发《内经》微旨也。凡此实难治之证，如按前法治之，多有可生者。疮疡小便淋漓频数，或茎中涩者，肾精亏损之恶证也，宜补阴。足胫逆冷者，宜补阳。若小便频而黄者，宜滋肺肾。若小便短而数者，宜补脾肺。若热结膀胱而不利者，宜清热。若脾气躁而不能化者，宜滋阴。若膀胱阴虚，阳无以生，或膀胱阳虚，阴无以化者，皆当其滋其化源，苟专用淡渗，复损真阴，乃速其危矣。

治肿疡法

肿疡有云忌补宜下者，有云禁用大黄者，此其为说若异，而亦以证不同耳。忌补者，忌邪之实也。畏攻者，畏气之虚也。即如肿疡多实，溃疡多虚，此常也。然肿疡亦多不足，则有宜补不宜泻者，溃疡亦或有余，则有宜泻不宜补者，此其变也。或宜补，或宜泻，总在虚实二字，然虚实二字最多疑似，贵有定见。如火盛者宜清，气滞者宜行，既热且壅宜下，无滞无壅，则不宜妄用攻下，此用攻之宜禁者也。至若用补之法，亦但察此二者，凡气道壅滞者不宜补，火邪炽盛者不宜温补。若气道无滞，火邪不盛，或饮食二便，清利如常，而患有危险可畏者，此虽未见虚证，然肿疡未溃，亦宜即从补托。盖恐困苦日久，无损自虚，若能预固元气，则毒必易化，脓必易溃，口必易敛。即大羸大溃，尤可望生。若必待虚证迭出，或自溃不能收敛，而勉力支持，则轻者必重，重者必危，能无晚乎。此肿疡之有不足也，所系非细，不可不察。

治溃疡法

立斋曰，脓熟不溃者，阳气虚也，宜补之。瘀肉不腐者，宜大补阳气，更以桑木灸之。脓清或不敛者，气血俱虚，宜大补之。寒气袭于疮口，不能敛口，或陷下不敛者，温补之。脉大无力，或微涩者，气血俱虚也，峻补之。

出血或脓多，烦躁不眠者，乃亡阳也，急补之。凡溃脓而清，或疮口不合，或聚肿不赤，肌寒肉冷，自汗色脱者，皆气血虚也，非补不可。凡脓去多，疮口虽合，尤当补益，务使气血平复，否则更患他证，必难治疗也。

又曰，大抵脓血大泄，当大补气血为先，虽有他证，以末治之。凡痈疽大溃，发热恶寒，皆属气血虚甚。若左手脉不足者，补血药当多于补气药。右手脉不足者，补气药当多于补血药，切不可发表。盖痈疽全借气血为主，若患而不起，溃而不腐，或不收敛，及脓少或清，皆气血虚也，俱宜大补之，最忌攻伐之剂。亦有脓反多者，乃气血虚而不能禁止也。常见气血充实之人，患疮者，必肿高色赤，易腐溃而脓且稠，又易于收敛。怯弱之人，多不起发，不腐溃，又难于收敛。若不审察，而妄投攻剂，虚实之祸，不免矣。至患后更当调养，若瘰疬流注之属，尤当补益也，否则更患他证，必难措治，慎之。又曰，溃疡若属气血俱虚，固所当补。若患肿疡而气血虚弱者，尤当予补，否则虽溃而不敛矣。又凡大病之后，气血未复，多致再发，若不调补，必变为他症而危。或误以疮毒复发，反行攻伐，则速其不起，深为可戒也。又曰，疮疡若痛肿焮甚，烦躁脉大，则辛热之剂，不但肿疡不可用，即溃疡亦不可用也。

溃疡有余之证，其辨有四。盖一以元气本强，火邪本盛，虽脓溃之后，而内热犹未尽除，或大便坚实而能食，脉滑者，此形气病气俱有余，仍宜清利，不宜温补，火退自愈，亦善证也。一以真阴内亏，水不能制火，脓即泄而热反甚，脉反躁者，欲清之，则正气已虚，欲补之，则邪气愈甚，此正不胜邪，穷败之证，不可治也。一以毒深而溃浅者，其肌腠之脓已溃，而根盘之毒未动者，乃假溃非真溃也，不得遽认为溃疡，而概施补托，若误用之，则反增其害，当详辨也。又有元气已虚，极似宜补，然其禀质滞浊，肌肉坚厚，色黑而气道多壅者，略施培补，反加滞闷，若此辈者，真虚既不可补，假实又不可攻，最难调理，极易招怨，是亦不治之证也。总之溃疡有余者，十之一二，肿疡不足者，十常四五。溃疡宜清者少，肿疡宜补者多。此亦以痈疽之危险，有关生死为言，当防其未然也。至若经络浮浅之毒，不过肿则必溃，溃则必收，又何必惓惓以补泻为哉。

汗下法

仲景治伤寒有汗吐下三法，东垣治疮疡，有疏通托里和荣卫三法，用之得宜，厥疾瘳矣。假如疮疡肿硬木闷，烦热便秘，脉沉而实，其邪在内，当疏其内以下之。焮肿作痛，便利调和，脉浮而洪，其邪在表，当先托其里以汗之。元戎云，荣卫充满遏抑为痈者，当泄之，以夺盛热之气。荣卫虚弱壅滞而为痈者，当补之，以接虚怯之气。又东垣云，疮疡虽面赤伏热，不得攻里，里虚则下利。仲景云，疮家虽身疼体痛，不可发汗，汗之则发痉，苟不详审，妄为汗下，以致气血亏损，毒反延陷，少壮者难以溃敛，老弱者多致不救。

张景岳云，疮疡之属在表邪者，惟时毒、丹毒、斑疹及头面颈项上焦之证多有之，察其果有外邪，而脉见紧数，证有寒热者，方宜表散，然散之之法，又必辨其阴阳盛衰，故或宜温散，或宜凉散，或宜平散，或宜兼补而散，或宜解毒而散，此散中自有权宜也。又如里证，用下之法，毒盛势剧者，大下之。滞毒稍轻者，微下之。荣虚便结而毒不解者，养血滋阴而下之。中气不足而便结壅滞者，润导而出之。凡此皆通下之法，但宜酌缓急轻重，而用得其当耳，故必察其毒果有余，及元气壮实，下之必无害者，方可用下，否则不但目前，且尤畏将来难结之患，是以表证不真者，不可汗，汗之则亡阳。里证不实者，不可下，下之则亡阴，亡阴亦死，亡阳亦死，医固可以孟浪乎。

消托法

痈疽之证，发无定处，欲内消于起初之时，惟在行气活血，解毒消肿而已。立斋云，疮疡之证，当察经之传授，病之表里，人之虚实，而攻补之。假如肿痛热渴，大便秘结者，邪在内也，疏通之。肿焮作痛，寒热头痛者，邪在表也，发散之。焮肿痛甚者，邪在经络也，和解之。微肿微痛而不作脓者，气血虚也，补托之。漫肿不痛，或不作脓，或脓成不溃者，气血虚甚也，峻补之。色暗而微肿痛，或脓成不出，或腐肉不溃者，阳气虚寒也，温补之。若泥其未溃而概用败毒，重损脾胃，不惟肿者不能成脓，而溃者亦难收敛，七恶蜂起，多致不救。丹溪云，肿疡内外皆壅，宜以托里表散为主，如用大黄，宁无孟浪之非。溃疡内外皆虚，宜以托里补接为主，如用香散，未免虚虚之失，治者审之。

辨脓法

立斋云，疮疡之证，毒气已成者，宜用托里，以速其脓。脓成者，当验其生熟深浅而针之。若肿高而软者，发于血脉。肿下而坚者，发于筋骨。皮肉之色不变者，发于骨髓。小按便痛者，脓浅也。大按方痛者，脓深也。按之而不复起者，脓未成也。按之而复起者，脓已成也。脓生而用针，气血既泄脓反难成。若脓熟而不针，腐溃益深，疮口难敛。若疮深而针浅，内脓不出，外血反泄。若疮浅而针深，内脓虽出，良肉受伤，若元气虚弱，必先补而后针其脓，脓出诸证自退。若脓出而反痛，或烦躁呕逆，皆由胃气亏损，宜急壮之。又曰，脓成之时，气血实壮者，或能自出。怯弱者不行针刺，鲜有不误。凡疮疡透膜，十无一生，虽以大补之药治之，亦不能生，此可为待脓自出之戒也。

祛腐法

立斋曰，夫腐肉者恶肉也。凡痈疽疮肿溃后，若有腐肉凝滞者，必取之，乃推陈致新之意。若壮者筋骨强盛，气血充溢，正能胜邪，或自出或自平，不能为害。若年高怯弱之人，血液少，肌肉涩，必迎而夺之，顺而取之，是谓定祸乱，以致太平。设或留而不去，则有烂筋腐骨之患。予尝见腐肉即去，虽少壮者不补其气血，尚不能收敛。若怯弱者，不去恶肉，不补气血，未见其生也。古人云，坏肉恶于狼虎，毒于蜂虿，缓去之则戕贼性命，信哉。又曰，元气虚弱，多服克伐之剂，患处不痛或肉死不溃者，急温补脾胃，亦有复生者，后当纯补脾胃，庶能收敛，此亦不可，妄用刀割，若因去肉出血，则阳随阴散，是速其危矣。

定痛法

齐氏曰，疮疽之候不同，凡寒热虚实，皆能为痛。故止痛之法，殊非一端也。世人皆谓乳没珍贵之药，可住疼痛，而不知临病制宜，自有方法。盖热毒之痛者，以寒凉之药折其热，而痛自止也。寒邪之痛，以温热之剂熨其寒，则痛自除也。因风而痛者，除其风。因湿而痛者，导其湿。燥而痛者，润之。塞而痛者，通之。虚而痛者，补之。实而痛者，泻之。因脓郁而闭者，开之。恶肉侵蚀者，去之。阴阳不和者，调之。经络闭涩者，和之。临机应变为上医，不可执方而无权也。

止血法

疮疡出血，因五脏之气亏损，虚火动而错经妄行，当以凉血降火为主。有肝热而血妄行者，有肝虚而不能藏血者，有心虚而不能生血者，有脾虚而不能统血者，有脾肺气虚而出血者，有气血俱虚而出血者，有阴火动而出血者，当求其经，审其因而治之。凡失血过多，见烦热发渴等证，勿论其脉，急补其气，所谓血脱补气，阳生阴长之理也。若发热脉大者，不治。生肌收口法，陈良甫曰，痈疽之毒有浅深，故收敛之功有迟速，断不可早用生肌收口之药，恐毒气未尽，后必复发，为患非轻。若痈久不合，其肉白而脓少者，气血俱虚，不能潮运，而疮口冷涩也。又曰，脉得寒则下陷，凝滞肌肉，故曰留连肉腠，是为冷漏，须温补之。

立斋曰，夫肌肉者，脾胃之所主。收敛者，气血之所使，但当纯补脾胃，不宜泛敷生肌之剂，夫疮不生肌，而色甚赤者，血热也。色白而无神者，气虚也。晡热内热，阴血虚也。脓水清稀者，气血虚也。食少体倦，脾气虚也。烦热作渴，饮食如常，胃火也。热渴而小便频数，肾水虚也。若败肉去后新肉微赤，四沿白膜者，此胃中生气也，但当培补之，则不日而敛。如妄用生肌药，余毒未尽，而反益甚耳。盖疮疡之作，由胃气不调，疮疡之溃，由胃气腐化，疮疡之敛，由胃气荣养。东垣云，胃乃生发之源，为人身之本。丹溪亦谓，治疮疡当助胃壮气，使根本坚固。诚哉是言也。

薄贴法

徐灵胎云，今所用膏药，古人谓之薄贴。其用，大端有二，一以治表，一以治里。治表者，如呼脓，去腐，止痛，生肌，并遮风护肉之类，其膏宜轻薄而日换，此理人所易知。治里者，或祛风寒，或和气血，或消痰痞，或壮筋骨，其方甚多，药亦随病加减，其膏宜重厚而久贴。此理人所难知，何也？盖人之疾病，由外以入内，其流行于经络脏腑者，必服药乃能祛之，若其病既有定所，在于皮肤筋骨之间，可按而得者，用膏贴之，闭塞其气，使药性从毛孔而入腠理，通经贯络，或提而出之，或攻而散之，较之服药，尤有力，此至妙之法也。故凡病之气聚血结而有形者，薄贴之法为良。但制膏之法，取药必真，心志必诚，火候必到，方能有效，否则不能奏功。至于敷熨吊溻种种杂法亦相同，在善医者通变之而已。

围药法

外科之法，最重外治，而外治之中，尤重围药。凡毒之所最忌者，散大而顶不高，盖人之一身，岂能无七情六欲之伏火，风寒暑热之留邪，食饮痰涎之积毒，身无所病，皆散处退藏，气血一聚而成痈肿，则诸邪四面皆会，惟围药能截之，使不并合，则周身之火毒不至矣。其已聚之毒，不能透出皮肤，势必四布为害，惟围药能束之，使不能散漫，则气聚而外泄矣，如此则形小顶高，易脓易溃矣。故外治中之围药，较之他药为特重，不但初起为然，即成脓收口，始终赖之，一日不可缺，围药而用三黄散之类，每试不效，非围药无用，又如既破之后，而仍用围药者，因极轻之毒，往往至于散越而不可收拾，不得不用围药也。至于围药之方，亦甚广博，大都以消痰拔毒束肌收火为主，而寒热攻提和平猛厉，则当随证去取，固不可拘执者也。

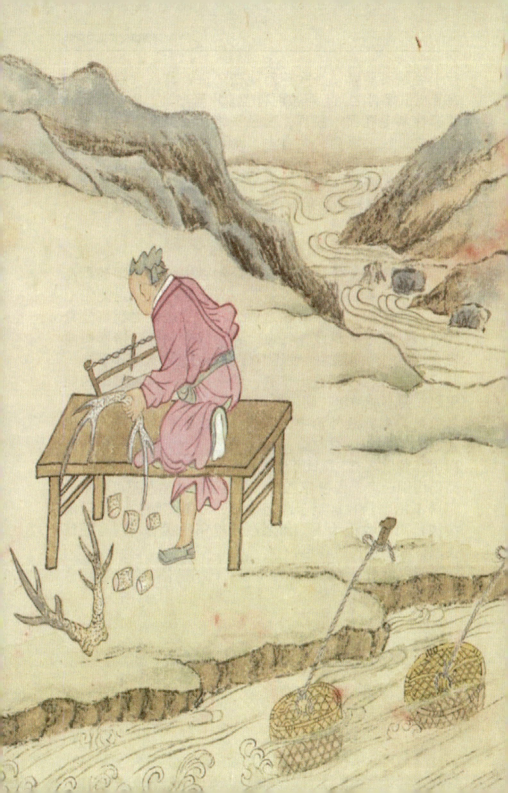

第十一章　五官科学

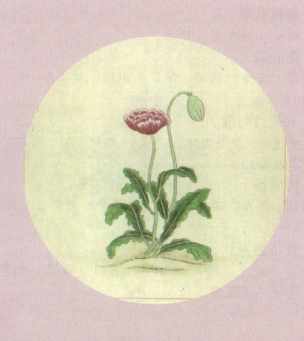

第一节 目病

目痛

目痛有二，一曰眦白眼痛，一曰珠黑眼痛。眦白属阳，昼痛点苦寒药则效，珠黑属阴，夜痛点苦寒药反剧。治目珠夜痛，夏枯草散；风热痛，洗肝散；天行赤热，怕热羞明，涕泪交流，大黄当归散；暴风客热，白仁壅起，包小乌睛，疼痛难开，泻肺散；赤肿痛甚，泻肺汤加黄连；目赤痛而头目浮肿，普济消毒饮；珠痛如针刺，心经实火，洗心散；雷头风，目痛便秘，清震汤；阳邪风证，眉棱骨痛，兼火者，选奇汤；阴邪风证，脑后枕骨疼，三因芎辛汤；巅顶风证，顶骨内痛，连及目珠，胀急瘀赤，外证之恶候也，若昏眇则内疾成矣。

〔**夏枯草散**〕

夏枯草　制香附　甘草

〔**洗肝散**〕

薄荷、当归、羌活、防风、山栀、甘草各一两　酒大黄二两　川芎八钱

〔**大黄当归散**〕

大黄酒制、黄芩酒制，各一钱　红花二钱　苏木、当归、山栀、木贼各五钱

〔**泻肺汤**〕

羌活、元参、黄芩各一钱　地骨皮、桑皮、大黄、芒硝、甘草各八分

〔**普济消毒饮**〕

黄芩　黄连　陈皮　甘草　前胡　桔梗　元参　连翘　升麻　薄荷　板蓝根　马勃　牛蒡子

〔洗心散〕

麻黄 当归 大黄 白术 芍药 荆芥 薄荷 甘草 姜

〔清震汤〕

升麻、苍术、荷叶各四钱

〔选奇汤〕

防风、羌活各三钱　黄芩一钱　甘草八分

〔三因芎辛汤〕

附子、川乌、南星、干姜、细辛、川芎各一钱　炙草五分　姜七片　茶一撮

目赤

戴复庵云，眼赤皆血壅肝经所致。属表者，羌活胜湿汤。属里者，泻肝散。赤久生翳膜者，春雪膏。并用碧云散吹鼻。凡赤而肿痛，当散湿热；赤而干痛，当散火毒；赤而多泪，当散风邪；赤而不痛，当利小便。其或血灌瞳神，赤脉贯睛，凡外障有此，颇为难治。

〔羌活胜风汤〕

羌活、生白术各一钱　川芎、桔梗、枳壳、荆芥、柴胡、前胡、黄芩各八分　白芷六分　防风五分　细辛二分　薄荷、甘草各四分

〔泻肝散〕

栀子　荆芥　大黄　甘草炙

〔碧云散〕

鹅不食草　青黛　川芎

目肿

肿有胞肿、珠肿不同，胞肿多湿，珠肿多火，暴风客邪，胞肿如杯，洗肝散。五轮壅起，目胀不能转，若鹘之睛，酒煎散。风毒湿热，瘀血灌睛，胞与珠胀出如拳，石膏散加羌、辛、芎、芍、薄荷。若珠烂则无及矣。至于气

轮平，水轮亦明，惟风轮泛起，或半边泛起，服以凉膈散；若水轮高，而绽起如螺，为肝热甚，内服双解散。神珠自胀麻大泪痛，因五脏毒风所蕴，大黄当归散。

〔酒煎散〕

汉防己 防风 炙草 荆芥 当归 赤芍 牛蒡 甘菊花

〔石膏散〕

生石膏三两 藁本、生白术、炙甘草各一两半 白蒺藜一两

〔双解散〕

即凉膈散去竹叶加麻黄 石膏 滑石 生白术 防风 荆芥 桔梗 川芎 当归 芍药 姜

目痒

风热四生散。血虚四物汤加羌、防、蒺藜、黄芪。大凡有病之目，痒一番则重一番，而病源非一，微痒则属虚火。治宜姜粉、枯矾、硼砂，津唾调如米大，时将一丸纳大眦，及盐汤蒸洗。

〔四生散〕

白附子、黄芪、桔梗、蒺藜各等分

外障

属风热上壅，上下胞睑肉蓓蕾，磨荡其睛，久之生翳，宜消风散热，外用点药退之。或如云雾，如丝缕，如秤星，在睛外遮暗，皆凉药过多，脾胃受伤，生气不能上升所致。自内眦而出者，羌活胜湿汤，加蔓荆。自锐眦而入者，加胆草、藁本。自上而下者，加黄连，倍柴胡。自下而上者，加木通嗿鼻，以碧云散点药。皆用春雪膏、蕤仁膏，或以地栗粉和人乳点之。如去老翳，则以石燕丹、春雪膏、熊胆膏选用。

张石顽曰，外障内治之药虽多，咸以神消散为主。外治之药不一，莫如石燕丹为最。血翳包睛，破血药，兼

硝黄下之，或红翳如轻霞映日之状，治宜祛风散血。若黄膜上冲，服以神消散，点以石燕丹。黄膜下垂，遮满瞳神，蝉花散加石膏、胆草、大黄，点以石燕丹。赤膜下垂，神消散去二蜕，加皂荚、石决明，点绛雪膏。凝脂翳在风轮上，急用神消散。花翳白陷，龙胆饮。破坏风轮，神膏绽出，凸如蟹睛，防风泻肝散。斑脂翳，色白而带青黑，内服神消散，外点石燕丹。有翳从上而下，贯及瞳神，状如悬胆，服以石膏散，点以石燕丹。乌珠上白颗如星，蝉花散去苍术，加蒺藜、谷精，并用碧云散吹鼻。乌珠上细颗，或白或黄，或聚或散，或顿起，或渐生，多由痰火，服羚羊角散。胬肉起于大眦，渐侵风轮，掩过瞳神，宜和血清火，点以石燕丹，大眦起红肉如鸡冠一块，害及气轮，宜三黄丸加芒硝，点以绛雪膏。此治外障法也。

〔**神消散**〕

黄芩、蝉蜕、炙草、木贼各一两　苍术便浸、谷精草各一两　蛇蜕四条

〔**蝉花散**〕

蝉蜕五钱　蛇蜕二钱　川芎、防风、羌活、炙草、当归、茯苓各一两　赤芍、石决明、苍术各一两半

〔**龙胆饮**〕

黄芩、犀角、木通、车前、黄连、元参各一钱　栀子、大黄、芒硝各一钱半　胆草、淡竹叶各八分　炒黄柏五分

〔**防风泻肝汤**〕

防风、羌活、桔梗、羚羊、赤芍、元参、黄芩各一两　细辛、甘草各一钱

〔**羚羊角散**〕

羚羊角二钱　白菊花、川乌头泡,二钱　川芎、车前、防风、羌活、半夏、薄荷各五钱　细辛一钱

〔**三黄丸**〕

黄连　黄芩　大黄

内障

属虚挟气郁，外似好眼，而不能照物，不痛不痒，惟瞳神里面，有隐隐青白者，皆脏腑中邪乘虚入而为翳也。青风障内有气色，如晴山笼淡烟之状，急宜治之，免变绿色，羚羊角汤。绿风障，瞳神浊而不清，久则变为黄风，方同上。黑风障，与绿风相似，但时时黑花起，先予祛风，后用补肾磁石丸。黄风银风障不治。丝风障，瞳神内隐隐有一丝横经，宜六味丸加细辛、蒺藜。偃月障，如新月复垂，先予三因芎辛汤，后用补肾丸。仰月障，瞳神下半边，有白气一湾，如新月仰，从下而上，补肾丸。银障，瞳神白色如银。初服羚羊补肝散，次服补肾丸。金障，治同上。绿映瞳神，瞳神内隐隐绿色，先服黄连羊肝丸，后服补肾磁石丸。其自视如蝇飞花堕，旌旆飘扬，或黄或白，或青或黑。黄白者痰火伤肺，皂荚丸。青黑者宜补肾，补肾磁石丸。瞳神散大，六味丸加五味子、石决明。瞳神紧小，先服黄连羊肝丸，后服六味丸加二冬，或用滋肾丸。瞳神欹侧，六味丸加蒺藜、当归。暴盲，由于气脱者而目不明，急服大剂独参膏。雀盲，蛤粉丸。至于膏伤珠陷，神水将枯，并宜大补肾精，不可寒凉。又有目珠上下转运如辘轳，甚则瞳神反背，补中益气汤加羌活。此治内障法也。

〔羚羊角汤〕

羚羊角、人参各一钱半　　元参、地骨皮、羌活、车前子各一钱二分

〔补肾磁石丸〕

磁石醋煅、甘菊、石决明煅，各一两　　菟丝子酒蒸、苁蓉各二两

〔补肾丸〕

巴戟、山药、补骨脂、丹皮各二两　　茴香一两　　苁蓉、枸杞各四两　　青盐五钱

〔**黄连羊肝丸**〕

黄连一两　羖羊肝一具

〔**蛤粉丸**〕

蛤粉、黄蜡各等分

杂证

能远视不能近视，阴气不足也，治在心肾。能近视不能远视，阳气不足也，治在胆肾。倒睫拳毛，由目紧皮缩所致，久则赤烂，神水不清，以三棱针刺目眶，泻其湿热。睥翻粘睑，血壅于内，皮急吊于外，宜刮剔开导法。风沿烂眼，年久不愈，而多痒者，服柴胡饮子。迎风赤烂，洗肝散。因风流泪，菊花散。其实热生疮，宜泻心火，祛风热。椒疮生于睥内，红粒如椒，而坚硬者是也，宜祛风热。粟疮亦生睥内，色黄而软如粟，宜退湿热。又或目为物伤，积血青紫，撞破白仁黄仁，宜酒煎散。渐生翳障，犀角地黄汤加大黄、当归。飞丝入目，宜头垢点之。此其大要也。

〔**菊花散**〕

苍术_{盐水炒，三两}　木贼、草决明、荆芥、旋覆花、甘草、菊花各五钱

第二节 耳病

耳聋

耳为肾之窍，足少阴经所主。然心亦窍于耳，在十二经脉中，除足少阳、手厥阴外，其余皆入于中。人体精明之气，多走此窍，而听觉生矣。苟一经一络有虚实失调，即足乱此窍之精明，或鸣，或痒，以至聋聩，惟聋证须分虚实，由于年衰体弱精气不足者为虚，若黑瘦健康壮而聋者，则精气固藏闭塞所致，乃禀赋有余之兆，例多高寿，无须治也。又有由外物所伤或大声所震，至听宫膜破者，亦不能疗。仅暴聋之病，阴阳割绝未甚，经脉欲行而不通，冲击其中，鼓动听户，可辨证施治。如劳力伤气者，补中益气汤加盐水炒黄柏、知母、菖蒲、茯苓。房劳伤肾者，滋阴地黄汤。阴虚火动者，磁石六味丸。风邪入络者，必兼头痛，防风通圣散。大怒气壅者，清神散。

〔滋阴地黄汤〕

即六味地黄汤加当归 白芍 川芎 菖蒲 远志 知母 黄柏

〔防风通圣散〕

荆芥 防风 当归 芍药 川芎 白术 茯苓 栀子 桔梗 甘草 连翘 麻黄 薄荷 大黄 芒硝 石膏 滑石 葱

〔清神散〕

羌活 防风 荆芥 川芎 菊花 甘草 僵蚕 木通 木香 菖蒲

耳鸣

劳伤气血，精脱肾惫，每为耳鸣之根，其鸣或蝉噪，或如钟鼓，或如水激，不一而足。然有作肾虚治而不效者，则因平昔饮酒厚饮，痰积于上焦，郁于耳中之故，治宜清降痰火，加减龙荟丸主之。凡辨虚实之法，暴鸣声大，或手按之而鸣愈甚者属实，渐鸣声细，以手按之不鸣或少减者属虚，少壮热盛者多实，中年无火者多虚。

〔**龙荟丸**〕

当归、龙胆草、炒山栀、黄连、黄柏、炒黄芩各一两　大黄、青黛、芦荟各五钱　木香二钱　麝香五分

耳痒

肝肾火炎，则耳中奇痒，必以铁刀划之。铮铮作声，其意始快，耳底坚硬如铁，非汤药可疗。宜用胡桃内煨热塞耳中，或以火酒滴入，或用生乌头一枚，乘湿削如枣核子，塞耳中，日换数次，三五日可愈。

耳衄

耳衄血从耳出也。不疼不痛者，为少阴之血虚，宜生地麦冬饮。暴出而疼痛者，为厥阴之火。宜柴胡清肝汤。外并以神塞丸塞之。

〔**生地麦冬饮**〕

凉血清肺，治耳衄。

生地、麦冬各五钱

〔**柴胡清肝饮**〕

治肝胆三焦风热怒火。

柴胡、黄芩、人参、甘草各五分　山栀、川芎各五分　连翘、桔梗各四分

耳疳

耳内闷肿，出黑色臭脓也，由胃湿肝火相兼而成，宜柴胡清肝汤。气实火盛者，龙胆泻肝汤治之，外用酱茄内自然油滴入，肿消生肌自愈。

耳痔

此症由肝经怒火、肾经相火、胃经积火凝结而成。生于耳内，形如樱桃，亦有形如羊乳者，微肿闷疼，色红皮破，不可犯触，偶触则痛引脑巅，宜内服栀子清肝汤，外用硇砂散点之，可渐渐消化，又耳菌形类初生蘑菇，头大蒂小，微肿闷疼。耳挺形如枣核，胬出耳外，痛不可触，治均与耳痔同。

〔**栀子清肝汤**〕

治三焦肝胆风热。

黑山栀、软柴胡、丹皮各一钱　　茯苓、川芎、白芍、当归、炒牛蒡各七分　　粉甘草五分

耳防风

此证耳内肿痛，或耳外亦肿，头痛，耳内出脓血，痛甚则口紧不能开，小便短赤，宜紫正地黄汤加龙胆草、木通。

〔**紫正地黄汤**〕

亦治喉风

紫荆皮二钱　　荆芥穗、北防风各八分　　北细辛四分

耳胀

耳胀多由肝胆之火遏郁所致，多兼火重目赤等证。治宜羚羊、连翘、薄荷梗、苦丁茶、夏枯草、生香附、黑山栀辈。

耳痛

《内经》曰："少阳之胜，耳痛。"盖此证多属少阳相火炽盛，若痛而如虫走者风也；干痛者，内热也；湿痛者，风湿也；微痛者，虚火也。宜生犀丸、解热饮子、凉膈散等，分别施治。若耳痛生疮者，宜鼠黏子汤。

〔**生犀丸**〕

治耳中策策痛。

犀角、牛黄、南星、白附子、炮姜、丹砂、没药、半夏、龙脑、乳香、乌蛇、官桂各二钱半　防风、当归、麝香各五钱

〔**解热饮子**〕

耳聋彻痛，脓血流出。

赤芍、白芍各五钱　当归、炙甘草、蒸大黄、木鳖子各一两

〔**鼠黏子汤**〕

鼠黏子、黄芩、栀子、连翘、玄参、桔梗、甘草、龙胆草、板蓝根各一钱

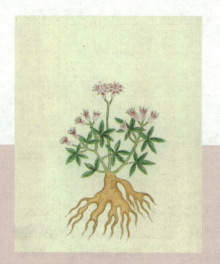
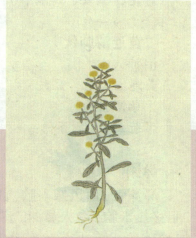

第三节 鼻病

鼻塞

肺窍于鼻，所以别香臭，不闻香臭者，病在肺也。以鼻之呼吸通脑肺，肺感风寒则鼻塞声重，参苏饮；若风热壅肺，亦致嚏涕声重，宜疏散，菊花茶调散；肺火盛鼻塞，宜清解，黄连清肺饮；鼻塞甚者，往往不闻香臭，荜澄茄丸。

〔**参苏饮**〕

风寒鼻塞。

人参　紫苏　茯苓　半夏　陈皮　葛根　枳壳　桔梗　甘草　前胡　木香

〔**菊花茶调散**〕

祛风热。

菊花、僵蚕、薄荷、川芎、羌活、甘草、白芷、防风各二钱　细辛一钱

〔**黄连清肺饮**〕

治肺火。

黄连　山栀　豆豉

〔**荜澄茄丸**〕

薄荷二钱　荆芥穗一钱　荜澄茄二分

鼻渊

鼻渊者，由风寒入脑，郁久化热。经(《类证治裁》)云："胆移热于脑，令人鼻渊，宜辛凉，开上宣郁，辛夷消风散，加羚羊角、苦丁茶叶、黑山栀；有流涕成鼻衄者，肺受寒而成，宜温散，苍耳散。有精气不足，脑髓不固，淋下，

并不腥秽，天暖稍止，遇冷更甚者，宜温补，天真丸。"三者似同实异，宜分别处之。

〔辛夷消风散〕

辛夷　细辛　薰本　川芎　防风　甘草　升麻　木通

〔苍耳散〕

苍耳子、辛夷、薄荷、白芷各等分

〔天真丸〕

人参　精羊肉　苁蓉　山药　当归　黄芪　白术　天冬

鼻痔

鼻痔者，有息肉如枣核，生鼻中也，如由胃有食积，热痰流注，星夏散。由肺热极，而生息肉如瘤子，下垂，闭塞鼻窍，气不得通，辛夷消风散。由膏粱积热，湿蒸肺门，如雨霁泥地突产菌芝，泻白散，外以白矾末加硼砂，吹其上，即化水而消。

〔星夏散〕

南星　半夏　辛夷　白芷　黄芩　黄连　甘草　苍术　神曲

鼻赤

有鼻端红肿赤疱，名酒糟鼻。由饮食不节，致风热上攻，血热不散，疏风散主之。外用密陀僧二两，研细，人乳调涂。有不饮酒而鼻色赤，名肺风，由血热郁于肺，清肺饮。二证俱忌火酒辛热诸品。

〔疏风散〕

荆芥　防风　当归　芍药　黄芩　甘草　薄荷　蒺藜　灯草

〔清肺饮〕

杏仁、贝母、茯苓各一钱　桔梗、甘草、陈皮各五分　姜三片

第四节 齿病

齿痛

齿为肾之标，故齿疾多肾证。条而析之，上齿则胃络所经，止而不动，喜寒饮而恶热饮。下齿则大肠络所贯，嚼物能动，喜热饮而恶寒饮。其为病，或痛摇宣露，疏豁枯落，不外风火虫虚。其风热痛，齿龈肿，犀角升麻汤，荆芥煎汁含漱。风冷痛，龈不肿，日渐动摇，温风散。肠胃积热，龈肿腐臭，凉膈散加石膏。客寒犯脑，齿连头俱痛，羌活附子汤。温邪上冒，痛连巅顶，玉女煎。少阳火郁，结核龈痛，羚羊角、山栀、丹皮、元参、金银花、连翘、知母，痰火注络攻痛，二陈汤加细辛、枳壳。瘀血攻龈，痛如针刺，加减甘露饮。以醋煎五灵脂，含漱。齿龈有孔，虫食龋痛，一笑散，噙漱。龈腮俱痛，连头面肿者，实火也，升麻石膏汤。齿龈肿痛，头面不肿者，虚火也，滋阴抑火汤。

〔犀角升麻汤〕

犀角三钱 升麻一钱半 羌活、防风各二钱二分 白芷、黄芩、白附子各六分 炙甘草四分

〔温风散〕

当归、川芎、细辛、白芷、荜茇、藁本、蜂房各一钱

〔羌活附子汤〕

羌活 防风 升麻 白芷 黄芪 甘草 麻黄 苍术 生附子 僵蚕 黄柏

〔玉女煎〕

生石膏 熟地 麦冬 知母 牛膝

〔一笑散〕

川椒末 巴豆一粒

〔升麻石膏汤〕

荆芥　防风　当归　芍药　连翘　桔梗　黄芩　甘草　升麻　石膏　薄荷　灯心

〔滋阴抑火汤〕

当归　熟地　荆芥　防风　丹皮　甘草　知母　黄柏　蒺藜　灯心

杂证

齿龈黑烂，由肾虚者，安肾丸。胃火上攻，齿缝出血者，清胃丸。齿根腐烂，血出不止者，犀角地黄汤，掺人中白散。牙宣出血，丝瓜藤烧灰搽效。牙挺出一二分，常用生地黄妙。牙日长出，妨食，名髓溢，白术煎汤效。牙痈由阳明热毒，先刺出血，后服清胃散。骨槽风名穿腮毒，生耳下及项，由小核渐大如胡桃，齿龈肿痛。牙关紧急，用鹅翎探吐风疾，内服黄连解毒汤。忌刀针点药。若肾元虚，牙龈宣露动摇，宜大补六味丸。又小儿牙疳口疮，其色通白，及为风疳蚀透，僵蚕炒黄，去毛研末，蜜调敷效。齿龈忽出胬肉，生地汁一杯，皂角数片，炙热淬汁内，再炙再淬晒研服效。齿𪘁乃睡中上下齿相磨有声，由胃热也。取本人卧席下尘，一捻纳口中，勿令知效。齿𪗪由食酸也，嚼胡桃肉良。又齿龈或上腭生多骨疽肿硬腐脱属肾虚，肾主骨也，补中汤，多服，其骨自出，骨脱后仍服补剂，此皆齿所生病也。

〔安肾丸〕

肉桂、川乌各一两半　白蒺藜、巴戟、山药、茯苓、石斛、草薢、苁蓉、补骨脂各四两八钱

〔清胃丸〕

生地四钱　升麻一钱半　丹皮五钱　当归、黄连各三钱

〔黄连解毒汤〕

黄连　黄芩　黄柏　山栀

第五节 口舌病

口疾

肝热则口酸，小柴胡汤加龙胆草、术皮。胆热则口苦，龙胆泻肝汤。心热亦口苦，黄连泻心汤。脾热则口甜，泻黄散加佩兰。胃热则口臭，清胃散。虚则口淡，养胃进食汤。肺热则口辣，泻白散，甚则口腥加减泻白散。肾热则口咸，滋肾丸。脾胃热郁则口臭，加减甘露饮。口糜者，凉膈散，口疮者，赴筵散掺之。通治俱用龙脑鸡苏丸。唇病因火居多，凉药必兼发散。上唇属肾，下唇属脾，两腮牙关属胃，有心脾热，唇口燥烈者，泻黄饮子。有唇口紧小，不能开合名茧唇者，苡仁汤，外用黄柏散敷之。

〔**泻黄散**〕

防风四两　藿香七钱　山栀一两　石膏五钱　甘草二两

〔**养胃进食汤**〕

人参 茯苓 白术 厚朴 陈皮 神曲 甘草 麦芽

〔**加减泻白散**〕

桑皮二钱　桔梗一钱半　地骨皮、炙甘草各一钱　黄芩、麦芽各五分　五味子十五粒　知母七分

〔**赴筵散**〕

黄芩、黄连、山栀、黄柏、姜、细辛各等分

〔**龙脑鸡苏丸**〕

薄荷一两六钱　生地六钱　麦冬四钱　蒲黄、阿胶、木通、柴胡各二钱　甘草一钱半　人参、黄芪各一钱

〔**泻黄饮子**〕

黄芩、白芷、防风、半夏、升麻、枳壳、石斛各一钱

〔苡仁汤〕

苡仁　当归　川芎　姜　桂枝　羌独活　防风　白术
甘草　川乌　麻黄

舌疾

舌病多属心，木舌由心经壅热，舌肿大塞口，不能
转掉，不急救，杀人，黄连汤，外以针刺令血出则肿消，
再敷药，龙脑破毒散，又硼砂末，以生姜片蘸揩效。重
舌亦由心火太盛，舌根下生形如小舌，口不能声，饮食
不入，急泻心火，青黛散掺之，内服黄连汤，外以针刺
出恶血，以竹沥调黄柏末涂搽。舌菌生舌上如菌状，色
红紫，多因气郁所致，舌证主方掺青黛散，舌热舌下起
肿核，舌垫方，舌出不收，片脑末掺舌上，应手而缩，
产妇舌出不收，朱砂敷舌上，舌肿硬血出如涌泉，蒲黄
散。不硬但肿痛流血，犀角地黄汤。舌肿满口，蒲黄散，
舌猝肿满口，如猪脬，不治。杀人，醋调釜底墨，涂舌下，
脱则更敷即消，舌卷囊缩为肝绝死。

〔黄连汤〕

黄连　山栀　当归　芍药　地黄　麦冬　甘草　犀角　薄荷

〔龙脑破毒散〕

盆硝四钱　蒲黄五钱　马勃三钱　僵蚕、甘草、青黛各八
钱　麝香、龙脑各一钱

〔青黛散〕

黄连　黄柏　牙硝　青黛　朱砂　雄黄　牛黄　硼砂　冰片

〔舌垫方〕

荆芥　防风　细辛　白芷　羌活　独活　陈皮　香附　灯心

〔蒲黄散〕

螵蛸　炒蒲黄

第六节 咽喉痛

喉痹

喉以纳气而通于天，咽以纳食而通于地。会厌管乎其上，以司开合，惟其为心肺肝肾呼吸之门。饮食声音纳吐之道，关系死生，为害速矣。经云：一阴一阳结谓之喉痹。以君相二火，经脉并系咽喉，热结则肿痹，是喉痹肿痛闭塞，为风痰郁火，热毒上攻之证，祛风痰，解热毒，自愈，牛蒡汤。如恶寒，寸脉小，一时患者皆同，为天行邪气，宜先表散，若不恶寒，寸脉大滑实，为阳盛阴虚，下之愈。其轻者可缓治，不可骤用寒凉。以痰实结胸，遇寒不运，渐至喘塞不治也，其气急闭塞欲死者，缓则僵蚕炒末姜汤下，立愈。或马兰根苗，捣汁，和醋含漱，急则用吹法，硼砂、胆矾末，吹患处或皂角末吹鼻，喷嚏亦开，吐法，捣皂角水灌入，或新汲水磨雄黄灌入，即吐，或鸡鹅翎蘸桐油探吐。针法，用砭针于肿处刺血出，若口噤，针不能入，刺少商穴，左右皆刺二分，出血立愈。或捽顶心头发一下，力拔之，其喉自宽。又有阴虚阳痰结于上，脉浮大，重取或涩者，作实证治，必死，加减八味丸，喉痹连项肿，芩连消毒饮。

〔**牛蒡汤**〕

牛蒡 升麻 黄药子 元参 浮萍 花粉 桔梗 甘草

〔**芩连消毒饮**〕

黄芩 黄连 陈皮 甘草 前胡 桔梗 元参 连翘 升麻 薄荷 板蓝根 马勃 牛蒡子

喉风

喉肿大，连项痛，喉有红丝缠紧，且麻且痒，指甲青，痰壅肢厥，由平时多怒，两日前胸不利，痰塞气促，证最急，过一日夜，目直视，齿噤喉响灯火近口即灭，此气已离根，不治。治法，如喉痹用金碧二丹频吹，内加牛黄，效更速。针法，手足冷，以水温之，针照海、然谷四穴，使血出如珠，若刺少商穴，血出散而不收者，不治。

〔**金丹**〕
消肿除痰。

火硝九分　硼砂、冰片、薄荷末各一分　蒲黄二分

〔**碧丹**〕
消风痰，解热毒，性缓不及金丹。

炼矾、牙硝各三分　百草霜、硼砂各五分　薄荷末三分
灯草灰、冰片各一分　甘草二分

乳蛾

乳蛾有单双，有连珠，单轻双重，连珠无重。多因酒色郁热而生。单蛾生会厌一边，一日痛，二日红肿，三日有形，如细白星，发寒热者凶，吹药先用碧丹五、金丹一，后用金丹二、碧丹三。内服喉证主方，俟大便行，自愈，如至三日，喉中但红肿无细白星，药照前用，左属心，右属肝，煎药于主方内，左加黄连、犀角，右加赤芍、柴胡，双蛾则兼用之。大便秘，加枳壳、元明粉，连珠蛾，二白星上下相连，用药照前。

喉癣

喉癣为虚火上炎，肺受燥热，致咽喉生红丝，如哥窑纹，如秋海棠叶背纹，干燥而痒，阻碍饮食，虽不丧命，不能速愈，吹用碧丹，内服喉证主方，加土贝母，须戒忧怒、酒色，忌盐酱及一切动风助火之物，可愈。

喉痈

喉痈红肿而痛，别无形状，因过食辛辣炙熏厚味而发，证属胃、大肠二经，重则寒热，头痛，犀角地黄汤，吹用金丹一碧丹十，四五日可愈。若鼻中出红涕，为毒攻脑，不治。又有重舌痈，凡肥人感热性躁者，多患此，犀角地黄汤加减，吹用金丹，但须吹至舌根下两旁，时刻勿间，方能速愈。喉内吹用碧丹十金丹一，亦须勤吹。凡舌下小舌，为重舌，连喉肿痛，即为喉痈者非痈，大约重舌兼喉痈而发，十有六七，其势凶，煎药多加黄连、山栀、犀角。

喉菌

喉菌因忧郁气滞血热，妇人多患之，状如浮萍，略高，面厚色紫，生喉旁，初起吹碧丹九金丹一，后用金丹二碧丹三，内服喉证主方，勿间断，轻则半月，重或轻（经）月，亦须守戒忌口。

喉痧

喉痧即西医所谓猩红热，其证最重，初起憎寒壮热，咽痛烦渴，先宜解表，务令透达，或兼清散，若骤服寒凉，外邪益闭，内火益焰，咽痛愈剧，溃腐日甚矣。至丹痧透发，已无恶寒证等，则宜寒凉泄热，不宜杂进辛散，煽动风火，致增肿腐，必至滴水下咽，痛如刀割，盖此证由感风火湿热时邪而发。治法，因风热者，主清透，普济消毒饮去升麻、柴胡，因湿热者，主清渗，甘桔汤加瓜蒌通、灯草心，因痰火凝结者，主消降，清气化痰丸，去半夏加贝母、淡竹茹，邪达则痧透，痧透则烂止，利膈汤。然证有可治不可治，其口气作臭，喉色淡黄，或深黄者，系痰火所致，皆可治。若烂至小舌，及鼻塞目闭，元气日虚，毒气深伏，色白如粉皮者，皆不可治。其愈后，四肢酸痛，难于屈伸者，由火灼阴伤，络失所养，宜进滋阴，勿与痹证同治。

〔**甘桔汤**〕

甘草、桔梗各三钱

〔**清气化痰丸**〕

南星 半夏 陈皮 枳壳 杏仁 瓜蒌 黄芩 茯苓

〔**利膈汤**〕

银花 荆芥 防风 黄芩 黄连 桔梗 栀子 连翘 牛蒡 薄荷 元参 大黄 朴硝 粉草

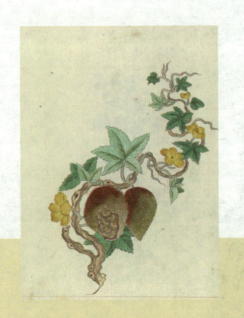

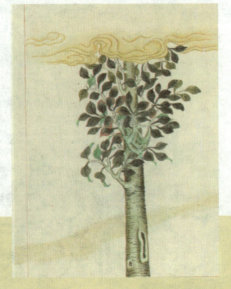

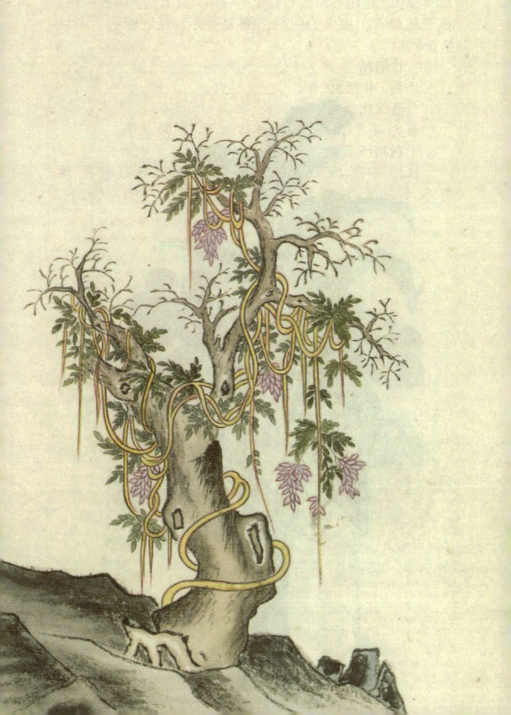

第十二章 花柳学科

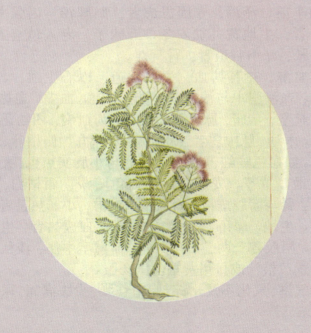

第一节 内证

淋证

肾有两窍,一尿窍,一精窍。淋出尿窍,病在肝脾,浊出精窍,病在心肾,同门异路,分别宜详。《内经》论淋,由于脾湿郁热,病源谓肾虚则小便数。膀胱热则水下涩,数而且涩,则淋沥引痛,其证有五,石淋、劳淋、血淋、气淋、膏淋是也。

石淋膀胱蓄热,尿则茎中急痛,频下沙石,如汤瓶久受煎熬,底结白碱,宜清其积热,涤去沙石,水道自利,用神效琥珀散。初起之时,宜石膏、滑石、琥珀、木通或加味葵子散。盖重则为石,轻则为沙。

劳淋有二,因思虑烦扰负重远行,劳于脾者,补中汤加车前、泽泻,专因思虑者,归脾汤,因强力入房劳于肾者,生地黄丸加麦冬、五味子。老人精衰入房,尿涩腹胀,牵引谷道者,肾气丸。

血淋,热甚搏血,失其常道,以心主血,与小肠为表里,血渗胞中与溲俱下,须辨血瘀、血虚、血热、血冷。如小腹坚,茎痛,脉沉弦而数者,为血瘀,四物汤加牛膝、丹皮、木通。脉虚弱者,为血虚,六味丸加侧柏叶、车前子、白芍。如血色鲜红,脉数有力,心与小肠实热也,大分清饮,加生地、黄芩、龙胆草。如血色暗淡,面枯白,尺脉沉迟者,肾与膀胱虚冷,肾气汤。血淋,小肠热甚者,牛膝、山栀、生地、犀角、藕节、车前子,血虚热者,生地二两、黄芩、阿胶各一两,柏叶少许。血淋茎中痛,淡秋石宜之,或服薏苡根汁或日用黄蚕丝煮汤服。

气淋,气化不及州都,胞中气胀,少腹满痛,尿有余沥,沉香散、瞿麦汤。如气虚，八珍汤倍茯苓，加杜仲、牛膝。气虚下陷，补中汤。

膏淋便有脂腻如膏，浮于溺面，此肾虚不能约制脂液而下流也，菟丝子丸。膏淋尿不痛者，须固精，六味合聚精丸。有热淋茎中痛者，导赤散加滑石、灯心。茎不痛而痒者，八味丸去附子。尿艰涩如淋，不作痛，为虚，六味加鹿茸、肉苁蓉。老人气虚成淋，补中益气汤。又有寒客下焦，水道不快，先寒战而后溲便，由冷气与正气争，则寒战成淋，正气胜，则战解得便，是为冷淋，肉苁蓉丸。有过服金石，入房太甚，败精瘀隧而成淋者，海金沙散。有湿痰渗注而成淋者，渗湿汤。有淋而小腹胀甚者，滑利通阳，韭白汁、小茴、桂枝、归尾、两头尖、牛膝。妇人产后成诸淋者，白茅汤，不论石、膏淋皆治。

〔神效琥珀散〕

琥珀 桂心 滑石 大黄 腻粉 磁石 木通 木香 冬葵子

〔加味葵子散〕

冬葵子三两 茯苓、滑石各一两 芒硝、生草、肉桂各二钱半

〔生地黄丸〕

生地、黄芪各一两半 防风、鹿茸、茯苓、远志、瓜蒌仁、黄芩各一两 人参一两二钱半 当归五钱 赤芍、蒲黄、戎盐、车前、滑石各二两

〔大分清饮〕

茯苓、猪苓、泽泻、木通、山栀、枳壳、车前子各一钱

〔瞿麦汤〕

瞿麦穗 木通 大黄 黄连 桔梗 当归 延胡 枳壳 羌活 大腹皮 肉桂 射干 牵牛

〔菟丝子丸〕

菟丝子酒蒸、桑螵蛸炙，各五钱 泽泻二钱半

〔**聚精丸**〕

黄鱼膘、蛤粉炒，各一斤　沙苑子八两

〔**导赤散**〕

生地、木通、甘草梢、竹叶各等分

〔**苁蓉丸**〕

苁蓉酒蒸、熟地、山药、石斛、牛膝、官桂、槟榔各五钱　附子、黄芪各一两　黄连七钱半　细辛一钱　甘草二钱半

〔**海金沙散**〕

海金沙、滑石各一两　甘草二钱半

〔**渗湿汤**〕

白茅根五钱　瞿麦、茯苓各一钱半　冬葵子、人参各一钱二分半　蒲黄、桃胶、滑石各七分　甘草五分　煅紫贝两个煅江鱼牙四个

浊证

赤白浊由心动于欲，肾伤于色，强忍不泄，败精流溢，窍端时有秽物，如疮之脓，如眼之眵。淋沥不断，由精败而腐居多，亦有湿热流注而成者，须分便浊精浊。浊在便者，色白如泔，乃湿热内蕴，由过食肥甘辛热炙熏煿所致，芩术二陈煎，徙薪饮。浊在精者，相火妄动，或逆精使然，至精尿并出，牛膝、赤苓、黄柏、远志、细辛、甘草，或血不及变精，乃为赤浊。加味清心饮。当分精瘀精滑，精瘀者先理其离宫腐浊，古方用虎杖散，继与补肾。六味丸。精滑者，乃用固摄，秘元煎，菟丝煎。浊久而滑，则任督脉必伤，须升固奇经，鹿茸、龟甲、杞子、核桃、杜仲、补骨脂、沙苑子、茯神。大法，夹寒者脉迟，萆薢分清饮。夹热者脉数，二苓清利饮，湿痰流注者，苍术二陈汤，心经伏暑者，四苓散加香薷、麦冬、人参、石莲。小便如常，少顷澄浊在底，或如米泔色者，萆薢分清饮。稠黏如胶，茎中涩痛者，肾气汤去桂、附。积想

心动，烦扰伤精者，加味清心饮。肾虚气下陷者，补中汤。此外，有白淫证，经言思想无穷，所愿不得，意淫于外，入房太甚，发为筋痿，及为白淫，宜降心火。又精伤白浊，小便推出髓条，痛不可忍者，乃由房事失节，皆精窍病也。

〔**徒薪饮**〕

治热浊。

陈皮八分　黄芩二钱　麦冬、白芍、黄柏、茯苓、丹皮各一钱半

〔**加味清心饮**〕

治赤浊。

茯苓、石莲各一钱半　益智仁、麦冬、人参、远志、石菖蒲、白术、泽泻、甘草、车前子各一钱　灯心二十茎

〔**虎杖散**〕

精瘀。

虎杖二两　麝香一分

〔**菟丝煎**〕

人参、山药各二钱　当归、枣仁、茯苓各一钱半　菟丝子四钱　远志四分　炙草一钱　鹿角霜二钱

〔**萆薢分清饮**〕

益智仁、萆薢、石菖蒲、乌药各一钱

〔**二苓清利饮**〕

二苓　二冬　生地　甘草　茯苓　黄柏　牡蛎　泽泻　车前子

第二节 外证

下疳

下疳一名阴蚀疮，邪火淫欲郁滞而成者也。其来有三，一由男子欲念萌动，阳物兴举，淫火猖狂而未经发泄，以致败精浊血，统滞中途，结而为肿；二由妇人阴器，瘀精浊气未净，遽与交媾，以致淫精传袭而成；三由房术热药，涂抹玉茎，洗衣搽阴器，兴助阳火，煽动阴精，侥幸不衰，久顿不泄，火郁未发而成。男子萌念火郁之证，初起必先涩淋，小便尿痛，次流黄浊败精，阳物渐损，甚则肿痛腐烂。妇人阴器不洁所致者，初起皮肤肿胀光亮，甚则有如水晶，皮破流水，肿痛日生，痒麻时发，男妇房术所伤。蕴毒所致者，初起阳物痒毒坚硬，紫色疙瘩渐生，腐烂渐作，血水淋漓，不是兴举，又有先发时疮，误用熏条擦药，结毒于此者，初起不红，不肿，睡不举阳，玉茎微损，小水自利者轻。已成微热微肿，皮色光亮，小便赤色，更兼白浊者乎。已损，肉色红活，焮热坚肿，小便不疼，大便不秘者易。初起小便淋漓，伤损阳物，坚硬作痛，腐烂渐开者险。已成腐溃内攻，伤损玉茎，色紫无脓，疼如针刺者重。火郁之证，宜用八正散，感触淫毒而患者，以螵蛸散敷之，轻者自愈。若肿痛者，宜用芍药、蒺藜煎葱而治之。为房术所伤者，宜用黄连解毒汤。

〔八正散〕

治淋痛尿血。

木通 车前 萹蓄 大黄 滑石 甘草梢 瞿麦 栀子

〔螵蛸散〕

治湿热破烂下疳等疮。

海螵蛸、人中白各等分

〔**黄连解毒汤**〕

治一切邪热。

黄连七钱半　黄柏、栀子各五钱　黄芩一两

妒精疮

妒精疮一名阴疮，一名恥疮。男子生阴头节下，妇人在玉门内，属手足太阳经不利，热毒下传，入于足厥阴经，因而发生。或因久旷房屋，思色动欲，以致败精流入茎内，或由肾虚风湿相搏，邪气兼之，亦能至此。初发形如粟粒，赤肿溃烂作血，痛痒妨肉，其痛或在茎之窍，或在茎之标，久之变紫黑色，渐成蚀疮，毁其茎而死。别有一种，搔痒成疮，浸淫汁出，尽是黄水，久则状如干癣，宜以子和泄水丸散导湿毒，无不愈者。若已成疮，先泄其根，次从标而治，外以葱白黑豆汁淋洗，拭干，以黄连、木香、密陀僧、干胭脂之类细末搽之或涂以阴疮膏。

〔**泄水丸**〕

治下疳疮。

大戟、芫花、甘遂、海带、海藻、郁李仁、续随子各五钱　樟柳根一两

〔**阴疮膏**〕

治男女阴疮。

米粉一酒杯许　芍药、黄芩、牡蛎、附子、白芷各七钱半　豕膏一斤

便毒

生于小腹两腿合缝及阴毛之间，一名血疝，亦称便宜痈，或名外疝，俗称横痃，又左为鱼口，右为便毒。因

行路远涉辛苦，或上或下，低闪膪气，或房事所伤，或男女欲不得直遂其志，败精滞血，留聚中途，或梦寐之间不泄，或妄想不能忘情息念，渐结成毒，又或入房忍精，或思色不遂，或当泄不泄，凝滞为瘀，又商贾野合不洁淫妓，便构此疾。其证左右两边俱发。或先有疳疮而发，或卒然起核疼痛而发，初起之时，寒热交作，两腿牵绊难起，不能屈伸，乃证之渐也。初起，结肿不红微热，行走稍便，无寒热交作者为轻。已成红赤肿痛，发热焮疼，举动艰辛，至夜尤甚者易。已溃脓稠，肉色红活，肿消痛止，新肉易生，作痒者顺。初起结肿，坚硬如石，硬强刺疼，起坐不便，寒热者重。已溃，肉烂肿痛不减，脓水清稀，孔深口大，不敛者险。治当散滞行瘀，通利大小二便，九龙丹、山甲内消散，已出脓者，十全大补汤服之，庶易收敛，迟则恐生别症难愈。亦有初起时，用国老膏，入皂角炭少许者，外则用凤尾草煎汤洗净，以明松香为末，日三次干掺自愈。愈后仍戒房室行动。

〔九龙丹〕

治大便毒初起，沿未成脓。

木香、乳香、没药、孩儿茶、血竭、巴豆各等分

〔山甲内消散〕

穿山甲、当归、大黄、甘草节各三钱　土木鳖三个　黑丑、僵蚕各一钱

〔国老膏〕

消肿逐毒，治痈疽将发。

粉甘草

杨梅疮

俗名广疮，一名绵花疮，又名时疮，属肝肾二经湿热或色欲太过，肾经虚损，大吃一惊，邪秽之气而成，或因下疳蓄毒，缠绵不已而作，但气化传染者轻，精化

欲染者重，其证肉反于外，关如蜡色，细小者名广豆，或则如赤根脓窠或先筋骨疼痛，结成风块，一块二年或数年后方发，其状坚硬，肉色平淡，或痛或痒，少结于骨节头面喉鼻之间，经络交会之处，已破则脓水淋沥，甚可畏也。轻则发广癣，亦名千层癣。多生于手心，足底重叠不已，又有余毒，亦名气毒。筋骨疼痛，来去不定，亦名湿毒。筋骨痛酸，乍作乍止，简言之，可分两种，其一先从上部见之，皮肤作痒，筋骨不痛，其形小而且干，其一，先从下部见之筋骨多疼，小水涩淋，其形大而硬，初起无头疼，筋骨不作痛，小水无涩淋，疮干细者轻，已生头面稀少，口角无疮，项下胸背虽多，肛门无有者轻。初生疮发下疳，次生鱼口，筋骨疼痛，疮生红紫坚硬，手足遍生，形如汤泼泡状者，皆非轻浅者也，宜加味遗粮汤、翠云散先后用之。

〔**加味遗粮汤**〕

治杨梅疮初起，筋骨疼痛及已成者。

川芎、当归、防风、薏苡仁、木瓜、金银花、木通、白鲜皮、苍术、威灵仙各一钱　甘草五分　皂荚子五个　土茯苓二两

〔**翠云散**〕

治杨梅疮已服内药，根脚不红，疮势已退者。

铜绿、胆矾各五钱　轻粉、石膏煅，各一两

结毒

熏火收遏，疮毒沉于骨髓，又有未经熏擦，见苗未久，服药不多，内毒未尽，便用点药收敛，郁遏毒气者，亦能致之。先从筋骨疼痛，自后渐渐肿起，发无定处。在关节中，则损筋伤骨，纵愈曲直不便。发于口臭（唇），则崩梁缺唇，虽痊破形更相。发于咽喉者，更变声音。发于手足者，妨于行走。情关一错，祸起百端，苦楚一生，

毒遗数代，仙遗粮汤主之，兼施注射为是。

〔仙遗粮汤〕

治杨梅结毒初起，筋骨疼痛，已破肌肉溃烂者。

仙遗粮、防风、荆芥、川芎、当归、天花粉、金银花、白蒺藜、薏苡仁、威灵仙各一钱　山栀、黄连、连翘、干葛、白芷、甘草、黄芩各六分

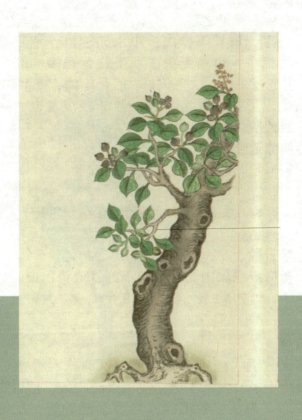

写给中国人的国医三书

读得懂的临证备要

秦伯未 著

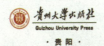

贵州大学出版社
Guizhou University Press
· 贵阳 ·

图书在版编目（CIP）数据

　　读得懂的临证备要 / 秦伯未编著 . -- 贵阳 : 贵州
大学出版社， 2025. 5. --（写给中国人的国医三书）.
ISBN 978-7-5691-1069-2

　　Ⅰ . R24

　　中国国家版本馆 CIP 数据核字第 2025FJ4574 号

XIEGEI ZHONGGUOREN DE GUOYI SANSHU·DUDEDONG DE LINZHENG BEIYAO
写给中国人的国医三书·读得懂的临证备要
著　　者：秦伯未

出 版 人：闵　军
责任编辑：葛静萍

出版发行：贵州大学出版社有限责任公司
　　　　　地址：贵阳市花溪区贵州大学东校区出版大楼
　　　　　邮编：550025 电话：0851-88291180
印　　刷：三河市天润建兴印务有限公司
开　　本：880mm × 1230mm 1/32
印　　张：31.625
字　　数：778 千字
版　　次：2025 年 5 月第 1 版
印　　次：2025 年 5 月第 1 次印刷
书　　号：ISBN 978-7-5691-1069-2
定　　价：198.00 元（全 3 册）

编者的话

在中华文明的长河中，中医文化犹如一条蜿蜒千年的智慧之脉，将天人合一的哲学思考具象化于自然灵性的中草药与人体五行的微妙运转中，编织成独特的医学体系。提到中医，就不得不想到秦伯未先生，秦伯未作为20世纪中医教育的奠基人，其著作称得上"纸上诊室"。

一年前，我们整理出秦伯未先生的三部作品，编成了《写给中国人的中医三书》，成为许多读者了解中医文化的敲门砖。我们怀着敬畏的心，在此基础上又选编了另外三部，进一步帮助读者更深入透彻地探索中医文化，它们分别是《读得懂的实用中医学》《读得懂的医案讲习录》《读得懂的临证备要》，组成了这套《写给中国人的国医三书》，希望能将秦伯未中医系列图书传承与延续下去。

其中，《读得懂的实用中医学》梳理中医基础理论框架，开创性地将《内经》理论与临床实践结合，以"实用"为主旨，涵盖各种杂症，通过生理、病理、诊断、治法等几个方面详细展开；《读得懂的临证备要》则以病证为纲，整合秦伯未先生毕生诊疗心得，是一次传统经验与循证医学的对话；《读得懂的医案讲习录》精选秦伯未亲诊的百余例典型医案，通过原案重现、病理拆解、治法溯源、方药点睛等多维解析，收录几百条诊疗精要。

我们在整理时发现，秦伯未先生手稿中常出现"当参古图""宜观本草形色"等批语，这启示我们，研究中医不应仅限于文字，更需要建立视觉认知体系。所以，

在这套书中，我们将明代著名画家文俶的绘画作品《金石昆虫草木状》作为配图，在画师笔下，许多中草药得以极大还原与展现，例如黄芩根部断面密布的年轮状纹理等，另外，还有一些采药、烧制的图，则带我们了解熬制中药的繁琐奥妙。

为了使读者阅读到原汁原味的著作，本套书在编排中尽量保持了作品原貌，除对某些语句不甚符合现代语法规范之处、影响理解的部分进行了适当修改外，其余则不作修改。旧作中的部分病名、药名、计量单位等也均未改动。部分药品，如虎骨、犀角等，现已禁用，读者在阅读时，需加以鉴别。

特别需要说明的是，本书的出版目的是为爱好中医的读者提供参考。中医是一项博大精深的学问，需要广博的知识和长期的实践，初学者切忌教条迷信一本书或几本书，许多症状看似相似，病因却各不相同，不可在一知半解情况下，盲目开方，这与中医的精神是背道而驰的。

我们深知，这套书不是终点，而是起点。谨以这三部作品，致敬秦伯未先生"杏林春意暖"的赤子之心，更期待与读者共同开启漫长的中医文化探索之旅。

目 录

一、全身症状

全身症状，是指全身出现或不限于某一部位，或从局部能蔓延到全身的一类症状。包括恶寒、发热、疼痛、瘙痒、汗出、发斑、发疹、浮肿、消瘦、疲乏、肌肉跳动麻木、皮肤枯燥、甲错变色，以及冻伤、烫火伤和蛇虫咬伤等。这类症状的原因，相当复杂，疑似证候也比较多，在一般症状中占着重要位置。虽然呈现在体表，必须分别表、里、虚、实、寒、热，特别是如外寒内热、外热内寒之类，极易为假象所蒙蔽。为此，临床上不能单看表面的现象，必须探求发病的主要原因，从根本上来进行治疗。有些严重的皮肤病和烫火伤等，也能影响到内脏，应由内、外科会诊。

1. 恶寒

恶寒即怕冷，一般外感证初期均有怕冷现象，接着便是发热。有的一边发热，一边仍然恶寒，有的发热后，恶寒轻减，概称为"表证"。凡是外感证，无论伤寒或温病，日期有多少，寒热有轻重，有一分恶寒即有一分表证。外感证的恶寒有一特征，就是见风后怕冷更剧，即使在暖室内没有寒气侵袭，总是全身觉冷，也有已经发热仍然不欲除去衣被。但由于外感的证候较为复杂，恶寒又是一个早期症状，初起很难确诊为某种疾病，大多观察数日后才能作出决定。同时，应与其他症状结合，如兼见头胀、鼻塞的，可以诊断为"伤风"。也正如《伤寒论》上说："太阳病或已发热，或未发热，必恶寒、体痛、呕逆、脉阴阳俱紧者，名为'伤寒'。"治法以发汗疏邪为主，参阅本节"发热"条。

经常怕风寒，得暖即消失，甚至虽在夏季也不愿打开窗户，多为阳虚证，常见于脾肾两虚的久泻和痰饮咳喘等患者。这种因本身阳气不足而出现的恶寒以及阳虚形成的其他证候，概称虚寒证，都属于里证。治法须从根本上扶阳，与外感治疗完全不同。

恶风与恶寒相似，文献上虽有区分，所谓伤寒证恶寒、伤风证恶风，但一般恶寒的多恶风，恶风的也多恶寒，在临床上极难划分。总之，须结合其他症状而定，不可拘泥。

2. 恶寒战栗

恶寒时战栗，简称"寒战"，常见于"疟疾"。参阅本门"寒热往来"条。

伤寒和温病过程中，有突然寒战，神情极疲，汗出后逐渐平静好转，称为"战汗"。这是患者正气虽然虚弱，在遇到有恢复的机会，正气奋起，便与邪气交争的现象，正气胜则汗出而邪解。所以战后得汗则生，汗不得出则死，实为重要关头。如无虚脱现象，可听其自然，不必慌张，必要时用复脉汤加减，以扶助元气。

"振寒"与寒战相似，同样是发抖，其区别是，从内发出者为寒战，仅是形体耸动者为振寒。振寒多由阳虚不能卫外，常伴腹痛泄泻、四肢沉重、小便不利等证。病在少阴，治宜扶阳，用真武汤。

复脉汤 人参 地黄 桂枝 麦冬 阿胶 炙甘草 火麻仁 姜 枣

真武汤 附子 白芍 白术 茯苓 姜

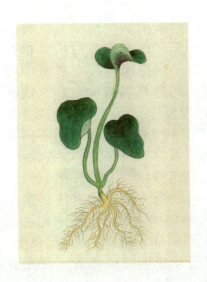

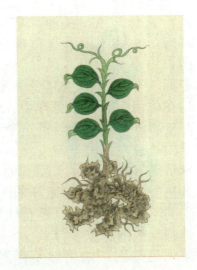

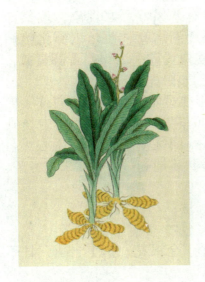

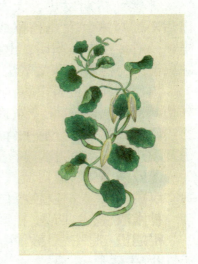

3. 发热

发热即"身热"，在外感证最为多见。一般的鉴别是：兼有恶风、头痛、鼻塞、咳嗽的为"伤风"；兼有恶寒、头痛、项背身体疼痛的为"伤寒"；与伤风相似而口内干燥的为"风温"；得于淋受冷雨或在雾露中行走而头胀如裹的为感受外湿。凡是外感初期发热，病邪均在体表，脉象多见浮数，治宜发汗。《内经》所说"其在皮者汗而发之"就是这个意思。又因病邪的性质不同，分为辛凉发汗和辛温发汗两类，风寒宜用辛温，如葱豉汤、麻黄汤，外湿用神术散，风温宜用辛凉，如银翘散。但是，外感发热有自汗和无汗的不同，无汗的应予发汗，自汗出的不宜再汗，所以还有桂枝汤调和营卫来解肌的方法。外感发热的脉象多浮数，但也因病证不同，有兼紧、兼滑、兼濡等差别。如果脉不浮而沉，或见细弱无力，便是脉症不符，不可贸然发汗，以防恶化。

外感证初期发热，大多有恶风、恶寒现象，倘然汗出后不恶风寒，发热稽留或逐渐增高，便是表邪化热传里。一般多在中焦阳明，出现口渴欲引凉饮，舌苔黄腻，脉象滑大，当用甘寒微辛法，如白虎汤。

内伤杂证，也有发热，但热型不同。李东垣曾作《内外伤辨惑论》，如说"外感则寒热齐作而无间，内伤则寒热间作而不齐；外感手背热、手心不热，内伤手心热、手背不热"等。参阅本门"发热定时""寒热往来"各条。

葱豉汤 豆豉 葱白

麻黄汤 麻黄 桂枝 杏仁 甘草

神术散 苍术 防风 甘草 葱白 姜

银翘散 荆芥 豆豉 薄荷 金银花 连翘 桔梗 甘草 淡竹叶 牛蒡子 芦根

桂枝汤 桂枝 白芍 甘草 姜 枣

白虎汤 石膏 知母 甘草 粳米

4. 发热定时

不恶寒，只发热，盛衰起伏有定时，如潮水之有汛，称为"潮热"。本证有虚有实，都属里证。区别是：虚证由气血亏损引起，大多热能退清；实证由外邪传里，热不退清，至一定时间上升。

实证潮热，多由外感开始，身热汗出蒸蒸，大便秘结，腹内胀痛拒按，每至午后四时左右热势增高，故又称"日晡发热"，属阳明胃家实，严重的能使神昏谵语。治宜攻下，用大承气汤。这是《伤寒论》的治法，必须证实体实，正气能够支持，方可使用。后来《温病条辨》提到热邪最易伤阴和下后正虚邪气复聚，出立护胃承气汤、增液承气汤等，亦可斟酌采用。吴又可说："正气日虚一日，阴津日耗一日，须加意防护其阴，不可稍有鲁莽。"其意义也在于此。

虚证的潮热，以血虚和阴虚为多，常在午后或夜间发热，伴有心悸、汗出、神疲力乏、脉象细数等虚损症状。多由大失血、大泻后和久病等形成，水竭火炎，真阴销铄，形体日瘦，热自肌骨之间蒸蒸而出，日久则阴愈耗伤，气亦虚弱，故也称"骨蒸劳热"。宜在养血滋阴方内，采用清骨散法。也有上午潮热，下午热退，或饥饱劳倦，中气损伤，营血亦虚，身热心烦，懒言体困，脉大无力，属气虚范畴。李东垣有甘温除热法，用补中益气汤，方内升麻柴胡本有退热作用，勿作单纯升提药看。

暑天小儿发热，或早热暮凉，或暮热早凉，兼有渴饮，尿多，烦躁，睡眠不宁，往往纠缠不解，至秋凉则自然消退。每见于东南和中南地区，尚无确当病名，暂称为"夏季热"，可用王孟英的清暑益气汤加减。

大承气汤 大黄 厚朴 枳实 芒硝

护胃承气汤 大黄 玄参 生地 丹皮 知母 麦冬

增液承气汤 生地 玄参 麦冬 大黄 芒硝

清骨散 银柴胡 胡黄连 鳖甲 青蒿 秦艽 地骨皮 知母 甘草

补中益气汤 黄芪 人参 白术 当归 炙甘草 升麻 柴胡 陈皮 姜 枣

清暑益气汤 沙参 麦冬 知母 甘草 淡竹叶 黄连 石斛 西瓜皮 荷叶 粳米

5. 寒热往来

忽寒忽热，一天一次或一天有数次发作，称为"寒热往来"。这种发热，有时能够退清，有时不能退清。凡是从外感传变而来的，都为少阳经证，常伴口苦、咽干、目眩、胸胁胀满、脉象弦数等症，用小柴胡汤和解，不可发汗、吐、下。

妇人月经不调，经前常有忽寒忽热，头胀，胸胁胀闷等现象，系肝气或肝火郁结所致，可用调经汤，即小柴胡加入四物汤。也有妇女月经适来或月经刚净，外感风寒发热，或在发热期内月经来潮，邪热乘虚袭入子宫，瘀热互结，亦使寒热往来，《金匮要略》称为"热入血室"，同样可用小柴胡汤泄热。但已经热入血室，应佐清营祛瘀，可在方内酌加丹参、赤芍、泽兰、焦栀子，热甚的并宜去人参加生地。

"疟疾"的主症，也是寒热反复发作，有一天一次，有两天一次，也有三天一次的，但与寒热往来的病情大不相同。一般疟疾的发作，先为背部觉冷，肌肤栗起，呵欠频频，接着战栗鼓额，肢体酸楚，再接着高热如烧，头痛如裂，口渴喜冷，最后遍体汗出，热退身和，前后过程约为六至八小时。其特征是：寒热有一定时间，每次的症状相同，脉象在寒战时多沉弦，发热时转为洪大而数，汗出后脉渐平静。常用方有清脾饮、截疟七宝饮等。服药宜在发作前二小时左右，如果已经发作后服药，反会增加病势。本病用针灸治疗亦有良效，取穴以大椎、陶道、间使、后溪为主，但亦须在发前进行为要。所以《内经》上说："无刺熇熇之热，无刺浑浑之脉，无刺漉漉之汗，为其病逆，未可治也。凡为疟者，药法饮食皆然也。"

疟疾中有寒多热少的"牝疟"，先热后寒的"风疟"，但热不寒的"温疟"和"瘅疟"，以及从原因上分的"暑疟""湿疟""痰疟""食疟""瘴疟"等。足见前人对于疟疾有过细致的观察，但有些是类疟而不是正疟。其中瘴疟在岭南烟瘴之地比较多见，属于热瘴者，发热时甚寒轻，面赤目赤，烦渴饮冷，胸闷呕吐，头痛，肢节烦疼，溲赤便秘，甚至神昏谵妄，治宜清热辟秽，用清瘴汤。属于冷瘴者，发时恶寒战栗，热微头痛，腰痛脚软，甚则神迷不语，治宜芳香化浊，用加味不换金正气散。当神昏时期，可兼用开窍急救，参阅内脏症状"昏迷"条。

疟疾经久不愈，最能耗伤气血，呈现面色萎黄，肌肉消瘦，劳动力衰退，即使寒热止住，劳动后仍会复发，成为"劳疟"。此时不宜再用常法，应予调补气血，用何人饮。也有久疟胁下结块，劳动寒热，称为"疟母"，治法参阅胸胁腋乳症状"胁下硬块"条。

湿热痰浊郁于中焦，出现寒热如疟，汗出不清，胸闷呕恶，口干饮少，小溲黄赤，大便或秘或溏而臭，用达原饮治之。此方本治疫邪蕴伏募原，故以槟榔、草果、厚朴泄化肠胃，佐以芩、芍、知母、姜、枣清理和解。但临床上并不限用于疫证，凡寒热往来，舌苔垢腻，用之均效，并可酌加柴胡开表，大黄攻里，分解寒热湿浊胶结之邪。

小柴胡汤 柴胡 黄芩 半夏 人参 甘草 姜 枣

四物汤 地黄 当归 白芍 川芎

清脾饮 青皮 厚朴 黄芩 半夏 柴胡 白术 草果 茯苓 甘草

截疟七宝饮 常山 草果 厚朴 青皮 陈皮 槟榔 甘草

清瘴汤 青蒿 柴胡 知母 半夏 陈皮 茯苓 黄连 枳实 黄芩 常山 竹茹 益元散

加味不换金正气散 厚朴 苍术 陈皮 藿香 佩兰 草果 半夏 槟榔 菖蒲 荷叶 甘草

何人饮 何首乌 人参 当归 陈皮 煨姜 枣

达原饮 厚朴 草果 槟榔 知母 白芍 黄芩 甘草 姜 枣

6. 外热内寒

多属假热真寒证，即本属寒证，外表反见热象。假热证的鉴别法，张景岳曾指出："假热者，外虽热而内则寒，脉微而弱，或数而虚，或浮大无根，或弦芤断续，身虽炽热而神则静，语言谵妄而声则微，或虚狂起倒而禁之则止，或蚊迹假斑而浅红细碎，或喜冷饮而所用不多，或舌苔虽赤而衣被不敛，或小水多利，或大便不结，此则恶热非热，明是寒证，所谓寒极反兼热化，阴盛隔阳也。"这类证候，都是病情严重的表现，必须治本，如果误作外感发热治疗，往往汗出虚脱。

7. 外寒内热

外寒内热，系假寒真热证。张景岳说："假寒者外虽寒而内则热，脉数有加，或沉而鼓击，或身寒恶衣，或便热秘结，或烦渴引饮，或肠垢臭秽，此则恶寒非寒，明是热证，所谓热极反兼寒化，阳盛隔阴也。"清热则寒自退，切戒辛温发表。

8. 上热下寒

足胫寒冷，面反微红似酣，兼见形寒，脉象沉细，或伴大便泄泻，系下元虚寒，阳气上越，称为"戴阳"，为虚脱证候之一。急用白通汤回阳，可加猪胆汁或黄连少许反佐，以防寒热格拒。服药后头汗出，脉忽浮大者难治。

肾阴亏而虚火上炎，也能呈现足冷头热，但多兼见咽干、目红，当用引火归源法，治宜七味地黄丸。胸中烦热者，加黄连少许以反佐。

白通汤 葱白 干姜 附子

七味地黄丸 熟地 山茱萸 山药 茯苓 丹皮 泽泻 肉桂

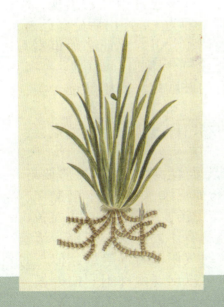
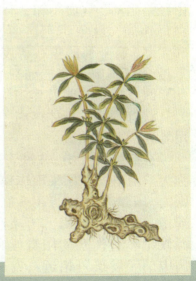

9. 身热足寒

身热、足部独凉，常见于"湿温"证。多因湿浊偏重，阳气被郁，治宜清化淡渗，使邪去则阳自通，叶天士所谓"通阳不在辛热而在利小便"，切勿误认为阳虚。

10. 半侧寒冷

本证较为少见，患者自头至足左半或右半身不温，汗出时亦一侧独无，当风则一侧先觉冷气砭骨，关节运动自如，酸软乏力，脉象沉细。用右归饮加当归、细辛，温运阳气，通其血脉。

右归饮 附子 肉桂 熟地 山茱萸 山药 杜仲 枸杞子 炙甘草

11. 身痛

一身尽痛，在伤寒、伤湿等外感证中经常出现，均由经络阻滞，气血不和，治以祛邪为主。汗出后外邪已去，身仍疼痛，脉象沉迟，便当调和营卫。此证必须审察有邪无邪，有外邪的重在解表，没有外邪的应和气血。身痛，是指全身肌肉都痛，如只有四肢酸疼，属于痹证一类，参阅四肢症状"四肢疼痛"条。

跌打损伤，身体疼痛，皮肤有青紫块，系气滞瘀凝，用复元活血汤加减。

身痛如被打伤，皮肤青紫，面青，咽喉痛，《金匮要略》称为"阴毒"，如果面赤斑斑如锦纹，咽喉痛，吐脓血，则为"阳毒"。阳毒用升麻鳖甲汤，阴毒于方内去雄黄、蜀椒。关于阴阳毒，历来注解有不同意见，考查《诸病源候论》有伤寒阴阳毒候和时气阴阳毒候等篇，似与时病中的"发斑"相近。发斑可以出现两种不同的外候，习惯上分为"阳斑"和"阴斑"，参阅本节"发红斑"条。

复元活血汤 当归 桃仁 红花 穿山甲 大黄 柴胡 天

花粉 甘草

升麻鳖甲汤 升麻 鳖甲 当归 川椒 雄黄 甘草

12. 身重

身重，常见于湿证。湿浊内阻，气机不畅，清阳不升，起卧沉重，行动懒惰，用平胃散温化和中。

久病、虚弱证出现体重不能转侧，扶持亦觉费力，为体力极虚，预后多不良。

平胃散 苍术 厚朴 陈皮 甘草

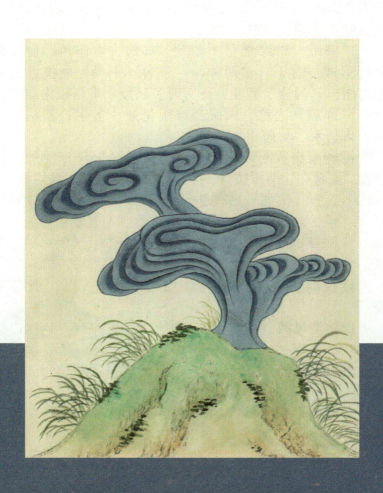

13. 身痒

身痒，为风寒客于肌表，得不到微汗透达，又不化热传里，感觉全身发痒，好像虫行，皮肤无异征，用桂枝麻黄各半汤。

身痒抓破出现细小血点，为风热郁于孙络，用四物消风散。如搔后多白屑，为血虚生燥，用滋燥养荣汤。

外科皮肤病中的"浸淫疮"，初起细瘰如粟米，瘙痒流出脂水，因脂水蔓延成片，兼有痛感，宜祛风胜湿，凉血清热，用升麻消毒饮加苍术、黄连，并以青蛤散外搽。又有"粟疮"，形如粟粒，色红瘙痒，久不愈，能消耗血液，肤如蛇皮，用消风散。

"癣疮"奇痒难忍，多发于局部，由湿热、血燥及风毒形成，有干、湿两种。"干癣"干燥无脂水，搔后起白屑；"湿癣"潮湿，搔痒则多黏液。本证极为顽固，故有"顽癣"之称，内服药难于见效，多用外治法，干癣用癣药水，湿癣用青黛散。

接触漆毒或对漆气过敏者，先由面部作痒浮肿，抓之像"瘾疹"，渐传肢体，痒痛难忍，皮破后，溃烂流水，称作"漆疮"。漆气辛热有毒，用化斑解毒汤加荆芥、蝉蜕、浮萍、生甘草清解，亦可外搽青黛散，不宜洗浴。

"风疹"和"痱子"亦作痒，参阅本节"风疹""痱子"各条。

桂枝麻黄各半汤 桂枝 白芍 麻黄 杏仁 炙甘草 姜 枣

四物消风散 生地 当归 荆芥 防风 赤芍 川芎 白鲜皮 蝉蜕 薄荷 独活 柴胡 枣

滋燥养荣汤 生地 熟地 当归 白芍 黄芩 秦艽 防风 甘草

升麻消毒饮 升麻 归尾 赤芍 金银花 连翘 牛蒡子 栀子 羌活 白芷 红花 防风 桔梗 甘草

青蛤散 蛤粉一两 青黛三钱 石膏一两 轻粉五钱 黄柏五钱（研末），麻油调制块状，用时凉水化涂患处。

消风散 荆芥 防风 当归 生地 苦参 苍术 蝉蜕 胡麻 牛蒡子 知母 石膏 甘草 木通

癣药水 百部八两 蛇床子八两 土槿皮十两 硫黄八两 白砒二钱 斑蝥二两 樟脑一两二钱 轻粉一两二钱 用米醋二十斤浸。

青黛散 青黛二两 石膏四两 滑石二两 黄柏四两（研末）麻油调涂。

化斑解毒汤 升麻 石膏 连翘 牛蒡子 人中黄 黄连 知母 玄参 淡竹叶

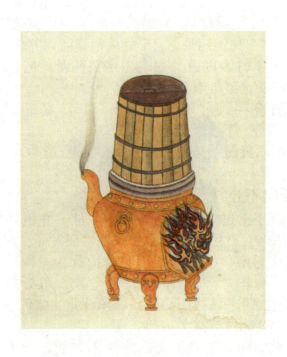

14. 自汗

自汗是不用发汗药和其他刺激因素而自然出汗，如"伤风""风温"证均有自汗出症状。但一般所说的自汗，多指内伤杂证，主要由于卫气不固，津液外泄，所以汗出后有形寒、疲乏等现象。轻者用牡蛎散，重者用补阳汤，并可用龙骨、牡蛎、糯米等分研细末外扑。

局部汗出的原因不同，以头和手足为多见，参阅头面症状"头汗"和手足症状"手足心热"各条。

牡蛎散 牡蛎 黄芪 麻黄根 浮小麦

补阳汤 人参 黄芪 白术 甘草 五味子

15. 盗汗

盗汗，亦称"寝汗"，睡时汗液窃出，醒后即收，收后不恶寒，反觉烦热。多因阴虚热扰，心液不能敛藏，《内经》所谓"阳加于阴谓之汗"。故治盗汗以养阴清热为主，不同于自汗的偏重益气固表，用益阴汤。内热重或五志之火易动者，可与当归六黄汤结合应用。

益阴汤 生地 山茱萸 丹皮 白芍 麦冬 山药 泽泻 地骨皮 莲子 灯心草 五味子

当归六黄汤 当归 黄芪 生地 熟地 黄芩 黄连 黄柏

16. 汗出不止

一般汗出过多，消耗元气和津液，并因汗为心液，心脏易虚弱，宜用生脉散治之。外感证发汗，汗出不止，热退而反恶寒，小便困难，四肢拘急，屈伸不利，为卫气不固，称作"亡阳"，有虚脱危险，用芍药甘草附子汤或桂枝加附子汤扶阳为要。必须注意，此证名为亡阳，阴液亦亡，故白芍亦为主药。

汗出如珠，凝滞不流，或汗出如油，着手黏腻，常伴气喘声微，为元气耗散，绝证之一，称作"绝汗"。

芍药甘草附子汤 白芍 炙甘草 附子
桂枝加附子汤 桂枝 白芍 附子 炙甘草 姜 枣

17. 半身汗出

偏左或偏右半身汗出，多因气血不调，不是止汗所能收效，用十全大补汤加减，益气养营，助阳固卫。凡半侧汗出后，皮肤空疏，最易感受风邪，形成半身不遂，《内经》所谓"汗出偏沮，使人偏枯"，应早为防止。

下肢瘫痪证，汗出多在胸部以上，患处无汗，病情逐渐好转，汗亦逐渐及下。倘因外感发汗，也不能全身得汗，不可强劫。

十全大补汤 黄芪 肉桂 党参 白术 熟地 白芍 当归 川芎 茯苓 甘草

18. 汗斑

夏季用刚晒过的巾布擦汗，往往留有斑痕。单方用密陀僧、铅粉等分研匀，生姜蘸擦。一方用硼砂研细擦之。

"紫癜风"和"白癜风"，亦属汗斑一类，由风湿侵入毛孔，毛窍闭塞而成。紫因血滞，白因气滞，初无痛痒，久则微痒，均宜内服胡麻丸，外用密陀僧散搽擦。

胡麻丸 胡麻 防风 苦参 菖蒲 威灵仙 白附子 独活 甘草

密陀僧散 雄黄二钱 硫黄二钱 蛇床子二钱 密陀僧一钱 石黄一钱 轻粉五分 （研末），醋调搽患处。

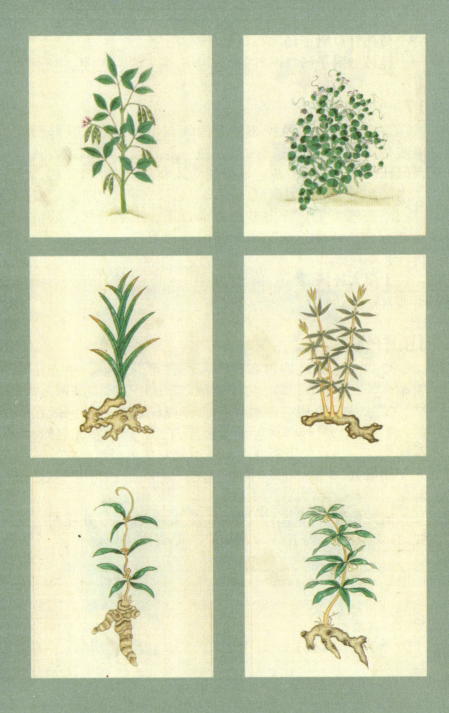

19. 发红斑

温病和伤寒病化热，邪入营分，身热不退，皮肤出现红斑，圆形或椭圆形不等；或互相连接如云片。初见于胸膺部，迅速发展至背、腹及四肢等处，颜色亦逐渐加深。患者口渴引饮，烦躁不能安寐，舌质红，苔干糙少液，严重的神昏谵语。此系病邪由气入营，自内达外，属于肌肉之病。治法，因胃主肌肉，而邪热已盛，不宜辛透，故多在清胃的基础上加入清血，用化斑汤。但发斑虽由胃热，与诸经之火也有关系，必要时还须助其透泄，所以常用消斑青黛饮加减。神昏谵语者，兼与紫雪丹开窍清神。一般发斑在七天后渐退，身热随着减轻，也有纠缠至较长时期。

发斑是一个严重证候，治不得当，可致死亡。如已发不透，或受寒凉，斑色变成暗紫，为血瘀凝滞，当考虑佐用赤芍、红花、穿山甲等药消散，切忌一派寒凉。

化斑汤 石膏 知母 玄参 犀角 甘草 粳米

消斑青黛饮 青黛 黄连 栀子 玄参 知母 生地 犀角 石膏 柴胡 人参 甘草 姜 枣

紫雪丹 滑石 石膏 寒水石 磁石 羚羊角 犀角 木香 沉香 丁香 升麻 玄参 甘草 朴硝 硝石 朱砂 麝香（成药）

20. 发红疹

温热病身热不退，发出红色小点，称为"红疹"，与发斑原因相同。但斑最重，疹稍轻，斑属肌肉为深，疹在血络较浅，虽然也能同时出现，不可混为一种。大概温热病治疗适当，可以不发斑疹，斑疹的发生均由热郁营分不得外泄，所以一经发现，便当佐以清营，大忌辛温升散，亦禁凉腻遏伏，以免吐衄、神昏等变症迭出。又斑疹当使逐渐轻减，热退身凉，如果突然退尽，多属病邪内陷，预后不良。治红疹宜银翘散去豆豉加生地、丹皮、大青叶、玄参，热盛神志不朗，参用清宫汤。

附：西医诊断的血小板减少症，主要表现为出血倾向，皮肤出血点尤为多见。这种出血点，极似红疹，往往伴有午后低热，但与温热病的红疹显然不同，治宜养阴清血为主，如生地、鳖甲、阿胶、白芍、升麻、紫草根等。

银翘散 连翘 金银花 豆豉 荆芥 薄荷 桔梗 淡竹叶 牛蒡子 甘草 芦根

清宫汤 玄参心 莲子心 淡竹叶心 连翘心 带心麦冬 犀角

21. 发白痦

湿温病寒热盛衰不解，心烦胸闷，泛漾作恶，舌苔黄腻，最易出现白痦。白痦是皮肤上发出细白水疱，因其晶莹饱绽，也称"晶痦"，亦与红疹并称为"红白疹"。由于湿热之邪郁于肌表，不能透泄，故随着汗液发出，发出后反觉病情稍松。先见颈、胸，渐及腹、背，也有布及四肢，先少后密，伴有一种酸腐气为其特征。大概一天涌出一次至两次，经过三四天后渐少，身热亦渐低，七天后即可出清，逐渐脱皮。严重的能纠缠至半月以上，有的发到后来，色不明亮，形如虮壳，称为"枯痦"，说明气阴两虚，预后不良。白痦属于气分，如果热重而营分亦病，常与红疹一齐出现，症情亦比较严重。白痦是病邪的出路，发一阵轻一阵，不能一阵发清，所以前人譬作剥茧抽蕉。宜在退热的基础上清化宣透，用氤氲汤加减，气阴两伤的可加入人参须、沙参、石斛，红疹并发的加丹皮、赤芍、紫草等，善后方剂用薏苡淡竹叶散。

氤氲汤 清豆卷 藿香 佩兰 青蒿 焦栀皮 连翘 滑石 通草 郁金 菖蒲

薏苡淡竹叶散 薏苡仁 淡竹叶 滑石 蔻仁 连翘 茯苓 通草

22. 麻疹

麻疹，俗称"痧子""瘄子"，华北地区也称"糠疮"。小儿多难幸免，大人间或有之，由于先天胎毒感染时邪而发，发过后不再感染。流行季节多在冬、春两季，初起类似伤风，微有寒热。其特征为两目泪水汪汪，耳边不温，多喷嚏，咳嗽不爽。将发之前，面浮颊赤，口内两颊有白点，指纹浮露而红赤。发时躁乱不安，先在耳背、发际、颈项等处出现，继而额部颜面，再进而肩背、胸、腹，皮肤下隐隐有小粒匀净如沙，渐渐浮起，扪之触手。透发后身热和其他症状逐渐减退，疹点亦隐没，皮肤上有糠状落屑。全部病程可分为发热、见点和收没三个时期，每个时期平均为三天，前后共九天。麻疹宜出齐出透，一般以头、足俱有，面部多者为顺，但必须看其鼻上和手足心均有红点密布为出齐，摸其皮肤上尖耸有手糙感为出透。同时应观察见点不透，或一出即收；疹点淡而不红，或赤紫滞暗，均为逆症。治疗麻疹以清透肺胃为主，用防风解毒汤或竹叶柳蒡汤加减，收点后只须清解血分余热。主要是防止恶化和后遗症，忌用辛热药、苦寒药和补涩药，误用后往往引起喘促鼻扇、昏乱痉厥、腹胀下利等逆症。后遗症中比较常见的为骨蒸羸瘦，发焦肤槁，俗呼"痧痨"；或咳嗽不止，气喘，痰中带血等，往往经久不愈。

小儿身热不高，皮肤微红，发出疹点，形如麻疹而无麻疹特征。疹点亦细小稀疏，分布较速，一二天内发齐，三四天后即退净。退后亦不脱屑。系风热所致，不关胎毒，称为"风痧"，用加味消毒饮。

防风解毒汤 防风 荆芥 薄荷 牛蒡子 桔梗 甘草 淡竹叶 连翘 石膏 知母 木通 枳壳

竹叶柳蒡汤 淡竹叶 西河柳 葛根 牛蒡子 知母 蝉蜕 荆芥 薄荷 石膏 玄参 麦冬 甘草 粳米

加味消毒饮 荆芥 防风 牛蒡子 升麻 甘草 赤芍 连

翘 山楂

23. 风疹

风疹，古称"痞瘤""瘾疹"，皮肤出现疙瘩，初起如蚕豆瓣，渐渐成片成块，色白不红，如被臭虫所咬，故俗称"风疹块"。此症愈搔愈痒愈多，满布全身，发内、耳内、手足心均奇痒难忍。时隐时现，反复发作。多因汗出受风，风热逆于肌表，亦与血热有关，宜消风散，酌加鲜首乌、紫背浮萍效果尤好。外用香樟木煎汤洗擦，可获暂时缓解。此症瘙痒太过，皮肤破碎，亦能成疮，用茵陈、苦参各一两煎汤，或用蚕砂三两煎汤，乘热拭洗。

消风散 荆芥 防风 蝉蜕 牛蒡子 苍术 石膏 知母 生地 火麻仁 木通 甘草

24. 痱子

暑天出汗时，小儿和肥胖人多在皮肤发生密集的尖状红色小粒，剧痒刺痛，称为"痱子"。很快变成小脓疱，几天后就干燥，成细小鳞屑。由于暑热阻遏汗孔，宜内服六一散，外扑痱子粉。

六一散 滑石 甘草

25. 天花

天花，古称"痘疮"，在儿科中与"麻疹"同属重病，并称痧痘。病因亦与麻疹相同，由先天胎毒感受外邪而发，但流行季节多在春夏。其整个病程，自发热、见点、起胀、灌浆、收靥至结痂，大约十五天。起病急骤，开始有寒战高热，三天后见点，一般顶尖根圆，红白分明，由面部渐及胸、背、四肢，全身满布，很快起胀，顶白根红，继即灌浆成脓疱，四围红晕紧束，接着逐渐收靥，疮色由蜡黄渐转为栗壳色，结成厚痂脱落。这是痘疮的正常情况，近年来用牛痘预防，此症已基本上消灭。

与天花相似的"水痘"，初起亦有寒热，头面出现红点，渐及躯干，四肢较少，继变水疱，顶色白亮，根脚有红晕，并且和天花一样两两对生。但痘形皮薄色娇，根窠不圆净紧束，自见点至起胀，结成干痂脱落，只有五六天。另一特点，为见点程序先后不一，故皮肤上红点、水疱和干痂同时并见，不像天花按程序一齐透发。水痘一般变症甚少，预后多佳。多由感染风热郁于肌表而发，治宜大连翘饮加减。

大连翘饮 连翘 当归 赤芍 防风 牛蒡子 蝉蜕 木通 滑石 瞿麦 荆芥 柴胡 黄芩 栀子 石膏 车前子 灯心草

26. 皮肤发黄

一身皮肤发黄，为"黄疸"病的特征，同时出现目黄、小便深黄。可分为两类：黄色鲜明如橘子色，伴有身热、口渴，胸闷懊恼，腹满，大便秘结，舌苔黄腻的为"阳黄"，属于胃有湿热；黄色晦如烟熏，畏寒，食欲不振，大便溏薄，舌苔白腻的为"阴黄"，属于脾有寒湿。前者用茵陈蒿汤，后者茵陈五苓散或茵陈术附汤。无论阳黄或阴黄，发病的主要原因不离乎湿，所以黄疸多小便不利，利尿为主要治法。茵陈为黄疸主药，实际上就是因其能透发陈腐兼有利湿作用，故一般湿热证虽不发黄，亦多使用。

小便利而肤色黄，黄色淡白不泽，目不发黄，系营养缺乏的脾虚血少证，常伴困倦、眩晕、心悸，俗呼"脱力黄"，用小建中汤。

久病肤黄，枯燥如黄土，多属脾败之征，即《内经》所谓"色夭"，难治。

茵陈蒿汤 茵陈 栀子 大黄
茵陈五苓散 茵陈 白术 桂枝 泽泻 茯苓 猪苓
茵陈术附汤 茵陈 白术 附子 干姜 甘草

小建中汤 桂枝 白芍 甘草 饴糖 姜 枣

27. 皮肤发黑

　　肤色黑晦，称为"黑疸"，因其由女色伤肾所致，也叫"女劳疸"。系黄疸中的一种，多从黄疸转变而来，故都是黄中显黑，轻者仅额上微黑，目黄，小便亦黄。严重的形瘦，腹满，手足心热，大便溏薄微黑，脉象虚弦。到后期食呆呕恶，二便癃闭，神志昏迷，不易挽救。当于黄疸治法中参用硝石矾石散和黑疸汤。参阅本节"皮肤发黄"条。

　　附：西医诊断的阿狄森氏病，面部显著黧黑，手臂肤色亦黑，口唇、齿龈灰褐。结合其他症状如精神萎靡，食欲减退，小便频数，男子阳痿，尤其喜食咸味，脉象沉细等，均属肾阳不足，水气外露。可用熟地、附子、补骨脂、淫羊藿、当归、鹿角胶、砂仁等温养肾命。

　　硝石矾石散 硝石 矾石

　　黑疸汤 茵陈 天花粉

28. 皮肤发赤

　　皮肤变红，如染脂涂丹，病名"丹毒"。因发生的部位不同，原因、名称和具体症状以及治法略有出入。发于全身的名"赤游丹毒"，初起有红色云片，往往游行无定，或浮肿作痛，伴有寒热头痛。轻者七日即消，重者红肿向四周扩大，并有胸闷呕吐，或神昏谵语。多因心火偏旺，再加风热乘袭，在小儿则与胎毒有关，用化斑解毒汤。发于局部的以"流火"为多见，参阅四肢症状"下肢红肿"条。

　　化斑解毒汤 升麻 石膏 连翘 牛蒡子 人中黄 黄连 知母 玄参 淡竹叶

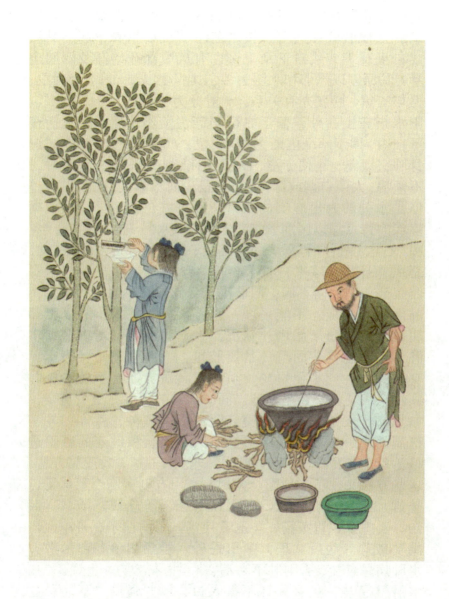

29. 浮肿

皮肤浮肿有"水肿"和"气肿"两种，以水肿为常见。水肿证皮肤鲜泽而薄，按之陷下有坑如糟囊不起，其肿或自上及下，或自下及上，也有从腹部开始渐及四肢全身。其原因以风邪和水湿为多，其病变以肺、脾、肾为主，但与三焦、膀胱亦有关系。一般分为"阳水"和"阴水"。阳水指在上在外，偏于热证实证，发作较急；阴水指在下在内，偏于寒证虚证，发作较缓。《证治要诀》上说："遍身肿，烦渴，小便赤涩，大便多闭，此属阳水；遍身肿，不烦渴，大便自调或溏泻，小便虽少而不赤涩，此属阴水。"但是水肿的表里虚实往往错杂互见，在临床上必须根据症状的特点加以区别，前人分为"风水""皮水""正水"和"石水"四种。浮肿先见于面目，目窠如卧蚕，颈脉跳动，恶风，身热，咳嗽，骨节疼痛，脉浮为风水；肿起于四肢腹部，腹大而不满，四肢沉重，脉浮，不恶风为皮水；肿而呼吸喘促，不能平卧，脉象沉迟为正水；肿以腹部明显，或引胁下胀满，脉沉，不喘为石水。所以区别水肿，应注意其头面重还是四肢重，下肢重还是腰腹重。其次，水肿证小便短少，须注意其黄赤还是不黄赤，并须注意大便秘结还是溏薄。同时，肿的程度亦至关重要，如见掌中无纹，腰平脐突，阴囊阴茎俱肿，膝部如斗，都属严重，预后不良。根据原因、症状和病变的脏腑进行治疗，有发汗、利水、温化、理气、健运、攻逐等方法。这些方法又须适当地配合使用。常用方剂有麻杏薏草汤、越婢加术汤、五皮饮、导水茯苓汤、防己茯苓汤、真武汤、实脾饮、胃苓汤、防己黄芪汤、疏凿饮子、舟车丸、禹功散等。病后调理，多用香砂六君汤和参苓白术散。水肿病忌食盐，否则肿不易消，《世医得效方》上说："凡水肿惟忌盐，虽毫末许不得入口。"并强调"不能忌盐勿服药，果欲去病，切须忌盐"。

　　"气肿"以腹部和四肢为明显，皮色不变，按之即起，腹虽大叩之如空鼓，亦称"肤胀"。由于脾、胃、三焦气机不运，常伴胸闷食胀。治宜行气消滞，用宽中汤加木香、香附、青皮。气不行则水不化，也能逐渐积水，须随时注意小便多少，腹内坚实与否。既已积水，即从水肿治疗。

　　浮肿兼见皮肤色黄，汗出染衣上如黄柏汁，足胫不温，小便不利，脉沉，名为"黄汗"。由汗出时入凉水洗浴，脾热水湿酝酿所成，用黄芪芍桂苦酒汤，肿甚者加防风、防己。

　　妇女妊娠浮肿称为"子肿"，与胎气有关，参阅妇科症状"怀孕浮肿"条。

　　麻杏薏草汤 麻黄 杏仁 薏苡仁 甘草

　　越婢加术汤 麻黄 石膏 甘草 白术 姜 枣

　　五皮饮 茯苓皮 生姜皮 陈皮 桑白皮 大腹皮

　　导水茯苓汤 赤苓 泽泻 白术 大腹皮 木香 砂仁 槟榔 紫苏子 麦冬 桑白皮 灯心草 陈皮 木瓜

　　防己茯苓汤 防己 茯苓 黄芪 桂枝 甘草

　　真武汤 附子 白术 白芍 茯苓 姜

　　实脾饮 附子 炮姜 白术 茯苓 甘草 草果 厚朴 木香 木瓜 大腹皮 姜 枣

　　胃苓汤 苍术 白术 桂枝 茯苓 猪苓 泽泻 厚朴 陈皮 甘草

　　黄芪汤 防己 黄芪 白术 甘草

　　疏凿饮子 槟榔 商陆 茯苓皮 大腹皮 椒目 赤小豆 秦艽 羌活 泽泻 木通 姜皮

　　舟车丸 牵牛子 大黄 甘遂 大戟 芫花 青皮 橘红 木香 轻粉

　　禹功散 牵牛子 茴香

　　香砂六君汤 人参 白术 茯苓 甘草 木香 砂仁 陈皮 半夏

参苓白术散 人参 白术 茯苓 山药 扁豆 砂仁 薏苡仁 陈皮 莲子 甘草 桔梗 枣

宽中汤 白术 枳壳 厚朴 陈皮 茯苓 半夏 山楂 神曲 莱菔子 姜

黄芪芍桂苦酒汤 黄芪 白芍 桂枝 米醋

30. 消瘦

形体日渐消瘦，常见于虚损病证，因脾主肌肉，应结合主证培养中焦气血。如最显著者为"肺痨"，当用补脾养肺法。

肌肉消瘦，以四肢大肉尽脱最为严重，参阅四肢症状"四肢消瘦"条。

妇女无病而形销骨立，《东医宝鉴》曾经特别提出，认为亦由气血不充，用人参煎汤送服谷灵丸。

凡能食而身体日瘦，当防"消渴"；体胖人逐渐瘦弱，兼见痰多咳嗽，肠间辘辘有声，多为水饮证。参阅内脏症状"善食易饥"和腹脐症状"腹鸣"各条。

谷灵丸 黄芪 牛膝 当归 附子 熟地 茯苓 杜仲 苍术 白术 肉桂 枸杞子

31. 疲乏

浑身疲困，行动乏力，多属虚证，宜气血两补，用八珍汤。但行动呼吸短促，偏重在气；动时觉热，心悸汗出，偏重在血。用药应有侧重。

湿能滞气，暑能伤气，夏季暑湿内阻，往往身无大病，疲乏不堪，俗称"疰夏"，轻者用藿香、佩兰泡饮，重者用清暑益气汤加减。

清暑益气汤 人参 黄芪 甘草 当归 麦冬 五味子 葛根 升麻 苍术 白术 青皮 陈皮 黄柏 神曲 泽泻 姜 枣

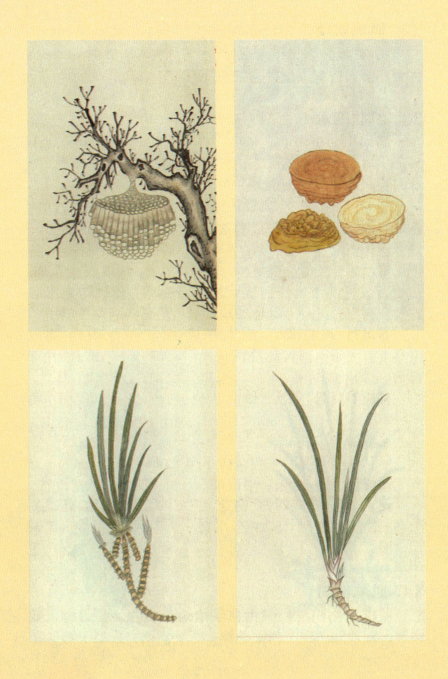

32. 肌肉跳动

肌肉跳动，常见于血虚证，因筋脉失养所致。《伤寒论》称为"筋惕肉瞤"，不作主症治疗。

33. 肌肤麻木

麻木指知觉消失，亦称"不仁"，常见于中风的中络证，如《金匮要略》上说："邪在于络，肌肤不仁。"参阅头面症状"颜面麻木"条。

"麻风"古称"疠风"，初起皮肤麻木，次起白屑红肿，蔓延成癣，形如蛇皮，成片落下，甚则破烂，厚肿无脓。如果病毒入里，产生眉落、鼻崩塌、唇翻、眼弦断裂等症，均属难治。一般治法宜祛风、化湿、杀虫，佐以调养气血，初用万灵丹洗浴发汗，次服神应养真丹，皮破的先用必胜散，次服万灵丹，其他如蝮蛇酒、何首乌酒均可酌用。

万灵丹 苍术 羌活 荆芥 防风 细辛 川芎 乌药 当归 川乌（有大毒，不可乱用） 石斛 麻黄 天麻 雄黄 甘草 首乌 全蝎（成药）

神应养真丹 羌活 木瓜 天麻 白芍 当归 菟丝子 熟地 川芎

必胜散 大黄 槟榔 白牵牛各一钱 粉霜一钱二分 研末，年壮者分五服，中年久虚者作七服。

蝮蛇酒 蝮蛇一条，用白酒二斤醉死，加入人参五钱。

何首乌酒 首乌四两 归身 穿山甲 生地 熟地 虾蟆各一两 侧柏叶 松针 五加皮 川乌 草乌各四钱 黄酒二十斤（浸）。

34. 肌肤枯糙

肤肤干枯粗糙，多由血虚生燥。《内经》称为"索泽"，刘河间所谓"诸涩枯涸，干劲皴揭，皆属于燥"。

用生血润肤饮，方内少佐桃仁、红花取其润燥和血，不同于祛瘀。

瘀血内阻，新血不生，肌肤失其营养，常如鳞甲干错，称为"肌肤甲错"，伴见两目眩黑，腹满不能饮食。治宜缓中补虚，用大黄䗪虫丸，但破瘀力峻，非审证正确，不宜轻用。

生血润肤饮 生地 熟地 天冬 麦冬 当归 黄芪 黄芩 桃仁 红花 瓜蒌 五味子

大黄䗪虫丸 大黄 黄芩 甘草 桃仁 杏仁 白芍 地黄 干漆 土鳖虫 虻虫 水蛭 蛴螬虫（成药）

35. 小儿五迟

五迟，系"立迟""行迟""发迟""齿迟""语迟"。在一般发育时期，表现为肢体软弱，筋骨不固，四肢无力，站立不稳，行步困难，牙齿迟迟不出，头发稀疏萎黄，二三岁仍不能言语，神情呆钝。此证由于先天不足或后天失养，使小儿发育成长受到障碍所致。治宜补益五脏，培养气血。立迟、行迟、齿迟以补肾为主，用补肾地黄丸；发迟养血为主，用胡麻丹；语迟养心为主，用菖蒲丸。

补肾地黄丸 熟地 山茱萸 山药 鹿茸 牛膝 泽泻 丹皮 茯苓

胡麻丹 胡麻 地黄 何首乌 当归 白芍 牡蛎

菖蒲丸 人参 菖蒲 麦冬 远志 川芎 当归 乳香 朱砂

36. 小儿五软

五软，系"头软""项软""四肢软""肌肉软""口软"。表现为头项软弱倾斜，不能抬举，口软唇弛，咀嚼无力，手软下垂，不能握举，足软不能站立，肌肉松软不坚，皮宽肉削，同时智力也迟钝。此证主要由于脾肾脏气虚弱，不能滋养骨肉所致，用扶元散加鹿角胶。

扶元散 人参 白术 茯苓 茯神 黄芪 熟地 山药 炙甘草 当归 白芍 川芎 菖蒲 姜 枣

37. 小儿五硬

五硬，系"仰头""哽气""手足心坚""口紧""肉硬"。由于风寒凝滞，阳气不得宣通，以致头项、肌肉、手足等处缺乏濡养，表现为头项强直，不能俯视，难以转动，面青气冷，胸膈壅滞，肚大青筋隐现，肌肉紧张，四肢板硬。多发于一二周岁小儿，治宜祛风散寒，兼调气血，用乌药顺气散。凡小儿五迟、五软，都由先后天不足形成。五硬虽由外邪引起，亦因气血不营，故治疗必须注意调养，否则往往成为痼疾。

乌药顺气散 麻黄 白芷 川芎 桔梗 枳壳 僵蚕 乌药 炮姜 甘草 橘红 葱白

38. 冻伤

冬季野外工作，受严寒侵袭，引起局部气血凝滞。初起皮肤苍白无感觉，缓解后呈紫红色，微肿微痒，逐渐结成硬块，肌肤坼裂，痒痛难忍，有时亦麻木。多生于手足和耳部，称为"冻疮"，也叫"冻瘃"。严重的创面周围现青紫，高肿刺痛，或流血脓，也有肌肉色黑，造成肉死形损，骨脱筋连，转化为"坏疽"。轻者在未溃前用红灵酒或生姜频擦，已溃者按溃疡处理。气血衰弱的可用人参养荣汤和黄酒内服。

红灵酒 当归 肉桂各二两 红花 花椒 干姜各一两 樟脑 细辛各五钱 用酒精二斤浸，棉花蘸擦患处。

人参养荣汤 人参 当归 白芍 熟地 白术 黄芪 肉桂 甘草 五味子 茯苓 远志 陈皮

39. 汤火伤

受沸水烫伤或烈火灼伤，轻的浅在皮表，只有皮肤潮红疼痛，或渐起水疱，若脱去表皮，露出红肉渐干而愈。重的深在肌肉或筋骨，伤后立刻起发水疱。若脱去表皮露出灰白或暗红肉色，表示肌肉已经受伤。更重的水烫则皮塌肉烂，火灼则皮焦肉卷，继而流脂溢脓，疼痛剧烈。尤其火毒之气能伤内脏，出现烦躁、气喘、神昏现象。所以必须注意两个方面，一方面看创面的大小和深浅，一方面看有无内证发现。治疗方面，轻症可用外治收功，重症须兼服药。一般外治法，分为：①洗涤伤面，用黄连水或黄柏水或金银花、甘草水淋洗；②水疱处理，大者用针刺破，去其毒水，小者不必刺；③伤面处理，用清凉膏等外搽。内服药以清火解毒养阴为主，用黄连解毒汤加减。如后遗疤痕疙瘩，可用黑布膏搽涂。

清凉膏 风化石灰一升 用水四碗澄清，取水一分加麻油一分调和，用鸡翎蘸涂患处。

黄连解毒汤 黄连 黄芩 黄柏 栀子

黑布膏 五倍子二两八钱 蜈蚣一条 研末，用蜂蜜六钱，黑醋半斤调和。

40. 咬伤

常见者为毒虫、蛇、犬咬伤，轻则肿痛腐烂，重则危及生命。毒虫如蜈蚣咬伤，伤处微肿，其痛切骨，或浑身麻木，用雄鸡口内涎沫抹搽，或甘草、雄黄细末，菜油调敷，或新鲜桑叶捣烂外敷。蝎子蜇伤痒痛肿胀，甚则痛引全身，用大蜗牛捣涂，或胆矾、米醋和敷。蜂叮伤，有刺入肉，必须挑去，即用口唾涂抹。树间毛虫刺伤，有毛散入肌肤，初痒后痛，势如火燎，用豆豉、豆油捣敷。其他虫类咬伤，虽肿不痛，或作微痒，一般能自消。

蛇咬，须辨毒蛇咬和无毒蛇咬。无毒蛇咬，所遗留的齿痕多为六列，即一边四列，一边二列；毒蛇咬，则为四列。被蛇咬伤的疮口附近有明显水肿，初为灼痛，继则麻木，大多伤在手足部，肿胀逐渐向上蔓延。一般咬后当天即肿，第二天肿更甚，第三天保持原状，第四天开始消退，约七天左右全部消失。当蛇咬后的当夜，眼睑下垂，视力模糊，对面看不见人，呼吸困难，呕吐，脉象细数，身热随肿势上升，但肿退热亦退，热势比肿退较快。应当注意，毒蛇咬伤在数小时或十数小时内可致死亡。应即内服季德胜蛇药片五片，并将此药用温开水溶化，敷在距离伤口约半寸的周围，伤口不可涂药，以使毒液排出。

犬咬须分家犬和疯犬。疯犬的形态失常，舌伸流涎，头低耳垂，眼红尾拖，急走无定。家犬咬伤只局部有齿痕，甚则腐烂，无生命危险。疯犬咬伤，初期和家犬咬伤相同，无特别症状，日后开始精神萎靡，伴有恐惧、失眠、烦躁、口渴、小便涩痛，久则对色和光都很敏感，见火就怕，闻锣声则惊，轻微刺激即可引起搐搦。如见二便俱闭，烦乱腹胀，口吐白沫，发狂吠人，其声如犬，眼神露白，则属病危。初起服扶危散，继服玉真散，并常啖杏仁预防其毒攻心。

编者按：犬咬伤，应立即注射狂犬疫苗。

蛇药片 略（成药）

扶危散 斑蝥。按犬咬日数用，一天一个，糯米炒飞滑石一两 雄黄一钱 麝香二分研末，每服一钱，用黄酒或米汤送下。

玉真散 天南星 防风 白芷 天麻 羌活 白附子各一两研末，每服三钱，热酒一杯调服。

41. 跌打损伤

一般所说跌打损伤，包括刀枪、跌仆、殴打、擦伤和运动、练武等受伤，有破损、疼痛、伤筋、折骨、脱臼、出血、皮肤青紫等多种外伤现象，也有吐血和呼吸时内部刺痛等内伤证候。范围相当广泛，应由伤科急救和手术治疗。在内服药方面，以止血、散瘀、行气、止痛、舒筋、坚骨为主，方剂如七厘散、参黄散、紫金散、复元活血汤、壮筋养血汤、正骨丹等，均可适当使用。

七厘散 乳香 没药 当归 儿茶 红花 血竭 朱砂 麝香 冰片（成药）

参黄散 参三七 大黄 厚朴 枳实 桃仁 归尾 赤芍 红花 穿山甲 郁金 延胡索 肉桂 柴胡 甘草 青皮

紫金散 紫荆皮 骨碎补 蒲黄 丹皮 归尾 红花 川芎 续断 土鳖虫 桃仁 乳香 没药 热黄酒冲服。

复元活血汤 当归 桃仁 红花 大黄 穿山甲 天花粉 柴胡 甘草

壮筋养血汤 当归 熟地 白芍 丹皮 红花 川芎 续断 杜仲 牛膝

正骨丹 归尾 大黄 没药 乳香 五加皮 青皮 川芎 香附 自然铜 硼砂

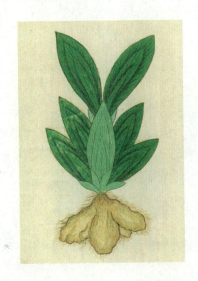
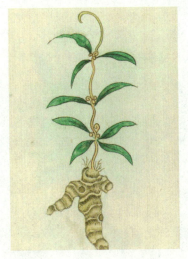

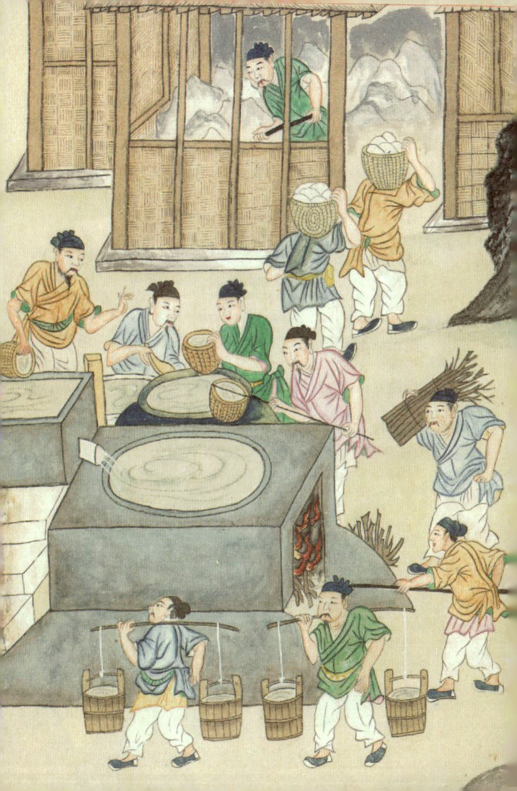

二、头面症状

头居人体最高部位。脏腑清阳之气上于头，手足三阳经脉均会于头，主一身之阳的督脉亦达巅顶，所以称为诸阳之会。因其位高而属阳，在内、外因里以风邪和火气最易引起头部病症，所谓火性炎上，巅顶之上唯风可到。另一方面，又因内脏虚弱，清气不升，或风冷侵袭，阳气郁滞，同样能出现虚和寒的证候。此外，脑为髓海，有余不足，都能影响全身精力，面色亦能反映内脏病变。本节包括头痛、头胀、头晕、脑鸣、脑胀、面肿、面色异常及囟门、眉发症状，并适当地采入了一些外科疾患。临床上必须分辨内、外原因，寒热虚实，结合脏腑经络，进行治疗。

42. 头痛

头痛在外感和内伤杂病中均能出现，为常见症状之一，有时还作为主症。由于痛的原因甚多和程度不同，诊治也相当复杂。外感中由风寒、风热和雾露外湿引起的最为多见，其鉴别是："风寒头痛"，初起感觉形寒头胀，逐渐疼痛，牵及后脑板滞，遇风胀痛更剧，并伴浑身关节不舒畅，精神困倦。治宜疏散风寒，用川芎茶调散。"风热头痛"，痛时亦有胀感，见风更剧，伴见口干、目赤、面部潮红，宜疏风散热，用桑菊饮加减。本方原治风温病初期，故适用于风热头痛的轻症，如果胀痛剧烈，兼有小便短赤，大便秘结及唇鼻生疮等内热证，应用黄连上清丸苦寒降火，偏重治里。"湿邪头痛"，痛时昏胀沉重，如有布帛裹扎，四肢酸困，舌苔白腻。这种头痛虽以湿邪为主，也与风寒有关，宜疏表胜湿，用羌活胜湿汤，目的在于使风湿从汗而解。外感头痛，由外邪引起，基本治法相同于外感病初期的治法，但如果以头痛为主症，当在辛散轻扬的治则上佐以缓痛兼清头目。一般用荆芥、防风、薄荷、菊花为基本药。偏于寒的加羌活、葱白；偏于热的加桑叶、焦栀子；偏于湿的加苍术、生姜。至于白芷、藁本、细辛等，虽有止痛作用，一般用作头痛要药，但因气味辛温，香燥走窜，用不得当反易引起晕眩，非必要时可以不用，用亦不宜量大。针灸治疗须按痛的部位，参阅本节"偏头痛"条。

外感头痛经久不愈，或素有痰火，复因当风取凉，邪从风府入脑，成为"头风痛"。时作时休，一触即发，往往在刮风天的前一日痛甚，至刮风天痛反轻减。此外，恼怒、烦劳和情志抑郁亦能引发。发时一般剧烈，痛连眉梢，常如牵引状，目不能开，头不能抬举，头皮麻木，宜消风散茶调内服，并用透顶散搐鼻。又有"雷头风"证，名相同而实际不同，参阅本节"脑鸣"条。

内伤头痛的原因，常见者有血虚、气虚、肝火、痰浊和寒厥几种。"血虚头痛"，痛时目眩，自眉梢上攻，伴见面色㿠白，手心觉热，脉象细弱，多由失血后、大病后及产后等引起，宜补肝养营汤。血液不充，最易产生虚阳上扰，头痛偏重两侧，眩晕亦更明显，目眶痛，眼皮酸重，怕见阳光，喜静恶烦，泛恶欲吐，睡眠不安，严重的巅顶如有物重压，兼有麻木感，称为"肝阳头痛"。此证由于基本上是血虚，宜养血治本，潜阳治标，用驯龙汤加减。"肝火头痛"的特征，痛而头胀；"寒厥头痛"，痛而脑冷；气虚和痰浊头痛，痛而昏重有空洞感，治法参阅本节"头胀""头重""脑冷"各条。

头痛剧烈难忍，连脑户尽痛，手足青至肘、膝关节，名为"真头痛"。前人认为脑为髓海，真气所聚，受邪后不超过十二小时必死，急灸百会穴，并进大剂参附，可望十中一生，但兼见天柱骨仰折的，终难抢救。

川芎茶调散 川芎 薄荷 荆芥 防风 白芷 羌活 细辛 甘草

桑菊饮 桑叶 菊花 薄荷 桔梗 连翘 杏仁 甘草 芦根

黄连上清丸 黄连 黄芩 黄柏 栀子 菊花 薄荷 葛根 桔梗 连翘 天花粉 玄参 大黄 姜黄 当归 川芎（成药）

羌活胜湿汤 羌活 独活 防风 藁本 蔓荆子 川芎 甘草

消风散 羌活 荆芥 防风 藿香 厚朴 僵蚕 蝉蜕 人参 茯苓 陈皮 甘草

透顶散 细辛两茎 瓜蒂七个 丁香三粒 冰片 麝香各分半 糯米七粒 先研药，后入冰、麝研匀，每用豆许搐鼻。

补肝养营汤 生地 当归 白芍 川芎 菊花 陈皮 甘草

驯龙汤 生地 当归 白芍 羚羊角 珍珠母 龙齿 菊花 薄荷 桑寄生 钩藤 独活 沉香

43. 偏头痛

偏头痛，一般多指痛在左右而言，从广义来说，很多头痛偏在局部，皆属偏头痛范畴。所以有三阳经头痛分治法，即痛偏后脑为"太阳头痛"，用羌活、麻黄为引，针后顶、风池、大杼、昆仑穴；痛偏前额为"阳明头痛"，用葛根、升麻为引，针上星、印堂、头维、阳白、攒竹穴；痛偏两侧为"少阳头痛"，用柴胡、黄芩为引，针太阳、头维、率谷、列缺、中渚、侠溪穴。参阅本节"头痛"条。

44. 两太阳痛

太阳，属少阳经，参阅本节"偏头痛"条。单方用生姜切薄片贴两太阳穴，能缓解。

45. 巅顶痛

痛在巅顶，正当百会穴，为相火偏旺，循督脉上扰。不可辛散，用三才汤加牡蛎、龟甲，并针百会、通天、昆仑、至阴、太冲等穴。

三才汤 天冬 熟地 人参

46. 眉棱骨痛

常与阳明头痛或少阳头痛伴见。若单独出现者，多为风热外束，痛时目不能开，用选奇汤。

选奇汤 防风 羌活 黄芩 甘草

47. 头胀

头胀多因恼怒引起肝火上逆，头胀且痛，昏沉觉热，头筋突起，口苦口干，严重的两耳暴聋，脉象弦紧，用龙胆泻肝汤。

感受外湿头胀，如布裹扎，参阅本节"头痛"条。

醉酒后湿热内阻，亦使头胀不清，用葛花解醒汤。

龙胆泻肝汤 龙胆草 生地 当归 黄芩 栀子 木通 车前子 柴胡 甘草

葛花解醒汤 葛花 砂仁 蔻仁 木香 青皮 陈皮 人参 白术 干姜 茯苓 猪苓 泽泻 神曲

48. 头重

久病或疲劳过度，中气不足，清阳不升，头痛沉重，悠悠忽忽，有空洞感，系属"气虚头痛"，用补中益气汤。

痰湿浊邪阻滞中焦，亦使头重胀痛，多伴胸膈满闷，呕恶，痰涎，舌白厚腻或黏腻，用半夏天麻白术汤。这种头重头痛，虽然亦为清阳不升，但与气虚的头重头痛不同，彼因中气不足而清阳不升，此则为痰湿阻遏而清阳被抑，故彼用升补，此用健中、化痰、利湿为主。

　　补中益气汤 黄芪　党参　白术　当归　升麻　柴胡　陈皮
甘草　姜　枣

　　半夏天麻白术汤 半夏　陈皮　茯苓　干姜　泽泻　天麻
党参　黄芪　苍术　白术　神曲　麦芽　黄柏

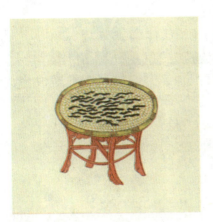
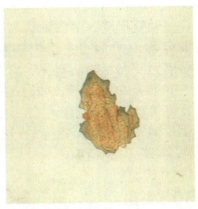

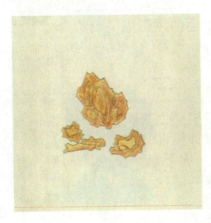
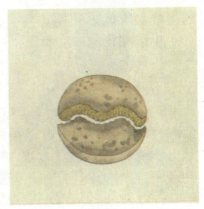

49. 头晕

视物旋转欲倒，严重的不能张目，目开即觉天翻地覆，胸中泛漾欲吐。多由肝肾阴亏，虚阳化风上扰，亦称肝风、内风，不可误用辛散，宜河车大造丸。他如滋阴息风的鳖甲、阿胶、玳瑁、黑芝麻、羚羊角等均可酌加，常食淡菜（即贡干）亦有帮助。一般地说，头晕虚多实少，中虚的患者更易引起呕恶，可用枳壳、竹茹、陈皮等和胃，不需降逆。又肥胖人经常头晕，须防猝然仆倒，成为"中风"。

从高坠下，头部受猛烈撞击，往往昏迷不省人事，《医宗金鉴》所谓"伤重内连脑髓"，急由伤科治疗。但大多遗留头晕，重胀畏光，喜静怕烦，类似内风，不易根治。

坐舟车时头晕呕吐，称为"晕车""晕船"，可服人丹等防治。

河车大造丸 紫河车 熟地 天冬 麦冬 龟甲 党参 杜仲 牛膝 黄柏 茯苓

50. 头摇

猝然头部摇摆不能自制，多由风火煽动，用小柴胡汤去参加防风。长期头摇，多由内风形成，难治。

小柴胡汤 柴胡 黄芩 人参 半夏 甘草 姜 枣

51. 头目仰视

头后仰，目上视，常见于小儿"天钓"证。天钓为急惊的证候之一，发时以头目仰视最为突出，两目翻腾，泪出不流，壮热，手足抽搐。因邪热痰涎壅滞胸膈，不得宣通，先用苏合香丸，继服钩藤饮。

苏合香丸 苏合香 安息香 犀角 冰片 香附 木香 熏陆香 白术 沉香 丁香 麝香 朱砂（成药）

钩藤饮 钩藤 犀角 天麻 全蝎 木香 甘草 姜

52. 脑鸣

脑内如有虫鸣，常伴耳鸣、目眩，为脑髓空虚所致。脑为髓之海，髓生于骨，骨属于肾，宜补肾阴，用左归饮。

"雷头风"证，脑内震动如雷鸣，头皮和面部肿起疙瘩，恶寒壮热，多由风、湿、热邪郁结三阳经，宜清宜升散，用清震汤。

左归饮 熟地 山茱萸 龟甲 枸杞子 麦冬 山药 杜仲 炙甘草

清震汤 升麻 苍术 荷叶

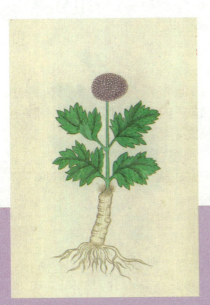
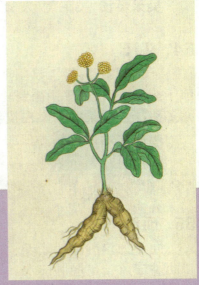

53. 脑冷

风邪从风府穴上入于脑，头痛脑户觉冷，项背恶寒，名为"脑风"，用神圣散。

"寒厥头痛"由肝经寒气上逆，也称"厥阴头痛"。痛时脑内觉冷，常欲蒙被而睡，面容惨淡忧郁，微带青晦，呕吐清涎黏沫，四肢不温，脉象沉弦或沉紧。治宜温肝和胃，用当归四逆汤或吴茱萸汤加当归、肉桂。

头痛从巅顶连及前额，特别怕冷，见风如直入脑户，痛亦偏在巅顶和前额，但并不剧烈，得温轻减，脉象虚细。由于督脉虚寒，阳明脉亦衰，用鹿角胶、熟地、熟附片、白芷、川芎、升麻、煨姜温养。

神圣散 葛根 麻黄 细辛 藿香

当归四逆汤 当归 桂枝 白芍 细辛 木通 甘草 枣

吴茱萸汤 吴茱萸 人参 姜 枣

54. 头汗

汗出只在头部，以阳明热证和湿热证为多见，因热郁于内，不得四散，循经上越，内热退则汗自止。肺热亦多头汗，用桑叶、桑白皮清之。

病后及老人气喘等往往头部多汗，均属虚证。

小儿睡时惯常头汗，无其他症状，不属病象，俗称"蒸笼头"。

55. 面浮

面浮为浮肿症状之一，常见于"风水"，《内经》所谓："面肿曰风，足胫肿曰水。"参阅全身症状"浮肿"条。

56. 头面红肿

头面红赤肿大，两眼如线，甚则咽痛、耳聋，系感受温毒时邪，称为"大头瘟"，两颐肿大明显，也叫"虾蟆瘟"。治宜清热解毒，用普济消毒饮。

"面游风"，初起亦面目红肿，但痒如虫行，皮肤干燥，时起白屑，抓破出血，疼痛难忍，用消风散。

误食野菜中毒，寒热，面肿色赤，口干恶心，大便秘结，亦可用普济消毒饮加减。

普济消毒饮 黄连 黄芩 玄参 板蓝根 僵蚕 桔梗 甘草 牛蒡子 柴胡 升麻 马勃 陈皮 连翘 薄荷

消风散 荆芥 防风 当归 生地 苦参 苍术 蝉蜕 胡麻 牛蒡子 知母 石膏 甘草 木通

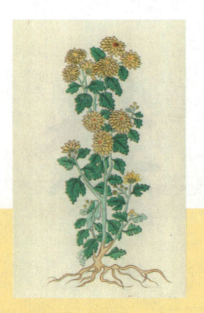
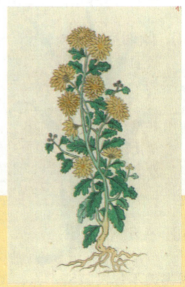

57. 头面轰热

头面一阵一阵觉热，颊红耳赤，或伴汗出，数分钟或十数分钟即过，俗称"上火"，系阴虚证候之一。如无其他症状，宜常服六味地黄丸。

六味地黄丸 地黄 山茱萸 丹皮 山药 茯苓 泽泻

58. 颧红

两颧属肾，颧骨泛红，均属水亏虚火上浮，常见于痨瘵证，尤其是"肺痨"证。肺痨出现颧红，亦由金不生水，阴虚阳浮于上，不是肺脏本病，故多肺肾同治，用八仙长寿丸。

八仙长寿丸 麦冬 五味子 生地 山茱萸 山药 丹皮 茯苓 泽泻

附：风湿性心脏病患者，有的颧颊部也发红，但色暗，西医称"风心脸"，与此不同，应根据全面情况，进行辨证。

59. 颜面麻木

颜面麻木，为"中风"病内的中络证。其特征为半边颜面突然失去知觉，口眼㖞斜，病在左，㖞向右，病在右，㖞向左。多由汗出当风，风邪袭络，用牵正散内服，兼用外熏法。

牵正散 白附子 僵蚕 全蝎
外熏法 川芎 防风 菊花 薄荷 煎汤，用布蒙头熏，一日二三次。

60. 头缝不合

小儿头颅骨缝分裂，前囟扩大不能闭合，称为"解颅"。因先天不足，脑髓不充，常伴头现青筋，面色㿠白，神情呆滞。甚至颅骨扩大，颈骨细弱，不能支持，并见眼珠下垂，白睛异常显露，目光无神。治宜内服和外敷并用，内服扶元散，外敷封锁散。

扶元散 人参 白术 茯苓 茯神 黄芪 熟地 山药 炙甘草 当归 白芍 川芎 菖蒲 姜 枣

封锁散 柏子仁 防风 天南星 等分研末，每用一钱，以猪胆汁调匀，涂敷囟门，一日一换，时时用水湿润，勿使干燥。

61. 囟门下陷

小儿囟门显著下陷，甚则如坑，伴见面色萎黄，神气惨淡，四肢不温，指纹淡滞，称为"囟陷"。系先天亏损，用固真汤。在六个月以内的乳儿，头部微陷，不作病态论。

固真汤 人参 白术 茯苓 炙甘草 黄连 附子 肉桂 山药

62. 囟门凸起

小儿囟部突起如堆，称为"囟填"。有属于火气上炎的，按之浮软，伴有面赤唇红，指纹色紫，内服化毒丹，外用青黛凉水调敷。也有属于寒气凝滞的，按之较硬而无热，手足指冷，用理中汤。

化毒丹 犀角 黄连 桔梗 玄参 薄荷 青黛 甘草 大黄
理中汤 人参 白术 炮姜 甘草

63. 面色㿠白

面白缺少华色，同时口唇、指甲亦不红润，为血虚症状之一。倘骤然惨白，多为受寒和痛证的表明。面白如纸，则为心气垂绝。

64. 面色萎黄

面色黄而憔悴,为脾虚症状之一,多见于久泻、食少等症。

65. 面色晦滞

面上如蒙灰尘，暗晦不泽，为"湿温"病的特征，亦见于瘀血证。

66. 脱发

发为血之余，一般脱发属于血虚，伤寒等大病后多脱发。也是气血亏损所致，可用二仙丸或固本酒调养。

"油风"证，俗称"鬼剃头"，头发干枯，成片脱落，系血虚受风，风盛生燥，不能营养肌肤。内服神应养真丹，外用毛姜搽擦，或用川乌粉醋调外搽。

二仙丸 侧柏叶 归身

固本酒 生地 熟地 天冬 麦冬 茯苓各二两 人参一两 黄酒浸。

神应养真丹 羌活 天麻 白芍 当归 菟丝子 木瓜 熟地 川芎

67. 发白

除老年白发等外，一般因疾病引起的白发，以肾阴肝血不足为主要原因。用首乌延寿丹，或一味生何首乌粉常服。

首乌延寿丹 何首乌 豨莶草 菟丝子 杜仲 牛膝 女贞子 桑叶 金银花 生地 桑椹子 金樱子 墨旱莲 黑芝麻

68. 发黄

头发枯黄不泽，多因火炎血燥，用草还丹内服，菊花散外洗。

草还丹 生地 地骨皮 菖蒲 牛膝 远志 菟丝子

菊花散 菊花 蔓荆子 侧柏叶 川芎 白芷 细辛 桑白皮 墨旱莲

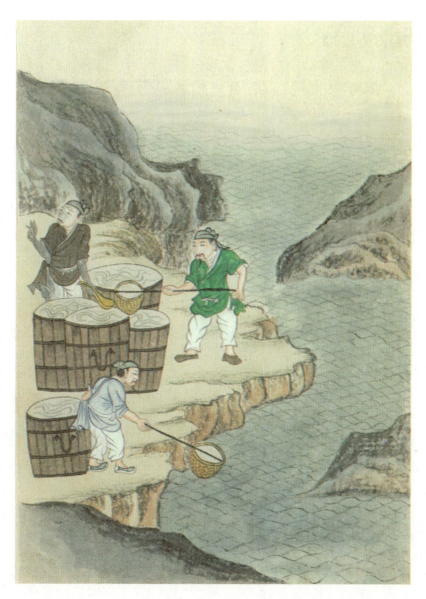

69. 眉毛脱落

眉毛脱落，为"麻风"症状之一，由于病毒攻肺，参阅全身症状"肌肤麻木"条。

70. 头皮痒

头皮燥痒，搔落白屑，属风热，用消风散。

消风散 荆芥 甘草 僵蚕 防风 川芎 藿香 蝉蜕 人参 茯苓 羌活 陈皮 厚朴

71. 头皮起块

头皮起块，为"雷头风"症状之一，参阅本节"脑鸣"条。

72. 眉心辛辣

眉心有辛辣感，《内经》称为"辛頞"，"鼻渊"症状之一，参阅鼻症状"鼻流浊涕"条。

73. 粉刺

面部起碎疙瘩，形如粟米，色赤肿痛，挤破流出白粉汁，名为"粉刺"，由肺经血热形成。偶发者可勿治，多发者服枇杷清肺饮。

枇杷清肺饮 人参 枇杷汁 甘草 黄连 黄柏 桑白皮

74. 雀斑

生于面部，色淡黄，碎点无数，由热郁孙络，风邪外束，逐渐形成，外用时珍正容散。

时珍正容散 猪牙皂 浮萍 白梅肉 樱桃枝各一两 鹰粪白三钱 焙干研末，早晚用少许水调搽面。稍久以温水洗去。

75. 黑痣

生面部，小者如黍，大者如豆，比皮肤高起一线，有自幼生的，也有中年生的，由孙络之血凝滞而成，无甚痛苦。如欲治疗，可试用水晶膏点之。

水晶膏 石灰用水化开，取末五钱，再用碱水浸石灰末，以水高二指为度，再取糯米五十粒撒于灰上，如水渐减少，陆续添注，泡一日一夜，将米取出捣烂成膏。用时将痣挑破，取少许点上，结痂后其痣自落。

76. 腮肿

两腮肌肉不着骨处，或左或右，漫肿焮热，寒热往来，病名"痄腮"，也称"含腮疮"。由于阳明风热，用柴胡葛根汤清解，兼有口渴、便秘者，用四顺清凉饮，并可外敷金黄散助其消退，切忌开刀。

"发颐"与痄腮相似，初起在下颌角处疼痛兼有紧张感，开口较难，肿胀逐渐延向耳前耳后，亦有寒热。但初肿如结核，渐大如桃如李，常因伤寒、温病汗出不畅，邪郁于少阳、阳明之络，故也称"汗毒"，与痄腮的属于原发不同。开始用荆防败毒散，不可过投寒凉，致使毒气内隐，肿及咽喉。破溃后依照一般溃疡处理。

柴胡葛根汤 柴胡 葛根 石膏 天花粉 黄芩 甘草 牛蒡子 连翘 桔梗 升麻

四顺清凉饮 防风 栀子 连翘 甘草 当归 赤芍 羌活 大黄 灯心草

金黄散 天南星 陈皮 苍术 黄柏 姜黄 甘草 白芷 天花粉 厚朴 大黄（成药）

荆防败毒散 荆芥 防风 柴胡 前胡 羌活 枳壳 桔梗 茯苓 川芎 甘草 人参 姜

77. 热疖

多发于头面，并以夏季及小儿患此为多。主要由于感受暑热，不能外泄，阻于肌肤之间而成，故也叫"暑疖"。初起局部皮肤潮红，次日肿痛，但无根脚，范围有限，随见脓头，自溃流脓即愈。开始可用千槌膏俗称红膏药外贴，内服金银花露或六神丸清热解毒。疖子虽属小病，但此伏彼起，少则数个，多至数十个，往往使小儿卧不能安，烦躁啼哭，形体消瘦，可在夏季内服西黄粉二分至三分预防。

千槌膏 松香 蓖麻子 铜绿 杏仁 儿茶 乳香 没药 血竭 轻粉 珍珠（成药）

六神丸 略（成药）

78. 瘌痢头

初起头生白痂，瘙痒难忍，日久蔓延成片，发焦脱落，亦名"秃疮"。多因湿热生虫所致，治法用葱汤洗净，擦润肌膏。验方用活虾洗净，捣烂涂患处，取布包扎，涂后奇痒，必须忍耐，一天后洗去，明日再涂，两三次能见效。

润肌膏 当归五钱 紫草一两 用麻油四两熬枯滤清，将油再熬，入黄蜡五钱溶化，待冷后，以生姜蘸擦患处。

三、目症状

目为五官之一，与脏腑有密切联系，所以《内经》上说："五脏六腑之精气皆上注于目而为之精。"在眼科的诊断上，惯常将眼部分为五轮，即黑睛为风轮属肝，目眦为血轮属心，目胞为肉轮属脾，白睛为气轮属肺，瞳神为水轮属肾。又分为八廓，即瞳神为水廓属膀胱，黑睛为风廓属胆，白睛为天廓属大肠，目胞为地廓属胃，内眦上方为火廓属小肠，下方为雷廓属命门，外眦上方为山廓属心包，下廓为泽廓属三焦。可见眼病虽然是局部疾患，多由于内脏病变所引起，根据这些不同部位，可以探知发病的根源。因此，除外治的点药、敷药和熏洗法以及利用器械和手法的技术操作外，一般均用内服药着重于整体治疗。从内科来说，目为肝之窍，所以目症状侧重于肝，同与目有关经脉——足太阳、阳明、少阳诸经论治。本门以内科为主，兼录部分眼科疾患，包括目眩、目痛、目肿、目赤、目黄、流泪、畏光、干涩、生翳、生星、瞳神散大、睫毛倒入等症。遇到特殊情况，应由眼科诊治。

79. 目眩

眩是视物昏花迷乱的意思，比如蹲后起立，忽觉眼前一片乌黑，或黑花黑点闪烁，或如飞蝇散乱，俗称"眼花"。习惯上眩晕并称，临床上也经常同时出现，但眩为昏暗，晕为旋转，两者是有区别的。本症轻者属肝，沈金鳌所谓"血气衰而肝叶薄，胆汗减"；重者属肾，朱丹溪（沈金鳌）所谓"目疾所因，不过虚实，虚者昏花，由肾经真水之亏（微也）"。由于阴血不足，厥阳化风上扰，故《内经》说："诸风掉眩，皆属于肝。"并因肝阳上扰，往往影响胃气和降，极易引起呕恶。治宜结合主症加入枸杞子、菊花、潼白蒺藜、牡蛎、天麻之类，呕甚者，酌加枳壳、竹茹。老年人可常服驻景丸。

驻景丸 熟地 菟丝子 车前子

80. 视力减退

视力减退，多因肝肾阴亏，精血不足，一般瞳神无变形或变色的征象。除老年自然衰退外，严重的可以渐成"青盲"，以致失明。青盲初起并无障翳，外观和正常一样，只觉视力不断减退，宜服芎归明目丸、石斛夜光丸，切忌急躁恼怒，时宜闭目养神。

因视力减退而成为"远视"或"近视"，前人多从水火偏盛偏衰立论，认为不能远视乃气虚血盛，用定志丸；不能近视乃血虚气盛，用地芝丸。

芎归明目丸 地黄 当归 川芎 天冬 枸杞子 白芍 菊花 牛膝 甘草

石斛夜光丸 石斛 人参 天冬 麦冬 熟地 生地 肉苁蓉 菟丝子 茯苓 菊花 山药 青葙子 枸杞子 羚羊角 草决明 杏仁 五味子 白蒺藜 川芎 甘草 黄连 防风 枳壳 犀角 牛膝（成药）

定志丸 菖蒲 远志 茯神 人参

地芝丸 熟地 天冬 枳壳 菊花

81. 目视无神

患者自觉视物无力，多看酸困，均为阴虚之征。如果目内陷，光彩不足，见于虚证久病，预后不良。

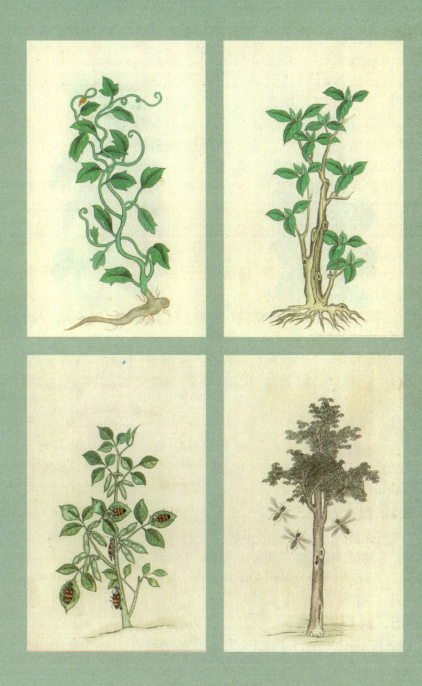

82. 目赤

目红怕光，流泪多眵，沙涩难开，或先患一目传及两目，或两目同时红赤，俗称"赤眼""火眼"。多因风热引起，为一种急性传染性眼病，内服驱风散热饮，外用菊花泡水洗涤，或用鸡子清加黄连水打至泡起，取浮沫点眦内，并可预防。严重的因肺有伏热再感风邪，猝然发作，来势剧烈，兼有头痛、鼻塞、怕冷发热，用酒调散。如见胞肿如杯，白睛浮壅，风轮凹陷，眼珠剧痛，坐卧不宁，当服泻肺饮。一般眼科用药，散风多用防风、菊花，和血用赤芍、丹皮，清热用黄连、黄芩，热重用大黄泻之。

驱风散热饮 连翘 牛蒡子 羌活 薄荷 大黄 赤芍 防风 归尾 甘草 川芎 栀子

酒调散 归尾 麻黄 苍术 赤芍 菊花 甘草 羌活 大黄 茺蔚子 桑螵蛸 研末，温黄酒调服。

泻肺饮 石膏 赤芍 黄芩 桑白皮 枳壳 木通 连翘 荆芥 防风 栀子 白芷 羌活 甘草

83. 目黄

目黄，为"黄疸"症状之一，参阅全身症状"皮肤发黄"条。

84. 目上视

黑眼向上，形成白多黑少，称为"瞳子高"，亦称"戴眼"，系太阳经精气竭绝。常在"痉病"和小儿"惊风""脐风"等症出现，均属凶险。

85. 目直视

目睛不转动。因邪气壅盛，脏腑精气不能上荣于目，多为难治。也有与上视同见，称为"反目直视"，不治。

86. 目歧视

视一物为两物。有因肝肾虚的，用地芝丸，有因目系受邪，用驱风一字散。

地芝丸 熟地 天冬 枳壳 菊花

驱风一字散 川芎 荆芥 川乌 羌活 薄荷 防风

87. 眼珠突出

风毒痰热蕴积脏腑，上冲于目，致令眼珠突出痒痛，名为"睛胀"，用泻肝散。倘然只在黑珠上突出如豆，周围有薄膜，疼痛难忍，系肝经积热上冲，使睛内神膏从破处绽出黑睛，称作"蟹睛"。经久虚软不痛，视物昏暗，损及瞳神，能使失明。初用羚羊角散，后用镇肾决明丸。睛胀和蟹睛有因外伤引起的，须照外伤急救。

泻肝散 大黄 甘草 郁李仁 荆芥

羚羊角散 菊花 防风 川芎 羌活 车前子 川乌 细辛 半夏曲 羚羊角 薄荷

镇肾决明丸 石决明 菟丝子 五味子 细辛 山药 生地 知母

88. 眼珠生翳

风轮部位产生白翳，呈片状如浮云，称为"云翳"，属"外障"之一。大概色白而嫩，不掩蔽瞳孔者，证轻易治。翳厚色白或黄，尚能辨别明暗者亦可治。如果整片昙影，不辨明暗者难治，或翳厚而呈焦黄色，且有血络缠绕，虽不波及整个风轮，亦属难治。多因风热肝火，赤肿疼痛引起，常用方有石决明散、连翘散。

石决明散 石决明 草决明 羌活 栀子 木贼 青葙子 赤芍 大黄 荆芥

连翘散 连翘 黄芩 羌活 菊花 草决明 白蒺藜 密蒙花 龙胆草 甘草

89. 眼珠生星

风轮上出现或大或小的圆点，称作"星翳"。因为星翳的发展成为云翳，而云翳初起多带白色点子，实际上不能划分。所以初起只有稀疏的一两点，不见扩大的属轻证；数颗连缀而生，或团聚，或散在，迅速出现凹陷如碎米状者，最易损伤风轮，变为云翳失明。治法参阅本节"眼珠生翳"条。

90. 睛生胬肉

内眦生瘀肉，色黄赤如脂，或似膏膜而韧，微辛微涩，日久渐厚，贯过黑睛，掩及瞳神失明。多因饮啖辛热食物，脾肺积热，或心肺两经风热壅盛，经络瘀滞而发，治宜钩割手术，内服栀子胜奇散。

栀子胜奇散 白蒺藜 蝉蜕 谷精草 木贼 黄芩 草决明 菊花 栀子 川芎 荆芥 羌活 密蒙花 防风 蔓荆子

91. 睑生粟粒

上下胞睑之间生粟粒起尖，微痒微肿，继则红痛，生脓液，溃后自行消散，名为"针眼"。多因过食辛辣，胃经热毒上攻，初起用热敷法，脓成用针挑破，内服清脾散。

"眼丹"生胞睑上下部，焮热红肿疼痛，较针眼为剧，常伴寒热、头痛、口渴等症，但病因大致相似，只在程度上有轻重之别。

清脾散 黄芩 薄荷 升麻 石膏 赤芍 栀子 藿香 枳壳 陈皮 甘草 防风

92. 睫毛倒入

病名"倒睫拳毛"，简称"倒睫"，为一种继发的病变。例如"砂（沙）眼"失治，初觉胞睑作痒，频频揉擦，致上下胞皮渐收，睫毛拳曲，内刺睛珠，涩痛流泪难张，倚头侧视，不能正看。日久能生云翳失明，一般多用手术治疗。

93. 眼生眵

多因肺脏内热所致，眵多硬结为实热，多而不结为虚热。不仅目疾中常出现，在内科风热证和小儿麻疹等亦经常伴见。

94. 眼出血

肺有郁火，血溢络外，显于白睛表面。或一点，或一片，色鲜红，渐变紫暗。一般十日左右自能消退，不痛不肿，也不羞明流泪，并无其他病变。治宜清肺散血，用治金煎。

治金煎 玄参 桑白皮 枳壳 黄连 杏仁 旋覆花 防风 黄芩 菊花 葶苈子

95. 畏光

常见于实热证和阴虚内热证，如阳明病畏人与火，肝阳头痛喜居阴处。畏光出现在风火赤眼，称为"羞明"，各随主症治疗。但阳虚证亦多合目而睡，乃属神情疲困，不同于畏光。

96. 流泪

目流泪水，或见风更多。由于风热外乘及肝火外风交郁，常伴红肿、焮痛、羞明等症，称作"热泪"。宜清肝祛风，用桑菊驱风汤，此方可内服亦可熏洗。

肝肾两虚，或悲伤哭泣过久，泪下无时，迎风更甚，眼部不红不痛，称为"冷泪"。治宜补养，用菊花丸，并可兼灸迎香、肝俞、睛明、临泣等穴。

泪为人身五液之一，久流不止能使昏暗难辨物色，以致失明。《内经》上说："液者所以灌精濡空窍者也，故上液之道开则泣，泣不止则液竭，[液]竭则精不灌，精不灌则目无所见矣，[故]命曰夺精。"

桑菊驱风汤 桑叶 菊花 金银花 防风 当归 赤芍 黄连

菊花丸 菊花 枸杞子 巴戟天 肉苁蓉

97. 目干涩

劳神、失眠和阅览书报较久，即觉两目干涩，睑皮沉重，闭目静养稍愈。多属血虚阴亏，宜结合主症滋养肝肾，常用药如生地、石斛、菊花、枸杞子等。

98. 目痒痛

初起微痒，逐渐涩痛多眵泪，羞明难睁，视物昏糊，胞睑内满布红色细粒，名为"椒疮"，一般叫作"砂（沙）眼"。病情较长，蔓延性亦大，能使眼生翳障，危害视力。治宜清化脾经湿火，用除风清脾饮，为了防止发展，应局部点药和眼科手术治疗。

除风清脾饮 防风 荆芥 连翘 知母 陈皮 黄芩 黄连 玄参 生地 桔梗 大黄 玄明粉

99. 眼眶痛

眼眶酸痛，眼皮沉重畏光，常见于肝阳头痛，与阳明经也有关系，参阅头面症状"头痛"条。

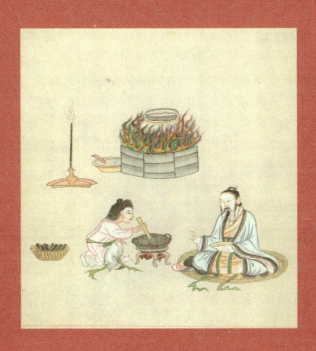

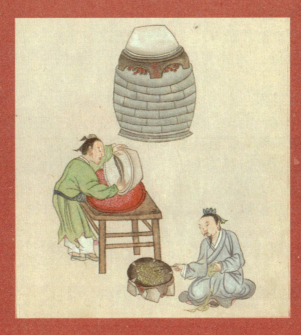

100. 眼皮重

眼皮重多属上胞下垂，一般因气血虚、精神不振而致。假如常有头晕，兼觉眼皮麻木，为风邪乘虚袭入脉络，用黄芪丸。

黄芪丸 黄芪 白蒺藜 独活 柴胡 生地 甘草 栀子 苦参 白术 金钱白花蛇 地骨皮 菊花 防风 山茱萸 茯神 秦艽 天冬 枳壳 槟榔

101. 眼皮跳

眼皮振跳牵及眉际，俗称"眼眉跳"。多因病后肝脾失调，或偶为风邪乘袭，不作主症治疗。但日夜振跳过频，兼觉视力昏暗，须防转成"内障"，用当归活血汤。

当归活血汤 当归 川芎 熟地 黄芪 苍术 防风 羌活 薄荷 甘草 白芍

102. 眼皮肿

为"水肿"症状之一，《内经》上说："水始起也，目窠上微肿，如卧蚕起之状。曰水"参阅全身症状"浮肿"条。

先有目赤，继则胞肿如桃李，眼珠疼痛，名为"蚌合"。由于肺脾壅热上攻，热愈壅而肿愈甚，肿愈甚而脾愈实。宜清火散风解毒，用散热消毒饮。

上胞浮泛，虚肿如球，拭之稍平，少顷复起，属脾虚兼有湿火。初起目内并无异样，日久微现赤丝，胞现微红。宜补脾为主略佐行湿清火，用神效黄芪汤加泽泻、黄柏。

散热消毒饮 牛蒡子 羌活 黄连 黄芩 薄荷 防风 连翘

神效黄芪汤 黄芪 人参 白芍 蔓荆子 甘草 陈皮

103. 瞳神散大

久病、虚弱证或出汗过多，发现瞳孔放大，均为元气耗散之征，病属严重。眼科以瞳神变色、变形以及神光耗散、视物昏花等，列入"内障"范围，分为"青风"、"黑风""乌风""绿风""黄风"五个演变过程。其中绿风内障较为多见，其瞳神气色混浊不清，呈浅绿淡白色，而瞳神散大为其主要特征，且散大宽度几与风轮相等。原因方面，有因风热上攻，有因郁怒伤肝，也有因阴虚火旺，心肾不交。一般在急性发作后往往有一个相当长的静止时期，再行复发，每发一次视力锐减一次，及至瞳神变为金黄色即黄风阶段，为本病末期，不易治愈。

104. 夜盲

入暮不能见物，到天明即恢复正常，又称"雀目"。分"高风雀目内障"和"肝虚雀目内障"两种，前者由于元阳不足，后者由于肝虚血少。两者的辨别是，前者只能视上方之物，两旁看不清楚，后者只能视直下之物，且多痒多涩。雀目证瞳神均无翳障。肝虚者以小儿较为常见，预后多良好，用羊肝丸；阳虚者成人较多，如果年深月久不愈，容易变为"青盲"，用菊花丸。

羊肝丸 夜明砂 当归 木贼 蝉蜕 羊肝

菊花丸 菊花 巴戟天 肉苁蓉 枸杞子

105. 暴盲

平素眼目无病，外不伤于轮廓，内不损及瞳神，忽然目盲不见，都属暴盲。此证与"青盲"不同之处，主要是病程上的差别，青盲致盲的时间缓慢，此证的时间迅速。正因为来势急骤，必须争取早期诊治，迟则气定，不易医愈。大概伴见情绪紧张者为怒气伤肝，用生铁落饮；

伴见精神萎靡者为怒伤元阴元阳，用柴胡参术汤。倘在大失血和妇科崩漏、产后出现，宜急救固脱，用大剂人参煎服。

生铁落饮 生铁落 石膏 龙齿 茯苓 防风 玄参 秦艽 竹沥

柴胡参术汤 人参 白术 熟地 白芍 甘草 川芎 归身 青皮 柴胡

106. 异物入目

眼内吹入尘沙、游丝，即觉沙涩泪出难睁。可将眼胞翻转，用淡盐水冲洗，倘冲洗不去，用棉花蘸淡盐水轻轻拨去。弹入铁屑等每致珠痛，严重的珠破睛损，须由眼科诊治。

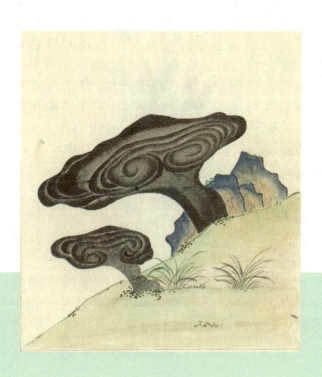

四、耳症状

耳为肾之窍，手足少阳经俱会于耳中，故耳病以与肾、胆、三焦的关系最为密切。《冯氏锦囊》里说："耳病所致之由有七，有实热、有阴虚、有因痰、有因火、有气闭、有肝风、有胎元所发而为病，证有五，为鸣、痛、肿、聋、聤是也。"大概新病多实，偏属于经，久病多虚，偏属于脏。但个别证候与心、肺有关，应从整体出发，不可拘泥。

107. 耳鸣

耳鸣或如蝉噪，或如水激，或如钟鼓之声，均系自觉症状。分为虚实两类，实证由于肝胆火气上逆，《内经》所谓"一阳独啸，少阳厥也"。多伴有头痛头胀，心烦易怒，脉象弦滑，用柴胡清肝散，大便干结者加芦荟以下降。虚证由于肾亏阴火上炎，或用脑过度，《内经》所谓"髓海不足则脑转耳鸣"。多伴有头晕目眩，心悸腰酸，脉象细弱。脑为髓海，髓属于肾，治疗皆主滋补，用补肾丸，亦可加磁石镇静。民间单方用黑芝麻和核桃肉同捣常食，对便秘者兼有润肠作用。

"怔忡"患者，耳内轰轰作声，其声与心脏跳动相应，入夜更为清晰，妨碍睡眠。多与心脏有关，宜在养血安神方内加入菖蒲、远志以通心气。

柴胡清肝散 柴胡 生地 赤芍 牛蒡子 当归 连翘 川芎 黄芩 栀子 天花粉 防风 甘草

补肾丸 熟地 菟丝子 当归 肉苁蓉 山茱萸 黄柏 知母 补骨脂

108. 耳聋

耳聋多由耳鸣而来，除气闭暴聋无耳鸣外，其他都是先耳鸣而后渐失听觉，因此前人虽分"风聋""湿聋""虚聋""劳聋""厥聋""猝聋"等，但临床上多从耳鸣治疗，参阅本节"耳鸣"条。

耳聋和肺气有密切关系，特别是风聋、猝聋，由外感风邪引起，必须调气开郁，用桂香散加减，不可误作肾和肝胆疾患。

耳聋乃音声闭隔，一无所闻，也有不至无声，但听不真切，称为"重听"，多因下元衰弱，精气不足，以老年为多，宜常服河车大造丸。

听力消失，同时不能发言，称为"聋哑"。有先天性的，也有属于后遗症的，均不易治。近来用新针疗法尚有效果，一般先治其聋，取翳风、听会等穴，俟聋有好转，配合哑门、廉泉穴兼治其哑。（但针刺二十次不效，亦难治愈）

桂香散 麻黄 桂枝 川芎 白芷 当归 细辛 菖蒲 木香 天南星 木通 甘草 白蒺藜

河车大造丸 紫河车 党参 熟地 天冬 麦冬 龟甲 黄柏 茯苓 杜仲 牛膝

109. 耳痒

耳内潮湿作痒，因肝经湿热，用清肝汤。也有耳痒抓出血略愈，过后又痒，系肾虚风热，用玄参贝母汤。

清肝汤 青蒿 菊叶 薄荷 连翘 苦丁茶 荷叶

玄参贝母汤 玄参 防风 贝母 天花粉 黄柏 茯苓 白芷 蔓荆子 天麻 半夏 甘草 姜

110. 耳痛

轻者多因风热上壅，或津液凝结成垢，壅塞胀痛，用栀子清肝汤。痛剧者常为"耳聤"等症，参阅本节"耳内流脓"条。

　　栀子清肝汤　栀子　菖蒲　柴胡　当归　黄芩　黄连　丹皮　甘草　牛蒡子

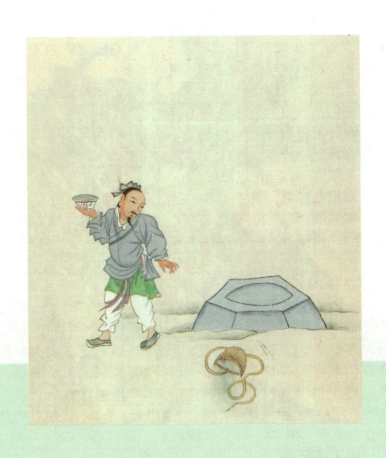

111. 耳内流脓

称为"脓耳"，外科分黄脓为"聤耳"，白脓为"缠耳"。一般由风湿热外因所致，或因浴水灌窍诱发，先肿后痛，继化脓水，伴有寒热，脉象弦滑而数。宜内服抑肝消毒散，痛甚者加羚羊角。外用金丝荷叶捣汁，加冰片少许滴入。如脓不畅出，围绕耳根红肿者，用麻油调敷玉露散。

因虚火或病后诱发的，初起亦肿痛寒热，脉来细数，往往溃出黑臭青白稀脓。尤以小儿麻疹后每易经常脓水不干，甚至耳后溃脓，腐烂损骨，极难收口。内服知柏八味丸少佐肉桂引火归原，外用吹耳散。

凡脓耳必须用棉花将脓卷净，以免塞耳成聋和发生其他变化，严重的应由外科治疗。

抑肝消毒散 栀子 柴胡 黄芩 连翘 防风 荆芥 甘草 赤芍 归尾 灯芯草 金银花

玉露散 芙蓉叶研末

知柏八味丸 黄柏 知母 生地 山茱萸 丹皮 山药 泽泻

吹耳散 海螵蛸 枯矾 龙骨 赤石脂 胭脂 密陀僧 胆矾 青黛 硼砂 黄连各一钱 冰片二分 麝香一分 研细末

112. 耳内长肉

耳内长出小肉，有形如樱桃和羊奶头者，称为"耳痔"，头大蒂小如麻蘑菇者为"耳蕈"，或如枣核细长镕出耳外、触之疼痛者为"耳挺"。这三者因形态上的不同而名称各异，都由肝经怒火、肾经相火和胃经积火郁结形成。内服栀子清肝汤，外用硇砂散。亦可用单方枯矾三钱，乌梅二钱，冰片少许，研末，掺患处；又一单方用鸦胆子仁油九份，甘油一份，合成滴剂，每日滴一二次。

栀子清肝汤 栀子 川芎 当归 柴胡 白芍 丹皮 甘草 石膏 牛蒡子 黄芩 黄连

硇砂散 硇砂一钱 轻粉 雄黄各三钱 冰片五厘 研末，

水调点患处。

113. 诸虫入耳

　　蚁、虱虫类钻入耳内，多取单方外治，如用麻油滴入，或用韭汁、葱汁和生姜汁等滴入。

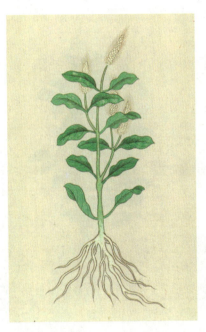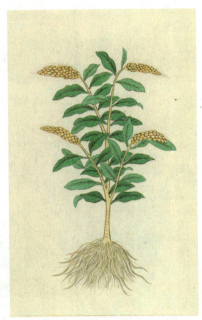

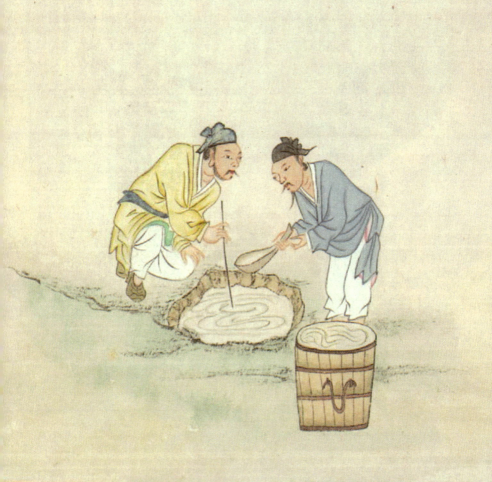

五、鼻症状

鼻为肺窍，职司呼吸，又因阳明之脉交于頞，循鼻旁，故鼻病以肺胃两经为主。属于外因的以吸受风寒、风热之邪，属于内因的以湿热积火上熏，比较常见。临床上并将鼻色作为望诊之一，如微黑者有水气，色黄者胸上有寒，色白者为失血，必须仔细观察。

114. 鼻塞

鼻塞不利常为感冒的前驱症状，或因鼻内生有息肉，不闻香臭。参阅本门"鼻流清涕"和"鼻生息肉"各条。

115. 鼻流清涕

感冒风寒、风热之邪，鼻流清涕，多兼鼻塞、喷嚏，称为"鼻鼽"。有寒热者，以寒热为主，有咳嗽者，以咳嗽为主，均于方内酌加开窍药如辛夷、苍耳子等。如果单独鼻塞流涕久不愈，妨碍吸气，可用菖蒲散纳入鼻中。并能转变青黄浊涕，延成"脑漏"。

老年人经常多涕，系真元不足，《内经》所谓"年六十阴痿，气大衰，九窍不利，下虚上实，涕泣俱出矣"。

菖蒲散 菖蒲 皂角等分研末，棉花裹塞鼻内。

116. 鼻流浊涕

鼻内常流青黄浊涕，挟有腥味，病名"鼻渊"，俗称"脑漏"。内因胆经之热上移，外因风寒凝郁而成，用苍耳子汤送服奇授藿香丸，或用辛夷荆芥散。本证日久，亦能致虚，当斟酌补气，不可一味辛散。又导引法，用中指尖于掌心搓令极热，熨搓迎香二穴。

苍耳子汤 苍耳子 辛夷 白芷 薄荷

奇授藿香丸 藿香 猪胆汁

辛夷荆芥散 辛夷 荆芥 黄芩 天南星 半夏曲 神曲 白芷 苍术

117. 鼻出血

鼻内流血，称为"鼻衄"，以热证为多。见于风温等外感证者，即在辛凉清解方内加丹皮、白茅根、茅花。肺素有热，迫血上溢者，用鸡苏散。饮酒过度或食辛辣等味引起者，热在阳明。用玉女煎加芦根、白茅根。因肝火偏旺者，多伴烦躁、头胀，用清衄汤。也有阴虚虚火上炎者，稍有劳动，即出鼻血，或在洗脸时容易出血，久久不愈，用玉女煎去石膏加玄参、阿胶、天冬、藕节等。

鼻衄，血出不止，能出现昏晕严重现象，称为"鼻洪"，宜用犀角地黄汤凉血止血。急救法用百草霜二钱，糯米汤调服，或用生藕汁、生地黄汁、大蓟汁加入蜂蜜调服。外治用湿毛巾或冰袋凉罨额上，或用线紧扎手中指中节，左鼻出血扎右手，右鼻出血扎左手，两鼻出血则两手同扎。

伤寒证当汗不汗，热盛迫血为衄，往往热随衄解，称为"红汗"。但也有得衄不解，或血出不止，不可大意。

鸡苏散 薄荷 黄芪 生地 阿胶 白茅根 麦冬 蒲黄 贝母 桑白皮 甘草 桔梗

玉女煎 生地 石膏 麦冬 知母 牛膝

清衄汤 生地 赤芍 当归 香附 黄芩 栀子 侧柏叶 黄连 赤苓 桔梗 甘草 藕节

犀角地黄汤 犀角 生地 白芍 丹皮

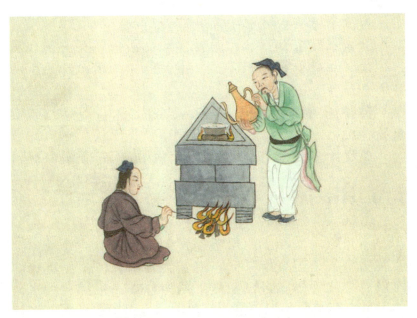

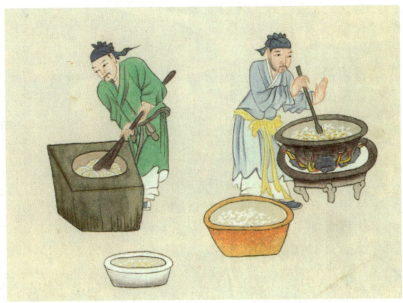

118. 鼻干

鼻内干燥，为阴虚内热或肺胃郁热症状之一。

"鼻疮"亦初觉干燥，继生粟粒疼痛，甚者鼻外色红微肿，由于肺经壅热上攻，用黄芩汤，干燥甚者可涂黄连膏。

黄芩汤 黄芩 甘草 麦冬 桑白皮 赤芍 桔梗 薄荷 荆芥 栀子

黄连膏 黄连 黄柏 姜黄 当归 生地 麻油 黄蜡(成药)

119. 鼻痒

多见于伤风感冒，引起喷嚏。

小儿鼻内作痒，时用手挖，多哭形瘦，或兼身热，连唇生疮，为"鼻疳"证。由于乳食不调，上焦壅滞，内服五福化毒丹。若仅在鼻下两旁作痒，色红有脂水，由于风热客肺引起的，也叫"鼻蜃疮"，内服泽泻散，外用青黛散搽敷。

五福化毒丹 生地 熟地 天冬 麦冬 玄参 甘草 风化硝 青黛

泽泻散 泽泻 郁金 栀子 甘草

青黛散 青黛 黄柏各二两 石膏 滑石各四两 研末，用麻油调敷。

120. 鼻痛

鼻内作痛，多因风邪内郁。如见肿塞胀痛，连及脑门，为肺经火毒酿成"鼻疔"。严重的腮唇俱肿，急服蟾酥丸，再用蟾酥丸研末，放入鼻内，鼻外肿硬的用离宫锭子搽涂。

蟾酥丸 蟾酥 轻粉 铜绿 枯矾 胆矾 寒水石 乳香 没药 麝香 朱砂 雄黄 蜗牛(成药)

离宫锭子 血竭 朱砂 胆矾 京墨 蟾酥 麝香(成药)

121. 鼻肿

鼻部漫肿，由肺经火盛所致，轻者用皂角末吹入，连打喷嚏即愈。重者疼痛难忍，用解郁汤。倘系肿有根脚者，须防"鼻疽"等外证。

解郁汤 桔梗 天冬 麦冬 黄芩 甘草 天花粉 紫菀 紫苏 百部

122. 鼻扇

鼻孔开合扇动，伴有呼吸短促，多见于小儿"麻疹"正出忽没，为肺气闭塞严重证候。参阅全身症状"麻疹"条。

小儿感受风寒或热邪郁于肺脏，寒热，咳嗽气促，严重的出现鼻扇，同时涕泪俱无，面色苍白。因肺开窍于鼻，邪郁于肺，肺气闭结，则清窍不通，病名"肺风"。治宜开肺为急，不可肃降，以麻黄为主药。审其属于风寒者用华盖散，属于热邪者用麻杏石甘汤。

华盖散 麻黄 杏仁 陈皮 桑白皮 甘草 赤苓
麻杏石甘汤 麻黄 杏仁 石膏 甘草

123. 鼻赤

鼻部准头及两边红赤，甚者带紫，常见于酒客。由胃火熏肺，血瘀凝结，称作"酒皶鼻"，缠绵难愈。内服凉血四物汤，外敷颠倒散，验方用栀子仁、凌霄花二味，等分研末，每服二钱，清茶送下，忌辛辣食物。

病中鼻上呈现赤色，多为温邪传入脾经，《内经》上说："脾热病者鼻先赤。"

凉血四物汤 当归 赤芍 生地 川芎 赤苓 陈皮 红花 甘草 生姜
颠倒散 大黄 硫黄等分研末，凉水调敷。

124. 鼻青

阴寒证严重症状之一，为中焦阳气竭绝。《金匮要略》上说："鼻头色青，腹中痛，苦冷者死。"

125. 鼻冷

常见于脾阳虚弱证，面色或黄或白，宜大剂人参、白术、干姜之类温补。如果大病中鼻冷或鼻中出气冷者属死证。

126. 鼻如烟煤

鼻孔色黑如涂烟煤，为阳毒热极症状之一，宜主方加入黄连、生地等泻火清营解毒。

127. 鼻梁崩塌

鼻部腐烂凹陷，在"杨梅结毒"为多见。杨梅结毒系"梅毒"证候之一，毒向外攻，随处结肿，溃后腐烂，外形多被破坏。如发于关节处者，损筋损骨，愈后多强直；发于头部巅顶者，引起头痛眼胀，渐渐脑顶塌陷；发于口鼻者，多成鼻塌唇缺；发于咽喉两目者，甚则喉破眼盲，声音嘶哑；发于手足四肢者，终成拘挛僵硬。所以杨梅结毒在人体各部都能出现，但以鼻塌最为显著。解放后积极防治，并消灭了旧社会的娼妓制度，根绝了梅毒的主要传染途径，这类病证目前已经极少。

"麻风"病毒亦使鼻梁崩塌，参阅全身症状"肌肤麻木"条。

128. 鼻生息肉

鼻内生息肉如石榴子，渐大下垂，色紫微硬，撑塞鼻孔，使人气息难通，称为"鼻痔"。多由肺经风湿热邪凝滞而成。内服辛夷清肺饮，外用硇砂散点之，或用瓜丁散棉裹如豆大，塞鼻孔内。

辛夷清肺饮 辛夷 石膏 知母 栀子 黄芩 枇杷叶 升麻 百合 麦冬 甘草

硇砂散 硇砂一钱 轻粉 雄黄各三分 冰片五厘 研末，水调点患处。

瓜丁散 瓜蒂 细辛等分为末。

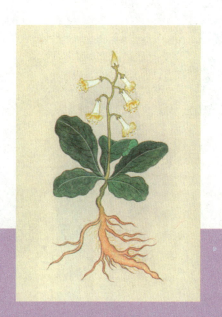
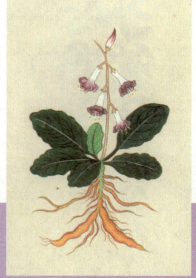

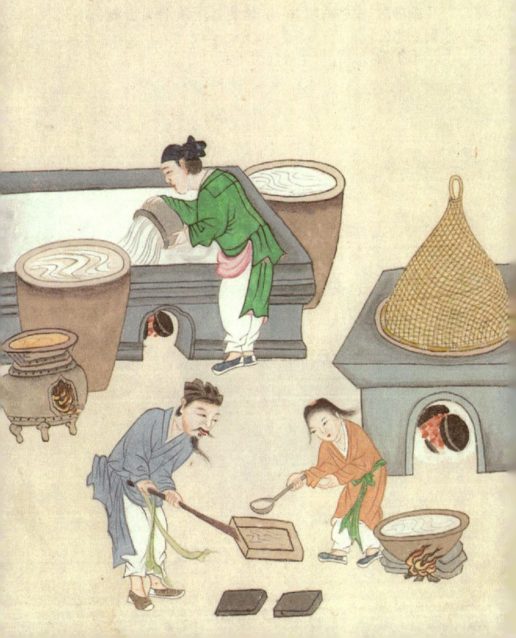

六、口唇症状

口唇属脾，脾与胃为表里，故口唇症状多数为脾湿胃热熏蒸所致，极小部分由外邪和小儿胎毒引起。大概实证多于虚证，热证多于寒证，里证多于表证。又因口内津液，通于五脏，故脏气偏胜，便有不同味觉反映于口，成为诊断的依据。

129. 口淡

口淡无味，饮食不香。有见于外感风寒的，以祛邪为主；也有见于病后胃虚的，用六君子汤调理。一般病中出现口淡，多为胃有湿浊，淡而且腻，舌苔亦腻，甚则恶心泛漾，均不作主症治疗，于主方内加入藿香、蔻仁、陈皮等芳化和中。

六君子汤 人参 白术 半夏 陈皮 茯苓 甘草

130. 口苦

胆热或肝热证，多见口苦，故《内经》称为"胆瘅"。如说："此人数谋虑不决，故胆虚气上溢而口为之苦。"又说："肝气热则胆泄口苦，筋膜干。"治宜龙胆泻肝汤加减。但热病中常见口苦口干，不作为主症，热清则苦味自除。

龙胆泻肝汤 龙胆草 黄芩 木通 车前子 当归 生地 柴胡 甘草

131. 口甘

口内常觉甜味，饮白水也甜，系脾蕴湿热，《内经》称为"脾瘅"，并谓"治之以兰"。兰草即佩兰，取其芳香清化，亦可用泻黄散加减。

泻黄散 藿香 栀子 石膏 甘草 防风

132. 口咸

系肾液上乘，属虚火者，用滋肾丸引火下行，属虚寒者，用附桂八味丸加五味子。

滋肾丸 黄柏 知母 肉桂

附桂八味丸 附子 肉桂 熟地 山茱萸 山药 茯苓丹皮 泽泻

133. 口酸

肝热乘脾，用左金丸加神曲。

左金丸 黄连 吴茱萸

134. 口辣

口内有辛辣味，伴见舌上麻辣感，或挟有腥气，皆为肺热，用加减泻白散。

加减泻白散 桑白皮 桔梗 地骨皮 甘草 黄芩 麦冬五味子 知母

135. 口腻

口腻不爽，常伴舌苔厚腻，为湿浊极重，脾胃不化，用平胃散加藿香。

平胃散 苍术 厚朴 陈皮 甘草

136. 口臭

口内出气臭秽，多属胃火偏盛，常在温热病及"口疮""牙宣"等证中出现，用加减甘露饮。如若臭如馊腐，则为消化不良，不可作纯热证治疗。

经常口有秽气，用藿香煎汤时时含漱。食韭蒜后口臭，清茶送服连翘末二钱，或嚼黑刺枣数枚，能减。

加减甘露饮 地黄 天冬 黄芩 枇杷叶 茵陈 枳壳 石斛 犀角 甘草

137. 口渴

口渴为常见症状，在诊断上有重大意义。口渴与否表现在饮水不饮水。渴欲饮水者，多为里证热证。例如外感身热，初起不渴，渴亦饮水不多，病为在表，如果身热不退，渴而多饮喜凉饮，便是化热入里。一般口渴不作主症治疗，轻者在处方内酌加芦根、瓜蒌皮。重者须分火盛和津伤，火盛者用黄连、黄芩等苦寒泻热，热退则渴自止；津液损伤的须用石斛、玉竹、天花粉等清热生津。如果热恋伤阴，口渴不止，可用连梅汤法，酸苦泄热，甘酸化阴。也有肠胃热盛，大便秘结，口渴咽干，舌苔黄糙，当用泻下法来清热存津，称为"急下存阴"，亦叫"釜底抽薪"法。

一般口渴多为气分有热，若口渴而烦躁，舌质红绛，或舌尖红刺，为营分郁热，宜用清燥汤。但热邪刚入营分，往往口反不渴，吴鞠通所谓"舌绛而干，法当渴，今反不渴者，热在营分也"。这是邪热入营，蒸腾营气上升的缘故，病情比气分更深一步。

以口渴为主症的有"消渴"中的上消证。上消的特征是：频渴频饮，饮水即消。一般由于肺热津伤，用天花粉散；也有心火偏旺，销铄肺脏气阴，用黄芪淡竹叶汤和生津饮。假如肺寒气不化水，饮一溲二，难治。

口渴多欲饮水，如果渴不思饮，饮亦不多，或喜热汤，为湿浊水饮内阻，津不上承所致，称为假渴。不可清热生津，相反地宜芳香温化，水湿除去，口自不渴。同时水湿证本不应渴，若服药后口反作渴，为水湿已解之征，亦不可当作渴证治疗。为此，口渴证须辨欲饮不欲饮，饮多饮少，喜凉喜温，气分营分，并结合其他症状，不可一见干渴即认为热证。

连梅汤 黄连 乌梅 麦冬 生地 阿胶

清燥汤 麦冬 知母 人中黄 生地 玄参

天花粉散 天花粉 生地 麦冬 葛根 五味子 甘草 粳米

黄芪淡竹叶汤 人参 黄芪 当归 白芍 生地 麦冬 川芎 黄芩 甘草 石膏 淡竹叶

生津饮 天冬 麦冬 生地 熟地 当归 五味子 甘草 天花粉 瓜蒌仁 火麻仁

138. 口多清水

常见于胃寒和泛酸证，用丁香粉二分开水送服。

139. 口角流涎

为"中风"症状之一，因舌强口㖞不能收摄口涎所致。参阅本门"口歪"条。

小儿流涎，分寒、热两种，均由脾不能摄所致。脾寒用白术、青皮、炮姜、半夏、木香、丁香，脾热用白术、滑石、扁豆、茯苓、石斛、黄连、葛根之类。

140. 口歪

亦称"口㖞""口僻"，常见于"中风"证，与眼斜同时呈现，称为"口眼㖞斜"。《内经》（《普济方》）上说："（足阳明与手太阳之经急）则口目为僻，而眦急不能正（卒）视。"先宜润燥祛风，用大秦艽汤，接予养血。配合针灸，取颊车、地仓穴，左取右，右取左，并刺合谷、太冲等。

大秦艽汤 秦艽 川芎 羌活 独活 生地 白芍 归身 细辛 白术 茯苓 白芷 石膏 黄芩 防风 甘草 姜

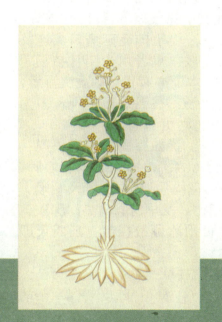
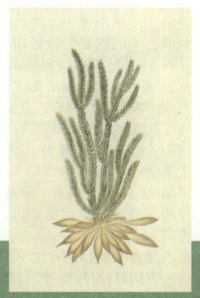

141. 口噤

阳明之脉上挟口唇，风寒乘袭则挛急口噤，但主要在于牙关紧闭。故一般采取局部治疗，用乌梅、冰片、生天南星研末擦牙，或用藜芦、郁金为末，吹鼻取嚏，或用皂荚、乳香、黄芪、防风煎汤熏洗，或针人中、颊车穴。

142. 口内糜腐

口腔内局部糜腐，色白，形如苔藓，名曰"口糜"。用青布蘸水或薄荷水拭去，则色红刺痛。多由阳旺阴虚和脾经湿热内郁，久则化为纯热，热气熏蒸胃口，《内经》所谓"膈肠不便，上为口糜"。严重的蔓延满口，连及咽喉，不能饮食。轻者用导赤散，重者用少阴甘桔汤，外用姜柏散吹患处，温水漱口。本证亦有胃热脾虚夹湿者，兼见口臭、泄泻，用加味连理汤。在温病后出现，多为阴虚火炎，如伴神昏、抽搐等，则更为危险。

初生婴儿口舌上生满白屑，状如凝固的牛奶块膜，称为"鹅口疮"，俗呼"雪口"。系胎中伏热，蕴积心脾。严重的伴见身热，烦躁，啼哭不休。或因白屑延及咽喉，喉间痰鸣，面青唇紫，导致死亡。及早内服清热泻脾散，外用黄连、甘草煎汤拭口，再用冰硼散搽敷，三四天即可向愈。

导赤散 木通 生地 淡竹叶 甘草

少阴甘桔汤 桔梗 甘草 川芎 黄芩 陈皮 玄参 柴胡 羌活 升麻

姜柏散 干姜 黄柏等分研末

加味连理汤 白术 人参 茯苓 黄连 干姜 甘草

清热泻脾散 栀子 石膏 黄连 生地 黄芩 赤苓 灯心草

冰硼散 冰片五分 硼砂 玄明粉各五钱 朱砂六分 研

细末

143. 口疮

口颊或唇舌边发生白色溃烂小疱，红肿疼痛，间有微热，亦称"口疳"，"口破"。由于心脾二经积热上熏，须分虚实。实火色鲜红，烂斑密布，甚者腮舌俱肿，溲赤，便秘，宜内服凉膈散，外搽赴筵散。虚火色淡红，有白斑而无其他热证，内服四物汤加黄柏、知母、丹皮，少佐肉桂从治，外搽柳花散。

凉膈散 黄芩 薄荷 栀子 连翘 石膏 甘草 玄明粉 大黄

赴筵散 黄芩 黄连 栀子 干姜 黄柏 细辛等分研细末

四物汤 生地 白芍 川芎 当归

柳花散 黄柏一两 青黛三钱 肉桂一钱 冰片二分 研细末

144. 唇绛

口唇四缘红绛，为内热症状之一。以心脾积热为多，亦见于肺痨后期。

145. 唇淡白

血虚症状之一，亦见于脾虚吐涎、呕逆等症。

146. 唇青紫

唇青为沉寒在里，血脉凝滞，不荣于外，故常与指甲青暗同见。也有热郁而见青者，青中必带深紫。

孕妇以舌青验子死腹中，唇青验母死。

147. 唇生白点

翻检唇内有细白点者，为虫积的特征。

148. 唇燥裂

多因天气干燥或脾热所致，甚则干裂出血。用桃仁研烂，猪油调涂，内服清凉饮。

清凉饮 黄芩 黄连 薄荷 玄参 当归 赤芍 甘草 蜂蜜

149. 唇颤动

口唇颤动不能自禁，有因血虚风燥引起的，用四物消风饮。如在虚弱证中出现，多为脾虚不能收摄，应予补中为主。

四物消风饮 生地 归身 赤芍 荆芥 薄荷 川芎 蝉蜕 柴胡 黄芩 甘草

150. 口唇紧缩

称为"唇反"，系脾败现象，《内经》所谓"唇反者肉先死"。

唇口窄小，不能开合，不能饮食，名为"紧唇"。多由风痰入络所致，用五倍子、诃子肉等分为末，麻油调敷，或用黄柏散外贴。

小儿唇口收缩，不能吃乳，名为"撮口"，为"脐风"的严重症状。由初生时断脐不慎，外邪水湿等感染引起，与成人的"破伤风"同一病源。一般在生后四至七天发病，俗称"四六风"和"七日风"。发作前啼哭不休，吮乳口松，不时喷嚏，很快出现口撮，啼声不出，颈项强直，四肢抽搐等危象，检视脐肿腹胀即可确诊。如见脐边青黑，面青唇紫，爪甲变黑，多致死亡。内服撮风散，大便不通的加服黑白散，外用脐风锁口方吹鼻，或用《幼科铁镜》灯火灸法：取灯草如米粒大，蘸麻油燃灸囟门、眉心、人中、承浆、两少商穴各一燋，脐轮六燋，脐带未落者于带口一燋，既落者于落处一燋，共十三燋。

黄柏散 五倍子 密陀僧各二钱 甘草二分 研末 另用黄柏二钱，将药末用水调涂，火上烘干，再将黄柏冷透，制成薄片贴唇。

撮风散 蜈蚣 钩藤 蝎尾 麝香 僵蚕

黑白散 黑丑 白丑 大黄 槟榔 陈皮 甘草 玄明粉

脐风锁口方 蜈蚣一条 蝎尾五个 僵蚕七个 瞿麦五分 研细末，每用一分，吹鼻内。有反应而啼哭的，可用薄荷三分煎汤，调服药末二分。

151. 唇肿痒痛

口唇发痒，色红且肿，日久破裂流水，痛如火灼，为"唇风"。初起如豆粒，渐大如蚕茧，坚硬疼痛，妨碍饮食，为"茧唇"。色紫有头，时觉木痛，甚则寒热交作，名"唇疽"。还有在上下唇二嘴角处，初起形如粟米，色紫坚硬，肿甚麻痒木痛，寒热交作，为"反唇疔"和"锁口疔"，能使唇向外翻和口不能开，均须外科速治。

一般唇肿而红，为胃中积热，用薏苡仁汤。

薏苡仁汤 薏苡仁 防己 赤小豆 甘草

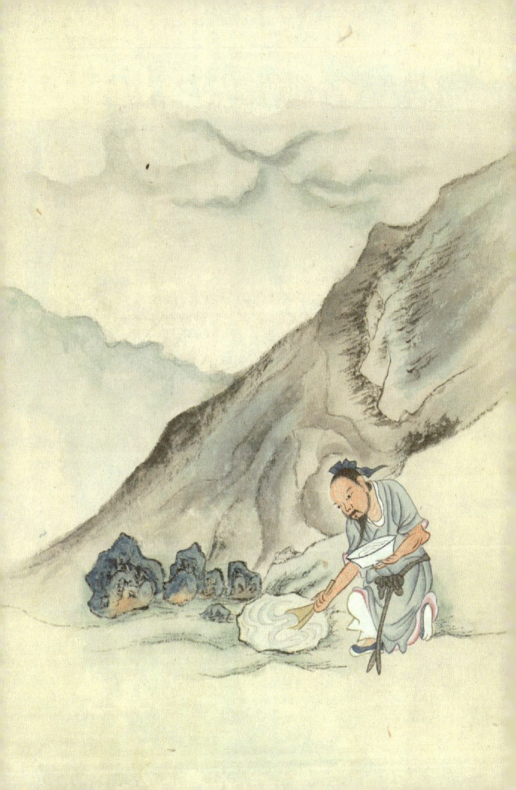

七、舌症状

　　心为火脏，开窍于舌，一般舌证多属心火偏盛。又因心的本脉系于舌根，肝脉络于舌本，脾脉络于舌旁，肾之津液又出于舌下，故感受外邪和情绪激动所引起的病变，亦能通过经络影响于舌。正如《[世医]得效方》所说："四气所中则舌卷不能言，七情气[所]郁则舌肿不能语，心热则舌破生疮，肝壅则出血如涌，脾闭则白苔如雪，此舌之为病也。"察舌又为望诊中重要部分，分辨舌质和舌苔的荣枯、软硬、战萎、胀瘪、干润、老嫩、厚薄、松腻等，也包括舌的症状在内，本门酌量附入。

152. 舌肿
　　舌肿满口疼痛，由于七情郁结，心经火盛血壅，称作"紫舌胀"。舌肿且胀，坚硬如甲，寒热交作，称为"木舌"。均能堵塞咽喉致死，宜针刺出血，内服加减凉膈散。肿胀露出口外者，用冬青叶浓煎浸之。

　　加减凉膈散 荆芥 栀子 牛蒡子 薄荷 黄芩 连翘 石膏 甘草

153. 舌胖
　　舌质浮胖，色淡而嫩，为虚寒和水湿较重证候，治宜温化下焦为主。

154. 舌长
　　舌伸长吐出口外不收，名为"舌纵"，由内火炽盛所致，用冰片五分掺舌上。

伤寒证见舌出者，多死。

小儿舌出，称为"吐舌"，多因心脾积热。用人中白、冰片，或冰片、硼砂、雄黄研末搽舌上，另用黄连一味煎服。

155. 舌短

舌短卷缩萎软，不能伸出，名为"舌萎"，亦称"舌卷"。多见于气分极虚或寒邪凝滞胸腹，如果久病与阴囊收缩同时出现，则为厥阴经气绝，不治。

156. 舌歪

舌头伸出不正，或向左歪，或向右歪，为"中风"的症状之一，常与颜面麻痹并见。参阅口唇症状"口眼歪斜"条。

157. 舌颤

伸舌时颤动不禁，为虚证及"类中风"症状之一。

158. 舌强

多因风痰阻于舌本，故其表现为不能转运，言语謇涩，为"中风"症状之一。初起用涤痰汤，久不愈用资寿解语汤。

涤痰汤 半夏 胆南星 橘红 人参 菖蒲 茯苓 竹茹 枳实 甘草 姜

资寿解语汤 羌活 防风 附子 羚羊角 酸枣仁 天麻 肉桂 甘草 竹沥 生姜汁

159. 舌麻

舌上麻辣或麻木，称为"舌痹"。由于心绪烦扰，忧思暴怒，气凝痰火而成。用荆芥、雄黄各五分，研末，木通煎汤送服，或用皂角末掺舌上。

160. 舌痛

饮食时舌部刺痛，除舌上生疮外，一般多由舌苔光剥、碎裂和舌尖红刺等所致，属于阴虚及内热证候。

161. 弄舌

小儿时时伸舌，上下左右，有如蛇舔，多因心胃蕴热，挟有肝风。内服清胃散，外用牛黄少许涂舌。

清胃散 升麻 生地 当归 黄连 丹皮

162. 啮舌

自咬舌头，为"内风"症状之一。《内经》上说："人之自啮舌者"，"此厥逆走上，脉气皆（辈）至也。少阴气至则啮舌，少阳气至则啮颊，阳明气至则啮唇"。用神圣复元汤加减。

神圣复元汤 黄连 黄柏 生地 枳壳 细辛 川芎 蔓荆子 羌活 柴胡 藁本 甘草 半夏 当归 防风 人参 郁李仁 干姜 附子 白葵花 黄芪 豆蔻 橘红

163. 舌裂

舌上有裂纹，少者一二条，多者纵横交错，也有极深如沟。一般有苔者属内热，无苔者属阴虚。

个别属于先天性者，不作为病征。

164. 舌剥

舌苔中剥去一块如钱，或剥去数块，或满舌花剥如地图，均属阴虚、津液不足，俗称"脱液"。即使热象不明显，慎用香燥。

165. 舌干

舌光而干，为阴虚重证，常见于温病后期，宜滋血增液。苔腻而干，为胃津耗伤，在湿温病中、后期为多见，有厚腻粗糙，扪之如沙皮的。治宜先生津液，等待津回舌润再化其湿。滋血增液用生地、麦冬、阿胶、白芍，生津用石斛、天花粉、芦根、白茅根等。

166. 舌腻

舌苔比正常为厚而黏腻称为"舌腻"，多因胃有湿浊。有稍厚者，有极厚者，由此可以观察湿浊的轻重。一般以白腻为寒湿，黄腻为湿热，但须分辨干润和黄色浅深。特别是腻而灰黑、干燥者，为热极似寒，滑润者为寒盛制热，治疗上有很大差别。

吃奶的婴儿舌常白腻带滑，常人刚喝牛奶或豆浆后舌亦白腻，但都是腻而较浮，不难区别。

167. 舌光

舌光无苔为阴虚证的特征，光如去膜猪腰者，为肝肾阴分极伤，难治。

168. 舌淡

舌质浅淡为血虚，血愈虚，色愈淡，甚至淡白全无血色，为气血大虚。

169. 舌绛

舌质红绛为血分有热。仅在舌尖绛者，为温邪初入营分或阴虚火炎，病在上焦为多。

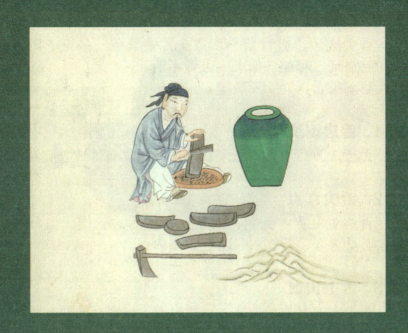

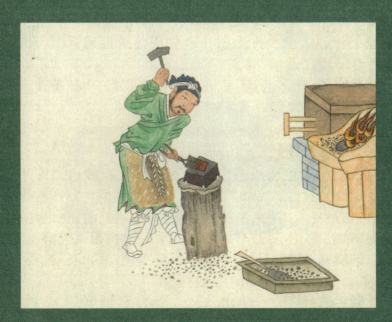

170. 舌青紫

舌尖或舌边有青紫小块或一片青紫色，多见于阴寒证和瘀血证，有纯青如水牛舌者不治。

孕妇见舌青为胎死腹中。

171. 舌边锯痕

舌边缘凹凸不齐如锯齿状，为肝脏气血郁滞。

172. 舌尖红点

舌尖生红点、红刺，或延及两侧舌边，均为血分有热或心肝火旺。若红而紫暗者为瘀血。

173. 舌上出血

舌上出血名为"舌衄"。初起舌上出现小孔如针眼，血自孔内渗出。由于心火上炎，血热妄行。孔色紫者为热甚，黑者防腐烂。宜服升麻汤，兼搽必胜散。单方用大、小蓟捣汁和黄酒少许内服，或先用蒲黄煎汤漱口，次用槐花炒研掺之。

升麻汤 升麻 小蓟 茜草 艾叶 寒水石 生地黄汁

必胜散 青黛 炒蒲黄各一钱 研末

174. 舌上血疱

舌上生紫色血疱，大如绿豆，往往自破出血即平，平后别处又起，多因心脾郁热。初起用蟾酥丸三四粒含化咽下，破后搽紫雪散，亦徐徐咽下。火毒炽甚的，坚硬疼痛，伴有寒热，称为"舌疔"，亦用前法，并内服黄连解毒汤。

蟾酥丸 蟾酥 轻粉 铜绿 枯矾 胆矾 寒水石 乳香 没药 麝香 朱砂 雄黄 蜗牛（成药）

紫雪散 犀角 羚羊角 石膏 寒水石 升麻 玄参 甘草

沉香 木香 朴硝 朱砂 冰片 金箔（成药）

黄连解毒汤 黄连 黄柏 黄芩 栀子

175. 舌上白疱

舌生白疱，大小不一，在舌上者，名"舌上珠"，属心脾积热，用三黄汤加石膏、草河车、地丁草。在舌下者名"舌下珠"，属脾肾两虚，用知柏八味丸加玄参、木通。

三黄汤 黄连 黄芩 大黄

知柏八味丸 生地 山茱萸 山药 知母 黄柏 丹皮 茯苓 泽泻

176. 舌上疮毒

舌上初起如豆，逐渐长大如菌，头大蒂小，疼痛红烂无皮，朝轻暮重，名为"舌岩"，又称"舌菌"。往往肿突如鸡冠，舌本短缩，触之痛不可忍，津涎臭秽逼人。此证多由心脾郁火形成，因舌难转动，饮食不能充足，致令胃中空虚，日渐衰败。初起用导赤散加黄连，热盛者用清凉甘露饮，外用北庭丹点之。

导赤散 生地 淡竹叶 木通 甘草

清凉甘露饮 犀角 石斛 银柴胡 茵陈 麦冬 枳壳 生地 黄芩 知母 甘草 枇杷叶

北庭丹 硇砂 人中白 瓦松 瓦上青苔 青鸡矢 麝香 冰片（成药）

177. 舌下肿块

舌下肿起一块，形如小舌，妨碍饮食言语，称为"重舌"。由于心脾热盛，循经上冲，血脉胀起。用黄连一味煎汤内服，外搽青黛散。

舌下结肿如匏，光软如棉，由积火痰涎流注而成，名为"痰包"。须用针刺破，流出黏稠液汁，搽涂冰硼散，内服加味二陈汤。

青黛散 黄连 黄柏各三钱 青黛 马牙硝 朱砂各六分 雄黄 牛黄 硼砂各三分 冰片一分 研末

冰硼散 冰片五分 硼砂 玄明粉各五钱 朱砂六分 研细末

加味二陈汤 陈皮 半夏 茯苓 黄芩 黄连 薄荷 甘草 姜

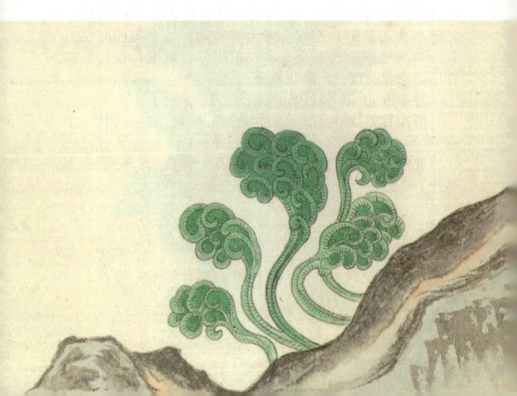

八、牙症状

齿为骨之余，属于肾，足阳明经络于上龈，手阳明经络于下龈，故牙症状多从这三经治疗。引起牙症状的原因不一，以肾阴不足，虚火上炎，及风火、湿热为多见。本门包括牙齿、牙龈和牙关方面症状，其中不少是属于外科范围，并须进行手术治疗，但多数仍可用汤药内治。

178. 牙痛

牙痛与牙龈肿胀有密切关系。倘然单纯牙痛，有吸受冷气即痛者为寒痛，用温风散；有受热或食辛辣即痛者为热痛，用清胃散；也有不论冷热刺激皆痛者为寒热痛，用当归龙胆散。

蛀牙作痛，称为"齿蟨"和"齿蠹"，用定痛散含咽，或用一笑散外治。

温风散 当归 川芎 细辛 白芷 荜茇 藁本 露蜂房各一钱 水煎，含漱吐去。

清胃散 升麻 丹皮 当归 生地 黄连

当归龙胆散 麻黄 升麻 龙胆草 黄连 豆蔻各一钱 生地 当归 白芷 羊胫骨灰各五分 研末，搽痛处。

定痛散 当归 生地 细辛 干姜 白芷 连翘 苦参 川椒 黄连 桔梗 乌梅 甘草

一笑散 川椒研末 巴豆一粒 捣烂，饭和为丸，棉裹置蛀孔内。

179. 牙齿浮动

老年牙齿浮动，无肿胀现象，多为肾气不足，是牙齿脱落的先兆。长服还少丹，动摇兼疼痛者，用牢牙散擦之。

还少丹 熟地 枸杞子 山药 牛膝 远志 山茱萸 巴戟天 茯苓 五味子 菖蒲 肉苁蓉 楮实子 杜仲 茴香 枣

牢牙散 龙胆草一两五钱 羌活 地骨皮各一两 升麻四分 研细末。

180. 牙齿焦黑

为温热病热盛伤阴症状之一，预后不良，《难经》所谓"病人唇肿、齿黑者死，脾肾绝也"。

181. 牙齿酸弱

恣食酸味，牙齿酸弱无力，称为"齿齼"，取核桃肉细嚼能解。

182. 咬牙

病中咬牙，称为"齘齿"，也叫"戛齿"，多见于热证。常人和小儿睡中上下齿磨切有声，亦属胃火偏旺，用芦根泡饮。

183. 牙龈肿痛

牙龈肿痛多属"牙痈"一类，初起龈肉一块坚硬觉胀，逐渐高肿，焮红作痛，往往连及腮颊肿胀，齿浮不能咀嚼，但牙关仍可开合，伴见寒热，口渴，约三四日成脓，刺破即渐消退。均由胃火酿成，用淡竹叶石膏汤清解，初起有寒热者，酌加荆芥、防风、焦栀子，不论未溃已溃均搽冰硼散。此症比较常见，痊愈亦速，不必因牙痛而拔去。溃后久不收口，能成"牙漏"，经常有脓流出，看其有无软骨，有骨者俟骨尖刺出，取去方能收敛。

竹叶石膏汤 淡竹叶　石膏　桔梗　薄荷　木通　甘草　姜

冰硼散 冰片五分　硼砂　玄明粉各五钱　朱砂六分　研细末。

184. 牙龈腐烂

本证以"牙疳"最为显著，分"走马牙疳"和"风热牙疳"两种。走马牙疳是形容腐烂迅速，势如走马。此证多由痧毒和伤寒、疟、痢后内热炽盛引起，系一种严重的急性疾病。初起先从牙龈边缘腐烂，色灰白，随即变成黑腐，流出紫色血水，气味特别臭恶。毒火重的，腮唇红肿，黑腐蔓延，数天之内，鼻和鼻翼两旁或腮和口唇周围出现青褐色，为内部溃烂已深的标志。更严重的唇腐齿落，腮穿颚破，鼻梁塌陷，可从鼻旁烂洞处望见咽喉。腐烂处大多发痒而少痛感，并伴有寒热、饮食不进、泄泻、气喘和神志昏沉等，每因邪盛正虚而致不救。如果黑腐易去，内见红肉，流出鲜血，身热渐退的，虽齿落腮穿，亦有治愈的可能。初用芦荟消疳饮消其火毒，脾胃虚弱的兼服人参茯苓粥，外用人中白散、芦荟散搽涂。

风热牙疳由胃经蕴热与外感风邪相搏而成。病起迅速，寒热二三天后，即有牙龈腐烂，出血口臭。与走马牙疳的区别是，疼痛剧烈，不致腮颊腐烂，一般都能在半个月内渐次痊愈。仅有少数经久不愈，以致牙龈宣露，时流脓水。初用清胃散，日久不已再加二参汤，外以梧桐泪散或人中白散搽患处。

芦荟消疳饮 芦荟　胡黄连　石膏　羚羊角　栀子　牛蒡子　银柴胡　桔梗　大黄　玄参　薄荷　甘草　淡竹叶

人参茯苓粥 人参一钱　茯苓六钱研末，同粳米一茶盅煮成稀粥。

人中白散 人中白 孩儿茶 黄柏 薄荷 青黛 冰片 (成药)

芦荟散 芦荟一钱 黄柏五钱 白矾五分 研细末。

清胃散 石膏 黄连 黄芩 生地 丹皮 升麻

二参汤 人参 玄参

梧桐泪散 梧桐泪 细辛 川芎 白芷各一钱五分 生地一钱 寒水石二钱 青盐二分 研细末。

185. 牙龈萎缩

老年肾气渐衰，龈缩齿长，不作为病征，但容易动摇脱落。《医学入门》（《杂病源流犀烛》）所谓"齿龈宣露动摇者，肾元虚也"。假如牙龈先肿，日渐腐缩，以致牙根宣露，称作"牙宣"。喜凉饮而恶热者，口臭，牙龈渗血，用清胃汤。喜热饮而恶凉者，遇风痛剧，用独活散。如牙龈腐臭，齿根动摇，属肾亏而胃有虚火，用三因安肾丸。

清胃汤 石膏 黄连 黄芩 生地 丹皮 升麻

独活散 羌活 独活 防风 荆芥 薄荷 川芎 生地 细辛

三因安肾丸 补骨脂 胡芦巴 茴香 川楝子 续断 山药杏仁 茯苓 桃仁

186. 牙龈胬肉

龈间长出胬肉，大小不一，名为"齿壅"，用生地黄汁一杯，取皂角数片，火上炙热淬汁内，再炙再淬，以汁尽为度，晒干研末敷之，或取朴硝研细末敷之。

187. 牙龈出血

多在牙缝内渗出，称为"齿衄"，有胃经实热和肾经虚火上炎之分。前者血较多，口气臭秽，但牙龈不腐烂，用加减玉女煎，或用酒制大黄三钱，枳壳五钱煎汤，少加童便调服。后者点滴流出，牙微痛，甚则动摇或脱落，用六味地黄汤少加肉桂引火下行。外治均用食盐汤漱口，搽小蓟散。

加减玉女煎 生地 石膏 知母 麦冬 牛膝 丹皮

六味地黄汤 地黄 山茱萸 山药 丹皮 泽泻 茯苓

小蓟散 小蓟 百草霜 炒蒲黄 香附各五钱 研细末。

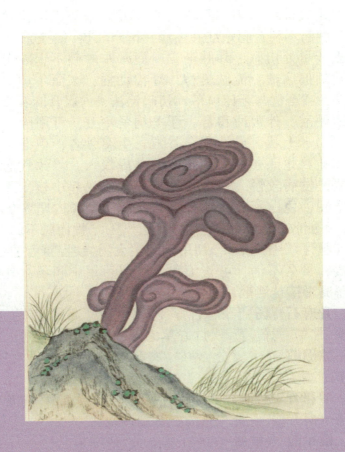

188. 牙关肿痛

盘牙尽处，腮颊与牙龈之间肿痛，牙关不能开合，汤水难进，伴见恶寒发热，多为"牙咬痈"证。由于阳明湿火熏蒸，内服升麻石膏汤，外吹冰硼散。一般多易消散或出脓即愈，如果溃不收口，致生腐骨，可传变为"骨槽风"。

"骨槽风"生于耳前连及腮颊之间，经久不愈，往往骨槽缺损，成为一种顽固疾患。多因膏粱厚味蕴于肠胃和风火郁结少阳、阳明之络而发。来势迅速，起病即牙关肿痛不利，腮颊红肿热痛，憎寒壮热，经过三五日，在盘牙尽处出脓，外肿渐消，而颊车肿硬不退。十余日后腮颊部腐溃，流脓臭秽，牙齿动摇，久而不愈，内生腐骨，甚至齿与牙床俱落。初起治法，内服升麻石膏汤，吹冰硼散，外敷冲和膏。牙关拘紧不开，可用隔姜灸颊车穴二十七壮，或针刺合谷穴。生腐骨者，用推车散吹入疮孔。此证亦有因风寒痰湿乘虚深入，以致气血凝滞而成，发病较慢，初觉隐隐酸痛，或先起小核，逐渐漫肿坚硬，色白不热，经久不溃。溃后腮颊内坚肿仍然不消，不能收口，《外科全生集》上说："骨槽风不仁不肿，痛连脸骨。"便是指此。初用升阳散火汤，痰湿重者加半夏、陈皮，日久不消，可与阳和汤，溃后用中和汤，外贴阳和解凝膏掺桂麝散。

升麻石膏汤 升麻 石膏 防风 荆芥 归尾 赤芍 连翘 桔梗 甘草 薄荷 黄芩 灯心草

冰硼散 冰片五分 硼砂 玄明粉各五钱 朱砂六分 研细末。

冲和膏 紫荆皮五两 独活三两 赤芍二两 白芷一两 菖蒲一两五钱 研末，葱汤、黄酒调敷。

推车散 炙蜣螂一个 干姜五分 研细末。

升阳散火汤 川芎 蔓荆子 白芍 防风 羌活 独活 甘

草 人参 柴胡 香附 葛根 升麻 僵蚕 姜 枣

阳和汤 麻黄 熟地 白芥子 炮姜 甘草 肉桂 鹿角胶

中和汤 白芷 桔梗 人参 黄芪 藿香 肉桂 甘草 白术 川芎 当归 白芍 麦冬 姜 枣

阳和解凝膏 牛蒡子根叶梗 白凤仙梗 川芎 附子 桂枝 大黄 当归 肉桂 川乌 草乌 地龙 僵蚕 赤芍 白芷 白蔹 白及 乳香 没药 续断 防风 荆芥 五灵脂 木香 香橼 陈皮 苏合香 麝香 黄丹 菜油熬成膏摊用（成药）

桂麝散 麻黄 细辛各五钱 肉桂 丁香各一两 生半夏 生天南星各八钱 牙皂三钱 麝香六分 冰片四分 研细末。

189. 牙齿不生

小儿发育至一定时期，牙齿不生，属五迟之一。参阅全身症状"小儿五迟"条。

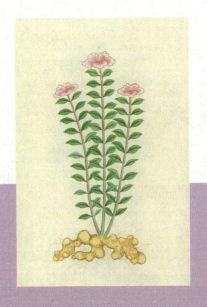
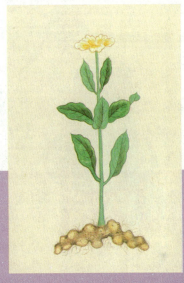

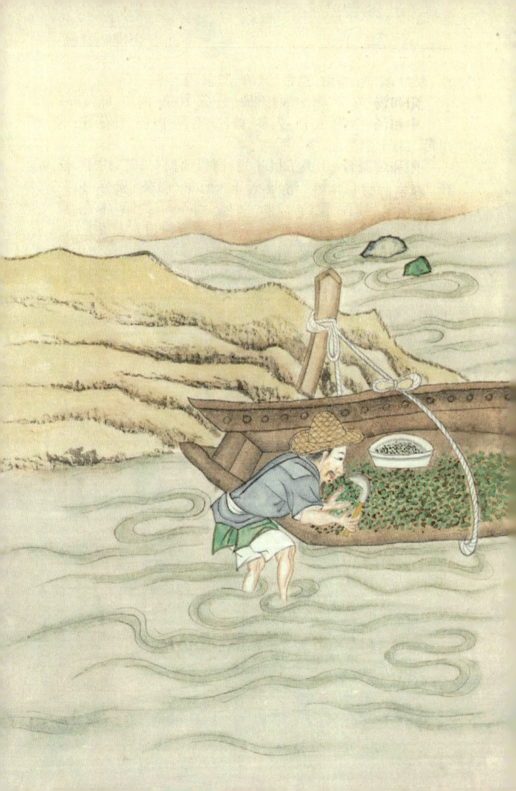

九、咽喉症状

喉司呼吸属于肺，咽为食道属于胃，咽和喉的部位相接近而作用各别。又因肝、肾等内脏的关联和经络循行所过，也能引起咽喉疾患。本证来势一般比较急，外因以风热为多，内因则以痰火、阴虚阳亢为主。在辨证上一般注意有无突起肿块，肿块的部位和形态，表面是否光滑或高低不平，颜色深红或淡红，肿块有无瘢烂，有无白色、灰白色、黄白色的小点和小块，牙关开合有无障碍，颈项前后和两侧有无漫肿等。其中以局部红肿、疼痛的情况，腐烂的程度，更为诊断的重要一环。中医向来有咽喉专科，必要时应由专科诊治。此外，《内经》上说："会厌者，音声之户也；口唇者，音声之扇也；舌者，音声之机也；悬雍[垂]者，音声之关也。"故将失音、嘶嗄等症状，亦列于本门之内。

190. 咽喉肿痛

一般所说的咽喉痛，均有红肿疼痛症状，来势较速。其中突然咽喉部一侧或两侧肿胀作痛，吞咽不利，同时，出现全身乏力，恶寒发热，数小时内肿痛更剧，可波及咽喉全部，蒂丁亦肿胀下垂，伴见痰涎壅盛，二便秘涩，脉象洪数或滑数。都因肺胃积热，感受风邪，以致火动痰生而发，多为"喉风"。内服清咽利膈汤，外吹金锁匙，并刺少商、商阳穴出血，泄其热毒。本证属热，多发于壮年人，能在二三天毒气内陷，呼吸困难而导致死亡。不即消退，也能在肿处发生白点，初虽分散，继即混合成片，腐烂如黄豆或蚕豆大小，甚至延及小舌，称作"烂喉风"，可于吹药内配合五宝丹。倘兼牙关紧闭，口噤难言，名"锁喉风"，先用通关散吹入鼻中取嚏，或针颊车穴，使牙关放松，再照喉风治疗。又有"缠喉风"，症状与喉风相似，治法亦同，唯颈项前后同时漫肿，色红按之凹陷，如蛇缠绕，严重的肿连胸前，用玉露散以金银花露调敷。

初起时咽喉部一侧或两侧干燥灼热、微红、微肿、微痛，或起红色小点如痱子样，隐现于黏膜，妨碍咽饮，或发寒热。以后红肿逐渐变重，或红带紫，疼痛亦增剧，喉间如有物堵塞，痰多稠黏，颈部或有结块，按之疼痛。系因外感风邪，引动肺胃积热，上蒸咽喉而成，称为"风热喉痹"。外吹冰麝散，内服清咽双和饮，如有便秘等里证，可酌加大黄轻泻。有因阴亏水不制火、虚火上炎者，称为"虚火喉痹"，症见咽喉微痛，微有红肿，咽饮觉梗，早晨痛轻，下午较重，夜间更甚，往往伴有口干舌燥，手足心热，脉象细数，内服知柏八味丸。假如咽喉微痛，不红不肿，手足不温，脉象微弱，亦属虚火喉痹，由于阳虚而无根之火上扰，宜用附桂八味丸引火归原。

"喉痈"生于蒂丁之旁，常患一侧，初起即鲜红高肿疼痛，纳食困难，黏痰增多，寒热交作。严重的痛连耳窍，蒂丁肿胀倾斜，颈部结块肿硬，牙关拘紧，此时身热更高，喉如闭塞，汤水难下。五日至七日内可以成脓，脓成熟时肿势局限一处，并可出现顶高中空，疼痛反轻，寒热低减等现象。治法，先刺少商穴出血，用漱口方漱涤，并吹冰硼散，内服清咽利膈汤及六神丸；脓已成熟，可用刀或喉枪刺破排脓，溃后用清咽双和饮加减，吹朱黄散。

清咽利膈汤 连翘 栀子 黄芩 薄荷 防风 荆芥 玄明粉 桔梗 金银花 玄参 大黄 甘草 黄连

金锁匙 火硝一两五钱 僵蚕 雄黄各二钱 硼砂五钱 冰片四分 研细末。

五宝丹 熟石膏 硼砂各五钱 腰黄一钱 胆矾五分 冰片四分 研细末。

通关散 猪牙皂一两 川芎五钱 研细末。

玉露散 芙蓉叶 研末。

冰麝散 黄柏 黄连 玄明粉各一钱 鹿角霜五钱 胆矾 甘草各五分 硼砂二钱五分 冰片四分 麝香一分 研细末。

清咽双和饮 桔梗 金银花 当归 赤芍 生地 玄参 赤苓 荆芥 丹皮 川贝 甘草 葛根 前胡

知柏八味丸 知母 黄柏 熟地 山茱萸 山药 丹皮 泽泻 茯苓

附桂八味丸 熟地 山茱萸 山药 丹皮 泽泻 茯苓 附子 肉桂

漱口方 防风 甘草 金银花 薄荷 荆芥 盐梅 栗蒲壳各一钱 煎汤。

冰硼散 冰片四分 硼砂 玄明粉各五钱 朱砂六分 研细末。

六神丸 略（成药）

朱黄散 熟石膏 硼砂各五钱 腰黄二钱 人中白三钱 冰片四分 研细末。

191. 喉起肿块

咽部两侧突起肿块，状如乳头，亦如蚕蛾，称为"乳蛾"，也叫"喉蛾"，发于一侧者为"单乳蛾"，两侧俱发者为"双乳蛾"。多因肺胃积热，再受风邪凝结而成。初起红肿痛疼，妨碍咽饮，伴有寒热，较重的痛连耳窍，颈部结核，旋转不利。治宜外吹冰硼散，内服疏风清热汤，并可用贴喉异功散少许置于普通膏药下，贴在颈部对咽痛处，痛在那一侧贴在那一侧，两侧俱痛则两侧均贴，隔半天揭去有疱，用针挑破出水。本证四五日至六七日不消，肿块上出现细白星点，或黄白色脓样膜状物，这是腐烂现象，俗呼"烂乳蛾"，仍用前方去风药加重玄参，变辛凉清解为育阴清解，并改金不换吹喉去腐。

咽部两旁或左或右，突起硬块如乳头，不红不痛，遇疲劳时略有肿痛，饮食不利，极少全身症状，经休息后肿痛亦能自愈，但不能使硬块消失。名为"石蛾"，极易与乳蛾混淆。其特点是未发时并无自觉症，如能经常少吃辛辣和不使过度疲劳，可使少发或不发，即使发作也不像乳蛾严重，不会腐烂。发作时可吹冰硼散，内服清咽利膈汤加减。

凡乳蛾和石蛾均难使蛾体全部平复，并且容易复发，可以考虑专科使用割法和烙法，但必须在肿痛已经消失的情况下进行。

冰硼散 冰片四分 硼砂 玄明粉各五钱 朱砂六分 研细末。

疏风清热汤 荆芥 防风 牛蒡子 甘草 金银花 连翘 桑白皮 赤芍 桔梗 归尾 天花粉 玄参 川芎 白芷

贴喉异功散 斑蝥四钱 乳香 没药 全蝎 玄参 血竭各六分 麝香 冰片各三分 研细末。

金不换散 西瓜霜 硼砂各五钱 朱砂六分 僵蚕 冰片各五分 人中白一钱 青黛 牛黄 珠粉各三分 研细末。

清咽利膈汤 连翘 栀子 黄芩 薄荷 荆芥 防风 玄明粉 桔梗 金银花 玄参 大黄 黄连 甘草

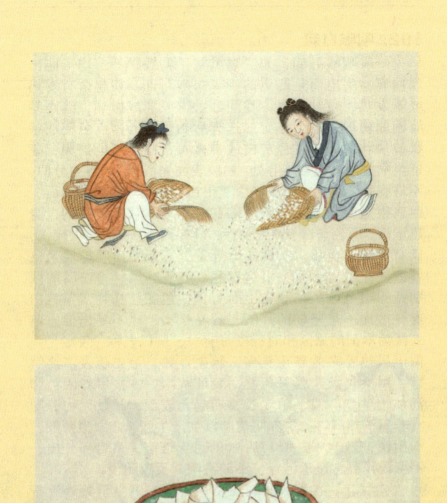

192. 咽喉白腐

一般咽喉肿痛，如"喉风""乳蛾"等，均可能出现白腐，突出而且严重的为"白喉"证。初起微有发热或不发热，精神疲倦，喉间红肿，或痛或微痛，继则咽头两侧出现白点，亦有二三天后始见者，白点可变成条状或块状的膜，其色灰白或带微黄，白膜逐渐扩大，蔓延至喉关内外或蒂丁等处。白膜表面光滑，边缘界限分明，不易剥脱，若强加剥去则引起出血，露出一层红肿肉面，但在很短时间内又为新生的白膜盖住。病情严重的，身热增高，面色苍白，神气呆滞，口有臭气，白膜扩大较快，兼有声嗄、痰喘、饮食作呛等兼症。如果白膜扩展至气管，往往阻碍呼吸，引起窒息。与"喉风"等白腐的区别是：喉风等多在肿块上面有黄白色脓痰样物盖罩，白点分散而不呈坚韧的片状，容易拭去，也不易出血。前人认为本证的原因和时行疫毒有关，所以也称"疫喉"。偏于风热者多兼寒热头痛，脉象浮数，治先疏表清热解毒，用桑葛汤兼服啜药散，表证解除后，接用养阴清肺汤加土牛膝。偏于阴虚者，初起无表证，脉数无力，即宜养阴清热解毒，用养阴清肺汤加土牛膝，兼服啜药散，均用清凉散吹喉。服药后如见遍身斑疹，系病邪外出，不可误作寻常斑疹治疗，不敢滋阴，反致贻误。

"喉疳"亦为喉间表皮发生腐烂，多生于关外近蒂丁两旁，喉底极少发现。由于外风内热相搏，上攻咽喉。初起先有潮红疼痛，或生水疱，继即腐烂，白点呈分散状，多少不等，可多至十余处，大小也不一致，在白点周围必有红晕，为其特征。一般兼有寒热等全身症状，小儿患者尤多，且有并发"口疳"的。内服加减普济消毒饮，外吹锡类散。

"烂喉痧"又名"喉痧"或"烂喉痧痧"，初起恶寒发热，头痛、呕吐，咽喉红肿疼痛，三四日后发现溃烂。

同时颈项出现猩红色痧点，渐及胸背、腹部或四肢，一日之间能蔓延全身，但口唇周围则呈现苍白色而无痧点。本证由疫毒蒸腾肺胃，厥少之火乘势上亢，极为严重。治疗可分三期：初期寒热、烦躁、呕恶、咽喉肿痛腐烂，舌苔薄腻而黄或白如积粉，为疫邪郁于气分，应予辛凉表散使邪外达，用加减荆防败毒散，兼见口臭、便秘里热亦重者，用清咽利膈汤。中期壮热、口渴、烦躁，咽喉肿痛腐烂，舌质红绛，中有黄苔，痧疹密布，神识不朗，系疫邪化火，由气入营，即宜清营解毒佐以疏透，用加减黑膏汤或加减犀豉汤。后期痧疹已收，热轻，咽痛亦轻，宜滋液养阴，用清咽养营汤。外治方面，咽喉肿痛吹玉钥匙散，溃烂吹锡类散，同时可针少商或委中穴出血，减轻病势。

桑葛汤 桑叶 葛根 薄荷 川贝 甘草 木通 淡竹叶 金银花 瓜蒌皮

啜药散 川贝 土牛膝 黄柏各三钱 甘草一钱 西瓜霜 人中白各五分 竹蜂十只 研细末，加入牛黄一钱，冰片五分，每用一分，开水一汤匙冲调，慢慢啜服。

养阴清肺汤 生地 玄参 大黄 麦冬 川贝 丹皮 白芍 甘草 薄荷

清凉散 硼砂三钱 人中黄二钱 黄连一钱 薄荷六分 青黛四分 冰片五分 研细末。

加减普济消毒饮 连翘 薄荷 马勃 牛蒡子 荆芥 僵蚕 玄参 金银花 板蓝根 桔梗 人中黄

锡类散 象牙屑 珍珠 青黛 冰片 壁钱 牛黄 人指甲（成药）

加减荆防败毒散 荆芥 牛蒡子 金银花 连翘 薄荷 淡竹叶 桔梗 豆豉 马勃 蝉蜕 僵蚕 射干

清咽利膈汤 连翘 栀子 黄芩 薄荷 防风 荆芥 玄明粉 桔梗 金银花 玄参 大黄 甘草 黄连

加减黑膏汤 鲜生地 豆豉 薄荷 连翘 僵蚕 石膏 赤芍 蝉蜕 石斛 甘草 象贝母 浮萍 淡竹叶

加减犀豉汤 犀角 石斛 栀子 丹皮 生地 薄荷 黄连 赤芍 玄参 石膏 甘草 连翘 淡竹叶 芦根 白茅根 金汁

清咽养营汤 生地 西洋参 玄参 天冬 麦冬 天花粉 白芍 茯神 桔梗 甘草 知母

玉钥匙散 西瓜霜 硼砂各五钱 朱砂六分 僵蚕 冰片各五分 研细末。

193. 喉痒

喉头发痒作咳，为外感咳嗽症状之一，参阅内脏症状"咳嗽"条。

咽喉干燥，痒多痛少，淡红微肿，逐渐喉间出现赤瘰，多者成杨梅刺状，称为"喉癣"。由于胃火熏肺，用广笔鼠粘汤，外吹清凉散。经久失治，能生霉烂，迭起腐衣，旁生小孔如蚁蛀蚀，多致不救，故俗称"天白蚁"。

广笔鼠粘汤 生地 象贝 玄参 甘草 牛蒡子 天花粉 射干 连翘 僵蚕 淡竹叶

清凉散 硼砂三钱 人中黄二钱 黄连一钱 薄荷六分 青黛四分 冰片五分 研细末。

194. 咽干

一般口干为肺胃热伤津液，白天作干。咽干则多肾阴不足，卧后觉燥，故常为阴虚症状之一。《内经》所谓"嗌干、口中热如胶，取足少阴"。

195. 声嗄

声音嘶嗄而不能成音，称为"喑"，甚至完全不能出声，俗呼"失音"。骤起者多为外邪乘肺，久病转成者多为肺脏气阴受损，都与肺经有关，前人譬作"金实不鸣，金破亦不鸣"。风寒用三拗汤，寒包火用麻杏甘石汤，肺虚用清音汤，肺虚有热用养金汤。

孕妇失音与胎气有关，称作"子暗"，参阅妇科症状"怀孕音哑"条。

三拗汤 麻黄 杏仁 甘草

麻杏甘石汤 麻黄 杏仁 石膏 甘草

清音汤 人参 茯苓 当归 生地 天麦冬 乌梅 诃子 阿胶 人乳 牛乳 梨汁 蜂蜜

养金汤 生地 桑白皮 杏仁 阿胶 知母 沙参 麦冬 蜂蜜

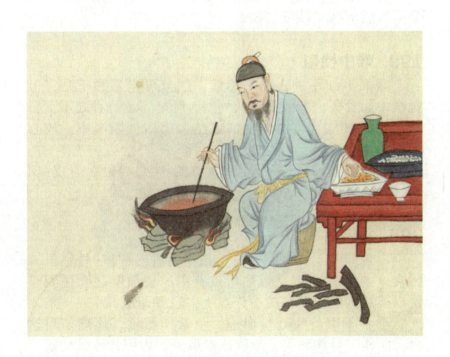

196. 作呛

常因饮食而致气逆咳呛，除一般偶然出现外，在"喑痱"证上比较多见。由于会厌不能掩闭喉腔，饮食误入气管所致，属严重症状。患此者大多舌强言语不利，可用菖蒲、远志等宣通心气，非肃肺顺气所能奏效。

197. 喉如曳锯

气为痰阻，呼吸有声，喉间作响，好像拉锯之声，为痰喘症状之一，参阅内脏症状"喘促"条。

198. 喉如水鸡声

为哮喘的特征，喘时喉间发出一种尖锐的水鸡声音，参阅内脏症状"喘促"条。

199. 喉中梗阻

咽喉不红不肿，亦不疼痛，饮食可以顺利下咽，但觉喉中如食炙肉，或如梅核梗塞，吐之不出，吞之不下，病名"梅核气"。由于七情郁结，痰滞气阻喉中，故心情舒畅能自减轻，治用加味四七汤。

加味四七汤 茯苓 厚朴 紫苏梗 半夏 橘红 青皮 枳实 砂仁 天南星 六神曲 蔻仁 槟榔 生姜

200. 小舌肿痛

小舌即蒂丁，亦叫悬雍，一般小舌肿痛称作"悬雍垂"。因食辛热食物或感受风热所致，用冰麝散吹之，民间疗法以筷头蘸醋再蘸细盐少许点上，轻者即愈。

小舌下端尖头处生血疱，色紫如樱桃，疼痛妨碍饮食，叫作"悬旗痈"，除吹冰麝散外，内服加味甘桔汤，必要时可刺血疱放出紫血。

冰麝散 黄柏 黄连 玄明粉各一钱 鹿角霜五钱 胆矾甘草各五分 硼砂二钱五分 冰片四分 麝香一分 研细末。

加味甘桔汤 生地 玄参 桔梗 枳壳 牛蒡子 防风金银花 连翘 丹皮 炙甲片 蒲公英 甘草

201. 骨鲠

骨鲠在喉，以鱼刺为多。单方用米醋徐徐咽下，或用威灵仙煎汤徐饮，《三因方》有玉屑无忧散，但只能治细柔的鱼骨鲠痛，如果硬骨和较粗之骨，能使伤处红肿，应施手术取去。

玉屑无忧散 寒水石 硼砂各三钱 玄参 贯众 滑石 砂仁 山豆根 黄连 甘草 赤苓 荆芥各五钱 研末，每用一钱，用水送下。

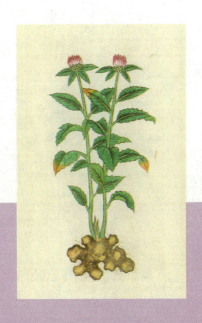
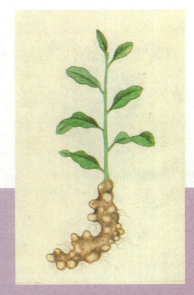

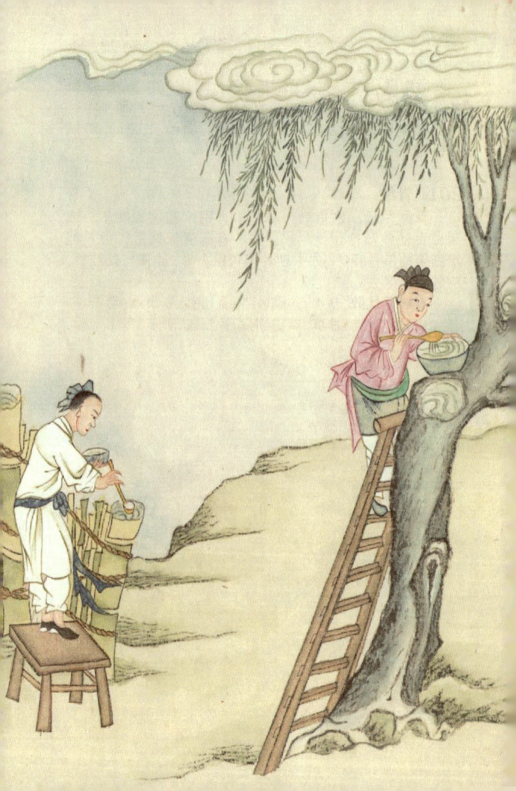

十、颈项症状

前为颈，后为项，任脉行于前，督脉行于后，手足三阳经并行两侧。因部位较小，临床症状不太多，且多与其他症状同时出现。但作为主症出现时，也有极其严重和顽固的，尤以外科为常见。本门包括项强、项软、痉病、气毒、瘰疬、瘿瘤、锁喉痈、对口疽等。

202. 项强

后项强直，不能前俯及左右转动，逐渐牵连背部强急，角弓反张，为"痉病"主要症状。痉病的形成，由于津血耗损，筋脉失其濡养，往往在失血之后或大汗及高热伤阴后出现，脉细弦数，舌光干绛，宜养阴息风，用大定风珠。有因外邪引起的，必兼恶寒发热和头痛等证，有汗者为"柔痉"，用栝楼桂枝汤，无汗者为"刚痉"，用葛根汤。此证必须照顾津液，故栝楼、葛根成为主药，化热便秘者还当凉下以存阴。少数由外湿壅滞经络所致，《内经》所谓"诸痉项强，皆属于湿"。伴见头胀沉重，颈筋酸痛，用羌活胜湿汤。

刀刃损伤，在破伤处感染风邪，亦易引起项背强直，四肢频频抽搐，《诸病源候论》称为"金疮痉"，俗呼"破伤风"。初起伴见寒热，面现苦笑，宜疏邪解毒，用玉真散。严重的邪毒内陷，增加恶心呕吐，伤处不甚红肿，创口起白痂，流出污黑水，用五虎追风散。痉挛停止，病有转机时，以养血调理为主。

小儿身热不退，出现项强，须防"惊风"，参阅内脏症状"昏迷"条。

睡时头部位置不适或受凉引起项强不活，转侧酸胀，名为"落枕"。宜取风池、风府、肩井穴等推拿治疗，或针大杼、京骨、肩外俞、后溪等穴。

大定风珠 白芍 阿胶 龟甲 地黄 麦冬 火麻仁 五味子 牡蛎 鳖甲 甘草 鸡子黄

栝楼桂枝汤 栝楼根 桂枝 白芍 甘草 姜 枣

葛根汤 葛根 麻黄 桂枝 白芍 甘草 姜 枣

羌活胜湿汤 羌活 独活 防风 藁本 川芎 蔓荆子 甘草

玉真散 防风 天南星 白芷 天麻 羌活 白附子 蝉蜕

五虎追风散 蝉蜕 天南星 天麻 全蝎 僵蚕

203. 项软

小儿大病后颈项软弱，为气血大虚，由于后项为督脉所循行，应在补剂中佐以扶阳，用斑龙丸。倘因先天不足者，为五软证之一，参阅全身症状"小儿五软"条。

一般久病见项软，多为阳气衰惫，督脉之病，称作"天柱骨倒"，难治。《内经》上说："头者精明之府，头倾视深，精明（神将）夺矣。"这里所说头倾便是颈项萎软。

斑龙丸 鹿角胶 鹿角霜 茯苓 柏子仁 菟丝子 补骨脂 熟地

204. 颈粗

颈粗不红肿、疼痛，伴有寒热头眩，称为"气毒"，用加味藿香散。也有偏在颈前粗大，呈现食欲增进，心烦心悸，夜睡不安，呼吸困难，性情急躁、忧郁等肝火肝气交郁现象，用达郁汤法加夏枯草、青黛、丹皮、海藻。

加味藿香散 藿香 桔梗 甘草 青皮 陈皮 柴胡 紫苏 白术 白芷 茯苓 厚朴 川芎 香附 夏枯草

达郁汤 升麻 柴胡 川芎 香附 桑白皮 橘叶 白蒺藜

205. 颈脉跳动

结喉两旁的足阳明经动脉，称为人迎，在"水肿""哮喘"和"怔忡"等证往往搏动明显，作为诊断之一。

206. 颈侧结核

颈侧皮里膜外发现结核，或左或右，或两侧均有，少者一二枚，多至四五枚以上，一般称为"痰核"，亦叫"瘰疬"，文献上还有"痰疬""串疬""重迭疬"和"马刀侠瘿"等多种名称。一般地说，此证可分急性及慢性两类：急性者由于外感风热，挟痰凝于少阳、阳明之络，结核形如鸽卵，根盘散漫，色白坚肿，伴见寒热，颈项强痛，宜散风清热化痰，用牛蒡解肌汤，外用金黄散茶汁调敷。如果四五天后发热不退，肿痛增剧，顶尖皮色渐转淡红，须防化脓破溃。但破溃后脓泄邪退，容易收口，可照一般溃疡处理。慢性的多因忧思郁怒，性情不畅，肝气挟痰火凝滞于肝胆两经。初起结核如豆，一枚或三五枚不等，渐渐窜生，皮色不变，按之坚硬，推之能动，不作寒热，亦不觉痛，日久则微有痛感，其核推之不动。治宜疏肝养血、解郁化痰，用逍遥散加半夏、陈皮；肝火偏盛者，用柴胡清肝散，并配服内消瘰疬丸、小金丹和芋奶丸等。其中小金丹能防止流窜，芋奶丸对已溃者还能化脓生肌，故比较常用。本证不易破溃，将溃时皮肤先发绀色，溃后脓汁清稀，挟有败絮状物，很难在短时内排尽收口。处理得当约须两三个月，部分患者有历久不愈或此愈彼溃而成瘘管；也有收口之后因体虚复发。近来有用狼毒粉外敷，对去腐生新有效。

慢性瘰疬系一种顽固疾患，不仅发于颈项，亦能延及颔下、缺盆、胸、腋等处，并且经久不愈，能出现潮热盗汗，形瘦神疲，渐成虚劳。故不论未溃已溃，气血亏弱的均宜先扶正气，次治其标，用香贝养荣汤；如坚硬不消或已成不溃，亦可用攻溃法：以细针一枚烧红，用手指将核捏起，当顶刺入四五分，核大者可针百数孔，核内或痰或血随即流出，待流尽，用太乙膏盖之，次日针孔渐作脓，插入白降丹条腐蚀，仍用太乙膏盖贴，使核脱落。但采用攻溃法不免痛楚，所用药条又多刺激性，须严格掌握，忌深忌大，并对老年体弱者忌用。此外，也可配合艾灸治疗，朱丹溪曾说：取肩尖、肘尖骨缝交接处各一穴，灸七壮，病左灸左，病右灸右，左右俱病，即左右均灸，常用有效。顾世澄也认为取肩井、肺俞、膻中、风池、百劳、曲池等穴，各灸三壮，再加内治，收效较速。

牛蒡解肌汤 牛蒡子 薄荷 荆芥 连翘 栀子 丹皮 石斛 玄参 夏枯草

金黄散 天南星 陈皮 苍术 黄柏 姜黄 甘草 白芷 天花粉 厚朴 大黄（成药）

逍遥散 当归 白芍 柴胡 白术 茯苓 甘草 薄荷 姜

柴胡清肝散 生地 当归 白芍 川芎 柴胡 黄芩 栀子 天花粉 防风 牛蒡子 连翘 甘草

内消瘰疬丸 夏枯草 玄参 海藻 贝母 青盐 薄荷 天花粉 蛤粉 白蔹 连翘 熟大黄 甘草 生地 桔梗 枳壳 当归 玄明粉（成药）

小金丹 白胶香 草乌 五灵脂 地龙 木鳖子 乳香 没药 当归 麝香 墨炭（成药）

芋奶丸 香粳芋奶不拘多少，切片晒干，研细末，用陈海蜇漂淡和荸荠煎汤泛丸。

香贝养荣汤 香附 贝母 人参 茯苓 陈皮 熟地 川芎 当归 白芍 白术 桔梗 甘草 姜 枣

太乙膏 玄参 白芷 当归 肉桂 赤芍 大黄 生地 土木鳖 阿魏 轻粉 柳枝 槐枝 血余 东丹 乳香 没药 麻油（成药）

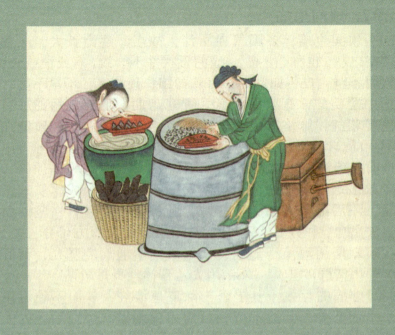

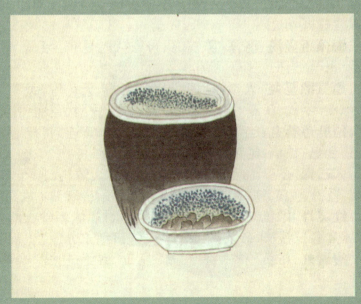

207. 颈间生瘤

颈间生瘤，多因气血留滞，故名。逐渐长大，又如璎珞之状，也称"瘿瘤"。瘤的形状并不一致，有或消或长，软而不坚，皮色如常的；有软如绵，硬若馒，不紧不宽，形如覆碗的；有坚而色紫，青筋盘曲，形如蚯蚓的；有色现紫红，脉络露见，软硬相兼，时有牵痛，触破流血不止的；有形色紫黑，坚硬如石，推之不移，紧贴于骨的；也有皮色淡红，软而不硬的。从总的说来，瘿瘤的原因，多数由于内伤七情、忧患怒气和痰湿瘀壅而成。质地柔软，溃后出脓或如脂粉样脓，肿势渐消的易愈，坚硬而溃破出血，肿势更增，痛势不减的难治。内服方可分三类，化痰软坚用海藻玉壶汤，调气破结用通气散坚丸，清肝解郁用清肝芦荟丸，外治用太乙膏掺红灵丹敷贴。

瘿瘤的疗效不甚显著，除皮色淡红，软而不硬可用手术切开外，其他不可轻易用刀针刺破。个别地区因受山岚水气而成者，皮色不变，不痛不痒，《沈氏尊生书》曾拟瘿囊丸治之。

海藻玉壶汤 海藻 陈皮 贝母 连翘 昆布 半夏 青皮 独活 川芎 当归 甘草 海带

通气散坚丸 人参 桔梗 川芎 当归 天花粉 黄芩 枳实 陈皮 半夏 茯苓 胆南星 贝母 海藻 香附 菖蒲 甘草

清肝芦荟丸 当归 生地 白芍 川芎 黄连 青皮 海蛤粉 猪牙皂 甘草 昆布 芦荟

太乙膏 玄参 白芷 归身 肉桂 赤芍 大黄 生地 土木鳖 阿魏 轻粉 柳枝 槐枝 血余 东丹 乳香 没药 麻油（成药）

红灵丹 雄黄 乳香 没药 火硝各六钱 煅硼砂一两 礞石 冰片各三钱 朱砂二两 麝香一钱 研细末。

瘿囊丸 雄黄 青木香 槟榔 昆布 海蛤 白蔹 半夏曲 肉桂 白芥子

208. 颈项疮毒

颈项疮毒以生在前后正中处者，最为严重。生于结喉外的名"锁喉痈"，《内经》称为"猛疽"，说明病情的凶险。初起红肿绕喉，壮热口渴，来势猛烈，甚至堵塞咽喉，汤水难下。如果根盘松活，容易溃脓为顺；坚硬难于溃脓为重；脓成不外溃而向内穿溃的，也是危证。此证多因肺胃风火痰热上壅，初用牛蒡解肌汤，有化脓趋向的，可加穿山甲、皂角刺以透脓，外用玉露散以金银花露调敷，中留小孔，并时时潮润，使药力易于透达，切勿用膏药外贴。溃后可照一般痈证处理。

生于后项正中者为"对口疽"，多因过食膏粱厚味，火毒湿热内盛，复因外感风邪，以致气血瘀阻经络。初起硬块上有一粟粒样疮头，发痒作痛，肿块扩大，疮头也增多，色红焮热，疼痛加剧。疮内化脓，疮头开始腐烂，形如蜂巢。必待脓液畅泄，腐肉逐渐脱落，新肉开始生长。此证一起即有恶寒发热、头痛、食呆等，当病情进展时这些症状也加重，严重的因毒邪内陷，可以兼见神昏痉厥。腐烂面积大小不一，最大的能上至枕骨，下至大椎，旁及耳后。虚弱之体，难于收口生肌。故须依据患者气血盛衰、毒邪轻重来诊断病程的快慢和预后的逆顺。一般实证初起宜清热散风，行瘀活血，用仙方活命饮。脓不易透的用透脓散。气血两亏的用托里消毒散扶正托毒，外贴冲和膏。溃脓期加掺九一丹，收口期用生肌玉红膏掺生肌散。

凡生在颈部两旁的，概称"颈痈"，治法与锁喉痈大致相同，唯锁喉痈由于肺胃积热，此则由于三焦郁火上攻，气血凝滞。

牛蒡解肌汤 牛蒡子 薄荷 荆芥 连翘 栀子 丹皮 石斛 玄参 夏枯草

玉露散 芙蓉叶研末。

仙方活命饮 当归尾 赤芍 防风 金银花 天花粉 陈皮 白芷 穿山甲 皂角刺 贝母 甘草 乳香 没药

透脓散 当归 黄芪 穿山甲 川芎 皂角刺

托里消毒散 人参 黄芪 当归 川芎 白芍 白术 金银花 茯苓 白芷 桔梗 皂角刺 甘草

冲和膏 紫荆芥 独活 赤芍 白芷 菖蒲（成药）

九一丹 熟石膏九钱 升丹一钱 研细末。

生肌玉红膏 当归 白芷 白蜡 轻粉 甘草 紫草 血竭 麻油（成药）

生肌散 寒水石 滑石 海螵蛸 龙骨各一两 定粉 密陀僧 白矾灰 干胭脂各五钱 研细末。

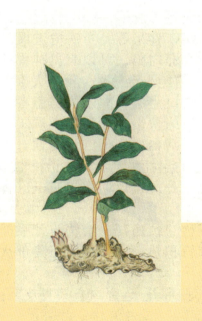
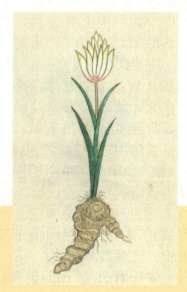

十一、肩背症状

肩为手足三阳经交会之所，亦为肺之分域。肩部发病，多因外邪直接侵害或肺脏受邪而影响经络。在背部督脉贯脊行于中，足太阳经分左右四行循行于脊旁，故外邪引起的背部疾患，多属太阳经，内伤证以督脉为主，并往往出现脊骨变形。又因背为胸中之府，胸为肺脏所在，胸肺有病，也能牵及。此外，肩背部常因负重致使扭挫损伤，本门也附入了一些伤科症状。

209. 肩痛

肩痛偏在后者，常与背痛并见，此为足太阳经感受风湿，用羌活胜湿汤。偏于前者，多连手臂，为肺受风热，用羌活散。并宜采取肩井、肩髃等穴配合针灸治疗。

负重过量，或强力提携重物，最易引起肩部周围肌肉扭伤疼痛，首先表现为痛处手臂前屈后伸受到限制，并不能上举，严重的痛牵颈项，日久变为酸痛无力，应由伤科手术治疗。

羌活胜湿汤 羌活 独活 川芎 藁本 防风 蔓荆子 甘草

羌活散 羌活 防风 细辛 川芎 菊花 黄芩 石膏 蔓荆子 前胡 枳壳 茯苓 甘草 姜

210. 抬肩

为气喘症状之一。肺气上逆，呼吸困难，口张，目突，同时，肩抬起落，称为"肩息"。《金匮要略》上说："上气，面浮肿，肩息，其脉浮大，不治。"但一般多在严重时出现，尤其在"哮喘"剧作时为多见。

211. 垂肩

两肩下垂，耸起无力，为气虚不能升举，亦称"肩随"。《内经》所谓"背者胸中之府，背曲、肩随，府将坏矣"。

212. 背痛

背痛板滞，牵连后项，肩胛不舒，兼有恶寒，为风冷乘袭足太阳经，经脉涩滞，通用姜黄散。治背痛须用羌活、防风引经。并因肺主皮毛，背为胸中之府，治疗时可结合使用宣肺之法，使外邪易散。用三合汤，即香苏散、二陈汤和乌药顺气散复方。

睡后背部酸痛，起床活动后，即渐轻减，属气血凝滞，络脉不和。用舒筋汤，配合按摩疗法。

弯腰负重，背伤疼痛，多伴颈项牵强，手指发麻，臂不能动。应由伤科治疗。

姜黄散 姜黄 羌活 白术 甘草

三合汤 麻黄 紫苏 桔梗 苍术 陈皮 乌药 川芎 僵蚕 白芷 枳壳 甘草 干姜 茯苓 半夏 香附

舒筋汤 当归 白芍 白术 甘草 羌活 姜黄 海桐皮

213. 背痛彻心

背痛牵连心胸亦痛，病名"胸痹"。系胃痛证候之一，故《内经》上说："背与心相控而痛，所治天突与十椎及上纪。上纪者，胃脘也。"参阅胸胁腋乳症状"胸痛"条。

214. 背冷

阳气虚弱的人，常觉背冷，用圣愈汤加桂枝，《古今医鉴》有御寒膏外贴法。

　　"痰饮"病严重的常觉背心一片冰冷，乃脾肾阳虚现象，参阅内脏症状"咳嗽"条。

　　圣愈汤　黄芪　人参　生地　熟地　当归　川芎

　　御寒膏　生姜半斤捣汁，入明胶三两，乳香、没药各一钱半，煎化搅成膏，再入川椒末少许和匀，摊在皮纸上贴患处，五至七日取下。如起小疱，不妨。

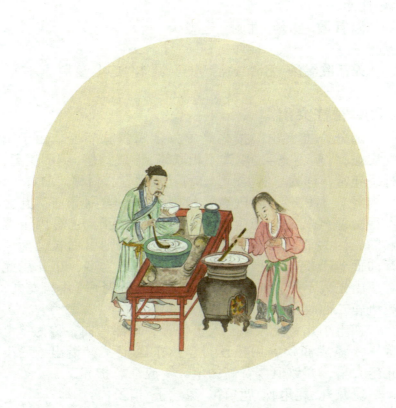

215. 脊骨痛

脊痛多起于腰部，牵连及背，不能挺直，偶尔挺直较舒，亦不能久持。严重的脊中一线觉冷，腰部亦冷，常如风寒侵入，脉象微弱，或伴见小便频数清长，下肢酸软。肾阳不足，宜温补下元，用右归丸加鹿角胶、狗脊，或温肾散，并灸肾俞。

脊痛兼见腰似折，项似拔，冲头痛的，为太阳经气不行，用羌活胜湿汤。

右归丸 附子 肉桂 山茱萸 山药 熟地 枸杞子 炙甘草 杜仲

温肾散 熟地 牛膝 巴戟天 肉苁蓉 麦冬 炙甘草 五味子 茯神 干姜 杜仲

羌活胜湿汤 羌活 独活 川芎 藁本 防风 蔓荆子 甘草

216. 脊柱突出

部分脊椎突出，按之高耸，多属督脉病变。由于阳气大虚，骨髓不充实，以致不相联络，形成背俯，胸部变宽，行路异常，称为"伛偻"，亦称"大偻"，俗称"曲背"。《内经》上说："阳气者，精则养神，柔则养筋，开合不得，寒气从之，乃生大偻。"即是此证。也有因于湿热的，因大筋受热则缩而短，小筋得湿则引而长，渐使背曲而骨节突出。但临床遇见的以虚证为多，小儿患此者多由先天不足，治宜血肉有情之品填补肾命，用斑龙丸，或龟鹿二仙胶常服。

初生小儿背受风寒，入于脊骨，背部弯曲，称为"龟背"，多成痼疾，用松蕊丹。《东医宝鉴》指出："小儿坐太早，亦致伛偻背高如龟。"应注意护养。

斑龙丸 鹿角胶 鹿角霜 菟丝子 柏子仁 熟地

龟鹿二仙胶 鹿角 龟甲 人参 枸杞子（成药）

松蕊丹 松花 枳壳 防风 独活 麻黄 大黄 前胡 肉桂

217. 背部反折

背部向后弯曲反折，经脉不柔，称为"角弓反张"。常由项强逐渐发展，多见于"痉病"和"破伤风"等。参阅颈项症状"项强"条。

218. 尾骶骨痛

尾骶骨在脊骨下端，为督脉和足少阴经所过，痛时常连腰部，背难挺直，喜温并喜用手抚摩。一般由于肾虚引起，故治疗以补肾为主，但血瘀、气滞、寒湿乘袭，亦能致痛。《沈氏尊生书》载有补肾汤加减法，有风加制草乌、天麻；有寒加桂枝、附子；有湿加苍白术、桃仁；有热去补骨脂，加羌活、黑豆；有痰减知母、黄柏，加天南星、半夏、茯苓；有气滞减知母、黄柏，加蔻仁、檀香、乌药、青皮；有瘀去知母、黄柏，当归改归尾，加肉桂、柴胡、桃仁，甚者加五灵脂；如跌仆闪挫，去知母、黄柏，加羌活、独活、乳香、没药、桃仁，或加肉桂、赤芍。外治灸八髎等穴，或贴保珍膏。

补肾汤 补骨脂 小茴香 延胡索 牛膝 当归 杜仲 知母 黄柏 姜

保珍膏 当归 黄芪 川芎 生地 肉桂 川乌 草乌 山奈 豆豉 大黄 白芷 苍术 红花 升麻 吴茱萸 麻黄 细辛 高良姜 丹皮 赤芍 何首乌 防风 羌活 独活 蓖麻子 广丹 葱 姜 麻油（成药）

219. 背部疮毒

背部疮毒，以"发背"为大证，分上、中、下三发背，俱属督脉部位，由火毒凝滞而成。上发背生天柱骨下，其伤在肺，一名"肺后发"；中发背生于背心，其伤在肝，一名"对心发"；下发背生于腰中，其伤在肾，一名"对脐发"。初起皆形如粟米，焮痛麻痒，周身拘急，寒热往来，数日后突然大肿。即宜隔蒜艾灸，灸之不应，则就患顶当肉灸之，至知痛为效。灸后，用针当疮顶点破一孔，随用药筒拔去脓血，使毒气向外疏通，不致内攻。如有表证发热恶寒无汗者，用荆防败毒散汗之，表里证发热恶热大便干燥者，用内疏黄连汤下之，表里证兼有者，用神授卫生汤双解之。脓将成必须托里，余同一般肿疡、溃疡治法。此证无论老少，总以高肿红活焮痛为顺，漫肿塌陷焦枯紫黑为逆。热毒易治，阴虚难治，形气俱不足者，更为棘手，应请专科治疗。

荆防败毒散 荆芥 防风 羌活 独活 前胡 柴胡 桔梗 川芎 枳壳 茯苓 人参 甘草

内疏黄连汤 黄连 黄芩 栀子 连翘 薄荷 甘草 桔梗 大黄 当归 白芍 木香 槟榔

神授卫生汤 皂角刺 防风 羌活 白芷 穿山甲 连翘 归尾 乳香 沉香 金银花 石决明 天花粉 甘草 红花 大黄

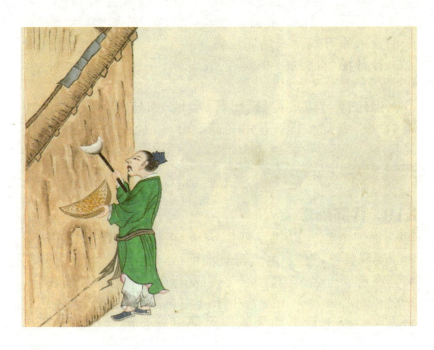

十二、胸胁腋乳症状

膈以上为胸，胸中为心肺所居。心和肺为两阳脏，因清阳所聚，也称清旷之区。喻嘉言（林珮琴）曾说："胸中阳气如离照当空"，"设地气一上，则窒塞有加"。故胸中阳气不振，能使寒浊之邪上犯；同样的寒浊之邪上逆，也能使阳气不宣，产生痞结、疼痛等症。就心、肺的功能来说，因心神不宁和肺气不肃，又会出现烦热、闷满等症状。两胁系肝、脾部位，足厥阴、少阳经脉也循行两胁和腋下，故胁腋症状，不论胀痛或按之有形及外生疮疡，均从肝脾治疗，尤其偏重于肝胆。必须指出，肝位于右，其气行于左，滑伯仁（张锡纯）所谓："肝之为脏，其治在左，其藏在右胁右肾之前。"因而左胁病证中，也有从肝论治的。至于乳部疾患，多生于妇女，因乳头属肝，乳房属胃，一般治疗侧重肝、胃两经。

220. 胸痛

胸为阳位，阳气不足或寒邪乘袭，均能使气机痹阻，所以《金匮要略》上称为"胸痹"。这里所说的寒邪，包括中焦积冷、饮食生冷和痰浊在内，与胃有密切关系。故除了喘息、咳唾、气塞、气短等上焦证外，还出现引背掣痛、脘痞嗳噫和呕恶等中焦证。《金匮要略》用瓜蒌薤白白酒汤辛温通阳为主，还用桂枝、半夏、枳实、生姜、茯苓之类，随症加减，其意义也便是为此。胸痹既为阳虚寒阻，通阳散寒，则疼痛自止；亦有寒湿留着，痛无休止，阳胜暂缓，阴胜转急的，称为"胸痹缓急"，当用薏苡附子散。又有久发不愈，多因气滞而致血瘀，其特征为痛时如刺，固定不移，宜瓜蒌薤白白酒汤加郁金、枳壳、归尾、桃仁等行气活血。

胸痛偏左，骤然发作如针刺，伴有气闷窒塞，或牵及左肩与左臂亦痛，每次时间极暂，在受寒、劳动和精神刺激后，最易出现，脉象细数或呈结代，属于心痛一类。凡"真心痛"乃猝然受寒，大痛不止，不能言语，面青呼吸气冷，手足青至节，多致死亡，用肉桂、细辛、附子、干姜等急救，或得一生。此则由于心气不足，影响营卫流行，病情缓而暂，痛时牵及肩臂。依据《内经》手少阴、太阴经的"臂厥"证，宜用人参、丹参、生地、桂枝、三七、西红花、乳香等，调心气而和血脉。

胸痛常欲蹈压，或用手捶击较轻，在将痛前思饮热水，饮后亦较舒适，病名"肝着"，用旋覆花汤加红花、郁金。

胸痛连脐腹痛硬，手不可按，日晡潮热，大便秘结，病名"结胸"，用大陷胸汤，轻者只心下结痛气喘，用小陷胸汤。还有胸腹痛连腰胁背膂上下攻痛如刺，痛不可忍，甚至抽搐，为"血结胸"证，多因患伤寒等外感病而月经适来，凝滞于内，或月经将净，尚有余血未尽所致，用延胡索散。

咳嗽经久，胸部掣痛，为血滞络痛，应于方内酌加桃仁、红花。跌仆撞击，损伤胸部，呼吸作痛，或咳嗽吐血，用七厘散黄酒冲服。

瓜蒌薤白白酒汤 瓜蒌 薤白 白酒

薏苡附子散 薏苡仁 附子

旋覆花汤 旋覆花 新绛 葱

大陷胸汤 大黄 芒硝 甘遂

小陷胸汤 黄连 半夏 瓜蒌

延胡索散 延胡索 当归 蒲黄 赤芍 肉桂 姜黄 乳香 没药 木香 炙甘草 姜

七厘散 乳香 没药 当归 儿茶 红花 血竭 朱砂 麝香 冰片（成药）

221. 胸闷

胸部堵塞，呼吸不畅，称作"胸痞"，俗叫"胸闷"。胸痞与胸痛不同之点，为胸痞满而不痛，胸痛则满而且痛；但与胀满亦不同，胀满内胀而外有形，胸痞则内觉满闷而外无胀急之形。李东垣（沈金鳌）曾说："太阴湿土主壅塞，乃土来心下而为痞也。"故常见于湿阻气滞的证候，多用芳香疏气如藿梗、佛手、郁金、枳壳，由肝胃气滞引起者，亦常用郁金、枳壳及青皮、陈皮、香附等。如在伤风咳痰证，胸膈痞闷，前人以桔梗与枳壳同用，取其一升一降，调畅气机。

心气不足和中气不足，患者常因呼吸困难，胸膈觉闷，应从主症治疗，勿用一般理气法。

《伤寒论》里有"心下痞"证，系表邪传里，属于中脘满闷，参阅腹脐症状"腹满"条。

222. 胸中烦热

胸中烦闷觉热，多为内热证。外感病见心烦懊㤢不安，系外邪传入尚浅，用栀子豉汤吐之（栀子豉汤用生栀子苦以涌泄，香豉化浊开郁解表，成为吐剂，如将栀子炒黑，便不涌吐，变为疏表清热法）。身热退后，胸中烦热，或兼呕恶咳逆，为余热内恋，用淡竹叶石膏汤。

杂证中胸中烦热，多为心火偏旺，用导赤散。血虚火炎而致失眠难寐者，用黄连阿胶汤或天王补心丹。但失眠不能入睡，亦易引起烦热，伴见口干、汗出，当从失眠的不同原因治疗，不以烦热为主。

胸中烦热，兼手足心亦热，称为"五心烦热"，也有与潮热同时出现，均属阴虚内热证候，用生料六味丸加减。

妊娠烦闷，名为"子烦"，参阅妇科症状"怀孕烦躁"条。

栀子豉汤 栀子 豆豉

淡竹叶石膏汤 淡竹叶 石膏 半夏 麦冬 人参 炙甘草 粳米

导赤散 生地 木通 淡竹叶 甘草

黄连阿胶汤 黄连 阿胶 黄芩 白芍 鸡子黄

天王补心丹 生地 玄参 人参 丹参 茯苓 桔梗 远志 酸枣仁 柏子仁 天冬 麦冬 当归 五味子

生料六味丸 生地 山茱萸 丹皮 山药 茯苓 泽泻

223. 胸部汗出

别处无汗，只有胸部多汗，名为"心汗"，常见于心气衰弱证，《证治准绳》有参归猪心方，或用生脉散加浮小麦、炙甘草。

参归猪心方 人参 当归各一两 入猪心内，煮熟去药食心。

生脉散 人参 麦冬 五味子

224. 胸骨突出

小儿胸廓外突，变成畸形，名为"鸡胸"。多因先后二天不足，风邪痰热壅滞肺气所致。临床症状，伴有形体羸瘦，咳嗽喘急。治宜宽气饮先除痰涎，热重的用百合丹，然后缓缓调养。

宽气饮 杏仁 桑白皮 橘红 紫苏子 枳壳 枇杷叶 麦冬 甘草 葶苈子

百合丹 百合 杏仁 天冬 桑白皮 木通 大黄 芒硝

225. 胸痛彻背

胸痛牵连背部亦痛，为"胸痹"症状之一。参阅本门"胸痛"条。

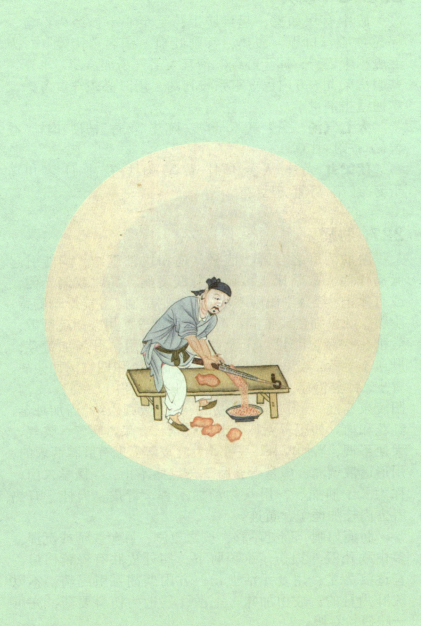

226. 心下硬块

腹中有块如壁，起自脐上，上至心下，经久不愈，伴见烦心、口干、腹热，甚则吐血，病名"伏梁"。为五脏积聚之一，属于心经。治宜大七气汤加菖蒲、半夏，并服伏梁丸（方内巴豆霜系峻利药，用时必须郑重考虑，掌握适当剂量）。

大七气汤 三棱 莪术 青皮 陈皮 藿香 桔梗 肉桂 益智仁 香附 甘草

伏梁丸 黄连 人参 厚朴 黄芩 肉桂 茯神 丹参 川乌 干姜 红花 菖蒲 巴豆霜

227. 胁痛

胁肋为肝之分野，恼怒气逆和忧郁气结，均能引起胀满作痛，故临床上多属于肝气发病。痛时或偏一侧，或有休止，经久则隐隐不辍，劳累则更剧，并能影响胸背、少腹，脉象细弦或弦滑。治宜疏肝理气，用柴胡疏肝散；气郁化火者，兼见口干及痛处热感，用清肝汤加黄芩；肝血不足者，兼见耳目眈眈，心怯惊恐，用四物汤加柴胡、青皮。针灸治疗，取肝俞、胆俞、日月、期门、章门、支沟、阳陵泉等穴。凡肝气胁痛，初时在气，久则入络，当加丹参、红花和血。如犯胃克脾，出现腹胀、食呆、嗳气、矢气、大便不调，当加厚朴、豆蔻、大腹皮等。也有肝脾两虚的，用逍遥散调养。虚甚者，胁下一点痛不止，《医学入门》称为"干胁痛"，用八物汤加木香、青皮、肉桂，有热者去肉桂加栀子、黄连。

胁痛如刺，痛处不移，按之更剧，脉象弦涩或沉涩，多由跌仆殴斗损伤，瘀积胁下，痛处皮肤有青紫伤痕，宜逐瘀为主，用复元活血汤，方内柴胡系引经药，不以疏肝为目的。或用加味三七散，三七为伤科要药，亦可一味研粉吞服。

外感证传变中出现胁痛，兼见寒热往来、口苦、咽干、目眩等，为伤寒少阳证，用小柴胡汤。一般感冒亦能伴见胸胁隐痛，当考虑有无其他原因，并注意变化。

痰饮内停，胁痛牵及缺盆，咳嗽更剧，属于"留饮"，用葶苈大枣泻肺汤酌加枳壳、香附、青皮、陈皮等。

附：近来流行的"肝炎"，一般亦以胁痛为主诉，治疗多取和肝、疏肝，用白芍、丹参、柴胡、青皮、郁金、枳壳、川楝子等，内部有热感者，加大小蓟；胀气者，加香附；湿重者加苍术；恶心食减者，加神曲；疲乏或消瘦者，加黄芪或阿胶。一般地说，此证治法不能离开理气，但必须照顾肝阴，在治肝的同时也必须顾及脾胃。正因为此，饮食不节则伤胃，劳倦过度则伤脾，忧思不解则伤肝，应当注意饮食、休养，尤其不可忧郁悲观。

当期门穴处隐痛微肿，继而右胁部胀满作痛，侧卧惊惕，二便艰难，须防"肝痈"。多因愤郁气逆形成，先用复元通气散，继用柴胡清肝汤，化脓后难治。

柴胡疏肝散 柴胡 白芍 香附 川芎 枳壳 陈皮 甘草

清肝汤 白芍 当归 川芎 丹皮 栀子 柴胡

四物汤 生地 当归 白芍 川芎

逍遥散 当归 白芍 柴胡 白术 茯苓 甘草 薄荷 姜

八物汤 人参 白术 茯苓 甘草 熟地 白芍 川芎 当归

复元活血汤 当归 红花 桃仁 大黄 穿山甲 天花粉 柴胡 甘草

加味三七散 三七 香附 乳香 没药 甘草

小柴胡汤 柴胡 黄芩 人参 半夏 甘草 姜 枣

葶苈大枣泻肺汤 葶苈子 枣

复元通气散 青皮 陈皮 瓜蒌仁 穿山甲 金银花 连翘 甘草

柴胡清肝汤 柴胡 生地 当归 赤芍 川芎 防风 连翘 牛蒡子 黄芩 栀子 天花粉 甘草

228. 胁胀

胁肋胀满不舒，属肝气郁滞，久则作痛，并常影响到胸脘部，发生痞闷，在妇女乳房觉胀，用枳壳散加青皮、橘叶、郁金等。

枳壳散 枳壳 甘草

229. 胁下硬块

为五脏积聚之一，在左胁下者名曰"肥气"，大如覆杯，久不愈，使人呕逆，或痛引少腹，足冷转筋，用大七气汤兼服肥气丸。在右胁下者名曰"痞气"，痞塞不舒，影响胸背亦痛，久则腹满呕恶，出现黄疸，宜大七气汤，兼服痞气丸。肥气丸和痞气丸内均用巴豆霜峻利，用时须郑重考虑，掌握剂量。

疟疾经久，左胁下结成痞块，按之有形，脘腹不舒，食少力乏，形体消瘦，面色萎黄，脉象濡细，稍有劳累，寒热复发，名为"疟母"。治宜软坚消痞，祛瘀化痰，用鳖甲煎丸。此丸比较猛峻，此证气血多虚，用时应与益气养血之剂配合为宜。至于寒热发作时，又当与治疟之剂同用，参阅全身症状"寒热往来"条。

大七气汤 三棱 莪术 青皮 陈皮 藿香 桔梗 肉桂 益智仁 香附 甘草

肥气丸 柴胡 黄连 厚朴 川椒 莪术 昆布 人参 皂角 茯苓 川乌 干姜 巴豆霜

痞气丸 厚朴 黄连 吴茱萸 黄芩 白术 茵陈 砂仁 干姜 茯苓 人参 泽泻 川乌 川椒 肉桂 巴豆霜

鳖甲煎丸 鳖甲 黄芩 柴胡 干姜 白芍 桂枝 大黄 乌扇 鼠妇 葶苈子 石韦 厚朴 丹皮 瞿麦 紫葳 半夏 人参 阿胶 䗪虫 蜂房 赤硝 蜣螂 桃仁（成药）

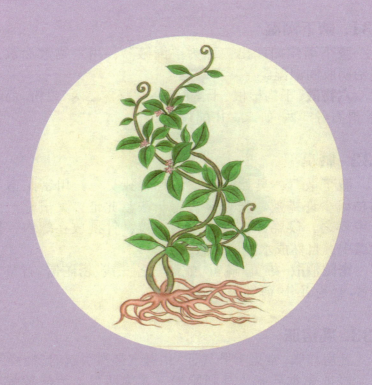

230. 腋下结核

腋下结核如卵，皮色不变，多因肝气痰浊凝滞而成，俗称"痰核"，实即瘰疬一类，故常与颈间结核同时出现，治用消核丸。参阅颈项症状"颈间结核"条。

消核丸 橘红 赤苓 大黄 连翘 黄芩 栀子 半夏曲 玄参 牡蛎 天花粉 桔梗 瓜蒌仁 僵蚕 甘草

231. 腋下潮湿

腋下潮湿如汗出，称为"漏腋"，用六物散涂敷，亦治阴股间潮湿。

六物散 干枸杞根 干蔷薇根 甘草各二两 铅粉 商陆根 滑石各一两 研末，用醋调涂。

232. 腋臭

腋下散气，臭如野狐，俗称"狐臭"。用密陀僧散加枯矾少许搽敷。朱丹溪曾有一法治此证：大田螺一个水中养之，候靥开，以巴豆肉一粒，针挑放在螺内，仰置盏中，自然成水，取搽腋下。

密陀僧散 雄黄 硫黄 蛇床子各二钱 密陀僧 石黄各一钱 轻粉五分 研细末。

233. 乳房胀

乳房作胀，常见于肝气证。由肝气郁滞引起的"痛经"，每于经前先觉乳胀，甚则隐痛，尤为明显。治法参阅本门"胁胀"和妇科症状"经行腹痛"各条。

234. 乳房结核

乳房结核，大小不一，大多表面光滑，与皮肤不相连着，按之移动，皮色不变，亦不发热，不痛或稍有痛感。

有"乳疬""乳癖""乳痨"(亦称"乳痰")等名，都因肝脾不和，气滞痰郁而成。其中乳疬多发于女子青春期，乳癖以中年、老年为多，乳痨则不限年龄，常生于乳房稍偏上部。由于乳房属胃，乳头属肝，治疗以疏肝和胃、理气解郁为主，用清肝解郁汤、连翘饮子加减。

男子肾虚肝燥，忧思怒火郁结，乳部亦能生核，久则隐痛，用一味青皮或橘叶煎服。

清肝解郁汤 当归 白芍 熟地 柴胡 人参 白术 贝母 半夏 茯苓 川芎 丹皮 陈皮 赤苓 甘草 栀子 姜

连翘饮子 连翘 川芎 瓜蒌 橘叶 青皮 桃仁 甘草 皂角刺

235. 乳头破碎

乳头或乳颈部破碎，多因小儿生牙时吮乳咬破，或乳头内缩，被小儿强吸，或乳汁过多流溢，浸润湿烂，但与肝火湿热蕴结亦有关系。患此者痛如刀刺，揩之出血，或流脂水，或结黄色痂盖，愈后容易复发，并因疼痛，常使乳汁不能吸尽，继发乳痈。宜外搽三石散，必要时内服龙胆泻肝汤。

三石散 炉甘石 熟石膏 赤石脂等分，研细末，麻油调敷。

龙胆泻肝汤 龙胆草 黄芩 栀子 泽泻 木通 车前子 当归 生地 柴胡 甘草

236. 乳房疮毒

妇女哺乳期内，乳房硬块，肿胀疼痛，乳汁不畅，寒热头痛。多因婴儿吮乳吹气，乳络壅滞，或乳多婴儿少吃，乳汁积滞，称为"外吹乳痈"。内服用瓜蒌牛蒡汤加蒲公英，或加木通通乳，红肿者外敷玉露散。经过二三天后，热退痛减，为消散现象，假使热不退，肿块增大，燃红疼痛加剧，势将化脓，方内加当归、赤芍、穿山甲。持续十日左右，硬块中央渐软，按之应指者，已到脓熟阶段，宜切开排除。切开时，必须采取放射形，以免过多地破伤乳络，用九一丹提脓，药线引流，按一般溃疡处理。在怀孕六七月时，胎气旺盛，胃热壅滞，亦能结脓成痈，称为"内吹乳痈"。初起皮色不变，逐渐转红破溃，用橘叶散内服，并宜照顾胎元。此证比外吹乳痈难消，酿脓亦慢，已溃后往往须待产后才能收口。

乳房结块，坚硬木痛，皮色不变或稍带红热，寒热亦微，名为"乳疽"。系肝气胃热蕴结而成，与哺乳、怀孕无关，偏于阴证一类，成脓比乳痈缓慢，大约乳痈在十四天脓成，此则须一个月后方可溃脓。初起亦用瓜蒌牛蒡汤，寒热退尽、肿不消退者，接用复元通气散加当归、赤芍、红花，并以冲和膏加红灵丹外贴，溃后照一般溃疡治疗。

乳房部初起如桂圆或核桃大结块，高低不平，质地坚硬，皮核相连，推之不移，不痛不痒，不红不热。逐渐长大，经年累月之后，才觉疼痛，痛又无休止。此时肿如堆粟，或似覆碗，顶透紫色，网布血丝，先腐后溃。溃烂后根肿愈坚，时流污水，臭气难闻，疮口不整齐，中间凹陷很深，甚至烂断血管，或因急怒出血不止而死。多因忧郁思虑过度，肝脾气逆，以致经络痞塞而成，名为"乳岩"，在乳部外疡中最为棘手。另有一种乳岩，生在乳晕部，起初好像湿疹，表面腐烂而出血水，以后乳头渐渐向内凹陷，四周坚硬，皮色紫褐。再有一种在乳房起一肿块，肿块中央有弹性，未溃前乳窍流血。"乳岩"一般难治，并忌开刀，忌艾灸、针刺和涂腐蚀药。常用内服方，初用神效瓜蒌散，次用清肝解郁汤，疮势已成用香贝养荣汤。

瓜蒌牛蒡汤 瓜蒌仁 牛蒡子 天花粉 黄芩 陈皮 栀子

连翘 皂角刺 金银花 甘草 青皮 柴胡

玉露散 芙蓉叶研末。

九一丹 熟石膏九钱 升丹一钱 研细末。

橘叶散 橘叶 柴胡 青皮 陈皮 川芎 栀子 石膏 黄芩 连翘 甘草

复元通气散 青皮 陈皮 瓜蒌仁 穿山甲 金银花 连翘 甘草

冲和膏 紫荆皮 独活 赤芍 白芷 菖蒲（成药）

红灵丹 雄黄 乳香 硼砂 青礞石 没药 冰片 火硝 朱砂 麝香（成药）

神效瓜蒌汤 瓜蒌 当归 甘草 乳香 没药

清肝解郁汤 熟地 当归 白芍 白术 茯苓 贝母 栀子 人参 半夏 柴胡 丹皮 陈皮 川芎 香附 甘草 姜

香贝养荣汤 香附 贝母 人参 茯苓 陈皮 熟地 川芎 当归 白芍 白术 桔梗 甘草 姜 枣

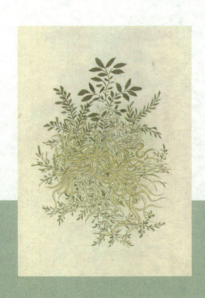
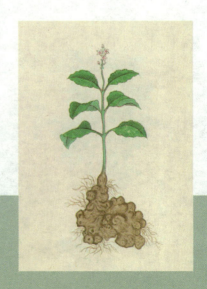

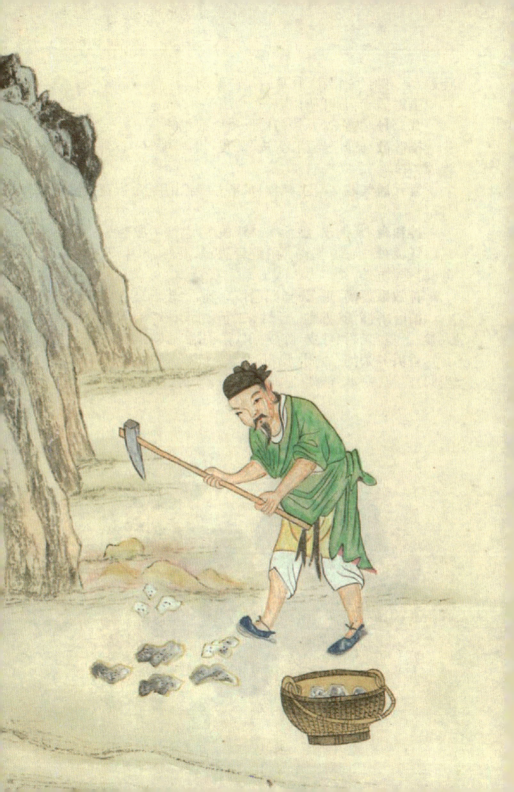

十三、腰症状

腰为肾之府，全身经络自上而下，自下而上，都要通过腰部，特别是带脉围绕腰际如带。所以腰部的症状虽不复杂，但在发病机制方面却是比较广的。一般来说，腰的症状，在内脏以肾为主，在经络以与足少阴、太阳和带脉的关系为密切；在脏多虚，在经络多寒湿和扭伤。由于肾脏精气不足，可使外邪乘虚而入，外邪侵入，也能影响肾气，临床上不能把二者截然分开，尤其应将肾脏功能放在重要地位。

237. 腰痛

腰为肾的外候，凡因房事过度，遗精滑泄，妇女崩漏带下，以及老年精气虚弱引起的腰痛，都属肾虚腰痛范围。这种腰痛逐渐形成，初起只觉酸软无力，痛时绵绵隐隐并不剧烈，常伴脊骨腿足酸痿，行立不支，坐卧稍减，劳动加甚，脉象细弱或虚微。由于肾为水火之脏，治疗须分别阴虚和阳虚。阴虚腰痛，兼见内热心烦，头晕耳鸣，宜滋阴补肾法，用杜仲丸。阳虚腰痛，兼见神疲气短，畏寒小便频数，宜扶阳补肾法，用煨肾丸。如果腰痛经久，不时发作，往往肾阴肾阳两虚，宜大补精气，用无比山药丸。前人治肾虚腰痛的方剂，还有青娥丸、补髓丹、壮本丸和羊肾丸等，这些方剂的配合都很周密，除主要目的是补肾外，结合到主症和标证。临床上一般用熟地、山茱萸、肉苁蓉、枸杞、补骨脂、杜仲、小茴香、怀牛膝作为基本药，偏于寒的加附子、巴戟天，偏于热的加龟甲、炒黄柏。此外，猪腰、羊腰也可适当采用。民间单方用猪腰一对，洗净不切碎，加杜仲一两，生姜两片，煮至极烂，汤和猪腰同食，有效。

风寒侵犯经络引起的腰痛，痛时腰背拘急，转侧不便，腰间觉冷，得温轻减，脉象沉紧，用姜附汤加肉桂、杜仲。沈金鳌曾说：一味杜仲，姜汁炒为末，酒下一钱，专治肾气腰痛，兼治风冷痛，或用牛膝酒炒亦可。坐卧湿地，或受雨露，腰痛一片觉冷，如坐水中，身重腰际如带重物，脉象沉缓，为寒湿腰痛，《金匮要略》称为"肾着"，用甘姜苓术汤。凡风寒湿邪伤腰作痛，都在后腰或牵连两侧，假如环跳均痛或牵引股膝，须作"痛痹"治，参阅四肢症状"下肢疼痛"条。

强力举重、闪挫受伤引起的腰痛，概称扭伤腰痛，突然痛不能动，呼吸咳嗽难忍，常喜俯卧，均由气血凝滞，先用乳香趁痛散，瘀血停留者用调荣活络汤。本证在体力劳动者最易发生，用舒筋散加牛膝、桃仁、乳香、没药，等分研末，黄酒炖温，送服二钱，并由伤科施行提端和按摩整复手术，勿使久延。

杜仲丸 杜仲 龟甲 黄柏 知母 枸杞子 五倍子 当归 白芍 黄芪 补骨脂 猪脊髓

煨肾丸 肉苁蓉 补骨脂 菟丝子 沙苑子 杜仲 牛膝 肉桂 胡芦巴 萆薢 猪腰

无比山药丸 山药 熟地 山茱萸 肉苁蓉 鹿角胶 巴戟天 补骨脂 菟丝子 杜仲 续断 牛膝 骨碎补 木瓜 萆薢 肉桂 茯苓 泽泻 青盐

青蛾丸 杜仲 补骨脂 核桃肉

补髓丹 鹿茸 杜仲 补骨脂 没药 核桃肉

壮本丸 杜仲 补骨脂 肉苁蓉 巴戟天 小茴香 猪腰

羊肾丸 鹿茸 小茴香 菟丝子 羊腰

姜附汤 附子 炮姜

甘姜苓术汤 干姜 白术 茯苓 甘草

乳香趁痛散 乳香 没药 当归 赤芍 防风 血竭 肉桂 白芷 龟甲 牛膝 天麻 羌活 槟榔 虎骨 自然铜 白附子 苍耳子 骨碎补 五加皮

调荣活络汤 大黄 牛膝 赤芍 当归 杏仁 羌活 生地 红花 川芎 桔梗

舒筋散 延胡索 肉桂 当归

238. 腰酸

病后或劳累后，腰酸不能支持，多属肾阴不足现象，在一般腰痛症亦常伴有酸软，治法参见本门"腰痛"条。

妇科病中常见于经带，尤其是"白带"病由于带脉不固，腰酸更为明显，参阅妇科症状"经行腰痛"及"赤白带下"各条。

239. 腰重

腰痛有沉重感，《金匮要略》所谓"如带五千钱"，属"肾着"证，参阅本门"腰痛"条。

240. 腰冷

腰部觉凉，如有冷风吹入，为阳虚症状之一，亦为风冷腰痛之征。治宜温补肾命，外用王海藏代灸膏贴腰眼。

代灸膏 附子 蛇床子 吴茱萸 肉桂 马蔺子 木香等分，为末，以白面一匙，姜汁调成膏，摊纸上敷贴，自晚至晓，其方可代灸百壮。

241. 腰如绳束

腰部周围如绳紧束，多属带脉为病，宜辛散其结，甘缓其急，用调肝散。

下肢截瘫证中，常见腰部拘急，感觉消失，随着病情的发展而逐渐向上，胸部亦有压迫感，无疼痛现象，治以温肾为主。参阅四肢症状"下肢瘫痪"条。

调肝散 肉桂 当归 川芎 牛膝 细辛 菖蒲 酸枣仁 炙甘草 半夏 姜 枣

242. 腰部疮毒

生于腰骨两旁陷肉处者名"肾俞发"，在腰胯之间者名"中石疽"，内外治法，同一般痈疽。突出的为"缠腰火丹"，俗名"蛇串疮"，生腰际累累如珠，有干湿两种。干者色红赤，形如云片，上起风粟，作痒发热，属心肝二经风火，治用龙胆泻肝汤；湿者色黄白，水疱大小不等，破烂流水，较干者多痛，属脾肺二经湿热，治用除湿胃苓汤。此证不速治，蔓延遍腰，毒气入脐，使人膨胀闷呕。

龙胆泻肝汤 龙胆草 生地 连翘 车前子 泽泻 木通 黄芩 黄连 当归 栀子 大黄 甘草

除湿胃苓汤 苍术 白术 厚朴 陈皮 猪苓 泽泻 赤苓 滑石 防风 栀子 木通 肉桂 甘草 灯心草

十四、腹脐症状

腹部属阴，肝、脾、肾三阴脏均在腹内。它的分区是：上腹部即中脘属太阴，脐腹属少阴，左右为少腹属厥阴，脐下为小腹属冲任奇经，并以胃属中脘，肠属脐腹范围。临床上多依据部位结合病因和症状进行诊治。病因方面有寒有热，有虚有实，有气滞、瘀阻、虫积等，证候相当复杂。本门以疼痛、胀满为主，也附入了腹露青筋、腹皮冷热等外表症状。脐当腹之中央，亦居一身之中，下为丹田，系生气之源。最易受凉，引起腹痛、腹泻等，尤其婴儿断脐不慎能引起脐风重证。本门列入的则为脐肿、脐突、脐湿、脐内出血、出脓等局部疾患。

243. 胃脘痛

上腹部疼痛，一般称为"胃脘痛"，简称"胃痛"。原因甚多，有寒痛、热痛、虚痛、气痛、瘀痛、食痛、虫痛等，其中以胃气素寒，因饮食生冷和吸受冷气直接引发的胃寒作痛最为常见。此证大多突然作痛，喜手按及饮热汤，伴见呕恶清水黏涎，畏寒，手足不温，脉象沉迟或沉弦，舌苔白腻。胃寒则气滞湿阻，所谓不通则痛，治宜温中散寒，佐以理气化湿，用厚朴温中汤、良附丸。如果经常受寒便痛，用肉桂一味研粉，开水送服二三分即止。挟有油腻食滞者，俗称寒食交阻，疼痛更剧，应结合保和丸消运。

"胃气痛"亦为常见证候，多因消化不良，胃气阻滞引起，当脘胀痛攻冲，胸闷痞塞，得嗳气稍舒，伴见腹内作胀，大便困难，脉象弦滑。由于胃不和降，气机障碍，治宜行气散滞，用香砂枳术丸，重者结合沉香降气散。也有很多因肝气引起，伴有胁满胀痛、郁闷太息等肝气症状，所谓肝气犯胃，故又称"肝胃气痛"。但多发于精神受刺激之后，或有情志不遂病史，治用柴胡疏肝散、调气汤。由肝气引起的胃痛，经久不愈，往往化火，出现口苦口干，吞酸嘈杂，烦躁易怒，脉象弦数，宜辛泄苦降，用化肝煎，或加左金丸。病久伤阴，舌红少液，用一贯煎，滋养中佐以泄肝，切忌香燥疏气，愈疏愈痛。

中气虚弱引起的胃痛，其特征为痛时多在空腹，得食或温罨缓解，伴见畏冷喜暖，舌质淡，苔薄白，脉象沉细无力或虚弦。时轻时重，数年不愈，严重的还能出现呕血和大便下血。此证不仅在胃，与脾亦有密切关系，因为胃主纳，脾主运，胃宜降，脾宜升，胃喜凉，脾喜温，胃当通，脾当守，两者的作用虽不同，但又是相互为用的。胃虚痛，其病机倾向于脾脏虚寒，当用黄芪建中汤温养中气，在出血时生姜改炮姜，并加阿胶。应当注意的是，本证常因受寒、气恼等因素反复发作，并因运化能力薄弱出现食滞等症状，须分别标本适当处理，不能当作单纯的寒痛、气痛和食痛。针灸治疗以中脘、内关、足三里为主，脾俞、胃俞、上下巨虚等穴均可采用。一般实痛宜针，虚痛针后加灸。

瘀血痛，痛如针刺，且有定处，或有积块，或大便色黑，脉涩，重按有力，宜和血定痛，用手拈散，非必要时勿予攻逐。

热痛，痛时不喜按，大多舌苔黄腻，脉象数大，兼有口渴、溲赤、便秘等肠胃实证，宜清热中佐以调气，用清中饮加川楝子、枳实。

"胃痈"证，亦中脘作痛，久则破溃咯吐大量脓血。初起用芍药汤，痈成用托里散，已溃用排脓散。本证在早期不易诊断，大概脘痛开始，舌苔先见灰黑垢腻，隐痛不剧，口甜气秽，结喉旁人迎脉大；痈已成，则寒热如疟，脉象洪数，或见皮肤甲错。

虫痛不限中脘，参阅本门"脐腹痛"条。

杂病中"结胸""胸痹"等均与胃痛有关，参阅胸胁腋乳症状"胸痛"条。

厚朴温中汤 厚朴 豆蔻 陈皮 木香 干姜 茯苓 甘草

良附丸 高良姜 香附

保和丸 神曲 山楂 麦芽 莱菔子 半夏 陈皮 茯苓 连翘

香砂枳术丸 木香 砂仁 枳实 白术

沉香降气散 沉香 香附 砂仁 甘草

柴胡疏肝散 柴胡 白芍 川芎 香附 陈皮 枳壳 甘草

调气汤 香附 青皮 陈皮 藿香 木香 乌药 砂仁 甘草

化肝煎 白芍 丹皮 栀子 青皮 陈皮 贝母 泽泻

左金丸 黄连 吴茱萸

一贯煎 生地 当归 枸杞子 沙参 麦冬 川楝子

黄芪建中汤 黄芪 桂枝 白芍 炙甘草 姜 枣

手拈散 延胡索 五灵脂 豆蔻 没药

清中饮 黄连 栀子 陈皮 茯苓 半夏 甘草 豆蔻

芍药汤 赤芍 犀角 石膏 玄参 升麻 甘草 朴硝 木通 麦冬 桔梗

托里散 当归 赤芍 大黄 黄芩 朴硝 皂角刺 天花粉 连翘 金银花 牡蛎

排脓散 党参 黄芪 白芷 五味子

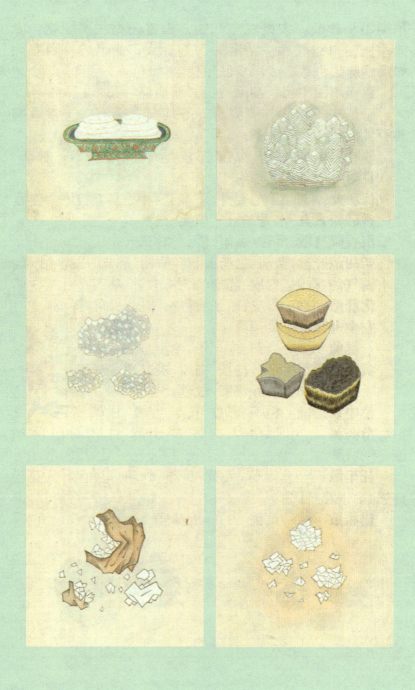

244．少腹痛

腹痛偏在少腹，或左或右，或两侧均痛，痛时兼有胀感。多属肝经症状，用金铃子散，并可加柴胡、青皮疏之，有寒者加肉桂、乌药温之。亦可针刺关元、归来、行间、三阴交等穴。

少腹痛偏着右侧，按之更剧，常欲蜷足而卧，寒热，恶心，大便欲解不利，为"肠痈"证。《金匮要略》上说："肠痈者，少腹肿痞，按之即痛，如淋，小便自利（调），时时发热，自汗出，复恶寒，其脉迟紧者脓未成，可下之，当有血，……大黄牡丹皮汤主之。"此证由于湿热瘀滞壅遏于肠，初起宜清化逐瘀。病势缓和者亦可用清肠饮。张景岳治肠痈单方：先用红藤一两，好酒两碗煎成一碗，午前服，午后用紫花地丁一两，如前煎服，服后痛渐止为效。但已经化脓，下法在所当禁，防止肠破产生其他变化，所以《金匮要略》又有"脓已成不可下也"之戒。肠痈证也有时愈时作，痛不剧烈，身不发热或热极轻微，属于慢性的一种，用活血散瘀汤利之。病后体弱，兼下脓血不清者，用牡丹皮散补虚解毒。此证用针灸治疗，取阑尾穴为主，配合足三里、内庭、公孙、天枢、腹结、大肠俞、内关、气海等穴。

少腹痛按之有长形结块，名为"疝瘕"。参阅本门"腹内硬块"条。

金铃子散 金川楝 延胡索

大黄牡丹皮汤 大黄 丹皮 桃仁 芒硝 冬瓜子

清肠饮 当归 金银花 地榆 麦冬 玄参 甘草 薏苡仁 黄芩

活血散瘀汤 当归尾 川芎 赤芍 苏木 丹皮 枳壳 瓜蒌仁 桃仁 槟榔 大黄

牡丹皮散 人参 黄芪 丹皮 白芍 茯苓 薏苡仁 桃仁 白芷 当归 川芎 甘草 肉桂 木香

245. 脐腹痛

脐腹属少阴，痛时绕脐，喜用手按，伴见肠鸣，饮食少味，大便不实，舌苔白腻，大多属于寒证，兼有脾和大、小肠症状。其中暴痛由受寒和啖生冷引起，痛不休止；久痛为脾肾虚寒，时轻时重，绵绵不休。前者用天台乌药散去巴豆，寒重加肉桂、干姜；后者用理中汤，阳虚甚者加附子。

脐腹痛，由于气滞者，多兼胀满，并与肠胃消化不良有关，治用五磨饮。理气不应，痛时如刺，或当脐疗痛，脉象沉涩，宜从血郁治疗，用手拈散。

腹痛热证较少，一般见于伤寒、温病邪传中焦，主要由于大便秘结，多用下法。

伤食亦能引起腹痛，初在上腹部，伴见胀闷，嗳腐，继传脐腹，大便不调，治宜消导去滞。

腹内绞痛，欲吐不吐，欲泻不泻，烦躁闷乱，严重的面色青惨，四肢逆冷，头汗出，脉象沉伏，名为"干霍乱"。由于暑热湿邪阻滞中焦，气机窒塞不通所致。先于十宣、曲泽、委中穴刺出血，以烧盐泡汤探吐，继用厚朴汤，能得吐泻，病势即定。

时痛时止，痛时剧烈难忍，痛止又饮食如常，为"虫积痛"，多见于小儿。虫积因饮食不洁引起，平时能食形瘦，或嗜生米、泥土等，面色萎黄，眼眶及鼻头发青，唇色娇红，或唇内生疮如粟，睡中磨牙，鼻痒喜挖，严重的腹部胀满坚大，脉象细弦或乍大乍数。治疗有直接杀虫法，用化虫丸或集效丸；又有安蛔法，用乌梅丸。如果脾胃薄弱，宜侧重消运，用肥儿丸。一般所说虫痛均指蛔虫，腹痛亦以蛔虫为明显。此外，还有蛲虫病，其特征为肛门发痒，参阅后阴症状"肛门痒"条。

腹痛绕脐，按之如山峦高下不平，名为"寒疝"。其因多由小肠受寒。《金匮要略》上说："（寒疝）腹中寒，上冲皮起出现有头足，上下痛而不可触近，大建中汤主之。"严重的兼见呕吐，大汗出，手足逆冷，用赤丸治之。

腹痛痛一阵，泻一次，泻下不爽，为"痢疾"。参阅内脏症状"便下黏冻"条。

天台乌药散 乌药 高良姜 小茴香 木香 青皮 槟榔 金川楝 巴豆

理中汤 党参 白术 炮姜 炙甘草

五磨饮 沉香 乌药 槟榔 枳实 木香

手拈散 延胡索 五灵脂 豆蔻 没药

厚朴汤 厚朴 枳实 高良姜 朴硝 大黄 槟榔

化虫丸 鹤虱 苦楝根 槟榔 芜荑 枯矾 使君子

集效丸 鹤虱 芜荑 槟榔 附子 干姜 熟大黄 诃子 木香

乌梅丸 乌梅 细辛 桂枝 人参 附子 黄连 黄柏 干姜 川椒 当归

肥儿丸 白术 云苓 扁豆 青皮 陈皮 厚朴 鸡内金 五谷虫 砂仁 胡黄连 山楂 神曲 槟榔 干蟾皮

大建中汤 干姜 川椒 人参

赤丸 乌头 细辛 半夏 茯苓

246. 小腹痛

小腹痛偏在脐下，痛时拘急结聚硬满，小便自利。严重的有发狂现象，为"蓄血"证，用桃仁承气汤。

热结膀胱，小便不利，亦见小腹阵阵急痛，用五苓散。

妇科月经病常见小腹痛，参阅妇科症状"经行腹痛"条。

桃仁承气汤 桃仁 大黄 玄明粉 桂枝 甘草

五苓散 白术 茯苓 猪苓 泽泻 桂枝

247. 腹满

腹满，系自觉满闷而外无胀急形象，多因脾胃消化不良，湿阻气滞，故常兼食欲不振，食后饱闷，恶心嗳气，大便不调，四肢沉困，舌苔厚腻，用排气饮理气化浊。

　　腹满与胸膈痞闷很难划分，有的由胸膈痞闷而影响腹部，有的由腹胀而影响胸膈，所以一般也称痞满，痞是闭而不开，满是闷而不舒，《保命集》所说"脾不 [能]行气于肺胃"，便是包括胸腹两部分而言的。《伤寒论》有"心下痞"证，系指中脘满闷，因表邪入里，须苦寒以泻，辛甘以散，用半夏泻心汤，或加生姜为生姜泻心汤，或去人参加重甘草为甘草泻心汤，是为辛开苦降法。内伤杂证则理气化浊为主，《内经》（《金镜内台方议》）所谓"中满者泻之于内"。如果单纯由于中虚生满者，宜塞因塞用法，用异功散，或用人参粉加少量鸡内金粉。

　　排气饮 藿香 木香 乌药 厚朴 枳壳 香附 陈皮 泽泻
　　半夏泻心汤 半夏 黄连 黄芩 人参 甘草 干姜 枣
　　异功散 人参 白术 茯苓 甘草 陈皮

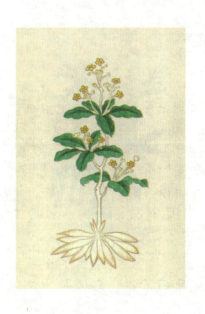
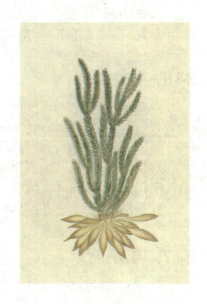

248. 腹胀

腹胀常见于一般病证，多属湿热气滞，偏于实证，有时轻减，有时加剧，食后较甚，得矢气稍松。故徐洄溪（林佩琴）说："胀满证即使正虚，终属邪实，古人慎用补法。又胀必有湿热，倘胀满或有有形之物，宜缓下之。"大概胀在肠胃的，食入胀加，治宜疏腑；如果二便通调的，胀在脏，治宜健脾，用宽中汤、中满分消丸和加味枳术丸等加减。

腹胀中最严重的证候，为"臌胀"，又称"单腹胀"和"蜘蛛臌"。再因发病的原因不一，有"气臌""血臌""食臌""虫臌""水臌"等名目。但大多为气、水、血三种。这三种又每互为因果，故内脏以肝、脾为主，病情都是由实转虚，而致虚实相兼。初起常因肝气郁滞，脾胃湿热壅结，出现腹部胀满，面色晦黄，手心热，午后神疲，食后胀气更剧，舌腻，脉象弦滑。既而瘀凝水聚，腹大日增，形体渐瘦，小便短少，脉转沉细弦数，表现本虚标实。最后腹大筋露，面色苍黄或黧黑，二便不利，口干饮水更胀，足肿目黄，齿龈渗出，舌质红绛或起刺，苔腻黄糙，脉象细数或浮大无力，表现为气滞血瘀，水湿挟热壅结，标实加重，而真阴大伤。传变至此，预后不良，大多死于呕血、便血及昏迷等症。治法须分虚实的程度，适当地运用疏肝、健脾、消积、逐水、清热、祛瘀、养血、滋阴等法，方如加味逍遥散、中满分消丸、鸡金散、禹功散、当归活血汤、猪苓汤、大补阴丸等均可选择。治疗本病必须考虑后果，不可操之过急，初起不宜疏利太过，腹水亦慎用攻逐和辛热温化，防止气虚阴伤，更为棘手。《格致余论》上说："此病之起，或三五年，或十余年，根深矣，势笃矣，欲求速效，自取（求）祸耳，知王道者能治此病也。"又说："医不察病起于虚，急于作效，炫能希赏，病者苦于胀急，喜行利药以求一时之快，不知宽得一日半日，其肿愈甚，病邪甚矣。"

"血吸虫病"流行在长江流域一带，危害劳动人民健康最大。初起不甚明显，时有腹痛腹泻，面色不华，青少年患此，能使发育迟缓。到严重时期都呈腹部膨胀，青筋暴露，全身消瘦，小便短少。治宜斟酌邪正盛衰，依照臌胀处理。

小儿"疳积"，亦以腹胀为主症，多因肥甘乳食不节，积热耗伤气血，故俗称"疳膨食积"。前人分五脏疳证，临床上以"脾疳"为常见，且其余四脏之疳多由脾疳进一步传变而成。脾疳又称"肥疳""食疳"，其证候为肚大坚硬，腹痛下蛔，面黄肌瘦，头大颈细，发稀作穗，乳食难进，口干烦渴，嗜食泥土，时发潮热，困倦喜睡，大便腥黏，尿如米泔。"肝疳"又称"筋疳""风疳"，症见头发竖立，眼多眵泪，摇头揉目，腹大筋青，身体羸瘦，粪青如苔。"心疳"又称"惊疳"，症见惊悸不安，颊赤唇红，口舌生疮，五心烦热，咬牙弄舌，睡喜伏卧。"肺疳"又称"气疳""疳𧏗"，症见肌肤干燥，毛发枯焦，面色㿠白，咳嗽气喘，鼻孔生疮。"肾疳"又称"骨疳""急疳"，症见齿龈出血，口中气臭，足冷如冰，腹痛泄泻，啼哭不已。在疳证整个发展过程中，前人又根据某些突出的兼症，称为"疳热""疳泻""疳痢""疳胀"和"疳痨"。比较特殊的名称，还有以腹大颈细而黄瘦为特征的"丁奚"；以烦渴呕哕吐虫为特征的"哺露"。实际上，均不出五疳范围。治疗脾疳宜先去其积，用消疳理脾汤，兼因积热腹泻的，用清热和中汤，肿胀的，用御苑匀气散。肝疳用芦荟肥儿丸，心疳用泻心导赤汤，肺疳用生地清肺饮，肾疳用金蟾丸。疳证善后均宜调养脾胃，注意饮食。

宽中汤 厚朴 陈皮 白术 茯苓 半夏 枳实 山楂 神曲 莱菔子 姜

中满分消丸 厚朴 枳实 黄连 黄芩 知母 半夏 陈皮

茯苓 泽泻 猪苓 砂仁 干姜 姜黄 人参 白术 甘草

加味枳术丸 枳实 白术 陈皮 半夏 茯苓 紫苏 桔梗 甘草 桂枝 五灵脂 槟榔

加味逍遥散 当归 白芍 柴胡 白术 茯苓 甘草 薄荷 丹皮 栀子 姜

鸡金散 鸡内金 沉香 砂仁 香橼

禹功散 牵牛子 小茴香

当归活血汤 归尾 赤芍 生地 桃仁 红花 香附 川芎 丹皮 延胡索 青皮 莪术 三棱

猪苓汤 阿胶 猪苓 滑石 茯苓 泽泻

大补阴丸 熟地 龟甲 黄柏 知母 猪脊髓

消疳理脾汤 芜荑 槟榔 使君子 黄连 胡黄连 三棱 莪术 青皮 陈皮 甘草 麦芽 神曲 芦荟

清热和中汤 黄连 厚朴 白术 泽泻 茯苓 甘草 使君子 神曲 麦芽 灯芯草

御苑匀气散 桑白皮 桔梗 赤苓 甘草 藿香 陈皮 木通 灯心草 姜皮

芦荟肥儿丸 芦荟 胡黄连 黄连 银柴胡 白扁豆 山药 五谷虫 山楂 蟾蜍 肉豆蔻 槟榔 使君子 神曲 麦芽 鹤虱 芜荑 朱砂 麝香

泻心导赤汤 木通 生地 黄连 甘草 灯心草

生地清肺饮 桑白皮 生地 天冬 前胡 桔梗 紫苏叶 防风 黄芩 甘草 当归 连翘 赤苓

金蟾丸 干蟾蜍 胡黄连 黄连 鹤虱 肉豆蔻 雷丸 芦荟 芜荑 苦楝根皮

249. 腹鸣

亦称"肠鸣"，多见于肠有寒湿的胀气及泄泻证，以木香、乌药为主药。

水饮病，水饮流入肠间，辘辘有声，称为"留饮"，用甘遂半夏汤。

　　甘遂半夏汤 甘遂 半夏 芍药 甘草

250. 腹内硬块

　　腹内按之有硬块，多为"癥瘕"一类。原因甚多，主要由于气血积滞结聚逐渐形成，故也称"积聚"，并有七癥、八瘕和五积、六聚之分。一般以血积而坚着不移的为癥，属于脏病；气聚而移动不定的为瘕，属于腑病。但在临床上不能绝对划分，有先因气聚，日久成积的，也有积块坚固，治后能移动的。大概初起结块不坚，或痛或不痛，起居饮食如常，继则逐渐增大，痛处不移，时有寒势，体倦无力，饮食减少，最后则坚满作痛，肌肉瘦削，面色萎黄。所以程钟龄认为治疗积聚，当按初、中、末三期，他说："邪气初客，积聚未坚，宜直消之而后和之。若积聚日久，邪盛正虚，法从中治，须以补泻相兼为用。若块消及半，便从末治，即住攻击之药，但和中养胃，导达经脉，俾荣卫流通而块自消矣。"又说："虚人患积者，必先补其虚，理其脾，增其饮食，然后用药攻其积，斯为善治，此先补后攻之法也。"这是治疗积聚的大法，常用方有散积的五积散，行气的木香顺气散，攻瘀的血癥丸，调中的健脾资生丸等，外治用阿魏膏敷贴。

　　少腹近脐左右有块疼痛，按之大者如臂如黄瓜，小者如指，劲如弓弦，往往牵及胁下，名为"痃癖"。由肝气郁结，遇冷则痛剧，用木香顺气散加延胡索、小茴香。

　　妇女小腹有块，为冲任受寒，血脉凝滞，名为"疝瘕"。用当归丸。又有"石瘕"证，为胞中伤损，瘀血结成，久则坚硬如石，堵塞子门，腹大如怀孕，月经不至，用石英散。"肠覃"证，为寒气客于大肠，结而为瘕，日久生成息肉，始如鸡卵，久如怀孕，按之坚，推之移动，月经仍下，或多或少，用大七气汤。

五积散 当归 川芎 白芍 苍术 厚朴 茯苓 枳壳 半夏 干姜 肉桂 白芷 麻黄 陈皮 桔梗 甘草 葱 姜

木香顺气散 木香 青皮 陈皮 枳壳 厚朴 乌药 香附 苍术 砂仁 肉桂 甘草

血癥丸 五灵脂 大黄 桃仁 生地 牛膝 肉桂 延胡索 当归 赤芍 三棱 莪术 乳香 没药 琥珀 川芎 甘草

健脾资生丸 白术 人参 茯苓 薏苡仁 山楂 橘红 黄连 豆蔻 桔梗 藿香 白扁豆 莲肉 甘草 神曲

阿魏膏 阿魏 肉桂 羌活 独活 玄参 生地 赤芍 穿山甲 猳鼠矢 大黄 白芷 天麻 红花 土木鳖 黄丹 芒硝 乳香 没药 苏合香 麝香（成药）

当归丸 当归 赤芍 川芎 熟地 三棱 莪术 神曲 百草霜

石英散 紫石英 当归 马鞭草 红花 乌梅 莪术 苏木 没药 琥珀 甘草

大七气汤 三棱 莪术 青皮 陈皮 桔梗 藿香 益智仁 香附 肉桂 甘草 姜 枣

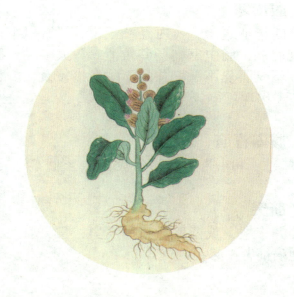

251. 鼠鼷部结块

腹股沟处生块，形长如蛤，坚硬疼痛，都由"梅毒"引起，在左边叫"鱼口"，右边叫"便毒"，也有生近小腹毛际旁的，左为"横痃"，右为"阴疽"。患此者多在一至两个月后破溃，溃后不易收口。解放后梅毒已基本被消灭，本证也很少见。

体虚劳累，或有足疾而勉强行走，也能引起鼠鼷部结块疼痛，轻者休养即愈，重者宜和营消坚，用疏肝溃坚汤加减。

疏肝溃坚汤 当归 白芍 香附 僵蚕 柴胡 夏枯草 川芎 穿山甲 红花 姜黄 石决明 甘草 陈皮

252. 腹皮热

诊断指征之一，《内经》上说："脐以上皮热，肠中热则出黄如糜。"热性病邪在胃肠，大多腹皮特热，扪之灼手。

253. 腹皮寒

诊断指征之一，《内经》上说："脐以下皮寒，胃中寒则腹胀，肠中寒则肠鸣飧泄。"大多见于脾肾阳虚证候，不仅腹皮不温，并且不耐寒冷侵袭，妇科冲任虚寒证亦多出现。

254. 腹露青筋

"臌胀"和小儿"疳积"症状之一，参阅本门"腹胀"条。

255. 脐突

婴儿多哭，或断脐后束缚不紧，常见脐突，无红肿及其他病征者不必治。

肿胀发现脐突，为危证之一。《外台秘要》指出："唇黑伤肝"，"缺盆平伤心"，"脐突伤脾"，"足下平满伤肾"，"背平伤肺"。《[世医]得效方》上亦说："脐心突起，利后复腹（胀）急，久病羸乏，喘息不得安，名曰脾肾俱败，不治（无有愈期）。"

256. 脐肿

婴儿脐肿如栗，疼痛而软，用竹沥涂之，一日数次渐消。如果红肿疼痛，甚至糜烂流脓水，则为"脐疮"。多因断脐后浴水侵入脐中，或尿布浸润，或脐痂为衣物摩擦脱落过早所致。用防风煎汤洗涤，拭干后敷胡粉散，兼有寒热者内服犀角消毒饮。

胡粉散 黄连二钱半 胡粉 煅龙骨各一钱 研细末。

犀角消毒饮 牛蒡子 甘草 犀角 荆芥 防风 金银花

257. 脐湿

婴儿脐带脱落后，脐中潮湿不干，微有红肿，用松花粉扑之，久不愈用渗脐散撒脐中。

渗脐散 枯矾 煅龙骨各二钱 麝香五厘 研细末。

258. 脐内出水

脐内出水，用龙骨醋泡，焙枯研细外敷。如果流出臭水，称为"脐漏疮"，多因房劳过度或气恼无常，宜内服补中益气汤，外用艾灸，灸后用生肌散，以膏药或纱布封固。

补中益气汤 黄芪 党参 当归 白术 甘草 柴胡 升麻 陈皮 姜 枣

生肌散 儿茶 乳香 没药 冰片 麝香 血竭 三七（成药）

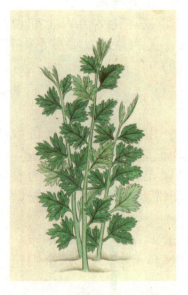
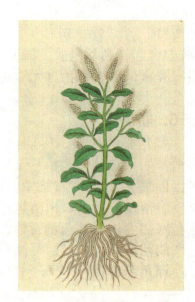
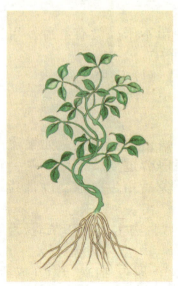
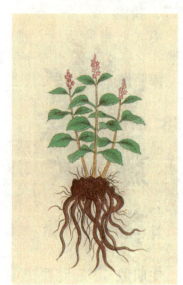

259. 脐内出血

多因肾火外越，用六味地黄汤加骨碎补。

六味地黄汤 生地 山茱萸 山药 丹皮 茯苓 泽泻

260. 脐内出脓

李东垣说："肠痈为病，绕脐生疮，或脓从脐出。"系内痈化脓破溃，极为凶险。

261. 脐边青黑

为"脐风"险症之一，参阅内脏症状"昏迷"条。

262. 脐下跳动

脐下筑筑跳动，称为"脐下悸"。因素有水气停聚下焦，由于发汗过多，心阳受伤，水气乘机欲逆，治宜助阳行水，用茯苓桂枝甘草大枣汤。"奔豚"证亦为水气上冲，先见脐下跳动，王海藏（沈金鳌）说："脐下筑者，肾气动也，理中汤去术加桂"，"肾恶燥，故去术，恐作奔豚，故加桂[也]，若悸者加茯苓（一两）"。

冲脉为血海，亦能使脐下动而气上逆，从小腹直冲胸咽，窒闷欲绝，《难经[经释]》所谓"冲脉为病，逆气里急"。用沉香磨服二三分治标，内服茯苓五味子汤。

茯苓桂枝甘草大枣汤 茯苓 桂枝 甘草 枣
茯苓五味子汤 茯苓 五味子 肉桂 甘草

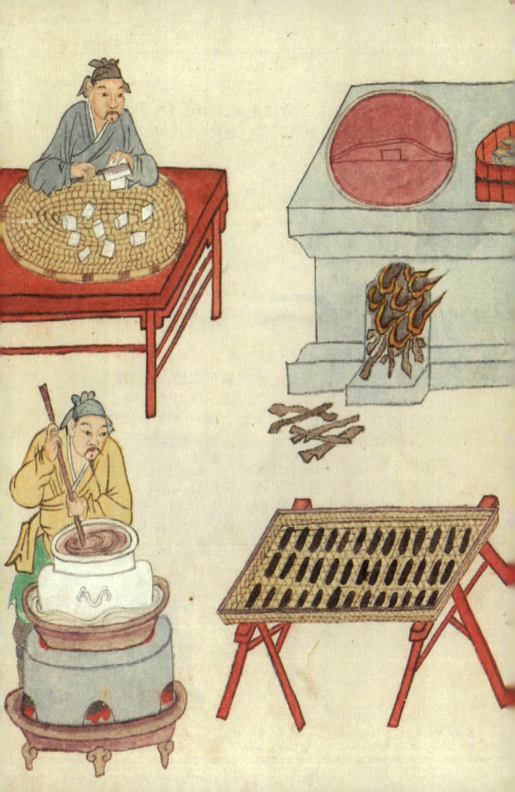

十五、四肢症状

上肢为手六经所循行，下肢为足六经所循行，一般的四肢肌肉、关节疼痛和运动障碍，多属风、寒、湿邪侵袭经络所致。如沉困乏力，懒于举动，肌肉萎缩，浮肿作胀等，则因脾主四肢，与内脏有关。又《内经》指出："肺心有邪，其气流于两肘；肝受邪，其气流于两腋；脾受邪，其气流于两髀；肾受邪，其气流于两腘。"说明了内脏与四肢关节的关系。至于其他杂病如中风等，亦出现半身不遂、下肢瘫痪等四肢症状，均不能当作单纯的经络发病。

263. 四肢疼痛

上肢或下肢疼痛多属"痹病"一类。由于营卫先虚，腠理不密，风寒夹湿侵袭，经络凝滞，气血不能宣通。所以《内经》指出"风寒湿三气杂至合而为痹"，并分别风气胜者为"行痹"，寒气胜者为"痛痹"，湿气胜者为"着痹"。即痹病常由风、寒、湿三邪混合发病，但在程度上有轻重，诊断时须辨疼痛剧烈而固定的偏重于寒，痛而沉重麻木的偏重于湿，痛而有游走不定的偏重于风。由于风寒湿三邪结合，其性属阴，故在寒冷季节和阴湿气候易于加剧或复发，《内经》所谓"逢寒则急，逢热（湿）则纵"。治疗上除区别三邪的轻重用药外，因经络气血凝滞，必须兼顾和营活血而通阳气，不宜一派辛散通络。又痹病大多偏在一臂一腿，故《金匮》上说"但臂不遂者为痹"。在用药时对于上下肢应有区别，针灸同样如此。

偏在上肢手臂疼痛，常因感受寒凉引起，一般多偏重于外侧手三阳经部位。且肩胛处最易受凉，痛时多从肩部向肘下移，不能抬举，也不能向后弯曲。初起以疏散活络，用防风汤，经久不愈，宜以和血为主，用舒筋汤。凡治上肢痛的药物，桂枝长于祛风和血，秦艽祛风湿，羌活散风寒，姜黄理血中之气，威灵仙散寒行气，善走经络，所以常作为引经药。针灸取肩井、肩髃、曲池、外关、后溪、合谷和手三里等穴。

偏在下肢股胫疼痛的，因股胫为足六经循行部位，尤其与足三阴经关系较密。发病的原因，常由坐卧阴冷潮湿之地引起，因此，多偏重于寒湿。疼痛的部位和情况，以髋关节和膝部为重，或牵引腰部亦痛，并伴有畏冷喜温及沉重感觉。治法以三痹汤为主，寒重者结合千金乌头汤，湿重者结合薏苡仁汤。大概下肢痛多用肉桂、独活、川乌、草乌、木瓜、续断、牛膝，也有上下肢通用的如海风藤、络石藤、丝瓜络及小活络丹等。验方用庵闾子一两浸白酒一斤，每次饮少许，能暂时镇痛。针灸取环跳、风市、足三里、梁丘、膝眼、悬钟、昆仑等穴。

"历节风"，亦有四肢疼痛，痛时历节走注，如同虎啮，故又称"白虎历节"，实即行痹一类。但关节处能出现红肿，或伴有寒热，脉象浮滑带数，或身发瘰癗，手指挛曲，痛不能屈伸。多由饮酒当风，汗出浴水所致，用桂枝芍药知母汤、败毒散加减。

痛痹久不愈，又称"痛风"，李东垣认为多属血虚，主用当归、川芎佐以桃仁、红花、肉桂、威灵仙。朱丹溪认为先由血热，主用当归、川芎、生地、白芍、黄芩，在上加羌活、桂枝、威灵仙，在下加牛膝、防己、黄柏。张石顽则以湿热挟痰挟瘀入络痹痛，证重日久，须用乌附祛逐痰湿，壮气行轻，便秘者可用大黄以除燥热结滞。

凡痛痹经久，往往化热，暗耗气血，当审证处理。

四肢关节疼痛，逐渐肿胀变粗，运动障碍，肌肉萎缩。多发于山岳和丘陵地带，在儿童和青年患此者，能影响骨骼生长而成畸形，称为"大骨节病"，俗呼"柳拐子病"和"算盘子病"。初起照痹证治疗，祛风逐寒，活血止痛，配合针灸及拔火罐法。

防风汤 防风 羌活 桂枝 秦艽 葛根 当归 杏仁 黄芩 赤苓 甘草 姜

舒筋汤 姜黄 当归 赤芍 白术 海桐皮 羌活 甘草

三痹汤 人参 黄芪 当归 熟地 川芎 白芍 肉桂 细辛 独活 防风 秦艽 杜仲 续断 牛膝 茯苓 甘草 姜 枣

千金乌头汤 乌头 附子 肉桂 川椒 细辛 独活 防风 干姜 秦艽 当归 白芍 茯苓 甘草 枣

薏苡仁汤 薏苡仁 苍术 麻黄 桂枝 当归 白芍 甘草 姜

小活络丹 川乌 草乌 地龙 胆南星 乳香 没药

桂枝芍药知母汤 桂枝 芍药 知母 麻黄 防风 白术 附子 甘草 姜

败毒散 羌活 独活 柴胡 川芎 桔梗 枳壳 前胡 茯苓 甘草

264. 四肢软弱

四肢软弱或仅下肢软弱不用，一般无疼痛、麻木等感觉，属"痿证"。常因肺热熏灼，津液被伤，和心脾亏损，肝肾阴虚，不能营养经脉，因而弛缓无力。严重的手不能握物，足不能任身，肘、腕、膝、踝等关节如觉脱失，肌肉瘦削，以致不治。但以下肢为多见，故亦称"痿躄"。辨证方面，属于肺热者，多生于热病中或热病之后，伴见心烦口渴，咳呛咽干，小便短赤热痛，脉象细数，用门冬清肺饮合益胃汤。属于心脾者，多由易怒善悲等情志因素引起，伴见心悸惊惕，失眠头晕，手足心热，饮食少进，脉象虚弱，用五痿汤。属于肝肾者，多因房劳过度或久患遗精引起，伴见头晕目眩，腰脊酸软。亦有因阴虚兼见内热或渐至阴阳两虚，用虎潜丸、鹿角胶丸。此外，湿热内蕴亦能成痿，症见身重胸闷，小便赤涩，两足觉热，得凉则舒，舌苔黄腻。但湿热亦能伤阴，出现舌尖红或舌苔中剥，用加味二妙散。《内经》上说"治痿独取阳明"，主要是指补益后天以生化津液精血、滋养经脉筋骨。总之，必须结合具体病情适当处理。

一般病后四肢软弱，行动无力，多为气血衰弱，不同于痿证，亦不作主症治疗。

门冬清肺饮 麦冬 人参 黄芪 当归 五味子 白芍 紫菀 甘草

益胃汤 沙参 麦冬 生地 玉竹 冰糖

五痿汤 人参 白术 茯苓 麦冬 当归 黄柏 知母 木香 甘草 薏苡仁 姜 枣

虎潜丸 龟甲 熟地 白芍 虎骨 锁阳 黄柏 知母 陈皮

鹿角胶丸 鹿角胶 鹿角霜 熟地 人参 当归 菟丝子 杜仲 虎骨 龟甲 白术 茯苓 牛膝

加味二妙丸 黄柏 苍术 当归 牛膝 龟甲 防己 萆薢

265. 四肢麻木

四肢麻木，不知痛痒，多属气虚风痰入络，妨碍营卫流行。《内经》上说："营气虚则不仁，卫气虚则不用，营卫俱虚则不仁且不用。"李东垣、朱丹溪都主气虚不行，湿痰内阻。治宜补气行气为主，兼化风痰湿浊而和经络，用神效黄芪汤、指迷茯苓丸。大概此证用药，以党参、黄芪补气，当归、白芍和血，枳壳开气，半夏化痰，羌活、防风散风，威灵仙、僵蚕通络。在手臂用桑枝，足腿用牛膝，均以生姜为引。

一处麻木，遇阴寒更剧，为痰瘀内阻，用白芥子研末，葱姜汁调敷。

神效黄芪汤 黄芪 人参 陈皮 白芍 甘草 蔓荆子

指迷茯苓丸 半夏 茯苓 枳壳 风化硝 姜汁

266. 四肢拘挛

四肢拘急挛曲，不能伸直，系筋脉为病，称为"筋挛"。多因失血过多，内热伤阴，大汗耗津，或因溃疡血随脓化等而引起，致使血液枯燥，筋失所养。用养血地黄丸去天雄、蛴螬、干漆，酌加首乌、白芍、羚羊角之类。《内经》曾说："湿热不攘，大筋软短，小筋弛长，软短为拘，弛长为痿。"这里所说的湿热，主要亦是热伤血不养筋，当于养血方内加入薏苡仁、忍冬藤等，不宜专予清化。寒邪侵袭经络，因寒主收引，发为拘急，用千金薏苡仁汤温之。

拘挛多属于肝，以肝主筋，筋膜干则收缩。但心主血脉，亦有关系。心脏虚弱者往往先觉心慌气短，胸闷窒塞，既而两臂挛急，必俟心气渐畅，始渐舒展，故阿胶、当归、桂枝亦为常用药。

扭伤挛痛，宜活血舒筋，用活化散。

养血地黄丸 熟地 山茱萸 白术 狗脊 蔓荆子 地肤子 天雄 蛴螬 干漆 车前子 萆薢 山药 泽泻 牛膝

千金薏苡仁汤 白蔹 薏苡仁 白芍 肉桂 酸枣仁 干姜 牛膝 甘草

活化散 苏木 红花 没药 自然铜 乳香 血竭 木鳖子 丁香

267. 四肢抽搐

四肢经脉拘急张纵不宁，古称"瘈疭"，俗呼"抽风"。常见于热病伤阴、妇女产后和小儿发热不退。多因阴血耗伤、风火妄动而起，为严重的症状之一。《原病式》

（《杂病源流犀烛》）上说："热胜风搏，并于经络"，"风主动而不宁"，"风火相乘，是以瘈瘲"。主张用祛风涤热之剂。此证属于心肝两经，一般多伴神识昏迷，故用紫雪丹、安宫牛黄丸急救为主，神识能清，抽搐亦定。

小儿吐泻后，出现四肢抽搐，多为脾阳脱陷虚证，伴见肢冷、脉细微者为真象，烦热、脉浮大者为假象，名为"慢惊"。如果抽搐显得无力，戴眼反折，汗出如珠者难治，急当固本，用固真汤。并灸大椎、脾俞、天枢、关元、足三里等穴。

紫雪丹 滑石 石膏 寒水石 磁石 羚羊角 木香 犀角 沉香 丁香 升麻 玄参 甘草 朴硝 硝石 朱砂 麝香（成药）

安宫牛黄丸 牛黄 郁金 犀角 黄连 朱砂 冰片 麝香 珍珠 栀子 雄黄 黄芩 金箔（成药）

固真汤 人参 白术 茯苓 炙甘草 附子 肉桂 山药 黄连

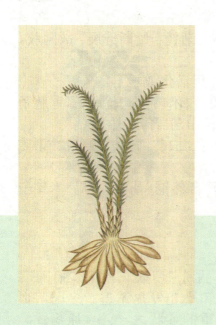
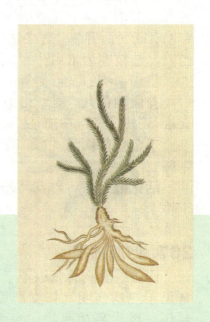

268. 四肢冷

手足冷，称作"清"，冷过腕、踝，称作"厥"，冷过肘、膝，称作"逆"，所以轻者称"厥冷"，重者称"厥逆"。一般四肢冷，多为寒证，称为"寒厥"或"刚厥"，伴见形寒、面青、蜷卧、大便泄泻，脉象微迟，用四逆汤。同时在伤寒、腹泻以及一切虚弱证在严重阶段见到肢冷，均为阳气虚弱和垂绝现象，用附子理中汤、参附汤扶阳。

内热郁结，出现四肢冷，称为"热厥"或"阳厥"，伴见身热、面赤、烦热、便秘、小溲短赤、脉象滑数。也有肢冷转温，温后又冷，反复发作，叫作"热深厥深"。凡热深厥亦深，热微厥亦微，不可误作阴寒，应用四逆散、火郁汤治疗。

血虚患者，手足亦多冷，甚至睡后下肢不易温暖，必须全面分辨。

痛证如胃脘痛、腹痛等，当痛势剧烈时，往往手足发凉，痛缓自温，不须回阳。

四逆汤 附子 干姜 甘草

附子理中汤 附子 人参 白术 炮姜 甘草

参附汤 人参 附子

四逆散 白芍 柴胡 枳实 甘草

火郁汤 羌活 升麻 白芍 防风 葛根 银柴胡 甘草 葱白

269. 四肢消瘦

四肢局部肌肉消瘦，常见于"痿证"和"鹤膝风"等，参阅本门"四肢软弱"和"膝部肿大"各条。

凡重病久病，发现臂部、胫部大肉瘦削，古称"腘肉脱"，为不治证候之一。

270. 四肢红丝走窜

手指或足趾生疮，毒流经脉，在前臂或小腿内侧，出现红丝一条，向上走窜，在上肢的，多停于肘部或腋部，在下肢的，多停于腘窝或胯间。轻者红丝较细，无全身症状；重者较粗，伴有寒热，以"疔疮"及"流火"等最为多见，治疗时，除按疔疮、流火等施治外，亦可用刀针沿红丝路径寸寸挑断，紧捏针孔皮肤周围，微使出血。

271. 半身不遂

上下肢偏左或偏右不能运动，称为"半身不遂"，亦称"偏枯"，为"中风"症状之一。多数由于猝然仆倒，昏不知人，同时偏半手足不用，清醒后成为后遗症。也有但觉手足麻木，逐渐形成的。中风原因有风、火、痰、气等，因而又分"火中""痰中""气中"，并据证候的轻重、深浅分为中络、中经、中腑、中脏。从半身不遂来说，它的原因有多种，但皆属于经络为病，故常伴见口眼㖞斜，语言謇涩。宜养血祛风，通经活络，用大秦艽汤和大、小活络丹，久不愈可用人参再造丸，日服一颗。针灸治疗，取曲池、阳陵泉为主，配合肩髃、天井、外关、环跳、风市及手、足三里等穴。

大秦艽汤 秦艽 羌活 独活 防风 白芷 当归 白芍 川芎 生地 细辛 白术 茯苓 黄芩 石膏 甘草

大活络丹 金钱白花蛇 乌梢蛇 威灵仙 两头尖 草乌 天麻 全蝎 麻黄 首乌 龟甲 贯众 炙甘草 羌活 肉桂 藿香 乌药 黄连 熟地 大黄 木香 沉香 细辛 赤芍 丁香 僵蚕 乳香 没药 天南星 青皮 骨碎补 安息香 豆蔻 附子 黄芩 茯苓 香附 玄参 白术 人参 防风 葛根 虎骨 当归 地龙 犀角 麝香 松脂 血竭 牛黄 冰片（成药）

小活络丹 川乌 草乌 胆南星 地龙 乳香 没药（成药）

人参再造丸 人参 当归 川芎 黄连 羌活 防风 玄参

藿香 白芷 茯苓 麻黄 天麻 萆薢 姜黄 炙甘草 肉桂 豆蔻 草豆蔻 何首乌 琥珀 黄芪 大黄 熟地 雄鼠粪 穿山甲 安息香 蕲蛇 全蝎 威灵仙 葛根 桑寄生 细辛 赤芍 青皮 白术 僵蚕 没药 乳香 朱砂 骨碎补 香附 天竺黄 白附子 龟甲 沉香 丁香 胆南星 红花 犀角 厚朴 地龙 松香 木香 冰片 牛黄 血竭 虎骨（成药）

272. 肩肘脱臼

肩肘关节脱臼不能举动，多因举重不慎所致，在小儿常由攀登、跌仆及大人携拉不当发生。患处肿痛，不能抬举，初期失治，易成残废，急宜伤科治疗。

273. 膝部肿痛

一膝或两膝肿痛，皮色不变，亦无热感，逐渐腿胫消瘦，形如鹤膝，名为"鹤膝风"。多因足三阴经亏损，风湿乘袭，治宜活血养筋，兼理风湿，用大防风汤或十全大补汤加牛膝、羌活、独活。本病不易速愈，喻嘉言曾说："鹤膝风即风寒湿之痹于膝者也。如膝骨日大，上下肌肉日枯，且未可先治其膝，宜治（养）气血，使肌肉渐荣，再治其膝可也。此与治偏枯之症大同小异，急溉其未枯者，使气血流行而复荣。倘不知此，但用麻黄、防风等散风之药，鲜有不全枯者。故治鹤膝而急攻其痹，必并其足痿而不用矣。"

小儿患鹤膝风，为先天衰弱，阴寒凝聚于膝，用六味地黄丸补肾，加鹿茸补命火，以牛膝引至骨节而壮里，前人认为治本良法。

一膝引痛，上下不甚肿而微红者，为"膝游风"，用换骨丹治之；膝部两侧肿痛，恶寒壮热，肿处手不可近者，为"膝眼毒"，用仙方活命饮加牛膝；如仅膝盖肿痛，亦发寒热，则为"膝痈"，按一般痈疡治疗。

大防风汤 黄芪 熟地 当归 白芍 杜仲 防风 附子 川芎 羌活 人参 牛膝 炙甘草 白术 姜 枣

十全大补汤 当归 熟地 白芍 川芎 人参 白术 茯苓 甘草 黄芪 肉桂

六味地黄汤 熟地 山茱萸 山药 丹皮 茯苓 泽泻

换骨丹 当归 虎骨 羌活 独活 防风 萆薢 牛膝 秦艽 蚕沙 枸杞子 松节 白茄根 苍术 龟甲 白酒

仙方活命饮 穿山甲 白芷 防风 赤芍 皂角刺 甘草 归尾 贝母 天花粉 金银花 陈皮 乳香 没药 黄酒

274. 股阴痛

股阴痛，很少单独发现，如果一侧出现，痛如锥刺，不能转动，外形一无变化，按之皮肤不热，重压有固定痛点，兼有寒热往来的，须防"咬骨疽"，用万灵丹内服。日久化脓内蚀，外形仍难观察，可用长针探刺。也有生在大股外侧的，不红不热，名"附骨疽"，有漫肿现象，比较容易诊断。

万灵丹 苍术 麻黄 羌活 荆芥 防风 细辛 川乌 草乌 川芎 当归 何首乌 石斛 全蝎 甘草 雄黄（成药）

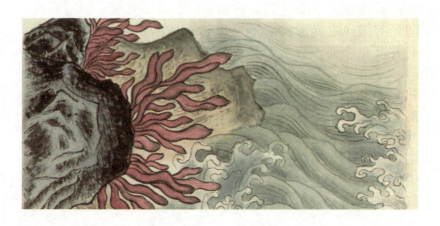

275. 足胫肿

两胫肿大，步履沉重，为"脚气"证。此证初起无显著不适，但觉两脚软弱顽痹，行动不便，足背微肿，以后两胫特别肿胀。逐渐发展，能上及少腹以至大腹均现胀满，但很少影响到周身。严重的出现气逆喘急，呕吐不食，烦渴，心胸动悸，甚至神志恍惚，语言错乱，面色晦暗，鼻扇唇紫，称为"脚气冲心"，死亡甚速。主要原因由于脾阳不振，水湿之邪袭入经络，壅遏气血，不得疏通，故也称"壅疾"。《脚气概论》上说："此病虽自足发而病根在腹，故心下解豁者，纵令诸证重者多易愈，心下硬满则难治。故欲治此证者，不问足，须问腹如何，虽肿消麻解，而腹里病不除必再发。"所以脚气大多肿不过膝，过膝便难治。脉象宜缓不宜急。治法当以疏通为主，用鸡鸣散加入苍术、防己之类，此方宜在五更时冷服（冬月可微温服），至天明时大便当下黑粪水，并宜稍迟进餐。民间单方用花生和赤豆煮烂连饮服食，可作辅助治疗。又作客他乡，不服水土引起的，返乡休养即渐复原。

鸡鸣散 槟榔 紫苏 木瓜 吴茱萸 桔梗 陈皮 生姜

276. 足胫枯燥

足胫枯燥，皮肤粗糙，伴见掣痛麻木，食减，便秘，小溲黄赤，烦躁不安，时作干呕，为"干脚气"的证候。干脚气与一般"脚气"不同之点，在于前者不肿，后者多肿。脚气，由于湿浊壅滞；干脚气，则由风热偏盛，损伤津血。故干脚气出现脉弦数、舌红绛者多难治，用加味四物汤。

加味四物汤 生地 白芍 川芎 当归 牛膝 木瓜 黄柏

277. 下肢瘫痪

两下肢重着无力，难于行动，或兼麻木、窜痛，但上肢一般正常，称为"截瘫"，属于"风痹"一类。风痹为"中风"里的一个证候，本属四肢不能自主地随意调节，而主要是下肢不能活动，故张景岳说，风痹四肢不收，痿废麻木，行走及掌握不利，甚至不能步履。用地黄饮子温养下焦水火。

附：西医诊断的"脊髓炎"和"脊髓痨"其主要症状亦在下肢，表现为瘫痪软弱，轻者行立不正，如踩棉花，重则根本不能活动，肌肉麻木不知痛痒，或有蚁行感，筋骨窜痛，寒冷不温。伴见大小便癃闭或小便淋沥，大便滑泄，不能自禁，阳痿、性欲冷淡，腰腹紧束，腰背酸痛，头晕耳鸣，舌质淡或尖红生刺，舌苔白腻，脉象弦紧或沉细无力等。皆属肝肾精血亏损，尤其肾阴肾阳俱虚，因而筋骨失其濡养，兼见气化不及、虚风上扰等一系列的虚象，也用地黄饮子加减。正因为本元不足，所以用通经活络和利尿涩肠之品，不起作用。

地黄饮子 熟地 山茱萸 石斛 麦冬 肉苁蓉 五味子 菖蒲 远志 茯苓 附子 肉桂 巴戟天

278. 下肢红肿

下肢红色成片，微肿作痛，按之灼热。称为"流火"，属"丹毒"一类。轻者七日始退，重者伴见寒热头痛，胸闷呕恶，便秘溲赤。其原因不外是肾火内蕴，湿热下注，用萆薢化毒汤为主，酌加金银花、黄柏、地丁草、大黄、荆芥、防风，外用金黄散以菊花露调涂，民间单方将海蜇皮漂净包扎，亦可用砭法刺放紫血。

萆薢化毒汤 萆薢 归尾 丹皮 牛膝 防己 木瓜 薏苡仁 秦艽

金黄散 天南星 陈皮 苍术 黄柏 姜黄 甘草 白芷 天

花粉 厚朴 大黄（成药）

279. 下肢青筋突起

　　足胫经脉突起色青，形如蚯蚓，多立行走则胀痛，常见于站立工作的劳动人民。系气血不和，络脉凝滞，治宜调畅营卫，行气和血，用当归、白芍、生地、黄芪、桂枝、血竭、红花、木瓜、牛膝之属，日久者酌加蕲蛇肉、威灵仙。

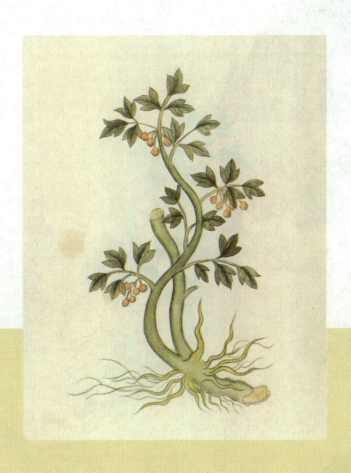

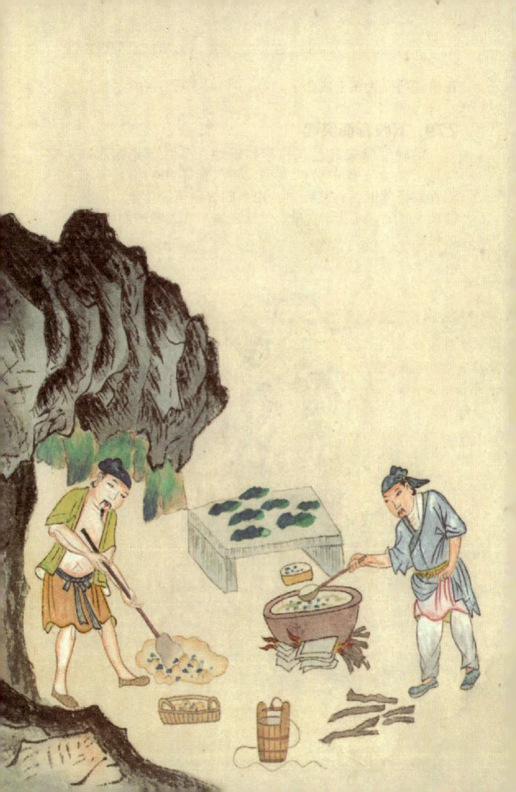

十六、手足症状

手足属于四肢，为人体的末梢，称为四末。但三阴三阳经都交会于手足指端，所以出现手足局部的症状，往往表现内脏气血的不和，如指麻、手颤、握拳、撒手、手足出汗和手足心热等证。

280. 手指麻

手指觉麻，为"中风"病的先兆。先由无名指麻起，其次为中指，再次传及其他三指，也有食指先麻的。开始只在指头第一节，逐渐向上放射至臂部。宜服豨莶膏或桑枝膏丸预防。

血虚证因气血不和，手指发麻，常与其他血虚证出现。

豨莶膏 鲜豨莶草捣汁，以生地、甘草煎汤同熬，加炼蜜收成膏。

桑枝膏丸 何首乌 枸杞子 归身 黑芝麻 菊花炭 柏子仁 白蒺藜 桑枝膏为丸。

281. 手指胀

为"浮肿"症状之一，晨起手指觉胀，屈伸不利，活动后即渐轻减，不作主症治疗。亦有因"中风"等其他病症气血不和引起者，一般用片姜黄、豨莶草、丝瓜络之类和之。

282. 手指挛急

手指挛急不能伸直，腕部以上活动如常，俗呼"鸡爪风"。血不养筋，复受风寒收引，用加味姜黄散。

手臂或连下肢俱挛急者为拘挛证，参阅四肢症状"四肢拘挛"条。

加味姜黄散 姜黄 羌活 白术 当归 白芍 甘草

283. 手丫生疮

手丫生小粒如芥子，瘙痒难忍，逢热更剧，搔破后出血或流黄水，结成干痂，久之化脓，痒痛并作，名为"疥疮"。有"干疥""湿疥"和"脓疥"等分别，总由风湿蕴毒化生。初起发于手丫，渐渐遍染全身，但头面很少有。以外治为主，先用花椒三钱，枯矾五钱，地肤子一两煎汤泡洗，搽擦一扫光，每日早晚各一次。内服药可用消风散清血散风解毒。

一扫光 苦参 黄柏 烟胶 枯矾 明矾 木鳖子 大枫子 蛇床子 红椒 樟脑 硫黄 水银 轻粉 白砒 熟猪油（成药）

消风散 荆芥 防风 当归 生地 苦参 苍术 蝉蜕 牛蒡子 胡麻 知母 石膏 甘草 木通

284. 手颤

两手颤动，常与头摇并见，皆由筋脉不能约束，属于风象。《证治准绳》所谓："头乃诸阳之会（首），木气上冲，故头独动而手足不动，故于四末，则手足动而头不动也。"并认为："此病壮年少见，中年以后始有之，老年尤多。"主要是阴血不足，不能制止风火，故在任何证候上出现，均为难治。一般养血除风气，用定振丸加减。

常饮冷酒的人，多患手颤，亦难治愈。

定振丸 生地 熟地 当归 白芍 川芎 黄芪 防风 细辛 天麻 秦艽 全蝎 荆芥 白术 威灵仙

285. 撒手

两手撒开，连臂不能动弹，为"中风"病脱证之一，参阅内脏症状"昏迷"条。

286. 握拳

两手握固成拳，为"中风"闭证之一，参阅内脏症状"昏迷"条。

287. 撮空

两手向空捉物，为神昏症状之一，多见于温热病邪入心包，伴有谵语妄言。《医学纲目》上说："伤寒热病之极，手循衣、撮空、摸床者凶。"大概撮空、引线、循衣、摸床等症状，同属一类，亦多同时出现，主要是神识不朗，目视昏糊所致，进一步即为昏迷和痉厥。

288. 引线

两手相引，如拈丝线，为神昏症状之一。

289. 循衣

手抚衣被，如有所见，为神昏症状之一。以肝热为多，《医学纲目》所谓："病人手寻衣领及乱捻物者，肝热也。"

290. 摸床

手常摸床，似欲取物，为神昏症状之一。伤寒"阳明腑证"也可以出现撮空、引线、循衣、摸床等神昏症状。

291. 指甲淡白

指甲淡白不荣，常与口唇、舌质淡白同见，为严重血虚症状。

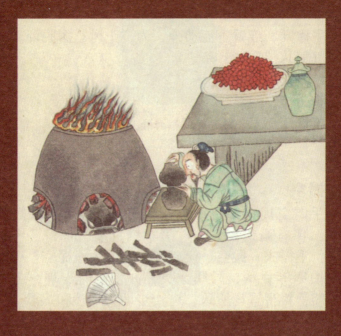

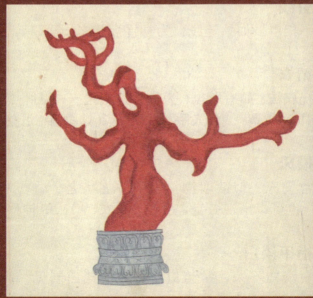

292. 指甲发绀

指甲青紫，常见于严重的热证或虚寒证，均由气血凝滞所致。

293. 指甲枯厚

指甲枯厚堆叠，俗呼"灰指甲"，因血虚不能荣养形成，较难治愈。

"鹅掌风"经久不愈，亦能使指甲枯厚，民间单方以猪胆套指上。参阅本门"手掌脱皮"条。

294. 指头肿痛

指头焮热肿痛，后在指甲边结脓破溃，严重的指甲俱脱，名为"代指"，亦称"天蛇头疮"。用蒲公英、苍耳草等分为末，好醋浓煎浸洗；又：蒲公英捣细，水和去滓，服之。并将药滓敷患处。

指头红肿疼痛，并带麻木作痒，很快肿势扩大，疼痛连心，且有搏动感觉，兼发寒热者，多为"疔毒"。根据所生部位不同，有不同的名称，如生在指头顶端的称"蛇头疔"，生在指甲旁的称"蛇眼疔"，在指甲后的称"蛇背疔"，在指腹部的称"蛇腹疔"，生在指甲内的称"沿爪疔"，也有生在手指骨节间的称"蛇节疔"，总称为"指疔"。因火毒内蕴或被外物刺伤形成，治宜清热解毒，初用五味消毒饮加半枝莲、草河车等，重者可加蟾酥丸。化脓时期用五味消毒饮合黄连解毒汤，亦可加石膏、连翘、淡竹叶，便秘者加大黄、玄明粉。等到溃破出脓，肿消热退，可停止内服药。外治方面，初贴千槌膏，溃脓期用二宝丹掺疮口，仍用千槌膏盖贴，至脓尽新生，换生肌散，贴太乙膏。以上是指疔的一般治法，必须注意本证发展迅速，痛苦亦剧，治不得当，还能肿势扩散，出现神识昏迷，发痉发厥等严重的"走黄"现象。同时,化脓日期并不一致,生在指尖顶端,螺纹和骨节处者容易伤筋损骨。如指骨破坏,必须取出朽骨,才能收口,应由外科处理。

五味消毒饮 金银花 野菊花 紫花地丁 天葵子 蒲公英

蟾酥丸 蟾酥 轻粉 枯矾 寒水石 乳香 没药 铜绿 胆矾 麝香 雄黄 蜗牛 朱砂(成药)

黄连解毒汤 黄连 黄柏 栀子 黄芩

千槌膏 松香 蓖麻子 铜绿 杏仁 儿茶 乳香 没药 血竭 轻粉 珍珠 麻油(成药)

二宝丹 煅石膏八两 升丹二两 研细末。

生肌散 寒水石 滑石 龙骨 乌贼骨各一两 定粉 密陀僧 白矾灰 干胭脂各五钱 研细末。

太乙膏 玄参 白芷 归身 肉桂 赤芍 大黄 生地 土木鳖 阿魏 轻粉 柳枝 槐枝 血余 东丹 乳香 没药 麻油(成药)

295. 指头螺瘪

简称"瘪螺",常见于"霍乱"水分暴脱,俗称"瘪螺痧",为严重症状之一。参阅内脏症状"上吐下泻"条。

296. 手掌脱皮

掌心燥痒,继起白皮,皮肤枯槁燥裂,能自掌心延及遍手,但不犯手背,名为"鹅掌风"。由于血燥生风,能使指甲枯厚。内服祛风地黄丸,外搽红油或润肌膏。本证天热减轻,天冷加重,极为顽固。在热天时可用癣药水浸之。

体弱者或一般人在秋季手上皮起剥脱,系血虚和秋燥之气所致,不作治疗。

祛风地黄丸 生地 熟地 白蒺藜 川牛膝 知母 黄柏 枸杞子 菟丝子 独活

红油 红砒一钱 麻油一两 煎至砒枯烟绝为度，去砒留油。

润肌膏 当归五钱 紫草一两 用麻油四两熬至药枯，滤清将油再熬，加入黄蜡五钱化尽。

癣药水 百部 蛇床子 硫黄各八两 白砒二钱 斑蝥二两 樟脑 轻粉各一两二钱 土槿皮十两 用米醋二十斤浸。

297. 足背肿

为脾虚水湿下注，亦为"浮肿"病的初期。往往在活动后增加，休息后轻减。久居潮湿地方，引起足背浮肿，行走觉重，也能发展为"脚气"肿胀。轻者用生熟苡仁各三钱泡代茶饮，不退，用桂苓草枣汤。

桂苓草枣汤 桂枝 茯苓 甘草 枣

298. 足跟痛

足跟疼痛，不肿不红，不能多立、多走，属肝肾阴血不足。虽系小病，治宜竣补，用鹿角胶丸和立安丸。

鹿角胶丸 鹿角胶 鹿角霜 熟地 人参 牛膝 茯苓 菟丝子 白术 杜仲 龟甲 当归 虎骨

立安丸 牛膝 杜仲 补骨脂 黄柏 小茴香

299. 足趾紫黑

足趾周围皮肤由紫变黑，逐步蔓延，渐至腐烂，流出败水。溃处肉色不鲜，气味剧臭，疼痛异常，夜间更甚。腐烂延开，可使五指相传，渐见罹病关节坏死，自行脱落，疮面久久不敛。多因寒湿风蕴和阴火燔灼，病名"脱疽"，为一种险恶外证。《内经》上很早就提出："发于足者（指）名曰脱痈，其状赤黑，死不治。不赤黑不死，不衰急斩之，否则死矣。"《外科正宗》上也详辨了吉凶顺逆，认为初起形如麻子，焮热作痛，一指皆肿，根脚收束，已成头便作腐，肉不紫黑，疼痛有时，脓出肿消，气不腥秽者吉。如若初起肉便紫色，不肿刺痛，黑气延散，已成后疮形枯瘪，肉黑皮焦，痛如刀割，毒传好指，溃后血水臭污，肉枯筋烂，疼苦应心者皆逆。所以治疗本病须内外并重，内服方如阳和汤、四妙勇安汤、阴阳两气丹等随证使用。外治用红灵丹敷贴，腐烂后改用玉红膏，兼用红灵酒擦患处周围皮肤，助其活血止痛。倘然效果不显，应乘其尚未延散，施行手术。

阳和汤 熟地 白芥子 炮姜 甘草 肉桂 鹿角胶 麻黄

四妙勇安汤 玄参 当归 金银花 甘草

阴阳两气丹 天冬 麦冬 玄参 五味子 人中白 黄柏 甘草 泽泻 枯矾 青黛 冰片

红灵丹 雄黄 乳香 硼砂 礞石 没药 冰片 火硝 朱砂 麝香（成药）

玉红膏 当归 白芷 白蜡 轻粉 甘草 紫草 血竭 麻油（成药）

红灵酒 当归 肉桂各二两 红花 花椒 干姜各一两 樟脑 细辛各五钱 酒精二斤浸七天。

300. 足丫湿气

湿热下注，水液浸渍，引起脚丫潮湿，作痒难忍，往往搓至皮烂疼痛，流出水血，其痒方止，但至次日又痒，经年不愈，俗呼"湿气"。严重的腐烂疼痛，足趾浮肿，流脓淌水，臭味难闻，行走不便，称为"臭田螺"，又叫"烂脚丫"。每晚洗足时用明矾少许泡入水内，洗后拭干，轻者涂黄连膏，破烂甚者搽三石散。

黄连膏 黄连 当归 黄柏 生地 姜黄 黄蜡 麻油（成药）

三石散 炉甘石 熟石膏 赤石脂各三两 研末。

301. 足生鸡眼

因穿窄鞋远行，或走崎岖道路，伤及血脉，足生老茧，根陷肉里，顶起硬凸，疼痛，妨碍步履，病名"肉刺"，俗呼"鸡眼"。外治法用千金散腐蚀，但不如手术除去简捷。

擦伤在足跟旁的，形如枣栗，肿起色亮，可以化脓，称为"上栗"，按一般外疡治疗。

千金散 乳香 没药 轻粉 朱砂 赤石脂 五倍子 雄黄、蛇含石各五钱 白砒二钱 研细末。

302. 爪甲入肉

足趾甲嵌入肉内，甲旁肿胀，行走疼痛，能引起破烂，胬肉高突，甚则脓液侵入甲下，须待爪甲脱落，才能痊愈。病名"甲疽"，俗呼"嵌爪"。先用平胬丹腐蚀平胬，再用生肌散收口。

平胬丹 乌梅 硼砂各钱半 轻粉五分 冰片三分 研细末。

生肌散 寒水石 滑石 龙骨 乌贼骨各一两 定粉 密陀僧 白矾灰 干胭脂各五钱 研细末。

303. 皮肤燥裂

手掌和足底皮肤枯燥裂开疼痛，名为"皲裂疮"。多见于撑船、推车、打鱼、染色工人，因摩擦、压力、破伤和浸渍所形成。用地骨皮、明矾煎汤洗之至软，再用腊羊油炼热搽涂，如无羊油亦可用猪油代替。

304. 手足冷

有血虚和阳虚的区别，亦为厥逆的先期，参阅四肢症状"四肢冷"条。

平素手足不温，冬季尤冷，甚至睡后不易转暖，虽属体质关系，在一般病证上不能作为诊断的依据。

305. 手足心热

两手两足心发热，常思手握冷物和睡时手足伸在被外，也有单独两手心或两足心热的，皆为阴血不足、内热烦扰现象，如再伴胸中烦热，称为"五心烦热"。宜于养阴养血方内加地骨皮、白薇等。

肾虚湿热下注，足心热，足胫亦热，小便黄赤，用知柏八味丸加秦艽。

手足心发热的同时，往往手足心潮润多汗。参阅本门"手足出汗"条。

知柏八味丸 生地 山茱萸 山药 丹皮 茯苓 泽泻 黄柏 知母

306. 手足出汗

手足汗出而手足心热者属血虚，手足不温者属气虚，均不作主症治疗。于主方内酌加酸枣仁、浮小麦、麻黄根、煅牡蛎、碧梅干之类。

经常多脚汗者，用白矾、葛根各五钱研末，水煎十数沸，每日浸洗。

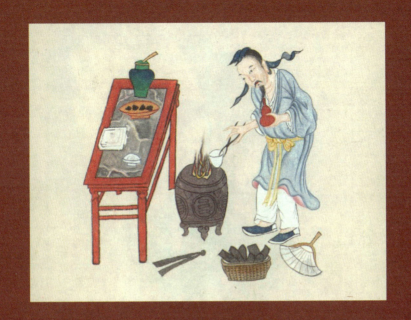

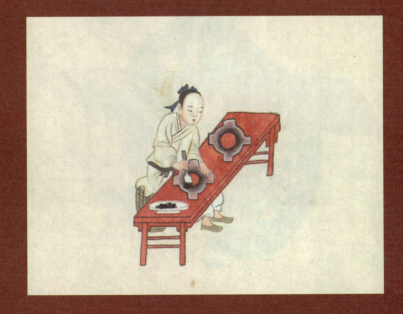

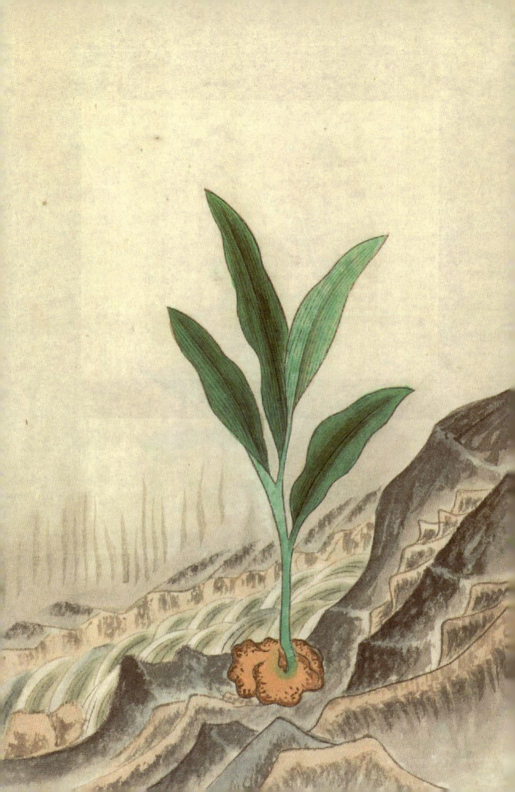

十七、前阴症状

由于男女生理上的特点，前阴症状各不相同。本门包括阳痿、阴缩、阴冷、阴痒、疝气、子宫脱垂及阴部腐蚀等。在病因方面，多为阳虚、气陷和肝火、湿热。一般以肾为男子的先天，肝为女子的先天，又因肝经和任、督二脉均循阴器。所以，前阴症状与肝、肾、任、督关系较为密切。

307. 阳痿

男子未到性欲衰退时期，阴茎不举，或举而不坚不久，称为"阳痿"。多因少年斫伤，命门火衰，精气虚寒，张景岳所谓"火衰者十居七八"。但与多用脑力，思虑过度，心脾受损，亦有密切关系。大概肾气不足者，兼见腰足酸软、畏寒等阳虚症状，心脾亏损者，多伴神疲、心悸、失眠等血虚症状。通治方多补精血，并结合血肉温润之品，如斑龙丸、二至百补丸、赞化血余丹、大补元煎、强阳壮精丹等，皆可选用。本病多偏阳虚，故一般治疗侧重温热之品，但必须对证，且必须在补水之中加入补火，否则暂时生效，真阴暗伤，后果不良。同时，本症患者大多恐惧不释，精神苦闷，对于疗效亦受影响，应加劝慰。

斑龙丸 鹿角胶 鹿角霜 菟丝子 柏子仁 熟地

二至百补丸 鹿角胶 黄精 枸杞子 熟地 菟丝子 金樱子 天冬 麦冬 牛膝 楮实子 龙眼肉 鹿角霜 人参 黄芪 茯苓 生地 山茱萸 五味子 芡实 山药 知母

赞化血余丹 血余炭 熟地 枸杞子 当归 鹿角胶 菟丝子 杜仲 巴戟天 小茴香 茯苓 肉苁蓉 核桃 何首乌 人参

大补元煎 人参 山药 熟地 杜仲 当归 山茱萸 枸杞 炙甘草

强阳壮精丹 熟地 黄芪 当归 白芍 巴戟天 麦冬 枸杞子 柏子仁 覆盆子 虎胫骨 鹿茸 附子 肉桂（蜜丸）

308. 阴茎易举

平时阳事易举，多因相火偏旺，用龙胆泻肝汤。阴虚患者在病中亦易举阳，则属阴虚不能制阳，虚火妄动，不宜苦寒直折，用大补阴丸。

龙胆泻肝汤 龙胆草 栀子 黄芩 生地 当归 车前子 木通 柴胡 甘草 泽泻

大补阴丸 熟地 龟甲 黄柏 知母 猪脊髓

309. 阴长不收

《医学纲目》称为"阴纵"，系肝经蕴热，用小柴胡汤加黄连、黄柏，外用丝瓜汁调五倍子末涂之。

小柴胡汤 柴胡 黄芩 半夏 人参 甘草 姜 枣

310. 阴冷

包括阴茎或阴囊冷而不温，多因命门火衰或寒气凝滞于肾，用十补丸。

妇人阴中冷，伴见腹内觉冷，因下元虚寒，往往影响生育。亦用温养法，并可用蛇床子、吴茱萸为末，加麝香蜜丸，绵裹纳阴中。

十补丸 附子 胡芦巴 木香 巴戟天 肉桂 川楝子 延胡索 荜澄茄 小茴香 补骨脂

311. 阴肿

阴囊肿或连阴茎包皮通明，不痛不痒，多因坐地受湿，以小儿患者为多，用蝉蜕五钱煎汤洗涤，一日三次，内服三疝汤。

妇人阴户忽然肿而作痛，由劳伤血分所致，内服秦艽汤，外用艾叶、防风、大戟煎汤熏洗。

"水肿"病严重的，全身浮肿，阴部亦肿，从主症治疗。

三疝汤 车前子 小茴香 砂仁 葱白

秦艽汤 秦艽 当归 石菖蒲 葱白

312. 阴缩

阴茎或阴囊收缩，在寒证和热证均能出现，临床上常见的都为阴阳虚极危证之一。

妇女亦有阴缩，即阴户引入小腹，亦属危证。

313. 睾丸胀痛

睾丸胀痛偏坠，或连少腹作痛，为"疝气"证候之一。疝气种类甚多，张子和曾综合为"寒疝""水疝""狐疝""筋疝""血疝""癫疝"和"气疝"七种，总称七疝，均属阴囊和睾丸或肿或痛之病。其特征为寒疝坚硬如石，痛控睾丸；癫疝囊肿如斗，不痒不痛；水疝囊肿皮泽，阴汗时出；狐疝睾丸痛胀，行立下坠，卧则收入；血疝和筋疝则系外科疾患。在临床上以气疝为多见，亦即一般所说的疝气，俗称"小肠气"。因肝气失于疏泄，或久立远行气滞于下，治宜疏肝理气为主，用济生橘核丸、荔香散，久不愈用三层茴香丸。但有劳累即发，由于气虚不能提擎，应加黄芪、当归、升麻，不宜一派行气散滞。

小儿多哭，亦能引起睾丸偏坠疼痛，俗称"偏疝"，治法相同。

济生橘核丸 橘核 川楝子 厚朴 肉桂 延胡索 枳实 木香 木通 桃仁 海藻 昆布 海带

荔香散 荔枝核 小茴香

三层茴香丸 大茴香　川楝子　沙参　木香各一两　研末米糊为丸，每服三钱，一日三次，此为第一层；服完后前方加入荜茇一两，槟榔五钱，制法、服法如前，此为第二层；再不愈加入茯苓四两，附子一两，即为第三层。均在空腹时用温酒或淡盐汤送下。

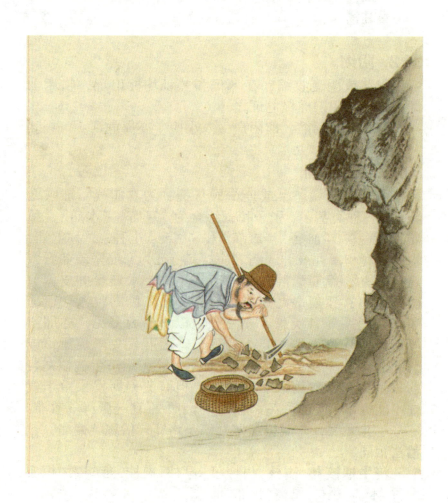

314. 阴囊作痒

有干、湿两种。湿者，潮湿作痒，或生疮皮脱，也能传至足部生疮癣，由于风湿毒气因虚下注，内服活血驱风散，外用椒粉散扑之。干者，搔时有皮屑，抓破出脂水，热痛如火燎，由于血虚生燥，兼挟肝经湿热，名"肾囊风"，俗称"绣球风"，外用蛇床子汤熏洗，涂敷狼毒膏。

活血驱风散 白蒺藜 当归 川芎 白芷 细辛 桃仁 半夏 白芍 五灵脂 生甘草 苍术 杜仲 肉桂 薏苡仁 天麻 橘红 槟榔 厚朴 枳壳

椒粉散 麻黄根 贯众 蛇床子 川椒 当归 猪苓 斑蝥 轻粉 红花

蛇床子汤 威灵仙 蛇床子 当归尾 砂仁壳 大黄 苦参 葱白

狼毒膏 狼毒 川椒 硫黄 槟榔 文蛤 蛇床子 大风子 枯矾各三钱 研末，用香油一盅，煎滚，加猪胆汁一枚和匀。

315. 前阴腐蚀

男女前阴初起小疱，逐渐增大，破后开始腐烂，血水淋漓，四围凸起，中间腐蚀成窝，流出脓水。都因"梅毒"引起，称为"疳疮"。在男子分为：生在龟头下者名"下疳"，在阴茎上者名"蛀疳"，又外皮包裹者为"袖口疳"，久而遍溃者为"蜡烛疳"。在妇女多生阴户两侧，亦称"妒精疮"和"耻疮"。

"杨梅疮"亦起阴部，形如赤豆，嵌入肉内的叫"杨梅豆"，形如风疹作痒的叫"杨梅疹"，先起红晕，后发斑点的叫"杨梅斑"。严重的筋骨疼痛，小便淋涩，手足多疮。新中国成立后，梅毒已基本消灭，这类证候在临床上已难见到。

316. 阴毛生虱

男女阴毛生八脚虱，瘙痒难忍，抓破后色红，均由互相传染而来，名为"阴虱疮"。虱头攒入皮内，应用针挑破去虱，随搽银杏无忧散。

银杏无忧散 水银 轻粉 杏仁 芦荟 雄黄 狼毒各一钱 麝香一分 研末。

317. 妇人阴痒

妇人阴中作痒，多为肝脾气虚，湿热下注，伴见胸膈烦闷，小便短赤，用加味逍遥散加木通、黄柏。痒痛难忍，不时出水，坐卧不安者，外用蛇床子方或溻痒汤熏洗。

阴户外生疙瘩作痒，系有小虫，名为"阴蚀"，亦称"阴䘌"，内服芦荟丸，外用溻痒汤熏洗。

加味逍遥散 当归 白芍 柴胡 白术 茯苓 甘草 薄荷 栀子 丹皮 姜

蛇床子方 蛇床子 花椒 白矾

溻痒汤 鹤虱 苦参 威灵仙 归尾 蛇床子 狼牙

芦荟丸 芦荟 青皮 黄连 胡黄连 雷丸 芜荑 鹤虱 木香 麝香

318. 阴中失气

妇女阴中失气，与转矢气相似，称为"阴吹"。因大肠津液枯少，谷气结而不行，用猪膏发煎。但也有大便不实者，可用《医宗金鉴》诃黎勒散。

猪膏发煎 猪油 头发

诃黎勒散 诃子 陈皮 厚朴

319. 子宫脱垂

子宫下垂或脱出阴外，常觉小腹下坠，称为"阴癫"。

因产后失于休养，或月经期内劳作过度，虽有程度上的不同，皆为气血虚弱不能固摄，用补中益气汤加重升麻治之。

补中益气汤 黄芪 党参 白术 甘草 当归 柴胡 升麻 陈皮 姜 枣

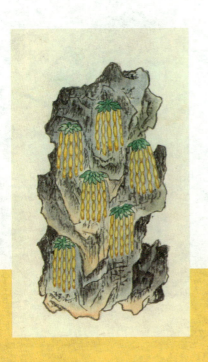
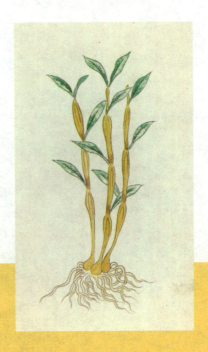

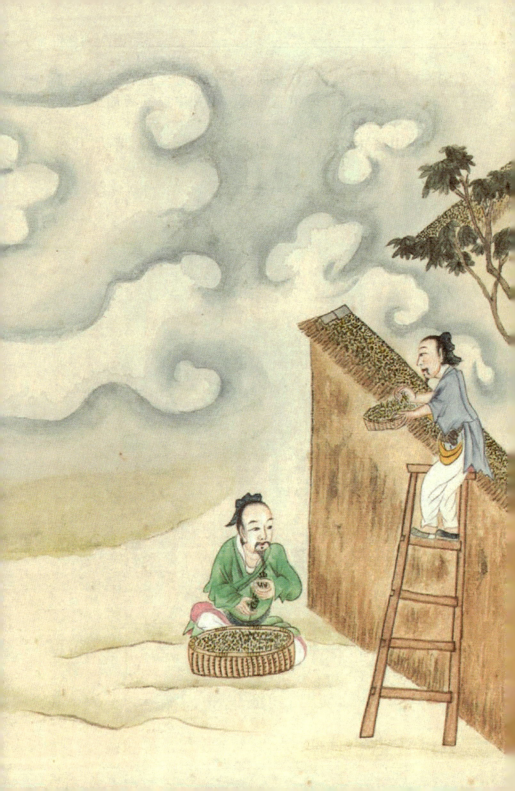

十八、后阴症状

后阴即肛门，本门症状都属痒痛、下坠、破裂、腐蚀和疮毒等局部疾患。但在原因方面，有中气下陷，湿热下注，与内脏有密切关系。为此，有些病证须用外治，在外治的同时仍然需要内服药，必须很好配合。

320. 肛门痒

肛门作痒，常见于小儿"蛲虫病"，痒时多在夜间，有细虫爬出。用使君子八钱，生大黄一钱，研末，每岁服一分，最多不超过二钱二分，连服六天，并每晚用百部一至二两，煎汤作保留灌肠。

321. 肛门下坠

肛门突出，称为"脱肛"，多见于老人中气不足，往往因大便困难，便后下坠，用参芦一钱煎服。久泻久痢，气虚下陷，亦能出现。前人曾谓"热则肛闭，虚则肛脱"，故此证一般治法，均取人参、白术、升麻、葛根等升补，或用当归、白芍、五倍子、赤石脂等养血收涩，忌行气破气。

痔疮患者，大便后肛门脱下出血，用五倍子五钱煎汤，入火硝、荆芥各一钱，趁热熏洗，另以五倍子粉掺之。

322. 肛门裂痛

简称"肛裂"，大便时疼痛流血，或便后持续疼痛。此症易与"内痔"混淆。但内痔一般大便不痛，出血最多，不难鉴别。宜内服润肠汤，外用生肌散。

肛裂初起，裂口色红，经久不愈，则变灰白色，四边如缸口，并在裂口附近赘生小粒如绿豆，或大如指头，便成外痔。参阅本门"肛门生痔"条。

润肠汤 当归 生地 甘草 火麻仁 桃仁

生肌散 寒水石 滑石 龙骨 乌贼骨各一两 定粉 密陀僧 白矾灰 干胭脂各五钱 研细末。

323. 肛门腐蚀

《金匮要略》上在"狐惑"病里指出："蚀于喉为惑，蚀于阴为狐。"其兼症为状如伤寒，默默欲眠，目不得闭，起卧不安，不欲饮食，恶闻食臭，面目乍赤乍黑乍白，内服甘草泻心汤，外用苦参煎汤洗涤和雄黄烧熏肛门的局部疗法。

附：西医诊断的"白血病"中，有肛门腐烂，同时咽喉亦白腐，兼见寒热、脉象细数。阴虚火炎，湿热下注的现象较为明显，内服方可考虑养阴清肺汤和断下渗湿汤，外用锡类散吹喉，三黄二香散敷肛门。

甘草泻心汤 甘草 黄芩 干姜 黄连 半夏 枣

养阴清肺汤 生地 玄参 麦冬 川贝 丹皮 白芍 甘草 薄荷

断下渗湿汤 黄柏 苍术 樗白皮 地榆 山楂 金银花 赤苓 猪苓

锡类散 象牙屑 珍珠 青黛 冰片 壁钱 牛黄 人指甲（成药）

三黄二香散 黄连 黄柏 大黄各一两 乳香 没药各五钱 研末，用香油调敷。

324. 肛门生痔

肛门内外有小肉突出如峙，统称"痔疮"。多因过食肥腻辛辣，久坐久立，负重远行，及经常便秘，体质衰弱，风燥湿热之邪乘虚结积而成。生于肛内者为"内痔"，初期很小，质柔软，痔面鲜红或带青紫色，常因大便擦破出血，并不疼痛。以后逐渐增大，大便时可脱出肛外，在便后自行恢复。后期则不仅大便脱出，咳嗽和行立较久亦会脱出，不易复位。此时其质稍硬，表面微带白色，形状长、圆、大、小不一。肛门因痔疮嵌住不能回缩，往往发生肿痛溃烂，继发"肛瘘"。生在肛门外的称"外痔"，按之质较硬，呈光滑状，一般无疼痛，又不出血。也有肛门内外俱生的，称为"内外痔"，往往内痔和外痔相连，多发于肛门左中、右前、右后部位，尤以右前方为多见。治疗痔疮有许多有效方法，如内治法、针刺法、灸法、熨法、熏洗法、外敷法、结扎法、枯痔法等。其中枯痔法和结扎法为根治疗法，但须手术熟练，应请专家施行。一般内治法，适用于痔疮初起及老年体弱患者：疼痛，不论风湿燥热，用止痛如神汤；出血，不论便前便后，凡属风热实证，用凉血地黄汤，因饮酒有湿毒者，用苦参地黄丸；脱出，用补中益气汤。

止痛如神汤 秦艽 桃仁 皂角子 苍术 防风 黄柏 当归尾 泽泻 槟榔 大黄

凉血地黄汤 生地 当归尾 赤芍 黄连 枳壳 黄芩 槐角 地榆 荆芥 升麻 天花粉 甘草

苦参地黄丸 苦参 生地

补中益气汤 黄芪 人参 白术 甘草 归身 陈皮 升麻 柴胡

325. 肛门疮毒

肛门生痈，多在肛门一侧或周围高起红肿疼痛，形如桃李，寒热交作，大便秘结，小便短赤，严重的肛门坠重紧闭，下气不通，刺痛难忍，脉象滑数，约三至五天成脓破溃。其中绕肛成脓者最重，称为"脏毒"，或左或右成脓者轻，名"偷粪鼠"，若在两边出脓者，比较复杂，名"肛门痈"。这些外证多因醇酒厚味，湿热下注而成，治法宜清热利湿，凉血祛瘀。用三妙丸合凉血地黄汤去升麻、荆芥，便秘加大黄、玄明粉，小溲短赤加赤苓、车前子，势将成脓加穿山甲、皂角刺，体弱者用滋阴除湿汤，外敷金黄散。溃后可停内服药，按一般溃疡处理。

三妙丸 苍术 黄柏 知母

凉血地黄汤 生地 当归尾 赤芍 黄连 枳壳 黄芩 槐角 地榆 荆芥 升麻 天花粉 甘草

滋阴除湿汤 熟地 当归 白芍 川芎 柴胡 黄芩 陈皮 知母 贝母 泽泻 地骨皮 甘草 姜

金黄散 天南星 陈皮 苍术 黄柏 姜黄 甘草 白芷 天花粉 厚朴 大黄（成药）

326. 肛门流脓

痔疮和肛门生痈破溃后，脓水淋漓不止，或收口后反复漏脓，疼痛瘙痒，称为"肛漏"。除流出脓水外，有时看到粪从孔出，血从窍流，往往消耗气血，使患者形体消瘦，转为劳损。本证流脓不止的原因，由于疮内生管，故欲根治，应由外科施行切开和挂线等方法。但对于虚弱者，当先与内服药调养，用以改善症状，增强体力，为施行手术做好准备。

十九、内脏症状

　　所有症状都与内脏有关，即使局部病证，也多通过内脏治疗，这是中医从整体出发的治病方法的精神。本门叙述的内脏症状，均系与内脏直接有关的症状，例如肺气上逆引起的咳嗽，心神不安引起的心悸怔忡，及胃肠和膀胱等引起的大小便异常等。由于一种症状的出现，并不限于一个脏，而一个脏的病变，并不限于一种病因，所以观察内脏症状，必须注意内脏的体用、性质及与各方面的联系，也必须注意症状和病因的关系。同时，内脏分为五脏六腑，脏腑均有相合。虽然脏病可以传腑，腑病也能传脏，在重病久病，多数重视五脏。所以中医基本理论以脏腑为核心，而五脏尤为核心的核心，有很多认为难治、不治之症，都是根据五脏本身的衰弱和受邪的深浅作为判断。

327. 咳嗽

　　咳嗽一证，主要发生在肺。肺为娇脏，职司清肃，气逆则咳。但因咳嗽多挟痰浊，痰由湿化，而湿由脾胃运化不及所致。《内经》上说："聚于胃，关于肺。"后人也有"脾为生痰之源，肺为贮痰之器"的说法。引起本病的原因有二：一为外感，因肺主皮毛，最易感受外邪，以从其合；二为内伤，多属脏气相互影响，如脾虚不能升清益肺，肝火上灼于肺，肺肾功能不相协调等。

　　外感咳嗽以风寒和风热为常见，"风寒咳嗽"，痰多稀薄；"风热咳嗽"，痰黏不爽，或干咳无痰。二者均有喉痒、鼻塞，较重的有寒热、头痛等症。治宜宣化上焦，前者用杏苏散、止嗽散，后者用银翘散。也能以三拗汤为主方，酌加牛蒡子、蝉蜕、象贝、清半夏、陈皮、胖大海等。感受秋燥时邪，多干咳，鼻燥，口干，咽痛，舌质微红，用清燥救肺汤加减。凡治外感咳嗽，初起不宜降气镇咳，以免邪郁滋变。又因治上焦如羽，非轻不举，用药以轻灵为贵。

内伤咳嗽中常见者，有"湿痰咳嗽"，痰多易出，胸闷，食少，呕恶，舌苔白腻，用二陈汤。有"肝火咳嗽"，咯吐黄痰，胸胁满闷掣痛，口苦咽干，用清气化痰丸加青黛。又有"肾虚咳嗽"，由于阴亏虚火上炎的，痰中带血，内热咽干，脉象细数，用百合固金汤；由于阳虚水泛为痰的，痰带咸味，形寒气短，脉沉细弱，用金匮肾气丸。凡外感咳嗽重在祛邪，但也有体虚邪实，应当兼顾。内伤咳嗽同样有虚有实，不可一派滋补。同时，前人曾分"肺咳""心咳""脾咳""肝咳""肾咳"和"胃咳""膀胱咳"等五脏六腑之咳，乃指咳嗽引起的脏腑兼症，主要仍在于肺。在其他疾病如"水肿"等亦能引起咳嗽，则为病邪影响及肺，均以本病为主。

咳嗽咯吐涎沫，行动气短，形体消瘦，脉虚而数，乃热伤津液，肺失濡润，名为"肺痿"。治宜清养，略佐化痰，用麦门冬汤。久不愈，能使气阴俱伤，皮毛干枯，潮热失音，有如痨瘵，难治。也有吐涎沫而不咳不渴，小便频数或遗尿，为肺痿中的虚寒证。由于肺气萧索，不能制下，亦属难治，宜甘温调养，用甘草干姜汤。

咳嗽咯吐腥臭脓痰，伴有明显的胸痛，或身热，脉浮滑数，为"肺痈"初期。溃脓后则吐出脓血，或如米粥，胸痛烦满，舌苔黄腻。本证多属实热现象，热搏血结成痈，宜清热化浊，用千金苇茎汤，并可酌加桔梗排脓、葶苈泻肺。倘若病邪渐退，或脓未尽而正气已虚，宜清热养阴，用桔梗杏仁煎或济生桔梗汤。

　　咳嗽中有痰多稀薄色白，兼挟泡沫，患者以老年人为多，每发于秋季骤凉，随着冬季严寒加剧，至春夏逐渐平静。发时气喘，喜高枕而卧，咯痰爽利则觉轻快，名为"痰饮咳嗽"。轻者由于脾阳虚弱，重者肾阳亦虚，因而水湿不化，凝聚成饮，上渍于肺，则为咳喘。与一般咳嗽根本不同。治法宜温药和之，轻则治脾，用苓桂术甘汤；重者治肾，用金匮肾气丸；痰多和咳喘繁剧时，也可结合苓桂五味姜辛汤、三子养亲汤等。痰饮咳嗽的形成，主要由于本身阳虚，故不易根治，而且必须分别标本缓急。比如风寒引发者，可用小青龙汤散寒化饮。或喘逆头汗，有浮阳外越现象，可用黑锡丹破沉寒回阳气，但均不宜常用久服。

　　杏苏散 杏仁 紫苏 桔梗 前胡 半夏 陈皮 茯苓 枳壳 甘草 姜 枣

　　止嗽散 荆芥 紫菀 桔梗 百部 白前 陈皮 甘草

　　银翘散 金银花 连翘 荆芥 豆豉 薄荷 牛蒡子 桔梗 淡竹叶 甘草

　　三拗汤 麻黄 杏仁 甘草

　　清燥救肺汤 桑叶 石膏 杏仁 麦冬 人参 甘草 阿胶 枇杷叶 黑芝麻

　　二陈汤 半夏 陈皮 茯苓 甘草

　　清气化痰丸 胆南星 半夏 橘红 杏仁 枳实 瓜蒌 黄芩 茯苓 姜汁

　　百合固金汤 百合 生地 熟地 玄参 麦冬 贝母 桔梗 白芍 当归 甘草

　　金匮肾气丸 附子 肉桂 熟地 山茱萸 山药 丹皮 泽泻 茯苓

　　麦门冬汤 麦冬 半夏 人参 甘草 粳米 枣

　　甘草干姜汤 甘草 干姜

千金苇茎汤 芦根 薏苡仁 桃仁 冬瓜子

桔梗杏仁煎 桔梗 杏仁 甘草 阿胶 麦冬 金银花 百合 贝母 连翘 枳壳 夏枯草 红藤

济生桔梗汤 桑白皮 桔梗 贝母 当归 瓜蒌皮 黄芪 百合 五味子 枳壳 甘草 薏苡仁 防己 地骨皮 知母 杏仁 葶苈子

苓桂术甘汤 茯苓 桂枝 白术 甘草

苓桂五味姜辛汤 茯苓 桂枝 五味子 干姜 细辛

三子养亲汤 紫苏子 白芥子 莱菔子

小青龙汤 麻黄 桂枝 细辛 白芍 干姜 五味子 半夏 甘草

黑锡丹 青铅 硫黄 胡芦巴 沉香 附子 肉桂 茴香 补骨脂 肉豆蔻 川楝子 阳起石 木香（成药）

328. 喘促

呼吸急促，称为"气喘"。肺为气之主，肾为气之根。肺主出气，肾主纳气。一脏有病或两脏俱病，便升降失常，呼吸不利。一般以胸满声粗，邪在于肺者为实喘；呼长吸短，气不归肾者为虚喘。叶天士曾说："在肺为实，在肾为虚。"并指出："出气不爽为肺病，入气有音为肾病。"但本病多出现于咳嗽、水肿及虚劳证，临床辨证，应该把病因与病证结合起来考虑。大概实喘以痰为主，常由风寒和燥热引发。因风寒者，伴见咳嗽胸满，恶寒或发热，舌苔白腻，脉象浮滑，用华盖散；因燥热者，伴见身热，烦满，咽痛，口渴，用定喘汤。虚喘以气为主，在肺虚多兼咳嗽，言语无力，或津液亏耗，微热，口渴，舌红苔剥，用生脉散。在肾虚多见浮肿、恶寒、肢冷等阳虚现象，用金匮肾气丸。临床上遇到喘促，比较严重而且可以发生危险，必要时应当采取急救措施。一般消痰用猴枣粉，降气用沉香粉，纳气用人参、蛤蚧粉，降逆回阳用二味黑锡丹，开水送服。

小儿"肺风"和"麻疹"正出忽没，发现气促，为肺气闭塞严重证候。参阅鼻症状"鼻扇"和全身症状"麻疹"各条。

"哮喘"为气喘中一种突出证候。凡呼吸急促甚至张口抬肩谓之喘，喘气出入喉间有声谓之哮，哮喘则二证兼具，《医学正传》所谓"哮以声响鸣，喘以气息言"。本病多见于儿童，俗有"盐哮""糖哮"等分，但主要为"冷哮"和"热哮"，尤以冷哮为常见。冷哮由受寒和当风饮食引起，故受冷即发，发时胸膈满闷，呼吸急促，喉中痰声上下如水鸡音，脉象沉紧，舌苔白滑。用射干麻黄汤或冷哮丸。热哮因痰热素盛，肺气郁滞不宣，发时喉亦有声，伴见烦闷不安，脉象滑数，用玉涎丹或定喘汤。本证不易根治，必须注意饮食起居，寒温适宜，防止复发。《张氏医通》对于冷哮有白芥子涂法：夏月三伏中，用白芥子末一两，甘遂、细辛各五钱，共为细末，入麝香五分，捣匀姜汁调涂肺俞、膏肓、百劳穴，涂后麻瞀疼痛，切勿便去，隔两小时方可去之，十日后涂一次，如此三次。针灸科对冷哮用灸，热哮用针，取肺俞、膏肓、天突、膻中、列缺、足三里、丰隆等穴。外科割治法，亦有效果。

华盖散 麻黄 紫苏 杏仁 桑白皮 赤苓 桔梗 甘草

定喘汤 麻黄 桑白皮 白果 紫苏子 杏仁 黄芩 款冬 半夏 甘草

生脉散 人参 麦冬 五味子

金匮肾气丸 附子 肉桂 熟地 山茱萸 山药 丹皮 泽泻 茯苓

二味黑锡丹 青铅 硫黄（成药）

射干麻黄汤 射干 麻黄 细辛 半夏 紫菀 款冬 五味子 姜 枣

冷哮丸 麻黄 杏仁 细辛 甘草 胆南星 半夏 川乌 川

椒 白矾 猪牙皂 紫菀 款冬 神曲
　　玉涎丹 蛞蝓 大贝母

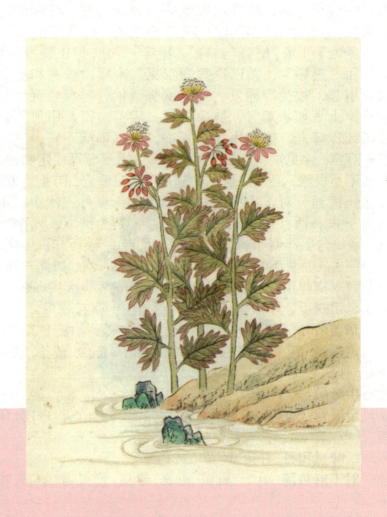

329. 气少

自觉吸呼气短，言语无力，系气分虚弱，《内经》所谓"言而微，终日乃复言者，此夺气也"。常见于久病衰弱证，当补肺脾，用四君子汤加黄芪，咽干者再加麦冬。

四君子汤 人参 白术 茯苓 甘草

330. 太息

俗称叹长气，自觉呼吸窒塞，嘘气较畅，多见于肝胃气证。参阅胸胁症状"胸闷"条。

心气不畅，亦多太息。《内经》上说："思忧则心系急，心系急则气道约，约则不利，故太息以出之。"治宜补养。

331. 喷嚏

为感冒初起症状之一，小儿"麻疹"初期亦频作喷嚏。

阳虚久病，突然发现喷嚏，为阳气回复，有好转趋势，即《内经》所谓"阳出于阴则嚏"。

332. 呵欠

疟疾将作或精神疲乏时期，常有呵欠连连。《内经》曾说："阳入于阴则欠。"故虚弱久病见呵欠，为阳气渐衰之征。

333. 吐血

凡血液从口而出，概称吐血。其中来自肺脏，每随咳嗽，咯吐盈口，或痰中挟有血点、血丝的，称为"咳血"；来自胃中，血随呕吐而出，盈盆盈盏的，称为"呕血"；来自喉头，不咯，而一咯即出小血块的，称为"咯血"。

咳血由于咳嗽损伤肺络，常见者为风热犯肺，兼见鼻干口燥，脉象浮数，用桑杏汤。如肝火灼肺，兼见胁痛易怒，脉象弦数，用黛蛤散。阴虚内热，兼见潮热气短，脉象虚数者，用百合固金汤。

呕血因胃有积热，吐出之血，鲜瘀相杂，兼见胸闷作痛，嘈杂便秘，舌苔黄腻，脉象滑数，用大黄黄连泻心汤合四生丸。此症往往大便紫黑，乃瘀血下行，不用止涩。

咯血多因肾虚火炎，兼有膈热颊红，咽喉干燥，舌质绛，脉象细数，先用清咽太平丸，接用七味都气丸加麦冬、牛膝。

妇女每逢月经期吐血，名为"倒经"。参阅妇科症状"经行吐血"条。

吐血常见于外感、内伤杂证，原因极为复杂。《类证治裁》曾将吐血的用药法则作了扼要的说明：客邪在肺卫，宜甘凉肃降，如沙参、麦冬、贝母、天花粉；在心营，宜轻清滋养，如生地、玄参、丹参、连翘、淡竹叶；火灼甚者，则加入苦寒，如栀子、黄芩、知母、地骨皮。风温，参以甘凉，如桑叶、芦根、蔗汁；暑瘵，参以清润，如杏仁、金银花、生地、犀角；燥咳，佐以纯甘，如天冬、阿胶、梨汁。另有内热外寒者，宜麻黄参芍汤。内损吐血，怒动肝火，宜苦辛降气，如紫苏子、郁金、降香、丹皮、栀子、瓜蒌；郁损肝阴，宜甘酸息风，如阿胶、白芍、生地、金橘；思伤心脾，宜甘温益营，如人参、黄芪、白术、当归、陈皮；夺精亡血，宜填补真元，如人参、海参、熟地、枸杞子、紫河车；肾虚失纳，宜滋肾潜阳，如熟地、山茱萸、五味子、牛膝、青铅；阳虚不摄，宜导火归窟，如肉桂七味丸加童便。不内外因引起的吐血，坠跌损伤，先须导下，如生地、归尾、桃仁、大黄、穿山甲，再予通补，如当归、郁金、白芍、三七、牛膝；努力伤络，宜和营理虚，如旋覆花、新绛、当归、白芍、葱管；烟酒伤肺，宜甘凉清润，如丹皮、麦冬、犀角、藕汁、葛花等。

以止血为急救目的的方药有十灰丸、花蕊石散，以及仙鹤草、血余炭、紫草珠等。但前人有"见血休止血"之戒，缪仲醇（张璐）更明确地指出："吐血有三诀，宜行血不宜止血，血不循经络者，气逆上壅也，行血则循经络，不止自止，止之则血凝，血凝必发热、胸胁痛（恶食），病日痼矣；宜补肝不宜伐肝"，"肝主藏血，吐血者，肝失其职也，养肝则肝气平而血有所归，伐肝则肝虚不能藏，血愈不止矣；宜降气不宜降火，气有余便是火，气降则火降，火降则气不上升，血随气行，无溢出上窍之患"，"且降火必[用]寒凉之剂，反伤胃气，胃气伤则脾不能统血，血愈不能归经矣"。吴鞠通以气为血帅而主张调治无形之气，临床上常用固脱益气之法，更足证明血证治气的重要性。

桑杏汤 桑叶 杏仁 沙参 象贝 香豉 栀子 梨皮

黛蛤散 青黛 海蛤粉

百合固金汤 生地 熟地 百合 麦冬 玄参 当归 白芍 贝母 甘草 桔梗

大黄黄连泻心汤 大黄 黄连

四生丸 侧柏叶 艾叶 荷叶 生地

清咽太平丸 薄荷 川芎 防风 犀角 柿霜 甘草 桔梗

七味都气丸 五味子 熟地 山茱萸 山药 丹皮 泽泻 茯苓

麻黄参芍汤 麻黄 桂枝 人参 黄芪 当归 白芍 麦冬 五味子

肉桂七味丸 肉桂 熟地 山茱萸 山药 丹皮 泽泻 茯苓

十灰丸 大蓟 小蓟 侧柏叶 薄荷 茜草 白茅根 栀子 大黄 丹皮 棕榈皮

花蕊石散 花蕊石

334. 心跳

自觉心脏跳动，称为"心悸"，严重的称作"怔忡"，均属心神不安之证。有属于外因的，多由耳闻大声，目见异物，或遇险临危，惊慌不定，亦叫"惊悸"。属于内因的，以心血不足为主，心失所养，神不守舍，常有心慌内怯现象。故外因发病为暂为浅，内因则其来也渐，其证较深，但惊可生悸，悸亦易惊，二者常是相联的。一般受惊心悸，神定便止，不作治疗。如果多日不愈，心中烦乱，坐卧不安，睡眠梦扰，饮食少味，多与心肝火旺或肝胆气虚有关，可用朱砂安神丸、温胆汤和蕊珠丸治疗。心血虚者，宜养血安神，用枣仁汤、养心汤。脉来结代者，佐以辛润，用炙甘草汤。

水气上逆，亦使心悸，称为水气凌心。症见头眩胸闷，口渴不饮，小便短少，脉象沉紧。此症主要由于心阳不振，宜通阳利水，不须安神，用茯苓甘草汤。

本症常与头晕、目花、失眠、健忘、耳鸣、自汗、疲劳等症同时出现，成为虚弱证候，用镇心丹去肉桂治之。

朱砂安神丸 生地 当归 黄连 朱砂 甘草

温胆汤 半夏 橘红 茯苓 甘草 枳实 竹茹

蕊珠丸 朱砂 靛青 猪心血

枣仁汤 人参 黄芪 当归 茯苓 茯神 酸枣仁 远志 陈皮 甘草 莲肉 姜 枣

养心汤 黄芪 当归 茯苓 茯神 川芎 半夏 柏子仁 酸枣仁 远志 五味子 人参 肉桂 炙甘草

炙甘草汤 炙甘草 人参 桂枝 阿胶 生地 火麻仁 姜 枣

茯苓甘草汤 茯苓 桂枝 甘草 姜

镇心丹 酸枣仁 麦冬 天冬 五味子 茯苓 茯神 龙齿 人参 熟地 山药 肉桂 车前子 远志 朱砂

335. 不寐

不易入睡，或整夜转侧难睡，概称不寐，即一般所谓"失眠"。多因思虑忧郁，劳倦过度，心脾血虚，或病后，妇人产后气血虚弱。伴见面色不华，体倦神疲，头眩目重，舌淡，脉象细弱，宜滋养心脾为主，用归脾汤。血虚不寐，往往引起心火偏旺，烦躁，多汗，口舌干燥，用天王补心丹、朱砂安神丸。或引起肝阳偏亢，头晕头胀，惊悸，用琥珀多寐丸。如果肾阴亏损，心火独亢，引起不寐，称为心肾不交，用黄连阿胶汤、交泰丸。用针灸治疗，心血虚者，取神门、三阴交，心肾不交加心俞、肾俞、照海、涌泉，肝火旺加肝俞、胆俞、太冲，宜在睡前二小时施术，效果较好。

饮食积滞和痰火中阻，也能引起失眠，即《内经》所谓"胃不和则卧不安"。伴见痰多胸闷、二便不畅、舌腻、脉滑等症，用温胆汤和半夏秫米汤。张景岳说："寐本乎阴，神其主也，神安则寐，神不安则不寐。其所以不安者，一由邪气之扰，一由营气之不足。"这里所说营气不足，概括血虚而言，邪气之扰，系指痰火饮食等因素，故治疗失眠不是单纯地滋补和安神所能收效。

归脾汤 人参 白术 茯神 酸枣仁 黄芪 归身 远志 木香 炙甘草 龙眼 姜 枣

天王补心丹 生地 人参 玄参 丹参 天冬 麦冬 当归 五味子 茯苓 桔梗 远志 酸枣仁 柏子仁

朱砂安神丸 生地 当归 黄连 甘草 朱砂

琥珀多寐丸 琥珀 党参 茯苓 远志 羚羊角 甘草

黄连阿胶汤 黄连 黄芩 白芍 阿胶 鸡子黄

交泰丸 黄连 肉桂

温胆汤 半夏 陈皮 茯苓 甘草 枳实 竹茹

半夏秫米汤 半夏 秫米

336. 易醒

睡眠易醒，多因感受惊吓，或心胆素怯，故睡中恍惚，易为惊醒，宜从肝经治疗，用酸枣仁汤加白芍、牡蛎。

酸枣仁汤 酸枣仁 知母 川芎 茯苓 甘草

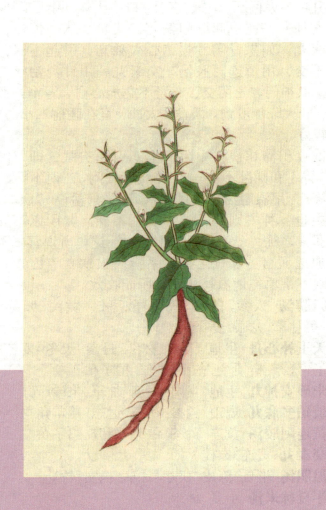

337. 嗜睡

嗜睡以痰湿证为多。痰湿内阻，则中气困顿，精神疲乏，伴见胸闷食少，舌苔白腻，用平胃散加菖蒲。在南方梅雨季节，更多此证，俗称"湿困"，藿香、半夏、蔻仁、薏苡仁等均可加入。

食后困倦思睡，为脾弱运化不及，大多脉舌正常，用六君子汤。

阴虚症见神疲欲寐，畏寒蜷卧，宜温补少阴，用附子理中汤。

病后往往酣睡，醒后清爽，不属病征，并且不宜惊扰。

平胃散 苍术 厚朴 陈皮 甘草

六君子汤 人参 白术 茯苓 甘草 半夏 陈皮

附子理中汤 附子 人参 白术 炮姜 甘草

338. 小儿夜啼

小儿夜间惊哭，称为"夜啼"。以心肝两经蕴热为多。用朱灯心、淡竹叶、钩藤煎服，重者用安神镇惊丸。

安神镇惊丸 天竺黄 茯神 胆南星 酸枣仁 麦冬 赤芍 当归 薄荷 黄连 朱砂 牛黄 栀子 木通 龙骨 青黛

339. 多梦

睡眠不熟，梦扰纷纭，且多可惊可怖可怪之事，常见于血虚证，以心神不安为主。《金匮要略》上说："血气少者属于心，心[气]虚者其人多（则）畏，合目欲眠，梦远行而精神离散，魂魄妄行。"用益气安神汤。

益气安神汤 当归 茯神 生地 麦冬 酸枣仁 远志 人参 黄芪 胆南星 淡竹叶 黄连 甘草

340. 烦躁

　　胸中热而不安为"烦"，手足热而不宁为"躁"，虽然烦躁并称，实系两种证候。《类证治裁》上说："内热为烦，外热为躁。烦出于肺，躁出于肾。热传肺肾，则烦躁俱作。"又说："烦为阳，属有根之火，故但烦不躁及先烦后躁者，皆易治；躁为阴，系无根之火，故但躁不烦及先躁后烦者，皆难治。"本证出现在热性病中，治烦用栀子豉汤，治躁用四逆汤。若烦而足冷，脉象沉微，亦属阴证，用参附汤。病后余热，虚烦不安，用竹茹汤。

　　内伤杂证，烦多于躁，常见于阴虚火动，夜间较甚，用生脉散加生地、酸枣仁、茯神。也有烦而呕者，用橘皮汤，烦而溺涩者，用猪苓汤。

栀子豉汤 栀子 豆豉
四逆汤 附子 干姜 甘草
参附汤 人参 附子
竹茹汤 人参 麦冬 竹茹 半夏 茯苓 甘草 浮小麦
生脉散 人参 麦冬 五味子
橘皮汤 陈皮 生姜
猪苓汤 猪苓 茯苓 阿胶 滑石 泽泻

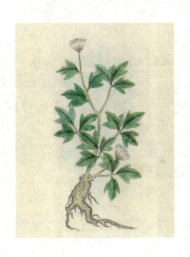
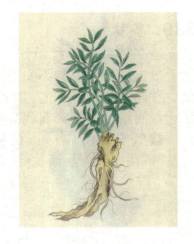

341. 健忘

健忘亦称"善忘"和"喜忘"。由于思虑过度，脑力衰竭，治宜滋养心肾。林羲桐说："人之神，宅于心，心之精，依于肾，而脑为元神之府，精髓之海，实记性所凭也。"汪切庵（林羲桐）亦说："治健忘者必交其心肾，使心之神明下通于肾，肾之精华上升于脑，精能生气，气能生神，神定气清，自鲜遗忘之失。"药方如孔圣枕中丹、朱雀丸、安神定志丸等，可适当选用。

孔圣枕中丹 龟甲 龙骨 远志 菖蒲

朱雀丸 沉香 茯神 人参

安神定志丸 人参 白术 茯苓 茯神 菖蒲 远志 麦冬酸枣仁 牛黄 朱砂 龙眼

342. 昏迷

昏迷即不省人事或神识迷糊。多由邪阻清窍、神明被蒙而起，外感和内伤疾病均能出现，为严重症状之一。大概外感证多从传变而来，内伤杂病则能突然发作，治疗采取急救措施，以开窍为主，如苏合香丸、至宝丹、紫雪丹、安宫牛黄丸、牛黄清心丸和玉枢丹等，均为常用成药，并用通关散吹鼻取嚏，开关散擦牙以开牙关紧闭，促使苏醒，便于灌药。

外感证出现昏迷，多在伤寒或温病化热，邪传心包，先见狂妄谵语，舌尖红绛，渐至撮空引线，循衣摸床，宜开窍清热，用安宫牛黄丸、紫雪丹、至宝丹等急救。这三种成药的使用，牛黄最凉，紫雪次之，至宝又次之，主治略同而各有所长。大便秘结者可结合釜底抽薪法，用大承气汤或增液承气汤。在外感证传变至昏迷阶段，大多高热不退，日晡更剧，烦躁不安，时有谵语，即当先用清宫汤。湿温证湿热熏蒸胸中，在透发白㾦时期亦常有昏迷，但多似明似昧，轻者用甘露消毒丹，重者用神犀丹。

感受暑温，夜寐不安，烦渴口绛，时有谵语，目开不闭，或喜闭不开，为昏迷先兆，用清营汤。已入昏迷者，用安宫牛黄丸。如在烈日下工作或行走，猝然昏倒，称为"中暑"，急用苏合香丸，或以葱蒜捣汁调水灌服。

杂证出现昏迷，以"中风"最为危急，猝然仆倒，昏不知人，伴见鼾睡，口眼㖞斜，半身不遂，须辨阴阳、闭脱施治。凡两手握固，牙关紧闭，声如曳锯，面赤气粗，脉数弦劲，舌苔黄腻，为闭证中的阳证，用局方牛黄清心丸。静而不烦，鼻起鼾声，脉象沉缓，舌腻白滑，为闭证中的阴证，用苏合香丸，取十二井或十宣刺血，针百会、水沟穴。目合，口开，鼻鼾，手撒，遗溺，甚则面赤如妆，汗出如油，手足逆冷，脉象微细欲绝者，则为脱证，用参附汤加龙骨、牡蛎，并灸神阙、气海、关元，以苏醒为度。也有既见脱证，又见痰涎壅盛，内窍不通，称为"内闭外脱"，用三生饮加人参固脱开闭。

"厥证"乃一时昏迷，不省人事，四肢逆冷，但无手足偏废见证，不难与中风鉴别。其发于暴怒气逆，昏倒时，口噤握拳者，为"气厥"，用五磨饮。素多痰浊，忽然上壅气闭，喉有痰声者，为"痰厥"，用导痰汤。如因饱食不化，脘腹胀满，因而昏厥者为"食厥"，用保和丸。这类厥证初起，均可用苏合香丸或玉枢丹急救，并用通关和开关方法。

突然头晕仆倒，面色㿠白，自汗出，不省人事，称为"晕厥"。由于肝血肾阴两亏，风阳上扰，轻者数分钟内自然苏醒，醒后用羚羊角汤调养。重者汗出不止，肢冷脉伏，能致虚脱，重用人参浓煎灌服。

"痫病"有发作历史，发则突然昏倒，伴见四肢抽搐，牙关紧闭，口流涎沫，并有异常声音如猪羊鸣叫。少顷即苏醒，醒后有短时间的头晕头痛，精神疲倦。本病发无定时，有一日数发，或数日一发，数月一发，以至数年一发的。多因惊恐伤及肝肾，火灼津液，酿成痰涎，内乱神明，外闭经络。宜安神化痰，用定痫丸、痫证镇心丹，针风池、心俞、肝俞、腰奇、鸠尾、中脘、间使、神门等穴。

小儿"急惊风"，发病迅速，其症状为眼睛直视，牙关紧闭，颈项强直，角弓反张，脉象浮紧弦数，指纹青紫。在出现这些症状之前，先有壮热，三数天后惊搐抽掣，啼哭无泪，继而转入昏迷状态。原因有惊、风、痰、热四种，其特征为：由于惊者，先见惊慌厥冷，恐惧不安，神识不清；由于风者，先见手足抽搐，身体颤动，牙关紧闭，眼目窜视；由于痰者，先见咳嗽痰壅气促，喉间辘辘有声；由于热者，先见神昏谵妄，眼红唇红，便秘尿赤。但四者不能截然划分，往往相互并见，主要是外邪化热，热盛又生风、生痰，痰热壅闭，再因偶触异物或闻异声，猝然惊厥。治法以涤痰通窍、清热镇惊为先，用牛黄清心丸或回春丹化服，再用清热化痰汤或钩藤饮。急惊风系危险证候，必须先用成药急救，紫雪丹、至宝丹、琥珀抱龙丸等均可选择，亦可先以通关散吹鼻取嚏，并针刺十宣出血，及人中、印堂、大椎、合谷、涌泉、行间等穴。如见手撒、眼闭、口张、囟填、遗尿等症，预后不良，虽不死亡亦往往发生瘫痪、痴呆等后遗症。

"瘅疟"极易昏迷，热瘴用紫雪丹，冷瘴用苏合香丸，配合汤药急救。

"臌胀"后期，二便不通，或呕血、口鼻出血，同时神志昏迷，为不治之征。

苏合香丸 丁香 安息香 木香 檀香 苏合香 麝香 熏陆香 沉香 荜茇 诃子 犀角 朱砂 冰片 白术 附子（成药）

至宝丹 犀角 琥珀 朱砂 牛黄 玳瑁 麝香（成药）

紫雪丹 滑石 石膏 寒水石 磁石 羚羊角 木香 犀角 沉香 丁香 升麻 玄参 炙甘草 朴硝 硝石 朱砂 麝香（成药）

安宫牛黄丸 牛黄 郁金 犀角 黄连 朱砂 冰片 麝香 珠粉 栀子 雄黄 黄芩 金箔（成药）

牛黄清心丸 牛黄 麝香 冰片 白芍 麦冬 黄芩 当归 防风 白术 柴胡 桔梗 川芎 茯苓 杏仁 神曲 蒲黄 人参 犀角 羚羊角 肉桂 豆卷 阿胶 白蔹 干姜 雄黄 山药 甘草 金箔 枣（成药）

玉枢丹 略（成药）

通关散 天南星 皂角 麝香 蜈蚣 僵蚕（成药）

开关散 天南星 冰片 乌梅（成药）

大承气汤 大黄 玄明粉 厚朴 枳实

增液承气汤 生地 玄参 麦冬 大黄 玄明粉

清宫汤 玄参 莲子心 竹叶心 连翘心 犀角

甘露消毒丹 滑石 茵陈 黄芩 菖蒲 川贝 木通 藿香 射干 连翘 薄荷 豆蔻 神曲

神犀丹 犀角 菖蒲 黄芩 生地 金银花 金汁 连翘 板蓝根 豆豉 玄参 天花粉 紫草（成药）

清营汤 犀角 生地 玄参 竹叶心 麦冬 丹参 黄连 金银花 连翘

参附汤 人参 附子

三生饮 乌头 附子 天南星 木香

五磨饮 槟榔 木香 沉香 乌药 枳壳

导痰汤 半夏 茯苓 陈皮 甘草 天南星 枳实

保和丸 山楂 神曲 莱菔子 茯苓 半夏 陈皮 连翘

羚羊角汤 羚羊角 龟甲 生地 丹皮 白芍 柴胡 薄荷 蝉蜕 菊花 夏枯草 石决明

定痫丸 天麻 川贝 胆南星 半夏 陈皮 茯苓 茯神 丹参 麦冬 菖蒲 远志 全蝎 僵蚕 琥珀 朱砂 竹沥 姜汁 甘草

痫症镇心丹 牛黄 犀角 珠粉 朱砂 远志 甘草 胆南星 麦冬 黄连 茯神 菖蒲 酸枣仁 金箔

回春丹 川贝 天竺黄 胆南星 白附子 防风 天麻

羌活 朱砂 牛黄 雄黄 蛇含石 僵蚕 全蝎 麝香 冰片 (成药)

清热化痰汤 川贝 天花粉 枳实 黄芩 黄连 玄参 升麻 甘草

钩藤饮 羚羊角 钩藤 天麻 全蝎 人参 甘草

琥珀抱龙丸 琥珀 朱砂 茯神 檀香 天竺黄 胆南星 枳壳 枳实 人参 山药 甘草 金箔 (成药)

343. 痴呆

精神错乱，哭笑无常，语无伦次，或默默不言，或痛苦呻吟，称为"癫证"，俗呼"文痴"。得病前多因精神刺激，不能发泄，表现为情绪苦闷，神志呆滞，喜静喜睡，不饮不食，脉象细弦。治宜调气舒郁，用逍遥散，有痰者佐以白金丸。本病经久不愈，因阴血暗耗，气郁化火，亦能转变狂妄现象，预后不良，《内经》所谓"癫疾者，疾发如狂者死不治"。

也有目光不活，言语迟钝，四肢举动亦不灵便，脉象迟缓，兼见头晕、多汗、心悸、难寐，乃内风症状之一。宜养肝息风，用珍珠母丸加全蝎，忌活血通络之品。

逍遥散 当归 白芍 柴胡 白术 茯苓 甘草 薄荷

白金丸 白矾 郁金

珍珠母丸 珍珠母 生地 熟地 党参 当归 柏子仁 酸枣仁 茯神 龙齿 沉香

344. 发狂

发狂多为热证，《内经》所谓"诸躁狂越，皆属于热"。在热性病中发现的，常因高热不退，大便秘结，邪入心包，用清心或通腑法治疗。参阅本门"昏迷"条。

先有忿郁易怒，少睡少食，继而骂詈叫号，不避亲疏，甚至持刀执杖，弃衣裸体，越墙上屋，力大倍于平常，面色红赤，目光炯炯，脉象弦滑而数。称为"狂疾"，俗呼"武痴"，系肝胆气逆，化火上蒙清窍，用加味生铁落饮或虎睛丸。

癫狂多由情志怫郁所引起，从一般来说，情志引起的疾患相当复杂。朱丹溪（杨士瀛）说："血气冲和，万病不生，一有怫郁，诸病生焉。"并认为先由气郁，而后湿、痰、热、血、食等随之郁滞，创立六郁之说，以越鞠丸为主方。但在临床上又因气郁化火，火盛生风，往往出现肝气、肝火、肝风等一系列证候。《类证治裁》指出："凡上升之气，自肝而出，肝[木]性升散，不受遏郁，郁则经气逆，为嗳、为胀、为呕吐、为暴怒胁痛、为胸满不食、为飧泄、为㿗疝，皆肝气横决也。且相火附木，木郁则化火，为吞酸胁痛、为狂、为痿、为厥、为痞、为呃噎、为失血，皆肝火冲激也。风依于木，木郁则化风，为眩、为晕、为舌麻、为耳鸣、为痉、为痹、为类中，皆肝风震动也。"故在初起时期，概称"郁证"，以疏肝、泄肝、平肝为主，用化肝煎、解肝煎、逍遥散等。等到化火、化风，则以清肝、泻肝、柔肝为主，用火郁汤、泻青丸、一贯煎、三甲复脉汤等。

加味生铁落饮 生铁落 玄参 丹参 麦冬 朱砂 钩藤 天花粉 贝母 胆南星 连翘 远志 菖蒲 茯苓 茯神

虎睛丸 犀角 大黄各一两 生栀子 生远志各五钱 虎睛一对 研末，白蜜为丸，朱砂为衣。

越鞠丸 香附 苍术 川芎 栀子 神曲

化肝煎 白芍 青皮 陈皮 贝母 丹皮 栀子 泽泻

解肝煎 紫苏叶 白芍 陈皮 半夏 茯苓 厚朴 砂仁

逍遥散 当归 白芍 柴胡 白术 茯苓 甘草 薄荷 姜

火郁汤 黄芩 连翘 郁金 麦冬 薄荷 瓜蒌 桃仁 淡竹叶 甘草

泻青丸 龙胆草 栀子 大黄 当归 川芎 羌活 防风

一贯煎 沙参 麦冬 生地 归身 枸杞子 川楝子

三甲复脉汤 牡蛎 鳖甲 龟甲 生地 白芍 阿胶 麦冬 火麻仁 甘草

345. 呃逆

呃呃连声，声短而频，称为"呃逆"。偶然发作者，常因饮冷或吸受凉气引起，用刺鼻取嚏，或闭息不令出入，或集中思想，转移注意力，均能停止。如果持续不已，可用生姜少许嚼烂，开水送服。但在病中出现，尤其是老年和虚弱久病，往往成为严重证候。因此本证应分虚实，实证呃声响亮，脉象滑大；虚证呃声低微，形气怯弱。一般治法用和胃降逆，以丁香柿蒂汤为主方，并以丁香、柿蒂为本证主药。但丁香、柿蒂性味不同，因呃逆皆是寒热错杂，二气相搏，故治之亦多寒热相兼。凡实证当去人参，寒重可用肉桂，痰湿重者加半夏、陈皮、厚朴，挟热者酌去丁香，加竹茹、枇杷叶，虚证可结合旋覆代赭石汤。

丁香柿蒂汤 丁香 柿蒂 人参 姜
旋覆代赭石汤 旋覆花 代赭石 人参 甘草 半夏 姜 枣

346. 噎膈

饮食吞咽困难，常觉喉头、胸膈有物堵塞，尤其对于干燥之品，更难顺下，称作"噎膈"。前人根据病因分为"气膈""血膈""痰膈""火膈""食膈"五种。但主要原因不外忧思气结，酒色伤阴。张景岳所谓："噎膈一证，必忧愁思虑，积劳积郁，或酒色过度损伤而成，阴伤则精血枯涸，气不行则噎膈病于上，精血枯涸则燥结病于下。"故本病初起偏于气结，先觉食道梗塞，然后发生气噎，常随精神抑郁加甚，心情舒畅减轻。逐渐增重，出现血结现象，水饮可入，谷食难下，下亦转出，胸脘时痛，或吐血便血，或吐出如赤豆汁，或大便艰难，坚如羊矢。此时津液枯槁已极，形体消瘦，终至水饮点滴不下，胃气告竭。此病预后多不良，特别见于老年体弱，更不易治。初起宜解郁润燥，用启膈散，日久血结用通幽汤去升麻加郁金，并用五汁安中饮调养。按风、痨、臌、膈，称为四大证，总的治法，有理气、化痰、祛瘀、生津、健脾、润肠等。但香燥消克之剂，必须防止损伤气阴，柔润滋阴之剂，又当注意影响健运。

启膈散 沙参 丹参 茯苓 川贝母 郁金 砂仁壳 荷蒂 米糠

通幽汤 生地 熟地 桃仁 红花 当归 甘草 升麻

五汁安中饮 韭菜汁 牛乳 生姜汁 梨汁 藕汁

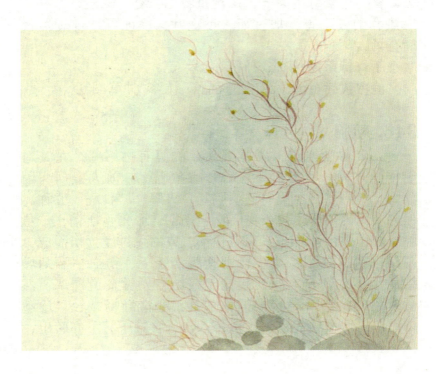

347. 嗳气

嗳气常见于胃病及脾胃薄弱的患者，中焦气滞，胸膈胀满，嗳出始舒。一般不作主症治疗，可于处方内酌加厚朴、陈皮、丁香、檀香、砂仁、藿香之类。如因脾阳虚弱，消化不良，食后嗳气频作，用健脾散。

嗳气多与矢气并见，大概气滞于胃则多上出，气滞于肠则多下泄，用药当加分别。

健脾散 人参 白术 丁香 藿香 砂仁 肉豆蔻 神曲 炙甘草 姜 枣

348. 吞酸

胃中泛酸，嘈杂有烧灼感，多因肝气犯胃。一般用左金丸，亦可用乌贼骨、煅瓦楞制止。左金丸以黄连为主，与吴茱萸的比例为六比一。但吞酸有偏热偏寒之分，偏热者可于本方加竹茹、焦栀子；偏寒者可将黄连、吴茱萸用量适当调整，并加丁香、生姜。

左金丸 黄连 吴茱萸

349. 恶心

为痰湿盛的症状之一。胸中泛漾，欲吐不吐，可于处方内酌加半夏、茯苓、生姜及枳壳、竹茹之类。

肝阳眩晕亦能引起恶心，不作为主症，肝阳潜降，则胃气自和，亦可于方内加枳壳、竹茹治标。

妇人怀孕，见物厌恶作恶，称为"恶阻"。参阅妇科症状"怀孕呕恶"条。

350. 呕吐

呕吐由于胃失和降，反而上逆。前人以有声无物为呕，有声有物为吐，实际上往往同时出现，很难区分，一般从兼症和吐出物作为诊断和治疗的依据。吐时先觉酸味，清水较多，喜热恶寒，舌苔白腻，吐后口内多涎，仍欲泛吐，属胃寒，用半夏干姜汤、吴茱萸汤。吐出酸苦夹杂，口有秽气，喜寒恶热，常在食后即吐，舌苔黄腻，属胃热，用竹茹汤。吐前胸脘胀满，嗳气吞酸，吐下多酸腐宿食，吐后即觉舒畅，为胃有积滞，用生姜橘皮汤加神曲、谷芽、麦芽。素多痰浊，胸闷、头眩、心悸，吐出黏痰，为胃有痰饮，用小半夏汤加茯苓。也有寒热夹杂，胸膈痞满，时呕时止，脉滑，舌苔黄腻，用半夏泻心汤，此法辛开苦降，在呕吐证比较常用，但方内人参、红枣可以斟酌。又有湿热痰浊极重，舌苔厚腻，呕恶频作，饮水即吐，一时难以制止，可用玉枢丹二三分开水送服。

饮食入胃，经过一天半日后吐出，吐出物又多不消化，由于胃寒脾弱，称为"反胃"。《金匮要略》上说："脾伤则不磨，朝食暮吐，暮食朝吐，[宿谷不化，]名曰胃反。"王冰亦说："食入反出，是无火也。"治宜温中健中，用丁香透膈散。日久营血衰弱，神疲脉细，大便秘结，用大半夏汤。

小儿吃奶后，乳汁随即溢吐，称为"呗乳"，俗称"转奶"。多因哺乳过多，偶发者不必治，常发而带有酸腐乳汁，或大便亦酸臭者，用消乳丸。

半夏干姜汤 半夏 干姜

吴茱萸汤 吴茱萸 人参 姜 枣

竹茹汤 竹茹 甘草 半夏 陈皮 栀子 枇杷叶 姜 枣

生姜橘皮汤 生姜 陈皮

小半夏汤 半夏 生姜

半夏泻心汤 半夏 黄芩 干姜 人参 炙甘草 黄连 枣

玉枢丹 略（成药）

丁香透膈散 丁香 人参 白术 香附 砂仁 蔻仁 麦芽 木香 沉香 青皮 陈皮 厚朴 藿香 半夏 炙甘草

大半夏汤 半夏 人参 白蜜

消乳丸 香附 神曲 麦芽 陈皮 砂仁 炙甘草

351. 上吐下泻

胸脘痞闷，腹痛，先吐后泻，气带臭秽，继发寒热，舌腻，脉象滑数。多因食滞伤中或兼感外邪，治宜疏化导滞，用藿香正气散。此证在小儿较为多见，来势虽急，痊愈亦速。

突然腹内雷鸣或疼痛如绞，吐泻交作不止，泻下稀水，随即形脱、目陷、螺瘪，两腿转筋，脉微沉伏。为严重的"霍乱"证，俗呼"发痧"或"痧气"，数小时内能致死亡，故又有"瘪螺痧""吊脚痧"和"子午痧"等俗称。本病常发于夏秋季节，能互相传染，主要由于饮食不洁，感受寒凉，肠胃不和，清浊不分，《内经》（《证治准绳》）所谓"清浊相干，乱于肠胃，则为霍乱"。因病势危急，迫使阳气、津液暴亡，必须及时治疗。先用蟾酥丸吞服，以食盐填满脐内艾灸，并针灸中脘、天枢、关元、足三里等穴，内服四逆汤、大顺散等回阳。

吐泻交作，吐下物有腐臭，伴见发热烦躁，四肢疼痛，口渴引饮，小便短赤，舌苔黄腻，脉象濡滑或濡数。系暑湿内蕴肠胃，与霍乱相似而性质各异，因此前人以霍乱分为真假，称真霍乱为"寒霍乱"，假霍乱为"热霍乱"。治宜苦寒清化，用燃照汤或蚕矢汤，针刺曲泽、委中、曲池、内关、承山等穴。

民间对于霍乱有刮痧方法，用铜钱或瓷质汤匙蘸香油或菜油，在肩胛、颈项、背脊、胸胁和臂弯、膝弯等处，自上向下顺刮，以皮肤出现红紫色为度。张景岳曾说："毒深者非刮背不可。"认为这种方法能使气血和畅，症状因而好转，是良好的急救方法之一。

藿香正气散 藿香 紫苏 厚朴 陈皮 白芷 大腹皮 白

术 茯苓 半夏曲 桔梗 甘草 姜 枣

蟾酥丸 蟾酥 朱砂 雄黄 苍术 丁香 猪牙皂 麝香（成药）

四逆汤 附子 干姜 甘草

大顺散 附子 肉桂 杏仁 甘草

燃照汤 滑石 栀子 香豉 黄芩 佩兰 厚朴 半夏 豆蔻

蚕矢汤 蚕沙 木瓜 薏苡仁 豆卷 黄连 半夏 黄芩 吴茱萸 栀子 通草

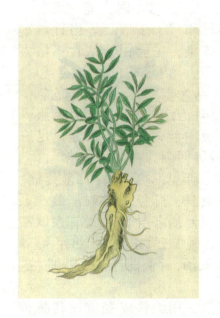
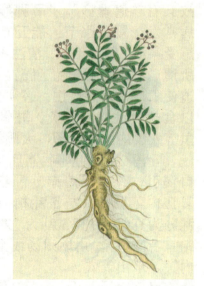

352. 上逆下闭

上为吐逆，食不得入，下为溺闭，或二便不通，称为"关格"。《伤寒论》上说："寸口脉浮而大，浮为虚，大为实，在尺为关，在寸为格，关则不得小便，格则吐逆。"先用辛香通窍下降以治其上，如沉香、丁香、藿香、苏合香、蔻仁、生姜，次用苦寒利气下泄以通其下，如大黄、黄柏、木通、滑石、车前子等。也有寒在上热在下者，用黄连汤，桂枝改肉桂。

黄连汤 黄连 干姜 桂枝 人参 甘草 半夏 枣

353. 食欲差

胃主受纳，脾司健运，同为后天生化之本，中气之源。故食欲差包括不思饮食，饥不能食，食易饱，食后难化，以及纳食无味，厌恶油腻等，皆属脾胃不和的反映。大概病在胃而不在脾，则知饥不能食，食亦易饱，无味，并恶油腻；病在脾而不在胃，则不知饥饿，食后难化；脾胃俱病，则不饥不思饮食。致成本病的主要因素，一为湿浊，二为中气虚。湿浊内阻则运化机能障碍，伴见舌苔白腻、厚腻，治宜芳香和中，用和胃二陈煎、大和中饮。中气虚则消化能力薄弱，舌苔多净，治宜补气健中，用异功散、参苓白术散。也有因停湿而中气受困，或因中气不足而湿浊不化，当双方兼顾。此外，因气、因寒、因痰、因食和湿热内蕴等，均能影响食欲不振，各随症治之。本证在一般疾病中都能出现，很少作为主症治疗，但因脾胃为后天，临床上应极其注意，并在处方中经常照顾到这一点。

大病或久病饮食减少，渐至不思饮食，为后天生气败坏，即《内经》（《兰室秘藏》）所谓"纳（安）谷者昌，绝谷者亡"，预后多不良。

和胃二陈煎 半夏 陈皮 茯苓 甘草 砂仁 姜 枣

大和中饮 木香 厚朴 枳壳 半夏 陈皮 干姜 泽泻 山楂 麦芽 砂仁

异功散 人参 白术 茯苓 陈皮 甘草

参苓白术散 人参 白术 茯苓 山药 白扁豆 薏苡仁 砂仁 陈皮 莲肉 桔梗

354. 善食易饥

能食善饥作渴，不生肌肉，大便坚实，为胃中燥热，消渴证内"中消"的特征。宜清热生津，用太清饮、消渴方。消渴的主症为多饮、多食、多尿，即口渴引饮，善食而瘦，小便频数量多，在表现上常有轻重的不同。或有明显的多饮而其他二者不甚显著，或以多食为主而另二者为次，或以多尿为重而另二者为轻。前人根据这三者的出入，分为上、中、下三消，但在治疗上不宜绝对划分。

热性病中忽然思食能食，未必是正常状态，须防"除中"。《伤寒论》上说："凡厥利者当不能食，今反能食者，恐为除中，食以索饼，不发热者知胃气尚在，必愈。"又说："腹中应冷，当不能食，今反能食，此名除中，必死。"除中是中气消除的意思，可以理解为胃气败坏，故主不治。

小儿善饥，并喜食茶叶、泥土等物，为"虫积"证，参阅腹脐症状"腹痛"条。

太清饮 知母 石斛 麦冬 木通 石膏

消渴方 黄连 天花粉 生地 藕汁 牛乳

355. 大便溏薄

大便不实，泻下溏薄如酱，或如鸭屎，称为"溏泄"，亦称"鹜泄"。多因脾虚不能运化，《金匮翼》上说："脾主为胃行其津液者也，脾气衰弱，不能分布，则津液糟粕并趋一窍而下。"《金匮要略》所谓"脾气衰则鹜溏"。

泻时肠鸣腹内隐痛，往往食后即欲大便，经久不止，中气愈虚，神疲倦怠，饮食减少，面色萎黄，脉象濡弱，用香砂六君子汤加肉豆蔻。凡患者平常大便偏溏，或饮食不慎即大便不成形，均属脾虚之征。

湿热下注，亦使大便溏薄，泻时腹痛不畅，肛门觉热，粪色深黄，小便短赤，舌苔黄腻，多见于夏秋之间，初起伴有寒热，用薷苓汤。

肝火偏旺，脾虚积湿，腹内胀痛不舒，大便溏薄，并多矢气，性情急躁，脉象弦滑，舌苔黄腻，舌质较红，用痛泻要方。方内防风与白术结合，入脾胃二经，祛风除湿，消散滞气，不同于疏表。

大便溏而色黑，属出血现象，参阅本门"便血"条。

香砂六君子汤 木香 砂仁 党参 白术 茯苓 甘草

薷苓汤 香薷 猪苓 赤苓 泽泻 白术 黄连 扁豆 厚朴 甘草

痛泻要方 白术 防风 白芍 陈皮

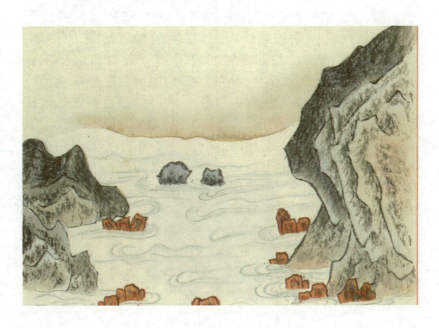

356. 大便水泻

泻下稀水，完谷不化，称为"水泻"，也称"濡泄"、"飧泄"。多因感寒停湿引起，来势甚急，腹痛肠鸣，难于忍耐，且能引起寒热，兼见头痛身疼，舌苔白滑，用藿香正气散。单由寒邪伤里致泻者，宜温中祛寒，用苓姜术桂汤，或湿胜作泻者，宜化湿分利，用胃苓汤。

饮食不慎，亦易腹泻，其特征为腹痛即泻，秽气极重，泻后痛减，兼见胸闷、嗳腐、厌食等，用枳实导滞丸去大黄加莱菔子。

腹痛肠鸣，痛一阵，泻一阵，肛门觉热，小便赤涩，似痢疾而无里急后重现象，称为"火泻"，用大分清饮。

内伤引起的水泻，以脾肾阳虚为常见。饮食入胃，即欲下注，完谷不化，腹痛绵绵隐隐，轻者属脾，重者属肾，统称"虚泄"。也有仅在天明时作泻一次，称为"晨泄"，俗呼"五更泻"，亦为肾阳不足使然。治脾泄用理中汤、参苓白术散，治肾泄用四神丸、椒附丸等。

腹泻证比较复杂，须分虚实、寒热和轻重，并宜分辨病邪和内脏。《医宗必读》里曾经提出九个大法：①淡渗，使湿从小便而去，如四苓散；②升提，鼓舞胃气上腾，如升阳除湿汤；③清凉，用苦寒涤热，如葛根芩连汤；④疏利，祛除痰凝、气滞、食积、水停，如藿香正气散；⑤甘缓，用于泻利不止，如参苓白术散；⑥酸收，治久泻气散，如乌梅丸；⑦燥脾，脾虚水谷不分，如理中汤；⑧温肾，火虚不能生土，如四神丸；⑨固涩，大肠滑脱，如赤石脂禹余粮汤。《类证治裁》里也提出泄泻通治方，用白术、茯苓、陈皮、甘草、泽泻、砂仁、神曲、麦芽，寒加木香、煨姜，热加黄芩、白芍，湿加苍术、半夏，滑泄不禁加肉豆蔻、诃子，久不止加人参、黄芪、升麻。

藿香正气散 藿香 紫苏 厚朴 陈皮 大腹皮 白芷 茯苓 白术 半夏曲 桔梗 甘草 姜 枣

苓姜术桂汤 茯苓 生姜 白术 桂枝

胃苓汤 苍术 白术 厚朴 陈皮 泽泻 猪苓 茯苓 甘草

枳实导滞丸 枳实 白术 茯苓 黄芩 黄连 大黄 泽泻 神曲

大分清饮 茯苓 猪苓 泽泻 木通 栀子 枳壳 车前子

理中汤 人参 白术 茯苓 炮姜

参苓白术散 人参 茯苓 白术 陈皮 山药 甘草 白扁豆 莲肉 砂仁 薏苡仁 桔梗

四神丸 肉豆蔻 补骨脂 五味子 吴茱萸

椒附丸 川椒 附子 山茱萸 桑螵蛸 鹿茸 龙骨

四苓散 白术 泽泻 赤苓 猪苓

升阳除湿汤 苍术 羌活 防风 升麻 柴胡 甘草 神曲 猪苓 泽泻 陈皮 麦芽

葛根芩连汤 葛根 黄芩 黄连 甘草

乌梅丸 乌梅 细辛 桂枝 附子 人参 黄连 干姜 黄柏 川椒 当归

赤石脂禹余粮汤 赤石脂 禹余粮

357. 大便频

大便一天两次或三次，便下正常，亦无不适感觉，为中气不足的表现。如果习惯如此，不作病征。

358. 大便不禁

常见于久泻不愈，大肠滑脱，应予固涩。参阅本门"大便水泻"条。

肾阳虚不能约束二便，大便失禁和遗尿并见，均不自觉，即有感觉亦难控制。治宜温养肾命，非固涩所能见效。相反地肾虚气化不及，能使大小便不通，亦以温养肾命为主，不用通利法。所以一般治法，二便不利用通，二便不禁用止，同时应根据《内经》上"中气不足，溲便为之变"，考虑到脾，进一步根据"肾司二便"，考虑到气化方面。

359. 大便秘结

简称"便秘"。在伤寒、温热病等过程中出现者，多为热证，由于内热肠燥，大便不能润下。同时因大便秘结而邪热不得下达，在下则腹满胀痛，在上则烦躁不安，甚至神昏谵语。伴见壮热、自汗、口渴，脉象滑数，舌苔黄腻或干糙少液。治法采取急下，用大、小承气汤。凡热盛便秘最易伤阴，引起咽喉肿痛等症，故亦称急下存阴。但在津液素虚或已经伤阴之后，不宜单用下法，可选脾约麻仁丸和增液承气汤，有时只用增液汤，吴鞠通所谓"以补药之体，作泻药之用"。热证便秘用泻剂是一种常法，但不必要时并不以攻下为主治，仅在处方内加入火麻仁、瓜蒌仁、郁李仁等润肠药即可。表里证并见的，还可用凉膈散表里双解。比较复杂的，《温病条辨》指出："应下失下，正气（虚）不能运药，不运药者死，新加黄龙汤主之；喘促不宁，痰涎壅滞，右寸实大，肺气不降者，宣白承气汤主之；左尺牢坚，小便赤痛，时烦渴甚，导赤承气汤主之。"说明治疗热性病便秘，应与具体病情结合，才能收到更好效果。

杂证上出现或单纯的经常性便秘，有"热秘""气秘""虚秘""冷秘"四种。一般均三四日或五六日大便一次，排出困难，并因原因的不同，可以伴现不同的兼症。如：热秘为口臭溲赤；气秘为胸胁满闷；虚秘为头晕咽干，便后乏力，气短汗出；冷秘则多见于老人，伴有轻微腹痛，得温轻减，脉象沉迟。治法：热秘宜清润苦泄，用脾约麻仁丸、更衣丸；气秘宜顺气行滞，用六磨汤；虚秘宜养阴润燥或益气润肠，用五仁丸、黄芪汤；冷秘宜温通破阴，用半硫丸、苁蓉润肠丸。

患有经常性便秘者，常因粪便燥结，引起痔核和肛门燥裂，便时挟血，当与"便血"区别。

产后多大便难，参阅妇科症状"产后便秘"条。

初生婴儿大便不通，伴见面赤腹胀，不乳多啼，多因热毒蕴结，用三黄丸三四分蜜糖调服。

大承气汤 大黄 枳实 厚朴 玄明粉

小承气汤 大黄 枳实 厚朴

脾约麻仁丸 火麻仁 杏仁 白芍 大黄 枳实 厚朴

增液承气汤 玄参 麦冬 生地 大黄 玄明粉

增液汤 玄参 麦冬 生地

凉膈散 大黄 玄明粉 栀子 连翘 黄芩 薄荷 淡竹叶 甘草

新加黄龙汤 生地 甘草 人参 玄参 当归 麦冬 海参 大黄 玄明粉 姜

宣白承气汤 石膏 大黄 杏仁 瓜蒌皮

导赤承气汤 生地 赤芍 黄连 黄柏 大黄 玄明粉

更衣丸 芦荟 朱砂

六磨汤 沉香 木香 槟榔 乌药 枳实 大黄

五仁丸 桃仁 杏仁 松子仁 柏子仁 郁李仁

黄芪汤 黄芪 陈皮 火麻仁

半硫丸 半夏 硫黄（成药）

苁蓉润肠丸 肉苁蓉 沉香 火麻仁

三黄丸 大黄 黄连 黄芩

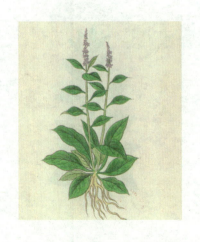
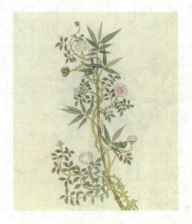

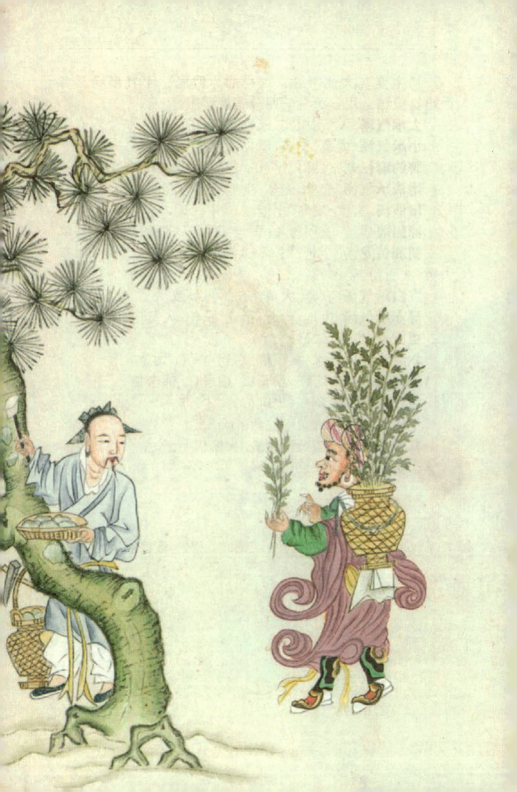

360. 便下成粒

便下颗粒，如栗如枣，由于肠内燥热，称为"燥矢"。辨燥矢之法，《伤寒论》曾指出："病人不大便五六日，绕脐痛，烦躁，发作有时者，此有燥矢也，故使不大便。"又说："大下后，六七日不大便，烦不解，腹满痛者，此有燥矢也，所以然者，本有宿食故也。"大概腹有燥矢当下，已下燥矢不宜再下。

"噎膈"后期，口吐白沫，粪下如羊矢，成粒，系胃肠枯槁，难治，前人曾用益智仁、韭子、半夏煎汤，冲服姜汁、杏酪、白蜜、牛乳。

361. 排气

肛门排气，称为"矢气"，亦作"失气"，俗呼"虚弓"。多因消化不良，或肝胃气胀滞，气出后反觉松快，不必治疗。但频频排气或欲排不出，腹胀不舒，应以木香、香附、青皮等疏利。此症常与嗳气同见，但此在于肠，彼在于胃，参阅本门"嗳气"条。

《伤寒论》指出："若不大便六七日，恐有燥矢，欲知之法，少与小承气汤，汤入腹中转矢气者，此有燥矢也，乃可攻之；若不转矢气者，此但初头硬，后必溏，不可攻之。"则以矢气作为诊断的一法。

362. 便下黏冻

便下黏冻，或赤或白，或赤白相杂，伴见腹痛、里急后重，一日七八次，以至数十次，为"痢疾"的主要症状。因为所下黏冻，下时不爽，亦称"肠澼"和"滞下"，并以黏冻颜色分为"白痢"和"赤痢"。本病的发生，多在夏秋之间，由外受暑湿，内伤生冷饮食，积滞内蕴，传化失职；也有兼挟时行疫毒的，证情更为严重。一般分湿热痢和寒湿痢两种。寒湿痢初起挟有粪便，后来均下白冻白沫，腹内绵痛，舌苔白腻，脉象濡缓，用不换金正气散，重者加木香、肉桂之类。湿热痢多为赤白脓冻，兼恶寒身热，舌苔黄腻，脉象滑数，用木香槟榔丸、枳实导滞丸、芍药汤。痢下渐爽，宜和中泄热，用香连丸；腹痛不止者用戊己丸。治痢不宜止涩太早，亦忌大下、分利，除清化湿热、消导积滞外，必须佐以调气和血，易老所谓"调气而后重除，和血则便脓愈也"。

痢疾兼见干呕欲吐，饮食不纳，称为"噤口痢"。症见舌质转红，舌苔黄糙，脉象细数，用开噤散。时发时止，经久不愈，为"休息痢"，用大断下汤。便下黄赤黑白相杂，为"五色痢"，用真人养脏汤。也有偏于热重，便下脓血，身热不解，用白头翁汤；或痢久气血虚寒，滑脱不禁，用桃花汤。均属严重证候。

倪涵初有痢疾三方，治一般下痢。①初起方：黄连、黄芩、白芍、山楂各一钱五分，枳壳、厚朴、槟榔、青皮各八分，当归、地榆、炙甘草各五分，红花三分，木香二分，桃仁一钱。如痢纯白，去地榆、桃仁，加橘红四分，木香三分；如滞涩甚者，加酒炒大黄二钱，年幼减半。煎汤空腹服，治赤白痢里急后重，身热腹痛皆宜。在三五日内最效，旬日亦效，半月后的则用加减方。②加减方：酒炒黄连、酒炒黄芩、酒炒白芍、桃仁各六分，山楂一钱，橘红、青皮、槟榔、地榆各四分，炙甘草、红花各三分，当归五分，木香二分，煎服。延至月余，脾胃虚弱滑泄，当补理。③补理方：酒炒黄连、当归、人参、白术、炙甘草各五分，酒炒黄芩、橘红各六分，酒炒白芍四分，煎服。以上三方，如妇人有孕，去桃仁、红花、槟榔。此外，民间验方用新鲜马齿苋一两，赤、白砂糖煎服；又鸦胆子去壳十五粒，龙眼肉包，开水送服，一日三次。

不换金正气散 藿香 厚朴 陈皮 半夏 苍术 甘草 姜 枣

木香槟榔丸 木香 槟榔 青皮 陈皮 香附 枳壳 黑丑 黄连 黄柏 三棱 莪术 大黄 玄明粉

枳实导滞丸 枳实 大黄 白术 茯苓 黄连 黄芩 泽泻 神曲

芍药汤 白芍 黄芩 黄连 当归 肉桂 甘草 槟榔 木香 大黄

香连丸 木香 黄连

戊己丸 白芍 吴茱萸 黄连

开噤散 人参 黄连 菖蒲 丹参 石莲子 茯苓 陈皮 冬瓜皮 陈米 荷蒂

大断下汤 炮姜 细辛 高良姜 附子 龙骨 牡蛎 枯矾 肉豆蔻 诃子 赤石脂 石榴皮

真人养脏汤 诃子 肉豆蔻 当归 白术 白芍 人参 木香 肉桂 罂粟壳 甘草

白头翁汤 白头翁 秦皮 黄连 黄柏

桃花汤 赤石脂 干姜 粳米

363. 便血

大便下血，须分血色鲜、暗及血在便前、便后。先血后便，《金匮要略》称为"近血"，张景岳谓"或在广肠或在肛门"，血色鲜红，也有血下如溅者，名为"肠风"，皆属湿热下迫，用赤小豆当归散、槐花散，湿重的用苍术地榆汤。先便后血，《金匮要略》称为"远血"，张景岳谓"或在小肠，或在于胃"，血色紫暗，兼见神疲，面色萎黄，舌质亦淡，用黄土汤。

便血往往与"痔漏"有关，须问肛门有无不适感。参阅本门"肛门生痔"条。

虚寒胃痛见大便色黑，为出血现象。参阅腹脐症状"胃脘痛"条。

赤小豆当归散 赤小豆 当归

槐花散 槐花 侧柏叶 炒荆芥 枳壳
苍术地榆汤 苍术 地榆
黄土汤 白术 附子 甘草 地黄 阿胶 黄芩 灶心黄土

364. 小便短黄

在一般病证上出现，均属内热和湿热内蕴，《内经》所谓："小便黄者，小腹中有热也。"不作主症治疗，可于处方内酌加滑石、薏苡仁、赤苓、通草之类。

小便黄色深浓，沾染衣裤，为"黄疸"症状之一。参阅全身症状"皮肤色黄"条。

365. 小便清长

在一般病证出现，表示内无热象；在虚弱证中出现，为下元虚寒之征，《内经》所谓"诸病水液，澄澈清冷，皆属于寒"。

366. 小便频数

小便频数，伴见口干舌燥，饮不解渴，大便如常者为"上消"证；饮一溲一，甚至小便无度，尿量多于饮量，或溲下如膏油者，为"下消"证，统称"消渴"。前人分消渴为上、中、下三消，上消属肺热，用天花粉散，下消属肾阴虚，用加减地黄丸。但在本病燥热与阴虚往往互为因果，阴愈虚则热愈盛，热愈盛则阴愈虚，故《临证指南医案》上说："三消一症，虽有上中下之分，其实不越阴亏阳亢、津涸热淫而已。"这里说明消渴热象多生于燥，不宜苦寒直折以戕生气。同时，上消也有寒证，由于水不化气，《内经》所谓："心移寒于肺肺消"，"饮一溲二，死不治"。在下消证也有因阳虚而不能滋其化源，故《金匮要略》上说："男子消渴，小便反多，

[以] 饮一斗，小便一斗，肾气丸主之。"上消和下消能转变为"肺痿""手足偏废"和痈疽等，因而成方较多，如黄芪淡竹叶汤、生津饮、藕汁膏饮、元菟丸、双补丸等，可按具体病情加减选用。

一般病证和老年人出现小便频数，为肾虚证之一。

小儿夏季小溲频数，或低热不退，为感受暑气，热蕴膀胱，用鸡苏散泡代茶饮。

妇人小溲频数，量少窘急，腹部觉胀，多因肝气郁结，不能疏泄，宜疏气微利，不可止涩，用逍遥散加车前子。

天花粉散 天花粉 生地 麦冬 葛根 五味子 甘草 粳米

加减地黄丸 熟地 山药 山茱萸 丹皮 五味子 百药煎

肾气丸 熟地 山茱萸 山药 附子 肉桂 泽泻 茯苓 丹皮

黄芪淡竹叶汤 人参 黄芪 当归 白芍 生地 麦冬 川芎 茯苓 甘草 石膏 淡竹叶

生津饮 天冬 麦冬 生地 熟地 当归 五味子 瓜蒌 天花粉 甘草 火麻仁

藕汁膏饮 人乳 生地汁 藕汁各一盏 黄连五钱 天花粉一两 研末同熬，再加姜汁、白蜜为膏。

元菟丸 菟丝子 五味子 茯苓 莲肉 山药

双补丸 鹿角胶 人参 茯苓 薏苡仁 熟地 肉苁蓉 当归 石斛 黄芪 木瓜 五味子 菟丝子 覆盆子 沉香 泽泻 麝香

鸡苏散 滑石 甘草 薄荷

逍遥散 当归 白芍 柴胡 白术 茯苓 甘草 薄荷 姜

367. 小便余沥

排尿困难，小便后又滴沥不禁，常见于老年肾气虚弱，气化不及，膀胱不约，用大菟丝子丸。

大菟丝子丸 菟丝子 鹿茸 肉桂 附子 石斛 熟地

石龙芮 茯苓 泽泻 牛膝 山茱萸 川续断 肉苁蓉 杜仲 防风 补骨脂 荜澄茄 沉香 巴戟天 小茴香 川芎 五味子 桑螵蛸 覆盆子

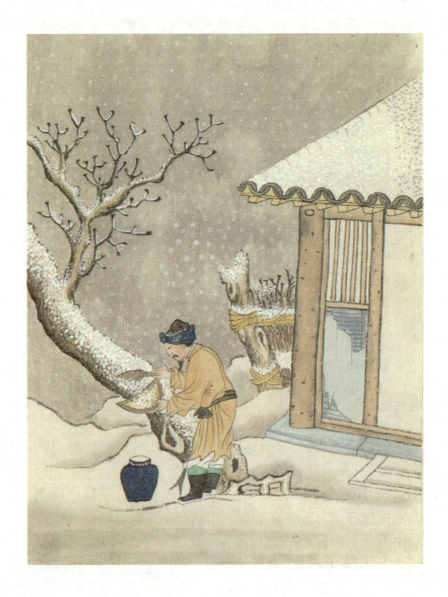

368. 小便刺痛

小便刺痛不利,称为"淋证",多由肾与膀胱湿热引起。《巢氏病源》上说:"肾虚则小便数,膀胱热则水下涩,数而且涩,则淋沥不宣,故谓之淋。"尿色多黄,小腹胀急,或兼腰痛,也能引起身热。治宜清利,用八正散。

淋证挟血者为"血淋",初起血色红紫,脉数有力者属实热,宜清热凉血,用小蓟饮子。延久血色淡红,疼痛不甚,脉虚带数者,宜养阴止血,用茜根散。

小便困难,痛不可忍,尿色黄赤浑浊,挟有沙石,尿后稍松,称为"沙淋",也叫"石淋"。用二神散,并可用金钱草二两至四两煎汤常服。凡淋证忌用补法,因气得补而愈胀,血得补而愈涩,热得补而愈盛,亦忌发汗,恐其动血。

一般外感发热和阴虚内热证中,也有尿时灼热微痛感觉,量少色黄,不作淋证看待。如高热时出现,可在处方内酌加滑石、通草,湿温证加茵陈、车前子,阴虚证加生地、知母。

八正散 萹蓄 木通 瞿麦 栀子 甘草 车前子 大黄 滑石

小蓟饮子 小蓟 炒蒲黄 藕节 滑石 木通 生地 当归 甘草 栀子 淡竹叶

茜根散 茜草 黄芩 阿胶 侧柏叶 生地 甘草

二神散 海金沙 滑石 木通 麦冬 车前子

369. 小便不利

小便涩滞,仅下点滴,小腹胀坠不舒。称为"小便不利"。有因上焦之气不化的,伴见咽干烦躁,呼吸短促等肺热证,用黄芩清肺饮加淡竹叶、通草;水源枯燥者,加天麦冬、杏仁。有因中焦之气不化的,伴见体困身倦,气短神疲等脾虚证,用春泽汤;虚甚而中气下陷者,加黄芪、升麻。有因下焦之气不化的，伴见神衰怯冷，腰背酸痛等命门阳虚证，用香茸丸；兼阴虚者，宜坚阴化气，用滋肾通关丸。

小便点滴不通，称为"癃证"，属严重证候之一。有突然发作，也有肿胀等引起的，患者欲溺不能排出，小腹胀滞难忍，必须急治。张景岳说："水道不通，则上侵脾胃而为胀，外侵肌肉而为肿，泛及中焦则为呕，再攻上焦则为喘，数日不通，则奔迫难堪，必致危殆。"所以《内经》有"小大不利治其标"的指示，小大即指小便和大便。前人治法虽分寒热虚实，但作急证处理时，均以利尿为主，用五苓散加车前子、木通、蟋蟀等。也有用探吐法，服药后取鹅翎扫喉，吐时能使气上升，气升则下焦通利。或外治法，用食盐半斤炒热，布包熨小腹；或用大蒜头一枚，生栀子三个，捣烂敷脐上。并可针刺中极、膀胱俞、三阴交等穴，皆属对证疗法。

"水肿"和"水臌"等证，均有小便不利，逐渐点滴不通，极易导致昏迷，如果脉象浮大或弦劲而数，舌红少液，更为严重。

孕妇小便不利，名为"转胞"，受胎气影响。参阅妇科症状"怀孕小便不利"条。

黄芩清肺饮 黄芩 栀子

春泽汤 茯苓 白术 猪苓 泽泻 人参 桂枝

香茸丸 鹿茸 麝香 附子 肉苁蓉 熟地 补骨脂 沉香 当归

滋肾通关丸 知母 黄柏 肉桂

五苓散 白术 茯苓 猪苓 泽泻 桂枝

370. 小便不禁

小便不能控制，称为"遗溺"。由于膀胱不能约束，多属虚证。《内经》上说："膀胱不约为遗溺。"又说："水泉不藏（止）者，是膀胱不藏也。"因肾与膀胱为表里，肾脏虚寒则不能制水，治疗以益肾固摄为主，用缩泉丸、巩堤丸。也有劳动后小便迫急不禁，多为气虚，用固脬汤。

妇女肝气郁结，不能疏泄，腹胀常有溺意，迫不及待，甚则自遗，所溺不多，治宜疏肝为主。参阅本门"小便频数"条。

小儿睡中遗溺，俗呼"尿床"，用闭泉丸。针灸肾俞、膀胱俞、关元、气海、中极、三阴交等穴。此证极为顽固，有至十余岁不愈者，可用小茴香一两置入猪脬内，焙干打碎，分六份，每天泡饮一份。

"中风"见遗尿为脱证之一，伤寒、热病及杂病中出现神昏、直视、遗尿，均属难治。

缩泉丸 益智仁 乌药 山药

巩堤丸 熟地 菟丝子 五味子 益智仁 补骨脂 附子白术 茯苓 韭子 山药

固脬汤 黄芪 沙苑子 桑螵蛸 山茱萸 当归 茯神益母子 白芍 升麻 羊脬

闭泉丸 益智仁 茯苓 白术 白蔹 黑栀子 白芍

371. 夜间多溺

昼为阳，夜为阴，夜间多尿，少则二三次，多至五六次，为肾虚证之一。又常与失眠互为因果，因失眠而思小便，再因小便而影响睡眠。主要为下元不固，应于安神方内加入桑螵蛸、覆盆子、五味子等。

372. 小便出血

血随溺出，鲜红不痛，或痛极轻微，称为"溺血"。多由心与小肠之火迫血妄行，故《医学入门》上说："溺血乃心移热于小肠。"常伴口干，口舌生疮，舌尖红绛，用导赤散加玄参、白茅根。

溺血滴沥涩痛者为"血淋"。参阅本门"小便刺痛"条。

导赤散 生地 木通 淡竹叶 甘草

373. 小便流浊

尿道流出浊物似脓，混有血液者为赤浊，不混血液者为白浊。小便前排出较多，尿时不觉疼痛，多因心气不足，相火妄动，湿热下注。初起用治浊固本丸，后用萆薢分清饮。

过去有冶游史者，常与淋证并见，尿时刺痛，用八正散加土茯苓、萆薢。

小便色黄浑浊不清，多见于热证，《内经》所谓："水液浑浊，皆属于火。"治宜处方内酌加滑石、木通清利。如果出现在杂病中，色不甚黄，澄清后有粉样沉淀，多为中气不足，用保元汤加芡实、升麻。

治浊固本丸 黄柏 黄连 茯苓 猪苓 半夏 砂仁 益智仁 甘草 莲须

萆薢分清饮 萆薢 菖蒲 乌药 益智仁 茯苓 甘草

八正散 萹蓄 木通 瞿麦 栀子 甘草 车前子 大黄 滑石

保元汤 黄芪 人参 甘草 肉桂

374. 小便挟精

小便后流出精丝，不觉疼痛，久则腰背酸痛，由于肾不封藏固密，用菟丝子丸合聚精丸。

菟丝子丸 菟丝子 茯苓 山药 莲肉 枸杞子

聚精丸 鱼鳔胶 沙苑子

375. 遗精

男子遗精证，有因梦交而泄者称为"梦遗"，不因梦交而泄者称为"滑精"。一般以梦遗属心肾火旺偏于实，滑精属肾不固摄偏于虚，并有"有梦为心病，无梦为肾病"之说。因此在治疗上，前者常用滋阴降火汤、龙胆泻肝汤，后者用聚精丸、桑螵蛸散等。但遗精对于心、肝、肾有相互关系，正如朱丹溪《格致余论》说："主闭藏者肾也，主（司）疏泄者肝也，二者（脏）皆有相火，而其系上属于心，心君火也，为物所感则易动，心动则相火亦动，动则精自走，相火翕然而起，虽不交会，亦暗流而自疏泄矣。"所以梦遗未必肾阴不虚，滑精亦能引动心肝之火，不可截然划分。尤其遗精经久可以导致阴阳两虚，如果常服滋补之剂如斑龙丸、固精丸等，也有引动相火的可能。因此治疗遗精不宜太偏，水陆二仙丹、金锁固精丸等以平淡固涩为主，有其一定意义。

遗精严重的能使精关不固，见色流泄，或小便后亦有精液流出，称为"白淫"。《医学入门》（《济阳纲目》）上说："或闻淫事，或见美色，或思想无穷，所愿不得，或入房太甚，宗筋弛纵，发为筋痿而精自出者，谓之白淫。"又说："欲心一动，精随念去，凝滞久则茎中痒痛，常如欲小便然，或从便而出，或不从便出而自流者谓之遗精，比之梦遗尤甚。"治宜固涩为主，用芡实丸，亦可用固精丸和金锁固精丸。

遗精不尽属于病理现象，在成年未婚或已婚而远离房事，偶有遗泄，不作为病。至于因自斫致成经常遗精，因而头眩、腰酸，精神疲乏，必须自爱，不能专恃药物治疗。

滋阴降火汤 生地 当归 白芍 玄参 川芎 知母 黄柏

龙胆泻肝汤 龙胆草 生地 栀子 黄芩 当归 木通 柴胡 甘草 车前子 泽泻

聚精丸 鱼螵胶 沙苑子

桑螵蛸散 人参 茯神 菖蒲 远志 桑螵蛸 龙骨 龟甲 当归

斑龙丸 熟地 菟丝子 补骨脂 柏子仁 茯神 鹿角胶

固精丸 菟丝子 韭菜子 牡蛎 龙骨 五味子 桑螵蛸 白石脂 茯苓

水陆二仙丹 金樱子 芡实

金锁固精丸 沙苑子 芡实 龙骨 牡蛎 莲须 莲肉

芡实丸 芡实 莲须 山药 白蒺藜 覆盆子 龙骨

376. 无子

无子亦称"无嗣"，是男女双方的事。在男子方面如无特殊病证者，前人多从精气虚冷治疗。《医学入门》（《济阳纲目》）上说："男子阳脱痿弱，精冷而薄。"《脉经》上亦说："男子脉微弱而涩为无子，精气清冷。"治以补肾为主，用五子衍宗丸、续嗣丹和长春广嗣丸。

近来在临床上常遇经过化验的患者，因无精子而不能生育，亦可用五子衍宗丸等长服。

五子衍宗丸 枸杞子 覆盆子 菟丝子 车前子 五味子

续嗣丹 山茱萸 天冬 麦冬 补骨脂 菟丝子 枸杞子 覆盆子 蛇床子 巴戟天 熟地 韭菜子 黄芪 龙骨 牡蛎 山药 当归 琐阳 人参 白术 陈皮 黄狗肾 紫河车

长春广嗣丸 人参 生地 山茱萸 天冬 麦冬 山药 枸杞子 菟丝子 牛膝 杜仲 茯苓 五味子 柏子仁 当归身 巴戟天 补骨脂 莲须 肉苁蓉 沙苑子 覆盆子 鹿角胶 龟甲 虎骨胶 鱼鳔胶 猪脊髓 黄牛肉 羊肉 黑狗肉 驴鞭 狗肾 蚕蛾 紫河车

二十、妇科症状

本门所录症状以经、带、胎、产四项为限，乳疾和前阴疾患均散见其他部分。前人对于妇科病极其重视，肝为先天，并重视冲、任、督、带奇经。主要是肝主藏血，妇女病以调经为先，而督脉起于下极；任脉起于中极之下，循腹内上关元；冲脉起于气冲，挟脐上行，带脉起于季胁，约束诸经，对于妇女生理特点有密切关系。但在治疗上仍从整体出发，与内科基本相同，乳部疮疡等外治法亦与外科一致。因此必须注意妇科的特殊性，也必须理解它的一般性，才能更好地运用理法方药。

377. 月经超前

月经周期以一月为准，每月超前六七天以上甚至一月两潮，称为"月经先期"。一般由于嗜食辛辣或肝火偏旺，或感受热邪，血得热而妄行，来时量多，色深红或紫黑成块，质浓稠黏，气带腥臭，伴见心烦易怒，脉象滑数或弦数。治宜凉血清热，用芩连四物汤或清经汤。阴虚内热之体，经期亦多超前，量少色红无块，兼有头眩、失眠、五心烦热、脉象细数，傅青主所谓"主热而水不足"，用两地汤。也有气虚不能摄血，经期超前，量多色淡质薄，腰腿觉软，小腹空坠，淋沥难断，用补气固经丸。此证偶然超前，多作热治，经常超前则有虚有实，并应顾到体质。

芩连四物汤 黄芩 黄连 生地 当归 川芎 白芍
清经汤 丹皮 地骨皮 白芍 熟地 青蒿 茯苓 黄柏
两地汤 生地 地骨皮 玄参 白芍 麦冬 阿胶
补气固经丸 党参 茯苓 白术 黄芪 砂仁

378. 月经延后

每月经期延后六七天以上，多至四五十天，称为"月经后期"。潮时量少，色淡红不浓，伴见头眩、心慌、脉象细弱者，多为冲任血虚，用人参养营汤。亦有冲任虚寒，经常延后，腹痛绵绵，形寒肢冷，经来量少色淡或带暗黑，用胶艾四物汤。

经期素准，偶然延后不至，以受寒和气滞为多。前者如恣啖生冷，或感受凉邪，冲任受寒，瘀血凝结，多见小腹疼痛，经色紫暗挟块，用延胡索散。后者因受气恼，情志郁结，气滞瘀凝，多见腹胀作痛，经色紫红挟块，用调经饮。一般治月经及其不至，常用桃仁、红花、茺蔚子、蒲黄、泽兰等通经，可以斟酌加入，但必须结合原因，不能专仗攻瘀。

假如月经正常而突然后期，有厌食、恶心、嗜睡、虚寒虚热等症状，脉象和缓滑利，须防妊娠，《内经》所谓："何以知怀子之且生也"，"身有病而无邪脉也"。

人参养营汤 人参 黄芪 当归 白芍 肉桂 白术 甘草 陈皮 熟地 五味子 茯苓 远志 姜 枣

胶艾四物汤 阿胶 艾叶 熟地 当归 川芎 白芍

延胡索散 延胡索 当归 川芎 乳香 没药 蒲黄 肉桂

调经饮 当归 牛膝 香附 茯苓 青皮 焦山楂

379. 月经先后无定

月经来潮，或先或后，没有定期，前后差错在七天以上的，称为"经行先后无定期"，亦叫"经期紊乱"。多因肝气郁结，影响及肾，经量或多或少，色紫挟块，腹痛腹胀，腰部酸痛，宜疏肝和血，用定经汤。

妇女经断，年龄多在四十八九岁左右，当将断之前，亦先后无定，俗称"经乱"，且有量多如崩者，用滋血汤加减。

定经汤 熟地 当归 白芍 菟丝子 山药 茯苓 荆芥炭 柴胡

滋血汤 人参 黄芪 黄芩 山茱萸 川芎 熟地

380. 月经不来

月经两三个月不潮，称为"经阻"或"经闭"。主要为血枯和血滞，虽然引起血枯和血滞的原因甚多，在已经形成之后，治以养血和破瘀为主。因血枯而经闭者，形瘦，面色㿠白，心慌气短，头晕眼花，腰背酸软，四肢无力，饮食不香，严重的出现潮热盗汗，两颧泛赤，毛发脱落，干咳咯血，大便溏泄等劳瘵证候，故俗呼为"干血痨"。宜滋补冲任兼调五脏，选用小营煎、劫劳散、大补元煎、龟鹿二仙胶等。血滞经闭者，多腹内胀痛，按之更甚，胸膈满闷，精神抑郁，口干不欲饮，由于恶血不去，新血不生，也能出现眼花眩黑，肌肤枯燥如鱼鳞等虚象，宜活血祛瘀，用泽兰汤、牛膝散、大黄䗪虫丸等。此证虚实悬殊，必须细参脉舌及考虑正气强弱，大概血枯证，脉多虚细而涩，血虚生热，则呈虚数不静，舌质多淡，或尖部娇红，苔薄或无苔。血滞证，脉多沉弦而涩，或沉细而紧，舌质暗红或有紫点。治疗大法，血枯轻者调养肝脾，重者宜滋补肝肾，血滞轻者宜通调血脉，重者始用逐瘀。

女子初次行经后，往往隔数月再至，如无病征，不必治。

个别妇女因禀受特殊，月经经常两月一潮，或三月一潮，也有一年一潮者，称为"并月""居经"和"避年"，勿作经闭治疗。

小营煎 当归 熟地 白芍 枸杞子 山药 炙甘草 茯神 酸枣仁

劫劳散 白芍 黄芪 熟地 甘草 当归 沙参 半夏 茯苓

五味子 阿胶

  大补元煎 人参 熟地 山药 枸杞子 山茱萸 当归 炙甘草 杜仲

  龟鹿二仙胶 龟甲胶 鹿角胶 人参 枸杞子（成药）

  泽兰汤 泽兰 当归 白芍 甘草

  牛膝散 牛膝 当归 白芍 桂枝 丹皮 桃仁 延胡索 木香

  大黄䗪虫丸 大黄 黄芩 甘草 桃仁 杏仁 芍药 生地 干漆 䗪虫 水蛭 蛴螬 虻虫（成药）

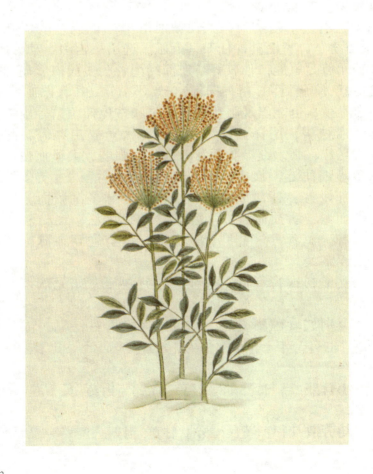

381. 经量过多

经量超过正常，或经来日子较多，概称"月经过多"。常见于月经先期证，亦有经净一二日又行。均由血热，可用固经丸。

行经期间，或不在行经期内，大量出血和持续出血不止，称为"崩漏"。崩是言其势急，血流如注；漏是指势较缓而淋漓不止。但漏不止可以转化为崩，崩后亦多有漏的现象，不能绝对划分。形成本证的原因甚多，大概骤然发作的多为阴虚血热，血色深红，伴见烦热虚奋不安，情绪容易激动，睡眠不宁，脉象滑数，用清热固经汤。如若本来体弱和月经量多，因而淋漓不净，多为气不摄血，血色淡红，伴见神疲气短，舌薄而润，脉大而虚，用补中益气汤。凡崩漏日久，不仅营血大亏，气亦随弱，在气虚证更易导致阳虚，故最后多成气血、阴阳并伤，不能单从一方面治疗。同时，崩漏系急证，大失血时能使晕厥虚脱，在治本时必须治标，必要时或以治标为主；本病虽愈，容易复发，血止后仍宜药物调养。《傅青主女科》里关于血崩方剂，有固本止崩汤、加减当归补血汤、清海丸等均可选用。至于本病见于年老妇女和产后体力未复更为严重，妊娠期间出现，常为流产的先兆，均须注意。

固经丸 龟甲 黄柏 樗白皮 香附 黄芩 白芍

清热固经汤 龟甲 牡蛎 阿胶 生地 地骨皮 焦栀子 黄芩 地榆 棕榈炭 藕节 甘草

补中益气汤 黄芪 党参 白术 当归 甘草 陈皮 升麻 柴胡 姜 枣

固本止崩汤 熟地 白术 黄芪 当归 炮姜 人参

加减当归补血汤 当归 黄芪 三七 桑叶

清海丸 熟地 山茱萸 山药 丹皮 五味子 麦冬 白术 白芍 龙骨 地骨皮 桑叶 玄参 沙参 石斛

382. 经量过少

经量少于正常，或排血时间短，称为"月经过少"。多见于月经后期证，应考虑体质、病因，不宜因少而随便攻逐。

383. 经行不断

妇女年逾五十，月经当断不断，除与平日无异常者外，经来量多，须防"崩漏"之渐。

384. 经断复行

年老经断复来，所下多紫血块，傅青主认为阴精亏损，龙雷火炎，肝脾不能统藏，用安老汤。

安老汤 人参 黄芪 熟地 白术 当归 山茱萸 阿胶 荆芥炭 甘草 香附

385. 经色浅淡

经色淡红，多属血虚之征，兼质稀薄者为气血两虚，稀淡如米泔毫无血色者为真阳极虚，但须与其他症状结合。

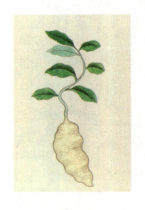
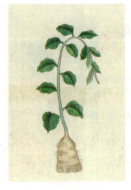
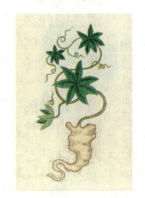

386. 经色紫暗

经色紫红而暗，须辨质黏稠挟血块者属血热，不黏者属寒，即使挟块亦属寒气凝滞，色暗量少如豆沙者为血虚有寒。

387. 经行挟块

经行挟有凝块，一般均称为"瘀"。瘀证多伴腹痛，下后较舒。因寒凝结者色暗不黏，得温轻减；因热凝结者色多紫红，腹痛拒按。常用治瘀方有芎归汤、桃仁四物汤、当归散等，或用益母膏调服。但经行挟瘀不同于瘀血内结，应以化瘀为主，并须与调经结合，不可专予搜逐。

芎归汤 川芎 当归

桃红四物汤 桃仁 红花 当归 地黄 川芎 芍药

当归散 当归 芍药 刘寄奴 枳壳 延胡索 没药

益母膏 益母草 砂糖（成药）

388. 经行腹痛

一般行经期间均有腰腹不舒或轻微酸胀疼痛感觉，这是正常现象。如果每次行经有剧烈腹痛，称为"痛经"，亦称"经痛"。痛经的原因有虚实、寒热、气滞、血瘀，大概痛而拒按为实，痛而喜按为虚；经期落后，喜按为寒，经期超前，不喜按者为热；抽痛、绞痛为寒阻，阵痛、刺痛为血瘀；绵绵作痛为虚，痛而兼坠为气虚，痛而兼胀为气滞。临床上主要分为经前痛、经行痛和经后痛三类。凡是经前三四天多至七八天先觉少腹和小腹胀痛，或牵及胁部和乳房胀满，经行后逐渐消失，属于经前痛。经将行时，小腹急痛，经来涩少不利，量渐多痛亦随减，直至经净完全痛止，属于经行痛。经前和经行时期均无腹痛，经将净时开始小腹作痛，且有下坠感，绵绵隐隐，腰酸疲困，属于经后痛。这三种经痛的部位，都以小腹为主，区别是经前痛多连少腹，痛时作胀；经行痛集中小腹，如绞如刺；经后疼痛不剧烈，感觉下坠。其原因和治法，经前痛和经行痛均由瘀血内结，而经前痛挟有气滞，经行痛挟有寒阻，用调经饮和延胡索散加减，柴胡、乌药、红花、桃仁、炮姜、艾叶、五灵脂等理气、散寒、活血、祛瘀药均可适当采用。经后痛系气血两亏，冲任不能固摄，用胶艾四物汤加黄芪、党参益气，亦可加龙骨、牡蛎、升麻等固涩升提。本病热证较少，即使在经前痛有郁热现象，亦用《万病回春》生血清热方为佳。针灸治疗，实痛取气海、合谷、三阴交，虚痛取肾俞、关元、足三里、三阴交等穴，一般实者用针，虚者用灸。

调经饮 当归 牛膝 香附 茯苓 青皮 焦山楂

延胡索散 延胡索 当归 川芎 乳香 没药 蒲黄 肉桂

胶艾四物汤 阿胶 艾叶 熟地 当归 川芎 白芍

生血清热方 当归 川芎 白芍 生地 丹皮 桃仁 红花 木香 香附 延胡索 甘草

389. 经行腰痛

经期腰部酸痛，多由体弱肝肾不足，调经方内加杜仲、续断，予以兼顾，不作主症治疗。

390. 经行身痛

多为血虚所致，调经则痛自止。如若身痛拘急挟有风寒者，酌加桂枝、羌活。

391. 经行乳胀

为肝气郁滞，多见于"痛经"证，较重的乳房有块，乳头痛不可触，经净自愈。参阅本门"经行腹痛"条。

392. 经行发热

月经时期，常觉微热，由于气血不和，或气火内郁，可于调经方内少加柴胡和之。如果经闭证经久出现，为血枯劳热。参阅本门"月经不来"条。

393. 经行吐血

每在月经前一二天或正值行经时，吐血盈口，挟有紫块，同时鼻内亦出血，称为"经行吐衄"。由于口鼻出血后，常使月经量少或停止，好像倒行逆上，故俗称"倒经""逆经"。多因肝火偏旺，血热妄行，患者往往性情偏急，喜食椒姜辛辣食物。伴见少腹痛，胁胀，头痛，心烦，睡眠不安，脉象弦数。傅青主说："各经之吐血，由内伤而成，经逆而吐血，乃内溢而激之使然也。其证有绝而其气逆则一也。"治宜平肝顺气，引血下行，用顺经汤加牛膝。

顺经汤 生地 当归 白芍 丹皮 沙参 荆芥炭

394. 经行便血

每月行经前一二天，大便下血，因而经量减少，称为"经前便血"，因为经血不循常道，亦称"错经"。多由肝脾肾俱虚引起，伴见面色苍白，头晕眼花，心悸恐慌，气短神倦，腰足酸软，大便溏薄，小便频数，舌质淡红，脉象虚细。用补血汤或顺经两安汤。

补血汤 生、熟黄芪 当归身 白芍 白术 杜仲 荆芥炭 炮姜炭 贯众炭

顺经两安汤 当归 白芍 熟地 山茱萸 人参 白术 麦冬 巴戟天 荆芥炭 升麻

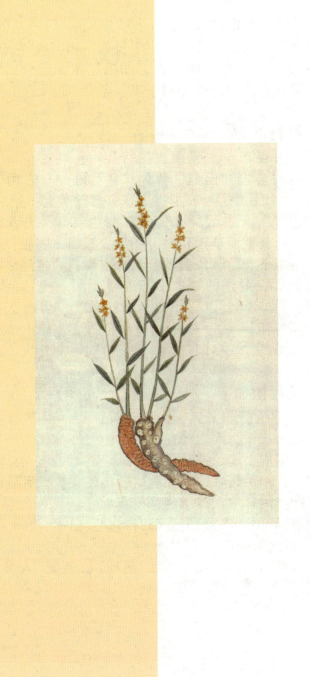

395. 赤白带下

阴道流出白色黏液，绵绵不断如带，也有量多淋漓，如涕如唾，称为"白带"；如白带中混有血液，赤白分明，称为"赤白带"；单纯淡红稠黏，似血非血，则称"赤带"。此外，还有带青、黄、灰黑和五色杂见的，因有"青带""黄带""黑带"和"五色带"等名称，比较少见，统称"带下"。本病的发生，主要由于带脉不约，任脉失固，加上脾虚、肝郁等因素，湿浊、湿热之邪下注。辨证论治重在颜色、气味、清浊方面，凡带下色白，黏腻稀薄，秽气不重，伴见腰酸神疲，食欲不振，不耐劳动，劳动后白带更多，多属脾虚湿浊，用完带汤。带下赤色或赤白相杂，质稠黏，有腥臭，伴见口干口苦，小便色黄，在月经前后带下较多，多属肝郁湿热，用加减逍遥散和清肝止淋汤。

老年或先天不足，病后体弱的妇女，带下清稀如注，腰冷酸重，四肢不温，头晕目花，脉沉微弱，称为"白崩"，系奇经极虚，必须峻补，用内补丸。

完带汤 苍术 白术 山药 人参 白芍 陈皮 甘草 荆芥炭 柴胡 车前子

加减逍遥散 白芍 柴胡 茵陈 茯苓 甘草 陈皮 栀子

清肝止淋汤 白芍 当归 生地 阿胶 丹皮 黄柏 牛膝香附 黑豆 枣

内补丸 鹿茸 菟丝子 沙苑子 黄芪 肉桂 紫菀 桑螵蛸 肉苁蓉 附子 白蒺藜

396. 怀孕流血

怀孕期阴道出血，点滴而下，称为"胎漏"。这种出血时有时无，没有规则，除稍有疲乏外，无其他病征。但流血不止，能使胎动不安，或觉胎坠，小便频数。由于气血虚弱，冲任不能约制，用助气补漏汤，并宜休养，防止增多。

助气补漏汤 人参 白术 黄芩 生地 益母草 续断 甘草

397. 怀孕呕恶

怀孕二三月时，厌进饮食，喜择酸咸食品，恶心呕吐，称作"恶阻"，为妊娠早期症状之一。系受胎气影响，三个月后自然消失，一般不予治疗。严重者，呕吐频作，精神困乏，用橘皮竹茹汤缓缓呷饮。半夏有动胎之说，但前人于胎前病多用之，现在亦经常使用，未见不良反应。

橘皮竹茹汤 人参 陈皮 竹茹 半夏 麦冬 赤苓 枇杷叶 姜 枣

398. 怀孕腹痛

怀孕腹痛，称为"胞阻"。《金匮要略》指出："妇人怀娠六七月，脉弦发热，其胎愈胀，腹痛恶寒者，少腹如扇，所以然者，子脏开故也，当以附子汤温其脏。"又说："假令妊娠腹中痛，为胞阻，胶艾汤主之。"又："妇人怀孕腹中疞痛，当归芍药散主之。"说明妊娠腹痛有子宫虚寒和气郁、血亏等原因，但一般均以调气安胎为主，用逍遥散加减，不宜过用辛温香燥等行血耗气之药，以免损伤胎元。

附子汤 附子 茯苓 人参 白术 白芍
胶艾汤 阿胶 艾叶 川芎 地黄 白芍 甘草
当归芍药散 当归 白芍 川芎 白术 茯苓 泽泻
逍遥散 当归 白芍 柴胡 白术 茯苓 甘草 薄荷 姜

399. 怀孕浮肿

怀孕五至七月间，先两足肿，渐至头面遍身俱肿，称为"子肿"。以脾肺气虚为主因，气不化湿，浸渍肌肉，用全生白术散。《千金要方》有鲤鱼汤法，用白术五钱，茯苓四钱，当归、白芍各三钱，研粗末，再用鲤鱼一尾去鳞肠煮汁，每汁二盏，入药末五钱，加橘皮少许，生姜七片，煎服。

全生白术散 白术 生姜皮 大腹皮 茯苓皮 陈皮

400. 怀孕胀闷

怀孕胸膈满闷，两胁胀滞，胎动不安，称为"子悬"。由情志忧郁，痰气壅塞，用紫苏饮。傅青主从肝脾治疗，用解郁汤，可参酌加减。

紫苏饮 紫苏叶 大腹皮 当归 白芍 川芎 陈皮 人参 甘草

解郁汤 人参 白术 茯苓 当归 白芍 枳壳 砂仁 栀子 薄荷

401. 怀孕咳嗽

怀孕咳嗽，称为"子嗽"，因胎火上逆，肺失清肃，用百合散。

百合散 百合 紫菀 麦冬 桔梗 桑白皮 甘草 竹茹

402. 怀孕烦躁

怀孕后，烦躁不安，心惊胆怯，称为"子烦"。因心气不畅，胎热上扰。须分有痰无痰治疗，无痰者宜清热除烦，用加味淡竹叶汤；有痰者加入天竺黄、橘红。

加味淡竹叶汤 人参 黄芩 淡竹叶 麦冬 赤苓 粳米

403. 怀孕抽搐

怀孕六七月后，或正当分娩时，忽然四肢抽搐，牙关紧闭，目睛直视，不省人事，甚至全身痉挛，角弓反张。少时自省，反复发作，类似癫痫，称为"子痫"。

主要由于阴血不足，虚风内动，宜斟酌轻重，用钩藤汤、羚羊角散。本病在妊娠疾患中相当严重，如果发病较重，经过时间较长，发作频繁的，可以引起孕妇和胎儿死亡。但在发病以前，一般都有头痛眩晕，全身疲劳，心悸气短，恶心呕吐，中脘胀满等先兆，可供诊断和预防。

钩藤汤 钩藤 当归 茯苓 人参 桔梗 桑寄生

羚羊角散 羚羊角 独活 防风 钩藤 当归 酸枣仁 茯神 杏仁 五加皮 薏苡仁 木香 枣

404. 怀孕晕仆

怀孕目昏晕厥，口噤不能言，称为"子晕"。多由肝阳挟痰浊上逆，用桑菊黄芩汤加半夏、枳壳、竹茹。

桑菊黄芩汤 桑叶 菊花 黄芩 白芍 甘草 钩藤 蔓荆子 石决明

405. 怀孕音哑

怀孕音哑无声，称为"子喑"。《内经》上说："人有重身，九月而喑，此胞络脉绝也。胞络脉系于肾，少阴脉贯肾系舌本，当十月复。"故此证可以不治，治时宜助肺肾之气以养胎，用生脉散煎汤送服六味地黄丸，慎勿宣窍开发。

生脉散 人参 麦冬 五味子

六味地黄丸 熟地 山茱萸 山药 丹皮 茯苓 泽泻

406. 怀孕小便不利

怀孕小便不利有两种：一种小便频数，点滴而下，溺时涩痛，称为"子淋"，多因胎火和湿热相结，虽与一般淋证相似，但治疗时，不宜过于通利，防止损伤胎气，引起小产，宜清润利尿，用子淋汤。另一种怀孕七八月时，饮食如常，小便不通，小腹胀急，心烦不能安卧，称为"转胞"，亦以湿热下注为多，用三补丸。也有胎气下坠，压迫膀胱，小便癃闭不通，常因饱食用力或忍尿持重引起，治宜升举，用举胎四物汤。朱丹溪尝用参术饮，服后探吐，以提其气，系急救的一法。

子淋汤 生地 阿胶 黄芩 栀子 木通 甘草

三补丸 黄连 黄芩 黄柏 滑石

举胎四物汤 当归 白芍 熟地 川芎 人参 白术 陈皮 升麻

参术饮 人参 白术 陈皮 甘草 半夏 熟地 当归 白芍 川芎 姜 枣

407. 怀孕下痢

怀孕痢下赤白黏冻，腹痛阵作，极易引起小产，为严重证候之一，不同于一般治法。《张氏医通》(《类证治裁》) 指出：孕痢有三禁五审。一禁荡涤肠胃，使胎气下坠；二禁渗利膀胱，使阴液脱亡；三禁兜涩滞气，使后重转加。一审饮食之进不进；二审溲之通不通；三审腹之痛不痛；四审后之重不重；五审身之热不热。并认为五审既明，三禁勿犯，然后察其积之稠不稠，色之鲜不鲜，分别处理。所用方剂有举元煎、厚朴汤、朴姜参甘半夏汤、芩芍汤、香连丸、三物胶艾汤、驻车丸等，可审证选用。

举元煎 人参 黄芪 白术 甘草 升麻 姜 枣

厚朴汤 厚朴 陈皮 白术 甘草 枳实 半夏曲 姜 枣

朴姜参甘半夏汤 厚朴 人参 甘草 半夏 姜 枣

芩芍汤 黄芩 白芍 甘草

香连丸 黄连 木香

三物胶艾汤 阿胶 艾叶 石榴皮

驻车丸 黄连 阿胶 当归 干姜

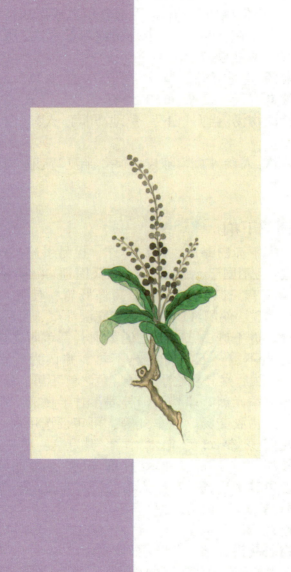

408. 胎动不安

胎动有下坠感，或轻度腰酸腹痛，以及少量阴道出血，均属胎动不安范畴。如若持续发作，出血增多，可以引起流产。一般均作胎热治，用安胎散加减。

母病胎不得养，亦能使胎动不安，但治母病，胎自安宁。

安胎散 生地 白芍 当归 川芎 阿胶 艾叶 黄芪 甘草 地榆 姜 枣

409. 堕胎

怀孕三个月内，胎儿尚未成形而堕下，称为"堕胎"。三个月以外，已经成形而堕下者，称为"小产"，亦叫"半产"。如在堕胎或小产之后，下次受孕仍如期堕下者，称为"滑胎"。堕胎和小产的原因甚多，有因气虚不能摄胎者，伴有畏寒腹痛，用黄芪补气汤。有因血热胎不固者，伴有口渴烦躁，大便干结，用加减四物汤。也有因跌仆闪挫伤胎者，用理气散瘀汤，有因不戒房事伤胎者，用固气填精汤。凡在胎堕之前，一般均有胎动、腹痛、流血症状，必须及时安胎，若见腰酸胀坠，大多难保，应嘱早作准备。经常滑胎者，受孕后应好好休养，适当地给予药物调补。

黄芪补气汤 黄芪 当归 肉桂

加减四物汤 熟地 白芍 当归 川芎 栀子 山茱萸 山药 丹皮

理气散瘀汤 人参 黄芪 当归 茯苓 红花 丹皮 炮姜炭

固气填精汤 人参 黄芪 白术 熟地 当归 三七 荆芥炭

410. 产后瘀血

生产后，胞宫内遗留的瘀血和浆水，称作"恶露"，必须排出体外。否则血停成瘀，最易遗留腹痛、癥瘕等证，民间习惯在产后用益母草和赤砂糖煎饮，有其一定的意义。恶露不下的原因，或因气滞，或因受寒，用生化汤或牛膝散加减。

产后二十天内，恶露应尽，如果逾期不断，一般称为"恶露不绝"。但也有恶露已尽，因气虚不能摄血而淋漓不止，其特征为色淡、无腥气，腰酸，时觉少腹下坠，精神倦怠，目眩眼花，舌质淡，脉缓弱或虚细，用升举大补汤。延久不止，可以致成"血崩"。

生化汤 当归 川芎 桃仁 炮姜 炙甘草 黄酒 童便

牛膝散 川牛膝 肉桂 赤芍 桃仁 当归 木香 丹皮

升举大补汤 黄芪 人参 白术 甘草 当归 熟地 麦冬 川芎 陈皮 升麻 白芷 黄连 荆芥炭

411. 产后腹痛

产后腹痛，以恶露涩少，瘀血内积为多，俗称"儿枕痛"，用失笑散。傅青主曾说："血活则瘀自除，血结则瘀作祟，若不补血而反败血，虽瘀血可消，毕竟耗损难免。不若补血之中以行逐瘀之法，则气血不耗而瘀亦尽消矣。"可用散结定疼汤。如因亡血过多，血室空虚而腹痛，多兼寒象，痛时绵绵隐隐，得温轻减，用当归生姜羊肉汤，以鹿角胶或阿胶代替羊肉亦佳。

失笑散 蒲黄 五灵脂

散结定疼汤 当归 川芎 丹皮 益母草 荆芥炭 乳香 焦山楂 桃仁

当归生姜羊肉汤 当归 生姜 羊肉

412. 产后眩晕

产后忽然头晕，目眩眼花，不能起坐，或心中闷满，恶心呕吐，甚至口噤神昏，不省人事，称为"郁冒"。

系产后严重证候之一，不及时抢救，能致暴脱。主要由于心肝血虚，神无所守，急用银针刺眉心出血，煎服当归补血汤。也有因瘀血上冲，心神迷乱者，俗称"血晕"，急用独行散二钱温酒调服。此时一虚一实，治疗大有出入，必须明辨：虚证恶露必多，先有心悸愦闷，晕时口开、手撒、肢冷，冷汗淋漓，脉大而空或微细欲绝；实证恶露必少，先有腹痛，心下急满，气粗喘促，晕时口噤，两手握拳。

当归补血汤 黄芪 当归

独行散 五灵脂 半生半炒为末。

413. 产后发热

产后血虚多汗，易受外邪，引发寒热，宜标本兼顾，用淡竹叶汤。此证因血虚百脉失养，再加风邪侵袭，经络拘急，极易转变四肢抽搐，项背强直，甚至口噤不开，角弓反张，《金匮要略》所谓："新产血虚多汗出，喜中风，故令病痓。"用滋荣活络汤。

血虚生热，亦能引起发热。其证候为身微热，自汗、头晕、耳鸣、心悸，舌质淡，脉大而芤。久不愈，则形体消瘦，午后热加，兼见盗汗、颧红、干咳，成为劳损，称为"蓐劳"，用地骨皮饮加减。验方有母鸡汤和猪腰汤调养方法，法用母鸡一只熬清汁，当归、熟地、黄芪、白术、肉桂各三钱研粗末，每用母鸡汁一碗煎药末四钱，日服三次。或用当归、白芍酒炒各一两，煎汤去渣，将猪腰一对切如骰子大，粳米一合，香豉一钱，葱、姜、盐少许，同煮食。

淡竹叶汤 淡竹叶 葛根 防风 桔梗 桂枝 人参 甘草 姜 枣

滋荣活络汤 川芎 当归 熟地 人参 黄芪 茯神 天麻 炙甘草 陈皮 荆芥 防风 羌活 黄连

地骨皮饮 熟地 当归 川芎 白芍 地骨皮 丹皮

414. 产后便秘

《金匮要略》上说："新产妇人有三病，一者病痉，二者病郁冒，三者大便难。"总的原因，多由血虚。血虚津液亏损，不能濡润肠道，大便秘结，为产后常见症状。治宜润下为主，在养血方内加火麻仁、柏子仁之类。

415. 产后小便频数

产后小便次数增多，甚至日夜数十次，并有不能控制，淋漓自遗的，多因气血亏损，宜滋补固涩，用固脬汤。

固脬汤 桑螵蛸 黄芪 沙苑子 山茱萸 当归 茯神 益母子 白芍 升麻 羊脬一具 煎汤代水。

416. 产后乳汁少

产后乳汁少或全无乳汁，乳房无胀痛感者，属气血虚弱不能生化，用通乳丹。如若乳房胀痛，按之木硬，乳汁涩少，为气结乳络不畅，治宜疏利，用涌泉散。胀痛而引起低热者，应去猪蹄加柴胡、蒲公英。

通乳丹 党参 黄芪 当归 酸枣仁 木通 桔梗 猪蹄

涌泉散 王不留行 丁香 漏芦 天花粉 僵蚕 穿山甲等分为末，每服四钱，用猪蹄煮汁送下。

417. 不孕

妇女结婚二年以上，男子无病而不生育，或已生育一二胎而又数年不再生育的，均称为"不孕症"。不孕的原因，有属先天性的，有属后天病理的。后天性的又有虚寒、痰湿、郁热几种。虚寒不孕，由于月经期摄养不慎，过食生冷，当风取凉，久坐湿地，风冷乘袭胞宫，常伴腹冷时痛，经期错后，色淡量少，性欲减退，腰腿酸软，脉象沉弱或沉涩，用艾附暖宫丸、毓麟珠、温胞饮。

痰湿不孕，多见于身体肥胖，嗜食厚味，白带稠黏且多，月经色淡，用启宫丸。郁热不孕的，多因肝气郁结，气郁化火，或血虚生热，伏于冲任，多见于瘦弱之体，胸胁胀满，头晕目眩，掌心发热，月经先后无定，或量少色紫，脉细弦数，用开郁种玉汤或清骨滋肾汤。

艾附暖宫丸 艾叶 香附 当归 续断 吴茱萸 川芎 白芍 黄芪 生地 肉桂

毓麟珠 白术 茯苓 白芍 川芎 炙甘草 当归 熟地 菟丝子 杜仲 鹿角霜 川椒

温胞饮 白术 巴戟天 人参 杜仲 菟丝子 山药 芡实 肉桂 附子 补骨脂

启宫丸 半夏 苍术 香附 六神曲 茯苓 陈皮 川芎

开郁种玉汤 当归 白芍 白术 茯苓 丹皮 香附 天花粉

清骨滋肾汤 地骨皮 丹皮 麦冬 玄参 沙参 白术 石斛 五味子

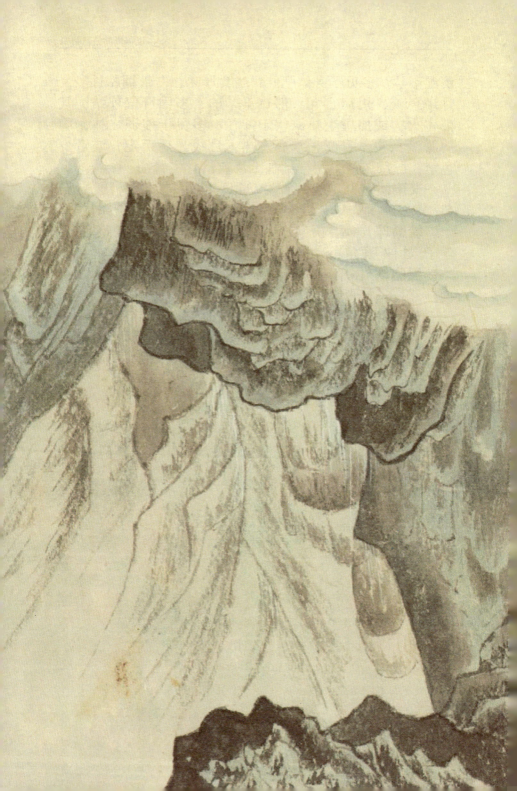

附录：辨证论治浅说

辨证论治，既是中医治病的过程，也是中医治病的根本方法。概括地说，辨证论治的内容，包括有理、法、方、药一套法则。要正确地使用这些方法，应有一定的理论水平，并具备多方面的基本知识作为基础。本书对于每一常见症状提供了一些参考资料，当然是不全面的，尤其在临证时还要根据具体情况灵活运用。因此，再就辨证论治来谈谈它的精神和实质，及具体运用的初步意见。

一

先从"证"字谈起。证字的正写应作"證"，证和證本来两个字，训诂不同，习惯上多因简化借用，兹亦依照一般习惯，以证代證。也有写作"症"字，系"證"字的俗写，在《康熙字典》里没有这字，《辞海》注为"證，俗字"。可见目前中医所用的"證""证"和"症"，实际上是一个字和一个意义，正写应作"證"，简写可作"证"，也能俗写作"症"。有认为证指证候，症指症状，把它们区别起来是没有根据的，而且在探讨文献时会发生错觉。至于证的字义，在医学上只是代表临床表现，一般对单独的证称为症状，由几个症状综合成一个病证时称为证候。比如头痛是症状，若与发热、身痛及脉浮等结合起来，便为外感证候。临床上从多种症状加以分析综合，探讨病因，确定证候，正像审理案件一样，必须搜集证据，摸清底情，然后给予适当的处理。所以辨证是如何去认识疾病，论治是怎样来确定治疗，为中医理论在临床实践中的具体运用和体现。其中有理论，有法则，联系到方剂和药物，这四个内容，密切结合，不可缺一，缺少任何一项，便不可能正确。同时，辨证论治是根据全面症状通过四诊八纲的分析综合，以探求疾病的发生和发展规律，从而拟出治疗的方针，给以适当的治疗。如果不深入地辨别症状或将症状孤立起来，便无法看到疾病的本质作出正确的结论，从而治法和处方用药也不可能中肯。

为了临床上便于掌握运用辨证论治这一法则，试拟图表 1 如下，愿意提供商讨。

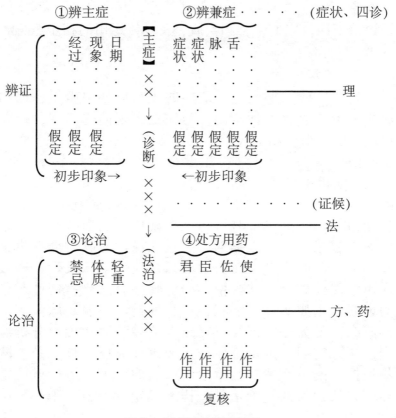

图表 1 图表解辨证论治法则

使用这图表的方法是，每一个病都有主症，在听取病人主诉和了解一般病情之后，首先抓住主症进行询问。问的时候心中要有打算，就是为什么要这样问？这样问的目的是什么？然后把得到的材料进行全面研究，作出初步印象。当然这不是肯定的，可能还会否定。其次，将病人所述和所要了解的兼症包括脉、舌、气色等进行辨别，辨别兼症应与主症同样地细致询问，作出一个初步印象。然后再把两方面的初步印象结合起来，做出总的诊断，即是证候。这两方面的初步印象，可能有些是统一的，有些是不能统一的，但哪些是主，哪些是次，可以清楚地看到。这是第一步。根据诊断定出治疗方针，就是治法。这里所确定的治法，仅仅是一个原则，依据它来处方，还需要从病的轻重、禁忌和患者体质及服药经过等加以考虑，便是论治的阶段了。这是第二步。从论治的结果选方用药，分别按君、臣、佐、使拟出处方，这是第三步。到此，已完成了辨证论治，也就是从诊断到治疗一个疾病的全部过程。这三个步骤，第一步是理，第二步是法，第三步是方药，所以说辨证论治是以理法方药作为基础的。

应当说明几个问题：①把主症弄清楚，可以得到一个初步印象。但单凭主症是不够的，必须进一步观察兼症包括脉舌在内，看它和主症有没有联系，如果从主症产生的就证实了初步印象的正确性，否则需要重新考虑。比如突然发热多为外感，外感多有怕冷，如果问的病人有怕冷的症状，主症的初步印象便为感冒风寒。再看兼症，有喉痒、鼻塞、咳嗽等，便可确诊感冒风寒在肺。假如突然怕冷发热，伴有呕吐，腹泻等兼症，便要考虑到肠胃受寒或饮食损伤等原因。如果诊断肠胃受寒？辨兼症时，应有呕吐清水，下利清谷，胃痛、腹痛、肠鸣、舌苔薄白、口不渴等现象。如何诊断为伤食？应有呕吐酸腐，泻下臭秽，胸腹胀满，呕泻后反见轻松，口腻、舌苔厚腻等现象。

所以辨证是细致的，逐步深入的，主要是全面地分析归纳。②根据辨证的结果来论治，首先也是抓住主症，从发病的主要原因定出主要治法，再照顾其他兼症。照顾兼症时应在主治上适当地照顾，离开了主治而随症用药，便会迷失方向，使处方散漫杂乱。③辨证是根据病情的变化随时改变的，不是一个病通过第一次辨证后就作为定案。在急性病上可能今天和昨天的辨证论治结果完全两样，如发热症昨天怕冷无汗，今天汗出不怕冷反恶热，一个是表证，一个是里证了。当然有些慢性顽固性病证没有多大变化，也就无须每天再辨再论。然而病情总是在变化的，如果经过一个时期已有好转或疗效不明显，仍该反复审察，不能因为有效或平稳而强调"效不更方"。④怎样来抓主症？一般以全身症状，或特别严重的症状，或病人最感痛苦的症状为标准，例如发热、发疹、神志昏迷、大失血以及浮肿、泻痢、腹痛等都能作为主症。一个病的主症不是固定的，应随着病情变化来决定，比如外感发热咳嗽，以发热为主症；热退咳嗽不止，就以咳嗽为主症。倘然误以兼症当作主症，只要辨证正确，也能得出同样的结论。如外感发热咳嗽，不以发热为主症而以咳嗽为主症，在辨咳嗽时见到喉痒、咯痰薄白，辨兼症时发现寒热、头胀、鼻塞、脉浮滑数、舌苔薄白等，其最后结论，自然会诊断是外感，治法着重解表，同时也能认识到应以发热为主症。当然这不等于说辨证时任意抓一症状为主症，而是说在不同的看法上可能提出认为重要的不同主症。关键在于辨证是全面的，只要看到全面不把症状孤立起来，同样能得出一致的诊断结果。

临床上只要有症状能辨，不怕症状多，也不怕症状复杂，均能使用这种方法，如果真的无一症状，那就根本谈不到辨了。没有症状能不能从四诊来辨呢？当然也可以，前人有切脉以决死生，并有舍症从脉的说法。但舍症不等于没有症状，主要是在脉症矛盾的情况下取决于脉诊，所以同样地也有舍脉从症的说法。这说明了四诊是中医的诊断方法，必须互相结合，尤其应与症状结合，片面地强调任何一方面，都是不恰当的。正因为此，必须经过这样的辨证，才能得出比较明确的诊断，还能根据病情的发展趋向做出预后的判断。当已经处方以后，再对主症和兼症复核一遍，可以更清楚地看到是否用药细腻熨贴。(见图表 2、图表 3) 兹举具体运用这一方法的两个病例说明如下，这两个病例有共同的地方也有特殊的地方，可作对比。

例一，李某，女，五十一岁。肾炎；

例二，田某，女，六十五岁。肺炎。

同是女性，年龄都比较大，同样以发热为主症，发热日期相同，并且发热的时间同在下午，热度均在 38℃~39℃ 之间。经过诊察，例一的肾炎病人，浮肿不明显，仅面部有些虚浮，发热前有形寒，汗出后，逐渐热降而不清，兼有恶心，甚则呕吐，口不作渴，小溲黄赤。例二的肺炎病人，炎症基本上已见好转，只有轻微咳嗽，吐黏痰，热前不觉冷，热时口渴引饮，汗出甚多，热随退清，兼有腰痛甚剧。脉舌方面，例一脉象滑数，舌质稍绛，苔白腻；例二脉细数带弦，舌苔前半光剥，根薄黄。了解病情以后，使用下面的图表进行分析研究，得到的结论是：例一肾炎病人的发热，为外邪传里，成为湿遏热伏现象，与湿温证的邪蕴中焦不能透泄相似。例二肺炎病人的发热，可能也由外邪引起，但已无表证，并且津液大伤，形成阴虚内热，与肺痨后期的气阴两伤相似。总的说来，肾炎病人的发热是实证，肺炎病人的发热是虚证，治法处方完全不同。

从主症辨　　　　　　　　　从兼症辨

【主证】发热 →（诊断）外邪传里，湿热蕴伏在胃，不得透泄 →（治法）清化中焦

从主症辨

汗出热不清·····外邪
先怕冷·····外邪
下午·····阳明热
已有半月·····非表证

外邪传入阳明 →

从兼症辨

舌质红，苔白腻·····湿遏热伏
脉滑数·····实热
小便黄赤·····湿热
口不渴·····胃湿
恶心，甚至呕吐·····胃湿
曾有浮肿，现在面部微浮·····脾湿

胃有湿热 ←

论治

湿在中焦，宜化不宜利
热在阳明，宜清胃
有汗不须发汗退热
邪伏于内，仍宜透达

处方用药

佩兰、赤苓、通草等
加减·····半夏、陈皮
枳壳、竹茹·····和胃
滑石、苡仁·····化湿淡渗
厚朴、蔻仁·····清湿
黄芩、黑栀子·····清热
藿香·····芳香祛邪

图表2　例一辨症论治

从主症辨　　　　　【主证】　　　从兼症辨

从兼症辨

舌光剥，根薄黄 · · · 津液耗伤
脉细数带弦 · · · 阴虚肝旺
腰痛 · · · 肾阴虚
口渴引饮 · · · 胃热
现在咳嗽痰黏不多 · · · 肺有痰热
曾有咳嗽胸痛 · · · 外邪伤肺

肺有痰热
木火刑金
阴虚液涸

【主证】 发热 →（诊断）温邪销铄肺胃津液、阴虚肝旺、痰热内恋 →（主治）滋阴退蒸

从主症辨

汗出甚多，热渐消退 · · · 虚热
热前不冷 · · · 温邪
下午 · · · 阳明热
已有半月 · · · 非表证

温邪内恋伤正 →

论治

痰热，宜清肺化痰
汗多，不可发汗劫液
阴伤津涸，宜滋肾养胃

处方用药

枇杷叶、黑栀子、芦根等
加减、天花粉、杏仁、马兜铃、
地骨皮、白薇 · · · 退蒸
川贝母 · · · 清热痰
石斛、沙参、麦冬 · · · 养肺胃津液
生地、鳖甲 · · · 滋阴

图表3　例二辨症论治

应当指出，肾炎和肺炎是西医诊断的病名，用中医的辨证论治方法，必须根据中医理法，客观地依据现实症状全面地进行分析。如果主观地先入为主，难免会感到这样的肾炎为什么能引起发热，及为什么肺炎消失后发热不退，就很难下手了。同时，使用这类图表来辨证论治，主要是说明如何从主症结合兼症；如何从初步印象进一步作出确诊；如何从病因、病机定出治法；如何针对治法处方用药。有了这样一个格式，遇到复杂疑难的病证，可以作为分析研究的依据。至于简单的病证，虽然在辨证程序上不必如此复杂，但是心中盘算的方法还是一样的。因为只有通过全面地考虑，才能得出正确的处方，并能看到别人的处方是否正确。比如一个伤风病例，男孩三岁半，发热（38.5℃）无汗，已有四日，日夜作咳，声音不爽，脉象滑数，舌苔薄腻，饮食二便正常。这是常见的证候，不难诊断为风寒郁于上焦，肺气不能宣透，不曾化热传里，也没有肠胃食滞兼症，用了三拗汤加蝉蜕、牛蒡子、桔梗、橘红、胖大海，一服即得微汗，热退咳稀。但以前服过中药三剂，最后的一张药方，用的是桑叶、菊花、荆芥、防风、金银花、连翘、桔梗、甘草、杏仁、象贝、半夏、陈皮、紫菀、大青叶、芦根等多至十五味，便觉有些夹杂。倘要说明这问题，也可用以下方法来分析（见图表4）。

在表内可以看到辨证为了确诊，论治为了处方用药，理法方药是一贯的。也说明了辨证重要，论治也重要，证必须辨，治必须论，而处方用药仍要斟酌审慎。喻嘉言强调"先议病，后议药"，议病就是辨证，议药就是论治，不论病和药必须通过"议"，也就是"辨"和"论"始终不能偏废。

先辨主症　【主证】　次辨兼症

【主证】 发热 ↓ （诊断）感冒风寒，邪郁于肺 ↓ （治法）宜透上焦

先辨主症

- 酸痛等，无法问明
- 按：小孩不识怕冷及四肢
- 无汗‥‥‥‥风寒
- 病起四天‥‥‥‥表证

} 外感风寒 →

次辨兼症

- 无肠胃证
- 按：饮食二便正常，说明
- 舌苔薄白‥‥‥表邪
- 脉滑数‥‥‥痰热
- 咯痰不爽‥‥‥肺气不宣
- 咳嗽频繁‥‥‥邪在肺

} 邪郁于肺 ←

论治

- 热在表，不需清里
- 咳不爽，宜宣肺豁痰
- 无汗当予发汗

处方用药

- 桔梗、甘草、杏仁、象贝‥‥宜化风痰
- 半夏、陈皮‥‥‥化湿痰
- 紫菀‥‥‥温肺化痰
- 大青叶‥‥‥清热解毒
- 银花、连翘、芦根‥‥‥清里热
- 桑叶、菊花‥‥‥清风热
- 荆芥、防风‥‥‥祛邪发汗

复核（不尽符合证候）

图表 4　男孩伤风病例辨症论治

二

懂得了辨证论治方法之后，还要进一步理解为什么要辨？为什么要论？不把这个根本问题解决，不可能做得深入细致。先谈辨证：

辨证的主要依据是症状，症状是内脏病变的反映，有些症状相同而内脏的病变不同。比如发热是个常见的症状，外感有发热，内伤也有发热；外感还有伤寒、温病等发热，内伤亦有肺病和肝病等发热，这就需要仔细辨证，加以区分了。如何来辨？有一定的步骤。先从发热本身来辨，怕冷不怕冷，汗出不汗出，汗出后热退不退，退得清不清，是否整天发热，上下午有没有差别，或者只有午后发热，或者一天有好几次不规则的发热，发热高不高或是低热不明显等等。这许多不同的情况包括外感、内伤和其他发病的原因，首先把它辨清楚，可以得到一个初步印象。进一步与兼症联系，有没有头痛，身痛，烦热，手心热，口干，渴欲饮水，以及有没有颧红、足冷、鼻塞、咳嗽、呕吐、腹泻，汗出形寒，神识昏迷，项背强直，手足抽动，再结合脉象、舌苔、面色和发病新久等。通过多方面的诊察，才能有深一层的认识，作出正确的诊断和治法。很明显，就上面所举发热有关的一些症状，包括了多种不同证候。如：

发热，怕冷，头痛，全身疼痛，无汗，脉象浮紧而数——伤寒初期太阳证；

发热，汗出后不怕冷反恶热，口渴引饮喜凉，舌苔黄腻，脉大滑数——伤寒阳明证；

发热，怕冷，一天反复发作，呕恶，口苦，脉象弦数——伤寒少阳证；

发热，日晡更剧，汗出蒸蒸，腹胀，便秘，舌苔黄腻干糙——伤寒胃实证；

发热，怕冷，头痛，汗出，口干，咳嗽，脉象浮数——

风温证；

发热，口干，烦躁，神识昏迷，舌尖红绛——温病热入心包证；

发热，口燥，神昏谵语，手足抽搐，脉象细数——温病痉厥证；

发热,怕冷,头痛,项背强直,角弓反张,脉象弦紧——痉病；

发热，足冷，口干不欲饮，胸闷呕恶，小便短黄，面色晦滞，舌苔黄腻——湿温证；

发热，怕冷，头痛，鼻塞，咳嗽，舌苔薄白——伤风感冒证；

发热，脘腹胀痛，呕吐酸腐，泄泻，舌苔厚腻——伤食证；

发热，多在午后，气短，干咳，痰黏带血，多汗，脉象虚细而数——肺脏气阴两虚证；

发热，多在午后，热不甚，手足心热，盗汗，颧红，脉象细数——肝肾阴虚证；

发热，大汗出，热退反恶寒，四肢急，脉浮无力——亡阳证。

从上面所举的证候来看，有些证候本属表证或寒证，但因一二症状的出入，便转变为里证或热证。由此可见，辨证的意义和辨证必须细致的重要性了。

辨证明确，然后论治，论治仍然是复杂而又细致的。也可分两个步骤：先定大法，如表证用汗法，热证用清法；再结合具体情况，表证属风寒的，用辛温发汗，属风热的，用辛凉发汗；热证在胃，热而不实用清胃，热而且实用泻下。依照这方法来处理上列发热证候，就有：

辛温发汗法（太阳证）

辛寒清胃法（阳明证）

和解枢机法（少阳证）

清热攻下法（胃实证）

辛凉解表法（风温证）

清营开窍法（热入心包证）

凉血息风法（痉厥证）

生津解肌法（痉病）

清化湿热法（湿温证）

宣肺祛风法（伤风证）

消导和中法（伤食证）

清养肺阴法（肺脏气阴两虚证）

滋阴退蒸法（肝肾阴虚证）

回阳固表法（亡阳证）

有了明确的治疗原则，选方用药便有方向。但是处方有轻有重，还须视病情的程度和患者年龄、体质等来决定，所以同一病证的处方，往往因人而异。不过应该指出，治疗方针是一致的。中医有那么多的药物和方剂，很难对同一病证限制用哪些方药，只要治疗方针一致，基本上没有什么分歧。从处方用药本身来说，有七方、十剂和君臣佐使等一套法则，主要是针对病因、病位和症状。病因和病位是发病的根源，症状是病变的现象，根源消除后，症状自然消失。所以诊断时重视全面症状，处方时又重视治法而不从症状一一用药，《内经》所谓"治病必求其本"。但是病人的痛苦和精神威胁，往往随着症状的轻重和增减而转移，因此，对某些症状亦有适当照顾的必要。如大失血或剧烈腹痛时，有时以止血、镇痛为急务。不过无论一般的或以急救为目的的，使用方药时仍从部位和原因考虑。所以总的说来，从病位、病因结合症状，是一般处方用药的根据。例如感冒是肺受风邪，那么病位在肺，病因为风，治疗的方针便是宣肺祛风。感冒的症状，可以出现恶风，发热，有汗或无汗，头痛，全身疼痛，音嗄，喉痒，咳嗽，痰多或痰少，痰爽或不爽，鼻塞流涕，口干或不干，舌苔或薄或厚等等。处方用药时在宣肺祛风的原则下，可以适当照顾症状。常用的宣肺祛风药有荆芥、防风、薄荷、麻黄、紫苏、豆豉、桑叶一类，这些药的性质，有偏温偏凉，要根据不同病因（如风寒、风温等）使用，总之是从肺脏来疏邪解表。故用了这些药后，对于恶风、无汗症状不再考虑，相反地对有汗的应适当控制。也由于一般汗多后恶风消失，发热随解，对低热亦少考虑，只在热势较重或有化热内传倾向时，才用焦栀子、连翘、金银花、黄芩、青蒿等清热。其他对个别症状的有效药，如菊花、蔓荆子治头痛，秦艽、羌活、桑枝、丝瓜络治身痛，蝉蜕、胖大海治音嘎喉痒，杏仁、象贝、半夏、陈皮治咳，牛蒡子、桔梗治痰不爽，苍耳子、辛夷治鼻塞流涕，瓜蒌皮、芦根治口干等，并不都用，用时亦看程度酌加，尤其一种药能照顾几个方面时，也不要叠床架屋地见一症用一药。正因为治疗感冒的基本法则为宣肺祛风，随着症状加入的药物必须符合这一原则，这样，就还有很多退热、止咳、化痰、止渴和治疗头痛、身痛的药物，不在选用之列。不难理解，治疗感冒的成方，如葱豉汤只用葱白、豆豉，三拗汤只用麻黄、杏仁、甘草，银翘散和杏苏散比较复杂，二陈汤和苍耳子散等本来不治感冒，也经常引用，这些方剂之所以繁简及结合，便是这个道理。如果弱不禁风，经常容易感冒，或者感冒后纠缠不清，较长时期不愈，就须考虑到体力衰弱的一面。前人对外感也用过人参（如参苏饮）和黄芪、白术（如玉屏风散），但毕竟不是一种常法。

处方用药必须分清主次，主要是将直接发病的主因作为原始病因。在疾病过程中原始病因不是一成不变的，并且往往因其他关系而改变其地位，这就不能机械地以原始病因为主因。中医所说的病因与病机有密切关系，一方面从主因来观察病机，另一方面又从病机来确定病因。倘然强调主因不顾其他，不仅处方用药呆板，有时还会造成过失。例如痰饮的形成，轻的由于脾阳虚，严重的由于肾阳虚，因有外饮治脾、内饮治肾的说法。但是其主因究竟是痰饮呢？还是脾肾阳虚？怎样来确定治疗原则呢？了解了病因和病机的关系，便不难理解痰饮从脾肾阳虚而来，是病理过程中产生的，当然不是原始病因，但已经成为痰饮，转而为致病的因素，引起咳嗽气喘，便应以痰饮为主因。很明显，如果单是脾肾阳虚，不会有痰多咳喘的证候。但在治疗上因为痰饮的产生根本由于脾肾阳虚，不同于一般咳喘，故常用温化药如干姜、五味子、细辛、半夏、茯苓等药。又因痰饮常因风寒引发，伴见形寒发热，也用小青龙汤治疗。小青龙汤的处方，实际即在麻桂基础上加入姜、夏、辛、味。如果没有风寒，咳喘不严重，一般又用苓桂甘术汤和肾气丸从本调养。当然，痰饮中如悬饮、支饮等，也用泻法，则因这些证候都从痰饮形成，必须以痰饮为主，针对不同情况进行不同处理，基本上不越此法度。这是张仲景治疗痰饮的法则，他在辨病位和病因方面何等明确，因而在处方用药上提出了一个规律。同是痰饮病，或用温化，或用疏化，或用温养，或用泻下，不但手段不一样，目的也不一样，说明处方用药都有理论指导。所说灵活运用，是在原则之下根据具体情况做出具体治法，不是主观臆断的。

三

正确地使用辨证论治方法，首先要练好基本功，其次是通过临床不断地熟练。如果基本功差，容易浮飘不实，而不经过临床实践，则又很难随机应变，深入细致。同时多看前人医案，有很大的帮助和启发作用。医案是中医的临证记录，也是辨证论治的具体表现，有的写得详细，有的写得较为简单，但一般都包括症状、病因、脉舌、治法四个方面，理论与实际密切结合，处方用药或多或少，一增一减，也可看到运用成方的法则。华岫云在《临证指南医案》凡例中说："医道在乎识证、立法、用方，此为三大关键，一有草率，不堪为司命。往往有证既识矣，却立不出好法者，或法既立矣，却用不出至当不易好方者，此谓学业不全。然三者之中，识证尤为紧要。若法与方，只在平日看书多记"，"至于识证须多参古圣先贤之精义，由博反约，临证方能有卓然定见。若识证不明，开口动手便错矣"。这里说明了医案的特点及与辨证论治的关系。他又说："此案须知看法。就一门而论，当察其病情、病状、脉象各异处，则知病名虽同而源不同矣。此案用何法，彼案另用何法，此法用何方，彼案另用何方，从其错综变化处细心参玩。更将方中君臣佐使之药，合病源上细细体贴，其古方加减一二味处尤宜理会。其辨证立法处，用标记志出，则了如指掌矣。切勿草率看过，若但得其皮毛而不得其神髓，终无益也。然看此案，须文理清通之士，具虚心活泼灵机，曾将灵素及前贤诸书参究过一番者，方能领会此中意趣。"这是指医案的读法，也说明了从医案中学习辨证论治和练好基本功的重要性。

前人医案的写法和现在的病历记载有所不同，主要是根据现实症状出发，抓住重点，所以不及病历的全面，但指标是十分明确的。并因辨证时候有其一定的理论根据，对某些地方只提证候不叙症状，比如写"阳黄"，便是指目黄、小便黄、皮肤色黄鲜明等一系列的湿热发黄证。而有时也提到未曾表现的症状，则与辨证上有重要意义，如指出"小便不黄"或"大便不溏"，用来说明没有内热和脾虚现象，作为用药的依据。还有，用一般治法治疗常见病已经成为大法的，在医案里就比较少见了，而所记录的，大多是疑难的、复杂的、严重的和一般中有特殊性的病证。因此在案语中往往提醒一句，或反复阐明，或引征论据。这些简不等于疏漏，详不等于啰唆，相反地都是说明问题，值得注意的关键。兹就《临证指南医案》选录若干则，并附初步体会为例。

一：偏枯在左，血虚不营筋骨，内风袭络，脉左缓大。

制首乌四两，枸杞子二两，归身二两，怀牛膝蒸二两，煨天麻二两，三角胡麻二两，研末，用黄甘菊三两，川石斛四两，小黑豆皮四两煎汁，加蜜，丸极细，早服四钱，滚水送（中风门）。

按：此案在症状方面只提"偏枯在左"。偏枯即半身不遂，因半身有左血右气之分，故特别指出在左半身不遂，属于中风病，可以伴见昏厥和口眼㖞斜等，案中并不叙列，说明是中风的后遗症，其他症状已不存在。所以单从偏枯在左考虑，结合脉象缓大，系肝肾阴血不足，内风不静，诊为"血虚不营筋骨，内风袭络"。虽未指出治法，而养血息风已在言外，并因肝主筋，肾主骨，应着重在滋养下焦。为此，方用何首乌、枸杞子、当归身、胡麻、黑豆并补肝肾而侧重养血，石斛亦能滋肾除虚热，所谓治风先治血，血行风自灭。佐以天麻、菊花息风，牛膝壮筋骨，而胡麻、石斛也能疗风痹脚弱，合成标本兼顾调养方剂。故徐灵胎分析此方的血药和风药，评为"此方平补，并无用补生热之弊"。

二：失血有年，阴气久伤，复遭忧悲悒郁，阳挟内风大冒。血舍自空，气乘于左，口㖞，肢麻，舌喑无声，足痿不耐行走。明明肝肾虚馁，阴气不主上承，重培其下，冀得风息，议以河间法。

熟地四两，牛膝一两半，山萸肉二两，炒黑远志一两半，枸杞子二两，炒菊花二两，五味子一两半，川斛二两四钱，茯神二两，淡苁蓉一两二钱，加蜜丸，服四钱。（中风门）

按：此亦血虚不荣筋骨，内风袭络的中风证，但偏左肢麻，未至偏枯程度。其主症为风扰于上而口㖞舌暗，阴亏于下而足痿无力。故从发病的根源失血和悒郁等，诊断为肝肾阴虚不主上承，主张重培其下以冀风息。证属暗厥风痱，采取了刘河间的地黄饮子，因没有阳虚现象，除附子、肉桂、巴戟，并因阴虚风动，去菖蒲的香窜，加杞、菊以养血息风，牛膝下行以治足痿。

三：脉细而数，细为脏阴之亏，数为营液之耗。上年夏秋病伤，更因冬暖失藏，入春地气升，肝风内动，遂令右肢偏痿，舌本络强言謇，都因根蒂有亏之证。庸俗泄气降痰，发散攻风，再劫真阴，渐渐神惯如寐，倘加昏厥，将何疗治。议用仲景复脉法。

复脉汤去姜、桂。（中风门）

按：此案亦为中风。从病因结合症状，系气血两虚，但经误治，真阴再劫，特别表现在神惯如寐，脉象细数，说明心脏极虚。心生血而藏神主脉，经脉流行不利，势必偏痿加剧，并应防止昏厥，故取复脉汤先治其心。复脉汤本养心液，益心气，通心阳，因脉细而数，除去姜、桂的辛热，变为柔润之剂。后来吴鞠通根据这个方法，在《温病条辨》里订立加减复脉汤，作为温邪传入下焦，挽救阴液的主方。前人对于成方的运用，如本方和前案的地黄饮子虽然有失原意，但也有心灵手敏的一面，值得学习。

四：温邪外袭，咳嗽，头胀，当清上焦。

杏仁、桑白皮、桔梗、象贝、通草、芦根。（咳嗽门）

按：此案仅凭咳嗽和头胀两个症状，很难做出确诊。然已诊断为"温邪外袭"，必有风温的症状。从叶天士《外感温热》篇来引证："温邪上受，首先犯肺，"及"肺主气，其合皮毛，故云在表。在表初用辛凉轻剂，挟风则加入薄荷、牛蒡子之属，挟湿加芦根、滑石之流，或透风于热外，或渗湿于热下，不与热相搏，势必孤矣。"可见本案以咳嗽为主症，应有头痛和痰不爽、口干、小便短黄等兼症，没有指出脉舌，当为一般的滑数和黄腻。所以方内用杏仁、象贝、桔梗祛风痰，桑白皮清热，均集中于肺，再加通草、芦根清热淡渗，兼祛其湿。

五：阴亏挟受温邪，咳嗽、头胀，当以轻药。

桑叶、杏仁、川贝、白沙参、生甘草、甜水梨皮。（咳嗽门）

按：此与上案症状相同，病因亦同。因素体阴亏，且无挟风挟湿现象，故用桑叶、杏仁、川贝清化上焦痰热，兼以沙参、甘草、梨皮清润。这里所说轻药，系"上焦如羽，非轻不举"的意思，不是指剂量的轻重。

六：嗽缓，潮热，稚年阴亏，气热所致。

地骨皮三钱，青蒿一钱，知母一钱，生甘草三分，南沙参一钱，川石斛三钱。（咳嗽门）

按：此案亦咳嗽肺热阴亏，但有潮热则比一般阴亏更进一步，热不止，势必气阴愈受消耗，所以特别提出。并用沙参、甘草、石斛润肺外，加入地骨皮、青蒿、知母清热退蒸。咳缓的缓字，说明病已经久，咳已不繁，故不用杏仁、川贝之属。

以上略举数例，当然是不全面的，不够深入的，而且这些例子也不是有代表性的。主要是说明前人医案的写法不同及学习方法的一斑，通过认真地学习，在辨证论治上有一定的帮助。事实证明，徐灵胎系一代名医，对叶天士医案做出恰当的评语，华岫云、邵新甫等并将叶天士的经验摸索出一套规律，都是下了一番功夫的。总之，医案是中医的优良传统，前人流传很多，各有特长，应当像蜜蜂酿蜜般地吸取百花精华，丰富自己的知识，以提高医疗水平。

最后，必须说明，治病重在辨证，所有治法、处方和用药等一系列的措施，都是根据辨证来的。有了正确的辨证，就能进行合理的治疗。一般对辨证论治也作辨证"施"治，事实上辨证的目的也就是为了施治。但是应当理解，施治不等于说不再考虑，在正确的辨证下，求得处方用药与具体病情丝丝入扣，药量的轻重恰当，仍然需要通过一个讨论的过程。如果误解辨证施治为只要辨证，不必论治，很容易生硬地引用成方，药量也少斟酌，因而减低疗效。为此，本文和本书内关于辨证施治均作辨证论治，主要是说明施治的时候必须考虑，其意义基本上是一致的。

写给中国人的国医三书

读得懂的医案讲习录

秦伯未 著

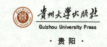

贵州大学出版社

Guizhou University Press

·贵阳·

图书在版编目（CIP）数据

读得懂的医案讲习录 / 秦伯未编著 . -- 贵阳：贵
州大学出版社， 2025.5. -- (写给中国人的国医三书).
ISBN 978-7-5691-1069-2

Ⅰ . R249.1

中国国家版本馆 CIP 数据核字第 2025M0J336 号

XIEGEI ZHONGGUOREN DE GUOYI SANSHU·DUDEDONG DE YIAN JIANGXILU
写给中国人的国医三书·读得懂的医案讲习录

著　　者：秦伯未

————————————————————————————————————

出 版 人：闵　军
责任编辑：葛静萍

————————————————————————————————————

出版发行：贵州大学出版社有限责任公司
　　　　　地　址：贵阳市花溪区贵州大学东校区出版大楼
　　　　　邮　编：550025 电话：0851-88291180
印　　刷：三河市天润建兴印务有限公司
开　　本：880mm × 1230mm 1/32
印　　张：31.625
字　　数：778 千字
版　　次：2025 年 5 月第 1 版
印　　次：2025 年 5 月第 1 次印刷
书　　号：ISBN 978-7-5691-1069-2
定　　价：198.00 元（全 3 册）

————————————————————————————————————

编者的话

在中华文明的长河中，中医文化犹如一条蜿蜒千年的智慧之脉，将天人合一的哲学思考具象化于自然灵性的中草药与人体五行的微妙运转中，编织成独特的医学体系。提到中医，就不得不想到秦伯未先生，秦伯未作为20世纪中医教育的奠基人，其著作称得上"纸上诊室"。

一年前，我们整理出秦伯未先生的三部作品，编成了《写给中国人的中医三书》，成为许多读者了解中医文化的敲门砖。我们怀着敬畏的心，在此基础上又选编了另外三部，进一步帮助读者更深入透彻地探索中医文化，它们分别是《读得懂的实用中医学》《读得懂的医案讲习录》《读得懂的临证备要》，组成了这套《写给中国人的国医三书》，希望能将秦伯未中医系列图书传承与延续下去。

其中，《读得懂的实用中医学》梳理中医基础理论框架，开创性地将《内经》理论与临床实践结合，以"实用"为主旨，涵盖各种杂症，通过生理、病理、诊断、治法等几个方面详细展开；《读得懂的临证备要》则以病证为纲，整合秦伯未先生毕生诊疗心得，是一次传统经验与循证医学的对话；《读得懂的医案讲习录》精选秦伯未亲诊的百余例典型医案，通过原案重现、病理拆解、治法溯源、方药点睛等多维解析，收录几百条诊疗精要。

我们在整理时发现，秦伯未先生手稿中常出现"当参古图""宜观本草形色"等批语，这启示我们，研究中医不应仅限于文字，更需要建立视觉认知体系。所以，

在这套书中，我们将明代著名画家文俶的绘画作品《金石昆虫草木状》作为配图，在画师笔下，许多中草药得以极大还原与展现，例如黄芩根部断面密布的年轮状纹理等，另外，还有一些采药、烧制的图，则带我们了解熬制中药的繁琐奥妙。

为了使读者阅读到原汁原味的著作，本套书在编排中尽量保持了作品原貌，除对某些语句不甚符合现代语法规范之处、影响理解的部分进行了适当修改外，其余则不作修改。旧作中的部分病名、药名、计量单位等也均未改动。部分药品，如虎骨、犀角等，现已禁用，读者在阅读时，需加以鉴别。

特别需要说明的是，本书的出版目的是为爱好中医的读者提供参考。中医是一项博大精深的学问，需要广博的知识和长期的实践，初学者切忌教条迷信一本书或几本书，许多症状看似相似，病因却各不相同，不可在一知半解情况下，盲目开方，这与中医的精神是背道而驰的。

我们深知，这套书不是终点，而是起点。谨以这三部作品，致敬秦伯未先生"杏林春意暖"的赤子之心，更期待与读者共同开启漫长的中医文化探索之旅。

目录

第一章　内科医案

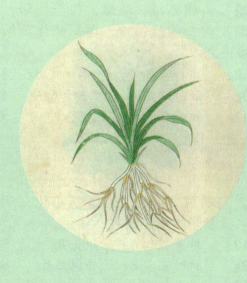

第一节 感冒

一、风温挟湿

案 1 金君

一诊：5 月 26 日

身热暑炽，得汗不解，头痛、口干、咳嗽，脉象濡滑而数，舌苔白腻尖红。风温夹湿蕴于肺胃，治以清疏芳化，候正。

清豆卷 12g	冬桑叶 8g	净蝉蜕 3g	炒牛子 6g
浙贝母 10g	净连翘 10g	竹沥夏 8g	枳壳 8g
香佩兰 8g	赤茯苓 10g	焦栀皮 8g	

二诊：5 月 27 日

身热较淡，头痛亦减，咳嗽，口苦作干，胸闷，舌苔黄腻，风温夹湿，蕴伏肺胃，再拟疏化清解，毋使胶结缠绵，方候正之。

清豆卷 12g	川朴花 3g	焦山栀皮 8g	冬桑叶 8g
淡黄芩 8g	浙贝母 10g	炒牛子 6g	香佩兰 8g
朱茯苓 12g	枳壳 8g（竹茹 8g 同炒）		黄郁金 8g
鸡苏散（包）12g			

三诊：5 月 29 日

身热淡而不清，口干，饮水觉甘，大便不实，小溲浑黄，脉象濡数，舌苔黄腻。温邪夹湿黏滞难化，病在太阴阳明二经，即宗吴淮阴中焦例治之，候正。

清豆卷 12g	炒薏苡仁 6g	枳壳 8g	青蒿 8g
淡黄芩 8g	竹叶茹各 8g	香佩兰 8g	块滑石 12g
赤茯苓 10g	光杏仁 10g	白蔻仁（杵）3g	
梗通草 3g			

四诊：5 月 30 日

身热未清，头胀口干，饮少味甘，肢酸，溲黄，脉濡数，苔黄糙。湿热内郁太阴阳明之候，续予清化，候正。

清豆卷 12g	藿佩各 8g	青蒿 8g	淡黄芩 8g
净连翘 10g	白蔻衣 3g	枳壳 8g	炒车前 10g
竹叶茹各 8g	桑叶 10g	块滑石（打）12g	

五诊：6 月 1 日

身热已淡，胸宇亦舒，口干味甘，大便稀水，舌苔黄腻，脉象濡数。胃多湿热之薮，脾属湿浊之乡，再予芳化清解。

藿佩梗各 8g	青蒿 8g	淡黄芩 8g	六一散（包）12g
净连翘 10g	新会白 6g	竹叶茹各 8g	枳壳 8g
赤茯苓 10g	梗通草 3g	炒扁豆衣 10g	

案 2 孙嫂夫人，9 月 30 日

身热不为汗衰，胸宇饱闷不思饮食，脉象滑数，舌苔根腻。秋温挟湿，续于清滞防其缠绵。

清豆卷 12g	冬桑叶 8g	省头草 8g	黄郁金 6g
枳壳 8g	鲜竹茹 8g	焦栀皮 8g	新会皮 8g
焦谷芽 10g	丝瓜络 8g	全瓜蒌（打）10g	

二、风邪外感

案 1 女，24 岁

感冒 4 日，形寒，头痛，咳嗽甚轻，未经治疗。今忽觉胸胁微痛，呼吸不畅，偶叹长气，痛如针刺，且有泛漾感。诊其脉浮滑而数，舌苔薄腻淡黄。时新秋天气尚热，数日来未曾出汗，偶觉身热亦不以为意。审属风邪夹湿内郁，不从表解，有内传之势。

用荆防败毒散加减。

| 蔓荆子 4.5g | 防风 4.5g | 柴胡 4.5g | 前胡 6g |

桔梗 3g   枳壳 4.5g   杏仁 9g   青皮 4.5g
陈皮 4.5g   茯苓 9g   生姜 2 片

服 2 剂，得微汗，咳嗽甚多，胸胁痛即减轻。

可见感冒总宜疏散，如果因胁痛而误作肝病，难免偾事。

案 2 钱先生，元旦日

流青绿涕已经半载，近又咳呛，音哑，腹时隐痛，苔腻，脉濡滑。风邪内郁，肺气不宣，先予辛散。

冬桑叶 8g   苍耳子 8g   陈辛夷 1.5g   蔓荆子 1.5g
净蝉衣 1.5g   光杏仁 10g   辽细辛 1g   冬瓜子 10g
薄橘红 6g   带子丝瓜络 8g   炒牛蒡 [子] 6g

案 3 金师兄，9 月 7 日

身热自汗，咳嗽声音重浊，鼻塞流涕，口苦作干，舌苔黄腻，脉象浮数。肺主皮毛，凉邪外袭，宣化无权，即予疏解。

苏梗叶各 8g   薄橘红 8g   范志曲 10g   净蝉衣 3g
焦山栀 8g   苦桔梗 1.5g   炒牛蒡 [子] 6g
光杏仁 10g   竹茹 8g   枳壳 8g   象贝母 10g

案 4 吴奶奶

一诊：5 月 24 日

形寒身热，头痛，肢酸，胸闷，咳嗽，口干饮少，脉象浮数，舌苔厚腻。风温夹湿稽留肺胃已经一旬，治以疏化。

清豆卷 12g   川朴花 3g   浙贝母 10g   丝瓜络 8g
焦栀皮 8g   光杏仁 3g   香佩兰 10g   黄郁金 8g
赤茯苓 10g   炒薄荷 3g（后下）   炒牛蒡 [子] 6g

二诊：5 月 25 日

予疏化，得汗颇多，形寒已罢，身热头痛，肢酸，胸闷咳嗽等症均见减轻，脉数舌腻。再予清脾芳化。

清豆卷 12g	净蝉蜕 3g	浙贝母 10g	净连翘 10g
制川朴 3g	赤茯苓 10g	香佩兰 8g	光杏仁 10g
丝瓜络 8g	焦栀皮 8g	炒牛蒡 [子]6g	

三诊：5 月 28 日

前症愈，今头痛，项强耳鸣，齿胀咽痛，形寒，脉微弦数，舌苔黄腻。风热之邪夹痰浊壅闭于上，重予清脾泄化，候正。

冬桑叶 8g	杭菊花 8g	荆防风各 8g	炒牛蒡 [子]6g
苦桔梗 3g	挂金灯 3g	金锁匙 3g	淡竹茹 8g
焦山栀 8g	丝瓜络 8g	炙僵蚕 10g	

案 5 应君，9 月 8 日

伤寒已愈，诸恶均除，但觉胸宇不畅，纳食未甘。余温逗留阳明，胃气不和，仲景所谓表解而里未和也。接予芳香、舒气畅中。

藿香梗 8g	炒枳壳 8g	新会白 8g	黄郁金 8g
炒竹茹 8g	炒蒺藜 10g	赤苓 10g	梗通草 1.5g
生、熟谷芽各 12g		荷梗去刺尺许	白蔻仁 1.5g（后下）

案 6 袁先生，9 月 8 日

形寒胠酸，自服汗剂而解，今诊脉象滑数，舌苔白腻，身热不扬，头胀，胸闷，咳嗽不畅，风邪湿热仍盛阻于肺胃。治以清透芳化。

清豆卷 12g	青防风 8g	冬桑叶 5g
光杏仁 10g	炒枳壳 8g	浙贝母 10g
制川朴 1.5g	丝瓜络 8g	焦山栀 8g
炒牛蒡 [子] 子 6g		赤茯苓 12g

案7 沈女士，9月22日

形寒身热，头痛喉痒，咳嗽，胸宇不宽，脉濡数，舌苔薄白。风邪痰阻内蕴于肺，肺失宣化之权，治以轻疏上焦。

冬桑叶8g　　青防风8g　　净蝉衣3g　　枳壳8g

光杏仁10g　　白蒺藜10g　　浙贝母10g　　仙半夏6g

胖大海10g　　橘红8g　炒牛蒡［子］子6g

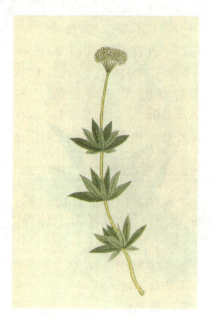
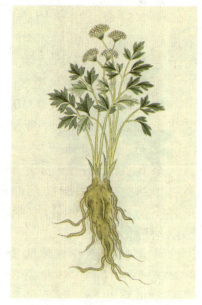

三、暑湿感冒

案 1 陈世兄

一诊：9 月 1 日

寒热之候不为汗解，胸闷，口干，食减，大便 4 日未行，脉濡数，舌白腻。暑湿内伏阳明，气机不宣，治以清透，虑其证变。

清豆卷 12g	冬桑叶 8g	制川朴 2g	净连翘 8g
炒枳壳 8g	黄郁金 6g	焦山栀 8g	瓜蒌仁 12g
新会皮 8g	赤茯苓 12g	鸡苏散（包）10g	

二诊：9 月 2 日

昨予清透伏邪，形寒撤、身热淡，胸宇亦转宽，脉象濡数，舌苔白腻。伏暑积湿内蕴阳明未能尽泄，再效前方出入。

清豆卷 12g	藿佩梗各 8g	桑叶 8g	焦栀皮 8g
制川朴 2g	薄橘红 8g	枳壳 8g	茯苓 12g
梗通草 2g	炙竹茹 8g	鸡苏散（包）12g	

三诊：9 月 3 日

日来伏邪，身热逐渐减轻，胸宇觉宽，纳食难化，脉象濡数，舌苔白腻。暑湿邪气内郁，再拟清泄，防其复燃。

广藿香 8g	薄橘红 8g	茯苓 12g	川朴花 2g
枳壳 8g	荷叶 1 方	焦栀皮 8g	范志曲 10g
炒香谷芽 12g	冬桑叶 8g	炒竹茹 8g	

四诊：9 月 4 日

天地郁熏，暑湿氤氲着于人身，蕴于脾胃，胃为湿热之薮，脾本湿浊之乡，迭予清透身热已解，纳食难化，舌苔黄腻，湿之故也。

藿苏梗各 8g	枳壳 2g	赤茯苓 10g	川朴花 2g
淡竹茹 2g	炒香谷芽 12g	净连翘 10g	薄橘红 8g
梗通草 2g	荷梗 1 尺（去刺）	白蔻仁 2g（后下）	

五诊：9 月 5 日

胃为湿热之薮，脾属湿浊之乡，湿浊内蕴已经清化，身热退，胸宇宽，二便能调，脉濡，苔白。接予芳化和中可也。

藿香梗 8g　　佩兰梗 8g　　炒枳壳 8g　　淡竹茹 8g
新会皮 8g　　香谷芽 10g　　赤茯苓 10g　　梗通草 2g
丝瓜络 8g　　焦薏苡仁 12g　　春砂壳 2g（后下）

六诊：9 月 6 日

暑湿之邪，自口鼻吸受，蕴集阳明，为湿热之薮也，寒热之后，诸恙均瘥，食已觉味，脉象濡软。接予和中方。

焦冬术 8g　　炒玉竹 8g　　净连翘 10g　　佩兰梗 8g
炒枳壳 6g　　淡竹茹 8g　　淡条芩 8g　　新会皮 5g
赤茯苓 10g　　焦薏苡仁 12g　　梗通草 2g

七诊：9 月 7 日

寒热之后，纳食难化，腹中觉胀，脉濡，苔根薄腻。暑湿余邪，逗留中焦，胃失和降，肠失传导，接予芳化和中。

焦白术 8g　　炙鸡金 8g　　枳壳 8g　　彩云曲 10g
新会皮 8g　　白蔻衣 2g　　竹茹 8g　　大腹皮 10g
生、熟谷芽各 10g　　荷梗 1 尺（去刺）　　藿香梗 8g（后下）

八诊：9 月 8 日

时症已愈，纳食不消，腹内觉畅，偶尔难化之物亦然，良由湿热伤人，蕴于中焦，脾胃运化功能未复也。接予和胃健脾。

焦白术 8g　　炙鸡金 6g　　枳实炭 8g　　新会白 8g
佩兰 8g　　炒竹茹 8g　　白茯苓 10g　　彩云曲 10g
荷梗尺许　　炒香谷芽 12g　　缩砂仁 2g（后下）

九诊：9 月 9 日

胃司受纳，脾主消化，不食则饥，食入作胀，《内经》谓，脾主为胃行其津液，此病生于脾而不在胃也，脾恶湿得于时症之后，治以芳化和中可也。

藿香梗 8g　　新会皮 8g　　炙鸡金 10g　　炒竹茹 6g

彩云曲 10g　　香谷芽 10g　　大腹皮 10g　　枳术丸（包）10g

焦薏苡仁 10g　　佛手片 8g　　大砂仁 2g（后下）

调理半月始愈。

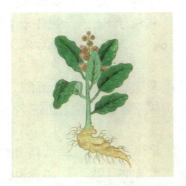
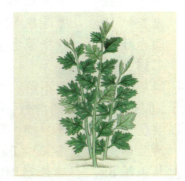
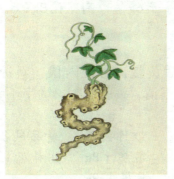
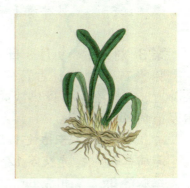
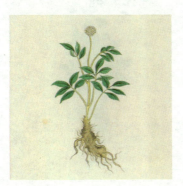
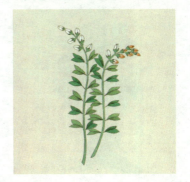

案 2 张奶奶

一诊：9 月 6 日

身热得汗不畅，见风寒咳嗽，风疹遍体作痒，脉浮数，舌苔薄白，湿热内蕴，风邪外乘，营气不清，治以辛凉清透。

冬桑叶 8g	荆芥穗 8g	净蝉衣 3g	橘红 8g
光杏仁 10g	净连翘 10g	焦栀子 8g	浙贝母 10g
西赤芍 6g	炒牛蒡[子]6g	薄荷叶 3g（后入）	

二诊：9 月 7 日

身热四日，得汗不解，恶风未撤，头痛，骨节酸楚，口干，腹行燥结，脉濡滑数，苔黄腻，暑湿内伏，新凉外束，治以清疏芳化，虑其缠绵。

清豆卷 12g	冬桑叶 8g	藿佩梗 8g	丝瓜络 8g
焦山栀 8g	净连翘 10g	光杏仁 10g	炒枳壳 8g
薄橘红 8g	炒牛蒡[子]子6g	荆芥穗 8g（后入）	

案 3 刘先生，9 月 8 日

脉象右手滑数，舌苔中后黄腻，暑湿内伏，新凉外乘肺胃，气机不宣，身热淡而不清，头胀肢酸，胸宇不畅，治以清疏芳化。

清豆卷 12g	苦桔梗 1.5g	炒竹茹 8g	青防风 8g
薄橘红 8g	赤茯苓 12g	霜桑叶 8g	川朴花 1.5g
丝瓜络 8g	枳壳 8g	焦栀皮 8g	

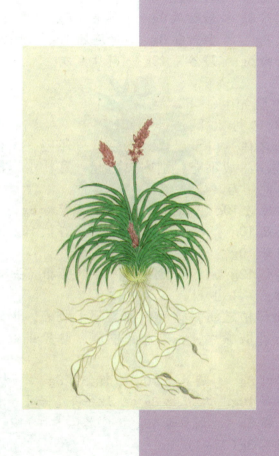

四、体虚外感

案 1 吴姑奶奶，9 月 30 日

身热得汗未清，脉象细弦而数，中脘觉胀，舌苔薄腻，体虚感冒新凉。治以疏散和中。

炒荆芥 8g　　炒防风 8g　　冬桑叶 8g　　焦山栀皮 8g

枳壳 8g　　　鲜竹茹 8g　　净连翘 10g　炒陈皮 8g

彩云曲 6g　　炒谷芽 10g　荷叶 1 方

案 2 陆先生

一诊：9 月 20 日

阴虚之体，口干晨燥，胸宇气分不畅，大便燥结，脉象细弱。津液不充，则内热随起，宜壮水以制阳光之治法，本此制方。

细生地黄 10g　川石斛 6g　　天花粉 8g

净连翘 10g　　炒枯芩 8g　　光杏仁 10g

浙贝母 10g　　大麦冬（去心）6g

瓜蒌仁 12g　　柏子仁 10g　　干芦根（去节）30g

二诊：9 月 25 日

阴虚津枯之质，感受新凉，郁于肌表，形寒身热得汗未清，四肢酸疼，舌苔灰黄而腻，脉象细数。暂予辛凉治标。

冬桑叶 8g　　连翘壳 10g　新会白 8g　　杭菊花 8g

光杏仁 10g　　丝瓜络 8g　　炒牛蒡[子]子 6g

焦山栀 8g　　浙贝母 10g　瓜蒌仁（打）12g

南薄荷 3g（后入）

三诊：10 月 1 日

身热已减，而掌心觉燥，黏痰亦少，纳食寡味，口干不思饮，小溲极短。阴亏之体，津液素枯，湿热余邪稽留，脉濡，舌苔薄黄，接予清解。

金石斛 10g　　　青蒿 8g　　　嫩白薇 10g　　　佩兰梗 8g

枳壳 8g　　　　竹茹 8g　　　净连翘 10g　　　炒蒌皮 10g

梗通草 3g　　　香谷芽 12g　　荷叶梗尺许（去刺）

四诊：10 月 6 日

阴虚之质，时邪之后，燥热，余气稽留，肺与大肠表里同病，咳嗽，胸宇掣痛，口燥，大便艰难，舌苔薄黄。再予清解。

金石斛 8g　　　佩兰 8g　　　嫩前胡 8g　　　光杏仁 10g

浙贝母 10g　　　竹沥膏 8g　　　净连翘 6g　　　全瓜蒌 10g

郁李仁 10g　　　炒枳壳 8g　　　枇杷叶（去毛，包）10g

五诊：10 月 9 日

脉象细数，苔腻化薄，阴虚之质，温病之后，气阴更耗，津液不足，大便秘结，小溲浑黄，续予生津清化以滋化源。

金石斛 10g　　　天花粉 10g　　　净连翘 10g

佩兰 10g　　　光杏仁 10g　　　真川贝母 10g

炒条芩 8g　　　块滑石（打）12g　　淡竹茹 8g

郁李仁 10g　　　枇杷叶（去毛，包）10g

案 3 男，60 岁

一诊：身体素弱，患高血压，经常失眠，精神容易紧张。感冒发热 5 日，用青霉素治疗，热势盛衰（37.8℃~39.1℃），多汗不清。特别表现在热势上升无一定时间，一天又数次发作，热升时先有形寒，热降时大汗恶风。伴见头痛，咳痰不爽作恶，食呆口苦，口干不欲饮，便秘，小溲短赤。脉象弦紧而数，舌苔厚腻中黄。

病由风邪引起，但肠胃湿热亦重，依据寒热往来，当从少阳、阳明治疗。

柴胡 4.5g　　　青蒿 4.5g　　　前胡 6g　　　菊花 4.5g

黄芩 4.5g　　　杏仁 9g　　　半夏 6g　　　桔梗 3g

枳壳 4.5g　　　茯苓 9g

二诊: 1剂后热不上升, 2剂热退清, 但汗出仍多, 怕风, 蒙被而睡。考虑外邪虽解, 肠胃症状未除, 而年老体弱, 汗出不止, 体力难以支持。暂用桂枝加附子汤法。

桂枝2.4g　　白芍9g　　熟附片9g　　生黄芩4.5g

半夏6g　　茯苓9g　　陈皮4.5g　　炙甘草1.8g

服1剂, 汗即减少。2剂后亦不恶风, 继予芳化痰湿而愈。此证极为复杂, 主要是体虚而内外因错综为病, 不能不随机应变。初诊处方采用了伤寒法, 但结合了败毒散的柴、前、枳、桔, 升降泄邪, 不能单纯地看作小柴胡汤, 这是处方用药的变化了。

案4 男, 67岁

经常感冒, 往往一两月接连不断, 症状仅见鼻塞咳痰, 头面多汗, 稍感疲劳。曾服玉屏风散, 半个月来亦无效果。

用桂枝汤加黄芪, 服后自觉体力增强, 感冒随之减少。此证同样用黄芪而收效不同, 理由很简单。桂枝汤调和营卫, 加黄芪固表, 是加强正气以御邪。玉屏风散治体虚受邪, 邪恋不解, 目的在于益气以祛邪。一般认为黄芪和防风相畏相使, 黄芪得防风, 不虑其固邪, 防风得黄芪, 不虑其散表, 实际上散中寓补, 补中寓疏, 不等于扶正固表。正因为此, 如果本无表邪, 常服防风疏散, 反而给予外邪侵袭的机会。

案5 男, 85岁

因游公园回来, 微有身热 (37.2℃), 诊为感冒, 用银翘解毒片治疗, 经过4日不愈, 邀会诊。询知4天来除低热外, 无形寒头痛、鼻塞流涕等症, 但觉肢体懈怠, 不愿活动。平日大便偏溏, 便时有窘迫感, 余均正常。舌净, 脉象虚细带数。

诊断为中气不足, 由疲劳引起低热, 不同于感冒,即拟补中益气汤加减，1剂，身热即退。

　　【按】有人认为中医治疗感冒就是几种成药，收不到效果便放弃中医治疗；也有的对于感冒的普通处方，一用便是十五六味药，显得十分杂乱；还有的虽然掌握了几个感冒的常用方剂，在辨证上不够正确，具体应用时缺少适当加减。这些当然是个别的，极少数的。总之是不正常的现象，我们必须注意。特别是中医治疗感冒的理论与方药，有突出的优越的一面，例如辨别偏寒偏热的性质，夹燥夹湿的见证，在疏散宣化的治则上，不用一派清凉肃降来退热止咳，等等，都不能因为小病而忽视其实效，而且有责任来加以进一步研究，做到全面地更好地继承，更好地发扬。

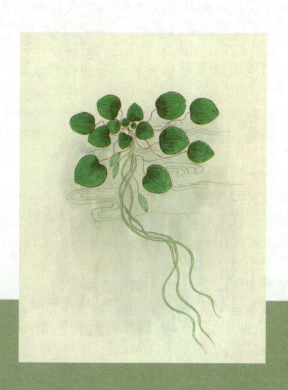

案 6 男，40 多岁

感冒发热后，因多汗形寒不退来诊。询知头不痛，亦不咳嗽，四肢不酸楚，但觉疲软乏力。向来大便不实，已有十余年。诊其脉沉细无力，舌苔薄白而滑。

前医因自诉感冒，且有形寒现象，拟用参苏饮。

参苏饮乃治体虚而有外邪兼夹痰饮的方剂。今患者觉无外感症状，尤其是发热后多汗形寒，系属胃气虚弱，再与紫苏温散，势必汗更不止而恶寒加剧。

用桂枝加附子汤，因久泻中气不足，酌加黄芪，并以炮姜易生姜。2 剂见效。

案 7 男，50 岁

感冒 3 日，寒热不高 (37.8℃)，又增腹泻，一日夜七八次，泻下稀薄，体力疲乏，曾服理中汤 1 剂未止。脉象浮数，舌苔腻黄。泻时腹内隐痛兼有胸闷恶心。

审属湿滞内阻，复感外邪，肠胃传化失职，遂使表里同病。

紫苏 4.5g	藿香 4.5g	枳壳 4.5g	竹茹 4.5g
陈皮 4.5g	木香 3g	神曲 9g	赤苓 9g
煨姜 6g			

2 剂即愈。

前人治外感兼腹泻，虽有先治其里，后治其表，及逆流挽舟等法，主要是防止表邪内陷，或表邪已经内陷，使其从里出表。在一般感冒证可以兼顾，不宜固执。

案 8 董奶奶，7 月 3 日

寒热起见延今数月，气短力乏，头胀喉痒，咳吐白沫，纳食艰化，大便闭结，脉濡，肺气弱而不肃，脾阳衰而不运，治以顺气和中方。

炙紫菀 8g	炙款冬 8g	仙半夏 8g	薄橘红 8g

冬瓜子 10g　　海浮石 10g　　炒枳壳 8g　　光杏仁 10g

白蔻仁 1.5g(杵,后下)　　脾约麻仁丸 10g(包/入煎)

案 9 男,47 岁

感冒流行,亦受感染,寒重热轻,头胀身疼,胸闷不咳,服银翘解毒片 4 日不解。脉象沉滑,舌苔白腻如积粉,二便俱少,与一般感冒不符合。

证属湿浊中阻,肠胃气滞,即拟不换金正气散法。

苍术 4.5g　　藿香 6g　　　厚朴 4.5g　　半夏 6g

陈皮 4.5g　　石菖蒲 2.4g　大腹子 9g　　大腹皮 9g

枳壳 6g　　　生姜 2 片

依此法加减,5 剂后舌苔渐化,又觉掌心燥热,口干不欲饮,防其湿郁化热。仍用藿香、厚朴、半夏、陈皮、石菖蒲、枳壳、大腹皮外,酌加黄芩 4.5g,赤苓 9g。

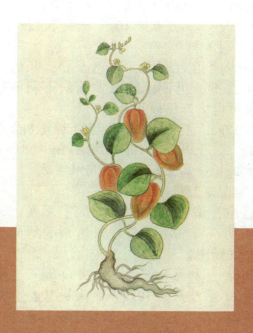

五、入房受寒

案 应君

一诊：9月4日

入房受凉，邪中太阳少阴之经，紊乱之内风形寒身热头痛，曾患腹痛泄泻，脉弦滑，苔腻，自汗，口干，病势方张，丞予疏化温中。

淡豆豉 10g	苏梗 8g	防风炭 6g	藿香梗 8g
新会皮 8g	焦山栀皮 8g	台乌药 8g	木香 2g
大腹皮 10g	炒扁豆 10g	葱白头 2 个（后入）	

二诊：9月5日

入房受凉中于太阳乘盛传入少阴，《内经》亦称，两感形寒，身热，腹痛泄泻，昨投疏化温中已减解，苔腻脉弦。续予前法出入。候正。

炒香谷芽 6g	防风炭 8g	冬桑叶 10g	藿香梗 8g
新会皮 8g	焦山栀皮 8g	木香 2g	台乌药 8g
洗腹绒 10g	扁豆衣炒 10g	赤茯苓 12g	

三诊：9月6日

太阳与少阴相为表里，两感于邪，寒热腹痛泄泻，投疏化温中之剂，里证已除，太阳病下利清谷，理应痢止专攻其表可也，方仍候正。

清豆卷 12g	冬桑叶 8g	焦山栀皮 8g	藿香梗 8g
橘红 8g	嫩白薇 10g	竹茹 8g	茯苓 12g
梗通草 2g	扁豆衣 10g	荷叶 1 方	

四诊：9月8日

伤寒已愈，诸恙均除，但觉胸宇不畅，纳食未甘，余邪逗留阳明，胃气不和，仲景所谓表解而里未和也。接予芳香舒气畅中。

藿香梗 8g	枳壳 8g	新会白 8g	黄郁金 8g
炒竹茹 2g	炒蒺藜 10g	赤茯苓 10g	梗通草 2g
白蔻仁 2g（后下）	生、熟谷芽各 12g		

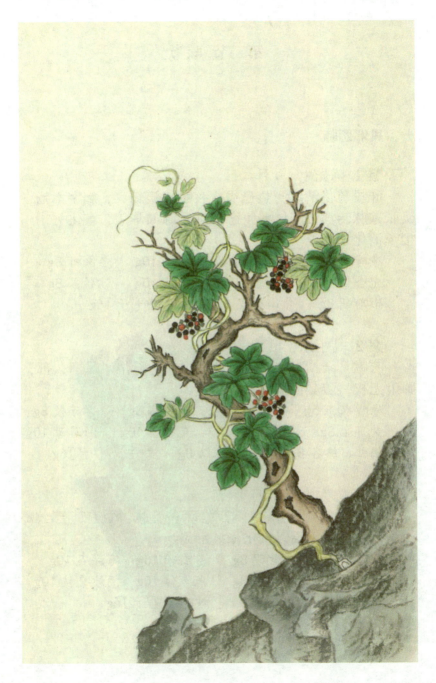

第二节 咳嗽

一、风邪恋肺

案1 陈先生，9月7日

昨投疏化清解身热已退，咳嗽咯痰较爽，胸宇不畅，头胀，脉转濡数，风邪留恋于肺，肺如华盖，宣化失司，接予清化上焦。

净蝉衣 3g	薄橘红 8g	冬瓜子 10g	冬桑叶 8g
光杏仁 10g	净连翘 10g	浙贝母 10g	炒竹茹 8g
嫩前胡 8g	焦山栀皮 8g	炒牛蒡 [子] 6g	

案2 高小姐，11月15日

咳嗽月余，喉痒牵掣胸痛，口干，脉滑。风邪久郁，肺肃无权，防其化热，治以清宣。

净蝉衣 1.5g	冬瓜子 10g	胖大海 8g	紫苏梗 8g
黄郁金 8g	炒竹茹 8g	光杏仁 10g	浙贝母 10g
橘红、络各 8g	带子丝瓜络 8g	炒牛蒡 [子] 6g	

案3 陈太太，11月15日

咳嗽痰多，手臂酸楚，脉滑，舌苔黄腻。风痰郁于上焦，清肃之令失司，治以宣化涤痰舒络。

紫苏梗 8g	炙紫菀 8g	冬瓜子 10g	海浮石 10g
丝瓜络 8g	薄橘红 8g	光杏仁 10g	酒炒桑枝 10g
浙贝母 10g	枳壳 8g	炒牛蒡 [子] 6g	

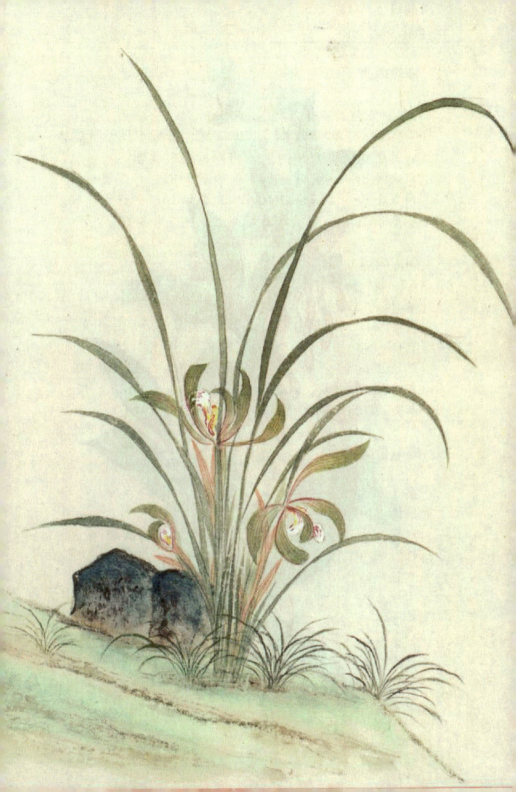

二、痰热内恋

案 哈先生，1 月 2 日

喉痒已愈，时觉干燥，咳嗽痰稀，音哑不扬，脉濡，舌红。肺脏积弱，痰热内恋，再原旨缓缓调理。

霜桑叶 8g	炙紫菀 8g	嫩射干 8g	炙款冬 8g
川百合 6g	海浮石 10g	光杏仁 10g	浙贝母 10g
冬瓜子 10g	黄郁金 8g	生、熟苡米各 10g	

三、阴虚内热

案 陆先生，10 月 30 日

夜寐盗汗，咳呛痰浊黏滞，咳吐不爽，脉滑，舌苔黄腻。阴虚之体，内热易起，肺气不清，玄府不密，治以固表清肺。

绵芪片 6g	浮小麦 12g	碧桃干 10g	嫩柴胡 10g
光杏仁 10g	川、浙各 6g	冬瓜子 10g	海蛤壳 12g
新会白 10g	枇杷叶 10g	地枯萝 10g（清炙，包）	

四、咳嗽带血

案1 翁世兄

一诊：9 月 22 日

咳嗽半月余，咯痰不爽，带有血丝，胸膺掣痛，喉痒心悸，脉见间歇。肺气积弱，痰热内恋，阳络受损，先予清肺宁络。

南沙参 8g	光杏仁 10g	浙贝母 10g	海蛤壳 12g
冬瓜子 10g	山茶花 8g	新会白 8g	枇杷叶 10g
侧柏炭 8g	地枯萝 10g	茜草炭 6g	

二诊：9 月 26 日

痰红已止，咳呛咯吐不爽，头胀胸膺掣痛，便薄不畅，纳食减少,脉象濡软,仍有间歇。肺脏气机暗伤,微邪乘袭,再予清化黏痰。

南沙参8g　　净蝉蜕3g　　水炙桑叶8g　　嫩前胡8g

光杏仁10g　　净连翘10g　　象贝母10g　　枳壳8g

冬瓜子10g　　地枯萝10g　　海蛤壳12g

三诊: 9 月 29 日

咳嗽已稀,痰仍黏滞,胸膺腰背时有掣痛,脉滑间歇三五不调。肺肾并亏,金水不能相生,接予清养顺气。

竹沥夏6g　　光杏仁6g　　浙贝母10g　　生薏苡仁12g

海蛤壳12g　　炙款冬8g　　丝瓜络8g　　枳壳6g

北沙参(黑米炒)8g　　大麦冬(去心)8g

金沸草(包)8g

四诊: 10 月 4 日

咳嗽已稀,痰仍黏滞,胸膺掣痛,脘酸,纳食减少。肺朝百脉而司治节,气阴不充,清肃无权,接予清养。

大麦冬8g　　浙贝母10g　　长须谷芽12g

冬桑叶8g　　化橘白8g　　枳壳8g

炙款冬8g　　北沙参(黑米炒)8g

光杏仁10g　　生薏苡仁12g　　金沸草(包)8g

五诊: 10 月 8 日

肺朝百脉而司治节,咳稀痰黏,头汗脉代,责之气阴两虚,腰疼脘酸,则金水不能相生之象,便薄食减,中气亦馁,再拟脾肺肾同治方。

冬虫夏草8g　　怀山药8g　　炒杜仲10g

怀牛膝8g　　海蛤壳12g　　炙款冬8g

橘白8g　　大麦冬(去心)8g

浮小麦12g　　长须谷芽12g　　生、熟薏苡仁各10g

六诊: 10 月 14 日

培养三阴,腰痛减,咳痰尚爽,纳食不佳,脘软,胸宇时有掣痛,肺虚则气失清肃;脾虚则运化无力;肾虚则真阴不充也，再予前法出入。

光杏仁 8g　　冬虫夏草 8g　　炒续断 10g　　怀牛膝 8g

炙款冬 8g　　橘、白络各 3g　　炙鸡金 8g

生薏苡仁 10g　　天麦冬（去心）各 8g　　长须谷芽 12g

案 2　金先生
一诊：5 月 25 日

咳嗽痰内夹有血丝，头晕胸闷，脉形濡数，舌苔黄腻中剥。肺脏蓄热阳络不固，治以清金宁络，缓缓调理。

侧柏炭 3g　　仙鹤草 6g　　炒池菊 6g　　黛蛤散（包）6g

光杏仁 10g　　福泽泻 4g　　象贝母 4g　　白茅根 1 扎

海浮石 6g　　藕节 2 枚　　黄郁金 8g

二诊：5 月 28 日

咳痰滑利，血丝已除，头晕胸闷亦减，肺受热灼，气阴必伤，拟前法加入清养之品。

破麦冬 8g　　光杏仁 10g　　川贝母 6g　　天花粉 10g

海浮石 8g　　川百合 10g　　净橘络 3g　　山茶花 8g

炙款冬花 8g　　藕节炭 2 枚　　黛蛤散（包）10g

三诊：5 月 31 日

咳喘咯痰滑利，血点已除，舌苔黄腻中剥。肺脏气阴两伤，痰热未尽，续予扶元清气，标本兼筹。

黛麦冬 8g　　冬虫夏草 8g　　制款冬花 8g　　川百合 10g

海蛤壳 15g　　天花粉 10g　　光杏仁 10g　　竹沥夏 8g

福橘络 8g　　藕节炭 2 枚　　北沙参（玄米炒）8g

案 3　程君，7 月 1 日

咳嗽半月，痰中带红，头胀，脉象滑数。风湿时邪郁于肺脏，阳络受损，血乃外溢，治以清气涤痰宁络，毋使久延。

南沙参 8g　　炒牛蒡 [子]6g　　嫩前胡 8g　　茜草炭 6g

侧柏炭 8g　　象贝母 10g　　山茶花 8g　　枇杷叶 10g

净连翘 10g　　藕节炭 2 枚　　光杏仁 10g

案 4 瞿奶奶，5 月 29 日

迭经调理，精神渐增，纳食亦馨，腰酸心悸，俱告轻减，今晨痰中带红，阴阳二气并衰，续于培养。

炒冬术 8g　　炒归身 8g　　炒白芍 8g　　熟女贞 10g

柏子仁 10g　　炒竹茹 8g　　炒杜仲 10g　　山茶花 6g

抱茯神 12g　　长须谷芽 12g　　新会皮 8g

案 5 何太太，11 月 11 日

今夏曾经咯红，右膺气滞不畅，晨起偶吐灰黑脓痰，大便不调，脉象濡滑，舌苔淡黄而腻。先予调气芳化，再进滋补。

藿香梗 8g　　云茯苓 10g　　白蒺藜 10g　　枳壳 8g

新会白 8g　　炒竹茹 8g　　炒苡米 10g　　光杏仁 10g

黄郁金 8g　　炒扁豆 10g　　香谷芽 10g

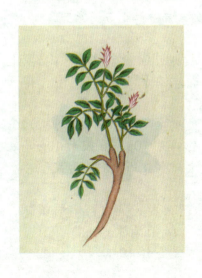
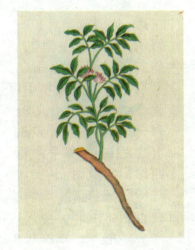

第三节 胃脘胀痛

案 1 陈世兄，9 月 7 日

一诊：寒热之后，纳食难化，腹中觉胀，脉濡，苔根薄腻。暑湿余邪逗留中焦，胃失和降，肠失传导，接予芳化和中。

焦白术 8g　新会白 8g　彩云曲 10g　藿香梗 8g

炒竹茹 8g　炙鸡金 8g　炒枳壳 8g　白蔻衣 1.5g（后下）

大腹皮 10g　生、熟谷芽各 10g　荷梗 1 尺（去刺）

二诊：9 月 8 日

时症已愈，纳食不消，腹内觉畅，偶时难化之物亦然，良由湿热伤人，蕴于中焦脾胃，运化功能未复也。接予和胃健脾。

焦白术 8g　炙鸡金 6g　枳实炭 8g　炒香谷芽 12g

新会白 8g　佩兰梗 8g　炒竹茹 8g　白茯苓 10g

彩云曲 10g　荷梗去刺尺许　缩砂仁 1.5g（后下）

三诊：9 月 9 日

胃司受纳，脾主消化，不食则饥，食入作胀，内经谓，脾主胃行其津液，此病在脾而不在胃也，脾恶湿，得于时症之后。治以芳化和中可也。

藿香梗 8g　新会皮 8g　炙鸡金 10g　枳术丸（包）10g

彩云曲 10g　炒竹茹 8g　香谷芽 10g　焦苡米 10g

大腹皮 10g　佛手片 8g　大砂仁 1.5g（杵，后下）

四诊：9 月 15 日

咳稀痰减，齿肿渐消，鼻衄，舌尖红，苔中后黄腻，昨日微有寒热风邪，湿火内郁，续予清泄。

省头草 8g　嫩前胡 8g　光杏仁 10g

浙贝母 10g　　　冬瓜子 10g　　　净连翘 10g

炒条芩 8g　　　干芦根（去节，15g）

赤茯苓 12g　　　炒茅花 8g　　　炒薄荷 1.5g（后入）

五诊：10 月 22 日

感冒凉邪，肺气被郁，不能宣化，身热头痛，胸闷不舒，口干，舌苔薄白，脉浮数，昨有呕吐，胃中尚存湿浊，治以疏化。

苏梗叶各 7g　　　光杏仁 9g　　　炒枳壳 7g　　　新会白 7g

冬桑叶 7g　　　炒竹茹 7g　　　彩云曲 9g　　　赤茯苓 9g

白蔻衣 3g（后下）　　　炒薄荷 3g（后入）　　　炒牛蒡[子]6g

案 2 计大兄，9 月 4 日

脘痛呕吐酸水均瘥，痞结未舒，纳呆作胀。脉形增数，舌苔腻，胃中湿热仍盛，失清降之能，本内经下行为顺之旨，拟方调理。

佩兰梗 10g　　　枳实炭 8g　　　竹茹 8g

左金丸（包）1.2g　黄郁金 10g　　　瓜蒌仁 10g

炒蒺藜 10g　　　炙鸡金 8g　　　赤苓 12g

黑蔷薇花 1.5g　　白蔻仁 1.5g（杵，后下）

案 3 姚女士，9 月 7 日

口干，胸闷，纳食腹胀，神疲力乏，脉象濡滑，肝气横逆于下，胃气郁滞于中，三焦升降之机蒙其影响，治以舒郁畅中。

佩兰梗 6g　　　炒枳壳 8g　　　炒竹茹 8g　　　刺蒺藜 10g

橘叶、白各 8g　　黄郁金 6g　　　川楝子 8g　　　路路通 6g

沉香曲 10g　　　炙鸡金 8g　　　野蔷薇花 1.5g

案 4 姚老太太，9 月 30 日

寒热之后，胸宇满闷，纳食呆钝，腹鸣胀痛，脉象濡缓，

舌苔前腻，湿浊稽留，胃失和降，高年体弱，宜予芳化，宣畅三焦。

藿佩梗各 6g　　白蒺藜 10g　　炒谷芽 12g　　炒枳壳 8g

黄郁金 6g　　　赤茯苓 12g　　新会皮 8g　　　炒竹茹 8g

煨木香 3g　　　大腹皮 10g　　白蔻仁 1.5g（杵，后下）

案 5　柳女士

一诊：9 月 24 日

湿热浸淫，胸宇泛漾均除，头昏晕眩，纳食减少，神疲嗜寐，肢酸，脉细数，余湿停留，肝阳上扰，接予和胃柔肝。

绿豆衣 6g　　炒竹茹 8g　　云茯苓 10g　　白蒺藜 10g

炒枳壳 8g　　焦苡米 12g　　炒池菊 8g　　　新会白 8g

香谷芽 12g　　煅石决 12g　　彩云曲 10g

二诊：9 月 25 日

叠予清化和中，胃纳增而不旺，口干唇燥，入夜身热，肢软神疲，脉细数，苔腻，湿热之邪最属缠绵，仍守原意。

藿佩梗各 8g　青蒿梗 8g　　炒池菊 8g　　　净连翘 6g

炒泽泻 10g　　橘白 8g　　　全瓜蒌（切）12g

荷叶 1 方　　　长须谷芽 12g　　枳壳 8g（竹茹 3g 同炒）

炒牛蒡 [子]6g

案 6　丁太太，1 月 3 日

食入泛漾，胸宇觉痞，头晕，心悸，胸胁不畅，脉象濡细，肝血既亏，厥阳易逆，胃气又郁，湿热阻中，得之一年，防成反胃。

竹沥夏 6g　　　枳壳 8g　　　白蒺藜 10g

左金丸（包）1g　黄郁金 8g　　新会白 8g

炒池菊 8g　　　云苓、神各 10g　香橼皮 8g

玫瑰花 3 朵　　盐水煮绿豆衣 10g

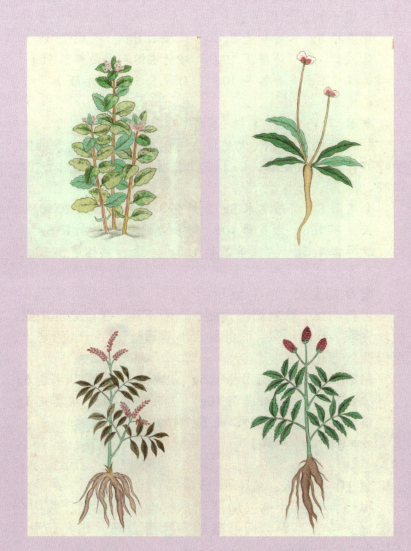

案 7 何太太，11 月 15 日

能食艰化，腹内做胀，舌苔黄腻，胃失和降，脾乏健运，因而气机不利。治以芳香和中。

藿香梗 8g   炒枳壳 8g   广橘白 8g   炙鸡金 8g

焦苡仁 10g   炒泽泻 10g   炒竹茹 8g   白蒺藜 10g

香橼皮 8g   香谷芽 10g   白蔻衣 1.5g（后下）

案 8 刘老太太，8 月 24 日

肝旺脾弱之体，气火易郁，运化不健，纳呆食少难化，嗳噫欲作，曾经便薄，口干少津，脉象虚弦，再拟平肝、理脾、养胃三方并治。

金石斛 8g   炒冬术 8g   炒怀山药 8g   扁豆衣 10g

云茯苓 10g   白蒺藜 10g   炒枳壳 8g   炒竹茹 8g

绿萼梅 1.5g   生炒苡仁 1.5g   生、熟谷芽各 10g

案 9 刘太太，8 月 20 日

舌苔白腻，脉象濡细而缓，脾阳不运，寒湿之邪中阻，决渎失职，胸闷纳呆，面浮肿，小溲短涩，皆一气为之也，再拟调气逐化。

制茅术 1.5g   制川朴 1.5g   炒枳壳 6g   仙半夏 6g

陈皮 8g   炒泽泻 10g   沉香曲 10g   淡姜皮 1g

槟榔皮各 8g   大砂仁 1.5g（杵，后下）

炒车前 10g（包煎）

案 10 杨夫人，8 月 19 日

腹痛，自服油剂，通便而愈，但大便嫌频，腹内仍有隐痛，夜寐不熟，四肢酸软，脉滑食旺，此大肠滑而不固也，治以厚肠法。

煨肉果 8g   煨木香 1.5g   云茯苓 8g   扁豆衣 10g

炒枳壳 8g   新会皮 8g   炒谷芽 12g   大腹皮 10g

炙鸡金 8g　　鲜藿香 8g　　大砂仁 1.5g（杵，后下）

案 11 张太太，1 月 2 日

头胀愈，寐较安，心糟纳食艰化，当脘觉痞，目黄带下，脉濡滑。肝胃不和，湿热中阻，续守原方。

白蒺藜 10g　　炒枳壳 8g　　新会皮 8g　　黄郁金 6g
炒竹茹 8g　　绵茵陈 8g　　炒泽泻 10g　　朱赤苓 10g
沉香曲 10g　　佛手片 8g　　白蔻仁 2g（后下）

案 12 沈嫂夫人，8 月 18 日

寒热退后，肢软乏力，纳食乏味，口干饮水作胀，微有恶风，脉濡，舌苔黄腻，湿热逗留，湿重热轻，接予芳香泄化。

鲜藿香 10g　　制川朴 1.5g　　净连翘 10g　　炒枳壳 8g
赤苓 10g　　彩云曲 10g　　淡竹茹 8g　　建泽泻 10g
佛手片 8g　　白蔻仁 1.5g（后下）　　生、熟麦芽各 10g

案 13 陈太太，7 月 8 日

年已望七，命火衰于下，而卫气不密则为形寒，脾阳固于中而健运无权，则为食减，脉沉细缓，即拟桂枝汤加味方，候正之。

清炙芪 10g　　清炙草 1g　　竹二茹 8g　　川桂枝 1g
香谷芽 12g　　炒大白芍 8g　　炒白术 8g　　云茯苓 10g
新会白 8g　　姜汁炒佛手片 8g　　白蔻衣 1.5g（后下）

案 14 胡女士

一诊：8 月 20 日

脉濡滑，舌苔黄腻，胸闷痞结，头晕，纳食呆钝，四肢酸软，经事先期，暑湿内蕴，胃失和降，三焦气机亦为窒滞，暂予芳化畅中。

鲜藿香 8g   炒枳壳 8g   川朴花 1.5g   净连翘 8g

新会白 8g   黄郁金 6g   白蒺藜 10g   淡竹茹 8g

赤茯苓 12g   白蔻仁 1g（杵，后下）   嫩桑枝 12g（酒炒）

二诊：8 月 23 日

投芳化畅中，胸闷脘酸已减，偶因多食脘宇又痞，舌苔厚腻，脉濡，余湿未尽，脾胃运化不健，再予和胃健脾法。

鲜藿香 8g   新会皮 8g   川朴花 1.5g

炒竹茹 5g   白蒺藜 10g   彩云曲 10g

炙鸡金 8g   枳术丸 10g（包煎） 黄郁金 8g

丝瓜络 5g   白蔻仁 1.5g（杵，后下）

案 15 孙嫂夫人，7 月 1 日

脘腹扰乱，不大便，泛漾作恶。身热得汗未解，头痛，脉濡滑数，舌苔黄腻，湿热食滞伤中，胃失和降，治以畅中。

紫苏梗 8g   炒荆芥 8g   鲜藿香 10g   炒枳壳 8g

炒竹茹 8g   冬桑叶 8g   净连翘 10g   赤茯苓 10g

佛手片 8g   范志曲 10g   白蔻仁 1.5g（杵，后下）

案 16 李夫人，8 月 18 日

胃病得之三四载，发时痞窒痛或轻或剧，腹胀，大便燥结，脉弦，苔腻，胃气以下行为顺，治以平胃畅中。

薤白头 8g   枳实炭 8g   白蒺藜 10g   瓜蒌仁 12g（杵）

黄郁金 10g   炒竹茹 8g   沉香曲 10g   小茴香（炒）1.5g

白残花 3g   细青皮 8g   白蔻仁 1.5g（后下）

案 17 刘太太，8 月 18 日

胸脘痞结，口不渴，纳食呆钝，咳嗽，足跗虚浮，脉来濡细，舌苔白腻，湿浊中阻，脾阳受困三焦，气机不利，治以调气燥湿。

鲜藿香 10g　　光杏仁 10g　　制川朴 1.5g　　仙半夏 8g
新会皮 8g　　　炒枳壳 8g　　福泽泻 10g　　焦苡米 12g
生、熟谷芽各 12g　　杵砂仁 1.5g（后下）炒牛蒡[子]6g

案 18　曹太太

一诊：7 月 4 日

本有肝胃疼痛宿疾，今心嘈杂胀痛，泛吐酸水，头痛心悸，脉沉缓。寒中，中运失职，正所谓舍入还出是也，治以温蕴为主。

淡吴萸 1g　　仙半夏 6g　　新会皮 8g　　枳实炭 8g
黄芩炭 5g　　炙鸡金 8g　　沉香曲 6g　　抱茯神 10g
生姜 2 片　　香谷芽 12g　　大砂仁 1.5g（杵，后下）

二诊：7 月 7 日

仿仲景吴茱萸汤，温蕴降浊，泛吐酸水已止，中脘仍苦痞胀，头痛心悸，肺脉来沉缓，中土虚寒，失其干健之能，再拟出入，难求近功。

潞党参 8g　　仙半夏 8g　　抱茯神 12g　　淡吴萸 1g
白蒺藜 10g　　炒谷芽 12g　　枳术丸 10g　　缩砂仁 1.5g
生姜 2 片　　新会皮 8g　　沉香曲 10g

案 19　曹太太，9 月 13 日

肝胃宿疾复发，脘痛满腹攻痛，纳食呆钝，口不渴饮，头晕肢软，肝失条达，胃不和降，寒湿逗留，气机郁滞，治以温蕴畅中。

肉桂心 0.3g　淡吴萸 0.4g　川黄连（姜汁炒）0.3g
黄郁金 6g　　绿豆衣 8g　　白蒺藜 10g　　金铃子 8g
延胡索 8g　　沉香曲 10g

案 20　女性患者，57 岁

有十多年胃痛史，经常发作，不能多食，口干，饮

水稍多亦胀痛,时吐黏痰,嗳气困难,大便秘结,舌质干绛,
脉象细弦有力。诊断为肝血胃阴大伤,有转成关格的趋向,
虽然中焦气滞兼有痰浊,不能再用香燥理气止痛。

　　生地黄 3g　　石斛 5g　　玉竹 5g　　白芍 10g

　　瓜蒌 5g　　麻仁 8g　　绿梅花 2g　　乌梅 5g

　　金橘饼 8g

　　调理半月后渐轻减。

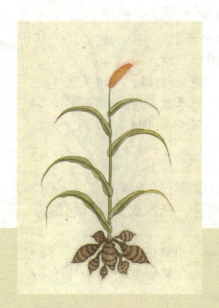
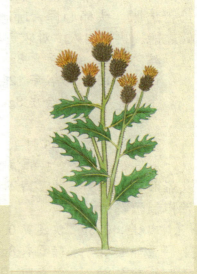

第四节 浮肿

案1 男，28岁

病浮肿1年，时轻时重，用过西药，也用过中药健脾、温肾、发汗、利尿法等，效果不明显。

会诊时，全身浮肿，腹大腰粗，小便短黄，脉象弦滑，舌质嫩红，苔薄白，没有脾肾阳虚的证候。进一步观察，腹大按之不坚，叩之不实，胸膈不闷，能食，食后不作胀，大便一天一次，很少矢气，说明水不在里而在肌表。因此，考虑到《金匮要略》上所说的"风水"和"皮水"，这两个证候都是水在肌表，但风水有外感风寒症状，皮水则否。所以不拟采用麻黄加术汤和越婢加术汤发汗，而用防己茯苓汤行气利尿。诚然，皮水也可用发汗法，但久病已经用过发汗，不宜再伤卫气。

汉防己15g	生黄芪15g	带皮苓15g	桂枝6g
炙甘草3g	生姜2片	红枣3枚	

案2 男，24岁

头面四肢浮肿，反复发作，已经2年。近1年来中药治疗，健脾利尿，病情尚平稳。旋因肿势又起。

会诊：浮肿偏重上半身，尤其头面及胸部明显，伴见胸闷烦热，咳嗽，不能平卧，口渴食少，两手皮肤干燥如泡碱水，小便短黄，脉象沉弦而数，舌净质淡。根据《内经》所说"上（面）肿曰风，足胫肿曰水"，似属"风水"，但没有外感症状，脉亦不浮而反沉。据患者自觉先由中脘满闷开始，逐渐胸痞、气短、咳嗽，说明"诸湿肿满，皆属于脾"，病根仍在中焦。水气上逆，肺气窒塞，郁而为热，清肃之令不行，津液不能输布。病在于中，可用燥湿利尿，令逆于上，应结合宣肺顺气，以越婢汤加减。

炙麻黄 3g　　光杏仁 9g　　紫苏 4.5g　　生石膏 24g
赤苓 12g　　通草 3g

这里用麻黄开肺，不欲其发汗，故剂量较轻；佐以紫苏辛香入肺脾两经，既能宣化上焦，又走中焦，祛湿浊；再以石膏、杏仁结合麻黄宣肺顺气，清热除烦；赤苓、通草淡渗利尿。

案3 永钊弟，7月1日
一诊：坐卧湿地，足胫肿浮酸重继增，面浮湿痕，脉滑苔腻。上肿曰风，下肿曰水，风水泛滥，浸淫肌腠，治以开鬼门，洁净府。

紫背浮萍 3g　　青防风 8g　　苍术皮 3g　　汉防己 6g
大腹皮 10g　　福泽泻 10g　　带皮苓 12g　　焦薏苡仁 12g
淡姜皮 3g　　西秦艽（酒炒）6g　　　嫩桑枝 12g
二诊：7月6日
面部浮肿渐消，足跗未退，行走觉酸，风为轻邪中于上，湿为浊邪中于下，浸渍肌内，经络塞滞，脉濡滑，即拟鸡鸣散治之。

香紫苏 8g　　陈木瓜 8g　　焦薏苡仁 10g　　苦桔梗 3g
汉防己 6g　　炒泽泻 10g　　陈广皮 8g　　淡姜皮 3g
淡吴茱萸 3g　　大腹子、皮各 10g

案4 章君
一诊：10月9日
足跗浮肿，面色㿠白，盗汗，肢软力乏，咳嗽，肺脾两虚之候，已延半载有余，脉来浮大不与症合。暂拟扶脾理湿，顺气固表，勿轻视之。

炒白术 8g　　茯苓 12g　　焦薏苡仁 12g　　新会白 8g

泽泻 10g　　法半夏 8g　　浮小麦 12g　　炙远志 3g

光杏仁 10g　　炙款冬 8g　　长须谷芽 12g

二诊：10 月 11 日

肺主皮毛而司治节，脾掌生化而恶湿浊，肺脾两虚则多汗肢软，咳嗽痰多，跗肿，面色不华，脉象浮大。病非经调，治以清肺固表、扶脾化浊为法。

绵芪皮 8g　　浮小麦 12g　　碧桃干 6g　　嫩前胡 8g

光杏仁 10g　　竹沥夏 8g　　生薏苡仁 10g　云茯苓 10g

丝瓜络 8g　　长须谷芽 12g　冬瓜子、皮各 10g

案 5 姜世兄

一诊：9 月 25 日

心阳不及，浊阴易于上潜，脾湿不能运化，足跗浮肿虽消，仍苦酸软麻木，脉迟无力，苔腻面白。治以益火健中以蠲阴霾。

土炒白术 10g　熟附片 8g　　炒桂枝 3g　　云茯苓 15g

川断 10g　　怀牛膝 10g　　陈木瓜 8g　　杜赤豆 15g

冬瓜子 10g　　焦薏苡仁 12g　丝瓜络 8g

二诊：10 月 15 日

下元阳衰不能温养，中焦湿浊不化，浸渍肌肉则为浮肿，肿退而步履蹒跚，痿弱无力者，肾主骨，肾气未能充实也，脉缓。仿金匮肾气丸。

熟附片 8g　　肉桂心 3g　　鹿角霜 5g　　大熟地黄 12g

山萸肉 8g　　云茯苓 12g　　补骨脂 8g　　川断肉 10g

陈木瓜 8g　　炒薏苡仁 12g

健步虎潜丸（现称健步壮骨丸，温水冲服）8g

三诊：10 月 29 日

下元为水火之源，守都之神，二气并亏生气不振，足肿之后萎弱力乏，更兼腰疼、目视糊涂，脉象濡缓。再拟阴阳并补。

大熟地黄 12g　炒当归 10g　　山萸肉 8g　　　熟附片 6g
肉桂心 3g　　　补骨脂 10g　　川断肉 10g　　陈木瓜 10g
怀牛膝 10g　　　炒薏苡仁 10g　虎胫骨（炙，狗骨代）8g

案 6 女，54 岁

因浴后受凉，下肢发现浮肿；又因家务劳累，逐渐
加重。

会诊时，病已 9 个月，全身浮肿，按之有坑，手麻，
心慌，口干引饮，腹中知饥，食量比平时增加，小便量
多色清，大便日行，脉象弦大而数，舌光红有裂纹，面
色萎黄不泽。根据以上虚实夹杂症状，首先从脾虚不能
化湿考虑，《内经》所谓"诸湿肿满，皆属于脾"。但
是除了面色萎黄、手麻、心悸为脾虚生化不及的现象外，
口渴能饮，腹饥量增，小便清长，均不符合于湿阻。相
反在脉舌方面，表现为脾胃津液极虚。为此，依据华岫
云所说："脾阳不足，胃有湿寒，一脏一腑皆宜于湿燥
升运者，自当恪遵东垣之法；若脾阳不亏，胃有燥火，
则当遵叶氏养胃〔阴〕之法。"用了益胃生津为主的方剂。

石斛 12g　　　山药 2.4g　　　赤豆 30g　　　沙参 12g
黄芪皮 9g　　　花粉 12g　　　冬白术 9g　　　白芍 12g
生薏苡仁 15g

3 剂后，浮肿渐退；6 剂后，舌红亦淡，布生薄苔。
这是一个比较特殊的病例。

第五节 疼痛

一、头痛

案 1 一中年男患者

一诊：经常头痛，恼怒即发，感冒亦发，服辛散轻剂便止，但反复发作，深以为苦。诊其脉沉弦带数，舌质边尖稍红，性情急躁，夜寐不安。据述在头痛、心烦、失眠时候，饮白酒少许亦能缓解。

诊断为肝经郁火，恼怒则火升故痛，感风则火不得泄亦痛。稍与辛散或饮白酒少许而减轻者，因火有发越的机会，但治标不治本，所以不能根除，拟方用白芍、柴胡、薄荷、牡丹皮、山栀、黄芪（芩）、青黛、绿梅花、枳实、生甘草，从肝经血分透泄伏火。

二诊：5 剂后，头痛减，睡眠渐熟。继服 5 剂，隔两月未见头痛复发。

案 2 男性患者，53 岁

经西医院检查血压偏高外无其他病证。切其脉象濡缓，舌苔薄白而不腻。询知头痛不剧，但觉昏沉不舒，见风更甚，纳食呆钝，怕进油腻，腰背时觉酸困。据此诊断为肾阳不足，脾运不健，清阳不能上升所致，用真武汤加味，处方：附子、白术、茯苓、白芍、枸杞、细辛、天麻、陈皮、生姜。服后渐安。

案 3 一男，年近七旬

突然头痛如裂，张目便晕眩欲倒，胸中烦闷，呼吸短促，脉象浮大而数。因患者平素多痰，阅前方多用平肝化痰、辛凉清泻，已经 5 日，不见轻减。病非外感风温，又无发热，脉不相符。明属肾阴不足，肝阳化风上扰。呼吸气促亦由肾气不纳，不同于痰喘。应属下虚上实之候，即拟滋阴潜镇法，用生地黄、麦冬、龟甲、阿胶、白芍、牡丹皮、钩藤、珍珠母，另用羚羊角 3g 煎冲。

2 剂后逐渐轻减。调之半月始愈。

案 4 高奶奶，1 月 3 日
形寒胸闷烦热，头痛、骨节酸楚，脉濡数，舌苔白腻，风邪挟湿中阻，治以疏化。

藿苏梗各 8g	炒防风 8g	冬桑叶 8g	枳壳 8g
新会皮 8g	白蒺藜 10g	黄郁金 8g	赤茯苓 10g
酒炒秦艽 6g	丝瓜络 8g	炒牛蒡 [子]6g	

案 5 欧阳女士，9 月 11 日
身热午后较高，头痛稍减，胸宇不畅，脉来弦数，右手见动风热，内热肝火上升，再拟辛凉，宣表清降平肝。

冬桑叶 8g	青蒿梗 8g	杭菊花 8g	蔓荆子 8g
白蒺藜 10g	净连翘 10g	煅石决 12g	枳壳 8g
光杏仁 10g	荷叶 1 方	炒薄荷 3g（后入）	

案 6 胡夫人，1 月 2 日
寒热头痛，腰背酸楚，咳嗽、口干，脉濡滑数，风邪湿热交郁，适值经行，治以清疏。

冬桑叶 8g	炒杭菊 8g	炒荆芥 8g	炒牛蒡 [子]6g
光杏仁 10g	浙贝母 10g	炒竹茹 8g	焦栀皮 8g
丝瓜络 8g	枳壳 8g	橘叶、白各 8g	

案 7 应右，9 月 28 日

肝火内热交郁，阴分暗伤，衄时发热，气上撞心，自觉头热，咳呛随之，脉来细滑，已延多日，再拟养阴而平气火。

细生地 10g　　炒石决 15g　　枳壳 8g　　炒池菊 8g

光杏仁 12g　　炒黄芩 8g　　炒竹茹 8g　　银花炭 10g

连心翘 10g　　夏枯花 8g　　橘叶、白各 6g

二、偏头痛

案 1 女，成年

素有偏头痛、高血压和胃痛。感冒第二天，身热不扬，但自觉皮肤燥热，背部凛寒，头痛，目重，烦闷，时有嗳噫恶心，大便两日未行。脉细滑数，舌苔薄黄。

审为肝阳上扰，风邪外束，胃气不和。

桑叶 4.5g　　菊花 4.5g　　白蒺藜 9g　　蔓荆子 4.5g

钩藤 9g　　枳实 4.5g　　竹茹 4.5g　　薄荷 3g（后下）

这是标本兼顾治法，如果专用疏散，势必煽动肝阳，头痛加剧，过于清热，又会影响胃气，引起疼痛，故用微辛微凉清泄，佐以和中。

案 2 女性，35 岁

体力尚健，患头痛六载，偏在两太阳，遇工作紧张更剧，夏季亦较严重，睡眠多梦，脉象弦滑，饮食、二便、月经均正常。

诊为肝阳上亢，即用桑叶、菊花、白芍、白蒺藜、钩藤、竹茹、牡蛎、蔓荆子、荷蒂等。

服 4 剂来复诊，头脑清醒，只在日中阳盛之时稍感不舒。是几年来效果最好的。

案 3 姜夫人，9 月 22 日

头痛偏在两侧，咳嗽咯痰不爽，胸间气闷，口腻苔黄，脉象濡数，肌肤湿瘰丛生，风痰郁肺，湿热恋胃，治以清疏宣化。

冬桑叶 8g　　净蝉衣 3g　　炒牛蒡 [子]6g

嫩前胡 6g　　光杏仁 10g　　浙贝母 10g　　橘红 8g

竹沥夏 6g　　冬瓜子 6g　　枳壳 8g　　　　赤苓 12g

三、胸胁痛

案 1 李君，5 月 27 日

一诊：胸闷隐痛，气短促，咳嗽，纳食减少，脉滑。努力伤气，风邪乘肺，宣化无权，法以清疏上焦为先。

净蝉蜕 3g　　橘络红各 8g　　炒牛子 6g　　光杏仁 10g

浙贝母 10g　　黄郁金 10g　　枳壳 8g　　　淡竹茹 8g

薏苡仁 10g　　冬瓜子 10g　　炒谷芽 10g

二诊：5 月 28 日

努力伤气，络道不利，胸闷隐痛，牵及两胁，咳嗽较稀，纳食减少，内伤之症，治以舒气和络为先。

当归须 8g　　白蒺藜 10g　　枳壳 8g　　　橘叶络各 8g

黄郁金 5g　　光杏仁 10g　　浙贝母 10g　　冬瓜子 10g

生薏苡仁 10g　丝瓜络 10g（炙、乳没各 3g 同拌）

三诊：5 月 30 日

两胁掣痛已愈，胸宇未畅，呼吸隐痛，纳食不旺，脉象细。努力伤气，久则入络，再予调气和中。

当归须 8g　　橘叶、络各 8g　　枳壳 8g　　白蒺藜 10g

路路通 6g　　香谷芽 10g　　　炒竹茹 8g　黄郁金 8g

炙乳没各 3g　丝瓜络 8g　　　　白蔻衣 3g（后下）

四诊：6 月 1 日

投舒气和络，两胁掣痛已减，胸宇未宽，得于努力

伤气，久则入络，仍宗前法出入。

当归须 6g　　枳壳 8g　　生薏苡仁 10g　　真新绛 3g
路路通 8g　　炙乳香 3g　　光杏仁 10g　　炙没药 3g
黄郁金 6g　　丝瓜络 8g　　橘叶、络各 8g

五诊：6 月 2 日

胁痛胸痛均愈，当晚又觉胀痞，纳食减少，脉濡。劳伤中气，清阳不振，续予调中。

焦白术 8g　　云茯苓 10g　　黄郁金 8g　　枳壳 8g
炒竹茹 8g　　白蒺藜 10g　　路路通 6g
白蔻衣 3g（后下）　　　　橘皮、络各 8g

四、脊背痛

案 1 女性患者，二十多岁

体质素强，因坐水泥地，腰部觉凉，其力稍感酸痛。逐渐向上发展，两三天后整个背部板滞不舒，一星期后又觉下肢行走沉重。经过治疗两个多月，用三痹汤加减，并狗皮膏药外贴，效果不显。认为过去治法亦甚恰当，不能收到效果的原因，或许由于早期用风寒药太少，后来又因久病而偏于温补，致使寒邪凝滞经络，不能解散。

处方：熟地黄、鹿角胶、麻黄、羌 [活] 独活，细辛从肾脏来透发足少阴、太阳的寒邪，佐以杜仲、狗脊、续断等。

5 剂后背部得微汗，仍持原意，半月后遂见好转。

案 2 杨先生，10 月 17 日

一诊：背脊疼痛，微有凛寒，不耐多立多坐，脉滑，苔黄腻、质碎裂。少阴之脉循脊，太阳之经夹脊而行，脏器不盛，寒邪乘袭。

治以温化和络。

炒桂枝 3g　　　白芍 8g　　　　当归 8g　　　　炒杜仲 10g

络石藤 6g　　　丝瓜络 10g　　　桑寄生 8g　　　新会皮 8g

云茯苓 10g　　炒薏苡仁 10g　　金毛脊（炙）10g

二诊：10 月 19 日

少阴属脊，其脉循脊，太阳属寒水，其经循脊，肾气内怯，寒邪乘袭则为背脊酸疼，恶寒不能自主，前方颇合病机，再拟进步。

川羌活 1g　　　川桂枝 3g　　　炒白芍 8g　　　炒杜仲 6g

续断 6g　　　　桑寄生 10g　　　络石藤 8g　　　丝瓜络 8g

云茯苓 10g　　橘红 8g　　　　金毛脊（包）10g

三诊：10 月 21 日

益肾气疏太阳，腰脊疼痛已减，恶寒已撤，背部偏右经络不舒，头晕，脉滑数。余邪留恋再予疏泄。

川羌活 3g　　　炒防风 8g　　　冬桑叶 8g　　　桑寄生 10g

丝瓜络 8g　　　云茯苓 10g　　　络石藤 6g　　　枳壳 8g

炒杜仲 10g　　橘白 8g　　　　焦薏苡仁 12g

四诊：10 月 23 日

背部偏右酸痛似在经络之间，口中觉燥，小溲浑黄，脉滑，苔腻。内邪袭于太阳之经，肾气亦伤。治以祛风宣络而实少阴。

桑寄生 10g　　　丝瓜络 8g　　　炒杜仲 10g　　　续断 10g

炒泽泻 10g　　　新会白 8g　　　忍冬藤 10g　　　络石藤 6g

焦薏苡仁 10g　　云茯苓 10g　　　西秦艽（酒炒）6g

五、腰痛

案 男性患者

劳动后忽觉腰部酸痛，逐渐转侧俯仰困难，开始以为扭伤，用推拿无效，转觉形寒，兼有低热。按脉象浮数，依据太阳经受寒治疗，用羌活、桂枝、防风、小茴香、川芎、丝瓜络、葱白等。一剂得微汗，再剂即疼痛消失。

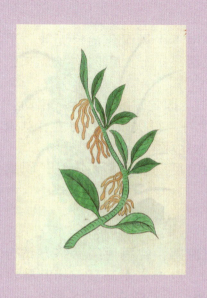

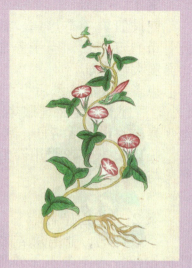

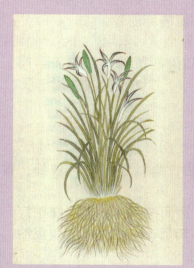

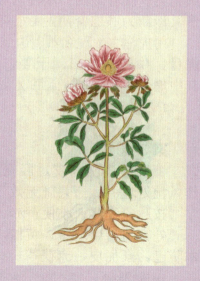

六、四肢痛

案 1 一患者

四肢肌肉关节尽痛。曾用不少风湿药治疗无效。手腕骨节且渐变形。当予养血活络。一面用四物汤加味，一面服大活络丹。

患者服大活络丹后半小时，即觉四肢有气上下窜动，1 小时后逐渐安定。连服半个月，每次如此。为了有意识地观察，改用小活络丹，则无此现象。

临床中，患者服用药后的反应也应密切关注，积累经验与阅历。

案 2 一男性患者

下肢疼痛，兼有麻木寒凉感，曾服通经活络方结合针灸治疗，一年多不见效果，夏季亦不减轻。切其脉沉细无力，腰脊酸困，小便较频，舌苔薄白，舌尖嫩红。

诊断为肝血肾阴两亏，不能濡养筋骨。

用虎潜丸 (现名壮骨丸，熟地黄、龟甲、白芍、锁阳、虎骨、牛膝、当归、干姜、知母、黄柏、陈皮、羊肉，其中虎骨用代用品)，每次 9g，1 日 2 次，淡盐汤送服。

1 月后逐渐痊愈。

案 3 患者

下肢疼痛，入夜足胫觉热，睡时常欲伸出被外，曾作风湿处理，针药兼施无效。

按脉象细涩，小便黄赤，因而按阴虚湿热下注治疗。

处方用：生地黄、黄柏、知母、牛膝、萆薢、蚕沙、木防己、五加皮、赤茯苓。

10 剂渐瘥。

【按】如果四肢疼痛，游走无定，特别表现在关节处红肿剧痛，伸直手指屈伸不利，为"历节风"证，系行痹中的一种证候。则用：桂枝、赤芍、秦艽、知母、桑枝、忍冬藤、威灵仙等。内热重者酌加石膏；有寒热者加防风，取得良好效果。

案4 鹏太太，11月11日

苔腻中剥，手臂酸疼，不能举重，脉象濡细而滑，姑予调理俾进一方，候正。

藿香梗8g	枳壳8g	炒竹茹8g	橘白络各8g
忍冬藤10g	丝瓜络8g	云茯苓10g	生苡仁10g
梗通草1.5g	北秫米10g	宋半夏8g	

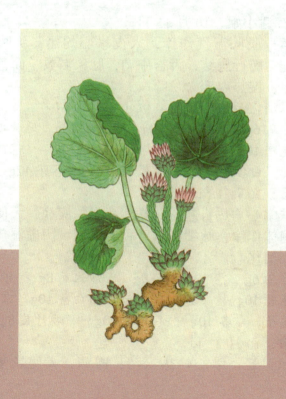

第六节 眩晕

案 1 夏先生，9 月 7 日

《素问》论"诸风掉眩，皆属于肝"，论不得卧，曰阳满不得入于阴，今按痰湿素盛，厥阳时升，肝胃两经交相为病，即用内经方参入柔剂。

北秫米 10g（包）　仙半夏 8g　　抱茯神 12g　　绿豆衣 10g
先煎嫩钩钩 10g　炒竹茹 8g　　新会白 8g　　冬瓜子 10g
玳瑁片 6g　　青龙齿 15g（先煎）　煅石决 15g（先煎）

案 2 谢小姐，10 月 15 日

一诊：肌肤湿气作痒，入夜掌心灼热，头眩腹痛，纳食呆钝，腑行燥结，舌苔中剥，脉象濡数，面色不华，真阴不充，湿热内恋。

治以清化余热为先方，候正。

干首乌 6g　　熟女贞 10g　　嫩白薇 10g　　地骨皮 8g
净连翘 10g　　竹茹 8g　　云茯苓 10g　　焦薏苡仁 10g
橘叶、白各 8g　　白蒺藜 10g　　香谷芽 12g

二诊：10 月 18 日

肌肤掌心灼热，起伏无常，头晕，腹痛，大便燥结，口干，遍体作痒，脉细濡数，舌苔中剥。阴虚湿热内恋，续予坚阴清化。

鲜首乌 6g　　地骨皮 8g　　炒池菊 8g　　银柴胡 8g
净连翘 10g　　绿豆衣 10g　　嫩白薇 10g　　京赤芍 6g
瓜蒌子、皮各 10g　　冬青子 10g　　炒竹茹 8g

三诊：10 月 21 日

头眩已轻，掌心灼热未清，腹痛，大便燥坚，昨起

微有咳呛，纳食呆减，脉来濡细而数。阴虚则生内热，正值发育年龄，再予坚阴清解。

生白芍 6g	冬青子 10g	地骨皮 8g	银柴胡 6g
嫩白薇 10g	象贝母 10g	炒池菊 6g	瓜蒌仁 10g
川楝子 8g	野蔷薇花 3g	光杏仁 10g	

四诊：10 月 25 日

坚阴清营，头眩，咳呛腹痛均愈，纳食渐增，掌心发热亦减。脉象细数，舌苔中剥。正当发育之年，再拟前法出入调理。

京赤芍 10g	地骨皮 8g	净连翘 10g	银柴胡 3g
炒池菊 8g	金铃子 8g	嫩白薇 10g	全瓜蒌 12g
野蔷薇花 3g	制木香 10g	光杏仁 10g	

五诊：10 月 31 日

入夜掌心灼热，头眩，舌苔中剥，口臭，脉细滑数。正值发育年龄，荣阴不足，虚火内燔，《内经》所谓阴虚则生内热也。

再予坚阴清热。

生鳖甲 12g	生白芍 10g	银柴胡 8g	嫩白薇 10g
冬青子 10g	地骨皮 8g	白蒺藜 10g	炒池菊 8g
淡竹茹 8g	夏枯花 8g	煅石决 15g（先煎）	

案 3 金太太，1 月 3 日

营血不足之体，肝阳虚火上扰，齿浮，口燥，目糊，脉象细滑而数，时有黏涎，拟玉女煎法候正。

细生地 10g	生石膏 12g	怀牛膝 10g	原金斛 10g
抱茯神 10g	池菊炭 8g	枳壳 8g	绿萼梅 1.5g
青盐陈皮 1.5g	水炙竹茹 8g	左牡蛎 15g（先煎）	

案 4 夏奶奶，10 月 27 日

肝体不足，肝用有余，厥阳化风上巅顶，《内经》

所谓"诸风掉眩，皆属于肝"也，昨投柔润之剂，痛晕眩均减，纳食较增。再宗出入。

稽豆衣 8g　　　炒池菊 8g　　　白蒺藜 10g

煅石决 12g（先煎）　　　　　抱茯神 12g

炒枳壳 8g　　　炒竹茹 8g　　　橘叶、白各 8g

香谷芽 12g　　　玫瑰花 3 朵　　　玳瑁片 8g（先煎）

案 5 宋女士，9 月 24 日

头晕，胸宇嘈杂，神疲，纳食呆钝泛酸，涎甘，大便挟血，脉来濡细而数。阴虚肝阳，湿热内蕴，治以平肝和胃方。

白蒺藜 10g　　　炒池菊 8g　　　炒竹茹 8g

左金丸（包）1.5g　　　　　　新会白 8g

地榆炭 8g　　　香谷芽 12g　　　煅石决 12g（先煎）

炒枳壳 6g　　　槐花炭 8g　　　白蔻衣 1.5g（后下）

案 6 叶夫人，1 月 3 日

肝肾阴亏，气火易浮，投清养之剂，头晕耳鸣心悸、口干渐瘥，近又咳呛，再拟前法重用肃肺。

川石斛 10g　　　天花粉 10g　　　炒池菊 8g

冬桑叶（水炙）8g　绿豆衣 8g　　　生石决 15g

白蒺藜 10g　　　冬瓜子 10g　　　光杏仁 10g

绿萼梅 1.5g　　　浙贝母 10g

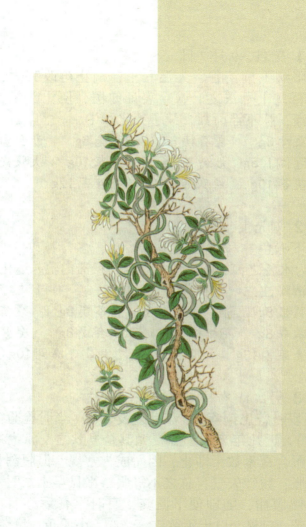

第七节 下痢

案1 应君，9月7日

太阳病下痢清谷，先温其里，痢止再改其表，此为仲景三百九十七法之一，今表证亦罢，但觉头晕，胃酸稍有泛漾，脉不浮而数，续予芳化和中。

冬桑叶 8g	藿香梗 8g	炒枳壳 8g	新会白 8g
白蔻仁 1.5g	炒竹茹 8g	扁豆衣 10g	大腹皮 10g
赤茯苓 10g	丝瓜络 8g	炒香谷芽 12g	

案2 刘先生，10月10日

痢下赤色黏秽腹痛，里急后重，多汗凛寒，脉象弦滑，胃为水谷之海，肠属传导之府，积滞内蕴，运化失职，再拟升清降浊，调气和荣。

煨葛根 8g	赤、白芍各 8g	条芩炭 8g	藿香梗 8g
煨木香 8g	花槟榔 8g	新会皮 8g	焦楂炭 6g
谷麦芽各 10g	荠菜花 8g	枳实导滞丸 10g（包煎）	

案3 男，41岁

18岁时曾患痢疾，3年后复发一次（当时检验为阿米巴痢疾）。近几年来，于春夏尤其是夏秋之交常有腹泻，发作时服合霉素数天即止，因而成为常规。但腹泻虽止，腹内作胀，频转矢气，总之不舒服。平日早上7时左右，先觉肠鸣腹痛，随即便下溏粪，有时早餐后亦有一次。伴见口苦、口臭，口干不欲饮、恶心、小便黄、疲劳感等。脉象滑数，舌苔白腻。

诊断为脾胃薄弱，湿热内阻，清浊升降失司。并认为病虽经久，治疗不在止泻而在清利，湿热能除，则肠胃自复正常，其他症状也可随着消失。

> 葛根　黄芩　黄连　藿香　防风　厚朴
> 陈皮　枳壳　神曲

两剂后，大便成形，腹痛肠鸣消失，口臭渐减。复诊，去黄芩加薏苡仁。

案4　孟太太，5月25日

腹痛，下绿色黏冻，杂有燥屎，纳多艰化，骨节酸疼，脉象细弦。肝旺脾弱，传化失职已一载，再拟通涩合剂。

> 潞党参10g　炒白芍8g　土炒当归6g　煨木香6g
> 枳实炭8g　焦查炭10g　赤石脂10g　御米壳5g
> 细青皮3g　扁豆衣10g　生、熟谷芽各10g

案5　庄少奶奶，9月4日

先下赤痢，痢未痊愈，继而经事又临，纳食呆钝，脐酸腹疼，脉滑数，舌苔黄腻。暑湿内蕴，胃肠不清，治以清化和营。

> 荆芥炭8g　赤、白芍各8g　藿香梗6g　香连丸包1.5g
> 炒枳壳6g　炒竹茹8g　条芩炭8g　地榆炭8g
> 焦楂炭10g　荠菜花炭8g　谷、麦芽各10g

案6　林太太，11月11日

便溏两月，挟有黏冻，形肉瘦削，精神不振，脉象沉濡带滑，中气受伤积内郁，再拟泄化和中。

> 肉桂心0.3g　炒白术8g　云茯苓12g　炒扁豆10g
> 炒当归8g　新会皮8g　大腹皮10g　藿香梗8g
> 煨木香1.5g　焦苡仁10g　炒枳壳8g

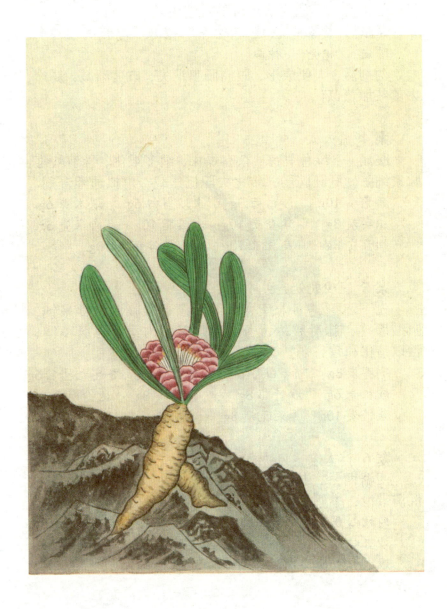

第八节 腹痛

一、肝胃不和

案 1 孔大兄，5 月 25 日

一诊：腹痛时作，胸闷，小溲短黄，脉象细弦，肝气内郁，肠欠舒畅，得之已久，拟调气和中，佐以辛酸甘苦复方。

炒蒺藜 8g　青、陈皮各 8g　广木香 3g　枳壳 8g

黄郁金 8g　炒竹茹 8g　　川楝子 8g　白蔻衣 3g(后下)

云茯苓 10g　沉香曲 10g　乌梅丸（包煎）10g

二诊：5 月 27 日

腹痛已止，时有肠鸣，胸闷，口干，大便不实，小溲短黄，气火湿热交郁，肝胃不和，脉象细弦，再宗效方出入。

炒蒺藜 10g　炒竹茹 8g　香谷芽 10g　炒枳壳 8g

新会皮 8g　赤茯苓 10g　焦姜皮 10g　白蔻衣 3g(后下)

黄郁金 8g　　梗通草 3g　乌梅丸 8g（包煎）

三诊：5 月 30 日

腹痛时作即便如厕，痛处偏于右腹，口干，饮少，食呆，溲短，脉象细弦。肝胃不和，气机内郁，治以调肝和胃。

安桂心 3g　　　白蒺藜 10g　当归 8g　　　新会皮 8g

小茴香（炒）3g　大腹皮 10g　枳壳 8g　　　广木香 3g

云茯苓 10g　　生、熟谷芽各 10g

四诊：6 月 1 日

腹痛较前轻减，大便不爽，小溲短赤，脉象细弦，左脉尤动劲，肝木偏旺，脾受克贼，再予调肝为主，和中佐之。

安桂心 3g　　枳壳 8g　　赤茯苓 12g　　全当归 8g

玫瑰花 3 朵　金铃子 8g　白蒺藜 10g　　橘叶、络各 8g

路路通 10g　　丝瓜络 8g　　煅石决明 15g（先煎）

案 2 姚奶奶，10 月 24 日

腹痛绵绵已经七八日，纳食脾滞，脉象弦滑。此肝气内郁也，肝为将军之官，其气条达，常用疏泄，暂拟理气调中。

白蒺藜 10g　炒枳壳 9g　橘叶、白各 8g　延胡索 3g

金铃子 8g　　紫苏梗 8g　炒竹茹 8g　　云茯苓 10g

香谷芽 12g　代代花 1.5g　白蔻衣 1.5g（后下）

二、积热腹痛

案 中年患者

腹痛时缓时急，自觉内热甚重，但无烦渴现象，大便干燥，隔日一行，脉滑有力。忆朱丹溪曾说"腹中常觉有热而痛，此为积热，宜调胃承气汤"，即用炒大黄 4.5g，生甘草 3g，玄明粉 3g（冲），加入木香 2.4g、黄连 1.5g。

调气清热。连服 3 剂，腑通畅，痛随消失。

三、绕脐腹痛

案 患者

一患者腹痛绕脐已近两年，阅以前药方，多因病史较长，痛不剧烈，少食作胀，认为脾肾阳虚，投桂附八味和理中一类。

诊其脉沉弦有力，舌苔白滑。询之无形寒怕冷，除大便窘迫，夹有黏沫，下时不爽外，亦无其他痛苦。因此诊断为小肠受寒，当以温通。处方：肉桂、川椒、干

姜、枳实、山楂、木香、大腹子。两剂后腹痛反剧，肠鸣，泻下黏秽粪便甚多，遂获痊愈。

四、寒疝痛

治疗寒疝方：脐腹痛中有腹部凹凸有形，拒按手不能近，甚则蜷卧汗出，手足厥冷，《金匮要略》称为"寒疝"，用大乌头煎（乌头、蜜）。乌头辛热有毒，多服能使如醉状。用大建中汤（川椒、干姜、人参）和椒桂汤（川椒、桂枝、小茴香、高良姜、吴茱萸、柴胡、青、陈皮）加减，效果亦佳。

五、腹痛调养

案 邵女士，9 月 30 日

脘痛已愈，少腹隐疼亦微，食能增，脉来细弱。肝血不足，脾气亦虚，接予调养方。

制首乌 6g	白归身 6g	炒白芍 8g
潼、白蒺藜各 10g	怀山药 10g	川楝子 8g
橘叶、白各 3g	炒杜仲 10g	炒于术 8g
玫瑰花 3 朵	长须谷芽 10g	

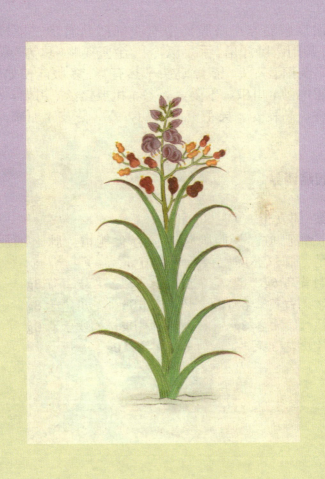

第九节 腹泻

一、脾虚湿重

案1 男，42岁

一诊：曾患腹泻半年，每天4~7次，多黏液便。去年又便溏，一天6~7次，经西医治疗有好转（诊断为肠痉挛，用可的松）。目前每至天明必泻，食后亦泻，泻前肠鸣腹胀，绕脐作痛，矢气甚多，泻下溏粪，无里急后重感。伴见纳食呆钝，口唇干燥，手足心热，小便有气味。脉象濡滑，右手独大；舌苔浮黄厚腻。曾服四神丸、参苓白术散和单味海参等，似有小效，并不明显。经考虑后，认为脾虚重中气不振，湿浊极重，张景岳所谓水反为湿，谷反为滞。不宜单纯补脾，亦不宜温肾固肠。处方用藿香、苍白术、厚朴、砂仁、木香、乌药、枳壳、神曲、煨姜调气逐湿，稍佐葛根、黄连升清和胃。

二诊：3剂后，大便次数不减，但俱能成形，为近年来所少有。因脉舌无变化，仍守原意。

三诊：每天仅在早晚前后便溏两次，食欲稍增，肝脾部位偶有胀痛，舌苔化而未净。接予升阳益胃汤调理。方内黄芪本为主药，因毕竟湿重，且多胀气，暂时不用。

处方：党参、苍白术、葛根、厚朴、柴胡、黄连、半夏、木香、青、陈皮、泽泻。

案2 男，41岁

一诊：每日腹泻，有时失禁遗裤。初为水泻，一天二十多次，近变为鹜溏，一天4~7次不等。便前肠鸣辘辘，无腹痛感，纳食尚佳。脉细带弦，舌质红，舌苔黄白厚腻。诊断为脾阳不运而湿不化，直趋大肠为泻，泻久伤阴，阴虚生热，且现水不涵木现象。治法仍宜温养中焦为主，稍佐升清，如果因舌红而用苦寒，势必脾阳更伤而下陷。处方：党参、黄芪、山药、诃子、炮姜、炙甘草、红枣、葛根、升麻。

二诊：服 4 剂后，苔腻化薄，舌质不红，肠鸣减少，原方去升麻、葛根，加补骨脂。

三诊：又服 8 剂，自觉周身有力，粪便转厚，但一天仍有 4~5 次，接用附子理中合赤石脂禹余粮汤复方。

案 3 男，39 岁

便溏，每天 1~3 次，脘腹胀满隐痛，嗳气，口干引饮，但饮冷即感不适，小便黄。脉象滑数，舌苔花剥。病已数月，湿热恋胃，影响及肠。治以清化为主，处方：黄连、半夏、藿香、枳壳、陈皮、竹茹、木香、大腹皮、赤苓。

案 4 沈太太，10 月 11 日

一诊：脾虚不能运湿，湿困中州，阳不鼓舞，大便或溏或稀，腹鸣或隐痛，胁酸无力，口不渴饮，脉濡，苔白。张机所称，太阴病者是也，即拟理中汤加减。候正。

土白术 6g	云茯苓 12g	炮姜炭 3g	煨肉果 8g
扁豆衣 10g	大腹皮 10g	炙甘草 3g	新会皮 8g
山药 8g	藿香梗 8g	炒香谷芽 12g	

二诊：10 月 13 日

投理中汤，大便溏薄颇畅，腹内能和，微有心烦，口干，肢软力乏，脾虚不运，大肠滑脱，得之数月，再予前法掺以止涩。

土白术 6g	云茯苓 10g	怀山药 6g	肉果 8g
罂粟壳 8g	清炙甘草 1g	新会白 8g	焦薏苡仁 10g

生、熟谷芽各12g　　米炒荷蒂3枚　　扁豆衣（炒）10g

三诊：10月15日

大便溏薄已经数日，投理中汤反见腹鸣泄泻较频，理中者理中焦，此大肠脱，仓廪不藏，接予升清固下之剂。

炒当归6g　　　罂粟壳8g　　　葛根3g　　　赤石脂6g

炒山药8g　　　云茯苓10g　　爆白术8g　　香谷芽12g

米炒荷蒂3枚　补中益气丸（包煎）10g

四诊：10月18日

津液荣气二亏，舌苔光剥，口干舌麻，头晕泛恶，胸宇气分攻窜，脉象濡细。高年得此惟有柔静之剂，缓缓调理，最为合拍。

金石斛10g　　柏子仁10g　　玉竹6g　　绿豆衣8g

抱茯神10g　　白蒺藜10g　　枳壳8g　　绿萼梅3g

生、熟谷芽各10g　佛手片8g　　煅石决12g（先煎）

二、下焦沉寒

案 女，23岁

1951年发现大便溏泄，好好歹歹，未曾痊愈。1961年冬腹泻次数增多，夜间较频。目前一天4~5次，白天3次，夜间1~2次。便前肠鸣腹胀作痛，矢气频泄，窘迫难忍，便后腹内即舒。伴见多汗，手心热，口干思饮，食少，腰酸，下肢沉困，腹部喜温，月经闭阻，脉象沉细；舌质淡，苔白滑腻。此证比较复杂，除西药外，中药寒、热、补、泻均已用过，都无效果。根据病起十多年，泻时多在天明和夜间，并有腰酸肢困、腹部喜温等症，说明下焦虚寒，近于肾泄。但结合腹内胀痛，便后即舒，以及掌热、口干、闭经等，又说明肠胃消化不良，转化失职，兼有肝虚郁热现象。再从脉舌来看，也不是单纯的一种原因。

因此，采取乌梅丸辛苦甘酸杂合以治久利的方法。

　　党参、肉桂、黄连、木香、川椒、当归、白芍、炙甘草，并入四神丸包煎。

　　4剂后，腹痛稍轻，余无改善。考虑舌苔白腻而滑，先除下焦沉寒积湿，前方去白芍、四神丸，加苍术、乌药、肉豆蔻、炮姜。

　　再服4剂后，腹痛大减，矢气少，夜间不泻，舌苔化薄，月经来潮，量少色紫，仍予前方，加小茴香温通肾气。

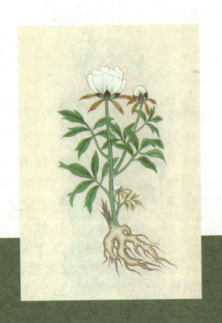
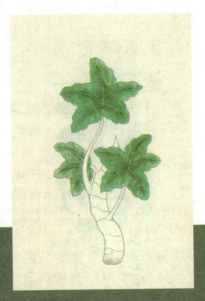

第十节 心悸

一、心前区痛

案 1 女性，43 岁

心前区微痛，胸闷，呼吸困难，头晕，疲劳，睡眠多梦，已有两年，舌净，脉沉细弱。拟调心养气为主。处方：党参、麦冬、阿胶、桂枝、丹参、远志、酸枣仁、红枣、郁金。

6 剂后心痛见轻，依次加减，自觉症状均有明显好转。

经过 4 个月的治疗，除特殊原因感到疲劳外，心痛从未复发。

案 2 男性，39 岁

心前区刺痛，间断性发作已有 12 年。近来发作较频，痛时放射至左肩臂，特别表现在两手臂内侧肘腕之间有一线作痛，伴见胸闷心悸，睡眠不安，脉象细数，舌苔薄腻。初拟和心血，通心气。处方：丹参、红花、郁金、旋覆花、石菖蒲、远志、酸枣仁、橘络。

服半个月后，疼痛次数较少，程度亦轻，接拟养心为主，佐以调气和血，用人参、生地黄、麦冬、桂枝、远志、酸枣仁、丹参、西红花、血竭、郁金、香附、乳香、檀香、三七粉等，随症加减。

服至 8 个月后，据患者自己总结，心前区疼痛由原来每天十多次减为一两次；原为刺痛，现在是隐痛，亦不放射至肩臂；以前疲劳即发，须卧床数日，近两个月来工作较忙且上夜班，亦能支持；其他面色、睡眠均佳。

当服药 3 个月时，因肘腕掣痛不减，曾用大活络丹协助和络，每日半丸。连服十余天后痛即消失，亦未复发。

案3 男性，47 岁

心前区痛 1 年，痛时不放射至左手臂，但胸闷不舒，左乳头内侧跳动不宁，脉象滑数，舌苔黄腻。拟从心脏调畅气血，用丹参、五灵脂、郁金、蒲黄、远志、酸枣仁、云茯苓。因兼有胃病，酌用枳壳、陈皮、神曲等。

治疗四个半月后，疼痛减轻，予党参、生地黄、丹参、桂枝、远志、酸枣仁、龙齿等调养心气。

又 4 个月，病情基本上平稳，单用人参粉、三七粉各 3 分，每日分 2 次开水送服。

连服 1 年。患者自述，过去心前区刺痛连续至数分钟即觉难受，现在已不复发；过去每次痛 1~2 秒钟，一天有二十多次，现在亦仅 4~5 次，程度也轻得多。

案4 男性，53 岁

半年前发现心悸，近 3 个月又增心前区掣痛，胸部胀闷，兼见腹胀多矢气，脉象滑数，舌苔腻黄。拟调理心气，佐以和胃。处方：丹参、檀香、郁金、砂仁、云茯苓、枳壳、陈皮、竹茹、佛手，另三七粉冲服。

经过 4 个月的加减调理，据述治疗前每周痛两三次，也有每天痛几次的，服药 3 个月后痛即停止，近来停药 1 个月，仅痛过两三次，心慌心悸亦有好转。

案5 男性，38 岁

6 年前发现心前区痛，经常发作，痛时放射至左肩臂，两手觉麻，心悸胸闷，食后便觉不舒，头晕，睡眠不熟，脉细，舌苔薄白。拟养心和胃法。

处方：党参、丹参、郁金、石菖蒲、远志、酸枣仁、枳壳、陈皮，加三七粉冲服。

6剂后心痛即轻减，纳食亦增加，手麻减而指尖觉凉，原方去枳壳，加生地黄、桂枝。

在初步好转时，用过阿胶、麦冬、白芍、西红花之类。半年后基本上心痛停止。

二、心慌心悸

案1 女，26岁

5年前发现阵发性心悸胸闷，渐见下肢浮肿。

会诊时，病情十分严重，腰以下至足背浮肿甚剧，腹部胀满，呕吐，心悸气促，不能平卧，小便极少，大便溏泄，特别表现在口唇发绀，两手红紫，颊部泛红如妆，舌尖红，苔白滑腻，脉象细数带弦。从发病经过来考虑，本病根源于心阳衰弱，不能温运中焦水湿，即张仲景常用桂枝、白术、茯苓等的证候。但目前充分暴露了水气充斥，虚阳上浮，不仅胃气垂败，且有随时虚脱的危险。治疗应以扶阳为主，佐以敛阴健脾，采用真武汤加味。

熟附片6g　　生姜6g　　炒白术9g　　白芍9g
茯苓15g　　木香1.5g　　春砂仁1.5g（后下）

连服4剂，尿量增多，下肢浮肿全消，仅足背未退尽，腹胀、呕吐均见轻，但两颊泛红不退，增加咳嗽，痰内带血，脉仍细数不整带弦。

此方虽然偏重温化，但走中下焦，药量亦不大，不可能引起血证。当是患者性情急躁，肝火犯胃，同时脾肾虚寒，浮阳未敛，仍需防止恶化。因而坚持前法，去木香，加黛蛤散钱半。2剂止血，病情渐定。

案2 一患者

有心悸心慌、胸闷刺痛宿疾。诊断为心气不足。选用养心血、通心阳之剂，得到好转。

　　此证本可出现手臂酸痛，而患者仅在手臂内侧肘腕之间有一线疼痛，极为少见。

　　在用养心通阳之汤药外，另用大活络丹，每日半颗。仅服 6 颗后即渐消失。

　　案 3 蔡夫人，1 月 2 日

　　久病气血渐复，仍不耐苦，时觉心悸力乏而肝气更似横逆，续予调养方。

太子参 8g	云苓、神各 10g	柏子仁 10g
砂仁 1g（后下）	干首乌 10g	炙鸡金 8g
潼、白蒺藜各 10g	黑料豆 10g	逍遥丸 3g（包）
拌橘叶、络各 3g	佛手片 8g	远志肉 1.5g（去心）

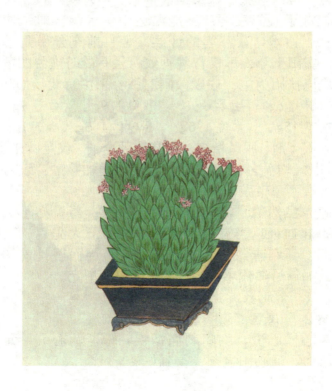

第十一节 尿血

一、膀胱积热

案 赵先生，8 月 21 日

一诊：神疲形困，足肿酸软，溲红，溺时不痛，尿流急迫，脉来濡数。肾虚膀胱积热，迫血妄行，症属尿血，当予滋肾清营。

京玄参 8g	生地黄炭 10g	黄柏炭 6g
血余炭 8g	蒲黄炭 8g	牡丹皮炭 8g
炒金银花 10g	生薏苡仁 10g	块磁石 12g
藕节 2 枚	赤茯苓 10g（先煎）	

二诊：8 月 23 日

尿血为病，小水夹红，时有尿意急促，脉沉如数。肾阴内亏，则生虚热，迫血妄行与血淋大异，拟滋肾清营法。

生地黄炭 10g	京玄参 6g	知母 6g	杜仲 8g
黄柏炭 8g	血余炭 8g	黄芩炭 8g	侧柏炭 8g
怀牛膝 8g	藕节 2 枚	块滑石（打）12g	

三诊：8 月 25 日

迭进滋肾清营，尿血已止，小腹酸滞亦瘥，小水亦清，胻股酸软，病根在肾，肾者藏精而至真元不足，接予清滋下焦。

生地黄 10g	山萸肉 8g	京玄参 10g	熟女贞 10g
甜桑椹 10g	炒杜仲 10g	怀牛膝 6g	条芩炭 8g
丝瓜络 8g	藕节 2 枚	川黄柏（盐水炒）8g	

二、湿热下注

案 1 孙君，7月3日

一诊：淋证尚未痊愈，因注射起寒热，发于日晡，汗出甚多，尾闾时痛，脉象沉缓无力，正气大虚，营卫不和，仿阳旦汤治之。

炒桂枝 1g	炒赤芍 8g	炒黄芩 8g	鲜藿香 10g
新会皮 8g	炒竹茹 6g	赤茯苓 10g	生甘草 1.5g
桑寄生 8g	丝瓜络 8g	梗通草 1.5g	

二诊：7月5日

仿阳旦汤法，寒热已止，汗出亦减，脉缓，舌苔根腻，淋证多时，未曾痊愈，湿热下注，膀胱不洁。正气暗削，营卫不谐。按予清化治之。

鲜藿香 10g	新会皮 8g	炒竹茹 8g	浮小麦 12g
碧桃干 6g	云茯苓 10g	生草梢 3g	土茯苓 15g
净石韦 8g			

案 2 沙君，7月7日

膀胱者，州都之官，津液藏矣，气化则能出矣。先有溺后刺疼，今则小溲癃闭，责之三焦，气滞失其决渎，治以调气渗利，勿轻视之。

青木香 3g	台乌药 8g	细青皮 8g
车前子 10g（包煎）		福泽泻 10g
云茯苓 10g	萹蓄 8g	海金沙 8g
炒枳壳 8g	焦苡米 12g	生草梢 1.5g

三、体虚湿热

案 女，30岁

8年前突然发热，小便溺血，腰痛浮肿。经西医院治疗 1 个月后，溺血止，而浮肿、腰痛不愈。

会诊时，有明显的面浮足肿，小便深黄频数，窘急不畅，且有轻微刺痛，脉象沉细带弦。伴见腰痛、头晕、心悸等阴血亏弱，及腹胀、食呆、恶心等湿阻症状。总的来说，体虚证实，体虚偏在肝肾，证实属于湿热；滋补势必胀满，清利更使伤阴。经考虑后，决定标本兼顾，侧重在标，仿猪苓汤法。

滑石 9g	猪苓 9g	茯苓 9g	泽泻 9g
炒白术 4.5g	阿胶珠 4.5g	海金沙 6g	赤豆 15g
炒薏苡仁 15g			

6 剂后，小便正常，无其他不良反应，减去滑石、海金沙的清利，加入蔻仁、陈皮芳化和中。

又 6 剂后，症状轻减，接予一般健脾，浮肿渐消。

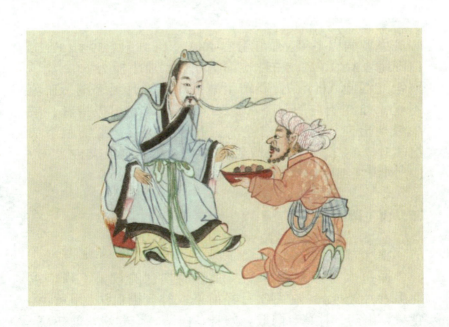

第十二节 血证

一、血虚

案 1 朱小姐，10 月 3 日

《内经》云血荣在色，不荣其脉空虚，又云"夺血者无汗，夺汗者无血"，今面色㿠白，心慌盗汗，脉濡细弱，亟宜大剂养营。

大熟地 10g	白归身 8g	炒白芍 8g	绵芪皮 6g
制首乌 8g	黑料豆 10g	炒枣仁 10g	抱茯神 12g
浮小麦 12g	龙眼肉 10g	黑芝麻 10g	

案 2 青年女性

患者病程半年，血红蛋白 40g/L，红细胞 1.39×10^{12}/L，白细胞 2.5×10^9/L，中性粒细胞 0.43，血小板 28×10^9/L，网织红细胞 0.002，骨髓增生减低。每次月经来潮，血流不止，血红蛋白明显下降。由于经前采取积极措施，减少经期出血，血红蛋白逐渐上升至 100g/L，红细胞增加至 3.5×10^{12}/L，白细胞增至 4.05×10^9/L，血小板 88×10^9/L，网织红细胞 0.13，贫血症状基本消失。

二、再生障碍性贫血

案 女患者

因每次月经来潮量多，使已经收到的效果下降。掌握患者月经规律，在每次月经前采取补气摄血法，用黄芪、党参、山药、甘草、阿胶、归身、白芍、炮姜炭、仙鹤草、

血余炭、煅龙牡等，再配合西医用肾上腺皮质激素等，收到良好效果。

三、白血病

案 1 男性患者

患慢性粒细胞白血病，每天傍晚开始发热达 40℃，下半夜自汗身凉，大起大落，已有半年。平时手心微热，两足不温，腰以下特别酸痛，大便数天一次。舌苔厚腻，脉沉细无力。诊断为下焦阴阳并虚，中气不振，用黄芪、生熟地黄、归身、肉苁蓉、升麻、白术、泽泻等甘温除热，次日晚上热即平静。

案 2 男性患者

为慢性粒细胞白血病急性发作。1 个月来时有咳嗽，1 周来每夜发热，近 3 天来连续发作。发热前现有目赤，胸闷，寒战，身热高达 41℃，自汗而解。伴见口干，小便短少，舌苔黄厚黏腻，脉象细滑有力。诊断为体虚受邪，痰湿交阻，不能透泄，即用柴胡、黄芩、半夏、黄连、厚朴、知贝母、橘红等和解清化法。下午服药，晚间寒热既定，次日上午续发一次，热势亦仅达 38.5℃。

案 3 男性患者

患急性淋巴细胞白血病，身热不退，咳嗽痰黏，右胁掣痛，喉痛白腐，舌苔糙腻，脉细滑数。诊断为肺有伏热，气阴两伤。

处方：玄参、麦冬、石膏、知贝母、桑皮、葶苈、芦茅根等。逐渐热退咳宁。

案 4 男性患者

患急性粒细胞白血病。身热，手心热，两太阳及前额胀痛，胸腹痞满，口糜口臭，便秘溲赤，舌腻，脉大滑数。诊断为肺肾阴虚，肠胃湿热积滞。用西洋参、沙参、知母、佩兰、山栀，另服芦荟粉清热导滞。药后大便畅行，胸腹渐舒，身热随平。

案 5 女性患者

急性淋巴细胞白血病，高热达 40℃ 以上。据述 3 个月来常有不规则发热，疲劳即发，伴有形寒，咳嗽，头晕，心悸，温温欲吐，唇燥，脉象细数，汗出甚多。诊断为阴虚内热，夹有新感。

处方：生地黄、鳖甲、黄芪、升麻、青蒿、桑叶、牡丹皮、前胡等。

3 剂后热渐退清。

【按】这几种血液病，症状复杂，变化迅速，容易反复，特别是白血病大多后果不良。在中、西医合作下，抓住本质，随证施治，收到一些效果，尚待积累经验。

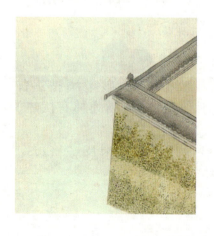
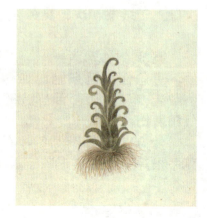

第十三节 咳血

一、肝火冲逆

案 常君，10 月 10 日

一诊：时症乍解，偶因刺激，续得咳血，不能仰卧，胸宇隐痛，脉象细数不静，舌苔黄腻。湿热未清，气阴已伤，肝火冲逆，肺肃无权，治以清化宁络。

嫩白薇 8g	净连翘 8g	佩兰梗 8g	金沸草 8g
代赭石 8g	枇杷叶 10g	黛蛤壳 12g	侧柏炭 8g
光杏仁 10g	梗通草 3g	川贝母 6g	

二诊：10 月 11 日

时症虽解，湿热未清，续得咳血，不能仰卧，舌苔黄腻，脉象细数不静。左升太过，右降不及，病情复杂，再拟清化宁络。

嫩白薇 10g	净连翘 10g	黛蛤壳 12g
墨旱莲 6g	代赭石 10g	金银花炭 10g
侧柏炭 5g	福泽泻 10g	光杏仁 12g
藕节炭 2 枚	川、浙贝母各 6g	

三诊：10 月 12 日

迭予清化宁络，脉数较静，渐能安卧而咳血未止，口燥，舌质红，苔黄腻。得于时症之后，抑郁伤里，湿热与肝火并发，再拟前法缓缓调理。

生地黄炭 10g	嫩白薇 10g	净连翘 10g
黛蛤散（包）15g	墨旱莲 6g	侧柏炭 8g
金银花炭 10g	光杏仁 12g	川、浙贝母各 10g
枇杷叶（去毛包）10g		干芦根（去节）30g

二、阴虚于下

案 张太太，9 月 7 日

咳血已止，咽喉不清，仍有痰浊黏滞，头晕，心悸，夜寐不熟，肝火易动，掌心灼热，阴虚于下，火浮于上，病虽在上，宜治其下。

细生地10g	生白芍6g	地骨皮8g
珍珠母12g（先煎）		怀牛膝6g
长茯神12g	光杏仁10g	苍龙齿12g（先煎）
川、浙贝各6g	山茶花8g	枇杷叶（去毛）10g

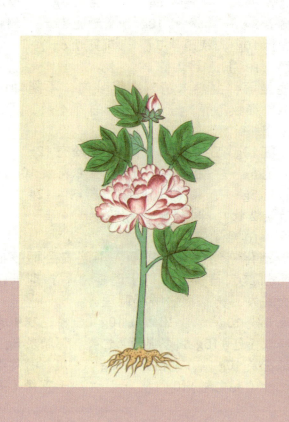

第十四节 疟疾

一、邪郁少阳

案 冯太太，9 月 1 日

一诊：寒热起伏，头眩目花，舌麻口干，胸气逆冲，大便燥结，邪郁少阳，脾胃受制，气机不宣，接予清滞畅中。

佩兰梗 8g　　银柴胡 3g　　嫩白薇 6g　　白蒺藜 10g

橘红、络各 8g　绿豆衣 8g　　炒竹茹 8g　　瓜蒌仁 12g（杵）

枳壳 6g　　　黄郁金 8g　　煅石决明 12g（先煎）

二诊：9 月 3 日

寒热已清，目花，耳聋，口干，舌麻，胸宇气逆，右臂麻木，左腹酸痛，气血不能濡养灌溉，风气窜入络道，非旦夕可平也。

绿豆衣 6g　　杜仲 10g　　嫩白薇 10g　　白蒺藜 10g

黄郁金 6g　　柏子仁 10g　桑寄生 10g　　丝瓜络 8g

枳壳 8g　　　茯神 10g　　煅石决明 12g（先煎）

三诊：9 月 6 日

营血不充则内风自起，上为目花耳鸣，旁为肢臂麻木，脉象虚弦，口干舌麻。《内经》称"气主煦之，血主濡之"，即予表营并气佐之，以潜阳熄风。

制首乌 8g　　阿胶珠 8g　　绿豆衣 8g　　白蒺藜 10g

炒池菊 8g　　绵茋皮 8g　　桑寄生 6g　　丝瓜络 8g

柏子仁 8g　　橘红 8g　　　煅石决明 12g（先煎）

四诊：9 月 11 日

营血耗伤又病疟后，脏腑失其营养，虚阳易于升腾，目花，耳鸣，舌麻，肢臂麻木，尚一气使然。再拟养气之剂长期调理。

制首乌6g　　绿豆衣8g　　潼、白蒺藜各10g　　绵芪皮8g

当归身8g　　炒白芍8g　　桑寄生10g　　　　丝瓜络8g

柏子仁10g　　橘白、络各8g　煅石决明12g（先煎）

二、风温痰湿

案 邢夫人，7月1日

寒热往来，初起间日而发，近来日作，先有凛寒既而身热，自汗头痛，口淡咳嗽，脉滑数，风温痰湿伏于募原，法以和解。

软柴胡1.5g　　淡黄芩8g　　仙半夏8g　　鲜藿香10g

薄橘红8g　　常山苗8g　　浙贝母10g　　炒牛蒡[子]6g

光杏仁10g　　焦栀皮8g　　赤茯苓10g

三、风邪痰浊

案 黄先生，5月25日

一诊：寒热间日，寒不甚热亦不甚，脉象濡滑，舌苔白腻。纳食呆减，体虚，风邪痰浊内入募原。治以宣透为主。

柴胡3g　　　川桂枝2g　　大白芍8g　　藿香8g

陈广皮8g　　枳壳8g　　　炒竹茹8g　　赤茯苓10g

香谷芽10g　　白蔻衣3g（后下）　　　半贝丸（包）10g

二诊：5月27日

疟疾间日发作较安，而热势延长未清，舌苔黄腻。时有形寒，属春温之象，治以清脾芳化。

清豆卷12g　　藿香梗8g　　炒牛蒡[子]6g

青防风（炒）8g　焦栀皮8g　　枳壳8g

炒竹茹8g　　　新会白10g　　云茯苓10g

三诊：5 月 29 日

疟疾已止，舌仍白腻，脉象濡缓。余湿逗留募原，胃失和降，接予芳香泄化法。

藿香 8g　　川朴花 3g　　焦山栀 8g　　白蔻衣 3g（后下）
枳壳 8g　　炒竹茹 8g　　新会白 8g　　云茯苓 10g
焦薏苡仁 10g　　　　梗通草 3g　　彩云曲 10g

四诊：5 月 31 日

疟疾亦称脾瘅，痰浊中阻，脾阳必困，故截止多日，纳食呆钝，舌苔薄白。治以芳化调中可也。

藿香 8g　　云茯苓 10g　　炒香谷芽 12g　　仙半夏 8g
姜竹茹 8g　　佛手片 8g　　新会皮 8g　　　枳壳 8g
炒泽泻 10g　　焦薏苡仁 10g　　砂、蔻仁各 3g（后下）

四、愈后调养

案 陈先生，9 月 7 日

叠进化饮达邪，疟疾未起，面浮、足肿均消，苔腻已化，脉象濡缓，口苦，不耐劳力，真元未复，续予前法出入调理。

潞党参 8g　　全当归 8g　　抱茯神 12g　　清炙芪 8g
新会白 8g　　冬瓜子 10g　　炒白术 8g　　制首乌 8g
麸炒枳壳 8g　　炒竹茹 8g　　白蔻衣 1.5g（后下）

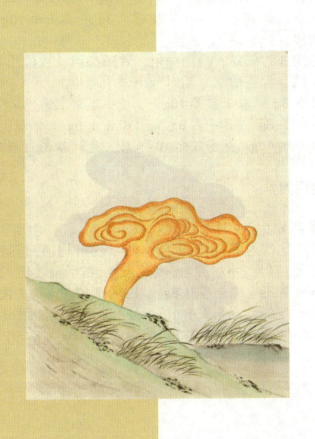

第十五节 痰饮

一、水饮内蓄

案 朱先生

一诊：10 月 22 日

咳嗽形寒，气短促，纳食减少，脉象细弦。此肺脾虚寒，气肃无权，水饮内蓄，不同于寻常伤风，拟桂苓术甘汤加味。

川桂枝 2g	生术 8g	云茯苓 10g	炙苏子 10g
炒牛子 10g	橘红 8g	仙半夏 8g	海浮石 8g
炙款冬 8g	香谷芽 12g	冬瓜子 10g	

二诊：10 月 24 日

投桂苓术甘汤，咳嗽较稀，纳食稍加，气分仍短，脉细弦，舌白腻。水湿内恋，积而成饮，其本在脾，脾阳不达，再拟温药和之。

川桂枝 3g	白术 6g	云茯苓 12g	炙苏子 6g
炙款冬 8g	海浮石 8g	冬瓜子 8g	淡干姜 1g
橘红 8g	仙半夏 6g	生、熟谷芽各 10g	

三诊：10 月 27 日

外感咳嗽属于肺，痰饮咳嗽属于脾，遵仲景温药和之，投桂苓甘术汤加味，咳痰气短，形寒均见轻减，再本出入调理。

川桂枝 3g	炒白术 8g	炙苏子 10g	淡干姜 3g
仙半夏 6g	橘红 8g	鹅管石 8g	云茯苓 10g
冬瓜子 10g	白蒺藜 3g	生、熟谷芽各 12g	

二、脾蕴寒湿

案 孙夫人，9 月 8 日

投苓桂术甘汤加味，痰饮气急即平；面浮足肿未消，续见痔疮便血。小水不长，腹满窒塞，脾蕴寒湿，肠有郁热，症情复杂，难求近功。

苏子霜 6g	炙款冬 8g	海浮石 10g	仙半夏 8g
大腹皮 10g	炒泽泻 6g	地榆炭 6g	槐花炭 6g
焦苡米 12g	杜赤豆 15g	冬瓜子、皮各 10g	

三、脾肾阳虚

案 牛先生

一诊：10 月 30 日

外饮属脾，内饮属肾，阳虚则水湿不化，湿聚为痰，故仲景主以温散和之，今咳嗽稀减，气喘不平，形寒未彻，续予温化镯饮。

熟附片 3g	云茯苓 12g	仙半夏 6g	炒桂枝 3g
炙苏子 10g	薄橘红 8g	淡干姜 3g	炒白术 6g
炙款冬 10g	炙远志 3g	鹅管石（嫩）8g	

二诊：11 月 1 日

咳痰已减，气喘未平，形寒肢冷，小溲频数，脉象细弦。痰饮为病，脾肾阳气虚寒不能温化，仿肾气丸合小青龙汤拟方治疗。

熟附块 8g	川桂枝 3g	炒白术 10g	仙半夏 6g
苏子 10g	炙款冬 8g	云茯苓 12g	鹅管石（嫩）10g

北五味 3g（淡干姜 3g 同炒）

金匮肾气丸 10g（临卧淡盐汤送服）

三诊：11 月 3 日

痰饮为病，其标在肺胃，其本在脾肾，所谓下虚上实是也，迭经温化，形寒肢冷较淡，气喘未平，入夜小溲频数，再予扶阳益饮。

  炒党参 8g   云茯苓 12g   冬瓜子 10g   熟附块 8g

  炙款冬 8g   白石英 3g   炒桂枝 3g   白术 8g

  仙半夏 6g   苏子霜（包）10g

  淡干姜 3g（五味子 3g 同炒）

  金匮肾气丸 6g（临卧淡盐汤送服）

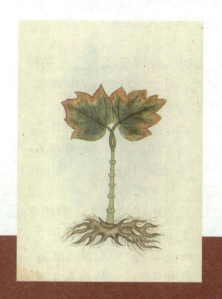
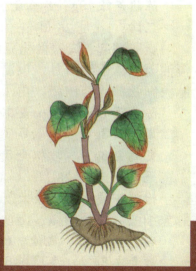

第十六节 臌胀

一、肝郁气滞

案 陆君

一诊：10 月 24 日

臌胀两月余，腹满至极，中脘按之坚实，小便溲黄，微有气促，肝气郁滞，脾湿不化，三焦决渎不利，难治之症也，姑以温运逐化。

熟附片 3g	肉桂心 3g	大腹子 8g	枳壳 8g
细青皮 8g	川椒目 3g	炒泽泻 12g	带皮苓 12g
陈葫芦瓢 10g	冬瓜皮 12g	新会皮 8g	

二诊：10 月 26 日

臌胀初起，认为食积克伐太过，脾胃受损，健运无权，湿浊蕴积，已经两月，投温化方，按之柔软，汗出频多，脉象细弦，舌苔白腻。再予标本兼顾法。

陈葫芦 10g	浮小麦 12g	潞党参 10g	熟附片 3g
肉桂心 3g	川椒目 3g	青皮 8g	大腹子 6g
炙鸡金 8g	炒枳壳 8g	冬瓜皮 15g	

三诊：10 月 28 日

投温中逐化方，臌胀按之柔软，小便清长，汗出颇多，脉象细弦。脾肾两微，湿浊内积已两月，再拟大剂平之。

潞党参 10g	熟附片 6g	肉桂心 3g	大腹皮 10g
炒青皮 8g	冬瓜皮 8g	川椒目 3g	陈葫芦 10g
泽泻 10g	炒枳壳 8g	炙鸡金 12g	

四诊：10 月 30 日

迭投温中逐化，臌胀渐消，按之柔软，《内经》云：

"中满者，泻之于内。"即其验也，惟汗出颇多，小溲不长，正气殊弱，湿浊难化，再守前法进步治之。

吉林参须 3g　熟附片 8g　肉桂心 3g　炒青皮 8g
沉香曲 10g　川朴花 2g　大腹皮 8g　炒车前 10g（包煎）
带皮苓 15g　陈葫芦 10g　焦薏苡仁 12g

五诊：11 月 3 日

臌胀渐消，按之亦柔，汗出已止，口干，小溲不长，命火脾阳两微，湿浊留恋，非辛温之品不能消散阴霾，惟虑其伤阳，佐以微酸。

吉林参须 3g　　熟附片 8g　　肉桂心 3g　　生白芍 6g
带皮苓 15g　　福泽泻 12g　　大腹子 6g　　冬瓜皮 15g
焦薏苡仁 15g　陈葫芦 15g

二、臌胀调理

案 杨太太，7 月 1 日

臌胀初平，纳食呆钝，多进胀滞，形寒色瘁，神疲力乏，脉象沉细濡软，舌干少津，脾阳胃阴两伤，亟予建立中气拟方。候正。

炒冬术 8g　　炒竹茹 8g　　佛手片 8g　　麸炒枳壳 8g
白蒺藜 10g　长须谷芽 12g　炙鸡金 8g　　新会白 8g
焦苡米 10g　云茯苓 10g　　白蔻衣 1.5g（后下）

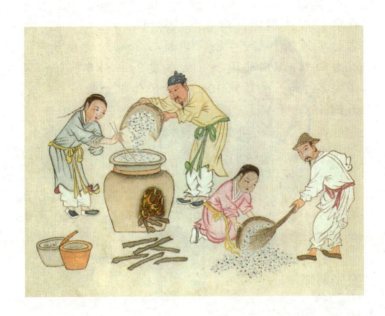

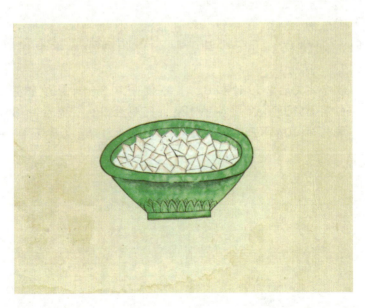

第十七节 耳鸣、耳聋

一、血虚耳鸣

案 1 金太太，5 月 26 日

耳鸣齿浮齿肿，午夜寐艰。脉象濡细，血虚于内，阳浮于上，治以柔润，潜镇为先。

生白芍 6g　龟板 12g　怀山药 8g　抱茯神 10g
怀牛膝 10g　炒枣仁 10g　珍珠母 15g　北秫米（炒）12g
水炙竹茹 6g　嫩钩藤 10g　珍珠丸（包）10g

案 2 冯太太，9 月 6 日

营血不充，则内风自起，上为目花耳鸣，旁为肢臂麻木，脉象虚弦，口干舌麻，《内经》称"气主煦之，血之（主）濡之"，即与养营兼气，佐以潜阳熄风。

制首乌 8g　绿豆衣 8g　白蒺藜 10g　炒池菊 8g
绵芪皮 8g　桑寄生 6g　丝瓜络 8g　煅石决 12g（先煎）
柏子仁 8g　福橘红 8g　阿胶珠蛤粉 8g（炒）

案 3 马太太，9 月 11 日

营血耗伤，脏腑失其营养，虚阳浮于升腾，目花耳鸣，舌麻，肢臂麻木，尚一气使然。再拟气养之剂，长期调理。

制首乌 6g　　　　绿豆衣 8g　　　　绵芪皮 8g
潼、白蒺藜各 10g　白归身 8g　　　丝瓜络 8g
炒白芍 8g　　　　柏子仁 10g　　　桑寄生 10g
橘白、络各 6g　　煅石决 12g（先煎）

二、两耳失聪

案 徐女士

一诊：8 月 14 日

两耳骤然失聪，脉象虚弦带数，本属血亏肝旺之体，口干便燥，经事先期，厥阳化风上扰巅顶，暂予清化，候正。

生白芍 8g　杭菊花 8g　白蒺藜 10g　明天麻 10g

炒枳壳 8g　橘叶、络各 8g　　　　炒竹茹 8g

煅石决 12g（先煎）　夏枯花 8g　嫩钩藤 10g（后入）

扶桑丸 10g（包）

二诊：8 月 20 日

两耳骤然失聪，左耳蝉鸣，晨起黏痰甚多，脉弦虚带数，舌苔黄腻，水不润木，虚阳化风夹痰浊上蒙清窍，治以益肾柔肝，涤痰开窍。

细生地 10g　山萸肉 6g　生白芍 10g　炙远志 5g

菖蒲根 8g　竹沥夏 6g　夏枯花 8g　煅磁石 10g（先煎）

黑芝麻 10g（捣，包）

第二章 外科疾病

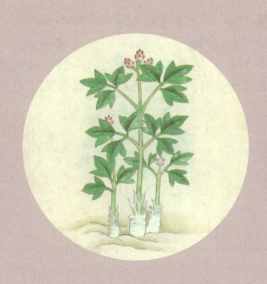

第一节 丹毒流火

案 燕先生，9月3日

一诊：一足肿流火，红气已退，肿胀不消，下部也微肿，多食作胀，小溲渐长，素嗜酒浆，湿热之邪壅滞络道，脉滑。拟渗利逐化。乃缠绵之症也。

带皮苓 12g	怀牛膝 10g	晚蚕沙 12g	汉防己 6g
焦薏苡仁 10g	大腹皮 10g	炒泽泻 10g	炒枳壳 8g
忍冬藤 10g	枳椇子 10g	三妙丸（同煎）10g	

二诊：9月8日

及投渗利清化，小溲颇长，足胫流火红肿已消，其履步亦轻，湿热之邪，最为黏滞，及至入络尤难逐化，仍守原意调理。

忍冬藤 10g	净连翘 10g	怀牛膝 10g
晚蚕沙（包）10g		花槟榔 6g
带条芩 15g	冬瓜子 15g	车前子（包煎）10g
杜赤豆 12g	汉防己 6g	三妙丸（包煎）6g

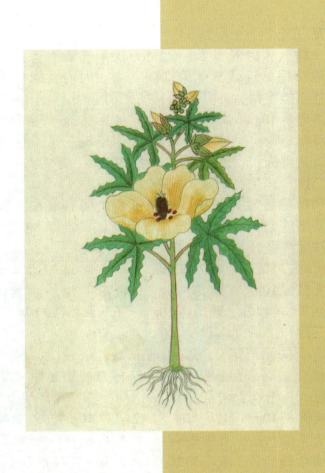

第二节 瘰疬

案 王小姐，9月26日

一诊：《内经》云："马刀挟瘿［者］皆为劳。"今颈项瘰疬如连珠，脉象细弱无力，时有头晕痰浊，气血亏耗不能煦濡，亦其主因，扶正消坚法。

潞党参10g	炙僵蚕10g	绿豆衣8g	当归8g
橘红8g	海蛤壳12g	赤芍8g	大贝母10g
淡昆布8g	生、熟薏苡仁各12g		芋芳丸（包）10g

二诊：10月2日

颈项瘰疬发如联珠，脉象细弱，时有痰浊，肝火夹痰瘀滞络道，久则气血暗耗，《内经》鼠瘘之属，极难断根，再拟扶元消坚方。

清炙芪10g	潞党参10g	全当归6g	大贝母10g
炙僵蚕10g	慈菇片3g	淡昆布8g	薄橘红8g
焦薏苡仁12g	煅瓦楞10g	芋芳丸（包）10g	

三诊：10月11日

迭予扶元消坚，气血较前充盛，痰浊少，鼻涕多，头项瘰疬消而未尽，脉象细滑。马刀挟瘿之属，非旦夕可除也，再予扶正消坚。

淡黄芪10g	党参10g	全当归10g	炒白芍8g
大贝母10g	炙僵蚕6g	仙半夏8g	云茯苓10g
橘红8g	淡昆布10g	生、熟薏苡仁各10g	

第三节 脚气

一、湿热下注

案 吴先生

一诊：10 月 9 日

注射之后，身起寒热，此或反应使然，惟湿热素重，脾胃不清，纳食因之大减，肌肤湿气作痒，脉滑数，舌白腻。治以清化和中。

苍术皮 3g	炒黄柏 8g	云茯苓 12g	白蔻仁 3g
净连翘 10g	焦薏苡仁 12g	新会白 5g	彩云曲 10g
福泽泻 10g	炒香谷芽 12g	炒竹茹 8g（后下）	

二诊：10 月 13 日

足趾湿气，流水溃腐，小溲浑黄，脉象濡数。受纳腥味稍有泛漾，湿热之邪下注三阴之经，治以清化泄浊。

炙苍术 3g	焦薏苡仁 10g	姜竹茹 8g	炒黄柏 8g
炒泽泻 10g	梗通草 3g	带条芩 12g	苦参片 8g
绿豆衣 18g	枳壳 8g	净连翘 10g	

二、湿热浸淫

案 周夫人，10 月 24 日

足部湿热未愈而窜走肌肤，湿瘰粟起作痒，舌苔黄腻，头晕，脉濡滑。湿热浸淫，仿二妙丸例治之。

炙苍术 1.5g	炒黄柏 8g	苦参片 8g	京赤芍 6g
带皮苓 6g	白鲜皮 8g	焦苡米 12g	绿豆衣 10g
净连翘 10g	梗通草 3g	忍冬藤 10g	

三、水湿内蕴

案 殷小姐，9 月 8 日

脚气浮肿，按之窅然，由踝过膝，步履无力，面部亦浮，手觉麻木，小溲觉短，水湿内蕴，病在脾肾，治以温化渗利，难求近功。

紫苏梗 8g	肉桂心 0.3g	花槟榔 8g	汉防己 6g
炒泽泻 12g	带皮苓 10g	大腹皮 10g	焦苡米 1.5g
冬瓜子 15g	怀牛膝 10g	川椒目 1.5g	

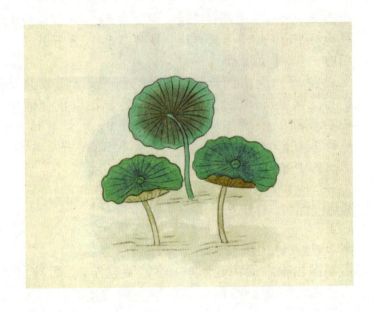

第三章　妇科疾病

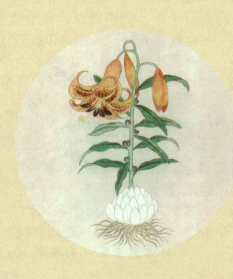

<h1 style="text-align:center">第一节 月经病</h1>

一、月经不调

案 1 徐小姐

一诊：5 月 25 日

经行前后无定期，身热，鼻衄，中脘痞结，脉来细滑而数。肝气内郁，风邪外束。治以疏化调经法。

炒当归 8g　　酒白芍 8g　　软柴胡 1g　　炒荆芥 8g
白蒺藜 10g　橘叶、皮各 8g　江枳壳 8g　　黄郁金 8g
云茯苓 10g　玫瑰花 3 朵　　白蔻衣 2g（后下）

二诊：5 月 27 日

鼻衄热解，《伤寒论》所谓红汗是也。胸宇已舒，头部多汗，经行前后无定，舌苔黄腻。接予清热。

冬桑叶 8g　　江枳壳 8g　　新会白 8g　　杭菊花 8g
炒竹茹 8g　　碧桃干 8g　　佩兰梗 8g　　净连翘 10g
梗通草 2g　　白蒺藜 8g　　黄郁金 8g

案 2 张小姐

一诊：5 月 26 日

经事逾期未转，头晕，带下甚多，脉象濡细。湿浊下注，肝气内郁，治以理气化浊为主。

全当归 8g　　江枳壳 8g　　云茯苓 10g　鸡血藤 8g
橘叶、络各 8g　炒杜仲 10g　茺蔚子 8g
海螵蛸 8g　　月季花 3 朵　白蒺藜 10g
川黄柏 8g（炒）

二诊：5 月 27 日

投理气调经，月事已转，腹部微胀隐痛，当脘觉痞，平时带下甚多，接予调畅气机而行瘀积。

全当归 8g	延胡索 8g	白蒺藜 10g	紫丹参 8g
川楝子 8g	炒杜仲 10g	茺蔚子 8g	炒枳壳 8g
佛手片 8g	制香附 8g	橘叶、皮各 8g	

案 3 杨奶奶，10 月 24 日

经事超前，色淡量少，头晕腰酸，腹胀，口干，脉象虚弦。肝体不足，脾用有余，木胜则土欠，气盛则火旺，此诸恙所内来也。暂以舒气调经。

炒当归 8g	炒丹参 8g	白蒺藜 6g	制木香 6g
橘叶、白各 8g	川楝子 8g	炒川仲 10g	炒枳壳 8g
炒竹茹 8g	绿萼梅 1.5g	生、熟谷芽各 12g	

案 4 徐女士，10 月 27 日

内热素重，经行先期，口干舌燥，近来咳呛无痰，胸痛气闷，纳食减少，脉滑数。肝火犯肺，清肃失司，治以清气豁达。

炒牛蒡 [子]6g	嫩前胡 6g	光杏仁 10g	黄郁金 8g
江枳壳 8g	净连翘 8g	炒竹茹 8g	浙贝母 10g
冬瓜子 10g	胖大海 10g	枇杷叶 6g（去毛）	

案 5 闵夫人

一诊：8 月 18 日

形寒身热，头胀，咳嗽，口苦，胸闷，经行先期，时日未断，腰脊酸疼，脉细数，表邪外郁，肝火内炽，治以清疏和营。

炒荆芥 8g	冬桑叶 8g	杭菊花 8g	炒牛蒡 [子]6g
条黄芩炭 8g	白蒺藜 10g	银花炭 10g	丝瓜络 8g

杜仲 10g 　　藕节炭 2 枚　炒续断 10g

二诊：8 月 19 日

昨予清疏和营，身热已退，经行淋沥亦止，色淡量减，胸宇痞塞泛漾，咳恶口苦，肩胛腰脊挛痛，舌苔薄黄，接予舒气和胃，活络止漏。

当归炭 8g 　　　　白蒺藜 10g 　　　炒枳壳 8g

左金丸 1.5g（包）橘皮、络各 8g 　　炒川仲 10g

桑寄生 10g 　　　丝瓜络 8g 　　　侧柏炭 8g

藕节炭 2 枚 　　　白蔻仁 1.5g（杆，后下）

案 6 朱夫人

一诊：8 月 18 日

经行 3 日，色淡量少，腹中隐痛，时有五心烦热，脉细弦数，气火内郁，损及冲任，经非浅恙也，再予清营除烦。

炒当归 8g 　　炒赤芍 8g 　　紫丹参 8g 　　绿豆衣 8g

嫩白薇 10g 　　辰茯神 12g 　　地骨皮 8g 　　炒蒺藜 10g

炒川仲 10g 　　白残花 1.5g 　　川楝子 8g

二诊：8 月 20 日

腹不痛，经和渐止，口苦，五心时烦，觉热，夜寐不热，便难溲少，脉象细数，荣血不足则生内热，得之多时，再拟清肝坚阴。

生白芍 8g 　　辰茯苓 12g 　　瓜蒌仁 10g 　　熟女贞 8g

夜交藤 8g 　　夏枯草 8g 　　地骨皮 8g 　　嫩白薇 10g

白残花 1.5g 　青龙齿 12g（先煎） 　　　柏子仁 10g

案 7 周奶奶

一诊：9 月 6 日

经事素有后期，今遂 3 月未至，腰酸腹痛，胸宇觉痞，脉象濡滑，舌苔白腻。血海虚寒之象，暂予温经法调理。

鸡血藤 8g 　　炒白芍 8g 　　菟丝子 8g

全当归 8g　　　制香附 8g　　　大川芎 2g

艾绒炭 6g　　　炒杜仲 10g　　玫瑰花 3 朵

紫石英 10g（先煎）　　　　炒续断 10g

二诊：9 月 8 日

　　投温经方，腰酸，小腹觉堕，肢软乏力，经未行 3 月，有续至之势，血海虚寒亦仍显著，再拟前法出入也。

全当归 8g　　　制香附 8g　　炒青皮 10g　　酒炒白芍 8g

艾绒炭 8g　　　延胡索 8g　　大川芎 2g　　杜红花 2g

月季花 3 朵　　两头尖 10g　　炒杜仲 12g

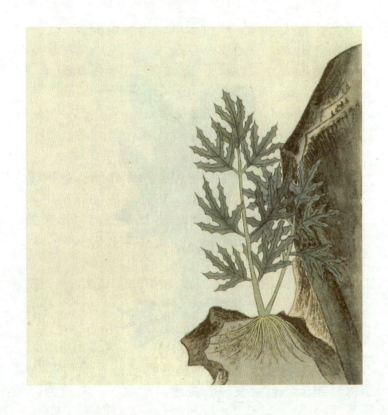

案 8 谢小姐

一诊：欧战休战日

头晕已减，口干，食欲不馨，经行逾期未转，脉象濡滑。肝虚胃气不畅，再拟调养方。

白蒺藜 10g	炒池菊 8g	江枳壳 8g	淡竹茹 8g
新会白 8g	绿萼梅 1.5g	紫丹参 8g	茺蔚子 8g
怀牛膝 8g	香谷芽 10g	月季花 3 朵	

瓜蒌仁 12g（杵）

二诊：11 月 15 日

头晕已减，纳食较增，经事逾期未转，脉濡细滑，肝血不充，胃失和降，腹行艰难，再与调养方。

炒当归 8g	酒炒白芍 8g	潼、白蒺藜各 10g
池菊炭 8g	炒枳壳 8g	新会白 8g
绿萼梅 1.5g	姜麻仁 10g（打）	炒竹茹 8g
香谷芽 10g	月季花 3 朵	

案 9 女，32 岁

月经期感冒，经行 2 日即停，小腹作痛，身热转告，自觉全身不舒，脉象弦滑带数。仿傅青主加味生化汤。

防风 4.5g	羌活 2.4g	当归 4.5g	川芎 3g
桃仁 4.5g	延胡索 3g	炙甘草 1.5g	

1 剂后即热退经行。

傅氏此方本治产后，因此方药与本证切合，即照原方加延胡索。

案 10 一女患者，38 岁

每日早起面部浮肿，冬季更明显，月经后亦较甚。经期每月超前，色紫夹块，量或多或少，多时较为舒畅，少则反觉头晕，浑身不适。经行净后有四五天腹痛，兼下坠感，腰连两下肢亦酸痛乏力，手足冰冷不温，脉象沉细。患者就诊的目的主要为经后痛。据述痛时气力毫无，最为难受。从症状分析，肝肾虚寒，冲任亏损，中气亦不能提挈。虽然经来色紫夹块，亦由血海虚寒所致，不同于瘀热。处方用熟地黄、附子、淫羊藿、艾叶、阿胶、藏红花、黄芪、白术、桂枝、白芍、茯苓。先服 10 剂，无不良反应；再服 10 剂，经行量多，色转红，净后腹痛轻减，仍有下坠感，原方去红花加升麻调养。

二、经期杂症

案 1 王右，6 月 1 日

经行腹痛，夹有瘀块，脉弦。此肝气郁滞而营行不畅也，亦属实证，即予理气调经方。

全当归 8g	大川芎 2g	细青皮 8g	制香附 8g
延胡索 8g	炒杜仲 10g	川楝子 8g	炒蒺藜 10g
炒枳壳 8g	云茯苓 10g	紫苏梗 8g	

案 2 顾女士，9 月 5 日

伤寒之后，气血亏耗未复，饮食虽旺，形体渐充，脉仍有濡滑，时有头晕、心悸气短、发堕等症，经事之停闭即基于此，接予养营和中。

炒当归 8g	肥玉竹 8g	炒竹茹 8g	炒白芍 8g
穞豆衣 8g	月季花 3 朵	鸡血藤 8g	炒冬术 8g
炒酸枣仁 10g	朱茯苓 10g	煅石决明 12g（先煎）	

案 3 庄少奶奶，9 月 4 日

先下赤痢，痢未瘥，而经事又临，纳食呆钝，胼酸，腹疼痛，脉滑数，舌苔黄腻。暑湿内蕴，胃肠不清。治以清化和营，候正。

荆芥炭 8g	炒枳壳 8g	焦楂炭 10g	赤、白芍各 8g

炒竹茹 8g　　　荠菜花炭 8g　　藿香梗 6g　　　条芩炭 8g
炒香谷芽 10g　　　香连丸 2g（包）　　　地榆炭 8g

案 4　倪奶奶，11 月 11 日

每值经行，腰部尾闾肢体酸疼，头晕，夜寐梦扰纷纭，胸宇泛漾，脉细滑，舌中剥。治以调肝为主。

炒当归 8g　　　　川楝子 8g　　　　炒白芍 8g
炒杜仲 10g　　　桑寄生 10g　　　炒续断 10g
夏枯草 8g　　　　怀牛膝 10g（盐水炒）
忍冬藤 10g　　　丝瓜络 8g　　　　生石决明 15g（先煎）

案 5　郑小姐，9 月 1 日

经事初行，未及两旬又至，腰俞觉酸，日前便薄未止，脉弦数，苔腻。肝有郁火，冲任不调，脾弱蕴湿，传化失常，拟两者并调。

当归炭 8g　　焦白芍 8g　　侧柏炭 8g　　扁豆衣 10g（炒）
炒杜仲 10g　　海螵蛸 10g　　陈棕炭 8g　　煅牡蛎 12g（先煎）
条芩炭 8g　　新会白 8g　　黑归脾丸 10g（包煎）

案 6　顾奶奶，1929 年元旦

经停 4 月余，孕症不显而见红已有旬余，色淡量少，淋漓不断，脉象濡滑。责之冲任不固，始其见红，加以调治。

太子参 8g　　　　炒当归 8g　　　　焦白芍 8g
海螵蛸 12g（醋炒）　　　　　　　侧柏炭 8g
陈棕炭 8g　　　墨旱莲 8g　　　　煅牡蛎 15g（先煎）
抱茯神 12g　　　藕节炭 3 枚　　　炒杜仲 10g（盐水炒）

案 7　刘小姐，8 月 25 日

经停 9 月，潮热起伏亦已 2 月，胸闷，腰酸，作恶嗳噫，脉象细弦带数，面色不华，奇经亏损，肝火内燔，暂予

养营法。

熟地黄 10g　炒白术 6g　鸡血藤 6g　银柴胡 8g
地骨皮 8g　熟女贞 10g　炒杜仲 10g　嫩白薇 10g
橘叶、白各 8g　月季花 3 朵　江枳壳 8g（竹茹 3g 同炒）

案 8 杨少奶奶，7 月 7 日

经行断续，色淡，腹痛，此冲任虚而不摄也，见食厌恶，泛漾欲吐，头疼，口干且腻，脉来濡数。此暑湿内蕴而胃气不解也，治以清化。

鲜藿香 10g　炒枳壳 8g　新会皮 8g　炒竹茹 10g
彩云曲 10g　炒杜仲 8g　赤茯苓 10g　川楝子 8g
侧柏炭 8g　白蒺藜 10g　白蔻衣 2g（后下）

三、崩漏

案 1 归太太

一诊：8 月 19 日

腹痛脘胀，大便秘结，今晨仅得少许，经行淋漓，减而未止，舌苔厚腻黄燥。肠胃积滞不降，气机被阻，再拟清肠和胃，先治其急。

鲜藿香 10g　炒枳壳 8g　郁李仁 10g　煨木香 8g
新会皮 8g　炒竹茹 8g　大腹皮 10g　白蔻衣 2g（后下）
黄郁金 8g　保和丸 10g（包煎）

二诊：8 月 22 日

大便已行，经行未净，夹有瘀块，少腹疼痛觉堕，头痛，呆食，苔黄腻而厚。血海不洁，肠胃不清，原因复杂，暂予调和营血而去积垢。

藿香梗 8g　紫苏梗 8g　制川朴 2g　延胡索 8g
川楝子 8g　青、陈皮各 8g　炒杜仲 6g
焦楂炭 10g　鲜荷叶 1 方　炒枳壳 6g　白蔻仁 2g（后下）

三诊：8 月 23 日

腰腹胀痛较减，经仍未净，便仍不爽，小溲亦仍不利，口干，食呆，舌苔黄腻。暑湿血瘀交错杂滞，再拟复方治之。

当归炭 8g	侧柏炭 8g	青、陈皮各 6g
炒枳壳 8g	大腹皮 10g	焦楂炭 10g
炒谷芽 10g	白蔻仁 2g（后下）	炒竹茹 8g

案 2 尤夫人

一诊：9 月 11 日

经行淋沥不断，腰酸，右臂酸麻，脉象濡细，年近五旬渐渐失其固摄之能，防其成崩，急予清荣止崩，候正。

归身炭 8g	焦白芍 8g	海螵蛸 10g
侧柏炭 8g	陈棕炭 8g	炒杜仲 10g
条芩炭 8g	煅龙齿 12g（先煎）	藕节 2 枚
黑归脾丸 10g（包）		

二诊：9 月 14 日

予清营止漏，经行淋漓已止，带下绵绵，右臂酸麻。脉象濡细。气血两亏，荣卫不足，奇经受其影响，治以养营束带。

炒归身 8g	炒白芍 8g	炒冬术 8g	怀山药 8g
川断肉 6g	大芡实 12g	川杜仲 6g	桑寄生 10g
海螵蛸 6g	丝瓜络 8g	云茯苓 3g	

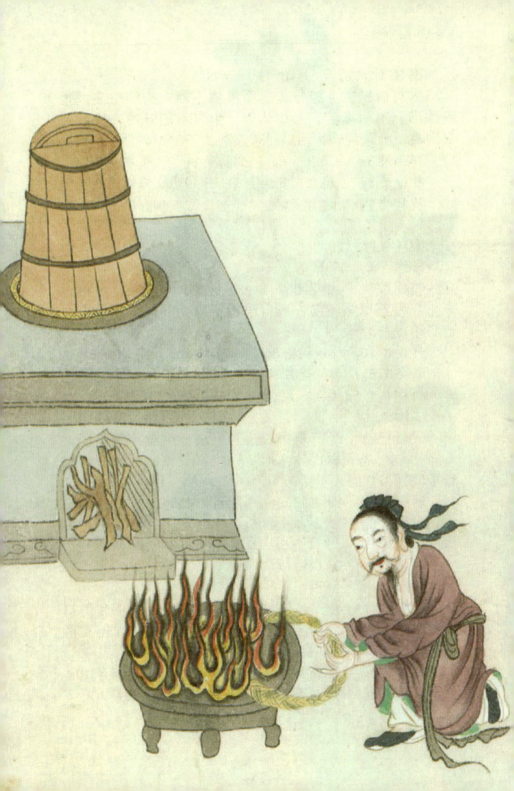

案 3 计奶奶，9 月 12 日

本有血崩，今经行量少而淋漓不断，头脑空痛，腰腹酸滞，不耐操劳，又少休养，中气不能升举，冲任失其固藏，脉象濡软。治以和荣止漏。

归身炭 8g　　焦白芍 8g　　侧柏炭 8g　　条芩炭 8g

陈棕炭 8g　　稽豆衣 8g　　煅牡蛎 12g　　海螵蛸 6g

炒杜仲 10g　　藕节 2 枚　　补中益气丸 10g（包煎）

案 4 归太太

一诊：8 月 19 日

腹痛脘胀，大便闭结，今晨仅得少许，经行淋沥而未止，舌苔厚腻黄糙，肠胃积滞不降，气机被阻，再拟清肠和胃先治其急。

鲜藿香 10g　　炒枳壳 8g　　郁李仁 10g　　煨木香 8g

新会皮 8g　　炒竹茹 8g　　大腹皮 10g　　黄郁金 8g

白蔻衣 1.5g（后下）　　保和丸 10g（包煎）

二诊：8 月 22 日

大便已行，经行未净，挟有瘀块，少腹疼痛觉堕，头痛，呆食，苔黄腻而厚，血海不洁，肠胃不清，原因复杂，暂予调气和营而去积垢。

藿香梗 5g　　紫苏梗 5g　　荆川朴 1.5g　　延胡索 8g

川楝子 8g　　青、陈皮各 5g　　炒川仲 6g

焦楂炭 10g　　炒枳壳 5g　　鲜荷叶 1 方

白蔻仁杵 1.5g（杵，后下）

三诊：8 月 23 日

腰腹酸痛较减，经仍未全净，大便不爽，小溲仍稍不利，口干，食呆，舌苔黄腻。暑湿血亏错杂滞留，再拟复方治之。

当归炭 8g　　侧柏炭 8g　　青、陈皮 8g　　炒川仲 10g

延胡索 8g　　炒枳壳 8g　　大腹皮 10g　　焦楂炭 10g

炒谷芽 10g　炒竹茹 8g　　白蔻仁 1.5g（杵，后下）

案 5 徐奶奶，9 月 7 日

数日来头痛甚剧，内热胸闷，食入泛漾欲吐不止，经行后期淋沥不断，风热肝火交郁，胃气亦失清降，脉象弦数，先予清泄。

大川芎 1.5g　白蒺藜 10g　炒竹茹 8g　冬桑叶 8g
嫩钩藤 10g　赤苓 12g　　杭菊花 8g　江枳壳 8g
淡黄芩 8g　　蔓荆子 8g　　煅石决 12g（先煎）

案 6 张奶奶，9 月 8 日

迭经温养奇经，经行色红而淋沥旬日未止，腰不酸，肢不痛，夜寐渐安，纳食亦馨，接予益气和营止漏，候正。

炒党参 8g　　炒熟地 8g　　山萸肉 8g　砂仁 1.5g（拌）
炒归身 8g　　乌贼骨 10g　炒白芍 8g　陈棕炭 8g
侧柏炭 8g　　抱茯神 12g　炒川仲 10g　藕节 2 枚

案 7 应奶奶，10 月 27 日

经行如崩，夹有瘀块，腰酸，心悸，头晕，脉象虚大。肺肾阴亏，冲任失其固摄，非中年所应有，亟予和荣而调奇经，候正。

当归炭 8g　　海螵蛸 10g　抱茯神 12g　焦白术 8g
煅牡蛎 12g　藕节炭 2 枚　炮姜炭 1g　　侧柏炭 8g
炒杜仲 10g　炒续断 10g　黑归脾丸 10g（包）

案 8 朱小姐

一诊：9 月 29 日

幼年失血过多，今岁经行如崩，遂使营阴亏乏，数月不止，面色㿠白，口干，脉濡细弱，舌质淡，治以养血为主。

制首乌 8g　　当归身 8g　　炒白芍 8g　　黑料豆 10g

甘枸杞 8g　　橘白 8g　　　熟女贞 10g　　绿萼梅 1g

炒玉竹 8g　　龙眼肉 10 枚　　抱茯苓 10g

二诊：10 月 3 日

《内经》云血荣在色，不荣其脉空虚，又云"夺血者无汗，夺汗者无血"，今面色㿠白，心慌盗汗，脉濡细弱。亟宜大剂养营。

大熟地黄 10g　　当归身 8g　　炒白芍 8g　　绵芪皮 6g

制首乌 8g　　黑料豆 13g　　炒枣仁 10g　　抱茯神 12g

浮小麦 12g　　黑芝麻 12g　　龙眼肉 10 枚

案 9 俞太太，9 月 6 日

经行前后，量多淋漓不断，腰酸，头眩，心悸，脉形滑数。肾阴不足，肝火内郁，冲任失其固摄，治以清营坚阴止漏。

生地黄炭 10g　　归身炭 8g　　　　　炒白芍 8g

条芩炭 8g　　　炒池菊 8g　　　　　炒杜仲 10g

侧柏炭 8g　　　煅牡蛎 15g（先煎）　血余炭 8g

抱茯苓 12g　　　藕节 2 枚

案 10 雷嫂夫人，10 月 6 日

经行二月而转淋沥十余日未止，腰酸腹痛隐隐，头疼偏右，脉形细滑而数，舌苔薄黄，肝脏气火不静，冲任不固，治以柔肝止漏。

当归炭 8g　　焦白术 8g　　条芩炭 8g　　海螵蛸 6g

侧柏炭 8g　　川楝子 8g　　血余炭 6g　　藕节 2 枚

炒川仲 8g　　夏枯草 6g　　煅石决 12g（先煎）

案 11 姚小姐，9 月 30 日

经行淋沥少而不断，已延两旬，脉象细弱，冲任不固，

中气亦乏提挈。再以调理以静养为宜。

生地炭 10g　　焦白芍 6g　　熟女贞 10g　　炒于术 8g
怀山药 10g　　乌贼骨 10g　　墨旱莲炒 6g　　陈棕炭 8g
炒杜仲 10g　　藕节炭 3 枚　　煅龙骨 15g（先煎）

案 12 顾奶奶
一诊：1929 年元旦
经停 4 月余，孕症不显而见红旬余，色淡量少，淋漓不断，脉濡滑。责之冲任不固，始其见红，加以调治。

太子参 8g　　侧柏炭 8g　　抱茯神 12g　　炒当归 8g
陈棕炭 8g　　藕节炭 3 枚　　焦白芍 8g　　墨旱莲 8g
新会皮 5g　　炒杜仲 10g（盐水炒）　海螵蛸 12g（醋炒）
煅牡蛎 15g（先煎）

二诊：1 月 2 日
经停四月，初来淋沥，昨忽如崩，血块甚多，投和荣方候，少而未净，形寒，头胀，口干。脉濡，拟前法出入。

炒党参 8g　　潼、白蒺藜各 10g　　侧柏炭 8g
炒当归 8g　　海螵蛸 10g　　　　藕节 3 枚
焦白芍 8g　　云茯苓 10g　　　　水炙竹茹 8g
炒杜仲 10g　　煅牡蛎 15g（先煎）

案 13 王奶奶，9 月 24 日
迭予益气和营，崩漏大减，呈轻腰脊酸疼，兼之有咳喘，痰多气短，脉象沉细濡弱，冲任亏损，脾肺困顿，接予多方调理，候正。

侧柏炭 6g　　乌贼骨 12g　　炙紫菀 8g
血余炭 8g　　炒杜仲 10g　　云茯神 12g
炮姜炭 1g　　煅、龙牡各 15g（先煎）
霜苏子 10g　　远志肉 8g（水洗）
补中益气丸 12g（包煎）

案14 张太太，9月24日

经行错前如崩，淋沥半月不断，腹胀作痛，神痿色㿠，食减，脉象虚弱。即症而论，属血海郁热，内经所谓经水沸溢是也，拟方供参考。

生地炭 12g	条芩炭 6g	焦白芍 10g
煅、龙牡各 15g（先煎）		海螵蛸 12g
侧柏炭 6g	血余炭 8g	陈棕炭 8g
川楝子 6g	藕节 2 枚	黑归脾丸 10g（包煎）

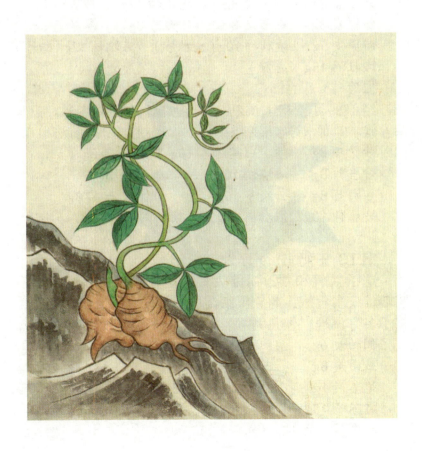

第二节 妊娠杂病

案 1 金夫人，9 月 22 日

咳嗽频繁，咯痰不爽，头痛，口干，季肋小腹牵引掣痛，脉浮滑数，舌苔白腻，怀孕 8 月，风痰聚于上焦，肺失宣化，治以轻疏邪客而安胎元。

冬桑叶 8g	净蝉衣 1.5g	炒牛蒡 [子]6g
薄橘红 8g	炒竹茹 8g	海浮石 10g
炙款冬 8g	光杏仁 10g	浙贝母 10g
杭菊花 8g	胖大海 10g	

案 2 谭夫人

一诊：9 月 23 日

怀孕 8 月，初时痢下，继增咳嗽，叠经清理痢止，咳稀痰多，气分喘息，舌碎疼痛，阴液受伤，气不清肃，予清气化痰。

北沙参 6g	炙紫菀 8g	光杏仁 10g	川象贝各 6g
竹沥夏 8g	金沸草 8g	海蛤壳 15g	生苡米 12g
净连翘 10g	抱茯神 12g	枇杷叶 12g（清炙包）	

二诊：10 月 10 日

怀孕 9 月，咳嗽经久不瘥，痰多气短，夜不安寐，脉象濡软，舌光，肺脏气阴暗伤，胎火上犯，清肃失司，治以清肺顺气。

北沙参 8g	真川贝 6g	瓜蒌皮 10g	炙款冬 8g
抱茯神 10g	海蛤壳 10g	光杏仁 10g	苏子霜 10g
生苡米 12g	合欢皮 8g	地枯萝 10g	

案 3 项嫂夫人

一诊：5 月 25 日

脘痞作痛，泛吐酸苦清水，纳食呆减，头胀偏左，肝胃气滞，失其和降，脉象弦滑，怀孕 5 月，续予舒郁和中。

白蒺藜 2g　　江枳壳 8g　　橘叶、白各 8g

煅牡蛎 12g（先煎）　　　　炒竹茹 8g　老薤白 2g

黄郁金 8g　　香谷芽 12g　　香橼皮 8g

玫瑰花 3 朵　白蔻仁 10g（后下）

二诊：5 月 27 日

怀孕 5 月漏红，小腹隐痛，头晕，胃气痞结，泛吐清水，脉细弦滑。病在肝胃二经，治以和中止漏而固胎元。

炒白术 8g　　条芩炭 8g　　侧柏炭 8g　　海螵蛸 10g

陈棕炭 8g　　炒续断 10g　炒蒺藜 10g　橘叶、白各 8g

池菊炭 8g　　藕节炭 2 枚　煅石决 12g（先煎）

三诊：5 月 31 日

怀孕 5 月，漏红已止，腰酸，小腹时痛，脘痞泛漾，新感风邪又增咳呛，脉细滑。治以轻宣和中而安胎元。

炒白术 8g　　橘叶、白各 8g　炒竹茹 8g　　淡黄芩 8g

光杏仁 10g　抱茯苓 12g　　炒续断 10g　浙贝母 10g

胖大海 10g　白蒺藜 10g　　白蔻仁 2g（后下）

案 4 李少奶奶，1 月 3 日

腹痛愈，头胀，腰脊酸楚，带下，食减，入夜觉热，口腻，脉濡滑，怀孕 3 月，续予和养。

潼白、蒺藜各 10g　炒杜仲 10g　炒竹茹 8g

白归身 8g　　甜桑椹 10g　云茯苓 10g

炒白芍 8g　　省头草 8g　　炒香谷芽 10g

金毛脊炙 8g　新会皮 8g

案 5 唐少奶奶，1930 年元旦

怀孕 3 月，腰酸胀痛坠滞，带下绵绵，目眶觉痛，脉象濡滑。肝肾不足，防其见红，治以和养。

炒归身 8g	炒白芍 8g	炒杜仲 10g	制香附 8g
潼白、蒺藜各 10g		炒续断 10g	炒白术 8g
海螵蛸 10g	台乌药 10g	丝瓜络 8g	新会皮 8g

案 6 龚夫人，8 月 19 日

经停 4 月半，曾受暑湿，今头目晕眩，胸膈痞闷，口干，饮水作胀，腹时隐痛，脉滑数。孕征渐露，余浊未清，暂予芳化和中。

鲜藿香 8g	炒杭菊 8g	白蒺藜 10g	炒枳壳 10g
炒竹茹 8g	新会白 8g	净连翘 10g	白蔻仁 2g（后下）
黄郁金 8g	彩云曲 10g	佛手片 10g	

案 7 董嫂夫人

一诊：5 月 25 日

身热 3 日，汗出不透，朝轻暮弛，头晕肢酸，咳嗽痰黏，胸宇痞闷，脉濡数，舌薄黄。风温时邪郁于上焦，经事两月未转，微觉腰酸，孕征，暂予清疏。

清豆卷 12g	冬桑叶 8g	炒牛蒡 [子]6g
鸡苏散 12g（包）	焦栀皮 8g	净连翘 10g
黄郁金 8g	光杏仁 10g	象贝母 10g
橘红、络各 8g	佩兰梗 8g	丝瓜络 8g

二诊：5 月 27 日

身热已解，口苦作渴，咳痰不爽，脉象濡数，舌苔黄燥。湿热余邪稽留太阴阳明，续予清热。

冬桑叶 8g	杭菊花 8g	藿佩、梗各 8g
炒牛蒡 [子]6g	光杏仁 10g	浙贝母 10g
江枳壳 8g	炒竹茹 8g	焦栀皮 8g

橘白、络各 8g   白蔻衣 2g（后下）

案 8 韩夫人，8 月 29 日

经停 3 月余，脉象濡滑，孕征已显，时有头晕目眩，不能自持，夜寐多梦，此厥阳化风上扰巅顶，接予养血熄风调治。

生白术 8g	绿豆衣 8g	白蒺藜 10g
玳瑁片 8g（先煎）	炒池菊 8g	辰茯神 10g
夜交藤 8g	煅石决 12g（先煎）	麸炒枳壳 8g
水炙竹茹 8g	煅龙齿 12g（先煎）	

案 9 钱嫂夫人，8 月 21 日

纳食呆钝，口干，饮水亦少，脘胸不畅，神疲力乏，大便闭结，经停 2 月，脉濡苔薄，孕征未显，湿浊中阻，先予调气畅中法。

鲜藿香 8g	炒枳壳 5g	新会皮 8g
白蔻仁 1.5g（后下）		炒竹茹 5g
黄郁金 8g	炒蒺藜 10g	赤茯苓 30g
火麻仁 10g	香谷芽 12g	瓜蒌仁 10g（杵）

案 10 顾夫人，10 月 29 日

经停 3 月余，初因劳顿受惊见红，今因咳嗽又见头晕、泛恶，脉象滑利，舌苔薄白，怀孕之象微露，体弱不能养胎，姑拟宣化和中而固胎元。

炒牛蒡[子]6g	池菊花 8g	川楝子 8g
光杏仁 9g	侧柏炭 8g	抱茯神 10g
浙贝母 10g	绿豆衣 8g	条芩炭 8g
煅石决 12g（先煎）		黑归脾丸 10g（包）

案11 严嫂夫人

一诊：9月2日

经居3月，带下绵绵，胸宇时有痞满，迩来手背疔毒肿痛，脉形滑数，怀麟之象。湿热稽留，暂予清化治之。

甘菊花 8g	炒竹茹 8g	海螵蛸 6g	地丁草 8g
焦山栀 8g	焦薏苡仁 12g	净连翘 8g	带皮苓 12g
梗通草 2g	江枳壳 8g	炒黄柏 8g	

二诊：9月5日

疔毒发于手背已经破溃，口干，大便艰难，左肋痛，经停3月，脉象右手滑数，湿热毒邪内郁，经称，防其膏肓之变是也。暂予清解。

甘菊花 8g	焦山栀 8g	焦苡米 10g	地丁草 8g
炒竹茹 8g	福橘红 3g	净连翘 10g	净金银花 10g
京赤芍 8g	瓜蒌仁 10g（打）	板蓝根 30g（去节）	

案12 姚夫人，7月5日

经停2月余，脉滑、舌苔薄腻，近来寒热自汗，头胀，脘腹作痛，怀孕之征未能明显，时邪外束，郁遏气机，先予疏化畅中。

鲜藿香 8g	紫苏梗 8g	炒杭菊 8g	金铃子 8g
橘叶、白各 6g	炒枳壳 6g	白蒺藜 6g	炒竹茹 10g
台乌药 8g	佛手片 8g	制香附 8g	

案13 鲍夫人，6月2日

恶风亦罢，但头汗出，食呆泛漾，胸宇不快，经停2月，带下甚多，舌苔黄腻。时邪郁热内恋，胃气不宣，再予芳化调中。

藿香梗 8g	炒牛蒡[子]6g	法半夏 8g
炒枳壳 8g	炒竹茹 8g	新会皮 8g
白蒺藜 10g	黄郁金 8g	赤茯苓 10g
炒香谷芽 10g	白蔻仁 2g（后下）	

第三节 带下

案 1 杨奶奶

一诊：10 月 19 日

头眩，心悸，胸闷泛恶，腹胀，经行先期，带下黄色，脉象虚弦，舌苔薄白，肝阳上逆，脾胃受制，失其和降，治以柔肝调中，难求断根。

稽豆衣 8g　炒池菊 8g　白蒺藜 6g　煅石决 12g（先煎）

川枳壳 8g　炒竹茹 8g　黄郁金 6g　沉香曲 6g

香谷芽 12g　白残花 2g　白蔻衣 2g（后下）

二诊：10 月 22 日

晕眩时作，胸闷泛恶，腰脊酸疼，带下黄色，经期每月提前，血虚肝阳上逆，脾胃受制，失其和降，再以柔肝和胃。

黑料豆 10g　　　白蒺藜 10g　　江枳壳 8g

玳瑁片 8g（先煎）　　　　　竹茹 6g（炒）

炒杜仲 10g　　　云茯苓 12g　　煅石决 12g（先煎）

海螵蛸 12g　　　炒香谷芽 12g　玫瑰花 3 朵

嫩钩藤 10g（后下）

三诊：10 月 24 日

经事提前，色淡量少，头晕腰酸，腹胀，口干，脉象虚眩。肝体不足，脾用不余，木胜则土欠，气盛则火旺，此诸恙之所由来也，暂拟舒气调经。

炒当归 8g　橘叶、白各 8g　炒竹茹 8g　炒丹参 8g

川楝子 8g　白蒺藜 6g　　炒杜仲 10g　制木香 8g

炒枳壳 8g

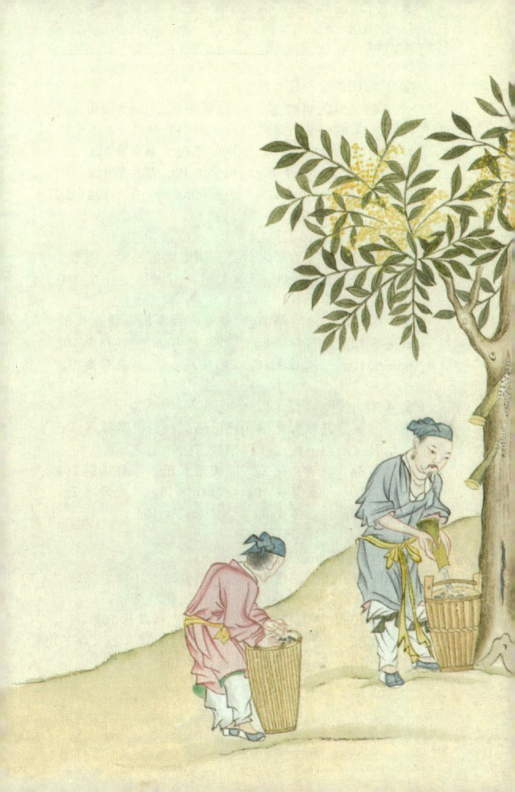

案 2 瞿奶奶，6 月 2 日

精神渐振，纳食亦馨，晨起痰中带红，腰酸带下，产育频繁，真元亏损，虚火上升，再拟培养。

甜冬术 8g	炒归身 8g	炒白芍 8g	熟女贞 10g
抱茯神 10g	枸杞子 10g	柏子仁 10g	香谷芽 10g
炒杜仲 10g	藕节炭 2 枚	山茶花 8g	十灰丸 10g（包）

案 3 施奶奶，10 月 12 日

腰为肾之府，胁为肝之分野，阴虚则为头晕，腰酸，气滞则为两胁疼痛，因而带脉失司，引湿热下注则为白带绵绵，再予调养肝肾。

潼沙苑 10g	海螵蛸 10g	橘叶、白各 8g	稽豆衣 8g
云茯苓 12g	当归须 8g	炒杜仲 10g	江枳壳 10g
桑寄生 10g	煅石决 12g（先煎）		黄郁金 10g

案 4 林小姐，6 月 1 日

童年带下，进补脾化湿，已见轻减，良由带脉属脾，脾弱失制引而湿浊下注也，再宗效方进步治之。

潞党参 8g	清炙芪 8g	天生术 8g	怀山药 10g
云茯苓 10g	大芡实 10g	炒杜仲 10g	炙升麻 2g
海螵蛸 10g	炒陈皮 8g	焦薏苡仁 10g	

案 5 计奶奶，6 月 1 日

腹痛时作，腰酸，带下甚多，纳食减少，脉象濡缓。气滞湿阻，肝脾同病，治以调气和中，化浊束带。

云茯苓 10g	怀山药 8g	炒白术 10g	白蒺藜 10g
新会白 8g	延胡索 8g	川楝子 8g	白蔻衣 2g（后下）
炒杜仲 10g	海螵蛸 10g	炒薏苡仁 10g	

案 6 李女士

一诊：7 月 3 日

经事转多涩少，经后带下甚多，股膝酸软，天寒则足部不温，脉象濡滑，肝气郁滞，脾湿内阻，阳不四布，再拟健脾化浊。

炒白术 8g　　怀山药 6g　　云茯苓 10g　　炒当归 8g
炒川仲 10g　　炒川断 10g　　海螵蛸 10g　　甘枸杞 8g
巴戟肉 8g　　怀牛膝 8g　　白蔻仁 1.5g（后下）

二诊：7 月 7 日

投健脾化浊，胻酸已愈，带下亦减，腹中胀满不舒，舌苔薄黄，此受暑湿之邪郁于肠胃，再予清化调理。

鲜藿香 10g　　炒枳壳 8g　　新会皮 8g　　白蒺藜 10g
炒竹茹 8g　　白蔻衣 1.5g　　云茯苓 10g　　怀牛膝 8g
金樱子 8g　　乌贼骨 10g　　炒车前 10g（包煎）

案 7 林小姐，5 月 25 日

脾虚带脉失职，湿热下注，迭予清化和中，带下、溲黄、头汗、神疲已减十五，仍守效方增损调治。

潞党参 8g　　蒸于术 6g　　怀山药 8g　　大芡实 10g
云茯苓 10g　　新会白 6g　　海螵蛸 10g　　碧桃干 8g
川黄柏 6g　　浮小麦 12g　　炒苡米 8g

案 8 张小姐，5 月 26 日

经事逾期未转，头晕，带下甚多，脉象濡细。湿浊下注，肝气内郁，治以理气化浊为主。

全当归 8g　　鸡血藤 8g　　茺蔚子 8g　　白蒺藜 10g
江枳壳 8g　　云茯苓 10g　　橘叶、络各 8g　　炒川仲 10g
川黄柏炒 8g　　月季花 3 朵　　海螵蛸 10g

案9 李小姐，5 月 27 日

投理气调经事已转，腹部微胀隐痛，当晚觉痞，平时带下甚多，接予调畅气机而行瘕积。

全当归 8g　　延胡索 8g　　白蒺藜 10g　　紫丹参 8g

川楝子 8g　　炒杜仲 10g　　茺蔚子 8g　　炒枳壳 8g

佛手片 6g　　制香附 8g　　橘叶、白各 8g

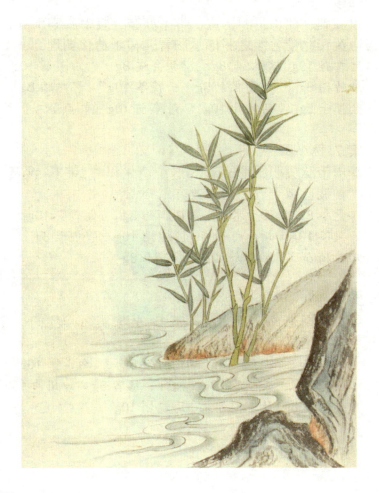

第四节 产后病

一、足月产后病

案 1 陈少奶奶，10 月 24 日

腹痛止，大便亦入正规，小溲不清，微觉涩滞，乳汁稀少，产后气血亏耗，任脉空虚不能生化。再予培养，欲速不达。

潞党参 8g	鲜石斛 8g	炒川仲 10g	清黄芪 8g
炒当归 8g	炒冬术 8g	炒玉竹 6g	炒苡米 10g
云茯苓 10g	新会白 8g	长须谷芽 12g	

案 2 龚夫人，11 月 3 日

产后腰俞脊背觉冷，冷彻首骨，心气内洞艰寐，口燥，脉象细弱，舌苔厚腻，荣血亏耗，心肾不交，亟与补益，毋使久延。

炒熟地 10g	潼沙苑 10g	山萸肉 8g	砂仁 1g（同炒）
菟丝子 8g	甘枸杞 8g	熟女贞 10g	炙狗脊 6g
炒杜仲 6g	新会白 6g	炒续断 6g	夜交藤 8g
抱茯神 12g			

案 3 徐奶奶，11 月 12 日

产后 3 月，经已再行，营阴亏耗，腰脊酸楚，睡眠艰难，目糊，脉细。再拟培养肝肾。

炒生地 10g	山萸肉 8g	熟女贞 10g	甜桑椹 10g
炒杜仲 10g	金毛脊炙 8g	炒池菊 8g	云茯苓 10g
潼、白蒺藜各 10g	煅石决 20g（先煎）	玫瑰花 3 朵	

案 4 杨少奶奶，1929 年 1 月 2 日

产后营血亏耗，虚火不静，投坚阴和中之品，脘痛已微，面浮亦减，舌光绛，脉细数。再守原方调理。

细生地黄 10g　　　当归身 8g　　　　炒白芍 8g

煅牡蛎 12g（先煎）炒竹茹 8g　　　　炒冬术 8g

炒玉竹 8g　　　　　怀牛膝 8g（盐水炒）

炒扁豆 10g　　　　绿萼梅 2g　　　　炒蒌皮 10g

案 5 陈少奶奶

一诊：10 月 8 日

产后即得溲癃证，尿意频数，努力始得，微有刺痛，口干，腰疼，脉细滑数，延今过月，瘀热内积，膀胱不洁，治以清化通利方。

土牛膝 6g（炒）炒牡丹皮 8g　　　生草梢 6g

海金沙 8g　　　　瞿麦穗 8g　　　　炒杜仲 12g

块滑石 12g　　　　炒车前 10g（包煎）

江枳壳 8g　　　　炒黄柏 8g　　　　焦薏苡仁 12g

二诊：10 月 9 日

产后得溲癃证，频数不爽，腰酸，小腹酸滞，脉细滑数，口干。膀胱为州都之官，瘀热内蓄，不能蒸化，治以清利下焦。

土牛膝 6g（炒）延胡索 8g　　　金铃子 8g　　带皮苓 12g

生草梢 8g　　　　炒杜仲 8g　　　　海金沙 8g　　瞿麦穗 8g

净石韦 8g　　　　炒黄柏 8g　　　　焦薏苡仁 12g

三诊：10 月 11 日

两进清利下焦，腰痛、小腹酸滞已见轻减，小溲亦然艰涩不爽，口干，脉细滑数。留瘀未尽，湿热内蓄，再予前法出入。

炒丹参 8g　　生草梢 8g　　炒黄柏 8g　　京赤芍 6g

带皮苓 15g　　通天草 8g　　川楝子 8g　　炒杜仲 6g

海金沙 8g　　瞿麦穗 8g　　车前子 6g（包煎）

四诊：10 月 14 日

投祛瘀而化湿热，腰痛、小腹酸滞均见轻减，小溲亦然艰涩而刺痛亦渐减，脉象细滑。得之产后膀胱不约不节，再拟前方增损。

京赤芍 6g　　炒黄柏 8g　　川楝子 8g　　炒杜仲 10g
炒续断 10g　海金沙 8g　　生草梢 8g　　净石韦 8g
瞿麦穗 8g　　焦薏苡仁 12g　车前子 10g（包煎）

五诊：10 月 17 日

祛瘀浊，化湿热，小溲转畅，小腹酸滞亦减，得之产后延今 1 月，乳汁为之稀少，此正气亏损未复也，接予益气和荣，仍入清化之品。

潞党参 8g　　炒续断 10g　焦薏苡仁 12g　炒白术 8g
生草梢 8g　　川楝子 8g　　全当归 8g　　　炒黄柏 8g
炒蒺藜 10g　炒杜仲 10g　海金沙 8g（包）

六诊：10 月 20 日

小溲涩痛已愈，胃纳尚佳，乳汁稀少，大便腹疼不爽似痢，得之产后，气血亏损未复，湿热停滞下焦，续予扶元祛邪方。

潞党参 8g　　清炙芪 8g　　炒当归 8g　　炒白术 8g
炒杜仲 6g　　新会白 8g　　煨木香 2g　　彩云曲 10g
大腹皮 10g　炒香谷芽 10g　焦薏苡仁 10g

七诊：10 月 24 日

腹痛止，大便亦入正轨，小溲不清，微觉涩滞，乳汁稀少，脉象濡软。产后气血亏耗，八脉空虚，不能生化，再予培养，欲速不达。

潞党参 8g　　清炙芪 8g　　炒当归 8g　　鲜石斛 8g
炒冬术 8g　　炒玉竹 6g　　炒杜仲 10g　炒薏苡仁 10g
云茯苓 10g　长须谷芽 12g　新会白 8g

案 6 徐奶奶

一诊：9 月 9 日

或觉轰烈，或觉似寒，头痛甚剧，胸宇烦闷，口淡，腰酸，小腹气攻隐痛，脉弦数，肝脏气火郁结，失其条达之性，治以清肝调气。

银川柴胡 3g　冬桑枝 8g　杭菊花 8g　薄荷尖 3g（后下）
蔓荆子 8g　　白蒺藜 10g　炒枳壳 8g　川楝子 8g
黄郁金 10g　　荷蒂 2 枚　煅石决 12g（先煎）

二诊：9 月 11 日

产后经水未通，浮肿消退而内热不消，时觉轰热起，腹饥纳食不旺，肢软力乏，脉象濡细带数，阴虚湿热内恋，治以清营芳化。

银川柴胡 1.5g　地骨皮 8g　　嫩白薇 6g　　焦冬术 8g
带皮苓 12g　　新会白 8g　　炒姜皮 10g　炒竹茹 8g
桑寄生 10g　　炒苡米 10g　丝瓜络 8g

案 7 徐少奶奶，9 月 21 日

一诊：经闭有血枯血滞之分，今月事乃转于产后，潮热消烁，腰酸，脉象细弱，属于肝肾阴亏显然，治以坚阴和营。

白当归身 8g　炒白芍 8g　　鸡血藤 8g　　炒川仲 6g
甘枸杞 8g　　茺蔚子 10g　熟女贞 10g　菟丝子 8g
嫩白薇 10g　月季花 3 朵　炒竹茹 8g

二诊：9 月 24 日

血枯经闭，潮热已淡，腰酸心悸，又因外感咳呛，口苦食减，脉象细弱，此亦痼疾加以外感之属，再拟前法参入宣化。

全当归 8g　鸡血藤 8g　　炒玄参 8g　　炙款冬 8g
炙紫菀 8g　橘红 8g　　炒牛蒡 [子]6g　炒竹茹 8g
光杏仁 10g　抱茯神 12g　浙贝母 10g

案 8 徐少奶奶，8 月 16 日

足部浮肿，晨起面部亦见虚浮，胸闷，小溲极短，脉象濡滑，产后气血未复，面色不华，湿浊之邪中阻矣。予逐化宽中法。

紫苏梗 8g	新会皮 8g	焦苡米 12g	炒枳壳 8g
大腹皮 10g	淡姜皮 1.5g	带皮苓 12g	黄郁金 8g
炒泽泻 10g	汉防己 10g	白蔻仁 1.5g（杵，后下）	

案 9 吴嫂夫人

一诊：9 月 21 日

昨日身热之后，仍有恶寒头胀，胸宇不畅，纳食减少，四肢酸软，脉象细弦带数，舌苔薄腻。产后失调，营卫不和，时邪外乘，治以轻疏和中。

冬桑叶 8g	橘白 8g	黄郁金 6g	杭菊花 8g
炒枳壳 8g	茯苓 12g	炒防风 8g	焦山栀皮 8g
香谷芽 12g	白蒺藜 10g	淡竹茹 8g	

二诊：9 月 22 日

产后失调，营卫不和，感受风寒，曾经发热，昨予疏解，表邪已撤，头胀胸闷，肢酸亦见轻减，脉细弦数。内热未清，予清热。

冬桑叶 8g	净连翘 10g	杭菊花 8g	焦栀皮 8g
白蒺藜 10g	赤茯苓 10g	炒枳壳 8g	丝瓜络 8g
炒竹茹 8g	香谷芽 10g	黄郁金 6g	

案 10 胡太太，1929 年元旦

产后形寒头胀，目干齿胀，胸痛，骨节酸疼，脉象浮濡而数。感受时邪，内郁肺胃，治以清宣。

冬桑叶 8g	杭菊花 8g	炒竹茹 8g	牛蒡子 6g（炒）
焦栀皮 8g	白蒺藜 10g	光杏仁 10g	净连翘 10g
江枳壳 8g	丝瓜络 8g	炒薄荷（后下）2g	

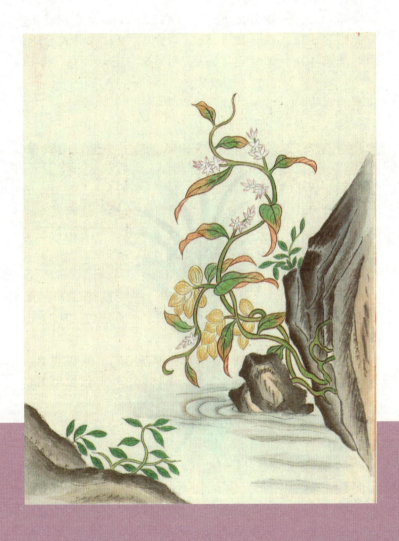

二、小产后病

案 1 凌奶奶，10 月 10 日

脉象濡缓，舌苔黄腻，小产之后，时有胸脘缭乱，头晕目花，泛漾欲吐，食减，当胸一线觉冷，胃气虚寒，湿浊中阻，拟辛开苦降之法。

人参须 2g	仙半夏 6g	枳实炭 8g	新会皮 8g
黄郁金 6g	白蒺藜 10g	沉香曲 10g	大砂仁 2g（后下）
代代花 3g	老薤白 2g	瓜蒌仁（打）10g	

案 2 孔奶奶，1930 年 1 月 2 日

腹痛已愈，头晕，胸宇嘈杂，赤白带下，脉濡细。小产之后，肝肾并亏，续予调养。

归身炭 8g	焦白芍 8g	生地炭 10g	炒杜仲 10g
乌贼骨 10g	云茯苓 10g	樗皮炭 10g	侧柏炭 8g
陈棕炭 8g	炒蒺藜 10g	生、熟薏苡仁各 10g	

案 3 王夫人，1930 年元旦

小产后恶露净而复至，淋漓六七日不断，头痛，腰酸，脉象濡细。冲任不固，治以和荣止漏。

炒归身 8g	焦白芍 8g	炒白术 8g	潼沙苑 10g
杜仲 10g	海螵蛸 10g	侧柏炭 8g	陈棕炭 8g
炮姜炭 0.5g	云茯苓 10g	藕节炭 4 枚	

案 4 江少奶奶，1929 年 1 月 2 日

小产 4 月，身热起伏，汗出颇多，头痛口干，舌苔中剥，脉浮濡数。营亏感受时邪，虑其缠绵，治以辛凉清解。

霜桑叶 8g	炒杭菊 8g	嫩白薇 10g	炒蒌皮 8g
焦橘皮 8g	光杏仁 10g	佩兰梗 8g	江枳壳 8g
青蒿梗 8g	炒竹茹 8g	绿萼梅 2g	

第五节 妇科杂病

案 1 仉奶奶，欧战休战日

每值经行，腰后尾间肢体酸痛，头晕，夜寐梦扰纷纭，胸宇泛漾，脉细滑，舌中剥。此症似寒而实属热症也。治以调肝为主。

炒当归 8g　　桑寄生 10g　　忍冬藤 10g　　川楝子 8g

炒续断 10g　　丝瓜络 8g　　炒白芍 8g　　　炒杜仲 10g

夏枯草 8g　　　生石决 15g(先煎)　忍牛膝 10g(盐水炒)

案 2 王奶奶，欧战休战日

呕恶后起，纳食不馨，经停月余，脉濡，微露滑象，失其和降，予芳香调中。

炒蒺藜 10g　　炒川连 0.5g　　香橼皮 8g　　江枳壳 8g

宋半夏 8g　　　绿萼梅 1.5g　　炒竹茹 8g　　云茯苓 10g

香谷芽 10g　　新会白 8g　　　佛手片 8g

案 3 周奶奶，9 月 8 日

投温经方，腰酸，小腹觉堕，胕软乏力，经停 3 月，有续至之势，血海虚寒亦仍显著，再拟前法出入，攻逐 3 剂不政也。

全当归 8g　　酒炒白芍 8g　大川芎 1.5g　两头尖 10g

制香附 8g　　炒青皮 12g　　艾绒炭 8g　　延胡索 6g

杜红花 1.5g　月季花 3 朵　　炒川仲 10g

案 4 李小姐，11 月 15 日

经水两旬未止，腰不酸，头微胀，眩晕时作，形寒。

脉象濡细。肝肾亏损，治以和养。

炒归身 8g	炒白芍 8g	甘枸杞 6g
生、熟地（炒）各 10g		熟女贞 10g
白蒺藜 10g	炒杜仲 10g	荆芥炭 1.5g
绿豆衣 8g	炒陈皮 8g	煅石决 12g（先煎）

案 5 张女士，1 月 3 日

夜寐醒后不易入睡，目糊睑肿，经行腰疼，四肢经络不利，肝血肾阴并亏，再拟调养安神。

白归身 8g	炒白芍 8g	熟枣仁 10g	夜交藤 8g
潼、白蒺藜各 10g		炙远志 1.5g	合欢花 8g
辰茯神 12g	甜桑椹 10g	炒池菊 8g	丝瓜络 8g

案 6 凌奶奶，10 月 23 日

投生姜泻心汤，胸宇痞结，寒冷已衰大半，耳鸣，午后头痛，脉象濡细而迟，脾胃虚寒，水饮内蓄，再予温运泄化。

人参须 1.5g	仙半夏 6g	炒蒺藜 10g
肉桂心 0.5g	炒枳壳 8g	淡干姜 1g
新会皮 8g	白蔻仁（杵）1.5g	
香橼皮 8g	云茯苓 12g	生、熟谷芽各 12g

案 7 刘小姐，8 月 25 日

经行 9 月，潮热起伏亦已 2 月，胸闷腰酸，作恶嗳噫，脉象细弦带数，面色不华，奇经亏损，肝火内燔，劳怯之门在望，暂予养营法。

熟地黄 10g	炒白术 6g	鸡血藤 6g	银川柴胡 5g
地骨皮 5g	嫩白薇 10g	熟女贞 10g	炒川仲 10g
橘、叶白各 8g		月季花 3 朵	江枳壳 8g

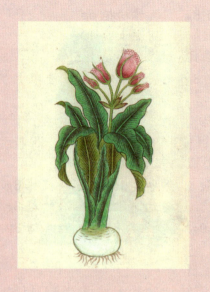
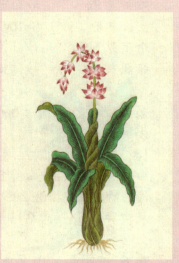
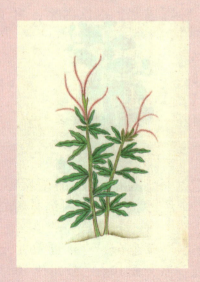
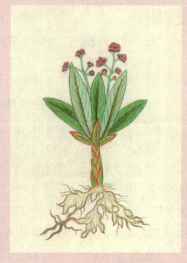

案 8 胡小姐，8 月 25 日

经行如期，面色黄，量少，腰俞疼痛时作，肝肾阴虚，脾湿下注，脉象濡细，治以和营化湿，候正。

炒当归 8g	酒炒白术 8g	大川芎 1.5g	金毛脊炙 10g
炒川仲 10g	炒泽泻 10g	制香附 8g	茺蔚子 5g
怀山药 6g	艾绒炭 10g	云茯苓 12g	

案 9 尤夫人，9 月 20 日

投养血活络，左臂酸麻大减，惟经期酸麻易复见，脉来细弱，舌苔薄腻。气血交亏，失其固摄之能，再拟培养。

清炙芪 8g	熟女贞 10g	西秦艽 6g	炒当归 8g
侧柏炭 8g	络石藤 10g	焦白术 8g	川断肉 10g
丝瓜络 8g	甘枸杞 8g	桑寄生 10g	

案 10 陶夫人

一诊：9 月 29 日

寒热往来，一日数度，汗出不解，头昏，胸疼，口苦，渴不多饮，大便燥结，胯间结核，脉浮数，苔白腻，风邪挟湿，内郁少阳，已经 6 日，适值临经，拟宣化和解。

冬桑叶 8g	仙半夏 8g	炒枳壳 8g	软柴胡 1.5g
光杏仁 10g	淡竹茹 8g	淡黄芩 8g	焦山栀 6g
藿佩梗各 6g	炒牛蒡[子]6g		炒赤芍 6g

二诊：9 月 30 日

昨予清宣和解，凉寒撤除，身热淡而未清，头昏，咳呛，舌苔白腻，脉象濡数，少阳郁伏之邪清泄，适值经行，再予疏化清解。

清豆卷 12g	炒枳壳 8g	仙半夏 8g	冬桑叶 8g
淡竹茹 8g	炒赤芍 8g	焦山栀 8g	光杏仁 10g
省头草 6g	炒牛蒡[子]6g		浙贝母 10g

案 11 朱夫人，9 月 7 日

血症七八载未发，近因胸宇烦冤，咯吐盈盈，口干味苦，寐难惊惕，时有轰热，烦劳多汗，大便白黑如墨，阴虚气失冲逆，下经旬日，仿缪氏治之。

黛蛤散包 12g	生地炭 10g	条芩炭 8g
焦山栀 8g	炒丹皮 8g	怀牛膝 6g
辰茯神 12g	珍珠母 12g（先煎）	
墨旱莲 8g	藕节 2 枚	青龙齿 12g（先煎）

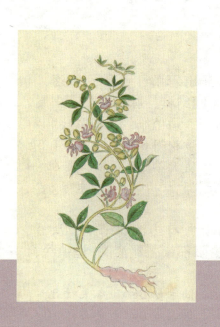
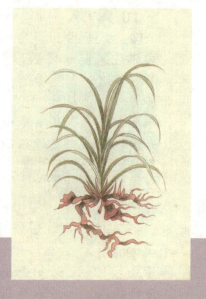

第四章 儿科医案

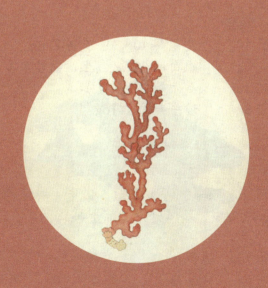

第一节 发热

案 1 张宝宝

一诊：8 月 23 日

昨予清宣化邪，身热较淡，时间亦短，喉间痰多，口干，脉象濡滑而数。暑热内蕴已经逾月，再予守方出入，以不生变化为佳。

金石斛 10g　鲜藿香 10g　青蒿梗 8g　鸡苏散 12g（包）

嫩白薇 8g　焦栀皮 8g　竹沥夏 8g　冬瓜子 10g

赤茯苓 12g　银川柴胡 3g　扁豆衣 10g（炒）

二诊：8 月 24 日

刻诊身热已清，舌苔亦化，脉转濡缓，喉间痰浊仍多，口干，溲数。病已逾月，仍防余邪复燃，接予生津涤痰而祛余邪，候正。

金石斛 10g　炙僵蚕 10g　淡竹茹 8g

鲜藿香 8g　嫩白薇 8g　生、熟谷芽各 10g

净连翘 10g　益元散 12g（包）

炒枳壳 8g　炒牛蒡 [子]6g

案 2 雷宝宝

一诊：10 月 22 日

寒热自汗，咳嗽，呼吸气短，口干，脉象浮滑而数，舌质红。暑气郁发，新风外束，郁于肺胃两经，颇虑缠绵，坚予清宣。

清豆卷 10g　苏佩梗 8g　冬桑叶 8g

嫩前胡 8g　净连翘 10g　光杏仁 10g　浙贝母 10g

江枳壳 6g　焦山栀皮 8g　竹茹 6g（同炒）

嫩钩藤 10g（后入）　　　炒牛蒡［子］6g

二诊：10 月 23 日

昨予清宣上焦，身热已淡，咳嗽，痰声辘辘，口干，昏睡，脉滑。风痰余热郁于肺胃，气机不利，仍防增变，接予宣化，候正。

净蝉蜕 3g　　　竹沥夏 6g　　　冬瓜子 10g　　炙紫菀 6g

橘红 8g　　　　石菖蒲根 3g　　炒牛蒡［子］6g

炙僵蚕 10g　　焦山栀皮 8g　　嫩前胡 8g　　浙贝母 10g

三诊：10 月 25 日

予宣化之剂，咯痰甚多，寒热昏睡均愈，痰声尚盛，风邪外郁，痰浊恋于中上二焦，再予宣肺涤痰可也。

炙紫菀 8g　　嫩前胡 8g　　光杏仁 10g　　浙贝母 10g

橘红 10g　　　竹沥夏 2g　　冬瓜子 10g

炙僵蚕 10g　　炒枳壳 8g　　抱茯神 10g　　炒牛蒡［子］6g

案 3 程宝宝

一诊：9 月 12 日

伤风流涕已经多日，昨起身热甚炽，无汗，啼哭少泪，大便不爽，脉浮弦数，舌苔薄白，指纹紫，时邪郁肺，肺气不宣，治以辛凉。

淡豆豉 10g　　荆芥穗 8g　　冬桑叶 8g　　焦山栀 8g

净连翘 10g　　淡竹茹 8g　　光杏仁 10g　　江枳壳 8g

梗通草 1.5g　荷叶 1 方　　嫩钩藤 10g（后入）

二诊：9 月 13 日

身热甚炽，玄府或泄或闭，鼻塞流涕，口干引饮，脉象弦而数，时邪外乘，郁而化热，蕴于肺胃，再拟辛清凉解治之。

葛根 1.5g　冬桑叶 6g　　青蒿梗 6g　薄荷 1.5g（后入）

炒知母 6g　炒竹茹 6g　　焦栀皮 6g　钩藤 10g

净连翘 6g　朱赤苓 10g　　炒牛蒡［子］3g

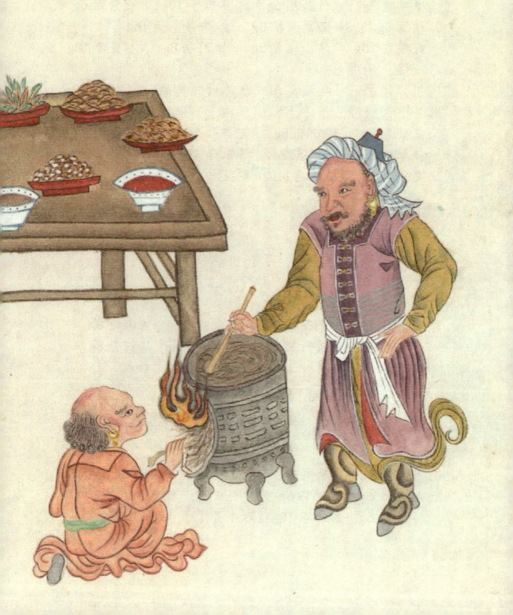

案 4 张宝宝

一诊：9 月 2 日

身热不解，感受风邪而又炽热，咳嗽痰多，脉象浮滑。病久正伤，何堪再遭挫折，再拟清宣清解，候正。

净蝉蜕 3g	炒防风 8g	冬桑叶 8g	青蒿梗 8g
焦栀皮 8g	炒牛蒡 [子]6g		嫩前胡 6g
浙贝母 10g	冬瓜子 10g	薄橘红 2g	荷叶 1 方

二诊：9 月 3 日

外感经久身热，淡而复起，咳嗽，痰多不爽，形瘦肉削，脉象濡滑而数，舌苔薄腻。余邪逗留，气阴已伤，防延入损，治以清营宣化。

金石斛 10g	银川柴胡 8g	嫩白薇 10g	焦栀皮 6g
嫩前胡 8g	浙贝母 10g	冬瓜子 10g	净连翘 10g
佩兰梗 6g	赤苓 10g	长须谷芽 12g	

案 5 朱宝宝

一诊：5 月 25 日

身热起伏已经 2 天，得汗不解，咳呛口干，大便溏薄，小溲短赤，脉象浮数。风温逗留肺胃，治以清宣和中。

冬桑叶 8g	杭菊花 8g	荆芥穗 8g	鸡苏散 10g（包）
浙贝母 10g	焦栀皮 8g	朱赤苓 10g	净连翘 10g
炒扁豆衣 12g	嫩前胡 10g（后入）	炒牛蒡 [子]6g	

二诊：5 月 26 日

身热淡而不清，口干，咳嗽，大便溏薄，溲短，舌苔薄腻。风温夹湿稽留，再与清宣和中可也。

粉葛根 2g	法半夏 8g	朱赤苓 10g	冬桑叶 8g
新会白 8g	大腹皮 10g	防风炭 8g	焦栀皮 8g
炒扁豆衣 10g	炒牛蒡 [子]6g		炒竹茹 8g

三诊：5 月 27 日

身热已淡，咳嗽亦稀，大便不实，小溲短少，舌质红，苔薄白。湿热余邪稽留，再予清化可也。

冬桑叶 8g　　法半夏 8g　　梗通草 2g　　防风炭 8g

炒竹茹 8g　　焦菱皮 10g　　炒牛蒡 [子]10g

藿香梗 8g　　炒扁豆衣 10g　浙贝母 10g　　青蒿梗 8g

四诊：5 月 29 日

外邪已罢，余邪稽留，咳嗽已稀，掌心微红，大便不实，小溲短少，脉象濡数。续予清解和中可也。

佩兰梗 8g　青蒿梗 8g　嫩白薇 8g　焦栀皮（炒）6g

淡竹茹 8g　焦菱皮 10g　梗通草 2g　扁豆衣（炒）10g

新会白 8g　生、熟薏苡仁各 10g

案 6 顾宝宝

一诊：10 月 27 日

身热，咳嗽痰多，口干，食呆，大便不实，汗液极少，得之半月。新风引动伏邪，蕴于肺胃，脉象滑数，舌苔白腻。治以疏化，勿轻视之。

香紫苏 8g　　清豆卷 12g　　藿香梗 8g　　炒牛蒡 [子]6g

竹沥夏 3g　　橘红 6g　　　浙贝母 10g　冬瓜子 10g

焦栀皮 8g　　酒枳壳 6g　　赤茯苓 12g

二诊：10 月 29 日

身热半月余，二进疏化肺胃之剂，热势较淡，咳嗽，痰声较爽，脉象滑数，舌薄腻，淹缠之症，再守原意出入。

清豆卷 10g　　净蝉衣 3g　　焦栀皮 8g　　嫩白薇 10g

浙贝母 10g　　炙僵蚕 10g　竹沥夏 6g　　朱赤苓 10g

橘红 8g　　　炒牛蒡 [子]6g　　　　苏、佩叶各 8g

案 7 胡宝宝

一诊：9 月 25 日

身热甚炽，8 日不解，咳呛痰多，神疲嗜睡，脉细数，舌光红绛，伤寒热郁于肺胃，缺盆下痰核大如鸡卵，小舟重载，亟予清热宣肺涤痰。

炙麻黄 1g　　　　　光杏仁 12g　　　　净蝉衣 3g

生石膏 12g（先煎）竹沥夏 6g　　　　竹叶茹各 8g

川、浙各 6g　　　　炙僵蚕 10g　　　　炒牛蒡 [子] 子 6g

朱赤苓 10g　　　　　净连翘 10g

二诊：9 月 26 日

身热 9 日，昨予麻杏石甘汤，得汗不解，咳嗽痰多，气机窒滞，神乏嗜睡，脉细滑，舌绛。伤寒化热挟痰，内蕴上焦不能宣发，仍与前法出入，候正。

炙麻黄 1.5g　　　　光杏仁 12g　　　　菖蒲根 8g

生石膏 12g（先煎）川、浙贝各 10g　　黄郁金 6g

炒牛蒡 [子] 子 6g　净连翘 10g　　　　江枳壳 8g

梗通草 1.5g　　　　白薇、前 [胡] 各 10g

案 8 刘宝宝，9 月 27 日

寒热 3 日，得汗不解，头晕，口干，胯间结核，疼痛，脉浮濡数，新凉外乘，郁于肺胃，有化热之势，亟予清解。

冬桑叶 8g　　　　　青防风 8g　　　　苦桔梗 1.5g

炒薄荷 1.5g（后入）炒枳壳 8g　　　　焦山栀 8g

净连翘 10g　　　　　炒竹茹 8g　　　　生姜 1.5g

丝瓜络 8g　　　　　忍冬藤 10g

案 9 柳宝宝

一诊：10 月 27 日

寒热不扬，口渴，啼哭无泪，烦扰不安。大便稀水，一日数行，脉象濡数，舌苔白腻。脾虚寒邪乘袭，防成慢惊，急予温化和中。

紫苏梗 8g　　　云茯苓 12g　　　煨姜片 2 片　扁豆衣炒 10g

姜竹茹 8g　　　新会皮 8g　　　大腹皮 10g

煨肉果 8g　　　焦米仁 12g　　　炒谷、麦芽各 12g

二诊：10 月 28 日

大便稀水初如豆汁，令转黄色，身热烦扰，口干，脉濡滑数，舌苔白腻，时邪外乘，脾运无权，小舟重载，再予疏化和中。

荆芥炭 1.5g	煨肉果 6g	炒泽泻 10g	炒防风 1.5g
炮姜炭 1g	炒竹茹 6g	扁豆衣包 10g	大腹皮 10g
炒香谷芽 10g	新会皮 8g	云茯苓 12g	

案 10 黄宝宝，8 月 23 日

身热 4 日，入夜较炽，汗出不解，咳嗽，痰多作恶，苔腻，脉象滑数，暑风挟痰，湿蕴积肺胃，防风邪增剧，亟予清疏宣化，候正。

清豆卷 12g	炙僵蚕 10g	薄橘红 5g	净蝉衣 3g
象贝母 10g	炒竹茹 8g	炒防风 8g	焦栀皮 10g
原赤苓 8g	炒牛蒡 [子]6g		生蒿梗 8g

案 11 陈宝宝，10 月 24 日

身热得汗不解，咳嗽，痰多如哮喘，口干，脉象滑数，舌苔薄黄，新风外乘，肺气不宣，故其缠绵，亟予疏化。

荆芥穗 8g	青防风 8g	冬桑叶 8g	江枳壳 8g
苦桔梗 1.5g	焦栀皮 8g	净连翘 10g	炒竹茹 8g
仙半夏 8g	范志曲 10g	炒牛蒡 [子]6g	

案 12 雷宝宝

一诊：10 月 23 日

昨予清宣上焦，身热已淡，咳嗽，痰声沥沥，口干，昏睡，脉滑。风痰余热，郁热于肺胃，气机不利，仍防增变。接予宣化，候正。

净蝉衣 3g	僵蚕 10g	炙紫菀 8g	嫩前胡 8g（炙）
竹沥夏 6g	冬瓜子 10g	浙贝母 10g	焦山栀皮 8g

炒牛蒡［子］6g　　　菖蒲根 1.5g　　　橘红 8g

二诊：10 月 25 日

予宣化之剂，咳痰甚多，寒热迷睡均愈，痰声尚盛，风邪外郁，痰浊恋中上焦。再予宣肺涤痰可也。

炙紫菀 8g　　　嫩前胡 8g　　　光杏仁 10g　　　浙贝母 10g

炙僵蚕 10g　　　橘红 8g　　　炒枳壳 8g　　　竹沥夏 6g

抱茯神 10g　　　冬瓜子 10g　　　炒牛蒡［子］6g

案 13 张宝宝

一诊：8 月 23 日

昨予清宣化邪，身热较淡，时间亦短，喉间痰多，口干，脉象濡滑而数，暑湿内蕴已经月余，再予守效方出入，以不生变化为佳。

金石斛 10g　　　鸡苏散 12g　　　鲜藿香 10g　　　青蒿梗 5g

嫩白薇 5g　　　扁豆衣 10g　　　焦栀子 5g　　　赤茯苓 12g

竹沥夏 5g　　　银柴胡 3g　　　冬瓜子 10g

二诊：8 月 24 日

刻诊身热已清，舌苔亦化，脉转濡缓，喉间痰浊仍多，口干，溲数，病逾经月，仍防余邪复燃，接予生津涤痰而祛余邪，候正。

金石斛 10g　　鲜藿香 8g　　益元散（包）12g　炙僵蚕 10g

浙贝母 10g　　嫩白薇 5g　　净连翘 10g　　　炒枳壳 8g

淡竹茹 5g　　生、熟谷芽各 10g　　炒牛蒡［子］6g

案 14 陈宝宝，10 月 24 日

身热，得汗不解，咳嗽痰多，有如哮喘，口干，脉象滑数，舌苔薄黄。新凉外盛，肺气不宣，防其缠绵，亟予疏化。

荆芥穗 8g　　青防风 8g　　冬桑叶 8g　　炒牛蒡［子］6g

苦桔梗 3g　　炒竹茹 8g　　江枳壳 8g　　仙半夏 8g

焦栀皮 8g　　　范志曲 10g　　　净连翘 10g

案 15 金宝宝，10 月 2 日

身热 1 日，朝轻暮盛，咳呛多痰，口干，脉濡数，舌苔黄腻。感受新凉，郁于上焦，肺气不宣，治以疏解，防其缠绵。

冬桑叶 8g　　　嫩前胡 8g　　　杭菊花 8g　　　光杏仁 10g
橘红 5g　　　焦栀皮 3g　　　炒竹茹 6g　　　朱茯苓 12g
浙贝母 10g　　炒牛蒡 [子]6g　　　炒薄荷 3g（后下）

案 16 王童

一诊：5 月 26 日

寒热暮盛，头痛，口干，饮水呕吐，脉滑，舌白腻。风温夹湿，蕴于阳明，虑其缠绵，治以疏化。

炒香谷芽 10g　　江枳壳 8g　　　净连翘 10g　　冬桑叶 8g
炒竹茹 8g　　　新会白 5g　　　藿香梗 8g　　　制川朴 3g
赤茯苓 10g　　黄郁金 6g　　　焦栀子 8g

二诊：5 月 27 日

身热较淡，呕吐已止，头痛项强，口干，胸闷，舌苔白腻。风温湿浊内阻，邪势鸱张，再拟疏化清解，防滋变端。

粉葛根 3g　　青防风 8g　　制川朴 3g　　鸡苏散 12g（包）
黄郁金 8g　　炙僵蚕 10g　　江枳壳 8g　　炒牛蒡 [子]6g
焦栀皮 8g　　丝瓜络 8g　　净连翘 10g

三诊：5 月 28 日

身热头痛，项强不能转侧，口干，胸闷，舌苔黄腻。属痉病，风温痰浊内阻，深虑滋变，仿葛根汤法治之，候正。

粉葛根 3g　　　川羌活 3g　　　青防风 8g　　杭菊花 6g
焦山栀 8g　　　淡黄芩 8g　　　炙僵蚕 10g　　丝瓜络 8g
橘红、络各 8g　　忍冬藤 10g　　　炒牛蒡 [子]6g

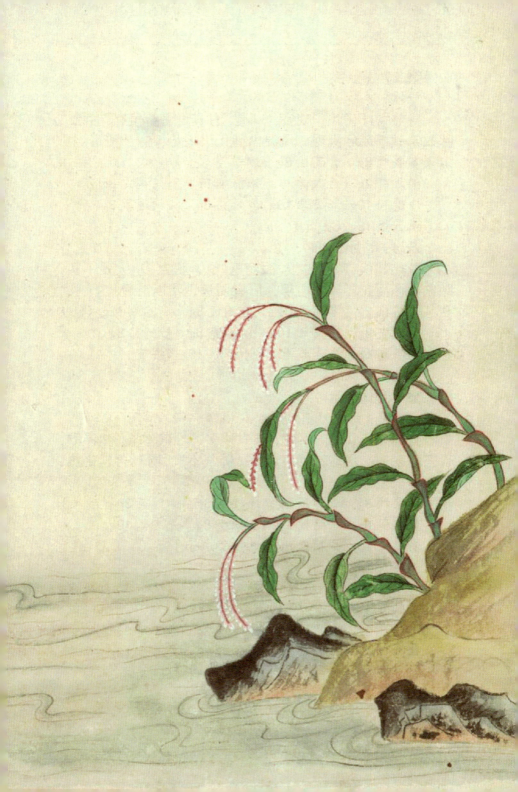

案 17 程宝宝

一诊：5 月 25 日

身热得汗仍炽，咳痰，口臭，便薄，舌苔黄腻、尖红，脉数。颊部风痧隐现。风温内郁化火之势，急予清宣。

冬桑叶 8g　青蒿梗 8g　炒牛蒡 [子]6g

南薄荷 2g（后入）　　嫩前胡 8g　　焦栀皮 8g

净连翘 10g 浙贝母 10g 炒竹茹 8g　　梗通草 3g

干芦根 18g（去节）

二诊：5 月 26 日

身热起伏，咳嗽口干，服药呕吐，痰涎甚多，大便不实，脉象浮濡而数。风温内郁，肝胃同病，治以清透。

粉葛根 2g　冬桑叶 8g　　青蒿梗 8g　鸡苏散 12g（包）

焦栀皮 8g　浙贝母 10g　江枳壳 8g　炒竹茹 8g

法半夏 6g　朱赤苓 10g　干芦根 15g（去节）

案 18 杨宝宝

一诊：9 月 5 日

身热来复，汗出不解，咳嗽痰多，时有头胀，脉浮数，舌苔薄腻。感受新凉，郁于肌表，肺气不宣，防其再延化热，治以辛散上焦。

冬桑叶 8g　青防风 8g　净蝉蜕 3g　南薄荷 3g（后入）

焦山栀 6g　苦桔梗 1g　江枳壳 8g　光杏仁 10g

浙贝母 10g 广橘红 8g　炒牛蒡 [子]6g

二诊：9 月 6 日

昨予辛散，上焦身热大减，咳呛，咯痰不爽，痰有臭味，齿缝出脓，脉濡滑数。余热稽留肺胃两经，续予清解可也。

冬桑叶 8g　青蒿梗 8g　净蝉蜕 3g　炒薄荷 3g（后入）

焦山栀 6g　炒知母 6g　净连翘 10g 光杏仁 10g

浙贝母 10g 炒竹茹 8g　炒牛蒡 [子]6g

三诊：9 月 7 日

寒热之后，纳食减少，食入即便，便下不化，形体不充，脉缓，苔腻。肠胃薄弱，消运力乏，不能泌其清浊，以奉生身，治以建中固肠。

炒白术 8g	清炙甘草 3g	生谷芽 10g	怀山药 8g
扁豆衣 8g	罂粟壳 3g	云茯苓 10g	藿香梗 8g
焦薏苡仁 6g	煨肉果 6g	白蔻衣（后下）3g	

四诊：9 月 8 日

寒热已退，头晕，口有臭味，频转矢气，脉濡滑数。此余热稽留于胃，胃为湿热之薮，续予清解。

冬桑叶 8g	焦山栀 8g	梗通草 3g	杭菊花 8g
光杏仁 10g	丝瓜络 8g	青蒿梗 8g	炒知母 8g
朱赤苓 12g	净连翘 10g	淡竹茹 8g	

案 19 顾宝宝

一诊：10 月 27 日

身热，咳嗽痰多，口干，食呆，大便不实，汗液极少，得之半月，新风引动伏邪，蕴于肺胃，脉象滑数，舌苔白腻。治以疏化，勿轻视之。

香紫苏 8g	清豆卷 12g	藿香梗 8g	炒牛蒡 [子]6g
竹沥夏 3g	橘红 6g	浙贝母 10g	冬瓜子 10g
焦栀皮 8g	江枳壳 8g	赤茯苓 12g	

二诊：10 月 29 日

身热半月余，二进疏化肺胃之剂，热势较淡，咳嗽，痰声较爽，脉象滑数，舌薄腻。缠绵之症，再守原意出入。

清豆卷 10g	苏、佩叶各 8g	净蝉蜕 3g
炒牛蒡 [子]6g	焦栀子 6g	竹沥夏 6g
嫩白薇 10g	橘红 8g	浙贝母 10g
朱赤苓 10g	炙僵蚕 10g	

三诊：10 月 30 日

投疏化清解法，身热起伏，咳嗽，痰声颇爽，神疲，但欲眠睡，脉滑数，舌苔薄。秋温为病，再予宣化和胃。

清豆卷 12g　　净蝉蜕 3g　　冬桑叶 8g　　焦栀皮 8g

浙贝母 10g　　炙僵蚕 10g　　嫩前胡 8g　　橘红 8g

嫩白薇 6g　　梗通草 3g　　炒牛蒡［子］6g

四诊：11 月 2 日

身热淡而未清，咳嗽作恶，神疲嗜卧，大便不实，小溲短少，脉濡滑数，舌苔根腻。大势已平，余热痰浊逗留，再予清化涤痰。

银柴胡 8g　　嫩白薇 10g　　佩兰梗 8g　　法半夏 6g

橘红 8g　　海浮石 10g　　冬瓜子 10g　　浙贝母 10g

炒扁豆衣 10g　　赤茯苓 10g　　炒牛蒡［子］6g

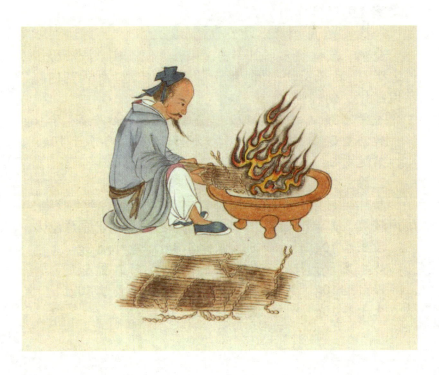

第二节 咳嗽

案 1 徐宝宝，7 月 3 日

咳呛无痰，已越 3 月，喉痒，胸胁掣痛，口干，食减，脉滑数，舌匀净，风邪久郁化热，肺肃无权，治以清气豁痰主之。

净蝉衣 1.5g　　炙斗铃 1.5g　　嫩射干 8g　　嫩前胡 8g
光杏仁 6g　　　净连翘 10g　　江枳壳 8g　　冬瓜子 10g
地枯萝 10g　　枇杷叶 10g（去毛，包）炒牛蒡[子]6g

案 2 王宝宝

一诊：1930 年元旦

寒热鼻煽，痰声甚多，大便溏薄黏秽，脉象滑数。风邪食滞交阻肠胃，治以疏化畅中，候正。

藿、苏梗各 8g　　炒荆芥 8g　　冬桑叶 8g　　炙僵蚕 10g
焦栀皮 8g　　　大腹皮 10g　　浙贝母 10g　　朱茯苓 10g
彩云曲 10g　　炒谷、麦芽各 10g　　江枳壳 6g

二诊：1 月 2 日

寒热咳嗽，痰多气急，大便稀薄，脉滑数，苔腻已净。风痰郁肺，食滞伤胃，续予疏化和中。

炒荆芥 8g　　炙僵蚕 10g　　赤茯苓 10g　　冬桑叶 8g
炒扁豆 10g　　炒竹茹 8g　　藿香梗 8g　　大腹皮 10g
炒香谷芽 10g　　焦栀皮 6g　　半贝丸 10g（包）

案 3 朱童，5 月 27 日

痰黏喉头，咯吐不爽，见食厌恶，神疲力乏，脉象濡滑，舌苔薄腻，脾湿胃热，郁蒸缠绵，治以清化调中。

藿佩梗各 8g　川朴花 3g　　净连翘 10g　江枳壳 8g
竹沥夏 8g　　光杏仁 10g　薄橘红 8g　白蔻仁 3g（后下）
云茯苓 10g　炙鸡金 8g　　生、熟薏苡仁各 10g

案 4 裘宝宝，9 月 23 日

咳嗽，痰声甚多，咳甚恶吐，思食即厌，形肉瘦削，脉象濡滑，舌红有红刺。肺蓄风痰，脾胃薄弱，拟宣肺和中。

净蝉蜕 3g　　光杏仁 10g　　江枳壳 8g　　炙款冬 8g
象贝母 10g　炒竹茹 8g　　薄橘红 6g　　仙半夏 5g
炒谷、麦芽各 10g　　白蔻仁 1g（杵，后下）
炒牛蒡 [子]6g

案 5 朱宝宝

一诊：11 月 1 日

泄泻之后，咳嗽，咳有痰声，能食形瘦，烦扰不安，脉象细滑，舌苔花剥。风邪湿热郁于肺胃，颇虑增变，暂予宣肺和胃。

净连翘 3g　　炙紫菀 8g　　海浮石 8g　光杏仁 10g
炒枳壳 10g　浙贝母 10g　橘白 10g　　淡竹茹 8g
赤苓 10g　　净连翘 10g　炒牛蒡 [子]6g

二诊：11 月 2 日

风痰凝滞上焦，肺气不宣，咳嗽痰多，时有太息，脉象濡滑。清肃之令失司，阳明亦有郁热，接予宣化和中。

炙紫菀 8g　　嫩前胡 8g　　海浮石 8g　冬瓜子 10g
竹沥夏 6g　　橘红 8g　　　江枳壳 8g　光杏仁 10g
赤苓 10g　　象贝母 10g　炒牛蒡 [子]6g

第三节 消化不良

案 1 黄宝宝，7 月 4 日

病后失调，胃阴消烁，湿热逗留，口干，咳嗽较浅，湿疹遍体作痒，夜寐不安，舌红光剥，再拟前法，消化和胃。

鲜石斛 8g　　天花粉 10g　　淡竹茹 8g　　净连翘 10g
光杏仁 8g　　橘白 6g　　　白鲜皮 8g　　带皮苓 10g
绿豆衣 10g　金银花 8g　　生、熟苡米各 10g

案 2 刘宝宝，8 月 19 日

昨起身热无汗，胸闷腹痛、口干，饮水呕吐，脉象浮滑而数，舌苔黄腻，继受新凉，食滞内蕴，病在胃肠，治以疏化畅中。

淡豆豉 10g　荆芥穗 8g　　青防风 8g　　鲜藿香 10g
炒枳壳 8g　　炒竹茹 8g　　焦山栀 8g　　净连翘 10g
橘红 8g　　　瓜蒌仁 6g（杵）　保和丸 10g（包煎）

案 3 颜童，8 月 21 日

腹部渐渐坚实，如切皮革，纳减，小溲不长，脉濡，脾胃薄弱，中阳不健，湿浊壅滞，症属胀满，《左传》所称湿淫腹疾是也，治以温运分消。

焦白术 5g　　淡干姜 1g　　花槟榔 5g　　炒枳壳 5g
鸡内金 6g　　炒泽泻 6g　　青皮末 5g　　炒车前 5g（包煎）
带皮苓 12g　沉香曲 10g　大砂仁 1.5g（后下）

案 4 刘宝宝，9 月 6 日

寒热之后，纳食减少，食入即便，便下不化，形体不充，

脉缓苔腻。肠胃薄弱，消运力乏，不能泌清浊以奉生身，治以建中固肠。

炒白术 8g	怀山药 8g	云茯苓 10g	煨肉果 8g
清炙草 1g	扁豆衣 10g	藿香梗 8g	生谷芽 10g
焦苡米 10g	御米壳 1.5g	白蔻仁 1.5g（后下）	

案 5 王宝宝，1 月 1 日

寒热鼻煽，痰声甚多，大便溏薄黏秽，脉象滑数。风邪食滞交阻肠胃，治以疏化畅中。

藿苏梗各 8g	炙僵蚕 10g	朱赤苓 10g	炒荆芥 8g
浙贝母 10g	彩云曲 10g	炙桑叶 8g	江枳壳 8g
焦栀皮 6g	大腹皮 10g	炒谷、麦芽各 10g	

案 6 黄宝宝，8 月 23 日

身热 4 日，入夜较炽，汗出不解，咳嗽，痰多作呕，苔腻，脉象滑数。暑风夹痰湿，蕴积肺胃，谨防病邪缠绵增剧，亟予清疏宣化，候正。

清豆卷 12g	炙僵蚕 10g	薄橘红 2g	净蝉蜕 3g
象贝母 10g	炒竹茹 8g	炒防风 8g	焦栀皮 6g
朱赤苓 8g	炒牛蒡［子]6g	青蒿梗 8g	

案 7 李宝宝

一诊：5 月 31 日

食呆腹痛，便薄，咳嗽作恶，间发寒热，脉濡滑，面色萎黄。湿邪阻于肺胃，已经多时，治以宣化调中。

藿香梗 8g	仙半夏 8g	新会皮 8g	炒牛蒡［子]6g
浙贝母 10g	炒枳壳 8g	白蔻仁 3g（杵，后下）	
赤茯苓 10g	洗腹皮 10g	竹二茹 8g（姜汁炒）	
煨木香 3g			

二诊：6月2日

大便不实或稀水或溏薄，自呼腹痛，咳嗽作恶，食呆形瘦，痰湿中阻，肺肃无权，肠胃不健，再守前法调理。

焦白术 8g　　藿香梗 8g　　炒枳壳 8g　　扁豆衣 10g（炒）

仙半夏 8g　　新会皮 8g　　赤茯苓 10g　白蔻衣 3g（后下）

煨木香 3g　　大腹皮 10g　　炒香谷芽 10g

案 8 陈宝宝

一诊：9月24日

泄泻青绿稀水，一日四五行，头汗，肢冷，形萎，脉濡，已经四日。脾肾阳虚，运化力薄，亟予温剂，附子理中汤主之。

熟附块 8g　　　土炒白术 8g　　　炮姜炭 3g

云茯苓 12g　　　清炙甘草 3g　　　炒桂枝 3g

煨肉果 5g　　　扁豆衣 10g（炒）　大腹皮 6g

生、熟谷芽各 10g

二诊：9月26日

予理中汤，泄泻已止，小溲不长，腹冷，脉濡，入夜烦躁，难寐。脾阳不振，命火亦衰，再拟温中而治下之法。

熟附块 10g　　炒白术 6g　　云茯苓 12g　　清炙草 3g

扁豆衣 12g　　大腹皮 10g　　炙远志 5g

煅龙齿 12g（先煎）　　　生、熟谷芽各 10g

案 9 刘宝宝，8月19日

昨起身热无汗，胸闷腹痛，口干，饮水呕吐。脉象浮滑而数，舌苔黄腻。感受新凉，食滞内蕴，病在胃肠。治以疏化畅中。

淡豆豉 8g　　荆芥穗 8g　　青防风 8g　　鲜藿香 10g

炒枳壳 8g　　焦山栀 8g　　净连翘 10g　橘红 8g

瓜蒌仁 6g（杵）　　　保和丸 10g（包煎）

案 10 李童，9 月 3 日

痢止，脱肛不收，身热 3 日，头痛，纳食减少，脉象濡数。湿热食滞虽除，中气又陷，风邪流连不撤，治以升提疏解。

煨葛根 3g	藿香梗 8g	焦薏苡仁 12g
冬桑叶 8g	薄橘红 2g	生、熟谷芽各 10g
炒防风 8g	炒杭菊 8g	荷蒂 2 枚
青蒿梗 8g	焦栀皮 8g	

案 11 裘宝宝，11 月 3 日

投葛根黄芩黄连汤，下利清谷已止，身热未清，食入泛吐，舌苔花剥，脉象濡数。湿热时邪，蕴于阳明，续予清化。

煨葛根 3g	冬桑叶 8g	藿香梗 8g	嫩白薇 10g
炒枳壳 8g	炒竹茹 8g	扁豆衣 10g	赤茯苓 10g
荷叶 1 方	焦薏苡仁 10g	生、熟谷芽各 10g	

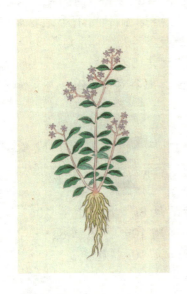
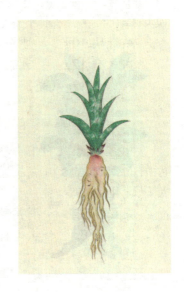

第四节 儿科杂症

一、湿疹

案 1 李宝宝

一诊：10 月 19 日

足部湿气，溃腐传为跗肿，上及足肿，脉象濡数，湿热之邪下注经络，大便不爽，小溲尚利，强化清化、淡渗，难求速愈。

制苍术 1.5g	炒黄柏 8g	带皮苓 15g	大腹皮 10g
炒泽泻 10g	陈木瓜 8g	焦苡米 12g	炒枳壳 8g
汉防己 8g	淡姜片 1g	晚蚕沙 10g	

二诊：10 月 22 日

投清化淡渗，足肿，脉浮已渐消减，湿疮溃烂未能收口，饮食颇旺，小水甚畅。续予逐化湿浊，候正。

制苍术 2g	炒泽泻 6g	汉防己 8g	新会皮 8g
炒黄柏 8g	苦参片 8g	陈木瓜 8g	淡姜皮 1.5g
带皮苓 10g	焦苡米 12g	晚蚕沙 6g	大腹子、皮各 10g

案 2 黄宝宝，7 月 4 日

病后失调，胃阴销铄，湿热逗留，口干，咳嗽较浅，湿疹遍体作痒，夜寐不安，舌红光剥，再拟前法，清化和胃。

鲜石斛 8g	天花粉 10g	淡竹茹 10g
净连翘 10g	光杏仁 8g	橘白 6g
白鲜皮 8g	生、熟薏苡仁各 10g	带皮苓 10g
绿豆衣 10g	枇杷叶 6g（去毛包）	

二、风疹

案 华宝宝，7 月 1 日

风疹已退，夜寐亦安，面目虚浮，咳嗽痰多，苔腻化薄，脉象濡滑。风邪上受，痰湿中阻，病在肺脾两经，再予疏化法治之。

青防风 8g	冬桑叶 8g	净蝉蜕 3g	炒牛蒡 [子]6g
仙半夏 6g	福泽泻 10g	大贝母 6g	冬瓜子 10g
炙僵蚕 8g	新会皮 8g	炒枳壳 8g	

三、伤食

案 张宝宝，5 月 28 日

腹痛，大便不实，头痛偏左前额，脉滑。肠胃伤食，胃气不降，治以芳化和中。

藿香梗 8g	炒枳壳 8g	新会皮 2g	炒竹茹 8g
白蒺藜 8g	煨木香 3g	彩云曲 10g	炒香谷芽 10g
云茯苓 10g	干荷叶 1 方	大腹皮 10g	

四、瘰疬

案 黄宝宝，9 月 12 日

瘰疬破溃，正气大虚，肺气不固，新凉外束寒热，咳嗽，纳食呆钝，脉细濡数，深虑淹渍增剧，暂予辛凉宣化，以除杂病。

冬桑叶 8g	光杏仁 10g	彩云曲 10g	炒杭菊 8g
浙贝母 10g	赤苓 12g	青防风 8g	橘红 8g
炒谷芽 12g	炒牛蒡 [子]6g	冬瓜子 10g	

第五章 膏方医案

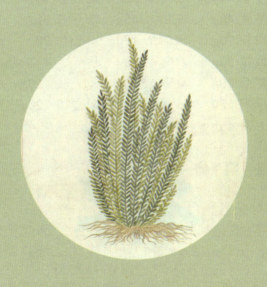

第一节 病在肝

一、阴虚头晕

案 董太太，12 月 20 日

寒冬坚阴养血，今岁头晕、脘痛均未复发。盖阴充则能润肝，肝旺自能潜阳，木且疏土，则脾胃之壅滞亦除也。惟新起腰痛，脉弱细小。腰属肾府，脉为气血之先，肾气未实，根本不固，仍虑反复耳。乘前闭藏之令，再拟益肾柔肝，扶脾利胃，方求中正，药取和平，庶合高年调养之品，膏以代煎，仍候明正。

上党参 120g	天生术 45g	熟地黄 120g（砂仁 25g 拌）	
土炒当归 45g	云茯苓 90g	淡苁蓉 45g	制首乌 45g
淫羊藿 45g	玳瑁片 45g	绿豆衣 45g	熟女贞 90g
炒川仲 90g	煅石决 120g	柏子仁 90g	路路通 45g
白残花 30g	广郁金 45g	橘叶、皮各 45g	
白蒺藜 90g	桑寄生 90g	霞天胶 120g	杭白芍 45g
龙眼肉 120g	冰糖 25g	驴皮胶 120g	甘枸杞 45g
炒池菊 45g	核桃肉 120g	麸炒枳壳 45g	

二、肝血亏偏头痛

案 孙夫人，12 月 16 日

头疼偏在两侧，经行涩少即断，脉象细弱。病在肝血亏乏，生气急荡，因而厥阴化风上逆，空窍被蒙，血海中虚，冲任营养不周，虚则补其母，子亦令母实，拟调肝利血为主，参入养血益肾之品，合全力燮理，助春生之基础。

制首乌60g　大熟地120g　吉林人参30g（另煎，冲入收膏）
全当归60g　山萸肉45g　大川芎25g　潼沙苑90g
炒白芍45g　甘枸杞45g　炒枣仁90g　熟女贞90g
柏子仁90g　菟丝饼45g　紫河车30g（漂净、炙）
抱茯神120g　鸡血藤45g　益母草45g　煅石决120g
炒续断90g　制香附45g　白蒺藜90g　龙眼肉120g
白冰糖25g　驴皮胶120g（陈酒炖烊）

三、肝气郁结而心悸

案 盛太太，12月20日

《金匮》云，症脉自弦，言肝脏受邪也。新病之后，口苦，耳鸣，目眩，征诸宿疾，抑郁则胸宇痞结，操劳则寒热腰痛，求其兼症，则心悸，头晕，作渴，便难，时起时愈。或血虚而阳升，或气郁火动，或失条达，或主掉眩，或碍于健，或吸真阴，皆肝失平衡所致也。治肝之病，曰辛以散之，酸以补之，甘以缓之。本此立方，经祛错杂之邪；膏滋渴饵，亦待议之。

炒熟地90g　制首乌45g　甘枸杞45g　炒川仲90g
全当归45g　杭白芍45g　江枳壳45g　炒于术45g
吉林人参30g（另煎，冲入收膏）　软柴胡120g（醋炒）
熟女贞90g　广郁金45g　炒枣仁90g　抱茯神120g
柏子仁90g　威灵仙30g　沉香曲90g　白纹冰糖25g
新会皮45g　全瓜蒌仁90g　白残花25g　竹沥夏45g
煅牡蛎120g　核桃肉120g　淡竹茹45g　绿豆衣45g
驴皮胶120g

四、肝脾两虚

案 1 胡太太，12 月 4 日

　　肝血虚而阳升，脾阳弱而湿阻，宜健运以化之，阳升宜柔润以潜之。阴阳异体，虚实殊途。头眩目花，耳鸣心悸，寐难肢麻，大便易闭，皆血液枯燥之候；脘痛作胀，气升泛漾，久带不止，腰围如束，气湿凝滞之症。脉来细弱，舌有裂纹。柔肝以息风，阳健以蠲湿浊。尽揆度之能事，冶刚柔于一炉。膏以代药，方候明正。

　　　人参须 30g　　制首乌 45g　　炒熟地 90g（砂仁 18g 拌）
　　　白归身 45g　　玳瑁片 45g　　杭白芍 45g　　青龙齿 150g
　　　绿豆衣 45g　　炒枣仁 90g　　野于术 45g　　炙远志 45g
　　　云茯神 90g　　橘叶、皮各 45g　潼沙苑 90g　　白蒺藜 90g
　　　柏子仁 90g　　黄郁金 45g　　山萸肉 45g　　麸炒枳壳 45g
　　　海螵蛸 90g　　水炙竹茹 45g　焦薏米 90g　　彩云曲 90g
　　　煅牡蛎 120g　嫩桑枝 90g　　香橼皮 60g　　炒续断 90g
　　　白果肉 120g　驴皮胶 120g　龟板胶 120g　冰糖 25g

案 2 刘老太太，12 月 14 日

　　肝旺脾弱之体，肝旺则胁痛，目糊，头痛，脾弱则痰多，腑行不调。母病而累及于子，则心悸难寐；中病而累及于下，则足冷带多。夫肝脾为先后二天，胜负相加，矧值高年，阴阳并怯，脉濡细弱，舌苔薄腻。即拟养血潜阳，调气化湿，季前闭藏之令，以养生长之基。膏滋代药，方候明正。

　　　吉林参须 30g　白归身 60g　　炒白芍 45g　　天生术 60g
　　　夜交藤 45g　　云茯苓 120g　条黄芩 45g　　怀山药 90g
　　　潼沙苑 90g　　法半夏 45g　　冰糖 25g　　　霞天胶 120g
　　　远志肉 30g（水炙）　　橘叶、皮各 45g　　驴皮胶 120g
　　　甘杞子 45g　　白蒺藜 90g　　炒池菊 45g　　白蔻壳 25g
　　　熟女贞 90g　　焦薏米 90g　　煅牡蛎 120g　沉香曲 90g

冬瓜子 90g　　丝瓜络 45g　　甜桑椹 90g
生白果 90g（去壳）

案 3 李左，11 月 20 日

肾虚此肝必旺，肝旺此脾必弱，阴阳消长之机，生养克制之理，势所必然也。故肝血亏而阳升，则头眩、心悸、寐难之症，脾气弱而湿困则胸闷、脘痞、腹胀、溲短、脉象细弱，舌苔薄腻。拟柔肝潜阳，运脾化浊。阴阳异体，虚实殊途，调其逆从，利其衰盛。膏以代药，方候明正。

吉林参须 30g	原皮洋参 30g	白归身 45g
川石斛 45g	杭白芍 45g	野于术 45g
制首乌 45g	北秫米 90g	白蒺藜 90g
法半夏 45g	绿豆衣 45g	炒枣仁 90g
云茯神 90g	广郁金 45g	九制香附 45g
柏子仁 90g	延胡索 30g	江枳壳（麸炒）45g
福泽泻 90g	川楝子 45g	煅牡蛎 120g
冰糖 60g	苍龙齿 120g	沉香曲 90g
驴皮胶 120g	霞天胶 120g	生、熟地各 90g
橘叶、白各 45g	炒池菊 45g	

五、血虚不能养心

案 1 叶夫人，12 月 13 日

头痛晕眩，夜寐不熟，目干足冷，腰膝酸麻，嗳气便闭，经前腰痛，时有带下，脉虚弦数；兼患胃病，饮冷则脘痛；又苦痔疮，便坚则渗血。心营不足，肝血亦亏，志火不能潜藏，肾水失其涵养，乃其主因也；液伤而肠燥，气郁而胃弱，经脉不利，空窍被蒙，乃其余波也。治以滋阴养血，潜阳安神，佐以利胃润肠、舒气活络。膏以代药，方候明正。

炒熟地 90g　　桑寄生 90g　　抱茯神 90g　　柏子仁 90g
破麦冬 60g　　川石斛 60g　　川续断 60g　　煅石决 120g
核桃肉 120g　炒白芍 45g　　制首乌 45g　　炒川仲 90g
火麻仁 90g　　白归身 60g　　肥玉竹 45g　　海螵蛸 90g
真川贝 60g　　驴皮胶 120g　甜冬术 45g　　川牛膝 45g
青龙齿 120g　细生地 45g　　地骨皮 45g　　绿豆衣 45g
条芩炭 45g　　山萸肉 45g　　霞天胶 120g　炒池菊 45g
炒枣仁 90g　　潼、白蒺藜各 90g　　　　　　京玄参 90g
炒丹皮 45g　　川黄柏 45g（盐水炒）　　　　天花粉 90g
熟女贞 90g　　冰糖 60g

案 2 屈夫人，12 月 8 日

心肝之阴交亏，五志之火偏旺，形骸既失营虚，神经易受刺激，头晕目糊，耳鸣，心悸寐难，咯出灰痰，发白堕脱，肤燥胸痞，郁怒思虑纷繁。病疾虽多，根据一条也，火旺而暗及肾，阴之亏而不能和阳，则天寒四肢冰冷，入夜升火而赤，亦堕之起火。刻诊脉象濡细带数。为拟柔肝潜肝阳，养心安神，滋肾坚阴，和胃舒气，复方之组，先调各脏之逆从。

人参须 30g　　炒熟地 120g　　西绵芪 90g　　制首乌 90g
炒于术 45g　　大白芍 45g（玫瑰花 20g 同炒）
白归身 60g　　抱茯神 120g　　甘枸杞 45g　　潼沙苑 90g
炒枣仁 90g　　大麦冬 45g　　熟女贞 90g　　真川贝 60g
煅牡蛎 150g　苍龙齿 150g　　绿豆衣 45g　　广郁金 45g
炒池菊 45g　　柏子仁 90g　　北秫米 90g　　仙半夏 45g
炒牛膝 45g　　龟板胶 120g　　龙眼肉 180g　冰糖 25g
核桃肉 180g　驴皮胶 120g　　橘叶、白各 45g

六、阳虚气滞

案 徐奶奶，12 月 6 日

肝属厥阴而相火于内寄，脾为至阴，阳运于中。火动风阳则头痛，晕眩，耳鸣，阳虚气滞则胸闷，膺痛、口腻兼之。操劳烦神，营卫俱惫，经行后期，辄观形寒、腰痛、心悸等症，脉象濡细，舌苔薄腻。治拟柔肝潜阳助其生长之机；健脾化湿，强其砥柱之能。膏以代药，方候明正。

吉林参须 30g	炒松熟地 90g	炒于术 45g
制首乌 45g	云茯神 90g	黑料豆 90g
鸡血藤 45g	白归身 45g	甘枸杞 45g
炒白芍 45g	熟女贞 90g	潼、白蒺藜各 90g
紫河车 45g	煅石决 120g	青龙齿 120g
玳瑁片 60g	炒枳壳 45g	省头草 45g
广郁金 45g	砂蔻、衣各 25g	香橼皮 45g
驴皮胶 120g	橘叶、络各 30g	鳖甲胶 120g
炒枣仁 90g	冰糖 25g	沉香曲 90g

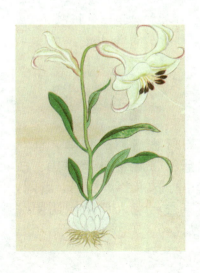

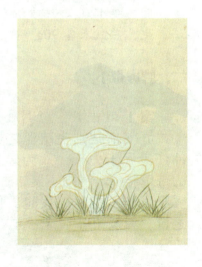

第二节 病在脾

一、脾弱金衰，中脘易痞

案 唐太太，12 月 3 日

水所以涵木，水亏者木必旺，土所以生金，土弱金衰。腰疼时发而棱骨痛，甚则目眩，饮食颇健而中脘易痞，时有咳嗽。脉象濡细而右手弦滑，舌苔根腻，其盛衰消长之机可以见矣。拟滋肾以柔肝，扶脾以益肺。五行之说，可广而不可广，何尔？于此证之。

人参须 30g	北沙参 45g	原金斛 90g	炒熟地 90g
炒白芍 45g	炒池菊 45g	西绵芪 90g	破麦冬 45g
炒于术 45g	白归身 45g	潼白、蒺藜各 90g	
煅石决 120g	云茯苓 90g	川、浙各 60g	炒川仲 90g
龙眼肉 180g	冰糖 25g	黑料豆 90g	香橼皮 45g
水炙竹茹 45g	核桃肉 180g	甜杏仁 90g	熟女贞 90g
驴皮胶 120g	麸炒枳壳 45g	甘枸杞 45g	龟板胶 120g
生、熟苡米各 90g		橘叶、白各 45g	

二、脾虚带下

案 1 叶夫人，12 月 3 日

肝气郁结则失疏泄之用，胃气壅滞则乏利降之能。冲任隶属于先天，故为经行腹痛；带脉维系于中焦，故为带下腰痛。清阳不展，浊阴上潜，故头疼、脘痞、胸闷、呼吸不畅等症时时发也。仿名家香岩老人调泄厥阴阳症之旨，为拟和肝平胃之方。膏以代药，方候明正。

吉林参须 30g　　　炒松熟地 90g　　　炒当归 60g

潼、白蒺藜各 90g　炒白芍 45g　　　小制香附 45g

鸡血藤 45g　　　　炒白术 60g　　　大川芎 25g

云茯苓 90g　　　　炒续断 90g　　　广郁金 45g

延胡索 45g　　　　橘叶、络各 30g　川楝子 45g

香橼皮 45g　　　　煅石决 120g　　海螵蛸 90g

炒池菊 45g　　　　麸炒枳壳 45g　　绿豆衣 45g

砂蔻、衣各 25g　　紫石英 90g　　　焦楂炭 90g

台乌药 45g　　　　沉香曲 90g　　　驴皮胶 120g

冰糖 60g

案 2 庄夫人，12 月 28 日

本有胃病，多食作痛，少纳不饥，更兼血虚，头晕耳鸣，心悸难寐，又加脾肾两弱，腰酸白带，烦劳肢肿，再见时邪新邪，咳嗽痰多，形寒神怯。症情复杂，痊治困难，矧染嗜好，脉形细小，惟有扶元以助脏真之气，和胃以壮后天之本。注意远此火者，合用奇之偶之。膏滋代药，方候明正。

吉林参须 30g　　　炒熟地 90g　　　制首乌 45g

潼、白蒺藜各 90g　天生术 45g　　　白归身 45g

杭白芍 45g（玫瑰花 20g 同炒）　　水炙远志 45g

炒枣仁 90g　　　　炙鸡金 45g（砂仁 25g，拌）

青龙齿 120g　　　真川贝 60g　　　橘叶、皮各 45g

炒瓦楞 120g　　　仙半夏 45g　　　炙、乳没各 10g

广郁金 45g　　　　云茯苓 120g　　炒川仲 90g

炙款冬 45g　　　　海螵蛸 90g　　　驴皮胶 120g

枇杷叶膏 120g　　冰糖 25g

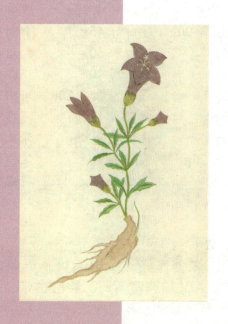

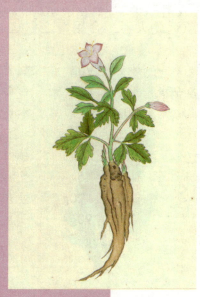

三、脾虚湿聚成饮

案 田奶奶，12 月 15 日

肾虚水泛，脾虚湿聚，痰饮凝结。年深不化，上碍肺金肃降之路，下启冲气奔逆之机，咳嗽，哮喘，形寒肢冷，小溲不禁，脉象细弦，甚于秋冬之令，此由于阳气日衰也，和以温药而平此；譬之春风解冻也。补益脾肾，则内外之饮俱益蠲，平调气机，则留滞之邪尽化。为制膏方，即请明正。

熟附片 45g　　清炙芪 90g　　别直参 30g（另煎，冲入收膏）
炒桂枝 120g　　炒白术 90g　　炒熟地 90g（砂仁 25g 拌）
云茯苓 150g　　炙苏子 90g　　蛤蚧尾 1 对（酒洗）
旋覆花 45g　　炒半夏 60g　　炙款冬 45g
淡干姜 25g　　炙远志 45g　　海浮石 90g
北五味 12g（与远志二味同打）
冬瓜子 90g　　新会皮 30g　　代赭石 45g
鹅管石 90g（煅）　　　　福泽泻 90g
清炙草 90g　　煨益智 45g　　御米壳 45g
光杏仁 90g　　驴皮胶 120g　冰糖 25g
龟鹿二仙胶 60g　　　　　生白果 30 枚（去壳打）

四、脾阳不足，经行后期

案 樊小姐，12 月 14 日

经行后期，量少日促，此冲任内损也；液浊下注，白带甚多，此带脉属脾，冲任隶肝，肝血脾阳两虚，故脉濡细弱，四时清冷。为拟温养之方，以培先后二天；兼驱寒湿之邪，以强生长功能。膏滋代药，即候明正。

上党参 90g　炒白术 90g　　云茯苓 120g　炒川仲 90g
甘枸杞 45g　粉草薢 45g　　益母草 45g　　冰糖 60g

炒熟地 120g　酒炒白芍 45g　鸡血藤 45g　艾绒炭 45g

制香附 45g　炒泽泻 90g　煅红枣 120g　清炙芪 90g

怀山药 90g　炒桂枝 120g　炒川断 90g　菟丝饼 45g

大芡实 120g　驴皮胶 120g　全当归 60g　紫石英 90g

紫河车 45g　大川芎 25g　巴戟肉 45g　新会皮 45g

龟板胶 120g

五、高年脾虚

案 冯老太太，12 月 4 日

头眩耳鸣，心悸寐艰，口干舌麻，腰膝不利，肩背酸麻，脉细滑数。高年津血日衰，形骸不得营养，厥阳化风上扰，空窍失其清虚，为拟育阴和阳，培养脏真；熄风舒络，平其标恙；长倚茹素，药避荤腥。语云：草木无情却有情，未始不能调其逆从也。膏以代药，方候明正。

吉林参须 30g　炒松熟地 90g　西绵芪 90g　炒白芍 45g

白归身 45g　制首乌 45g　潼沙苑 60g　川石斛 45g

青龙齿 150g　灵磁石 120g　抱茯神 120g　酸枣仁 90g

煅石决 120g　桑寄生 90g　竹沥夏 45g　炒川仲 90g

怀牛膝 45g　西秦艽 60g　池菊炭 45g　嫩钩藤 90g

粉丹皮 45g　炒于术 45g　黑料豆 90g　龙眼肉 120g

核桃肉 120g　饴糖 330g　冰糖 300g　　橘红、络各 30g

六、素体湿热，脾胃受制

案 1 严兄，12 月 28 日

暑字，从日从者，者即古之"渚"字，盖为天热地湿，郁蒸之气也。禀体湿热素重，脾胃受制，故入夏食欲呆减，精神疲惫，迩来午后口干，亦属中宫浊邪，阻遏津液上

乘所致。季前闭藏之令为谋调养之方，健中以清其源，芳化以平其标，药避滋腻，切求和缓。膏以代药，方候明正。

吉林参须30g　炒生地90g　西洋参30g（另煎后入收膏）
原金斛90g　云生术90g　肥玉竹45g　淮山药90g
炒蒌皮90g　香佩兰45g　江枳壳45g　霞天胶120g
新会白45g　炒竹茹45g　白蔻仁25g　炒苡米120g
净连翘90g　京赤芍45g　福泽泻90g　梗通草25g
彩云曲90g　炒条芩45g　京玄参45g　香谷芽90g
煨红枣120g　驴皮胶120g　冰糖25g　赤、白苓各90g

案2 张君，12月26日

寒冬调养，以苦温淡渗为主。今岁足肿未发，黏涎亦少，良由禀体多湿，性最黏滞，惟温能化，惟苦能燥，惟淡渗能通利也。但长夏曾患阴癣，平时胸闷背酸，小溲频短，则脾阳未振，浊邪易聚。再拟健运中宫，以培其本；渗利净府，以浚其流，意在却病，不求峻补。

潞党参120g　淮山药90g　仙半夏45g　炒泽泻90g
大腹皮90g　炒黄柏45g　驴皮胶120g　土炒当归45g
云茯苓120g　炒枳壳45g　炒续断90g　怀牛膝90g
白鲜皮45g　霞天胶120g　清炙芪120g　新会皮45g
白蔻仁25g　陈木瓜45g　广郁金45g　大芡实120g
冰糖25g　炒白术90g　白蒺藜90g　藿香梗45g
冬瓜子、皮各90g　桑寄生90g　大红枣120g

七、伤寒后调理脾胃

案 贾君，12月18日

伤寒最易亡阳，并能亡阴。故回阳救逆之外，并出存阴之方。今操劳神疲，入晚即欲眠，睡寐多梦幻，目视模糊，脉来濡缓。得于伤寒之后，阴阳二气俱衰。夫所喜胃纳已旺，后天生气能振，即拟培养气血。气多煦之，血多濡之，脏腑得灌溉，精神焕发也。

上党参 90g　　制首乌 45g　　炒白芍 45g　　冬青子 90g

山萸肉 45g　　炒川仲 90g　　龟板胶 120g　西绵芪 90g

炒白术 45g　　云茯神 90g　　甘枸杞 45g　　柏子仁 90g

龙眼肉 120g　冰糖 25g　　大熟地 90g（砂仁 10g 拌）

白归身 45g　　肥玉竹 45g　　炒枣仁 90g　　怀牛膝 45g

白莲肉 120g　清炙草 120g　潼沙苑 90g　　甜桑椹 90g

大麦冬 45g（去心）　　　　驴皮胶 120g

八、脾肾两虚

案 1 杨先生，12 月 24 日

水肿已消，肌肉不实。脾虚则健运不及，肾亏则气化无权。余后主乎，端宜强补。

别直参 45g　　熟附块 120g　龟鹿二仙胶 120g

安桂心 90g（精细末，收膏时和入）

天生术 90g　　清炙芪 90g　　炒熟地 120g（砂仁 25g，拌）

煨益智 45g　　补骨脂 45g　　全当归 45g　　巴戟肉 45g

淮山药 90g　　炒川仲 90g　　山萸肉 45g　　福泽泻 90g

带皮苓 120g　淡姜皮 15g　　粉草药 45g　　新会皮 45g

大腹皮 90g　　大红枣 120g　白纹冰糖 25g

案 2 张老太太，12 月 2 日

邪之所凑，其气必虚。血枯无以营养，风湿乘隙入络。两手风气，肌肤甲错，足跟疼痛，不得任地，头眩目涩流泪，背痛胸胁掣疼，晨起多痰，脉濡细弱。拟益气活血以助荣卫之流行，祛风涤痰经络之痹闭。膏经代药，试观后效。

潞党参 120g　全当归 60g　　大黄芪 120g　大川芎 25g

大熟地 120g	天生术 90g	杭白芍 45g	带皮苓 90g
制首乌 45g	川桂枝 15g	黑料豆 90g	海风藤 45g
川牛膝 45g	络石藤 45g	陈木瓜 45g	桑寄生 90g
杭菊花 45g	西秦艽 60g	威灵仙 45g	五加皮 45g
晚蚕沙 90g	透骨草 45g	福泽泻 90g	伸筋草 45g
天仙藤 45g	驴皮胶 120g	丝瓜络 45g	白冰糖 25g
仙半夏 60g	新会皮 45g		

案 3 张太太，12 月 3 日

形不足者温之以气，精不足者补之以味。体瘦发堕，下肢酸痛，脉濡细弱。端宜培养气血，充实脏真。

上党参 90g	清炙芪 90g	生、熟地各 90g（砂仁 15g 拌）	
山萸肉 45g	炒于术 45g	白归身 45g	抱茯神 90g
炒白芍 45g	清炙草 15g	制首乌 60g	甘枸杞 60g
肥玉竹 60g	熟女贞 90g	潼沙苑 90g	怀牛膝 60g
甜桑椹 90g	原金斛 90g	怀山药 90g	大麦冬 60g
柏子仁 90g	菟丝子 45g	紫河车 60g（漂浮、炙）	
陈木瓜 45g	龙眼肉 180g	丝瓜络 45g	炒续断 90g
驴皮胶 120g	霞天胶 120g	冰糖 25g	

案 4 王先生，12 月 30 日

肾为作强之官，脾为统血之脏，肾阴亏乏，脾气衰弱，浮火不敛，营血妄行，今岁肠红再发，均延匝月余，兼见腰痛齿痛，脉象细小。得之劳顿形伤，忧思神郁，症属内伤，虑其人损，汤仿归脾，佐以滋肾。膏滋代药，拟方候正。

炒党参 90g	天生术 60g	淮山药 90g	地榆炭 45g
生地炭 90g	炒当归 45g	怀牛膝 45g	炒川断 90g
清炙芪 90g	云茯苓 90g	建莲肉 120g	槐花炭 45g
山萸肉 45g	炒白芍 45g	炒川仲 90g	熟女贞 90g

侧柏炭 45g　青蓝陈皮 25g　龟板胶 120g　甜桑椹 90g

煅牡蛎 120g　冰糖 25g　　杜赤豆 120g　清炙草 15g

炒苡米 90g　煨红枣 120g

九、产后调理脾胃

案 周太太，11 月 21 日

23 岁，产后，平补气血，来带利得，颇觉妥善。今值乳子期内，月经已至，带下痊愈，惟胃气宿疾时发，则中脘痞痛，嗳气频作，脉急细弦，舌苔花剥。肝肾之阴未充，脾胃之气内结，原拟益气养阴、健中和胃，药求适口，味取甘芳，别成机杼。

炒熟地 120g　白归身 60g　炒川仲 90g　熟女贞 90g

白蔻仁 25g　驴皮胶 120g　清炙芪 120g　炒白术 60g

甘枸杞 45g　云茯苓 90g　香橼皮 45g　白冰糖 60g

别直参 30g（另煎，冲入收膏）　橘叶、白各 45g

炒白芍 45g　江枳壳 45g　白蒺藜 90g　龙眼肉 180g

制首乌 45g　竹茹 45g　核桃肉 180g

十、脾虚不能摄血

案 徐夫人，11 月 27 日

经行先期，甚则一月再至，目视模糊，食后泛漾，带下绵绵，大便燥结，劳力则腰俞、肩胛酸痛。脉象细数，营血内亏，肝火偏盛，影响奇经空窍，波及于脾胃、大肠。为议坚阴潜阳，润燥和络，是营养能周，授攘自戢。膏经代药，方候明正。

上党参 90g　白归身 60g　生、熟地各 90g　生白芍 45g

京玄参 45g　炒冬术 45g　山萸肉 45g　怀山药 45g

熟女贞 90g　潼沙苑 90g　炒条芩 45g　原金斛 90g

海螵蛸 90g　炒池菊 45g　炒川仲 90g　煅牡蛎 15g

怀牛膝 90g　侧柏炭 30g　桑寄生 90g　旱莲草 45g

柏子仁 90g　银花炭 90g　黑芝麻 90g　核桃肉 180g

江枳壳 45g（竹茹 45g 同炒）　　　　冰糖 25g

西茯苓 90g　驴皮胶 120g　鳖甲胶 120g　蜂蜜 120g

十一、中阳衰湿浊聚

案 胡先生，12 月 30 日

素云"脾为生痰之源，肺为贮痰之器"，所以然者，此中阳就衰，则湿浊易聚；宗气不足，则肃化无权也。咳嗽痰多，已经数载，昼日轻稀，夜间较繁，天热则减，寒冷则增。阴阳消长之机，昭此万揭，腰为肾府，肾本阴阳之根，二气不和，失其作强之用，则劳力腰痛亦随之起也。脉滑苔薄。治宜益肾健脾，壮其二天；肃肺和胃，除其标恙。药避滋腻，功求和缓。

炒党参 90g　清炙芪 90g　北沙参 45g（玄参炒）

炒白术 90g　炙款冬 45g　怀山药 90g

大麦冬 45g（去心）　　　法半夏 45g

海浮石 90g　新会皮 45g　苏子霜 90g（包）

冬瓜子 90g　光杏仁 90g　海蛤壳 120g

浙贝母 90g　福泽泻 90g　山萸肉 45g

白蔻衣 25g　炒川仲 90g　炒苡米 90g

炒川断 90g　云茯苓 90g　桑寄生 90g

江枳壳 45g　驴皮胶 120g　枇杷叶膏 120g

冰糖 25g

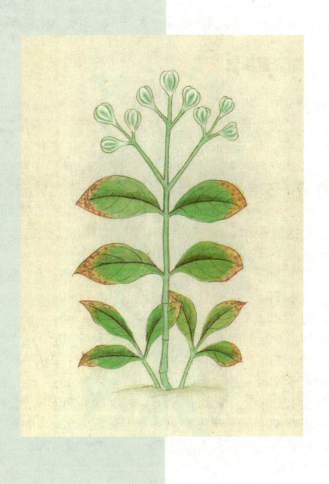

第三节 病在肺

一、肺不肃降，咳嗽痰多

案 宋先生，12 月 5 日

饮分内外，根属虚寒。咳嗽痰多者，肺不肃于上也；怯寒气急者，肾不纳于下也；食呆形悴者，脾不运于中也。良由命门阳衰，火不生土；中气虚弱，聚湿成饮；防节无权，冲逆为咳。仲景首出多方而温兼和之，为治疗原则。以肾所顾，欲化其痰，先燥土湿；欲燥土湿，先温水寒。又云：欲降其气，先利其肾，欲纳其肾，先温其阳，即指此症也。病涉根本，兼非一蹴能就，治仿古人，乃三思定。膏以代药，方候明正。

上党参 90g	熟附块 25g	清炙芪 90g	川桂枝 12g
于潜术 45g	炙远志（45g）	炒熟地 90g（砂仁 18g，拌）	
云茯苓 45g	仙半夏 60g	山萸肉 45g	炙款冬 45g
怀山药 60g	补骨脂 45g	炒泽泻 90g	冬瓜子 90g
甘枸杞 45g	薄橘红 30g	川、浙贝各 60g	
旋覆花 45g（包）	蛤蚧尾 1 对（酒洗）	炙苏子 90g	
清炙草 15g	白果肉 120g	淡干姜 18g（北五味 12g 共打）	

加龟鹿二仙胶 120g、冰糖 240g 收膏。

二、益肺固金治咯血

案 邹君，12 月 1 日

6 年前得咯血症，迩因醉酒劳力，痰中带红点或丝，咳嗽不繁，胸懑气短，头胀觉重，脉濡滑数，投清气宁络，即告平静。夫肺为娇脏，不耐邪侵，阴分亏耗，湿热熏蒸，清肃失司，湿邪无权，势必旧创复发。为拟益肺固金清胃扶正，佐以滋肾平肝，使子母得生养以助。膏以代药，方候明正。

西洋参 30g（另煎，冲）　　人参须 30g（另煎，冲）

细生地 90g　　淮山药 90g　　北沙参 30g（枣蜜炒）

甜冬术 45g　　抱茯神 90g　　大麦冬 45g（去心）

炒条芩 45g　　川贝母 60g　　竹沥夏 120g

净连翘 90g　　血燕根 90g　　海蛤壳 120g

生苡米 90g　　藕节 90g　　　大黄芪 90g

煅石决 120g　炒池菊 45g　　橘白、络各 30g

肥玉竹 45g　　侧柏炭 45g　　京玄参 45g

胡杏仁 90g

加驴皮胶 120g、枇杷叶膏 240g、冰糖 25g 收膏。

三、肺虚痰湿，难化成饮

案 1 邹君，12 月 20 日

肺气急薄，脾阳困顿，外失固护，则皮毛不密，内乏运行，则痰湿难化，平时痰湿极多，不耐寒热侵袭，入冬易感外邪，即觉鼻塞、头胀、烦劳，每苦疲惫，辄现潮热，自汗。病情一贯，病理显然，但由真元衰弱，抵抗缺乏所召也。为拟益气固肺，健中扶脾。庶几气机畅达，源浊蠲除。膏滋代煎剂，方候明正。

上党参 120g　川桂枝 120g　大白芍 45g（两味同炒）

清炙芪 120g　炒白术 90g　炙紫菀 45g　云茯苓 90g

炙款冬 45g　　清炙草 15g　仙半夏 45g　怀山药 90g

陈广皮 45g　　光杏仁 90g　炒枳壳 45g　浙贝母 90g

淡干姜 15g　　海浮石 90g　冬瓜子 90g　海蛤壳 120g

福泽泻 90g　　白蔻仁 25g　驴皮胶 120g　冰糖 25g

大麦冬 60g（去心）　　　　苏子霜 90g（包）

炙远志 45g　　北五味 120g（与干姜二味同打）

生白果 120g（去壳）

案 2 张某，痰饮案

每冬必咳，气急不平，天暖则轻，遇寒则甚。阳虚留饮为患。素体阳虚，脾肾两病，肾虚水泛，脾虚湿聚，水湿停留，积生痰饮，年深不化，盘踞成窠，阻塞气机，上碍肺金右降之路，下启冲气上逆之机，不降不纳，遂为气急。饮为阴邪，遇寒则重，遇暖则轻。痰饮生于土湿，先温水寒。正所谓外饮治脾，内饮治肾也。

证属阳虚，药宜温补。今拟温肾纳气，和胃降逆，和胃功兼肃肺。但得土温水暖，饮无由生，气平饮化，咳自愈也。治仿前贤，方乃三思而定。

别直参 90g	云茯苓 120g	于潜术 90g
清炙甘草 25g	制远志肉 60g	大熟地黄 120g
川桂枝 15g	五味子 25g	熟附片 30g
川贝母 90g	淡干姜（同捣）120g	甜光杏 90g
砂仁末 25g	蛤蚧尾（5 对酒洗）150g	
炙远志 90g	陈广皮 30g	仙半夏 60g
旋覆花（包）45g	补骨脂 60g	炙白苏子 60g
代赭石（煅）120g	怀山药 90g	山萸肉 90g
核桃肉 20 枚（与山萸肉二味拌炒）		福泽泻 45g
厚杜仲 90g	川断肉 90g	甘枸杞子 90g

上药煎 4 次，取极浓汁，加鹿角胶 120g、龟板胶 120g，均用陈酒炖烊，白冰糖 250g，熔化收膏。

服法：每早服 10g，临卧时服 10g，均用开水冲服。

案 3 鲍左，咳嗽案

自幼即有哮喘，均由风寒袭肺，痰滞肺络，故隐之而数年若瘳，发之而累年不愈。现则日以加重，每于酣睡之中突然呛咳，醒后频咳，咳而痰少。

夫所谓袭肺之邪者，风与寒之类也。痰者，有质而胶黏之物也。累年而咳不止，若积痰为患，何以交睫而痰生，白昼之时痰独何往哉，则知阳入阴则卧，阴出之阳则难寐。久咳损肺，病则不能生水，水亏不能含阳，致阳气欲收反逆，逆射太阴，实有损于本远之地也。

拟育阴以配其阳，使肺金无所凌犯，冀其降令得行耳。

炒黄南沙参 125g　炒松麦冬 45g　　　云茯苓 125g
海蛤壳（打）150g 蜜炙款冬花 30g　　炒香玉竹 90g
蜜炙紫菀肉 60g　川贝母（去心）60g 煨代赭石 125g
川石斛 90g　　甜杏仁（去皮，水浸，打绞汁）90g
牛膝炭 60g　　杜苏子（水浸，打绞汁，冲入）
蜜炙百部 60g
共煎浓汁，用雪梨 1000g，白蜜 60g 同入，徐徐收膏。

案 4 秦老太太，11 月 26 日

风寒之邪易于袭肺，腥躁之气易于动肺，咳嗽时作，痰黏不爽，口干咽燥，胸胁掣痛。虽由高年液亏，金水失其生养，亦由口味不禁，娇脏失于清宁也。凡阴虚，此木火必盛，诊左脉常嫌弦滑，内热肠液必枯，故腑行常嫌艰难。治拟益肺滋肾，柔肝润肠，遵守阴平阳秘之旨，俾收安内攘外之功。

人参须 30g　　绵芪皮 60g　　西洋参 30g
大麦冬 45g（去心）　　　　京玄参 45g
北沙参 45g　　炒细生地 90g　川、浙贝各 60g
川石斛 45g　　白归身 45g　　杭白芍 45g
黑芝麻（捣包）90g　　　　甜冬术 45g
炙款冬 45g　　川百合 90g　　甜杏仁 90g（去皮尖）
柏子仁 90g　　肥玉竹 45g　　金沸草 45g

橘叶、络各 30g　　霜桑叶 180g　　核桃肉 180g
驴皮胶 120g（蛤粉炒成珠）　　枇杷叶膏 180g
冰糖 25g

案 5 宋先生，12 月 25 日

肺主皮毛，亦司治节，气阴积弱，时邪易袭，咳嗽多痰，鼻流浊涕，入秋以来，感冷辄发。《内经》谓"邪之所凑，其气必虚"，信然。拟益金保肺，以厚抵抗之力；顺气涤痰，以遂清肃之令。膏滋代药，试观后效。

上党参 120g　　西绵芪 120g　　北沙参 90g（玄参炒）
炙款冬 45g　　海蛤壳 90g　　大麦冬 90g（去心）
海浮石 90g　　光杏仁 90g　　浙贝母 90g
仙半夏 45g　　水炙桑叶 45g　　炒牛蒡[子]60g
苍耳子 45g　　怀山药 90g　　云茯苓 90g
生苡米 90g　　炙远志 45g　　苏子霜 90g（包）
炙黑草 14g　　驴皮胶 120g　　枇杷叶膏 180g
冬瓜子 90g　　薄橘红 45g　　福泽泻 90g
杭菊花 45g　　冰糖 25g　　炙紫菀 45g

案 6 黄先生，12 月 23 日

白帝司权，金风乍起，或音嘎，或咳呛，背觉冷，胸宇苦痞，气分不足，咽喉少津，脉象濡滑，舌苔根腻，乃肺脾两困所致也。禀体虚瘦，气虚湿盛，气司于肺，湿属于脾，脾乏运化之权，肺失清肃之令。益气涤痰以助抵御，御能健中泄浊，而蠲壅滞之邪，补而不腻，攻而离守，庶几逆从可调，不失揆度之长。膏以代药，方候明正。

炒党参 90g　　炙紫菀 45g　　仙半夏 30g　　海浮石 30g
炙苏子 90g　　江枳壳 45g　　驴皮胶 120g　　炒冬术 90g
炙款冬 45g　　净射干 45g　　光杏仁 90g　　福泽泻 90g

海蛤壳 90g	冰糖 25g	绵芪皮 90g	嫩前胡 45g
橘红、络各 30g	冬瓜子 90g	广郁金 45g	炒苡米 90g
怀山药 90g	大麦冬 45g（去心）		炙远志 45g
北沙参 45g（玄参炒）		浙贝母 90g	云茯苓 90g

案 7 姚君，12 月 7 日

经云：清阳发腠理，浊阴走五脏。清阳实四肢，浊阴归六腑。盖清阳宜升，浊阴宜降。阴阳反作，苛疾起矣。素秉湿盛，郁于中宫，既阻胃气之坤顺，复遏脾阳之健。痰湿极多，胸脘易痞，头脑作胀，腑行常难，脉象濡滑，舌苔薄白。为拟涤痰调气之方，祛邪即是扶正，消受实尊前伏之福，保身还希自爱。

吉林参须 30g	炒松熟地 90g	清炙芪 90g	淡苁蓉 45g
炒于术 45g	熟女贞 90g	云茯苓 120g	仙半夏 45g
枳实炭 45g	柏子仁 90g	川朴花 25g	瓜蒌仁 90g
陈皮 45g	北沙参 45g	炒苡米 90g	省头草 45g
炙款冬 45g	白蔻仁 25g	光杏仁 90g	炙远志 45g
海蛤壳 120g	广郁金 60g	大荸荠 20 个	
白芥子 45g（炒）		川、浙贝各 90g	

加龟板胶 120g、枇杷叶膏 240g、冰糖 240g 收膏。

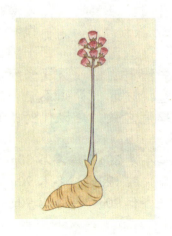
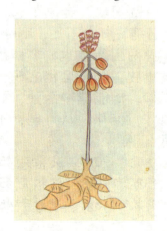

第四节 病在肾

一、肾虚头晕

案1 周先生，11 月 27 日

用脑头晕，甚则汗泄，当责之虚。惟按脉弦动而数，略有抑郁，则肝火亦旺。夫肾主骨之藏髓，髓海属脑，肾虚不能充髓，更不能涵肝潜阳，则气火易逆，上扰清空，故《内经》曰："上气不足，脑为之不满，[耳为之苦鸣，]头为之苦倾，目为之眩。"又曰："岁木太过，风气流行，……忽忽善怒，眩冒巅疾发际前。"冬令闭藏，为拟滋补下元，清降风阳。膏以代药，缓缓调理。

> 潞党参 90g　潼沙苑 90g　大熟地 45g（砂仁 20g 捣，拌）
> 绿豆衣 45g　杭白芍 45g　白蒺藜 90g　白归身 45g
> 炒池菊 45g　冬青子 90g　嫩钩藤 90g　煅牡蛎 180g
> 冬桑叶 45g（炒，炙）　大天冬 45g　制首乌 45g
> 黑芝麻 90g（捣，包）　抱茯神 90g　山萸肉 45g
> 新会白 45g　玳瑁片 45g　核桃肉 180g
> 加驴皮胶 180g、白冰糖 25g 收膏。

案2 徐先生，11 月 27 日

多用脑，头晕易起，厥阳上升也；每值梅令易发，此湿热下注也；胁肋掣痛，此肝气逆于络道也；大便艰难者，阳明本属燥金也。该体质属于阴虚，揣度病根，难离湿热，常服三妙丸、知柏八味丸，而颇见平善新识是故也。为拟坚阴培本，清化治标。膏以代药，方候明正。

生、熟地各 90g　　怀山药 45g　　　粉丹皮 45g

橘叶皮各 45g　山萸肉 45g　　炒知母 45g　　全瓜蒌 90g

绿豆衣 45g　　江枳壳 45g　　天生术 45g　　福泽泻 90g

晚蚕沙 90g　　广郁金 45g　　生白果 120g　粉草薢 45g

川黄柏 45g（盐水炒）　　炒池菊 45g　　煅石决 120g

核桃肉 180g　白蒺藜 90g

加驴皮胶 120g 、鳖甲胶 120g 、冰糖 25g 收膏。

二、肾虚遗精

案 潘君，12 月 13 日

昔人论遗精，谓有梦而泄，此相火之强为害；不梦自泄，此心肾之伤为多。前人见于《类证治裁》曰"有梦治心，无梦治肾，为简要也"。良由心肾为水火之脏。贵恙遗泄数载，或无梦或有梦，兼见头眩、腰痛、早痿、手指时青，脉大、重按较软。阴阳二气并衰，下元亏乏较甚，治宜峻补，佐以固摄。膏以代药，方候明正。

上党参 120g　山萸肉 60g　　大芡实 120g　煅牡蛎 45g

抱茯神 120g　菟丝饼 45g　　炒熟地 45g　　白归身 45g

怀山药 90g　　炒川仲 90g　　核桃肉 180g　炙远志 45g

桑螵蛸 45g　　炒白术 90g　　熟女贞 90g　　宁枸杞 120g

锁阳片 45g　　清炙芪 120g　甘枸杞 45g　　金色莲须 25g

煅龙骨 45g　　炒枣仁 90g

加驴皮胶 120g、龟板胶 120g、金樱子膏 180g、白纹冰糖 240g 收膏。

三、肾虚耳鸣

案 张先生，12 月 3 日

命火寄于二阴之间，于补象坎之者，水也。真阳真阴并衰发于本脏，则为入冬恶寒，汗液易泄，行走气短，语言难出。右耳失聪累及于脾，则纳食不旺，冲击于肺，则咳嗽时作。阴虚者肝木必旺，则为逢邪胁痛，头眩目胀，脉形软弱无力，舌苔薄黄而腻。拟合左归右归之法调其逆从，而本六味八味之方壮其水火。膏以代药，方候明正。

> 别直参 30g　清炙芪 90g　炒熟地 90g（砂仁 18g 拌）
> 山萸肉 60g　炒于术 60g　怀山药 60g　云茯神 90g
> 甘枸杞 45g　白归身 60g　熟女贞 90g　炙远志 45g
> 锁阳片 45g　炒枣仁 90g　菟丝子 45g　煅牡蛎 150g
> 浮小麦 120g　白蒺藜 90g　真川贝 90g　大红枣 120g
> 甜杏仁 90g（去皮尖）　补骨脂 45g　核桃肉 120g
> 橘叶、络各 45g
> 加驴皮胶 120g、龟板胶 120g、冰糖 240g 收膏。

四、肾虚尿频

案 翁先生，12 月 3 日

《内经》云："膀胱者，州都之官，津液藏焉，气化则能出矣。"此小溲之阙于肾与膀胱也。又云："诸病水液，澄澈清冷，皆属于寒。"此小溲之辨寒与热也。今小溲频频清长，逢邪益甚，腰俞无力，晨起多痰，脉象濡弱，虚寒之象显然。良由肾气内损则下元无权固摄，膀胱不约则水泉难以久藏。治当益肾补下为主，泛泛之剂不中用也。膏以代药，方候明正。

> 潞党参 120g　桑螵蛸 45g　大熟地 120g（砂仁 18g 拌）
> 制黄精 90g　清炙芪 120g　金毛脊（炙）45g
> 菟丝饼 60g　炒白术 45g　煅龙骨 120g　抱茯神 90g
> 炒川仲 90g　煅牡蛎 120g　北五味 120g　甘枸杞 45g
> 核桃肉 120g　制首乌 45g　炒半夏 60g　甜桑椹 90g
> 新会皮 45g　建莲肉 60g　山萸肉 45g　怀山药 90g

炒川断 **90g**　补骨脂 **45g**　　白归身 **45g**

加龟板胶 120g、驴皮胶 120g、线鱼胶 60g、冰糖 240g 收膏。

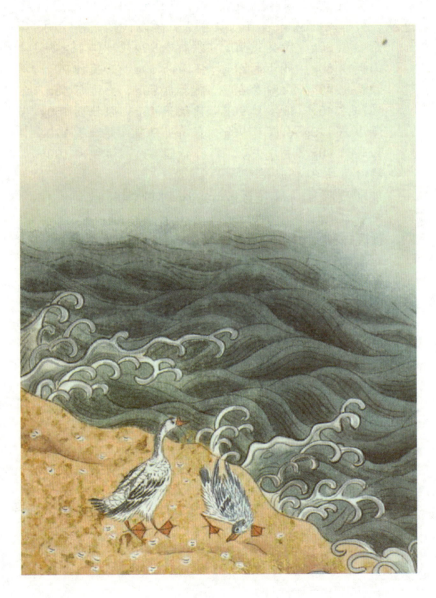

五、肾虚腰痛

案 1 王君，12 月 4 日

肾，藏精而为固蛰封藏之本，疲劳则溲挟精丝，腰骨酸痛，均由先天受损，作强失职。肾为水火之脏，与卦象坎，真阴阳内寄。治宜二者并补，佐以固涩。《［内］经》云"损者益之，劳者温之……散者收之"是也。

潞党参 90g	炒于术 45g	大芡实 120g	清炙草 15g
大熟地 120g	甘枸杞 45g	锁阳片 45g	菟丝饼 45g
清炙芪 90g	淮山药 90g	云茯神 90g	炒续断 90g
山萸肉 45g	熟女贞 90g	补骨脂 45g	煅龙骨 120g
煅牡蛎 120g	金樱子 45g	建莲肉 180g	桑椹子 90g
制黄精 90g	制首乌 45g	宁枸杞 90g	
金毛脊（炙）90g			

加驴皮胶 120g、龟板胶 120g、线鱼胶 60g、冰糖 25g 收膏。

案 2 蔡君，12 月 18 日

腰脊痛瘥，步履酸软，此肾气未实也。迎风流泪，痰少黏喉，此肝火内郁也。肝之与肾并虚，下焦同藏阴气，益精髓以填其下，佐清泄以平其标，庶几两不相悖。

清炙芪 120g	生熟地各 90g	炒白术 45g	山萸肉 45g
全当归 45g	上党参 120g	杭白芍 45g	云茯苓 90g
潼沙苑 90g	熟女贞 90g	炒续断 90g	补骨脂 45g
川牛膝 60g	水炙桑叶 45g	桑寄生 90g	炒池菊 45g
陈木瓜 45g	甘枸杞 45g	竹沥半夏 45g	象贝母 90g
黑芝麻 90g（捣香）		炒丹皮 45g	天花粉 90g
丝瓜络 45g	核桃肉 120g	煅牡蛎 120g	驴皮胶 120g
鳖甲胶 120g	冰糖 240g	虎骨胶（用代用品）60g	

案 3 王先生，12 月 22 日

遗泄腰痛，肾阴先亏于下；咳嗽咯血，肺气复弱于上。迭经调理，诸恙虽减，痰带粉红，小溲频数，烦心则头胀，劳力则腰酸，脉象细弱，舌苔薄腻。气阴未充，营养不足。为拟滋肾以固精关，益肺而宁络，厚其作强之用，助其治节之权。膏滋代药，方候明正。

上党参 90g	清炙芪 90g	制黄精 45g	天生术 45g
制首乌 45g	淮山药 90g	甘枸杞 45g	抱茯神 90g
熟女贞 90g	北沙参 45g（玄参炒）		淡秋石 45g
破麦冬 60g	菟丝饼 45g	炒川仲 90g	甜桑椹 90g
甜杏仁 90g（去皮尖）		真川贝 60g	建莲须 25g
旱莲草 45g	煅牡蛎 120g	山茶花 45g	驴皮胶 120g
仙鹤草 45g	大芡实 120g	藕节炭 90g	龟板胶 120g
血陈根 45g（包）		白纹冰糖 25g	
枇杷叶膏 120g		生、熟地各 90g	

案 4 周君，12 月 18 日

神疲腰酸，头晕心悸，形寒咳嗽俱发，于劳顿之后，即属体力之衰。肾为作强之官，肝系罢极之本，下元极亏，升阳不振，虽未入与损怯之门，机已露于隐微之处，脉细虚弱，根本不荣者，寒冬培水火之窟，调阴阳之根，颇奏肤功，身遣雄师，继续推进。

潞党参 120g	白归身 45g	清炙芪 120g	川桂枝 120g
大白芍 45g	炒白术 90g	大熟地 120g（砂仁 25g 拌）	
甘枸杞 45g	淮山药 90g	制首乌 45g	云茯苓 90g
炒川仲 90g	炙款冬 45g	补骨脂 45g	炙远志 30g
熟女贞 90g	炒枣仁 90g	柏子仁 90g	制黄精 45g
山萸肉 45g	菟丝子 45g	煅龙齿 120g	桑寄生 90g
绿豆衣 45g	白莲肉 120g	核桃肉 120g	驴皮胶 120g
冰糖 25g	龟鹿二仙胶 120g		

案 5 李先生，12 月 22 日

心肾能交于上下，阴阳自臻于平秘，此余隔岁之言也。今令岁遗精、失眠、腰酸、咽干、多梦、嗳气均除，即寒冬坚益肾、安神清心之验也。惟阴虽充而未实。阳能潜而易升，故时有提火而热，喉痒，咳呛等症，皆虚热上浮所致也。再拟育阴抑阳、固本扶元。膏以代药，方候明正。

上党参 90g   紫丹参 45g   淮山药 90g   煅牡蛎 120g
朱茯神 90g   煅磁石 90g   金樱子 45g   驴皮胶 120g
生、熟地各 90g 粉丹皮 45g 熟女贞 90g   真川贝 60g
天花粉 90g   杭白芍 45g   核桃仁 120g 金樱子膏 120g
京玄参 45g   山萸肉 45g   北沙参 45g（玄参炒）
甜杏仁 90g   天麦冬各 45g（去心）   海蛤壳 120g
竹沥夏 45g   夜交藤 45g   肥玉竹 45g   青龙齿 120g
川杜仲 90g   川黄柏 45g（盐水炒）   冰糖 25g

案 6 全先生，12 月 23 日

肾以腰为府，脉循脊之内，真阴内亏，作强失职，尾闾酸痛，午后背寒，更兼湿热素盛，肠胃不清，痰浊颇多，大便挟血，脉形濡滑，舌苔薄黄。治宜坚阴益肾，固其先天之根；清化利胃，顾及后天之本。所谓扶正而不恋邪，祛邪而不伤正，最为上策。膏以代药，方候明正。

潞党参 90g   天生术 45g   熟女贞 90g   炒川断 90g
桑寄生 90g   新会皮 45g   炒苡米 90g   冰糖 25g
清炙芪 90g   龟板胶 120g 焦白芍 45g   光杏仁 90g
福泽泻 90g   干柿饼 120g 核桃肉 120g 怀山药 90g
山萸肉 45g   炒川仲 90g   炙金毛脊 90g 丝瓜络 45g
采芸曲 90g   驴皮胶 120g 京玄参 45g   归身炭 45g
竹沥夏 60g   真川贝 90g   藕节炭 90g
麸炒枳壳 45g   生、熟地各 90g

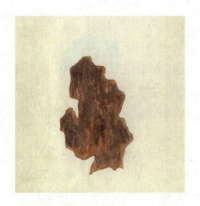

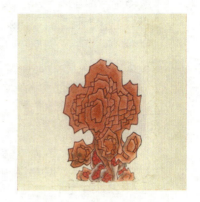

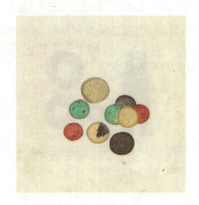

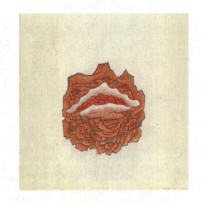

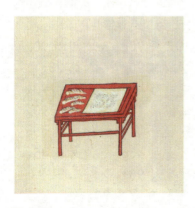

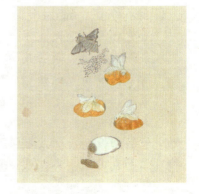

六、肾虚经血不调

案 1 奚太太，11 月 21 日

经年崩漏，肝肾太虚。素体胃寒，中气不振。每值风阳升动之令，眩晕辄发，数逢寒冷肃杀之时，咳嗽即起。血枯于内，则腑行燥，痰因于中，则舌苔白腻。滋肾以养肝，健脾以和胃，乃采本寻源之治，尽奇恒揆度之长。膏以代药，方候明正。

人参须 30g　　绵芪皮 90g　　炒熟地 120g（砂仁 18g 拌）
潼沙苑 90g　　白当归 45g　　山萸肉 45g　　生白芍 45g
制首乌 45g　　天生术 45g　　玳瑁片 45g　　云茯苓 90g
冬桑叶 45g（水炙）　　　煅牡蛎 150g　　炒池菊 45g
法半夏 45g（捣包）　　　炙款冬 45g　　黑芝麻 90g
真川贝 60g　　白蒺藜 90g　　新会白 45g　　柏子仁 90g
甜杏仁 90g（去皮、尖）　　侧柏炭 45g　　龙眼肉 90g
核桃肉 180g　　乌贼骨 90g　　龟板胶 120g　　冰糖 180g
驴皮胶 120g（陈酒纯烊）

案 2 张夫人，12 月 3 日

女子以肝为先天，而冲任奇经属之。经行后期，先见腹胀隐痛，腰酸背痛，心悸头眩者，气血虚寒，营养亏乏所致也。入冬肢冷，大便易转，脉象沉细濡弱，尤为真阳俱传见衰弱之征。际前闭证之合。为制补益之方。取甘温成咸寒之属，尽奇恒揆度之长。膏以代药，方乃候正。

大熟地 90g　　潞党参 60g　　全当归 30g　　炒白术 60g
炒白芍 45g　　云茯苓 90g　　大川芎 25g　　炙远志 45g
炙艾绒 45g　　炒枣仁 90g　　鸡血藤 45g　　煅龙骨 150g
甘枸杞 45g　　延胡索 45g　　炒川仲 90g　　川楝子 45g
炒川断 90g　　制香附 45g　　菟丝饼 45g　　淡苁蓉 45g

补骨脂 60g　柏子仁 90g　驴皮胶 120g　冰糖 25g
紫石英 90g（煅）　　　龟鹿二仙胶 60g

七、肾阴不足见血症

案 1 张夫人，12 月 8 日

肾阴衰于下，肝火逆于中，则为腰酸头晕，夜寐易醒，肺脏宗气怯弱，大肠湿气停留，则为内痔渗血，腑行燥结，易感外邪，咳呛气短。夫肝肾本子母之脏，欲柔其肝，必滋其肾；肺肠原表里相属，欲固其肺，先清其肠。即从根本选方，俾收滋养奇功。

吉林参须 30g　川石斛 90g　抱茯神 90g　柏子仁 90g
大枣仁 90g　煨红枣 120g　冰糖 25g　生、熟地各 90g
白归身 45g　甜杏仁 90g　炒川仲 90g　煅石决 150g
天花粉 90g　西洋参 30g　北沙参 45g　怀山药 90g
绿豆衣 45g　侧柏炭 45g　驴皮胶 120g　炒白芍 45g
地榆炭 45g　黑芝麻 90g　鳖甲胶 120g
生、熟首乌各 90g　　　大麦冬 45g（去心）

案 2 盛君，12 月 29 日

血症之后，易感时邪、喉痰、咳嗽、胸膺掣痛，半日头晕，腰酸、恶寒、食减、劳动气促，晨起痰多，脉象濡滑，舌苔红绛，肺主皮毛，职司治节，气津两耗，内外失调，虚火不潜，暗吸肾阴，煎炼津液，凝为痰浊。病非一朝所成，治非一蹴能已。浅养金水之脏，清化痰热之邪、膏滋代药，毋求近效。

西洋参 90g　生白芍 45g　金沸草 45g　川百合 90g
竹沥夏 60g　绿豆衣 45g　怀山药 90g　冰糖 25g
生地炭 90g　光杏仁 90g　炙款冬 45g　血陈根 90g
绵芪皮 60g　香谷芽 90g　云茯苓 90g　白归身 45g

怀牛膝 60g　　代赭石 45g　　冬瓜子 90g　　炒川仲 90g

生苡米 90g　　驴皮胶 120g　白果肉 120g　枇杷叶膏 180g

北沙参 60g（玄参炒）　　　大麦冬 90g（去心）

川、浙贝各 30g　　　　　　海蛤壳 120g（打）

橘白、络各 30g

案 3 章太太，11 月 25 日

心营肝血俱亏，则为头痛心悸；脾湿胃热交蒸，则为足胫流火；中气虚而聚饮生痰，则为咳嗽；卫阳弱而表疏形薄，则为恶寒。论本则三阴俱损，论标则湿热亦盛。切脉细弦而滑，滑则为痰、弦则为寒，细则为虚。虚寒相搏，痰浊内恋。治拟育阴扶阳，化痰固表。毋犯之初实实虚虚之戒，自成堂堂正正之师。膏以代药，方候明正。

潞党参 90g　　制首乌 45g　　绵芪皮 90g　　黑料豆 90g

天生术 60g　　炙远志 45g　　川桂枝 120g　炒枣仁 90g

煅龙齿 150g　白归身 45g　　大白芍 45g（二味同炒）

广橘红 30g　　煅石决 150g　炙款冬 45g　　怀牛膝 45g

晚蚕沙 90g　　甜杏仁 90g　　陈木瓜 45g　　柏子仁 90g

霞天胶 120g　冰糖 25g　　丝瓜络 45g　　龙眼肉 180g

驴皮胶 120g　川、浙贝各 30g

案 4 沈太太，11 月 25 日

腕、肘、肩、髀、腘、踝等，为人身十二部，《内经》称为骨空，亦曰机阙之宝，气血之所流行。风寒客舍，不易舒散，今肩胛髀骨得寒酸疼，得温则轻是也。兼见受寒胁痛欲便不便，脘痛时发，痞结不舒。以前足不温暖，今则面红提火，候起候平，脉沉缓中和，俱由阳气不振，阴火反升。治以甘热苦温之属扶正祛邪。膏滋代药，俾除沉疴。

潞党参 90g　　大炙芪 90g　　炒熟地 120g（砂仁 20g 拌）

天生术 60g　全当归 60g　炒苡米 120g　云茯苓 90g
大川芎 30g　炒续断 90g　甘枸杞 45g　桑寄生 90g
川桂枝 15g　炒白芍 45g　威灵仙 45g　丝瓜络 45g
西秦艽 60g（酒炒）　　　丝瓜藤 45g　香橼皮 45g
怀牛膝 60g　小茴香 25g　补骨脂 45g　台乌药 45g
川独活 5g　福泽泻 90g　陈木瓜 45g　驴皮胶 120g
青、陈皮各 30g　　　　　煅桂心 12g（研末）
冰糖 25g

案 5 金先生，12 月 24 日

肾主作强，以腰为之府；肺司治节，而胸为其御。真阴既虚，于湿热复蕴于中，腰痛时作，咳呛易发，腑行燥结，内痔渗血，或惊悸脉呈濡数。肾与心为水火，肺与肠为表里，传处所至，固可推也，缔婴儿姹女于相交，调阳明燥金之燔灼，滋阴生津，清营润幽。膏以代药，方候明正。

上党参 120g　生白术 90g　山萸肉 45g　炒川仲 90g
炒枣仁 90g　干柿饼 120g　鳖甲胶 120g　地榆炭 45g
炒白芍 45g　大麦冬 45g　浙贝母 90g　海蛤壳 120g
核桃肉 120g　白冰糖 25g　清炙芪 90g　京玄参 45g
云茯神 90g　炒川断 90g　柏子仁 90g　驴皮胶 120g
白归身 45g　北沙参 45g　光杏仁 90g　炙款冬 45g
川黄柏 45g（盐水炒）　　　生、熟地各 90g

八、肾虚与脱发

案 候夫人，12 月 25 日

头眩腰酸，心悸发堕，脉象细弱，皆肾阴肝血虚亏之机也。次值产后真元大耗，形体营养现感缺乏，脏腑灌溉，亦失不周，故兼见恶寒肢清，大便闭结，平日经

行少腹足冷。乘季闭藏之令，为树生长之基，真补精血，温养冲任。膏以代药，方候明正。

上党参 120g　清炙芪 90g　　大熟地 120g（砂仁 25g 拌）
制首乌 60g　　蒸于术 45g　　全当归 60g　　山萸肉 45g
杭白芍 45g　　甘枸杞 45g　　紫石英 90g　　菟丝饼 45g
潼沙苑 90g　　熟女贞 90g　　金毛脊 45g　　抱茯神 90g
炒川仲 90g　　炒枣仁 90g　　炒川断 90g　　黑芝麻 90g
补骨脂 45g　　煅牡蛎 120g　 青龙齿 120g　 柏子仁 90g
艾绒炭 45g　　龙眼肉 120g　 核桃肉 120g　 驴皮胶 120g
蜂蜜 15g　　　白纹冰糖 25g　龟鹿二仙胶 60g

九、治肾调冲任

案 1 徐夫人，12 月 26 日

育阴养血滋其本，潜阳息风以平其标。寒冬膏滋调理，今岁头痛大减，惟经行后期，劳力腰酸，嗜食生冷，易起腹疾。则肝血未盛，脾阳亦弱，因而冲任内损，经脉不充。脉象细小，舌苔薄腻。再拟培养精血，调理奇经，本固则枝荣，源远则流长，窃有取于此。

上党参 90g　　太子参 45g　　炒熟地 120g（砂仁 25g 拌）
全当归 60g　　蒸于术 45g　　炒白芍 45g　　山萸肉 45g
制首乌 60g　　潼沙苑 90g　　大川芎 30g　　绿豆衣 45g
茺蔚子 90g　　玳瑁片 45g　　甘枸杞 45g　　抱茯神 90g
紫石英 90g　　明天麻 45g　　炒川断 90g　　新会皮 45g
麸炒枳壳 45g　大红枣 120g　 核桃肉 120g　 冰糖 25g
驴皮胶 120g　 龟板胶 120g

案 2 胡女士，12 月 21 日

《内经》曰："任脉通，太冲脉盛，月事以时下。"任主阴、冲主血，盖必阴血充足，而经始如期，有若月

之盈，水之潮也。今经行落后多至数月，兼见心悸、腰酸、腹内反者，所苦乃肝肾阴血，营血亏乏，无以流溢其奇经，冲任不得充盈，始当滋养真水，不宜诛伐无过，佐以益气和中，俾使阳生阴长。膏以代药，方候明正。

上党参 120g	大熟地 120g	清炙芪 120g	全当归 45g
蒸于术 45g	清炙草 120g	大川芎 25g	淮山药 45g
杭白芍 45g	制首乌 45g	炒枣仁 90g	鸡血藤 45g
菟丝子 45g	茺蔚子 90g	甘枸杞 45g	川牛膝 90g
熟女贞 90g	炒川仲 90g	抱茯神 120g	炒川断 90g
制香附 45g	驴皮胶 120g	杜红花 25g	冰糖 25g
新会皮 45g	龙眼肉 120g		

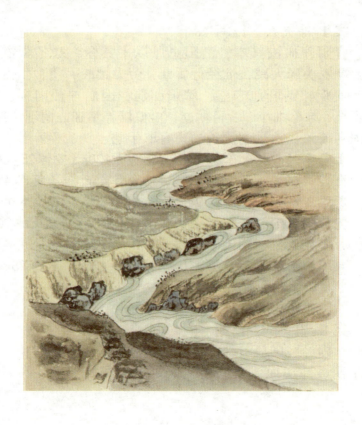

第五节 病后体虚的调理

案 1 陈君，12 月 10 日

疟疾经久，愈而浮肿，气血之耗可知肝脾之弱，亦显营卫不谐，则易感时邪，形寒头胀气湿内阻，则胸脘不畅，微有痰浊。脏真亏乏则夜寐不熟，操劳疲惫等恙随之而起。脉形濡缓，舌苔薄腻。季前冬令闭藏，端宜补剂培养。

上党参 120g	炒白术 90g	仙半夏 45g	炒枳壳 45g
清炙芪 120g	白归身 45g	炒白芍 45g	炙款冬 45g
炒熟地 120g（砂仁 18g 拌）	怀山药 90g	陈皮 45g	
浙贝母 90g	制首乌 60g	云茯神 90g	炙远志 45g
炒枣仁 90g	焦苡米 90g	清炙草 120g	山萸肉 45g
甘枸杞 45g	大红枣 120g	炒泽泻 90g	炒川断 90g
核桃肉 120g	补骨脂 45g	光杏仁 90g	

加驴皮胶 120g、霞天胶 120g、冰糖 240g 收膏。

案 2 胡先生，12 月 10 日

经感冒病，初进辛清通阳，继进苦温消补，终进培益中气，竟收全功。疼痛未发，惟入冬无寒，中脘又觉痞滞，起居饮食均感神疲。诊脉濡缓，察舌黄腻。夫中气之鼓舞，全待脾脏健运，脾为至阴，恶寒而喜温。中阳式微，气机不利，当拟温运健中，不重却病，而病自潜消，所谓进一层治法也。膏以代药，方候明正。

野山人参 30g	清炙芪 90g	炒熟地 90g（砂仁 18g 拌）	
炒当归 60g	炒于术 60g	淡干姜 120g	云茯苓 90g
白蒺藜 90g	淮山药 90g	新会皮 45g	枳实炭 45g

清炙草 15g　　香橼皮 45g　　仙半夏 60g　　炒泽泻 90g

炙鸡金 45g　　佛手片 30g　　炙香附 45g　　炙远志 45g

老薤白 30g　　瓜蒌仁 90g　　煨红枣 120g

加驴皮胶 120g、霞天胶 120g、冰糖 240g 收膏。

案 3 张先生，12 月 12 日

耳病手术后，气血大耗也，未复原，记忆薄弱，易于感冒，右膺隐痛，劳力则腰酸，脉大而缓，舌苔光剥。季前冬闭藏，端宜平补脏真。

上党参 120g　　川石斛 90g　　清炙芪 120g　　破麦冬 60g

北沙参 60g（玄参炒）　　生、熟地各 120g　制首乌 60g

白归身 45g　　潼沙苑 90g　　炒白芍 45g　　山萸肉 45g

抱茯神 90g　　炒枣仁 90g　　桑寄生 90g　　肥玉竹 90g

甜冬术 90g　　炒川仲 90g　　甘枸杞 45g　　炒续断 90g

加驴皮胶 120g、龟板胶 120g、白纹冰 240g 收膏。

案 4 沈先生，11 月 26 日

因肺病而四肢痿软，行走乏力，此《内经》所谓肺热叶焦则生痿躄也。入冬进益水培土，清热涤痰，而诸恙能除，亦《内经》"治痿独取阳明"之旨也。惟唇红形瘦，脉象软弱，阴气未充，精血未旺。原拟清补固本，用膏滋代药。

潞党参 90g　　清炙芪 90g　　甜冬术 60g　　北沙参 60g（炒）

川石斛 60g　　怀山药 90g　　大麦冬 90g　　生、熟地各 90g

肥玉竹 90g　　甜桑椹 90g　　怀牛膝 45g　　白归身 45g

炒续断 45g　　大白芍 45g　　净连翘 90g　　甜杏仁 90g

忍冬藤 90g　　生苡米 90g　　核桃肉 180g　抱茯神 90g

熟女贞 90g　　冰糖 25g　　天花粉 90g　　驴皮胶 120g

枇杷叶膏 180g

第六节 其他

一、口臭

案1 吕先生，12月10日

咳嗽痰多，入寒加厉，记忆薄弱，不耐操劳，口臭，梦繁，头晕目眩，皮肤湿疹，浸淫作痒，曾经咳血，并染流注，迄今右腕筋胀，按之坚硬。肺肾之阴并亏，湿热之邪内蕴，清肃无权，作强乏力；脑府失其精明，心神不能朗照，症情错杂，虚实混淆。此拟一剂，着力调其逆从，所憾不能各药兼顾，难求熨帖。

炙款冬45g　苍龙齿150g　黑料豆90g　抱茯神120g
炒冬术60g　淮山药90g　炒池菊45g　粉草薢60g
吉林参须30g（另煎、冲入收膏）　　生、熟地各90g
甜杏仁90g　北沙参45g（玄参炒）　　全当归45g
大麦冬60g（去心）　川、浙贝各60g　竹沥夏45g
炒枣仁90g　川楝子45g　山萸肉60g　核桃肉120g
福泽泻90g　大芡实120g　生苡米120g　炒川杜90g
橘皮、核各45g　　生白果120g（去壳）
加驴皮胶120g、龟板胶120g、冰糖240g收膏。

案2 贾先生，12月2日

《内经》论传化之府，曰胃、大肠、小肠、三焦、膀胱五者，传化物而不藏，故实而不能满。盖胃主降，肠主畅，后人六腑以通为补之说即本于此。今湿热奇重，蕴于阳明，熏蒸于上则为口臭，固结于下则为便难；津液受其消烁，则为肤燥足跟坼裂；脉象弦数，舌苔黄腻。

为拟清热化湿，和胃疏肠，不补之补胜于补，此多矣。
膏滋代药，方候明正。

细生地 15g　　甜冬术 60g　　京玄参 90g　　云苓 90g
鲜石斛 90g　　肥玉竹 45g　　全瓜蒌 180g（皮、子各半）
北沙参 60g　　香佩兰 90g　　生白芍 60g　　净连翘 90g
淡竹茹 45g　　江枳壳 45g　　新会皮 45g　　地骨皮 45g
西洋参 30g　　大天冬 45g　　全当归 45g
黑芝麻 120g（捣包）　　　　生、熟苡米各 90g

加驴皮胶 180g、白蜜 25g、白糖 180g 收膏。

案 3 沈兄，12 月 28 日

风疹屡发，痰多口臭，头昏晕眩，腑行燥结，纳食难化，
脉濡舌光，血分蓄热，易受外邪；风阳上升，九窍不利；
内热则胃强，伤阴则脾约，症虽多方并呈，病实一端所
致。治拟甘寒之属，佐以辛凉，先使营血能清，断其遗患。
膏滋代药，方候明正。

西绵芪 90g　　鲜首乌 90g　　上党参 90g　　冰糖 25g
大麦冬 45g　　绿豆衣 45g　　京玄参 45g　　白池菊 45g
粉丹皮 45g　　水炙桑叶 45g　京赤芍 45g　　肥玉竹 45g
炒银花 90g　　炒知母 45g　　净连翘 90g　　瓜蒌仁 90g
干芦根 120g（去节）　　　　川、浙贝各 60g
竹沥夏 45g　　光杏仁 90g　　陈广皮 45g　　黑芝麻 90g
生白芍 45g　　赤茯苓 90g　　煅石决 120g　驴皮胶 120g
紫丹参 45g　　生、熟地各 90g

二、失眠

案 蒋左，失眠案

心主神明，胆主决断。神明所至，虽虚幻之境，可
以意构，惟有胆木决断乎其间，一举一动方能合节。

今诊其脉象细弦，关部坚硬，人迎浮露，舌苔薄白，良以营分不足，木少滋濡，厥阳上升，甲木漂拔，失其决断之职，神志为之妄乱，目不交睫。刻下难臻平定，而腹撑、头晕，还是木旺尖端。拟平肝凝神，交通水火。

制洋参 60g　龟板 90g　　金铃子 60g　大生地黄 125g
归身 60g　　煅龙齿 60g　制香附 125g　制半夏 90g
缩砂仁 25g　白蒺藜 60g　上党参 90g　新会皮 30g
小青皮 30g　厚杜仲 90g　炒牛膝 60g　川断肉 90g
沉香曲 90g　远志肉 15g　石菖蒲 125g　朱茯苓 60g
杭白芍 45g　野白术 35g　枳实 30g（与白术两味同炒）
菊花 30g　　辰砂拌麦冬 45g

上药如法共煎浓汁，连煎 3 次后去渣，将浓汁徐收，再用真阿胶 90g 溶化，冲下收膏。每日清晨冲服 10g。

三、不孕

案 魏右，不孕症

经事无故而不受孕，平时间亦无他恙，惟时有昏晕，或四肢烙热而酸楚，少腹时满，脉大有力。

盖气郁生热，热从内吸，则子宫枯燥，不能摄精；热盛则生风，风阳鼓动，则头旋眩晕，脉络不和。养血益阴固属要图，而泄热调气尤为急务。非大剂补益，便为良法也。

黑玄参 90g　　大连翘 90g　　白蒺藜（炒，去刺）90g
绿豆衣 90g　　黑山栀 90g　　制首乌（切）150g
大熟地黄（砂仁灸）150g　　　大生地黄（姜汁灸）150g
四制香附 120g　大麦冬 75g　晚蚕沙（包煎）90g
全当归 75g　　制洋参 90g　　粉牡丹皮 60g
淡天冬 60g　　缩砂仁（另煎，冲）30g
杭白芍 45g　　松萝茶 60g　　党参 120g

　　炒枸杞子 90g　　滁菊花 60g　　干荷叶 60g

　　半夏曲（盐水炒）75g　　　　　桑寄生 90g

　　上药共煎浓汁，用清阿胶 90g，龟板胶 60g，白冰糖熔化冲入收膏，以滴水成珠为度。每晨服一汤羹，开水冲调。

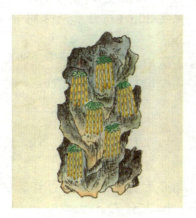
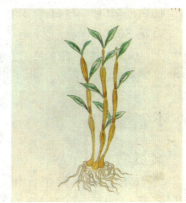
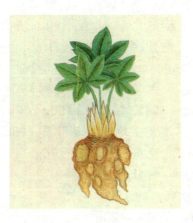
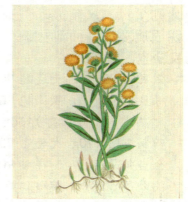

附

秦伯未祖父秦笛桥医案

一、背寒

脊背栗寒，精神疲乏，纳食稍增，尚未复旧。气阳已伤，何能鼓舞，脉滑而数。甘养调之。亦越人之遗意也。

人参须　大生地　制香附　金石斛　炙甘草　朱云神
生姜　　黑枣　　炙绵芪　制首乌　酒白芍

二、舌刺

舌尖干刺，食物作痛。夫心开窍于舌，五行属火，全赖营血以养涵，犹之离卦，一阴寄于二阳之间，二阳即赖一阴以不亢，证属几番寒热，津液已伤，心阴亦耗，况复惊易烦躁，正合《内经》心主是动，烦心憺憺。脉象左虚数，右滑。暂拟养液滋阴。

西洋参　朱麦冬　鲜石斛　淮小麦　东阿胶　川雅连
细生地　朱茯神　炒白芍　鸡子黄（冲）　　柏子仁
莲肉心

三、瘕块

当脐动气，脐腹结瘕，痛掣少腹，腰围如带拘束，两足酸楚，不耐健步。皆主下焦精血之损。温养有情之属，摄纳奇经为宜。

淡苁蓉　补骨脂　小茴香　甘杞子　淮小麦　胡桃肉
九香虫　厚杜仲　炒归身　柏子仁　潼蒺藜（盐水炒）

四、寒热

寒战身热无常，纳纯经阻。脉象右弦大左数，舌根腻。乃肝不条达，荣卫不和，即《难经》所谓阳维为病苦寒热，拟逍遥散法。

炒柴胡　宋半夏　焦白术　制香附　炒黄芩　云茯苓
粉丹皮　生姜　薄荷头　炒陈皮　炒归全　黑枣

五、项强

两目眩晕，项强似痉，口苦纳少。右脉弦细，左寸数。乃肝虚风动，营虚火炎。经云：诸暴强直，皆属于风；诸风掉眩，皆属于肝。此为的确病根，不特仲景葛根汤不能服，即桂枝加瓜蒌汤，亦非所宜也。

炒黄芩　炒归身　陈皮　荆芥炭　炒白芍　夏枯花
丝瓜络　煨天麻　阿胶珠　酒秦艽　炙升麻

六、腹胀

开郁理气，腹痛已愈，口亦不苦不渴，饮食知味。惟痞疾仍在，据述三年来，清晨腹痛，必申左胁牵连中腹，盘旋无定，甚则抚摸有形如癖，渐觉下趋或得矢气，似易安和，今诊脉象左寸沉数而滑，左关沉弦，右寸浮大，余部缓涩。心阳内郁，君火不行，令相火代行侵肺，肺主一身之气，失其右降，不克通调。《［内］经》云："壮火食气。"丹溪云："气有余便是火。"禀质血亏，更由气郁火烁。仍拟调气解郁，稍佐清火之品，未识效否。

制香附　黄芩炭　炒白芍　生甘草　朱连翘　炒川芎
广郁金　炒砂仁　苏梗　　归身炭　广陈皮

七、脾虚

五旬以外，气阳已虚，内则神烦曲运，外则暑薰热蒸，气尤易伤，每年长夏，纳食不爽，四肢面浮，气机阻痹，安得上下流行宣畅。脉象右缓大，左略虚弦。是外感为少，内因为多。议用益气养胃，稍佐宣泄。

金石斛　苋麦冬　桑寄生　六一散　白沙参　粉丹皮
宣木瓜　五加皮　肥玉竹　炒白芍　炒泽泄　佛手

八、腹痛

右脉沉按虚大，左脉软涩无力，清晨绕脐作疼，疲倦不耐步趋，喉间清涎上泛，味食甘酸则止。腹为至阴，子丑交阳，阳不胜阴，相搏则痛，胃为府属阳，以通为用，府阳窒塞，多升少降，甘能和中，酸能泄木，为胃所喜，理或有诸，经云：凡人动作云为，皆赖阳气以主持，况脾主四肢，职司健运，始病曾服峻剂攻下，继服解肌，汗泄太过，汗为心液，肌主皮毛，是不独脾胃交困，心与肺亦有伤焉。金不制木，木乘侮土，势所必至。然见肝之病先理脾胃，俾土厚不为木克，亦长沙夫子之言，何必沾沾以疏泄肝木为要务。

上党参　五味子　炒白芍　炒秫米　苋麦冬　白茯苓
益智仁　新会皮　宋半夏　天生术（蒸）　　春砂仁
炙黑甘草

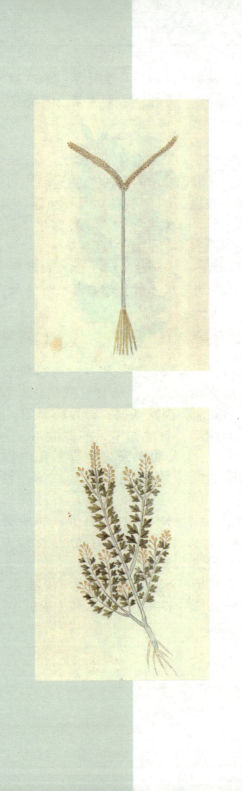

九、脘痛

胃脘窒痛或胀或糟，腰脊酸疼，咳嗽时作，恶风畏寒，脉息右迟细，左沉。木郁中土，少阳失生发条达之性，脾不健运，下不能制水，上不能生金，用当归建中汤意，辛甘和阳，为中权扼要。

归身炭　九香虫　谷麦芽　姜半夏　云茯苓　炙甘草
红枣　　生姜　　酒白芍　炙桂枝　炒陈皮

十、臂痛

肝主筋，筋者束骨而利机关，血虚风湿内踞，手臂酸楚，不得举动，已阅三年，势成痼疾，《内经》原有醪醴之法，今仿其意。

生黄芪　甘枸杞　淮牛膝　秦艽　当归　片姜黄
威灵仙　赤芍　　桑寄生　海桐皮　川桂枝　炙甘草
北沙参　独活　　川芎　　茯苓　防风　杜仲
上药浸无灰酒

十一、噎膈

左脉沉涩不匀，右脉细数，纳谷或噎，营液亏耗，火逆上气，仿金匮麦门冬汤。

连心麦冬　炒玉竹　原生地　姜半夏　酒炒当归
大枣　　陈仓米

胸脘窒塞，粥饮入胃，更胀满气上，浑身筋节牵强掣痛，脉弦，乏冲和之象。《内经》以胃气为本，一则曰"人无胃气曰逆"，再则曰"纳谷则昌，诚以胃为十二经之海"，束筋骨，化精微，今生气索然，医药谅无功绩，日久恐成关格，先进苦辛，以开痞结。

制川朴　　薤白头　　云茯苓　　广郁金　　香橼皮　　佛手柑
炒苡仁　　制香附　　炒青皮　　姜半夏

十二、寒栗

背为阳，督脉行之，总摄诸阳，午前栗寒四肢麻疼，继即烘热口干，味淡，体质营虚液耗，伤在阴分，兹阳亦暗伤矣，黄昏齿痛，戌亥乃肝阴旺时，肝少藏血，厥阳上扰，脉息右带虚弦，左涩弱，仲景（叶天士）云："阴伤及阳，最难充复。"姑拟和阳育阴。

鹿角霜　　桂枝尖　　北沙参　　制香附　　炙龟板　　炒白芍
白天冬　　桑寄生　　炒归身　　炒生地　　乌梅炭　　炙甘草

十三、额痛

右脉弦数，寸部最甚，左脉虚细沉弦，右额角疼痛，日轻夜剧，右目羞明少光，甚则胸泛指麻口干。夫肝从左升，肺从右降，责之肝阴不充，肝阳上升，少阳相火，侵及肺金，前医谓中风寒，恐与无涉，姑拟轻清宣扬，以冀火衰风熄，然后和血为主。

黑荆芥　　粉丹皮　　池菊花　　荷蒂　　　炒归身　　炒山栀
白蒺藜　　黑穞豆　　炒川芎　　石决明　　冬桑叶

十四、泄泻

食后不即泻，必胸次满闷，仍若速泻必盘旋肠鸣，中腹阵痛，须于渐觉气顺舒畅，因思腑为阳，脏为阴，五脏以藏为体，六腑以通为补，一脏一腑相为表里，阳明如市，万物所归，小肠为受盛之官，大肠司传道之职，胃失司化，不能泌别清浊，逼迫下注，直奔幽门，脏腑失职，由腑阳无权，脉息右迟细，左沉微，其为寒湿浸淫，升降不和，中流无砥柱之权，据理已可见一斑，暂拟和中理气，以观效否。

台乌药　焦枳壳　乌沉香（冲）　姜半夏　云茯苓

制香附　大腹绒　福泽泻　　　制川朴　炒苏梗

川桂枝

《灵枢》云："脐以下皮寒，肠（胃）中寒。"《难经》云："大肠泄[者]食已窒（窘）迫，大便色白，肠鸣切痛。"询食后注泄，肠或胀痛，必在日中，显见气痹寒积，阳不用事，有下流之性，而无上升之权，与经旨所言，证情确合，脉象两手关尺沉濡最甚。拟温中升阳，佐以理气。

炒干姜　御米壳　煨木香　煨葛根　姜半夏　吴茱萸

制香附　白芍　　炙甘草　煨升麻　云茯苓

十五、暑证

暑之偏于热者，多手太阴证，似寒非寒，似热非热，腹鸣大便数行，肺气不利，不能通调水道，下输膀胱，况肺与大肠相为表里也。暑之偏于湿者，多为足太阴证，形神疲倦，四肢不健，脉象弦细微数。核此脉证，似宜两解，然肺主一身之气，肺痹开则三焦俱利，当以手太阴一经为主。

制川朴　净银花　广郁金　炒竹茹　炒扁豆　六一散

西瓜翠衣　白通草　藿香梗　炒泽泻　鲜荷叶

脉息右濡，左大微弦，舌苔薄白，情神不爽快，知饮不欲食。夫暑必由口鼻吸受，先伤肺胃，暑必挟湿，一味氤氲，伤在无形。《说文》（《六书浅说》）："暑从日从者。"者即"渚"古字，盖谓丽日临水而蒸发之气，即暑邪也。今人以暑属热，而不知有湿存乎其间，实为大误。惟当此君相二火司令，木为火母，厥阳亦习习暗动矣。议用轻扬清宣上焦，佐以疏泄肝木。

　　白蔻仁　厚朴花　宋半夏　醋炒青皮　生米仁　浙茯苓
　　鲜佛手　花片通　广郁金　陈广皮　鲜佩兰

　　畏风身热，头胀不食，气滞下行，欲解不解，口黏腻，不渴饮，舌根黄苔。暑必挟有湿邪，蕴扰中宫，三焦蒙闭，先从和解，佐以微辛微苦。

　　白蔻仁　云茯苓　炒陈皮　炒黄芩　水炒软柴胡
　　广郁金　飞滑石　方片通　姜川连　姜半夏
　　鲜佛手　鲜佩兰

　　脉象濡缓，纳食不香，暑湿停留，氤氲不解，脾胃为土，皆喜燥而恶湿，湿渍不化，敦阜变为卑监，失其健运之职，姑仿东垣清暑益气汤而加减之。

　　炒沙参　云茯苓　炒砂仁　煨益智　炒苍术　川石斛
　　炒山药　炒红枣　炒陈皮　炙黑甘草　藿梗　老姜皮

十六、胃寒

　　味美知饥，食则易饱，困倦力乏，缘暑天酷热，人身之气不耐升泄，稍啖瓜果冷物，胃中清阳，不司旋转，脉象浮大，右觉微弦，不喜饮水，是其明征，土衰则木旺，升降尤易失职，仿生脉法，稍佐泻木，宣通胃阳。

　　高丽参　广郁金　浙茯苓　炒麦冬　炒砂仁（冲）
　　宣木瓜　炒山药　鲜佛手　橘叶　五味子
　　宋半夏　炒白芍　炙甘草

十七、口臭

　　咳嗽已止，又增口臭，口臭未止，咳嗽复作，诊时脉象右手浮中沉三部弦数，左手浮无力，中濡细，沉带微弦。平日体质清瘦，禀木火之形，今核诸脉证，究属肝肾阴亏，水不涵木，木必生火，金受火刑，肺金无清肃之权，胃府积湿，生热上蒸，失司下降，是以舌色少润，而口不渴饮，前议养金制木，滋水制火，曾见小效，再用其意，参入微苦之品，庶几于阳明湿热，至化口臭，亦有关涉也。

　　北沙参　白菊花　生蛤壳　玄参炭　炒麦冬　黄芩炭
　　云茯苓　盐杏仁　霜桑叶　盐水炒知母　　　生甘草
　　盐水炒黄柏

十八、嗳气

　　诸恙已愈，纳食尚少，时或嗳气，想暑湿蒙混于中，经府先闭，胃气弱而不和，三焦因以失职，兹虽清化将楚，究竟升降权衡，仍觉胶固格阻，未能充周流动，脉息左濡右细，涩涩不匀，遵仲景心法，以旋覆花旋转于上，赭石镇隧于下，参甘补虚，姜夏开痞，加入平肝调气定当见效。

　　旋覆花　炙甘草　炒白芍　炒陈皮　代赭石　人参须
　　广郁金　煅牡蛎　姜半夏　云茯苓　制香附　炒砂仁
　　玫瑰花　生姜

十九、疟疾

　　间日寒热，呕吐涎沫，脾不化津，积为饮邪，营卫不和，升降失职，必肝胆上逆，贯膈犯胃，脉沉左虚大，右滑，舌黄口干，不喜饮，先议逐饮，佐和中法。

　　姜半夏　炒白芍　川桂枝　姜竹茹　焦白术　煨草果
　　老生姜　生枳壳　白茯苓　软柴胡　盐陈皮　炒蜀漆
　　胆为清净之府，居半表半里，受邪则阴阳交战，故寒热往来，胆以温为佳，寒则不眠心悸，虚则气郁吐涎烦呕，涎与气搏，变生诸症，触事易惊，梦寐不祥，舌黄而干，脉沉左数右滑，师前人温胆汤法加减之。

姜半夏　炒栀子　朱云神　炒陈皮　醋炒软柴胡
炒竹茹　炒远志　桑寄生　炒沙参　炒枳实
炒黄芩　九节菖蒲根

二十、牙痛

纳食不宣，牙龈胀痛，脉息浮大沉数，总属胃阴不滋，《灵枢·杂病篇》谓，齿痛恶清饮，取手阳明，不恶清饮，取足阳明，今从两主治。

川石斛　益元散　细生地　炒山栀　白沙参　生石膏
净银花　鲜荷叶　肥知母　炒玉竹　集米仁　鲜竹卷心

二十一、肠鸣

戴复庵（张璐）云："日间无事，将晡腹膨，一夜肠鸣，不得宽泰。"次早溏泄，是脾虚浊盛也。两肘腕软，气失运行，痰流四肢，亦有是证，仿古胃苓汤参蠲痹汤法。

片姜黄　陈皮　生绵芪　制川朴　归全炭（酒炒）
煨木香　砂仁　带皮苓　赤芍　　高丽参（冲）

二十二、痢疾

腹或痛坠，痢下后便血，或多或少，已经一载，色萎形瘦，脉右细涩数，左微弦，舌光。营分大伤，津液内竭，势必延成损证，姑拟合营涩血清热法。

北沙参　制丹参　樗根皮　炒白芍　炒槐米　炒荷蒂
银花炭　香连丸　炒生地　归身炭　北秦皮　地榆炭

二十三、噎症

快食作噎，病在吸门，吸门者即喉间之会厌也，前贤以为气血两虚。宜柔润之品，大忌香燥，取快一时，今诊左脉细涩，右脉微数，虚火内蒸，津液愈耗，背脊栗寒，亦阴衰阳结之象。先拟补血益阴，稍佐解郁理气。

制洋参　大生地　升麻　　炒熟地　真橘络　广郁金
玫瑰花　生枳实　炒麦冬　炒黄玉竹　归身炭

二十四、暑风

始因头痛畏风，身热目干羞明，脉数，右寸浮滑。此暑热伤液，复冒风邪，阳化内风，陡升上扰，汗已微泄，而热则未退。防成内经肺疟之候，先拟辛凉清泻。

甜杏仁　冬桑叶　煨天麻　天水散　白蒺藜　鲜荷边叶
银花　　鲜佛手　生米仁　连翘　　荆芥　　薄荷

二十五、阳虚

脊背一线寒冷，直至头巅，四肢疲软无力，腰胁酸楚，肌肤奇痒如蠕动，爬搔不止。月事愆期，仍或带下。脉象虚缓，右细微弦。夫督行于背而统诸阳，任行于腹而统诸阴。冲脉有摄血于下，充肤热肉营养筋骨之力。带脉擅约束之权，督带衰乏，冲任不能拥护，营虚液耗，阳化内风，证有根蒂，姑拟通补奇经。

鹿角霜　炙龟板　大熟地　制女贞　归身炒白芍
桑寄生　杜仲　　甘杞子　炒杭菊　潞党参（炒）
制香附　丝瓜络

二十六、脾弱

胃主纳食，体阳而用阴，脾主健运，体阴而用阳。阴阳异位，《内经》于《太阳阳明篇》言之甚详。今胸次嘈杂似饥，食后或腹中胀满，可知脾胃升降不和，失其用矣。先天根本大伤，水不涵木，阳化内风，上扰清空，则头眩目旋。肺主一身之气，通调水道，下输膀胱，化源渐竭，右降无权。小便淋漓艰涩，心主血，营液枯涸，孤阳亢逆，则恼怒不寐。至若两足浮肿，必步履艰难，病在躯壳，治当从缓。脉数右涩左虚，舌光。姑拟益气调气，佐以清养。

吉林参　生棉芪　广郁金　玫瑰花　炒玉竹　制香附
焦枳壳　鲜橘叶　金石斛　宋半夏　炒栀仁

二十七、阴亏

寒热得汗已解，头痛亦止，纳谷则胸泛，欲呕痰沫，味苦，眩晕不能辗侧，喉痛嗌干，右脉沉细左脉浮弦，舌尖红，根微白，此体质阴亏，孤阳易亢，饮邪内伏，脾肾俱伤，肾阴不充，肝木失养，胆经易于升泄。拟祛清嗌熄风。

姜半夏　炒黄芩　白蔻皮　刺潼蒺藜　陈皮（盐水炒）
广郁金　池菊炭　川贝母　炒僵蚕　轻马勃
银花炭　冬桑叶

二十八、痰饮

脾主为胃行其津液，脾阳不振，则聚而为痰沫。故《内经》论咳曰无不"聚于胃，关于肺"者，即指此也。素患痰饮，背寒纳减。今更经事不行，腹胀且痛。盖阳气衰乏，冲任凝滞，脉右沉滑，左滞不扬。调经以理气为先，莫恃攻逐瘀阻，再伤气血。

川桂枝　姜半夏　淡干姜　炒白术　制香附　广艾绒
酒赤芍　上安桂　煨木香　大川芎　全当归
青、陈皮

二十九、眩晕

《[内]经》云："心怵惕思虑则伤神"，"肝悲哀动中则伤魂"。神伤则不能主持而昏冒，魂伤则不能精详而狂妄。头疼眩晕，甚欲跌扑，纳减胸泛，漾漾欲吐，恶风畏寒，乃情志怡抑，郁火不舒，阴失眷恋，阳化内风，上升巅顶。脉象濡缓，左寸指下瞥瞥独见动数，显然心阴大伤，心阳极旺。心为肝子，肝虚无疑，将有不寐怔忡之患。先拟解郁熄风，参和阳重镇之品。

杭黄菊　东白芍　广郁金　炒防风　桂枝　　冬桑叶
甘枸杞　活磁石　宋半夏　白蒺藜　煨天麻　朱茯神

三十、咳嗽

病后咳嗽时作，肌肉瘦削，四肢不健。脉象左虚细，右弦滑。良由脾阳欠运，土不生金，金不能制木，木反挟心火刑金。《[内]经》云："（气不及）则己所不胜，侮而乘之；己所胜，轻而侮之。"又云："侮反受邪。侮而受邪，寡于畏也。"正此之谓。而即证论治，当重理脾，以治其本。

炙绵芪　宣木瓜　酒当归　橹豆衣　炒党参　阿胶珠
生白芍　炙紫菀　煨益智　淮山药　川贝母　池菊炭

三十一、带下

少腹胀痛，带下五色，四肢清冷，病起年余。兹脉象左沉濡，右虚弦而大，总由肝郁不舒，气痹络伤，八脉不能拥护。傅青主于五色带下，强分五脏，穿凿不经，今专以疏肝为主。

炒柴胡　炒川楝　炒归身　小青皮　　荆芥炭　炒白芍
炒车前　制香附　云茯苓　炒延胡索　淡吴萸　炒黄芩